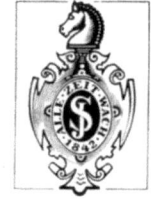

Neuroorthopädie 2

Lendenwirbelsäulenerkrankungen mit Beteiligung des Nervensystems

Herausgegeben von

D. Hohmann · B. Kügelgen · K. Liebig
M. Schirmer

Mit 293 Abbildungen

Springer-Verlag
Berlin Heidelberg New York Tokyo 1984

Professor Dr. med. D. HOHMANN, Orthopädische Universitätsklinik,
Waldkrankenhaus, Rathsberger Straße 57, D-8520 Erlangen

Dr. med. B. KÜGELGEN, Nervenkrankenhaus, Neurologische Abteilung,
Cottenbacher Straße 23, D-8580 Bayreuth

Privatdozent Dr. med. K. LIEBIG, Orthopädische Universitätsklinik,
Waldkrankenhaus, Rathsberger Straße 57, D-8520 Erlangen

Professor Dr. med. M. SCHIRMER, Neurochirurgische Universitätsklinik,
Moorenstraße 5, D-4000 Düsseldorf

CIP-Kurztitelaufnahme der Deutschen Bibliothek
Lendenwirbelsäulenerkrankungen mit Beteiligung des Nervensystems / hrsg. von D. Hohmann ... –
Berlin ; Heidelberg ; New York ; Tokyo : Springer, 1984.
   (Neuroorthopädie ; 2)
   ISBN-13: 978-3-642-68975-8   e-ISBN-13: 978-3-642-68974-1
   DOI: 10.1007/978-3-642-68974-1
   NE: Hohmann, Dietrich [Hrsg.]; GT

Das Werk ist urheberrechtlich geschützt. Die dadurch begründeten Rechte, insbesondere die der Übersetzung, des Nachdruckes, der Entnahme von Abbildungen, der Funksendung, der Wiedergabe auf photomechanischem oder ähnlichem Wege und der Speicherung in Datenverarbeitungsanlagen bleiben, auch bei nur auszugsweiser Verwertung, vorbehalten.

Die Vergütungsansprüche des § 54, Abs. 2 UrhG werden durch die „Verwertungsgesellschaft Wort", München, wahrgenommen.

© by Springer-Verlag Berlin · Heidelberg 1984
Softcover reprint of the hardcover 1st edition 1984

Die Wiedergabe von Gebrauchsnamen, Handelsnamen, Warenbezeichnungen usw. in diesem Werk berechtigt auch ohne besondere Kennzeichnung nicht zu der Annahme, daß solche Namen im Sinne der Warenzeichen- und Markenschutz-Gesetzgebung als frei zu betrachten wären und daher von jedermann benutzt werden dürften.

Produkthaftung: Für Angaben über Dosierungsanweisungen und Applikationsformen kann vom Verlag keine Gewähr übernommen werden. Derartige Angaben müssen vom jeweiligen Anwender im Einzelfall anhand anderer Literaturstellen auf ihre Richtigkeit überprüft werden.

Satz, Druck- und Bindearbeiten: Konrad Triltsch, Graphischer Betrieb, 8700 Würzburg
2122/3130/543210

Vorwort

In diesem Bande werden die Ergebnisse der 2. Arbeitstagung „Fortschritte auf dem Gebiete der Neuroorthopädie" vom 10. bis 12. 3. 1983 in Erlangen vorgelegt.

Erkrankungen der Lendenwirbelsäule mit Beteiligung des Nervensystems stellen ein Thema dar, das an Bedeutung hinter den 1982 behandelten Erkrankungen der Halswirbelsäule nicht zurücksteht. Es wäre allerdings anmaßend, im Rahmen einer solchen Arbeitstagung einen nur annähernd vollständigen Überblick über Morphologie, Pathologie und Klinik der Lendenwirbelsäule geben zu wollen. Aus dem heute bereits kaum mehr übersehbaren Feld sind deshalb nur einige, für die Praxis besonders wichtig erscheinende, aktuelle Aspekte herausgegriffen worden. Wichtig auch deshalb, weil bekanntermaßen der großen Anzahl vorübergehend oder dauernd invalidisierender Lendenwirbelsäulenerkrankungen eine ganz enorme sozialmedizinische und volkswirtschaftliche Bedeutung zukommt. Lendenwirbelleiden verursachen häufig langdauernde Arbeitsunfähigkeit, hohe Behandlungskosten, aufwendige Rehabilitationsmaßnahmen und führen nicht selten zur Frühinvalidität. Sie verbrauchen damit einen nicht unerheblichen Teil des erarbeiteten Gesamteinkommens der Bevölkerung. In Schweden rechnet man z. B., nach Junghanns, daß bei gleichbleibendem Ansteigen der Forderung nach optimaler medizinischer Versorgung in 40–50 Jahren die gesamte erwerbstätige Bevölkerung nur noch im Dienste des Gesundheitswesens tätig sein wird. Infolge des hohen prozentualen Anteiles der Wirbelsäulenerkrankungen wird dann, nach Ansicht von Junghanns, ein beträchtlicher Teil der Bevölkerung nur noch für die Wirbelsäule arbeiten. Diese Vorstellung ist vielleicht etwas überzogen, sie läßt aber deutlich werden, daß gerade bei Lendenwirbelsäulen-Erkrankungen eine rasche und genaue Diagnostik, eine differenzierte und rationelle Therapie und wenn möglich eine wirksame Prophylaxe, Aufgaben darstellen, denen wir uns keinesfalls entziehen dürfen.

Alle auf dem Gebiete der „Neuroorthopädie" Tätigen sind hier aufgerufen. Die Zusammenarbeit von Neurologen, Orthopäden, Neurochirurgen, Unfallchirurgen, Psychiatern, HNO-Ärzten unter Einbeziehung der Radiologie, der Neurophysiologie und der manuellen Medizin in Forschung und Praxis ist ein ermutigender Schritt in dieser Richtung.

Fortschritt bedeutet für uns nicht nur Weiterentwicklung von Diagnostik und Therapie im speziellen Arbeitsbereich, Fortschritt für die praktische Medizin bedeutet auch dieses Zusammenführen der Erkenntnisse verschiedener Fachgebiete und ihre anwendungsbezogene fachkundige

Diskussion. Dabei gewinnt der so erarbeitete Wissensstand auch hohe Bedeutung für die Fortbildung junger Ärzte.

Auch in der Bearbeitung des Themas „Lendenwirbelsäule" ist ein breiter Raum den morphologischen Grundlagen und der funktionellen Anatomie sowie der für die Klinik nicht minder wichtigen Röntgenanatomie gewidmet worden. Aktuelle Entwicklungen auf dem Gebiete der klinischen und apparativen Diagnostik leiten zu dem heute mehr und mehr beachteten Krankheitsbild „Ischias ohne Bandscheibenvorfall" über.

Die Enge des lumbalen Wirbelkanales, obwohl 1949/50 von Verbiest beschrieben und seit 1954 in breiterer Form in der englischen Literatur vorgestellt, hat erst im letzten Jahrzehnt hier mehr und in den letzten Jahren steigende Beachtung gefunden. Ein Resumée von Diagnostik, Klinik und Therapie der lumbalen Stenose vermittelt den aktuellen Stand der Kenntnisse.

Übersichtsreferate über den gegenwärtigen Stand der Behandlung frischer Verletzungen der Lendenwirbelsäule sowie von Verletzungsfolgen geben Richtlinien für eine effektive Therapie und zeigen die Möglichkeiten biomechanisch geplanter Stabilisierung und Korrektur. Höchstes Interesse beanspruchen biomechanische Verfahren zur Wiederherstellung neuraler Funktion bei posttraumatischen Lähmungen.

Bandscheibenerkrankungen und ihre operative und heute auch nichtoperative medikamentöse Behandlung stellen einen weiteren Themenkreis von hoher Aktualität dar. Das vor allem für die Praxis, letztlich aber auch für die Klinik nicht minder bedeutsame Gebiet nicht-operativer Behandlung von Wirbelsäulenerkrankungen aus pharmakologischer, physiotherapeutischer und manualmedizinischer Sicht schließt den Kreis praxisbezogener neuroorthopädischer Kooperation.

Auch dieses Mal schulden die Herausgeber Dank allen denjenigen, die zum Gelingen der 2. Neuroorthopädischen Arbeitstagung beigetragen haben, vor allem aber den Autoren der einzelnen Beiträge. Veranstalter und Herausgeber wünschen sich auch für die Zukunft dieses Maß an Bereitschaft zur Zusammenarbeit, das diese Arbeit so lohnend gemacht hat.

D. Hohmann, Erlangen
B. Kügelgen, Bayreuth
K. Liebig, Erlangen
M. Schirmer, Düsseldorf

Inhaltsverzeichnis

1. Grundlagen

Morphologie und funktionelle Anatomie der Lendenwirbelsäule und des benachbarten Nervensystems. J. Lang
Mit 37 Abbildungen 1

Anomalien der Wirbelsäule aus der Sicht der medizinischen Genetik. R. A. Pfeiffer 56

2. Diagnostik

Zweckmäßiger Aufbau des klinischen Untersuchungsganges bei neuroorthopädischen Erkrankungen im Bereiche der Lenden-Becken-Hüftregion. H. Tilscher 63

Die Bedeutung der neurologischen Untersuchung im Vergleich zur apparativen Diagnostik. A. Hillemacher 72

Indikation und Aussagefähigkeit der Liquordiagnostik im Zeitalter der Computertomographie. H. Glasner
Mit 3 Abbildungen 75

Vergleichende Untersuchung von somatosensorisch evozierten Potentialen, Ganzkörpercomputertomographie und Myelographie bei spinalen Raumforderungen. H. Gerhard, J. Jörg, H. Hartjes und H. Jansen
Mit 7 Abbildungen 82

Der topodiagnostische Stellenwert somatosensorisch evozierter Potentiale bei raumbeengenden Prozessen an der Lendenwirbelsäule. J. Schramm
Mit 2 Abbildungen 89

Zur differentialdiagnostischen Abgrenzung lumbaler Wurzelalterationen von Schwerpunktspolyneuropathien. D. Kountouris und W. Gehlen 96

Zur Bedeutung der Elektromyographie bei lumbalen Bandscheibenvorfällen. W. Gehlen, D. Kountouris, H. Okur und W. Greulich 101

Die Aussagekraft der Spontanaktivität bei zusätzlicher Nervendehnungsprüfung zur Diagnosesicherung des Bandscheibenvorfalles. O. Schmitt und B. D. Katthagen
Mit 4 Abbildungen 105

Das dreieckige A.p.-Bild der Bogenwurzeln. A. Wackenheim
Mit 3 Abbildungen 110

Computertomographie der Lendenwirbelsäule – Indikation, Aufwand und Aussagefähigkeit in Klinik und Praxis. H. Emde
Mit 12 Abbildungen 114

Die Bedeutung der Computertomographie in der Diagnostik lumbaler Bandscheibenprolapse. B. Bingas, F. Budziarek, H. Kusch, F. Golestan und H. Tussiwand
Mit 2 Abbildungen 126

Differentialdiagnostische Probleme bei lumbalen Raumforderungen und Dysplasien im Computertomogramm.
M. Schumacher und S. Dykan
Mit 8 Abbildungen 130

Aussagekraft und Treffsicherheit des spinalen Computertomogramms im Vergleich zum Amipaque- bzw. Solutrast-Myelogramm in der Diagnostik des lumbalen Bandscheibenvorfalles.
K. Schmidt und K. Seitz 138

Vergleichende Untersuchungen des lumbalen Bandscheibenvorfalles mit Computertomographie (CT) und Kernspintomographie (NMR). K. Glückert, H. Hirschfelder und K. Liebig
Mit 10 Abbildungen 143

3. Traumatologie

Frakturen und Luxationen der Lendenwirbelsäule. J. Böhler
Mit 9 Abbildungen 153

Operative Behandlung posttraumatischer Spätzustände an der Lendenwirbelsäule. G. H. Slot
Mit 4 Abbildungen 163

Indikation zu Spätoperationen nach Verletzungen der Wirbelsäule.
M. Sunder-Plassmann 172

Biomechanische Verfahren zur Wiederherstellung neuraler Funktionen bei posttraumatischen Para- und Tetraplegien. A. Breig
Mit 12 Abbildungen 175

Rehabilitation des Conus-Cauda-Syndroms unter Berücksichtigung neurogener Blasenstörungen. W. Grüninger
Mit 4 Abbildungen 188

4. Der enge lumbale Spinalkanal

Diagnostik und Therapie des engen lumbalen Spinalkanals.
N. Walker und A. Schreiber 200

Klinik des engen Spinalkanals. P. Vogel
Mit 3 Abbildungen 207

Der enge Recessus lateralis. A. Benini
Mit 4 Abbildungen 213

Die Claudicatio intermittens spinalis: Leitsymptom einer seltenen Cauda-Anomalie. T. Demirel und U. Schüwer
Mit 2 Abbildungen 217

Computertomographie der lumbalen Stenose. S. Bockenheimer, P. Billmann und A. Beck
Mit 7 Abbildungen 221

Vergleichende Untersuchungen des Wirbelkanals mittels Ultraschall und Computertomographie. E. Hille, K.-P. Schulitz und M. Hennerici
Mit 4 Abbildungen 226

Stenose des knöchernen lumbalen Wirbelkanals. H. Verbiest
Mit 12 Abbildungen 231

Der enge Spinalkanal bei der Achondroplasie. H. Stürz und W. Winkelmüller
Mit 4 Abbildungen 271

Die Rolle der knöchernen Einengung für die operative Behandlung der lumbalen Wurzelkompression. A. Pon, V. Goymann, E. Puhlvers, F. Chicote-Campos und H. Schäfers
Mit 2 Abbildungen 277

Ergebnisse der operativen Behandlung des engen lumbalen Spinalkanals. Z. Jamjoom, C. Roosen, A. Brenner und A. Weber
Mit 2 Abbildungen 281

5. Tumoren

Frühsymptome und prognostische Bedeutung spinaler Raumforderungen bei extraduralen Tumoren der Lendenwirbelsäule.
A. WEIDNER und M. IMMENKAMP
Mit 2 Abbildungen 287

Tumorbedingtes lumbales Bandscheibensyndrom. H. WASSMANN,
D.-K. BÖKER und J. NEUMANN
Mit 2 Abbildungen 294

Spinale Paragangliome. D.-K. BÖKER, H. WASSMANN und
L. SOLYMOSI
Mit 8 Abbildungen 300

Metastasen bislang unbekannter Primärtumoren in der Differentialdiagnostik von LWS-Syndromen. G. KRÄMER, U. V. BARDELEBEN, J. BOHL und G. MEINIG
Mit 2 Abbildungen 310

6. Bandscheibenschäden

Von der Ischias-Neuritis zum vertebragenen Wurzelsyndrom.
R. A. FROWEIN und R. FIRSCHING
Mit 1 Abbildung 319

Wirbelsäule und Psyche. B. KÜGELGEN
Mit 1 Abbildung 331

Zur Psychosomatik des Lumbalsyndroms. H. ISERMANN 343

Gibt es einen „Bandscheibentyp"? H. L. KRÖBER 348

Die Bedeutung des psychischen Befundes bei Patienten mit lumbaler Bandscheibenerkrankung. F. DANKE 352

Diagnostische Treffsicherheit der spinalen Computertomographie beim lumbalen Bandscheibenvorfall. H. WENKER, F. REUTER und T. GRUMME
Mit 6 Abbildungen 356

Die Wertigkeit des spinalen Computertomogramms in der präoperativen Diagnostik des lumbalen Bandscheibenvorfalls.
W. SACHSENHEIMER, J. HAMER und B. KOBER
Mit 8 Abbildungen 360

Die perkutane Nukleotomie und die Diskoskopie in der Diagnostik lumbaler Diskushernien. Y. SUEZAWA, B. RÜTTIMANN, D. T. BLASBALG und J. E. BRANDENBERG
Mit 5 Abbildungen 364

Probleme der Höhenlokalisation bei der Operation des lumbalen Bandscheibenvorfalls. R. FAHLBUSCH, T. V. POSCHINGER und W. LANKSCH
Mit 2 Abbildungen 373

Der laterale, lumbale Bandscheibenvorfall. U. EBELING, P. STOETER und H. J. REULEN
Mit 3 Abbildungen 379

Die Verminderung der Narbenbildung im Laminektomiebereich durch freie Fetttransplantate – eine experimentelle, computertomographische und histologische Untersuchung. S. SCHROEDER, K. J. MÜNZENBERG, M. VEIT, W. EICHELKRAUT und K. LACKNER
Mit 8 Abbildungen 384

Mikrochirurgie lumbaler Bandscheibenvorfälle. B. BINGAS, H. KUSCH und F. GOLESTAN 395

Ergebnisse der mikrochirurgischen lumbalen Bandscheibenoperation. U. EBELING, W. REICHENBACH und H. J. REULEN 399

Erfolgsquoten nach mikrochirurgischen Bandscheibenoperationen mit exakter Höhenlokalisation und monosegmentalem Zugang. K. SCHMIDT, B. BULAU, E. M. MEYER und J. WILFART 404

Epikritische Langzeitergebnisstudie nach lumbalen Bandscheibenoperationen. O. SCHMITT, E. FRITSCH, M. HASSINGER und E. SCHMITT
Mit 8 Abbildungen 410

Katamnestische Untersuchungen bei 55 Patienten nach einer lumbalen Bandscheibenoperation. Mißerfolge in Abhängigkeit von psychogenen Einflüssen. W. V. TEMPELHOFF und H. MAXION . . 417

Vertebrale Syndrome nach Bandscheibenoperationen – Ihre Beurteilung und Behandelbarkeit. H. P. BISCHOFF 422

Zur Vorhersage des scg. Postdiskotomiesyndroms. M. WEBER und F. U. NIETHARD
Mit 2 Abbildungen 427

Das Rezidivproblem nach lumbalen Bandscheibenoperationen.
M. SCHIRMER
Mit 1 Abbildung 432

Der lumbale Massenprolaps mit totalem Kontrastmittelstop.
W. HILLESHEIMER und U. THODEN
Mit 6 Abbildungen 438

Verlaufsbeobachtungen bei operierten und nicht operierten nachgewiesenen lumbalen Bandscheibenläsionen. F. LEBLHUBER,
A. WITZMANN und F. REISECKER 444

Zur konservativen Behandlung des lateralen lumbalen Bandscheibenvorfalles mit segmentalen motorischen Ausfällen. S. BIEDERT,
R. REUTHER und R. WINTER 448

Die Stufenbettlagerung als gezielte Behandlungsmethode bei Wirbelsäulenleiden. E. NÖH
Mit 2 Abbildungen 451

Indikationen und Erfolgsaussichten der Manualtherapie lumbaler
Syndrome. M. EDER 454

Krankengymnastische Behandlung bei lumbosakralen Syndromen.
H. S. REICHEL
Mit 8 Abbildungen 461

Neue Möglichkeiten der Elektrotherapie bei schlaffen Lähmungen.
D. WENZEL, K. STEHR, K. F. EICHHORN und G. HOSEMANN
Mit 5 Abbildungen 470

Wirkungen und Nebenwirkungen antiphlogistischer Analgetika:
Pharmakologische und toxikologische Aspekte bei Bandscheibenerkrankungen. K. BRUNE
Mit 9 Abbildungen 477

Über den Wert der Anwendung von Dexamethasonphosphat in
der konservativen Therapie der Lumboischialgie. B. HOFFERBERTH,
M. GOTTSCHALDT und H. GRASS 496

Die Chemonukleolyse mit Chymopapain: Erfahrungen an 100
Fällen. F. OPPEL, H. H. GOERGE, G. CURIO und M. BROCK
Mit 7 Abbildungen 500

Die Discolyse lumbaler Bandscheibenvorfälle mit Kollagenase.
G. LENZ, J. W. BROMLEY und J. GOMEZ
Mit 3 Abbildungen 510

Die operative Behandlung lumbaler Bandscheibenvorfälle beim
Jugendlichen. H. REINHARDT, R. GRAF und O. GRATZL
Mit 1 Abbildung 517

Lumbale Bandscheibenvorfälle bei Jugendlichen. J. U. BAUMANN,
T. KLOSSNER, H. TRIENDL und R. GRAF
Mit 6 Abbildungen 520

Diagnostische und differentialdiagnostische Probleme kindlicher
Bandscheibenvorfälle. G. SANDVOSS und H. VOSS
Mit 7 Abbildungen 528

Ergebnisse der operativen Behandlung von lumbalen Bandscheibenvorfällen im Kindes- und Jugendalter. E. PUHLVERS, A. PON und F. CHICOTE-CAMPOS
Mit 2 Abbildungen 536

7. Pseudoradikuläre Syndrome

Das klinische Bild des pseudoradikulären Lumbalsyndroms.
F. BECKER 540

Das Facettensyndrom – Klinik und Therapie. K.-P. SCHULITZ und
G. LENZ
Mit 7 Abbildungen 543

Klinische Ergebnisse mit der Facetten-Koagulation des Ramus
articularis der unteren Lendenwirbelsäule. H. W. STAUDTE,
A. HILD und P. NIEHAUS
Mit 4 Abbildungen 551

Eine biomechanisch orientierte Untersuchungstaktik zur Differentialdiagnose des arthrogen-facettär bedingten pseudoradikulären Lumbalsyndroms. T. SCHEWIOR
Mit 3 Abbildungen 556

Ligamentopathien im Lumbosakralbereich. H. D. WOLFF
Mit 7 Abbildungen 561

Indikation und Erfolgsaussicht der Manualtherapie bei Funktionsstörung des Iliosakralgelenkes. H. TILSCHER 573

Neurogene motorische Ausfälle und Sehnenansatzschmerzen.
L. WEH und W. EICKHOFF 577

Sachverzeichnis 586

Mitarbeiterverzeichnis

BARDELEBEN, U. VON, Dr.; Klinik und Poliklinik für Neurologie der Johannes-Gutenberg-Universität, D-6500 Mainz

BAUMANN, J. U., Prof. Dr.; Orthopädische Universitätsklinik, Kinderspital, CH-4005 Basel

BECK, A., Dr.; Zentrum Radiologie im Klinikum der Albert-Ludwigs-Universität, D-7800 Freiburg

BECKER, F., Dr.; Argentalklinik, D-7972 Isny-Neutrauchburg

BENINI, A., Priv.-Doz. Dr.; Neurochirurgische Klinik des Kantonsspitals, CH-9007 St. Gallen

BIEDERT, S., Dr.; Neurologische Universitätsklinik, D-6900 Heidelberg 1

BILLMANN, P., Dr.; Sektion Neuroradiologie im Klinikum der Albert-Ludwigs-Universität, D-7800 Freiburg

BINGAS, B., Prof. Dr.; Neurochirurgische Abteilung, St. Gertrauden-Krankenhaus, D-1000 Berlin 31

BISCHOFF, H. P., Dr.; Argentalklinik, D-7972 Isny-Neutrauchburg

BLASBALG, D. T., Dr.; Orthopädische Universitätsklinik Balgrist, CH-8008 Zürich

BOCKENHEIMER, S., Priv.-Doz. Dr.; Neurologische Klinik, Krankenhaus Nordwest, D-6000 Frankfurt 90

BOHL, J., Dr.; Abteilung für Neuropathologie der Johannes-Gutenberg-Universität, D-6500 Mainz 1

BÖHLER, J., Prim. Prof. Dr.; Unfallkrankenhaus Lorenz Böhler, A-1200 Wien

BÖKER, D. K., Dr.; Neurochirurgische Universitätsklinik, D-5300 Bonn 1

BRANDENBERG, J. E., Dr.; Orthopädische Universitätsklinik Balgrist, CH-8008 Zürich

BREIG, A., Prof. Dr.; Åsgårdsvägen 40, S-19145 Stockholm-Sollentuna

BRENNER, A., Dr.; Neurochirurgische Universitätsklinik, D-4300 Essen 1

BROCK, M., Prof. Dr.; Neurochirurgische Klinik im Klinikum Steglitz der Freien Universität, D-1000 Berlin 45

Bromley, J. W., Prof. Dr.; Medical College of New York University, New York, USA

Brune, K., Prof. Dr.; Institut für Pharmakologie und Toxikologie der Universität, D-8520 Erlangen

Budziarek, F., Dr.; Neurochirurgische Abteilung, St. Gertrauden-Krankenhaus, D-1000 Berlin 31

Bulau, B., Dr.; Neurochirurgische Abteilung der Universität Ulm, D-8870 Günzburg

Chicote-Campos, F., Dr.; Orthopädische Universitätsklinik, D-4300 Essen 16

Curio, G., Dr.; Neurochirurgische Klinik im Klinikum Steglitz der Freien Universität, D-1000 Berlin 45

Danke, F., Dr.; Universitäts-Nervenklinik, D-8700 Würzburg

Demirel, T., Dr.; Neurochirurgische Abteilung, Krankenhaus Bethesda, D-5600 Wuppertal 1

Dykan, S., Priv.-Doz. Dr.; Abteilung für Neurologie, Klinik Christophsbad, D-7320 Göppingen

Ebeling, U., Dr.; Neurochirurgische Abteilung, St. Elisabethen-Krankenhaus, D-7980 Ravensburg

Eder, M., Dr.; Schönaugasse 4, A-8010 Graz

Eichelkraut, W., Dr.; Chirurgische Universitätsklinik, D-5300 Bonn 1

Eichhorn, K. F., Dr.; Lehrstuhl für elektrische Energieversorgung der Universität, D-8520 Erlangen

Eickhoff, W., Dr.; Neurologische Universitätsklinik, D-2000 Hamburg 20

Emde, H., Dr.; Institut für Neuroradiologie, Universitätskliniken, D-6650 Homburg

Fahlbusch, R., Prof. Dr.; Neurochirurgische Universitätsklinik, D-8520 Erlangen

Firsching, R., Dr.; Neurochirurgische Universitätsklinik, D-5000 Köln 41

Fritsch, E., Dr.; Orthopädische Universitätsklinik, D-6650 Homburg

Frowein, R. A., Prof. Dr.; Neurochirurgische Universitätsklinik, D-5000 Köln 41

Gehlen, W., Prof. Dr.; Neurologische Universitätsklinik im Knappschaftskrankenhaus, D-4630 Bochum-Langendreer

Gerhard, H., Dr.; Neurologische Universitätsklinik, D-4300 Essen 1

Glasner, H., Prof. Dr ; Neurologisch-psychiatrische Abteilung, Krankenhaus Neukölln, D-1000 Berlin 47

GLÜCKERT, K., Dr.; Orthopädische Universitätsklinik im Waldkrankenhaus, D-8520 Erlangen

GOERGE, H. H., Dr.; Neurochirurgische Klinik im Klinikum Steglitz der Freien Universität, D-1000 Berlin 45

GOLESTAN, F., Dr.; Neurochirurgische Abteilung, St. Gertrauden-Krankenhaus, D-1000 Berlin 31

GOMEZ, J., Prof. Dr.; Neurologic Institute of Columbia, Bogota, Kolumbien

GOTTSCHALDT, M., Prof. Dr.; Neurologische Klinik, D-4900 Herford

GOYMANN, V., Dr.; Orthopädische Universitätsklinik, D-4300 Essen 16

GRAF, R., Dr.; Orthopädische Universitätsklinik, CH-4005 Basel

GRASS, H., Dr.; Neurologische Klinik, D-4900 Herford

GRATZL, O., Prof. Dr.; Neurochirurgische Universitätsklinik, CH-4031 Basel

GREULICH, W., Dr.; Neurologische Universitätsklinik im Knappschaftskrankenhaus, D-4630 Bochum-Langendreer

GRÜNINGER, W., Priv.-Doz. Dr.; Rehabilitationsklinik für Querschnittsgelähmte im Krankenhaus Hohe Warte, D-8580 Bayreuth 2

GRUMME, T., Prof. Dr.; Neurochirurgische Klinik, Krankenhaus-Zweckverband, D-8900 Augsburg

HAMER, J., Prof. Dr.; Neurochirurgische Abteilung im Chirurgischen Zentrum der Universität, D-6900 Heidelberg 1

HARTJES, H., Dr.; Radiologisches Zentrum der Universität, D-4300 Essen 1

HASSINGER, M., Dr.; Orthopädische Universitätsklinik, D-6650 Homburg

HENNERICI, M., Prof. Dr.; Neurologische Universitätsklinik, D-4000 Düsseldorf 1

HILD, A., Dr.; Orthopädische Abteilung, Kreiskrankenhaus, D-5102 Würselen

HILLE, E., Dr.; Orthopädische Universitätsklinik, D-4000 Düsseldorf 1

HILLEMACHER, A., Dr.; Neurologische Abteilung des Nervenkrankenhauses, D-8580 Bayreuth

HILLESHEIMER, W., Dr.; Sektion Neuroradiologie im Klinikum der Albert-Ludwigs-Universität, D-7800 Freiburg

HIRSCHFELDER, H., Dr.; Orthopädische Universitätsklinik im Waldkrankenhaus, D-8520 Erlangen

HOFFERBERTH, B., Dr.; Neurologische Universitätsklinik, D-4400 Münster

Mitarbeiterverzeichnis

HOHMANN, D., Prof. Dr.; Orthopädische Universitätsklinik im Waldkrankenhaus, D-8520 Erlangen

HOSEMANN, G., Prof. Dr.-Ing.; Lehrstuhl für elektrische Energieversorgung der Universität, D-8520 Erlangen

IMMENKAMP, M., Prof. Dr.; Orthopädische Universitätsklinik (Hüffnerstiftung), D-4400 Münster

ISERMANN, H., Dr.; Neurologische Abteilung, Krankenanstalten Sarepta, D-4800 Bielefeld 13

JAMJOOM, Z., Dr.; Neurochirurgische Universitätsklinik, D-4300 Essen 1

JANSEN, H., Dr.; Neurologische Universitätsklinik, D-4300 Essen 1

JÖRG, J., Prof. Dr.; Neurologische Universitätsklinik, D-4300 Essen 1

KATTHAGEN, B. D., Dr.; Orthopädische Universitätsklinik, D-6650 Homburg

KLOSSNER, B., Dr.; Orthopädische Universitätsklinik, CH-4005 Basel

KOBER, B., Dr.; Universitäts-Strahlenklinik, D-6900 Heidelberg 1

KOUNTOURIS, D., Dr.; Neurologische Universitätsklinik im Knappschaftskrankenhaus, D-4630 Bochum-Langendreer

KRÄMER, G., Dr.; Neurologische Universitätsklinik, D-6500 Mainz

KRÖBER, H. L., Dr.; Neurologische Abteilung, Krankenanstalten Sarepta, D-4800 Bielefeld 13

KÜGELGEN, B., Dr.; Neurologische Abteilung des Nervenkrankenhauses, D-8580 Bayreuth

KUSCH, H., Dr.; Neurochirurgische Abteilung, St. Gertrauden-Krankenhaus, D-1000 Berlin 31

LACKNER, K., Dr.; Radiologische Universitätsklinik, D-5300 Bonn 1

LANG, J., Prof. Dr.; Anatomisches Institut der Universität, D-8700 Würzburg

LANKSCH, W., Prof. Dr.; Neurochirurgische Universitätsklinik, D-8000 München 70

LEBLHUBER, F., Dr.; Neurochirurgische Abteilung, Wagner-Jauregg-Krankenhaus, A-4020 Linz

LENZ, G., Priv.-Doz. Dr.; Orthopädische Universitätsklinik, D-4000 Düsseldorf 1

LIEBIG, K., Priv.-Doz. Dr.; Orthopädische Universitätsklinik im Waldkrankenhaus, D-8520 Erlangen

MAXION, H., Prof. Dr.; Neurologische Klinik, D-4050 Mönchengladbach 5

MEINIG, G., Prof. Dr.; Neurochirurgische Universitätsklinik,
D-6500 Mainz

MEYER, E. M., Dr.; Neurochirurgische Abteilung der Universität Ulm,
D-8870 Günzburg

MÜNZENBERG, K. J., Dr.; Orthopädische Universitätsklinik,
D-5300 Bonn 1

NEUMANN, J., Dr.; Neurochirurgische Universitätsklinik, D-5300 Bonn 1

NIEHAUS, P., Dr.; Orthopädische Abteilung, Kreiskrankenhaus,
D-5102 Würselen

NIETHARDT, F. U., Dr.; Orthopädische Universitätsklinik,
D-6900 Heidelberg 1

NÖH, E., Dr.; Orthopädische Klinik Braunfels, D-6333 Braunfels

OKUR, H., Dr.; Neurologische Universitätsklinik im Knappschaftskrankenhaus, D-4630 Bochum-Langendreer

OPPEL, F., Prof. Dr.; Neurochirurgische Klinik im Klinikum Steglitz der Freien Universität, D-1000 Berlin 45

PFEIFFER, R. A., Prof. Dr.; Institut für Humangenetik und Anthropologie der Universität, D-8520 Erlangen

PON, A., Dr.; Orthopädische Universitätsklinik, D-4300 Essen 16

POSCHINGER, T. VON, Dr.; Neurochirurgische Universitätsklinik,
D-8520 Erlangen

PUHLVERS, E., Dr.; Orthopädische Universitätsklinik, D-4300 Essen 16

REICHEL, H. S.; Krankengymnastin, D-8000 München 40

REICHENBACH, W., Dr.; Neurochirurgische Abteilung, St. Elisabethen-Krankenhaus, D-7980 Ravensburg

REINHARDT, H., Dr.; Neurochirurgische Universitätsklinik, CH-4031 Basel

REISECKER, F., Dr.; Neurochirurgische Abteilung, Wagner-Jauregg-Krankenhaus, A-4020 Linz

REULEN, H. J., Prof. Dr.; Neurochirurgische Abteilung, St. Elisabethen-Krankenhaus, D-7980 Ravensburg

REUTER, F., Dr.; Neurochirurgische Abteilung, Krankenhaus Neukölln,
D-1000 Berlin 47

REUTHER, R., Prof. Dr.; Neurologische Universitätsklinik,
D-6900 Heidelberg 1

ROOSEN, C., Prof. Dr.; Neurochirurgische Universitätsklinik,
D-4300 Essen 1

RÜTTIMANN, B., Dr.; Orthopädische Universitätsklinik Balgrist,
CH-8008 Zürich

SACHSENHEIMER, W., Dr.; Neurochirurgische Abteilung des Chirurgischen Zentrums der Universität, D-6900 Heidelberg 1

SANDVOSS, G., Dr.; Ludmillenstift, D-4470 Meppen

SCHÄFERS, H., Dr.; Orthopädische Universitätsklinik, D-4300 Essen 16

SCHEWIOR, T., Dr.; Arzt für Orthopädie, D-6903 Neckargemünd

SCHIRMER, M., Prof. Dr.; Neurochirurgische Universitätsklinik, D-4000 Düsseldorf 1

SCHMIDT, K., Prof. Dr.; Neurochirurgische Abteilung der Universität Ulm, D-8870 Günzburg

SCHMITT, E., Dr.; Orthopädische Universitätsklinik, D-6650 Homburg

SCHMITT, O., Priv.-Doz. Dr.; Orthopädische Universitätsklinik, D-6650 Homburg

SCHRAMM, J., Prof. Dr.; Neurochirurgische Universitätsklinik, D-8520 Erlangen

SCHREIBER, A., Prof. Dr.; Orthopädische Universitätsklinik Balgrist, CH-8008 Zürich

SCHROEDER, S., Dr.; Am Kirchberg 2–4, D-5300 Bonn 2

SCHULITZ, K. P., Prof. Dr.; Orthopädische Universitätsklinik, D-4000 Düsseldorf 1

SCHUMACHER, M., Priv.-Doz. Dr.; Abteilung für Neurologie, Klinik Christophsbad, D-7320 Göppingen

SCHÜWER, U., Dr.; Neurochirurgische Abteilung, Krankenhaus Bethesda, D-5600 Wuppertal 1

SEITZ, K., Dr.; Neurochirurgische Abteilung der Universität Ulm, D-8870 Günzburg

SLOT, H. G., Dr.; St. Maartens-Kliniek, NL-6500 Nijmegen

SOLYMOSI, L., Dr.; Neurochirurgische Universitätsklinik, D-5300 Bonn 1

STAUDTE, H. W., Prof. Dr.; Orthopädische Abteilung, Kreiskrankenhaus, D-5102 Würselen

STEHR, K., Prof. Dr.; Universitäts-Kinderklinik, D-8520 Erlangen

STÖTER, P., Dr.; Neurochirurgische Abteilung, St. Elisabethen-Krankenhaus, D-7980 Ravensburg

STÜRZ, H., Priv.-Doz. Dr.; Orthopädische Klinik Annastift der Medizinischen Hochschule, D-3000 Hannover 61

SUEZAWA, Y., Priv.-Doz. Dr.; Orthopädische Universitätsklinik Balgrist, CH-8008 Zürich

SUNDER-PLASSMANN, M., Prof. Dr.; Neurochirurgische Universitätsklinik, A-1097 Wien

TEMPELHOFF, W. VON; Bökelstraße 122, D-4050 Mönchengladbach

THODEN, U., Prof. Dr.; Abteilung für klinische Neurologie und Neurophysiologie im Klinikum der Albert-Ludwigs-Universität, D-7800 Freiburg

TILSCHER, H., Prim. Univ.-Doz. Dr.; Ludwig-Boltzmann-Institut für konservative Orthopädie und Rehabilitation, A-1134 Wien

TRIENDL, H., Dr.; Orthopädische Universitätsklinik, CH-4005 Basel

TUSSIWAND, H., Dr.; Neurochirurgische Abteilung, St. Gertrauden-Krankenhaus, D-1000 Berlin 31

VEIT, M., Dr.; Orthopädische Universitätsklinik, D-5300 Bonn 1

VERBIEST, H., Prof. Dr.; Wilhelminapark 32, NL-3581-Utrecht

VOGEL, P., Dr.; Neurologische Universitätsklinik, D-5300 Bonn 1

VOSS, H., Dr.; Ludmillenstift, D-4470 Meppen

WACKENHEIM, A., Prof. Dr.; Service de Radiologie 1, Hospices Civils de Strasbourg, F-67091 Strasbourg-Cedex

WALKER, N., Priv.-Doz. Dr.; Orthopädische Klinik II, D-7145 Markgröningen

WASSMANN, H., Prof. Dr.; Neurochirurgische Universitätsklinik, D-5300 Bonn 1

WEBER, A., Dr.; Neurochirurgische Universitätsklinik, D-4300 Essen 1

WEBER, M., Priv.-Doz. Dr.; Orthopädische Abteilung im Klinikum der Albert-Ludwigs-Universität, D-7800 Freiburg

WEH, L., Dr.; Orthopädische Universitätsklinik, D-2000 Hamburg 20

WEIDNER, A., Priv.-Doz. Dr.; Neurochirurgische Abteilung, Paracelsus-Klinik, D-4500 Osnabrück

WENKER, H., Prof. Dr.; Neurochirurgische Abteilung, Krankenhaus Neukölln, D-1000 Berlin 47

WENZEL, D., Priv.-Doz. Dr.; Universitäts-Kinderklinik, D-8520 Erlangen

WILFART, J., Dr.; Neurochirurgische Abteilung der Universität Ulm, D-8870 Günzburg

WINKELMÜLLER, W., Prof. Dr.; Neurochirurgische Abteilung, Paracelsus-Klinik, D-4500 Osnabrück

WINTER, R., Dr.; Neurologische Universitätsklinik, D-6900 Heidelberg 1

WITZMANN, A., Dr.; Neurochirurgische Abteilung, Wagner-Jauregg-Krankenhaus, A-4020 Linz

WOLFF, H. D., Dr.; Lehrbeauftragter für Manuelle Medizin an der Universität Homburg/Saar, D-5500 Trier

Morphologie und funktionelle Anatomie der Lendenwirbelsäule und des benachbarten Nervensystems

J. Lang

Einleitung

Im Zentrum neuroorthopädischer Sicht auf die Lendenwirbelsäule und das benachbarte Nervensystem steht das Rückenmark. Ebenso wie das übergeordnete zentralnervöse System erhält es nicht nur Afferenzen und entläßt efferente Impulse. Es ist auch Integrationsorgan, indem es Erregungen verschiedener Herkunft und Frequenzen und Erregungseinheiten verknüpft. Als Koordinationsorgan stimmt es die einzelnen Impulse aufeinander ab und moduliert sie.

Als besonderes Assoziationszentrum für eintreffende Impulse gilt seit alters her die Substantia gelatinosa im Kopfbereich des Hinterhorns.

Die ganze Grausubstanz des Rückenmarks, von Rexed (1959) in insgesamt zehn Schichten eingeteilt, ist von weißen Fasersystemen umgeben. Die Leitungsbahnen (und damit Substantia alba) nehmen im Lenden-, Sakral- und Steißmark weniger Raum ein als im Hals- und Brustteil des Rückenmarkes. Die phylogenetisch jüngeren, markhaltigen und dickeren Fasern, leiten mit einer Geschwindigkeit von 60–100 m/sec, das sind 216–360 Stundenkilometer, die dünnen, marklosen und markarmen Nervenfasern nur etwa 1–2 m/sec. Das konstruktive Element des Rückenmarks – so postulierte einer meiner berühmten Amtsvorgänger (Elze, 1932) – ist der *Leitungsbogen,* der von der Peripherie zentralwärts führt, an bestimmten Zellen Synapsen bildet, die ihrerseits die Impulse an die Peripherie über den efferenten Schenkel übermitteln. Die Erforschung dieser geschlossenen, jedoch von anderen Bahnen beeinflußbaren Leitungskreise, steht derzeit im Vordergrund neuroanatomischer und neurophysiologischer Forschung. Wenn die von den sensiblen Endorganen der Peripherie dem Zentralorgan übermittelte Rückmeldung: *Reafferenz* über die Zustandsänderung, welche durch den efferenten Schenkel der Peripherie verursacht worden ist, den beabsichtigten Effekt zur Folge hat, dann löschen sich Efferenzkopie und Reafferenz aus. Unter *Efferenzkopie* verstand von Holst (1953) die im Zentralorgan zurückbehaltene Kopie eines Impulses an die Efferenz, welche unter Umständen auch an neue Gegebenheiten angepaßt werden kann. Innerhalb des Rückenmarks und oft nur innerhalb weniger Segmente wird der sogenannte *Elementarapparat,* der im motorischen Wurzelneuron bzw. im vegetativ efferenten, seine gemeinsame Endstrecke besitzt. Die Bahnen des Elementarapparates verlaufen in den sogenannten Grundbündeln, zu denen auch die Zona terminalis (Lissauersche Randzone, Fasciculus dorsolateralis) gerechnet wird.

Seit alters her werden im Rückenmark verschiedene Zelltypen voneinander abgegrenzt.

1. *Wurzelzellen,* unterschiedlich groß, Neurit zur Radix ventralis oder (seltener, aber gesichert) zur Radix dorsalis.

2. *Binnenzellen,* deren Neuriten innerhalb des Rückenmarksgrau an anderen Nervenzellen enden und somit in den Elementarapparat eingeschaltet sind = Schaltzellen. Sie sind vorwiegend in der Substantia gelatinosa dorsalis und auch in der Pars intermedia des Rückenmarks plaziert. Ihre Neuriten haben ein weitverzweigtes Endbäumchen und ein besonderes Synapsensystem um andere Rückenmarkzellen.

3. *Assoziationszellen* liegen hauptsächlich in der grauen Substanz des Hinterhorns, wie auch in der Pars intermedia und geben auf- und absteigende Zweige ab, die über kürzere oder längere Rückenmarkabschnitte verlaufen und Kollateralen zu anderen Zellen, insbesondere zu Wurzelzellen, ab: Elementarapparat.

4. *Kommissurenzellen,* die zu den Binnenzellen gerechnet werden können, liegen im medialen Gebiet der Vorder- und Hintersäule und in der Commissura grisea vor, deren Neuriten vorzugsweise durch die Commissura alba ventralis zur Gegenseite ziehen.

5. *Strangzellen* befinden sich im ganzen Rückenmarkgrau, vorwiegend in der Hintersäule und entlassen ihre Neuriten in somatotopisch gegliederte Nervenstränge, die insbesondere gehirnwärts leiten:

Unter den destruktiven Methoden der Schmerzbehandlung im lumbosakralen Abschnitt zerstören zweifellos die Kommissurotomie sowie die Thermokoagulation der Substantia gelatinosa weniger Rückenmarksubstanz und weniger Fasersysteme als die anterolaterale Chordotomie. Auch deshalb ist die Kenntnis des Verlaufs der Rückenmarkbahnen im Lendenmark sowohl für die Schmerzdiagnose als auch zum Verständnis für die Folgen von raumfordernden Prozessen unterschiedlicher Art bedeutsam. Die Ein- bzw. Ausleitung der Impulse des Rückenmarks erfolgt über die Axone der Fila radicularia dorsalia et ventralia. Seit alters her ist bekannt, daß die Anzahl der sensiblen Fasern in den Wurzeln die der motorischen übertrifft. Die ganze Cauda equina ist aus Fila radicularia aufgebaut. In sie können schon Ganglienzellen mit allen Attributen eingeschaltet sein. Stets liegt im Bereich des Filum radiculare dorsale des N. coccygeus das Ganglion spinale innerhalb des Subarachnoidealraums. Die anderen Ganglia spinalia sind innerhalb der Foramina intervertebralia der Lendenwirbelsäule bzw. innerhalb des Canalis sacralis an der Übergangszone zwischen Nn. radiculares und N. spinalis plaziert. Die durale und die arachnoideale Wurzeltaschenregion besitzt eine besondere ärztliche Bedeutung, da diese Zone bei verschiedenen Wirbelsäulenerkrankungen häufig betroffen ist. Zu- und abführende Gefäße des Rückenmarks sind allerdings im Bereich der unteren Lendenwirbelsäule und des Sakralkanals weniger zahlreich, als in oberhalb davon liegenden Abschnitten. Am lumbosakralen Rückenmark liegen jedoch auch bezüglich der Gefäße besondere Gesetzmäßigkeiten vor, die bei unterschiedlichen Eingriffen beachtet werden müssen. Auch die Bahnen des vegetativen Nervensystems für die Harnblase, den Enddarmabschnitt und die Geschlechtsorgane, beanspruchen ärztliches Interesse. Lokalisation ihrer Rückenmarkzentren und Verlauf innerhalb der Wurzelfäden erscheinen für ärztliche Eingriffe unterschiedlicher Art bedeutsam.

Wirbelsäulenschmerzen werden wohl hauptsächlich über Nerven, die aus Wirbelsäulenbändern, den Bandscheiben und Gelenken herstammen, zentralwärts geleitet. Deshalb sollten auch diese, zum Teil seit 100 Jahren bekannten dünnen Nerven, demonstriert werden.

1. Rückenmark

a) Zellen und Faserbündel (Abb. 1 u. 2)

An zwei Rückenmarkquerschnitten (L_2-Segment und S_3-Segment) sind die motorischen, die sensiblen und die autonomen Zellgruppen eingetragen. Abbildung 3a u. 3b zeigen den groben Verlauf der motorischen Bahnen, Abb. 4a u. 4b den der sensiblen.

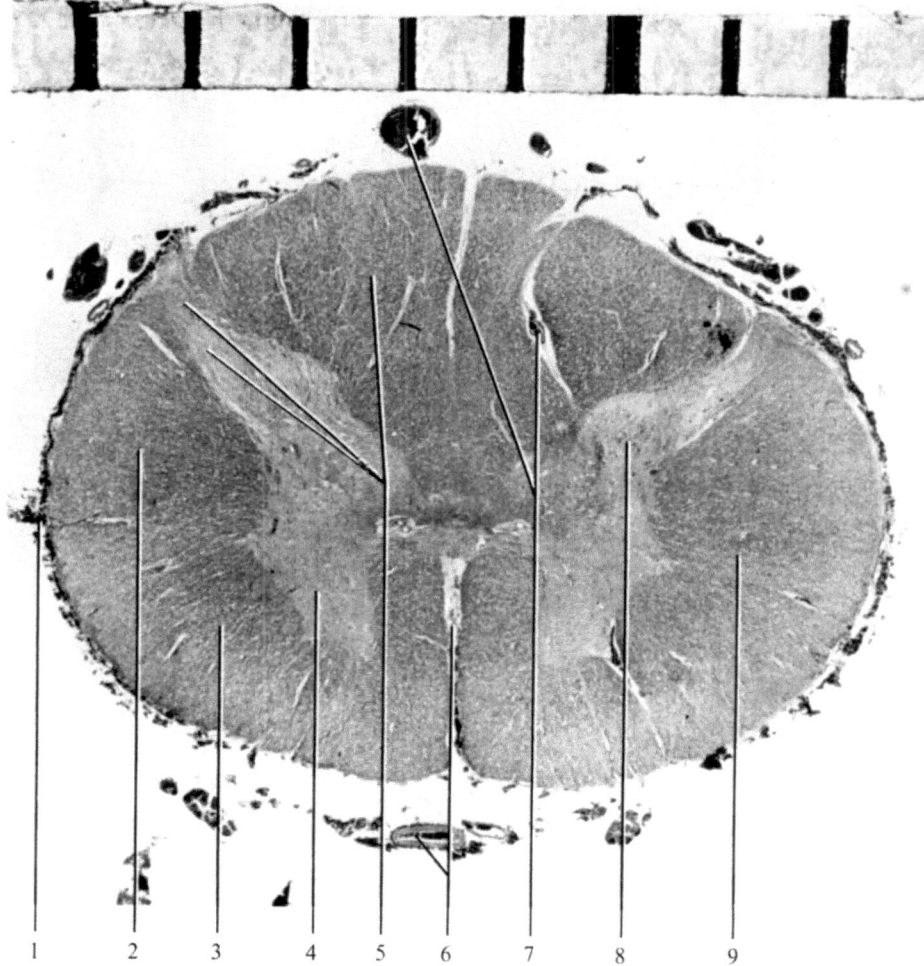

Abb. 1. Rückenmark quer bei L_2 (Ladewig) (an Dorsalseite Millimeterpapier).

1 Pia mater.
2 Funiculus dorsolateralis.
3 Funiculus ventrolateralis.
4 Columna ventralis.
5 Substantia gelatinosa und Funiculus dorsalis.
6 Septum medianum ventrale und A. spinalis anterior sowie Zweige der A. spinalis anterior
7 A. spinalis posterior und Zweig der A. spinalis posterior
8 Columna dorsalis.
9 Funiculus lateralis

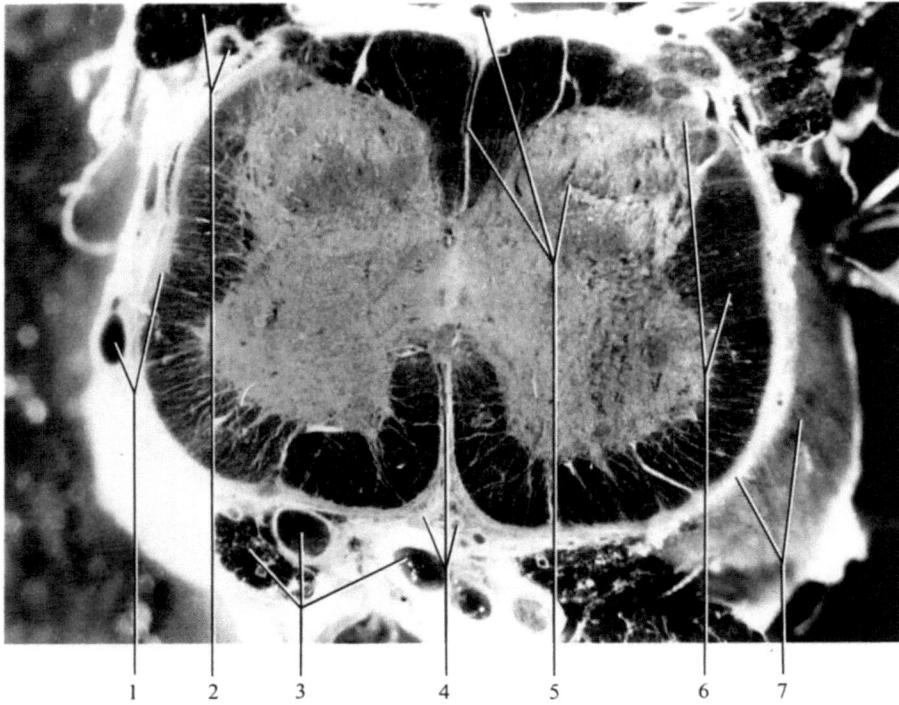

Abb. 2. Rückenmarkquerschnitte bei S₃ (osmiert).

1 A. spinalis lat. und Pia mater.
2 Fila radic. dors. und A. spinalis postero-lat.
3 Fila radic. ventr. und A. spinalis ant., Zweige.
4 Fissura mediana ventr., Septum und Arterienzweige.
5 A. spinalis post., Septum medianum dors. und Cornu post.
6 Substantia gelatinosa und Funiculus lateralis.
7 Pia mater, Aufsicht und Schnittkante

Seit langem ist bekannt, daß bei Zerstörung der Hintersäule Schmerz- und Temperaturempfindung erloschen sind. Der Druck-, Berührungs-, Kraft-, Haut- und Vibrationssinn jedoch bleibt weitgehend erhalten. Neuerdings werden gezielte Eingriffe im Gebiet der Substantia gelatinosa dorsalis für die Schmerzausschaltung durchgeführt. Diese sieht am frischen Präparat glasartig und durchsichtig aus und stellt, insgesamt betrachtet, eine rinnenartig gehöhlte Leiste dar, die den Kopf der Hintersäule umfaßt. In ihr kommen kleine Nervenzellen vor. Im unteren Lenden- und Sakralmark ist sie (ebenso wie im Halsmark) stark entwickelt. Dieses Assoziationszentrum für eintreffende Impulse fehlt z. B. bei Walen. Deshalb wird angenommen, daß es insbesondere für die Haut-Sinnesorgane (auch Haare) verantwortlich ist. In ihm kommen glomerulumartige große Synapsenzonen vor. Im übrigen Hintersäulenkopf liegt insbesondere der Nucleus proprius cornus dorsalis sowie der Nucleus dorsalis (Stilling-Clarke), dessen Neuriten den Tractus spinocerebellaris dorsalis und möglicherweise auch Teile des Tractus spinothalamicus aufbauen. An der Basis der Hin-

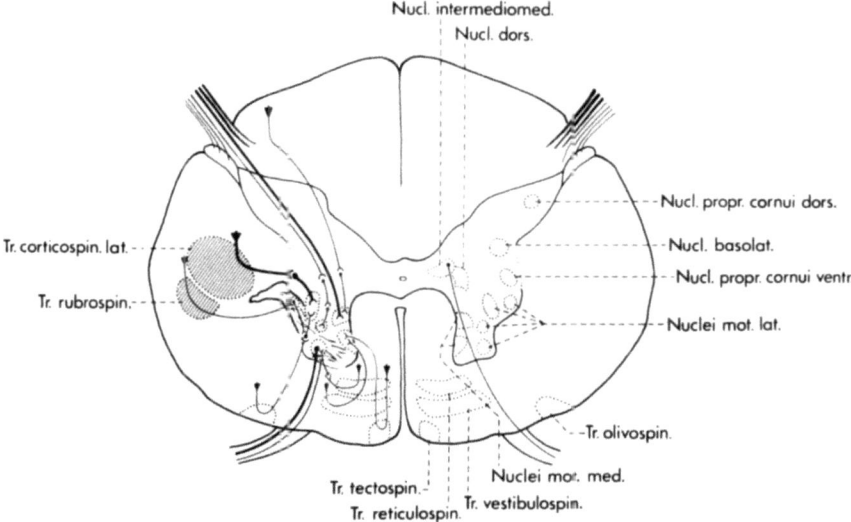

Abb. 3a. Motorische Bahnen und Kerngebiete bei L_3 (gekreuzte Bahnen schraffiert)

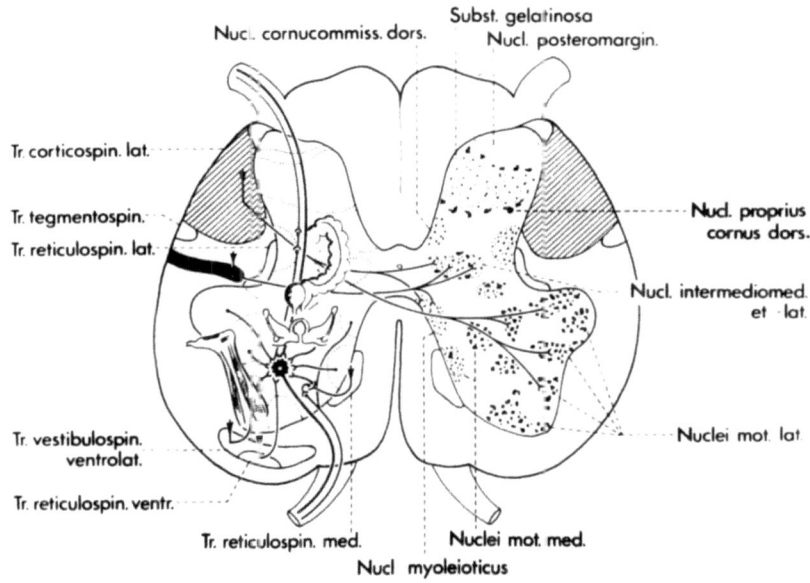

Abb. 3b. Motorische Bahnen und Kerngebiete bei S_3

tersäule findet sich zwischen T_1 und L_2 sowie zwischen S_2 und S_4 der Nucleus basolateralis (intermediolateralis), der als visceroafferentes sowie visceroefferentes Kerngebiet gilt. Medial davon liegt im Sakralmark (und Halsmark) der Nucleus intermediomedialis, ein mehr verstreutes Kerngebiet, deshalb auch Cellulae disseminatae intermediae bezeichnet, vor. Der Nucleus medialis myoleioticus liegt in unteren L- und oberen S-Segmenten im medialen hinteren Vorderhorngebiet.

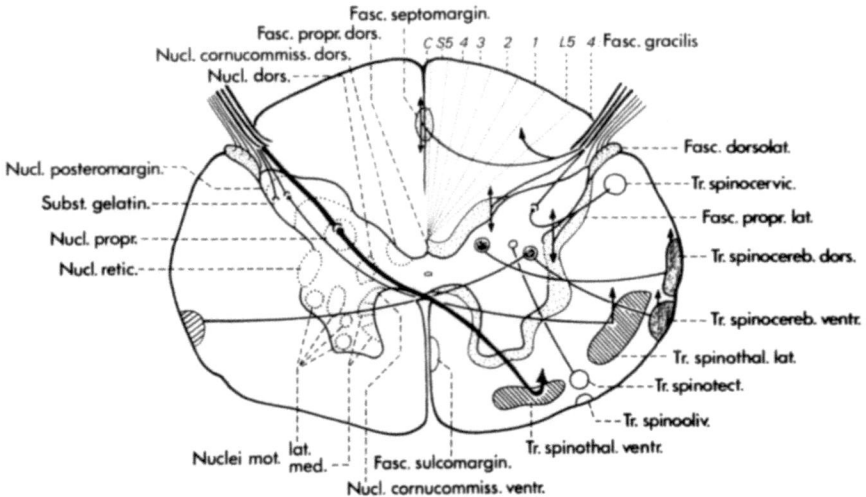

Abb. 4a. Sensible Bahnen bei L_2

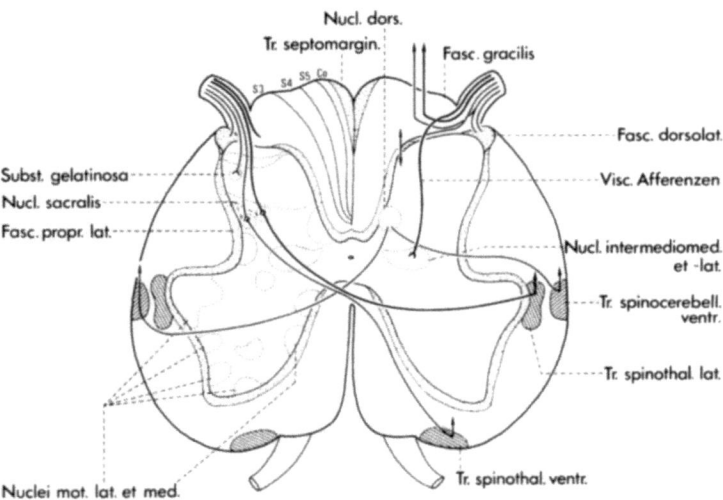

Abb. 4b. Sensible Bahnen bei S_3

b) Segmente und deren Lage im Wirbelkanal

Für Eingriffe am Rückenmark, (Thermokoagulation der Substantia gelatinosa, Rhizotomien, Kommissurotomien sowie für die Diagnose von Schädigungen des Rückenmarks) sind Kenntnis der Segmenthöhen und deren Lage von klinischem Interesse. Pfitzner (1884) bestimmte den Descensus der Fila radicularia bei Feten, Kindern und Erwachsenen und stellte z. B. fest, daß die untere Grenze des Brustmarks zwischen der Mitte des Foramen intervertebrale T_{10} und dem Unterrand des 11. Brustwirbelbogens liegt. Das Lumbalmark endet zwischen dem Mittelabschnitt des

Morphologie und funktionelle Anatomie der Lendenwirbelsäule

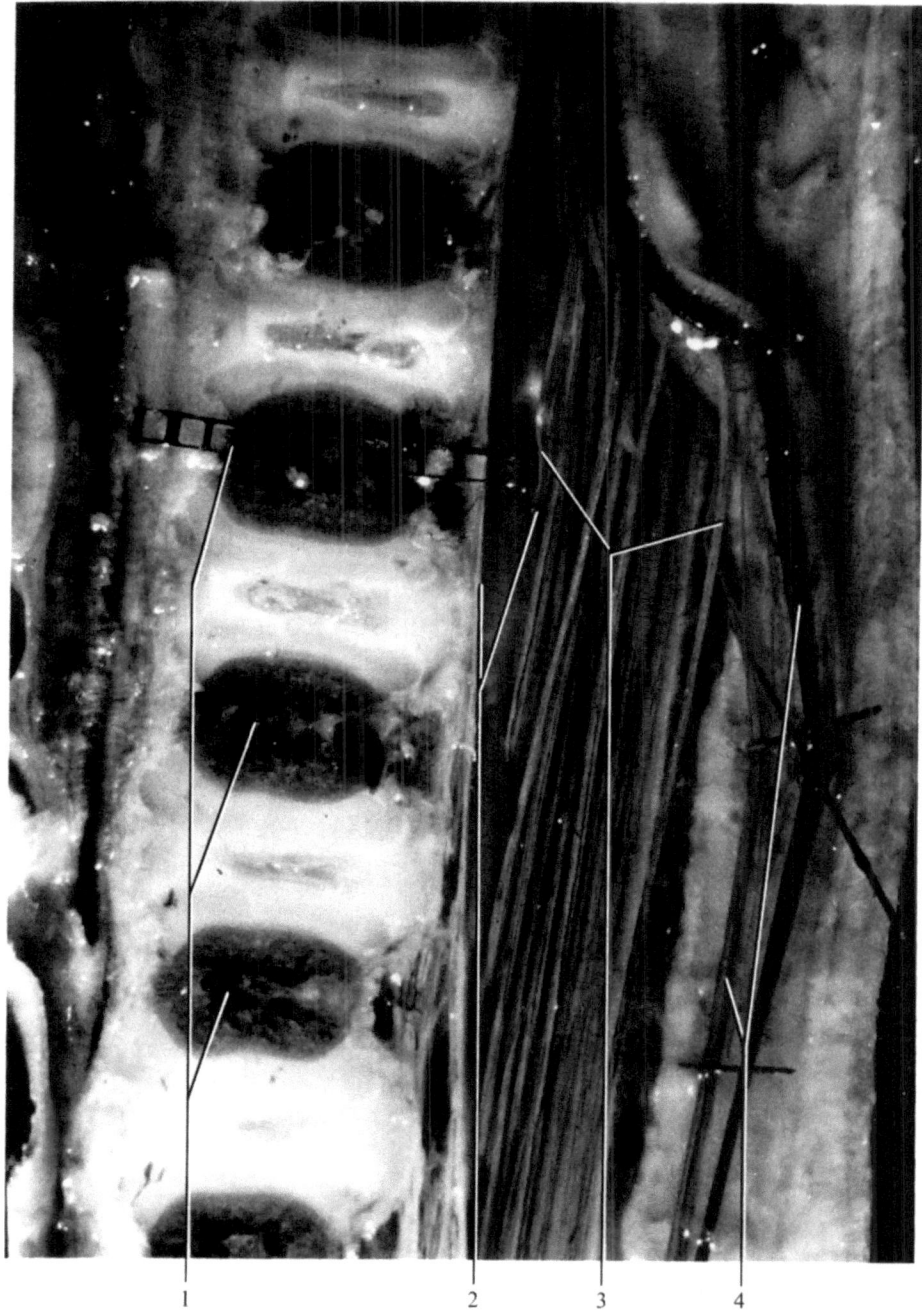

Abb. 5. Cauda equina und Conus medullaris, 40 cm langer Fetus (8 Mon.)

1 Knochenkerne der Wirbelkörper L_3/L_4 und L_5 (Millimeterpapier).
2 Eingang L_3 und Dura mater spinalis.
3 Cauda equina.
4 Conus medullaris mit Begleitvene und N. coccygei, dorsal verlagert

Wirbelbogens T_{12} und dem Intervertebralloch L_1, das Sakralmark zwischen der Mitte des Wirbelbogens L_1 und dem Unterrand des Wirbelbogens L_3. Etwa 50 Jahre später wurden diese Befunde von Hintzsche und Gisler im wesentlichen bestätigt. Überraschend sind Pfitzners Befunde an älteren Keimlingen und Kindern, bei denen die Filia radicularia dorsalia bedeutend höher, bisweilen um eine ganze Wirbelhöhe höher als bei Erwachsenen in das Rückenmark einziehen. Diese Höhendifferenz liegt bei Keimlingen bis zu unteren Lumbalnerven, bei Kindern bis zu unteren Sakralnerven vor. Die untere Grenze des thorakalen Rückenmarkanteils fand Pfitzner bei Kindern höher als bei Erwachsenen, die untere Grenze des Lendenmarks dagegen gleichhöhig. Schon Pfitzner betonte, daß es bei den Anatomen wenig Sitte zu sein scheint, den Wirbelkanal und seinen Inhalt zu eröffnen und genauer zu untersuchen. Unsere Ergebnisse bezüglich der Höhenlage der einzelnen Segmente stimmen exakt mit jenen Pfitzners überein (Abb. 5 und 6).

Vor kurzem (Lang und Bartram, 1982) berichteten wir u.a. über die Lineae radiculares dorsales und die Areae radiculares ventrales und den Aufbau, Descensus und Durchmesser der Radices dorsales et ventrales. Wir betonten, daß wegen der

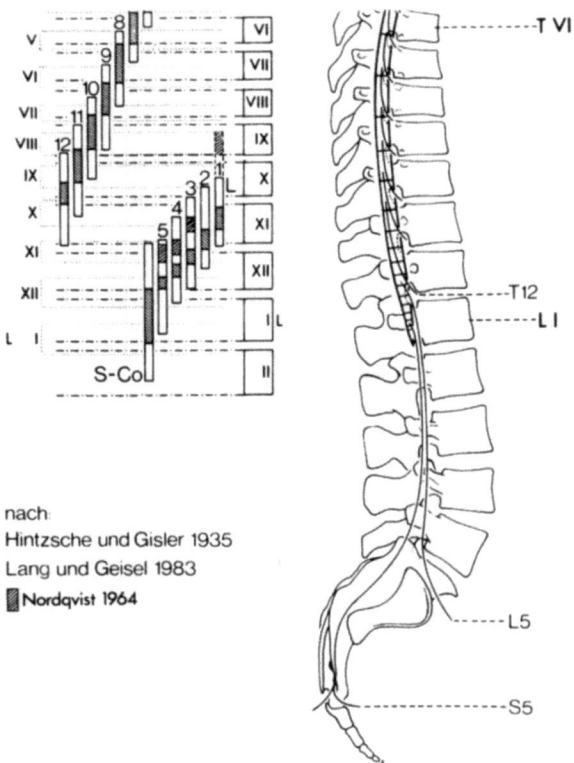

Abb. 6. Höhenlage der Segmente und deren Variabilität, nach verschiedenen Autoren. Schraffung von links oben nach rechts unten sind Befunde von Hintzsche und Gisler (1935) sowie von Lang und Geisel (1983). Schraffungen von rechts oben nach links unten beruhen auf Angaben von Nordqvist. In der Grafik sind links die Dornfortsatzhöhen, rechts die Wirbelkörperhöhen angegeben. Die Variabilität der Segmenthöhen ist weiß umrandet

zahlreichen intersegmentalen Anastomosen der Hinter- und Vorderwurzeln eine strenge Segmentgliederung des Rückenmarks nicht vorliegen kann. Für die klinische Diagnostik ist das Rückenmarksegment, obwohl auch die Kerne in segmentübergreifenden Säulen angeordnet sind, unerläßlich. Aus praktisch-ärztlichen Gründen bestimmten wir deshalb vor kurzem an unserem Untersuchungsgut die Segmenthöhen im Lumbal- und Sakralbereich des Rückenmarks (vorwiegend ältere Menschen). Wir benutzten hierfür die Lineae radiculares dorsales als Merkzonen. Das Segment L_1 (so bestimmt) ist demnach im Mittel 10,33 mm hoch, das Segment L_5 6,29 mm. Etwas höher erwies sich das Segment S_1 mit einem Mittelwert von 6,89 mm. Eine starke Verjüngung des Rückenmarksegments ergibt sich bei S_4 (Mittelwert 3,88 mm), während die Segmenthöhe S_5 nur 2,32 mm ausmacht (Lang, Geisel, 1983). Die Segmentlängen und die Lage des Conus medullaris sowie des Durasackendes sind an Abb. 7 abzulesen. Diese Befunde stimmen nicht mit jenen von Diem (1980) überein (in Rickenbacher, Landolt und Theiler), welche bei L_1 z.B. eine mittlere Segmenthöhe von 15 mm, bei L_4 eine von 9 mm, bei S_2 eine von 8 mm aufweisen.

Am Untersuchungsgut von Lüderitz (1881) (drei Erwachsene) betrug die Länge des 3. Lumbalsegments zwischen 9,5 und 10,25 mm, jene des 4. zwischen 7,0 und 8,5 mm und die des 5. zwischen 5,5 und 7,8 mm. Unsere Maße liegen auch etwas unterhalb der von Lüderitz angegebenen, insbesondere was die Segmente L_1 und L_2 angeht. Lüderitz bestimmte das Segment L_1 zwischen 13,75 und 15,8 mm, das Segment L_2 zwischen 10,5 und 13,75 mm. Auch im Bereich des Sakralmarkes ergaben sich an unserem Untersuchungsgut etwas geringere Werte als an dem von Lüderitz, der an allen vier Nervenwurzeln eine Segmentlänge bestimmte.

2. Fila radicularia – Cauda equina

Allgemein wird unter Cauda equina das dicke, pferdeschweifförmige Nervenfaserbündel im unteren Teil des Durasackes verstanden, in dem die paarigen Fila radicularia der untersten Brust-, des gesamten Lendenkreuz- und Steißmarkes enthält. Sämtliche motorischen und sensiblen Fasern des Plexus lumbosacralis, des N. pudendus und des N. coccygeus verlaufen innerhalb des lumbosakralen Subarachnoidealraums. Sie können durch raumfordernde Prozesse unterschiedlichster Art geschädigt werden. Über die Länge und den Verlauf der Fila radicularia innerhalb des Durasackes geben die Abb. 7 und 8 Auskunft. Vor kurzem bestimmten wir die Dicke der Wurzelbündel der Fila radicularia ventralia und dorsalia (Lang und Bartram, 1982) und stellten – wie zu erwarten – zwischen L_1 und L_3 eine stetige Zunahme der Dicke der Wurzelbündel fest. Ventral rücken die Areae radiculares im Sakralbereich immer näher zusammen und fassen die Vasa spinalia anteriora zwischen sich (s. Abb. 2). Dorsal bleiben die Lineae radiculares weiter voneinander entfernt. Sheehan (1941) betonte, daß beim Menschen die präganglionären parasympathischen Fasern mit den in den Fila radicularia S_3 und S_4 (S_5) verlaufen, nicht jedoch aus dem 2. Sakralsegment. Diese erreichen über die Nn. splanchnici pelvici den Plexus vesicalis und werden in ihm auf postganglionäre Fasern zum M. detrusor vesicae und der Heisschen Schlinge umgeschaltet. Ihre Impulse führen zu einer Kontraktion

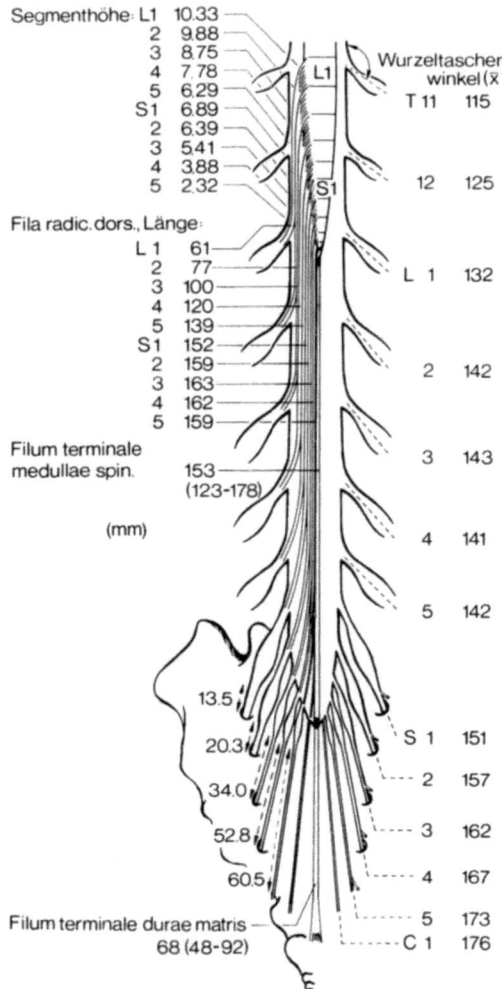

Abb. 7. Segmenthöhen (vorwiegend Untersuchungsgut alter Menschen). Fila radicularia dorsalia, Länge, Filum terminale medullae spinalis, Länge. Abstände der Ganglia spinalia sacralia und des Ganglion coccygeum vom Rand der Foramina sacralia, Filum terminale durae matris, Länge und Wurzeltaschenwinkel von oben her bestimmt. Betont sei, daß die Segmenthöhen an unserem früheren Untersuchungsgut jüngerer Menschen beim Segment L_1 z.B. 13,45 (8–24) mm betrugen, bei L_2 12,0 (8,5–21) mm und bei L_3 11,0 (7–21) mm

des Detrusor vesicae und zur Harnblasenentleerung. Auch die Nn. pudendi erhalten die motorischen Fasern aus den Segmenten S_2 bis S_4. Sie versorgen den M. sphincter urethrae und dienen damit dem willkürlichen Verschluß und der Eröffnung des Harnblasensphinkters. Tritt der Urin durch den Blasenhals durch, so öffnet sich der M. sphincter urethrae externus automatisch.

Die Zellen für die sympathische Versorgung der Harnblase liegen zwischen T_{10} und L_1, ihre efferenten Fasern erreichen über Rr. communicantes den Truncus sym-

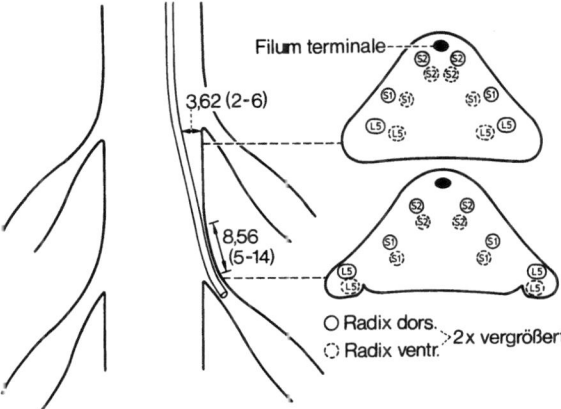

Abb. 8. Verlauf der Fila radicularia L_5 in Höhe des Wurzeltaschenabgangs L_4 (3,62 mm medial und auf eine Strecke von 8,56 mm dem Duraseitenrand anliegend). Die Querschnitte zeigen die Anordnung der Fila radicularia im dorsalen Bereich des Durasackes

pathicus und den Plexus hypogastricus inferior. Sie enden hauptsächlich an Alpha-Rezeptoren des Trigonum vesicae und an Beta-Rezeptoren im Bereich des Fundus vesicae. Sympathicus-Erregung hat eine Kontraktion der Muskeln an der hinteren Harnröhre sowie eine Hemmung der Detrusoraktivität zur Folge. Das Blasenvolumen kann sich erhöhen. Die Umschaltung der sympathischen Fasern erfolgt im Ganglion mesentericum inferius. Betont sei, daß eine Schädigung der sympathischen Fasern keine erkennbaren Folgen für die Blasenfunktion hat.

Von Rezeptoren der Blasenwand, die auf Dehnung ansprechen, gehen Impulse zu den Segmenten S_3 und S_4, die reflektorisch den Tonus erhöhen (s. Abb. 4b). Andere Fasern leiten Impulse der Blasenfüllung zum Teil in den Hintersträngen zentralwärts zum Lobulus paracentralis des Großhirns, möglicherweise auch zum Striatum, und machen damit die Organfüllung bewußt. Von der motorischen Zone des Lobulus paracentralis aus soll die willkürliche Blasenentleerung gesteuert werden. Über Blasenautomatismus, Überlaufblase u. a., siehe Spezialliteratur. Betont sei, daß die Nervi splanchnici pelvici über den Plexus hypogastricus superior et inferior die Plexus rectales medii inferiores, die Plexus prostaticus, deferentialis, uterovaginalis, das Colon descendens vom Cannon-Böhmschen Punkt an und die Genitalorgane versorgen. Sie bewirken die Sekretion, Peristaltik und Rektumentleerung, während die sympathischen Fasern von L_1 bis L_2 zum Ganglion mesentericum inferius gelangen und eine Hemmung von Sekretion und Peristaltik bewirken.

3. Rückenmark, Aufhängung im Durasack

a) Ligamentum denticulatum (Abb. 9)

Die wichtigste Halteeinrichtung des Rückenmarks innerhalb des Durasackes ist das Ligamentum denticulatum. Mit seinen 19 bis 23 Zacken zieht es von der Pia mater aus im kranialen Bereich nach der Seite und oben, im kaudalen nach seitlich und

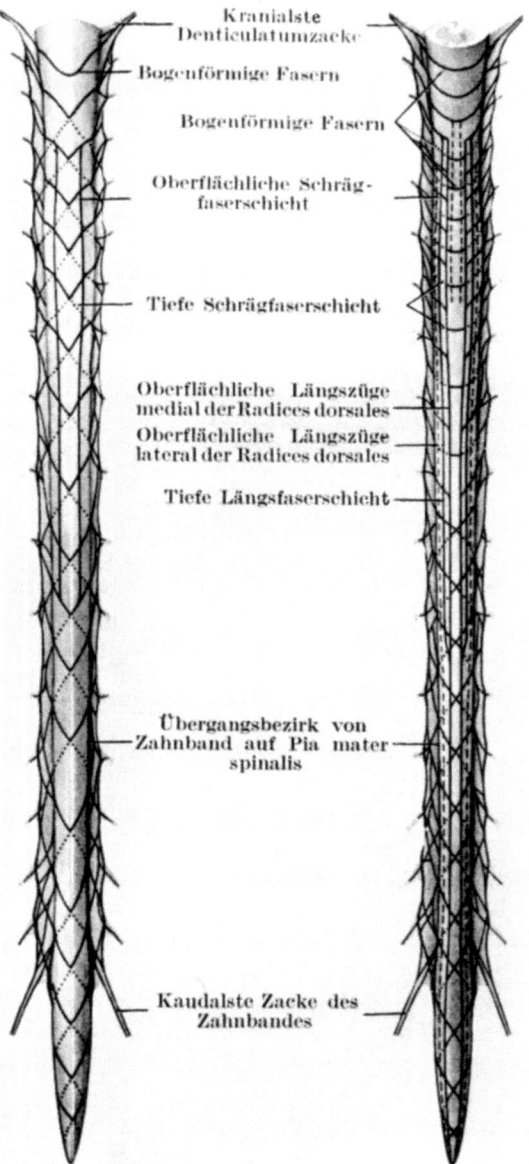

Abb. 9. Faserverlauf im Ligamentum denticulatum und in der Pia mater spinalis; links ventral, rechts dorsal (aus Lang und Emminger 1963)

abwärts, bis etwa zur Wurzelaustrittsstelle des 3. Lumbalnervs. Diese letzte, besonders stark ausgebildete Zacke, schwenkt unterhalb der Wurzeltasche des 1. Lendennervs in die harte Rückenmarkhaut ein. Weiter kaudal zieht ein kräftiges Bündel kollagener Fasern an Stelle des Zahnbandes an der lateralen Seite der Medulla spinalis bis zum Conus medullaris. Die kollagenen Fasern des gezähnelten Bandes stammen aus der Pia mater und ziehen in die Dura mater ein (Lang und Emminger,

1963). Innerhalb der Pia mater bilden sie ein Gittersystem, das das Rückenmark ventral und dorsal umschließt. Hinzu kommen, insbesondere an der Dorsalseite, ausgebildete Längszüge medial und lateral der Linea radicularis dorsalis. Schwächer ausgebildet finden sich diese Längszüge auch an der ventralen Pia mater. Diese Fasern wirken einer Längsdehnung des Rückenmarks entgegen. Nach Breig (1960) verlängert sich das Rückenmark von extremer Dorsalflexion zur Ventralflexion bis zu 6,1 cm und im Lendenabschnitt zwischen 1 und 2 cm. Wir selbst halten so ausgiebige Verlängerungen des Rückenmarks zwar für nicht sehr wahrscheinlich, die Längszüge innerhalb der Pia mater jedoch sprechen für eine Einrichtung, die derartigen Längsbeanspruchungen entgegenwirkt. Die Längszüge besitzen eine große Verankerungsfläche im Zahnband, jedoch auch in anderen Septen des Rückenmarks, insbesondere im Septum medianum ventrale, das die Zweige der A. spinalis anterior in die Tiefe leitet. Durch die schräg in die Pia mater einziehenden Fasern des Ligamentum denticulatum können Zugkräfte auf mehrere Segmente verteilt werden.

b) Filum terminale

Während das obere Lumbalmark durch das Ligamentum denticulatum nach ventrolateral gezügelt ist, fehlt diese Halteeinrichtung im mittleren und unteren lumbalen und sakralen Rückenmarkbereich. Hier wirkt wohl das Filum terminale als Halteeinrichtung des zentralnervösen Organs. Wir trennen ein Filum terminale medullae spinalis (vom Conus medullaris bis zum unteren Ende des Durasacks) von einem Filum terminale durae matris (vom Durasack bis zum unteren Ende des Sakralkanals) voneinander ab (s. Abb. 7). Die Längsfasern der Pia mater gehen kontinuierlich in die Außenschicht des Filum terminale über, in dessen oberen Abschnitten noch Nervenzellen, Nervenfasern, Ependymzellen und Oligodendrozyten nachgewiesen wurden (Tarlov, 1938). An unserem Untersuchungsgut ist das Filum terminale medullae spinalis 153,22 (123–178) mm lang. In seiner Nachbarschaft verläuft stets der erste Coccygealnerv, gelegentlich findet sich auch ein zweiter. Beide besitzen dann intrazisternale Ganglien, die ½ mm bis 1½ mm lang sind (s. Abb. 10). Anastomosen der Nn. coccygei kommen vor. Schon Lachmann (1882) beschrieb ein Gliom im obersten Abschnitt des Filum terminale, das die Blasennerven komprimierte. Auch andere Tumoren kommen am Filum vor (z.B. Fett-Tumoren, Craig und Mulder, 1956). Auf verkürzte Fila terminalia, z.B. bei Spina bifida oculta, machten u.a. Jones und Love (1956) aufmerksam. Nach operativem Freilegen und Durchschneiden eines straffen Filum besserte sich vorher nachgewiesene Spastik der unteren Extremitäten. Betont sei, daß der Conus medullaris (je nach Definition) 0,6–1,8 cm lang ist.

4. Dura mater

Die Dura mater besteht aus kollagenen und wenigen elastischen Fasern und ist zwischen 0,1 und 0,5 mm dick und meist vorne dünner als hinten. Im Gebiet zwischen L_4 und S_1 ist der Durasack häufig erweitert, ebenso zwischen T_{12} und L_1 (Cystoma terminalis nach Spischarny, 1908).

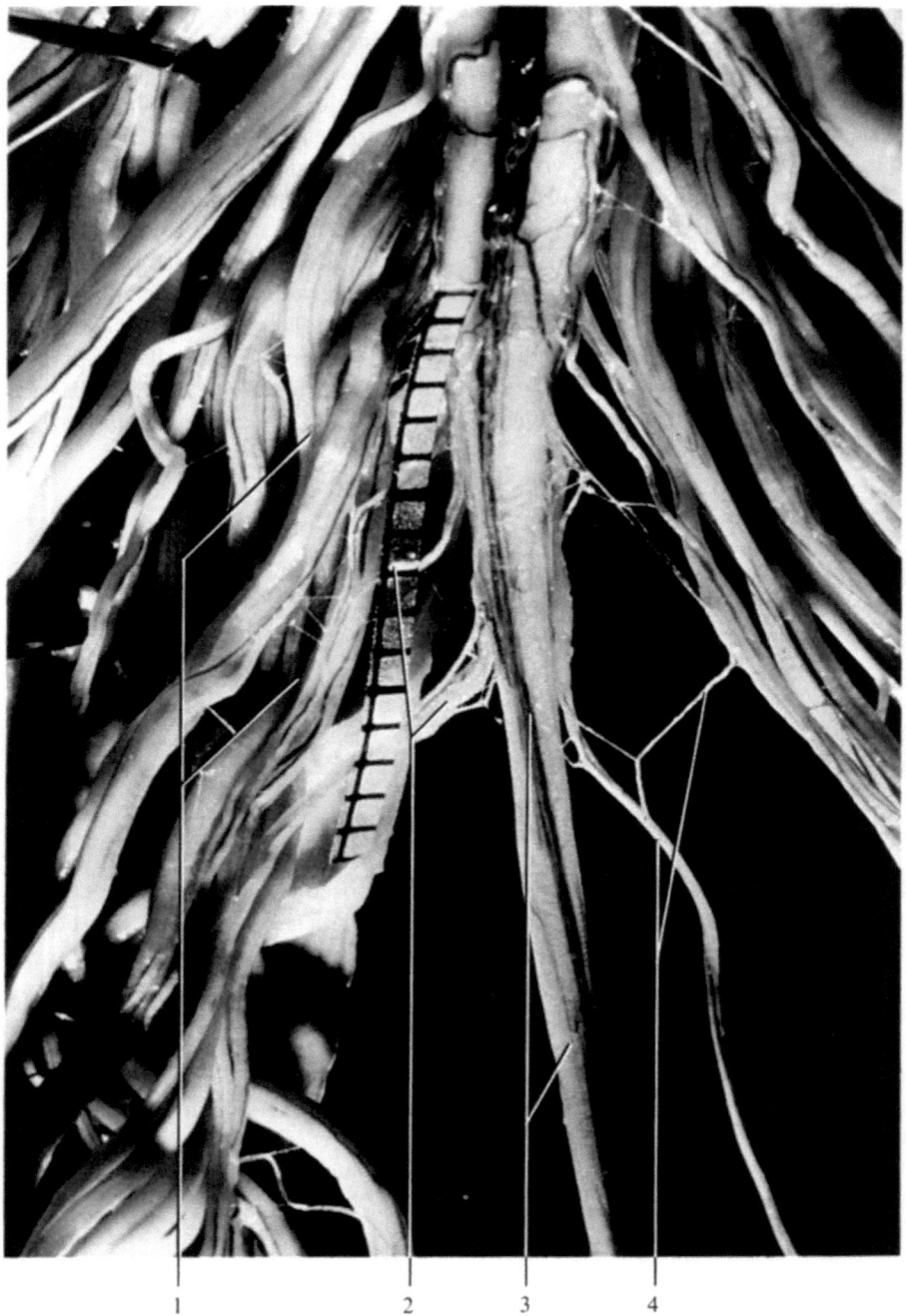

Abb. 10. Conus medullaris von ventral.
1 Fila radicul. ventr. von Sakralnerven.
2 Nn. coccygei und Millimeterpapier.
3 Conus medullaris mit Blutgefäß u. Filum terminale medullae spinalis.
4 N. coccygeus I mit Anastomose zu S_5

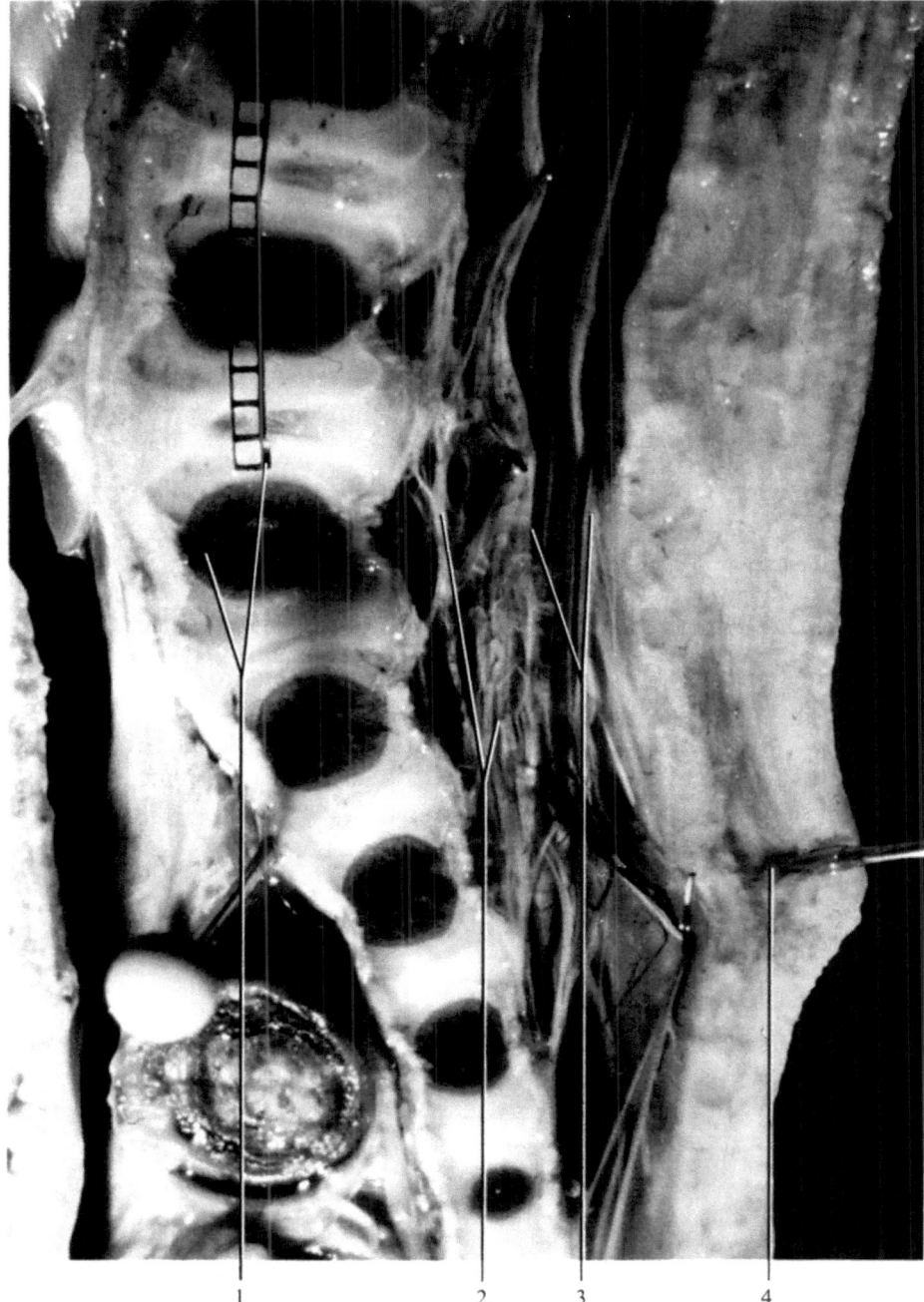

Abb. 11. Ligamentum sacrodurale ventrale bei einem 40 cm langen Feten.

1 Knochenkern in Körperteil S_1 (Millimeterpapier).
2 Ligamentum sacrodurale ventrale.
3 Dura mater nach dorsal verlagert.
4 Subcutis, nach dorsal verlagert

a) Durasack, Haltebänder

α) Ligamenta anteriora. Hoffmann (1898) untergliederte in Ligamenta anteriora, die vom 4. und 5. Lendenwirbel sowie vom 1. Kreuzbeinwirbel abgehen und eine Art Scheidewand bildend, zur Dura mater ziehen. Dieser Bandapparat ist am Ligamentum longitudinale posterius befestigt und grenzt den vorderen epiduralen Raum unvollständig in eine rechte und linke Kammer ab. Er kann sich bis in den unteren Abschnitt der Brustwirbelsäule und nach kaudal bis zum Kreuz-Steißbein-Übergang fortsetzen. Von Lanz (1928) bezeichnete den Bandapparat als Ligamentum lumbosacrale durae matris und betont die ventrale Zugrichtung, die ähnlich auf den Durasack wirke, wie die nach ventral unten und lateral abgehenden Wurzelscheiden. Durch diese Einrichtung wird der Durasack und damit das Rückenmark vom dorsalen Umfang des Wirbelkanals im unteren Lordosenbereich abgehalten. Gegensätzlich zu Hoffmann konnten wir an unserem Untersuchungsgut die Ligamenta anteriora durae matris beim Feten und Neugeborenen einwandfrei nachweisen (Abb. 11).

β) Ligamenta ventrolateralia. Hoffmann (1898) beschrieb im oberen Lendenabschnitt (und unteren Brustabschnitt) auch kurze Bänder, die von der Vorderfläche des Durasackes etwas paramedian abgehen und schräg nach unten und etwas lateral zu seitlichen Rändern des Ligamentum longitudinale posterius ziehen. Auch wir konnten derartige Bandapparate – wenn auch nicht regelmäßig – erkennen.

γ) Ligamenta dorsolateralia. Innerhalb des Canalis sacralis gehen vom dorsolateralen Umfang des Durasackes jederseits 2–3 Fäden ab, die nach hinten und unten und etwas lateralwärts zu Bogenabschnitten des 3. und seltener 4. Sakralwirbels verlaufen. Auch zum 1. und 2. und seltener auch zum 5. Sakralwirbel wurden derartige Bänder aufgefunden (Hoffmann, 1898).

5. Cavitas epiduralis

Zwischen Durasack und Wirbelkanal befindet sich die Cavitas epiduralis. Ihre Wände wurden früher als Endorhachis bezeichnet. Zu ihr gehören Wirbelkörper und Symphyses intervertebrales, Wirbelbögen sowie die begrenzenden Bandapparate (Ligamentum longitudinale posterius, Ligg. flava).

a) Ligamentum longitudinale posterius

Schon Krause (1843) wies darauf hin, daß das Ligamentum longitudinale posterius (s. Fascia longitudinale posterior) an der hinteren Seite der Wirbelkörper den Canalis vertebralis begrenzt. Es beginnt am 2. Halswirbel als unmittelbare Fortsetzung des Apparatus ligamentosus des kraniozervikalen Übergangs, verschmälert sich nach unten zu und endet – dünner werdend – innerhalb des Canalis sacralis. Am hinteren Rande einer jeden Symphysis intervertebralis verbreitert es sich etwas. An der hinteren Fläche der Wirbelkörper wird es schmaler. Bei vorsichtiger Präparation lassen sich oberflächliche und tiefe Züge voneinander abgrenzen. Unter dem tiefen Bandteil ziehen Gefäße und Nerven zu den Wirbelkörpern. Seitliche Ausstrahlungen des Bandes gehen in den Bereich des Foramen intervertebrale über, worauf nach Fick (1904) Prestar und Putz (1982) besonders im lumbalen Abschnitt hinwiesen (Abb. 12). Die Fasern der oberflächlichen Schicht ziehen annähernd parallel und longitudinal bis zum Discus L_3/L_4 nach abwärts. Die seitlichsten Fasern dieser Schicht ziehen seitwärts in den Annulus fibrosus und ins Periost der oberen Randleiste L_4 ein. Abwärts von L_4 wird diese Schicht nach Plestar und Putz fadenförmig dünn und läßt sich zur Zone S_1/S_2 nachweisen. Das Stratum profundum des Ligamentum longitudinale posterius ist in Wirbelkörpermitte schmal und im Bereich der Disci breit. Dort strahlen seine kollagenen Fasern zur Randleiste des nächstunteren Wirbelkörpers, zum Annulus fibrosus sowie zum Periost des Pediculus arcus (Abb. 13). Prestar und Putz (1982) beobachten bei der Entlordosierung der Lendenwirbelsäule (Ventralflexion) eine Anspannung des Bandes und eine Streckung der in

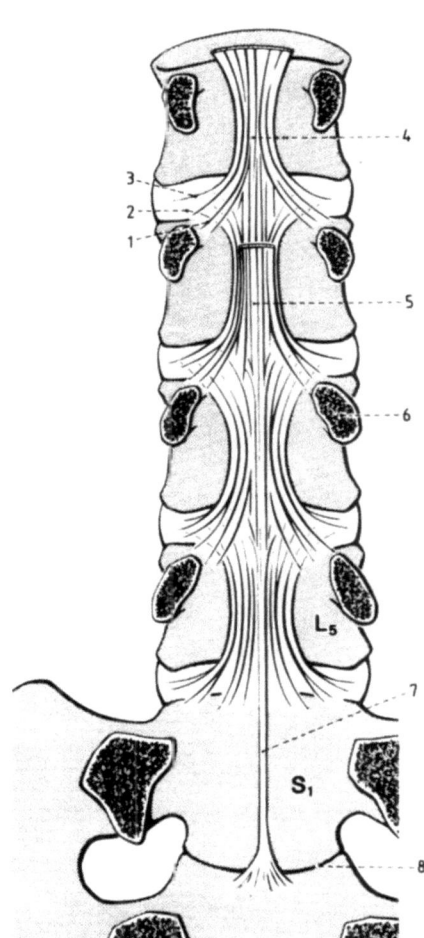

Abb. 12. Ligamentum longitudinale posterius aus Prestar und Putz (1982)

1 Fasern zum Pediculus arcus.
2 u. 3 Fasern zum Annulus fibrosus.
4 Tiefe Schicht des Ligamentum longitudinale posterius.
5 Oberflächliche Schicht.
6 Pediculus arcus vertebrae
7 Faserbündel der oberflächlichen Schicht.
8 Verknöcherungszone zwischen S_1 und S_2

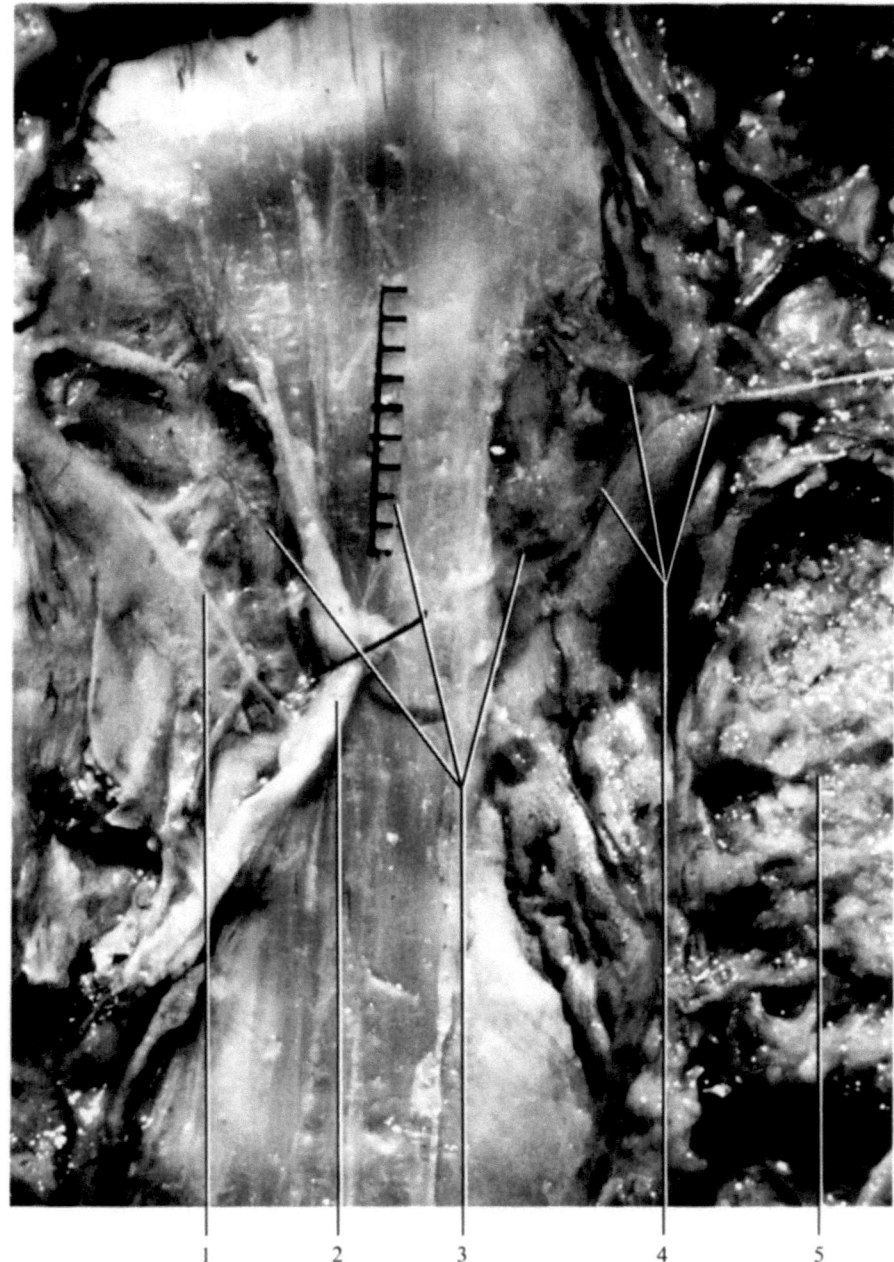

Abb. 13. Ligamentum longitudinale posterius und Nn. sinuvertebrales L_3.

1 N. sinuvertebr. sinister.
2 Ligamentum longitudinale post., oberflächliche Schicht abgehoben.
3 Rr. spinales int. ant. und Millimeterpapier auf Lig. longitud. posterius.
4 N. sinuvertebralis dexter, Zweige.
5 Pediculus L_4

Ruhelage bogenförmigen lateralen Bandzüge. Im dorsalen Mittelbezirk verhindert das Band in der Regel eine Protrusion und einen Prolaps von Diskusgewebe mit seinen Längsfaserzügen bei der Entlordosierung. Seitlich, im Bereich des Foramen intervertebrale liegen dünne Schräg- und Querzüge vor, die hierzu nicht geeignet erscheinen. Bei degenerativen Erkrankungen kann das hintere Längsband, insbesondere im Bereich der Grenzzonen der Symphysis intervertebralis, vorgewölbt sein.

b) Ligamenta flava

Die Ligamenta flava (interarcualia) sind an Abb. 14 dargestellt. Sie entspringen jeweils von einem Bogenabschnitt des Wirbelkörpers und setzen etwas hinter der unteren Kante des Wirbelbogens des nächstoberen Wirbels an. Zahlreiche degenerative Erkrankungen wurden an unserem und dem Untersuchungsgut anderer Forscher beobachtet (Lang, 1983). Im Lendenbereich überlappen sie medial – gegensätzlich zu den Ligamenta flava der Halswirbelsäule – die Articulationes zygapophysiales. Am anatomischen Präparat wölben sie sich bei Hyperlordosierung der Lendenwirbel in den Wirbelkanal vor.

c) Recessus lateralis

Als Recessus lateralis wird die Übergangsregion zwischen Wirbelkanal und Foramen intervertebrale bezeichnet. Diese ärztlich wichtige Zone läßt sich computertomographisch darstellen. Durch diesen Abschnitt ziehen die Wurzelscheide, die Vasa spinalia und die Venae intervertebrales hindurch. Auch das epidurale Fettgewebe steht über die Canales intervertebrales mit dem außerhalb des Wirbelkanals gelegenen Fettgewebe in Verbindung. Innerhalb der Cavitas epiduralis verlaufen die Plexus venosi vertebrales interni anterior et posterior, Fettgewebe, epidurale Arterien und Nerven. Alle in der Cavitas epiduralis ziehenden Leitungsbahnen anastomosieren mit nächsthöheren bzw. nächst tiefer gelegenen sowie kontralateralen (Abb. 15).

Luyendijk und van Voorthuisen (1966) gaben eine Methode der Peridurographie an. Ihren Befunden nach ist der Durasack im lumbosakralen Bereich auch dorsal an den Wirbelbögen befestigt. Wird der intradurale Druck erniedrigt, dann kollabiert er und bildet durch eine dorsomediane Fixierung hinten eine mediane Falte. Bei Injektion von Kontrastmittel in die Cavitas epiduralis erscheinen der ventrale und die beiden dorsolateralen Umfänge des Durasackes geradlinig, der Querschnitt mehr oder minder dreieckig (Abb. 16). Diesen Befund können wir am anatomischen Präparat bestätigen. Ein dorsaler Halteapparat des Durasackes fand sich an unserem Material nicht. Außerdem wiesen Luyendijk und van Voorthuisen im Anschluß an Malinowsky (1910) erneut darauf hin, daß die Cavitas epiduralis dorsal weiter als ventral ist. Das Kontrastmittel kann sich ihren Befunden zufolge auch entlang der Spinalnerven durch die Foramina intervertebralia nach lateral und kaudal ausbreiten. Diskusprolapse und Verengungen des lumbosakralen Vertebralkanals, peridurale und periradikuläre Adhäsionen sowie Zysten lassen sich peridurographisch erkennen. Auch hypotrophe Ligamente flava konnten ebenso wie Protrusionen der Disci und osteochondrotische Knochenveränderungen festgestellt werden.

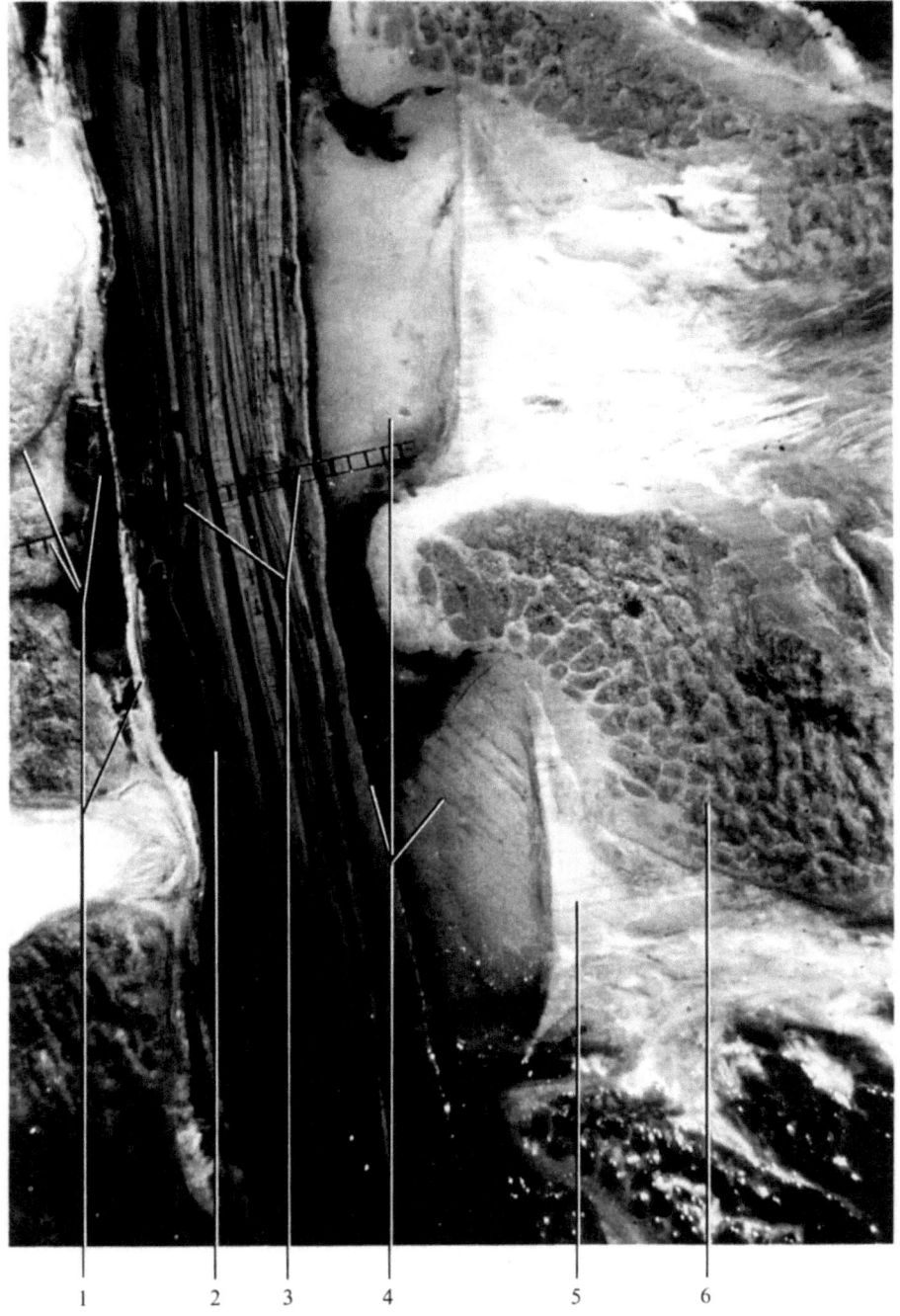

Abb. 14. Canalis lumbalis u. Ligg. flava.
1 Wirbelkörperarterien L_3 und Millimeterpapier und Lig. longitudinale post.
2 Dura mater.
3 Cauda equina, Millimeterpapier.
4 Epidurales Fettgewebe und Dura mater.
5 Lig. flavum L_3-L_4.
6 Proc. spinosus L_3

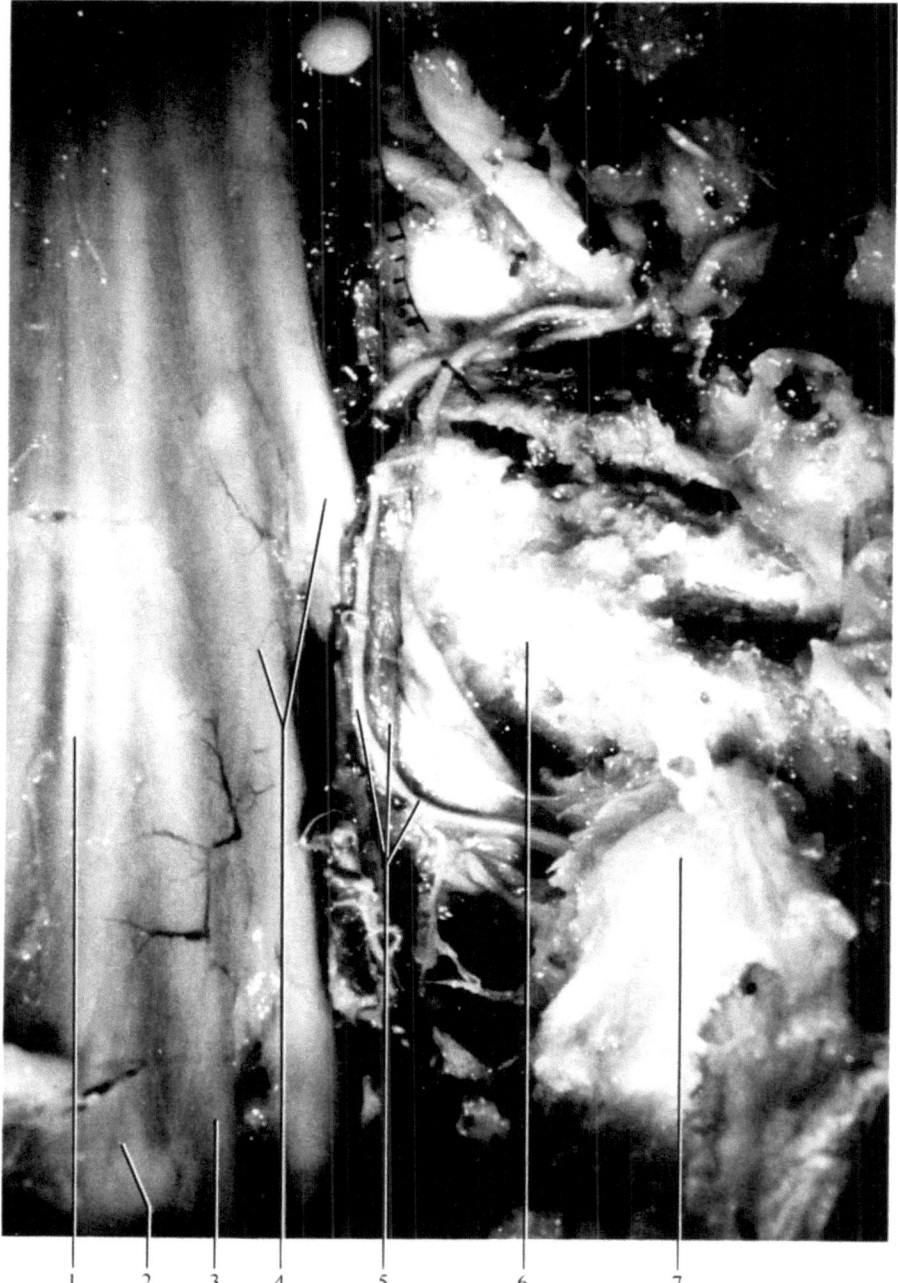

Abb. 15. Venen- und Arterienanastomose zwischen L_4 und L_5, Fila radicularia dorsalia durch dünnen Durasack durchschimmernd.

1 Filum terminale.
2 Fila radicularia dorsalia S_3.
3 Fila radicularia dorsalia S_2.
4 Wurzeltasche L_5 und Fila radicularia dorsalia S_1.
5 Venen- und Arterienanastomose zwischen L_4 und L_5.
6 Pediculus arcus L_4.
7 Processus articularis superior L_5

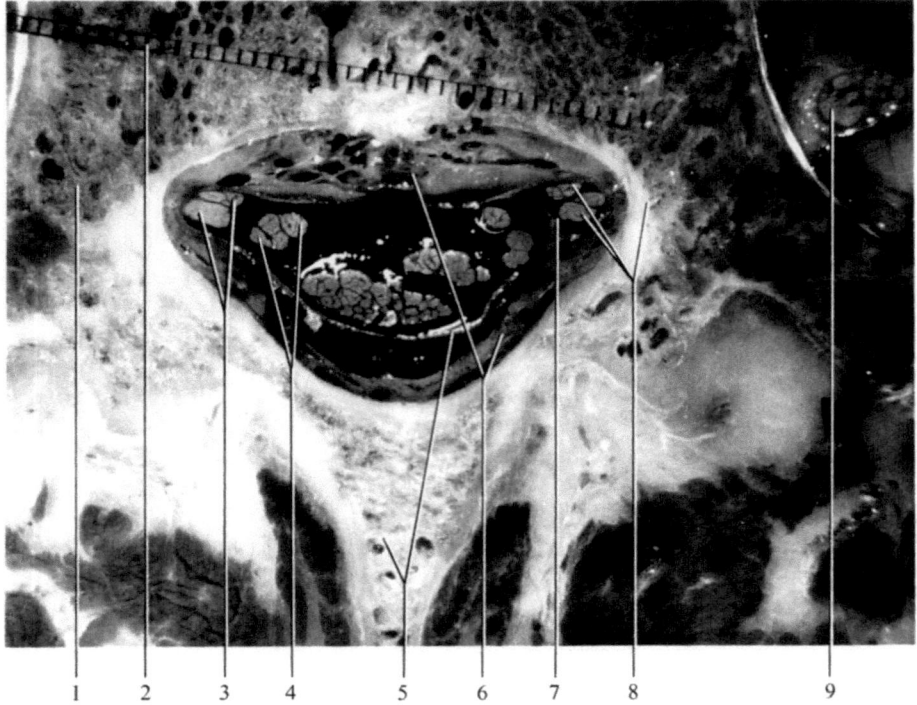

Abb. 16. Querschnitt bei L_4 von oben, Wurzeltaschenabgang.

1 Pediculus L_4.
2 mm Papier an Corpus vertebrae.
3 Wurzelbündel L_4.
4 Wurzelbündel L_5.
5 Proc. spinosus und Dura mater.
6 Epidurales Fettgewebe.
7 Unterrand des Wurzeltaschenabgangs.
8 Radix ventr., Radix dors. und Pediculus L_4.
9 Ramus ventr. L_3

6. Canales intervertebrales

An unserem Untersuchungsgut bezeichneten wir die seitlichen Ausgänge der Canales intervertebrales als Foramina intervertebralia. Diese sind in der Regel oval gestaltet mit größeren Durchmessern in der vertikalen und kleineren in der anteroposterioren Richtung. Zwischen L_1 und L_2 betragen die Längsdurchmesser im Mittel 11,45 mm (7,8–16,4) mm. Bei L_2/L_3 beträgt der Mittelwert 11,8, bei L_3/L_4 12,15 und bei L_4/L_5 12,5 mm. Der kurze Durchmesser beträgt bei L_1/L_2 im Mittel 8,35 (5,4–12,5) mm, bei L_2/L_3 8,5 (5,2–11,9) mm, bei L_3/L_4 8,25 (6,9–12,9) mm und bei L_4/L_5 8,5 (4,9–11,42) mm. Die Canales intervertebrales verlaufen von medial oben nach seitlich vorne und unten. Die inneren Bezirke (Recessus laterales) können auch als Pori intervertebrales bezeichnet werden. Deren kraniokaudaler Durchmesser beträgt bei L_1/L_2 13,35 (8,8–19,9) mm, bei L_2/L_3 13,2 (7,6–18,5) mm und bei L_3/L_4 13,45 (9,3–20,5) mm und bei L_4/L_5 13,3 (9,1–19,9) mm. Der dorsoventrale Durchmesser der Foramina macht z. B. bei L_1/L_2 8,35 (5,6–11,9) mm aus, bei L_2/L_3

8,5 (5,2–11,9) mm, bei L_3/L_4 8,25 (6,9–12,9) mm und bei L_4/L_5 8,5 (4,9–11,4) mm aus. Als Taillen der Canales intervertebrales bezeichnen wir Engstellen der Canales intervertebrales. Betont sei, daß diese Engzonen der Canales intervertebrales zur äußeren Öffnung der Kanäle etwa 4,5 (2,9–7,8) mm entfernt sind.

Die anatomisch nicht exakt festlegbaren Längen der Canales intervertebrales bestimmten wir bei L_1/L_2 mit 14,1 (8,5–18,9) mm, bei L_2/L_3 mit 14,35 (8,3–18,4) mm, bei L_3/L_4 mit 14,5 (8,1–19,1) mm, bei L_4/L_5 mit 14,75 (9,1–19,7) mm.

Außerdem wurde an unserem Untersuchungsgut der Abstiegswinkel der Achsen der Canales intervertebrales bestimmt. Bei L_1/L_2 beträgt dieser im Mittel 45° (gegenüber einer Transversalen), die Grenzwerte liegen bei 39 und 51°. Bei L_2/L_3 ergab sich ein Winkel von 48 (41–53)°, bei L_3/L_4 ein Winkel von 50 (45–55)°, bei L_4/L_5 einer von 51,5 (45–56)°.

7. Vaginae radices spinales

a) Durale Wurzeltaschen

Radix ventralis und Radix dorsalis der entsprechenden Fila radicularia durchziehen im Lenden- und Sakralbereich am häufigsten in Form von zwei Wurzelbündeln die Dura mater. Sie werden im weiteren Verlauf von sich verdünnender Dura bis zum Ganglion spinale umscheidet. Diese Strecke bezeichnen wir als Vaginae radices spinalis. Der nach unten gemessene Transversalwinkel der Vaginae radices beträgt zwischen L_1/L_2 und L_4/L_5 im Mittel zwischen 49 und 51°, die Grenzwerte liegen bei 33 und 60°, (Lang u. Mitarb., im Druck). Die nach oben offenen Winkel der Wurzeltaschen mit dem Seitenrand der Dura mater sind an der schematischen Abb. 7 dargestellt (aus Lang und Geisel, 1983). Außerdem bestimmten wir die Lage der Wurzelbündel innerhalb des unteren lumbalen Durasackes sowie jene des Filum terminale, (s. Abb. 8). Die Breite des Durasackes zwischen L_1 und S_5 wurde an 10 unserer Präparate bestimmt (Tabelle 1).

Eröffnet man die Wurzeltaschen, dann lassen sich am häufigsten zwei Pori der Vagina radicularis feststellen. Durch den hinteren Porus tritt die meist aus zwei oder

Tabelle 1. Durasack

Breite	(in mm)
L_1	(19 – 26)
L_2	(19 – 25)
L_3	(18 – 22)
L_4	(18 – 21)
L_5	(15,5 – 20)
S_1	(10 – 20)
S_2	(8 – 19)
S_3	(4 – 18)
S_4	(0 – 4)
S_5	(0 – 0)

drei Faserbündeln bestehende hintere, durch den vorderen, der aus ein oder zwei Bündeln bestehenden vorderen Wurzel ein. Bei L_1 z. B. fanden sich in etwas über 80% an einer Wurzeltasche jeweils drei Bündel, in 12,9% vier Bündel und in 3,2% (an der rechten Seite) zwei Bündel. Ähnliche Verhältnisse liegen auch abwärts von L_1 im Lendenbereich vor (Abb. 17 u. 18).

Mißt man die Wurzeltaschenlänge vom Durasack bis einschließlich 3/4 Ganglion spinale, dann beträgt diese bei L_1 13,67 (9,0–19,0) mm. Bei L_2 ergab sich ein Mittelwert von 16,33 (13–22) mm, bis L_5 erfolgt eine Verlängerung dieser Strecke auf 24,06 (18–32) mm, bei S_2 fand sich eine Länge von 30,89 (24–46) mm und bei S_4 eine von 20,42 (13–26) mm (Tabelle 2).

Betont sei, daß die Ganglia spinalia im lumbalen Bereich (makroskopisch bestimmt) bei L_1 12,85 (10,0–19,1) mm lang sind, bei L_2 14,05 (10,1–20,2) mm, bei L_3 15,95 (11,3–21,1) mm und bei L_4 15,5 (10,4–21,6) mm. Auch die Dicke der Ganglia spinalia (mit Duraüberzug) wurde vermessen (Lang u. Mitarb., im Druck). Diese beträgt bei L_1 6,35 (3,8–8,7) mm, bei L_2 6,85 (4,4–9,1) mm, bei L_3 7,0 (5,0–9,0) mm und bei L_4 7,2 (5,5–8,5) mm. Im Sakralbereich bestimmten wir außerdem den Ab-

Tabelle 2. Wurzeltaschenlänge einschließlich 3/4 Ganglion (mm)

		n	$\bar{x}$	$x_{supr.}$	$x_{inf.}$	s	$s_{\bar{x}}$
L_1	li.	9	13,89	19,00	11,00	2,62	0,87
	re.	9	13,44	18,00	9,00	2,70	0,90
	ge.	18	13,67	19,00	9,00	2,59	0,61
L_2	li.	9	16,56	20,00	13,00	2,51	0,84
	re.	9	16,11	22,00	13,00	2,85	0,95
	ge.	18	16,33	22,00	13,00	2,61	0,62
L_3	li.	9	21,00	27,00	17,00	3,61	1,20
	re.	9	20,56	26,00	17,00	2,60	0,87
	ge.	18	20,78	27,00	17,00	3,06	0,72
L_4	li.	9	23,00	30,00	19,00	4,00	1,33
	re.	9	22,56	27,00	19,00	2,51	0,84
	ge.	18	22,78	30,00	19,00	3,25	0,77
L_5	li.	9	23,78	32,00	18,00	3,83	1,28
	re.	9	24,33	31,00	20,00	3,61	1,20
	ge.	18	24,06	32,00	18,00	3,62	0,85
S_1	li.	9	29,56	42,00	22,00	6,19	2,06
	re.	9	28,89	40,00	24,00	4,96	1,65
	ge.	18	29,22	42,00	22,00	5,45	1,28
S_2	li.	9	31,11	46,00	25,00	7,13	2,38
	re.	9	30,67	42,00	24,00	6,16	2,05
	ge.	18	30,89	46,00	24,00	6,47	1,53
S_3	li.	8	26,25	29,00	20,00	3,01	1,06
	re.	8	28,88	39,00	22,00	5,08	1,80
	ge.	16	27,56	39,00	20,00	4,26	1,06
S_4	li.	6	19,83	25,00	13,00	5,23	2,14
	re.	6	21,00	26,00	15,00	4,60	1,88
	ge.	12	20,42	26,00	13,00	4,74	1,37

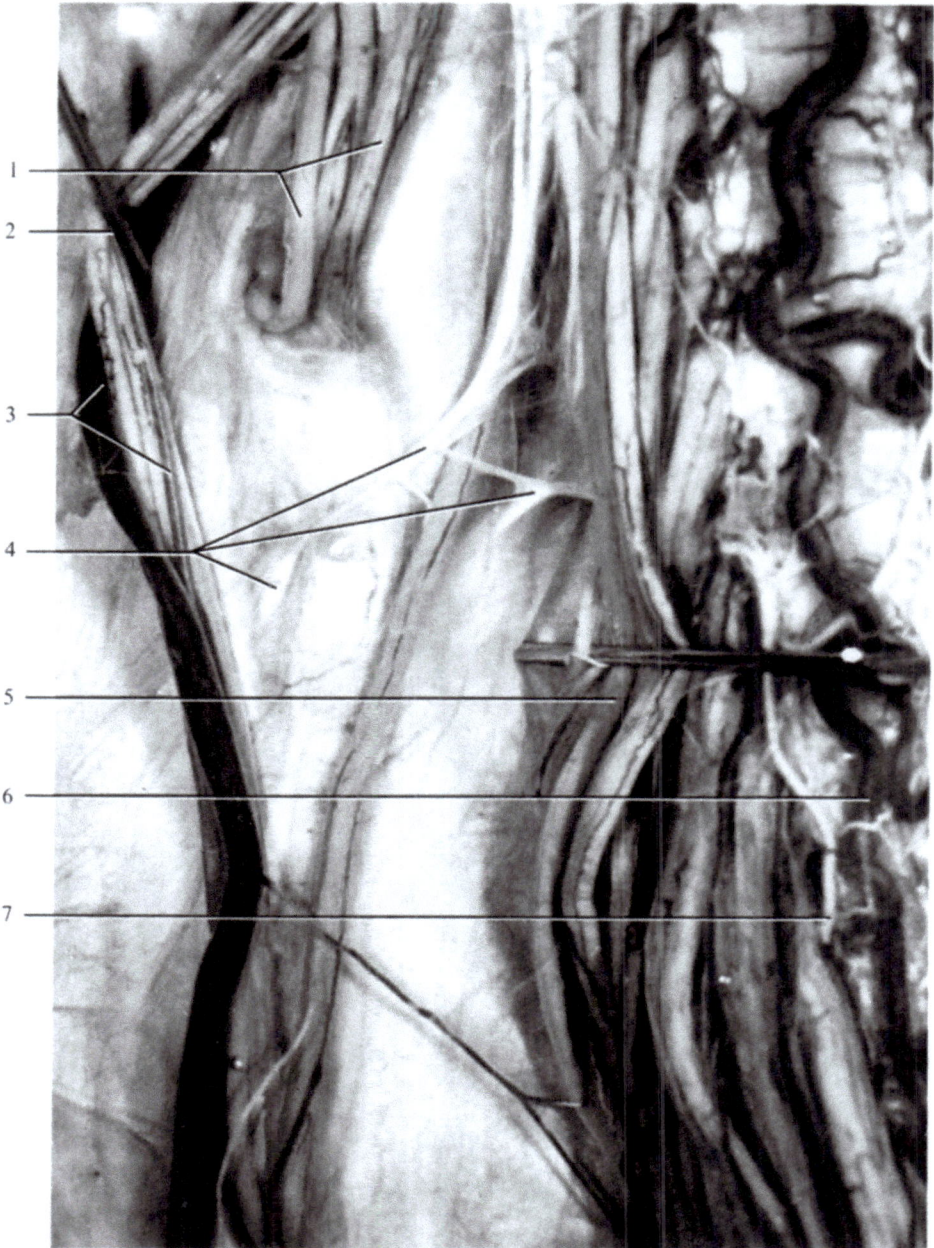

Abb. 17. Rückenmarkvenen und -Arterien bei L_1, von dorsal (Dura mater, seitverlagert).

1 Radix ventralis und Radix dorsalis L_1.
2 Radix dorsalis L_2, seitverlagert.
3 A. et V. radicularis dors. L_2.
4 Unterste Denticulatumzacke, Einstrahlungsgebiet in Dura mater.
5 Cauda equina, medial verlagert.
6 V. spinalis dors. (extrem weit).
7 A. spinalis dorsolateralis

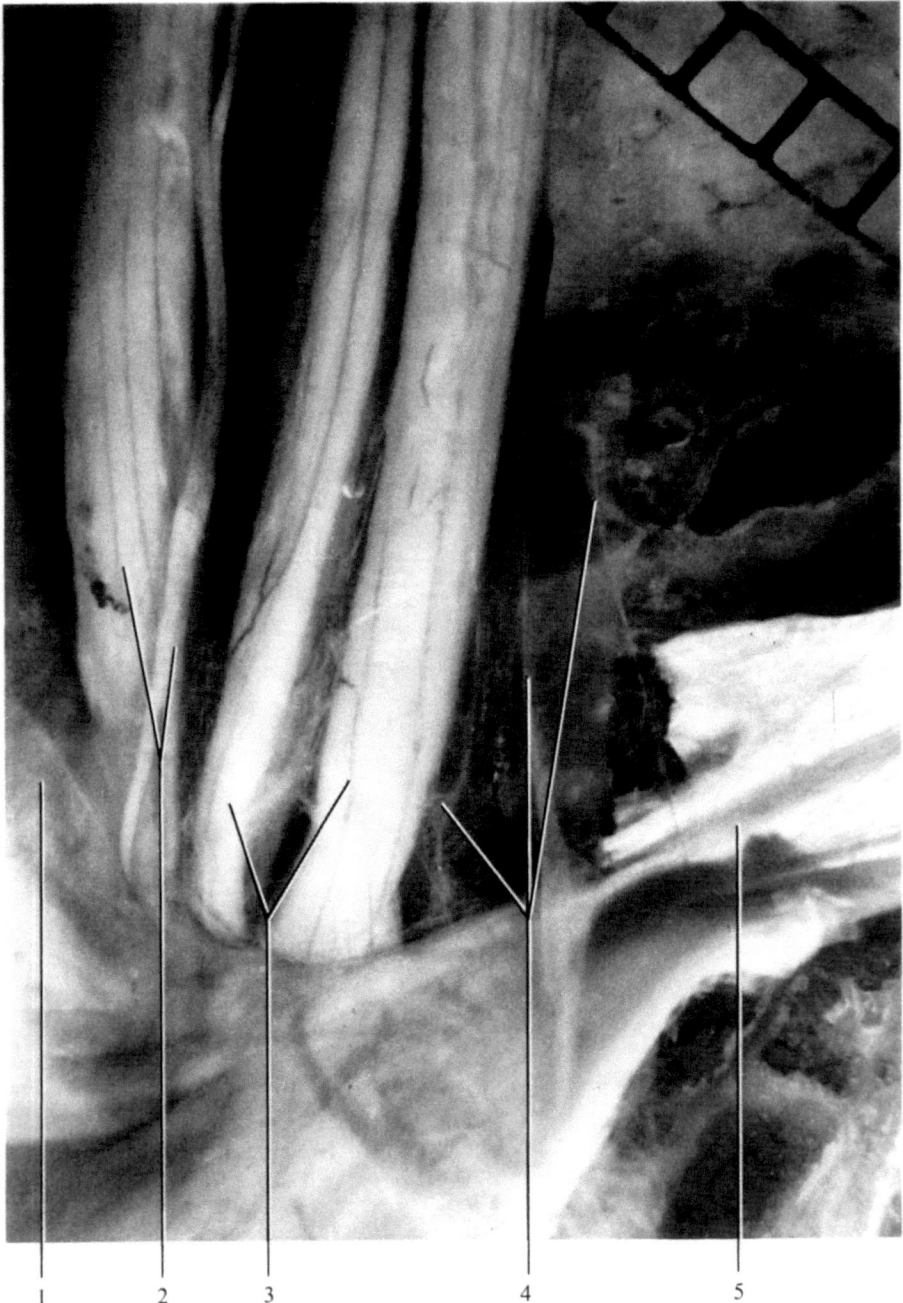

Abb. 18. Wurzeltascheneingänge L_4.

1 Dura mater vor Wurzeltasche.
2 Radix ventralis, Bündel und Einzelfäden.
3 Radix dorsalis, Wurzelbündel.
4 Arachnoidea.
5 Dura mater am Wurzeltascheneingang, seitverlagert

stand des Ganglion von der inneren Öffnung der Foramina sacralia pelvina. Bei S_1 macht dieser im Mittel 13,5, bei S_2 20,3, bei S_3 34,0, bei S_4 ca. 53 und bei S_5 im Mittel 81 mm beim Mann aus. An weiblichen Leichen ergab sich ein Abstand bei S_1 von im Mittel 13,1 mm, bei S_2 einer von 16,5 mm, bei S_3 eine Distanz von im Mittel ca. 23 mm, bei S_4 von 38,5 mm und bei S_5 einer von etwas über 60 mm an unserem Untersuchungsgut (Medla, 1982, s. Abb. 7). Am Ganglion spinale geht die Dura mater in das epi- und perineurale Bindegewebe des Truncus n. spinalis über.

b) Angulus arachnoidealis (Abb. 19 u. 20)

Cotugno (1770) gebührt wahrscheinlich das Verdienst, als Erster auf die Übergangszone des Subarachnoidealraums in die Nervenscheiden hingewiesen zu haben. Er injizierte in die Cavitas subarachnoidealis des lumbalen Bereichs Quecksilber und konnte dieses anschließend im N. ischiadicus nachweisen. 1872 injizierte Quincke beim lebenden Tier in den Subarachnoidealraum Zinnober und fand die spinalen Nerven anschließend rot gefärbt. 1876 legten Key und Retzius ihre grundlegenden Untersuchungen über das zentrale Nervensystem vor. Sie injizierten in die Cavitas subarachnoidealis blaugefärbte Gelatine und konnten diese durch die Wurzelscheiden hindurch in der Nervensubstanz sowie in den perineuralen Scheiden nachweisen (verwendeten aber Injektionsdrücke von etwa 60 mm Hg). Rexed (1947) untersuchte 44 Segmentnerven von 17 Leichen (30–80 Jahre) und stellte fest, daß die durale Nervenwurzelscheide sich unmittelbar oberhalb des Ganglion spinale verengt und auf diese Weise ein kleiner, tunnelähnlicher Raum proximal des Ganglion für jede Nervenwurzel entsteht. In die gesonderten Scheiden für vordere und hintere Wurzeln reicht die Arachnoidea hinein. In einigen Fällen konnte er eine Verdickung

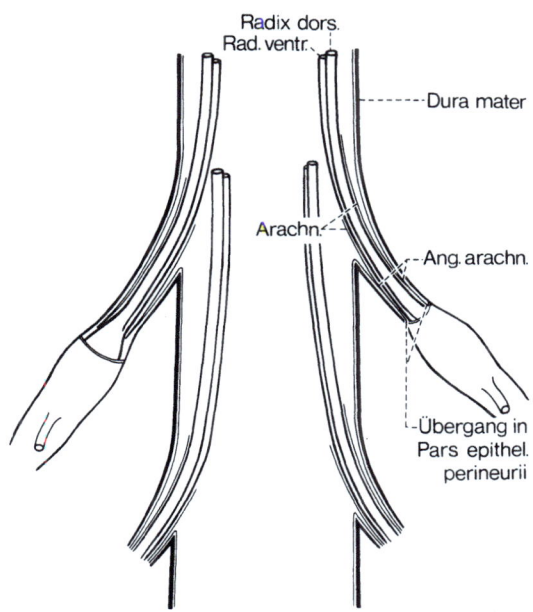

Abb. 19. Angulus arachnoidealis

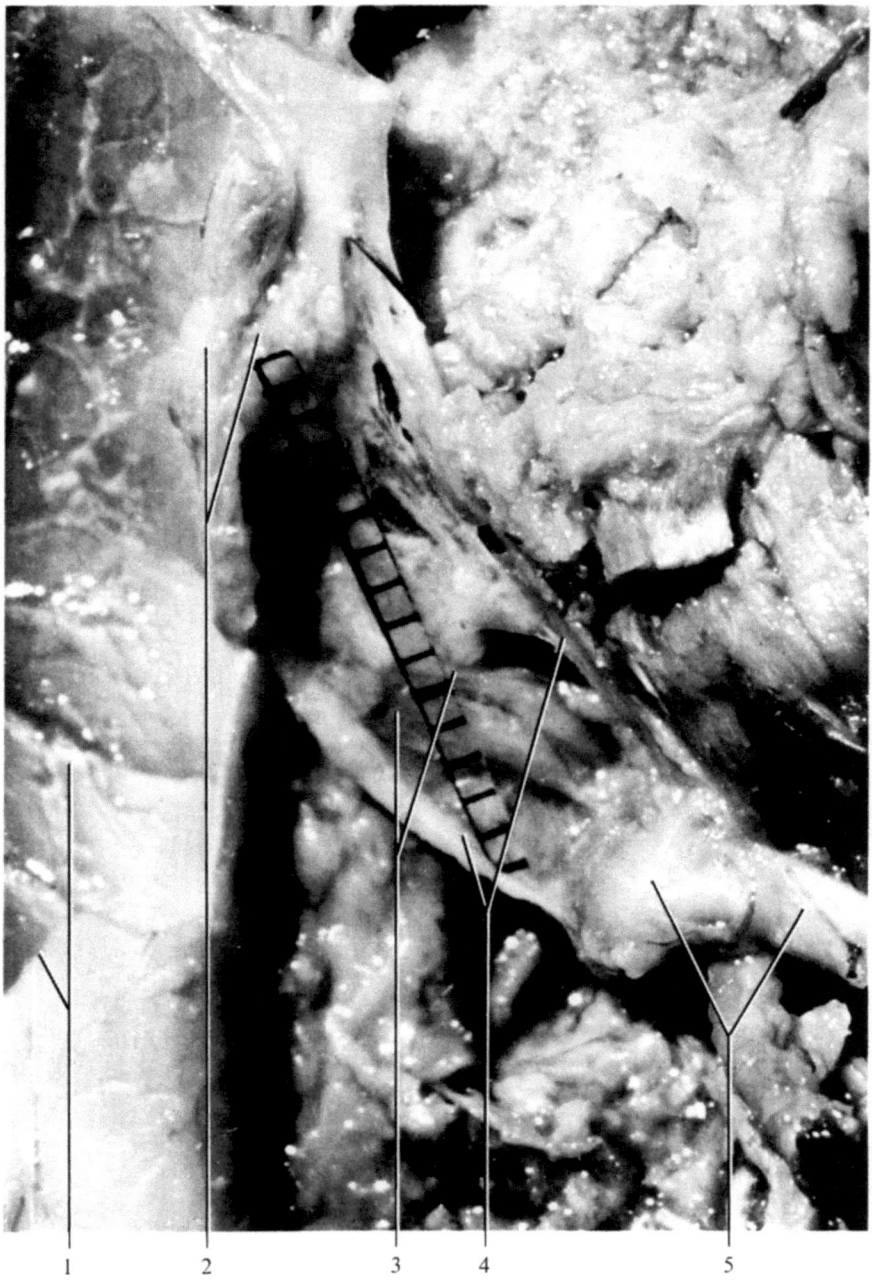

Abb. 20. Wurzeltasche L_2, von dorsal auspräpariert.
1 Durasack, Vorderwand und Rückwand (Schnittkante).
2 Wurzeltascheneingangszone (Radix ventralis, proximal abgeschnitten).
3 Zwei Faserbündel der Radix ventralis in eigener Duratasche.
4 Gesamtbreite der Duratasche.
5 Radix dorsalis und Ganglion spinale, nach seitwärts verlagert

des Arachnoidealgewebes um die Wurzel herum feststellen, in anderen deutliche Proliferationen der Arachnoidea, von denen er annahm, daß sie Wurzeln deformieren können. Auch zystenähnliche Aussackungen dieses Arachnoidealraums konnte er feststellen. Elman (1923) stellte an embryonalen Schweinen und erwachsenen Hunden im Bereich des Angulus arachnoidealis Granulationes arachnoideales fest und maß ihnen eine Bedeutung für die Resorption des Liquor cerebrospinalis bei. Er betonte, daß bei injizierten und nichtinjizierten Subarachnoidealräumen die Arachnoidea eine konstante Beziehung zu den Wurzelfäden im Bereich der Wurzeltaschen besitzt: sie begleitet (beim Hund) die Nervenwurzeln etwa 1–2 mm und schlägt sich dann an der Dura mater zurück. Diesen Winkel bezeichnet er als Angulus arachnoidealis und Grenze der Cavitas subarachnoidealis, die seinen Befunden zufolge an diesem Punkt abgeschlossen ist und keinerlei Verbindung mit den Nervenwurzeln besitzt. Dagegen können sich Fortsätze der Arachnoidea in die Dura hinein entwickeln und in benachbarte Venen gelangen. Hassin (1930) konnte an der Hinterwurzel keinen Angulus arachnoidealis nachweisen, sondern nahm an, daß

Tabelle 3. Angulus arachnoidealis. Als Strecke 1 bezeichnen wir jenen Wurzeltaschenteil in dem sich Arachnoidealgewebe nachweisen läßt. Die Strecke 2 betrifft jenen Abschnitt der Wurzeltasche, an der bis zum Ganglion spinale-Innenrand keine Arachnoidea mehr nachweisbar ist

		Strecke 1	Strecke 2
T_{11}	(9/76)	7,5 mm	4,0 mm
		7,5 mm	4,0 mm
T_{12}	(4/77)	7,0 mm	2,0 mm
T_{12}	(8/77)	5,0 mm	4,0 mm
T_{12}	(19/79)	5,0 mm	4,25 mm
L_1	(12/76) li	5,0 mm	3,0 mm
L_1	(28/79) re	5,0 mm	6,5 mm
L_1	(9/76)	5,0 mm	3,0 mm
L_1	(22/78) li	7,5 mm	1,0 mm
L_1	(4/77)	7,5 mm	Blutung in Scheide 0,5 mm
L_2	(8/77)	5,0 mm	4,0 mm
L_2	(9/76) re	7,5 mm	4,0 mm
L_2	(19/79)	6,0 mm	2,0 mm
L_2	(19/79)	5,5 mm	4,0 mm
L_3	(8/77)	5,0 mm	3,5 mm
L_3	(28/79)	8,0 mm	2,5 mm
L_4	(4/77) re	6,0 mm	2,5 mm
L_4	(8/77)	3,5 mm	3,5 mm
L_5	(12/76) li	10,0/4,25 mm	5,0 mm
L_5	(9/76) re	7,5 mm	3,0 mm
L_5	(8/77)	8,75 mm	3,0 mm
S_1	(8/77)	5,0 mm	4,5 mm
S_1	(8/77)	10,0 mm	7,5 mm
S_5	(4/77)	9,5 mm	0,5 mm

auch im Bereich des Ganglion spinale ein Arachnoidealspalt vorliegen kann. An dieser Zone konnte er an menschlichen Präparaten auch Corpora arenacea (Psammom-Körper) gelegentlich nachweisen. Er betonte, daß wie das Spatium subdurale die Cavitas subarachnoidealis nicht geschlossene, sondern offene Spalte sind und die zerebrospinale Flüssigkeit möglicherweise ins Perineurium übergeht. Derzeit wird am Perineurium eine Pars fibrosa von einer Pars epithelialis abgegrenzt. Diese Pars epithelialis bezeichneten wir (Lang, 1962) als Stratum lamellare perineurii und stellten bis zu 12 leukofuchsinpositive übereinanderliegende Lamellen in menschlichen Nerven fest. Diese entsprechen Basalmembranen und anliegenden platten perineuralen Epithelzellen. Röhlich und Knoop (1961) fanden bei der Ratte bis zu sechs übereinanderliegende Zellschichten und Basalmembranen. Benke und Röhlich (1963) wiesen meiner Kenntnis nach erstmals darauf hin, daß das Perineurium und die Arachnoidea in der Nachbarschaft des Angulus arachnoidealis miteinander in Verbindung stehen. McCabe und Low (1969) stellten bei Ratten fest, daß auch die Spinalganglien (außerhalb ihrer Gliazellen) von Perineurium umgeben sind und das Epineurium am Angulus arachnoidealis unmittelbar in die Dura übergeht. Gegensätzlich zur hinteren Nervenwurzel besitzt die Perineuralmembran der Vorderwurzel ihren Befunden zufolge keine Basalmembran. Bezüglich des Übergangs von Perineurium in Arachnoidea liegen zahlreiche Variationen vor. Auch Kidow u. Mitarb. (1976), die an drei menschlichen Rückenmarken und Rückenmarkhäuten Untersuchungen durchführten, stellten fest, daß ein *Angulus arachnoidealis* besteht und

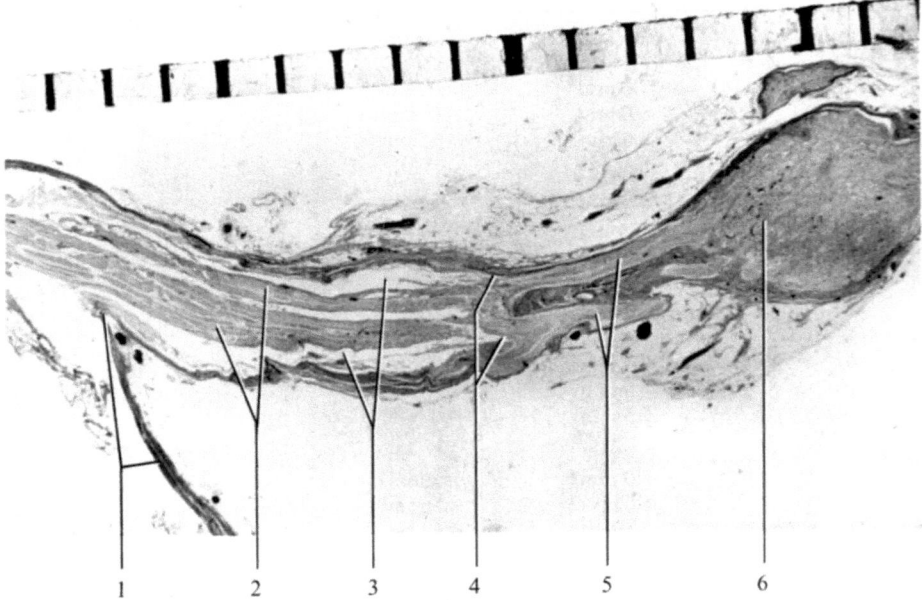

Abb. 21. Wurzeltasche, regelhafte Länge, histologischer Längsschnitt (Goldner-Elastica).

1 Unterer Wurzeltascheneingang und Dura mater spinalis.
2 Wurzelbündel in Wurzeltasche.
3 Subarachnoidealraum.
4 Wurzeltaschenende (lichtmikroskopisch).
5 Wurzelfäden, ohne sichtbaren Liquorraum.
6 Ganglion spinale

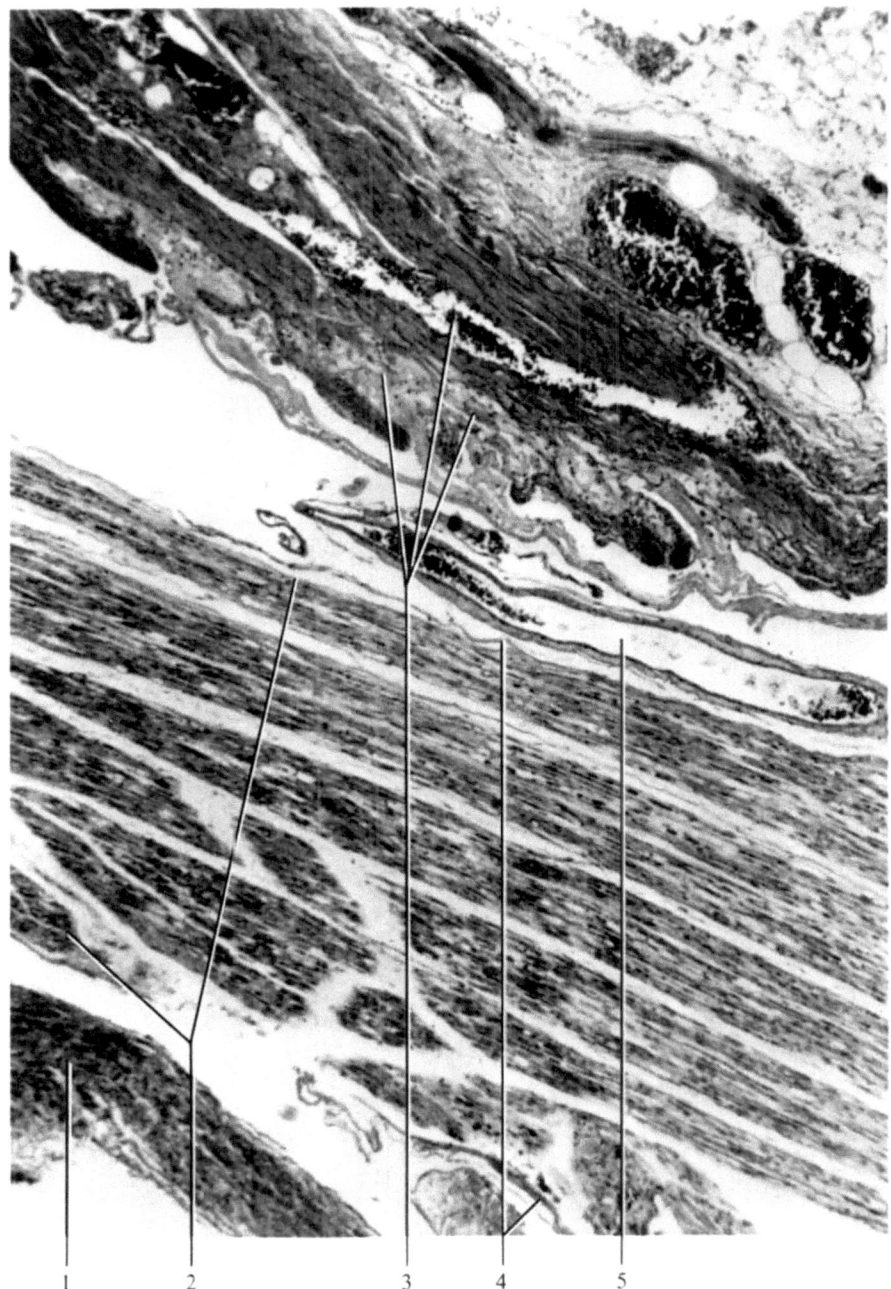

Abb. 22. Arachnoidealzotte in Vagina radicularis L_2 (Goldner-Elastica).

1 Wurzeltaschenunterseite.
2 Radix dors. L_2.
3 Arachnoidealzotte in oberer Wurzeltaschenwand und benachbarte Vene.
4 Pia-Arachnoidealscheide.
5 A. radicularis

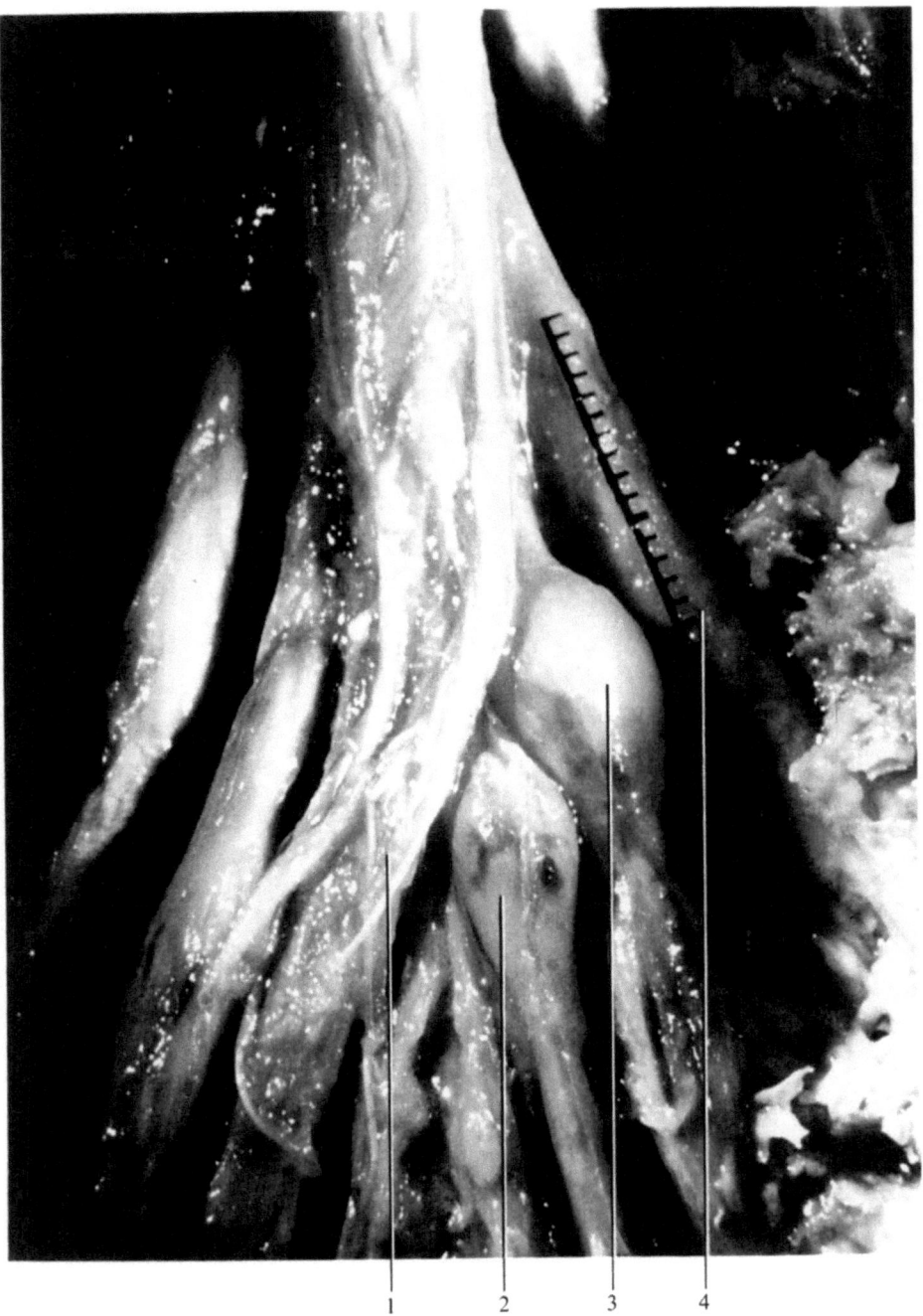

Abb. 23. Wurzeltaschenzysten bei S_3 und S_4, 68 Jahre, männlich.

1 Distales Ende des Durasackes.
2 Wurzeltaschenzyste S_4.
3 Wurzeltaschenzyste S_3.
4 Ganglion spinale S_2, Zone und Millimeterpapier

dieser gelegentlich bis zum Ganglion spinale reicht. Distal davon sind die von ihnen als Pia mater-Abkömmling bezeichnete Nervenwurzelscheide und die Arachnoidea miteinander zum Perineurium verschmolzen (Abb. 21). Wie frühere Forscher konnten sie Granulationes arachnoideales in unterschiedlicher Form und Lagebeziehung nachweisen. Pro Nervenwurzel bestehen ihren Befunden zufolge meist zwei Proliferationszonen der Arachnoidea, die für die Resorption des Liquor cerebrospinalis im spinalen Bereich verantwortlich sind. Betont sei, daß nach Welch und Pollay (1963) beim Affen Granulationes arachnoideales nicht stets mit Venen in Verbindung stehen und sich die Arachnoidea am Apex des Angulus arachnoidealis auf die Nervenwurzel zurückschlägt. Gelegentlich reichen die Granulationes durch die Dura mater der Wurzeltasche hindurch ins epidurale Fettgewebe hinein. An unserem Untersuchungsgut konnten wir mikropräparatorisch und histologisch einen Übergang zwischen Angulus arachnoidealis und Perineurium nicht feststellen. Der Angulus liegt im lumbalen Bereich am häufigsten am lateralen ⅔ Punkt der Wurzeltasche und ist von der Seitenwand des Durasackes dann 6–9 mm entfernt. Häufiger als andere Forscher konnten wir Arachnoidealzysten nachweisen, die bis zum Ganglion spinale reichen (Abb. 23). An einem unserer Präparate war durch die Vorbehandlung künstlich Blut in den Subarachnoidealraum gelangt und die Wurzeltasche bis zum Ganglion spinale mit Blutkörperchen aufgefüllt (Abb. 24).

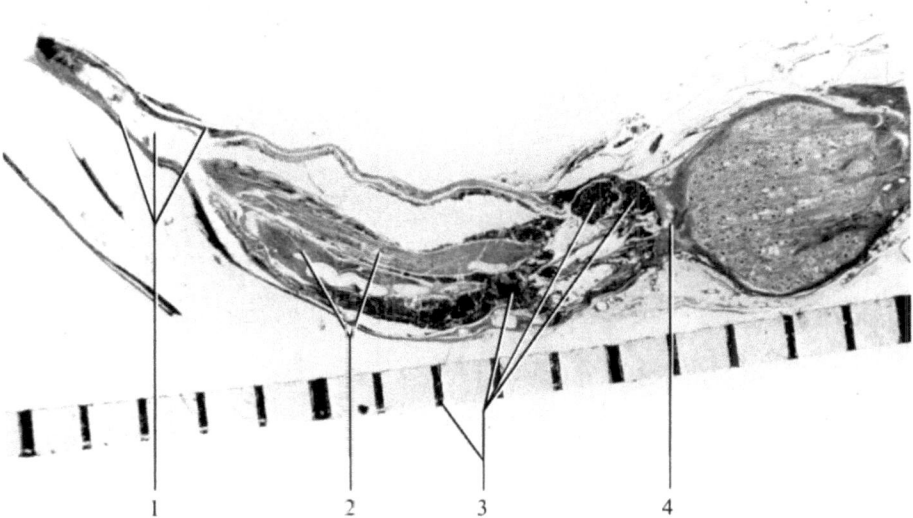

Abb. 24. Wurzeltasche L_1 reicht bis Ganglion spinale (Var.).

1 Wurzeltasche L_1, Längsschnitt.
2 Radices ventr. et dors. L_1.
3 Mit Blutkörperchen ausgefüllte Wurzeltasche und Millimeterpapier.
4 Proximaler Teil des Ganglion und Wurzeltaschenende

8. Rückenmark und Wirbelkanal, Gefäße

a) Arterien (Abb. 25)

Die Arterien des Wirbelkanals und seines Inhaltes im lumbosakralen Gebiet entstammen den Aa. lumbales, iliolumbales, sacrales laterales und der A. sacralis mediana. Diese Gefäße geben unterschiedlich starke Rami spinales ab, die in den Canales intervertebrales bzw. die Foramina sacralia pelvina eindringen und sich dann in Äste für den vorderen epiduralen Raum und die Wirbelkörper sowie für die hinteren epiduralen Abschnitte und Wirbelbögen und vor allem in die Aa. radiculares aufgliedern. Je nach Untersuchungstechnik wurden seit Kadyi (1889) unterschied-

Aa. radiculares dorsales			Aa. radiculares ventrales		
Vorkommen %		Durchmesser µm	Vorkommen %		Durchmesser µm
51	C1	475	34	C1	460
23	2	260	24	2	200
28	3	235	28	3	250
11	4	320	43	4	355
33	5	320	53	5	335
32	6	305	38	6	330
35	7	330	44	7	375
37	8	280	35	8	345
27	T1	290	21	T1	195
33	2	285	12	2	315
36	3	275	21	3	345
36	4	310	19	4	340
26	5	270	30	5	365
38	6	285	24	6	320
35	7	300	18	7	310
45	8	260	21	8	415
45	9	290	20	9	340
54	10	300	14	10	530
35	11	330	17	11	645
41	12	310	14	12	390
45	L1	310	23	L1	420
23	2	340	7	2	320
22	3	250	16	3	490

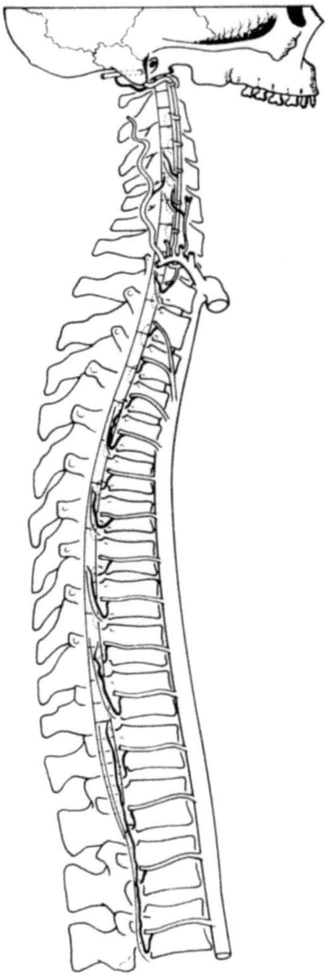

Abb. 25. Aa. radiculares, Vorkommen und Durchmesser bis zu L_3 nach abwärts. Nach Lang und Baldauf, 1983.

lich zahlreiche Rückenmarkarterien aufgefunden. Dieser gründliche Forscher stellte fest, daß etwa ein Viertel der Nervenwurzeln (bei Untersuchung mit unbewaffnetem Auge) von Rückenmarkarterien begleitet sind. Er fand 6–8 Aa. radiculares anteriores einschließlich der A. radicularis anterior magna und 5–8 Aa. radiculares posteriores und betonte, daß die Aa. radiculares anteriores in der Regel weitlumiger als die Aa. radiculares posteriores seien. Im Anschluß an Adamkiewicz (1882), Suh und Alexander (1939), Jellinger (1966), Clemens (1966) und Piscol (1972) untersuchten wir (Lang und Baldauf, 1983) u. a. die Aa. radiculares von L_1–L_3 und stellten an 40 Rückenmarkpräparaten in 37,5% eine A. radicularis dorsalis bei L_1 an der rechten Seite und in 53,6% an der linken Seite fest. Die Durchmesser der Gefäße schwankten zwischen 125 und 850 µm. Gegensätzlich zu Befunden anderer Forscher betonen wir, daß nicht selten die Aa. radiculares dorsales (wie auch ventrales) abseits der Wurzeltaschen in den Durasack eindringen (bis zu 46,67%), kranial, dorsal oder kaudal davon. Aa. radiculares ventrales finden sich bei L_1 in 34,29% an der linken und in 13,16% an der rechten Seite. Ihre Durchmesser schwanken zwischen 125 und 1000 µm. Die dicken Gefäße ordnen wir den Aa. radiculares magnae zu (Abb. 26).

Bei L_2 fanden sich in annähernd 19% Aa. radiculares dorsales dextrae mit Durchmessern zwischen 200 und 550 µm und in ca. 29% Aa. radiculares dorsales sinistrae mit Durchmessern von 125–600 µm. Aa. radiculares ventrales sinistrae stellten wir in 9,4% mit Durchmessern von 250–600 µm fest, in 5,1% fanden sich Aa. radiculares ventrales dextrae mit Durchmessern um 200 µm.

Bei L_3 stellten wir in ca. 11% Aa. radiculares dorsales dextrae mit Durchmessern von 200–250 µm und in 31,6% Aa. radiculares dorsales sinistrae mit Durchmessern von 125–750 µm fest. Aa. radiculares ventrales sinistrae fanden sich in diesem Segment in 26,1% mit Durchmessern von 200–900 µm, während sich nur in 5,8% Aa. radiculares ventrales dextrae mit Durchmessern zwischen 200 und 900 µm nachweisen ließen.

Die dicksten Vorder- und Hinterwurzelarterien wurden als Aa. radiculares magnae bezeichnet. In aller Regel sind die Aa. radiculares magnae ventrales weitlumiger. Sie treten zwischen T_6 und L_5 ans Rückenmark heran und gabeln sich in einen engeren Ramus ascendens und einen weiteren Ramus descendens, die an der Fissura mediana ventralis verlaufen, auf.

Ebenso wie frühere Forscher stellten wir fest, daß abwärts von L_3 weniger zahlreiche und dünnere Wurzelarterien zum Rückenmark und den Fila radicularia ziehen. Betont sei, daß der Durchmesser der A. spinalis anterior, in die auch die A. radicularis magna einzieht, von kranial nach kaudal zunimmt (Abb. 27). Weniger deutlich zeigt sich dieses Verhalten an der A. spinalis posterior, während die Aa. posterolaterales am Brust- und Lendenmark etwa gleich große Durchmesser besitzen.

Alle ans Rückenmark herantretenden Arterien anastomosieren miteinander, wenn auch nicht an einer Rückenmarkschnittebene, sondern auf- oder abwärts davon. Interessant ist der Befund von Tanon (1908), der Injektionen in die segmentalen Arterien durchführte und alle Rückenmarkgefäße bei Injektion in die Aa. lumbales darstellen konnte. Injektionen in Aa. intercostales oberhalb von T_9 führten nur zur Anfärbung von Rückenmarkgefäßen eines kleinen Rückenmarkbezirkes. Schon Adamkiewicz (1882), Tureen (1938), Jellinger (1966), Piscol (1972), Gillilan (1970), u. a. stellten fest, daß das Gebiet der Vorderhörner der Pars intermedia des Rücken-

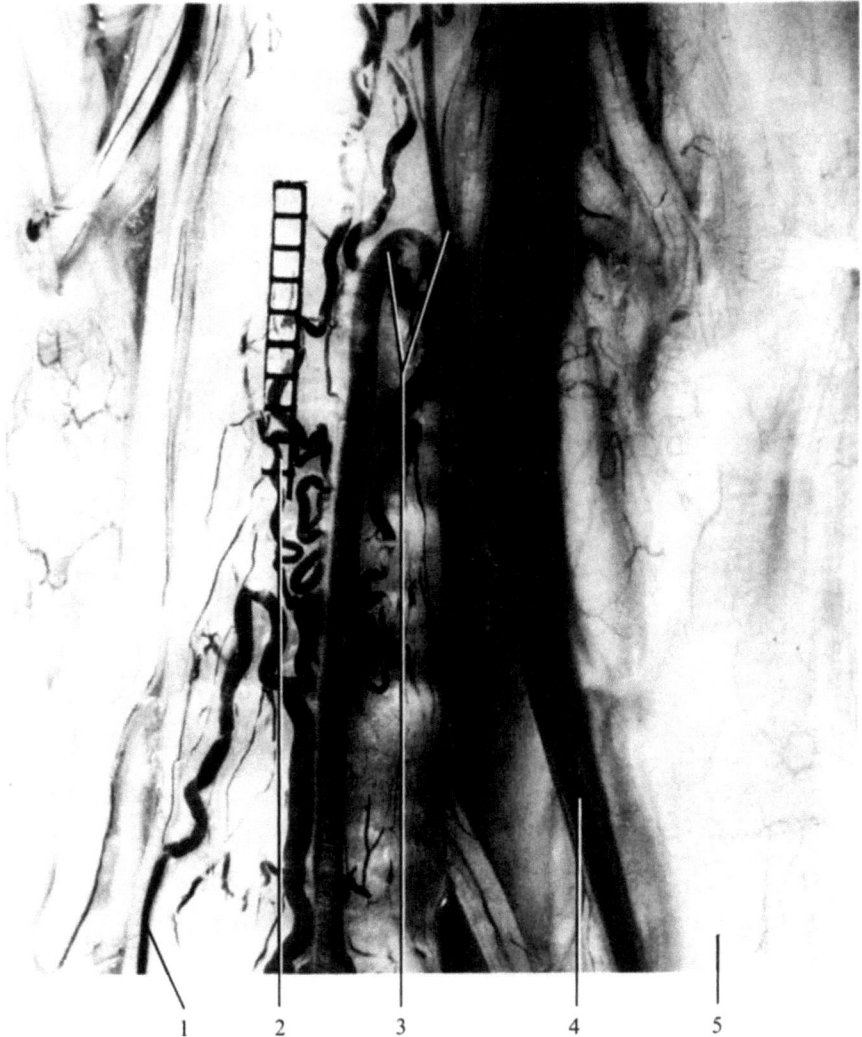

Abb. 26. A. radicularis magna ventr. T_{11}

1 V. radicularis anterior dextra T_{12}
2 Millimeterpapier in Höhe Wurzelaustrittszone T_{11}.
3 A. radicularis magna sinistra, Ramus descendens und Ramus ascendens
4 A. radicularis magna, Verlaufsstrecke
5 Dura mater, seitverlagert

marks medialer Abschnitte der Vorderstränge, der Vorder- und Seitenstränge, zum Versorgungsgebiet der Rami fissurales anteriores gehören und die Hauptzweige der A. spinalis anterior darstellen (Abb. 28). Die A. spinalis posterior durchblutet die Hinterstränge, die A. spinalis posterolateralis mit ihren Anastomosen zur A. spinalis posterior und zur A. spinalis anterior Randgebiete der Rückenmarkstränge. Überschneidungen der Versorgungsgebiete kommen vor.

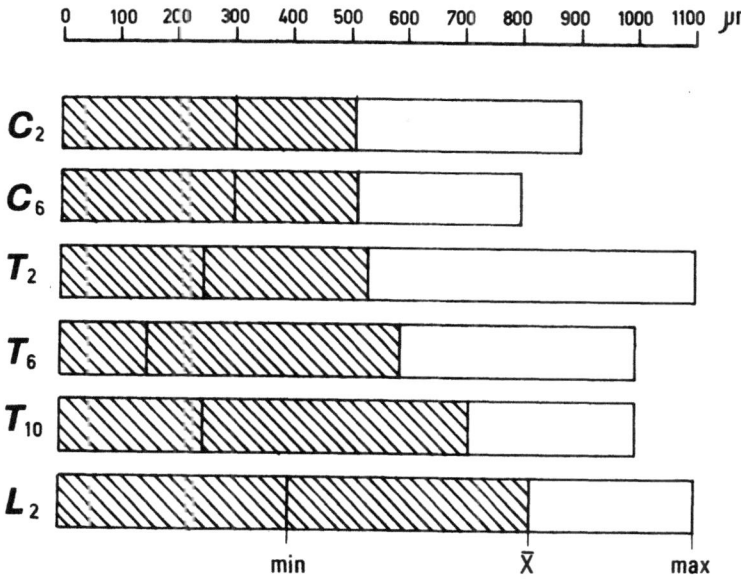

Abb. 27. A. spinalis anterior, Durchmesser

Zülch (1961) diskutierte im Anschluß an die Gedankengänge von Max Schneider (letzte Wiese) und Suh und Alexander (1939) Gefährdungszonen der Rückenmarkversorgung. Auch er betont, daß das Rückenmark zwar praktisch mit den meisten seiner Wurzeln kleinste Arterien erhält, diese aber nicht zur Versorgung eines Segmentes ausreichen. Eine kritische Wasserscheidenzone stellt seiner Meinung nach das Segment T_4 dar, die Mittelzone zwischen stärkeren Zuflüssen bei C_6/C_7 und T_9/T_{10}. Ein weiteres gefährdetes Segment sei der Bereich von L_1, wenn die A. radicularis magna bei T_9/T_{10} ausgeschaltet wird, ohne daß ein fakultativer Ast von L_1/L_2 entwickelt ist. Hier sei betont, daß sehr weite Aa. radiculares ventrales, abgesehen von Hals- und oberen Brustsegmenten, an unterschiedlichen Zonen das Rückenmark erreichen können. Im Brustbereich fanden sich an unserem Untersuchungsgut z. B. über 700 μm weite Gefäße bei T_3, T_5, T_6, T_8, T_9, T_{10}, T_{11} und T_{12} und auch im Lendenbereich bei L_1 und L_3. Die dickeren der Rückenmarkgefäße werden seit alters her als Aa. radiculares magnae bezeichnet, deren dickerer deszendierender Ast als A. spinalis anterior bis zum Conus medullaris nach abwärts verläuft und in der Regel Zweige nach dorsal abgibt (Crux vasculosa, Rami cruciantes) (Abb. 29). Diese steigen dann an der Rückseite des Conus und der Medulla spinalis aufwärts und anastomosieren mit den Aa. spinales posteriores et posterolaterales. Ein Zweig begleitet in der Regel das Filum terminale durae matris (gemeinsam mit einer Vene) nach abwärts.

Di Chiro und Fried (1971) untersuchten angiographisch den unteren Abschnitt der A. spinalis anterior und stellten fest, daß über die Rami cruciantes die Aa. spinales posterolaterales angefüllt werden können und in diesen Gefäßen der Blutstrom und in der A. spinalis posterior, untere Abschnitte, nach aufwärts verläuft.

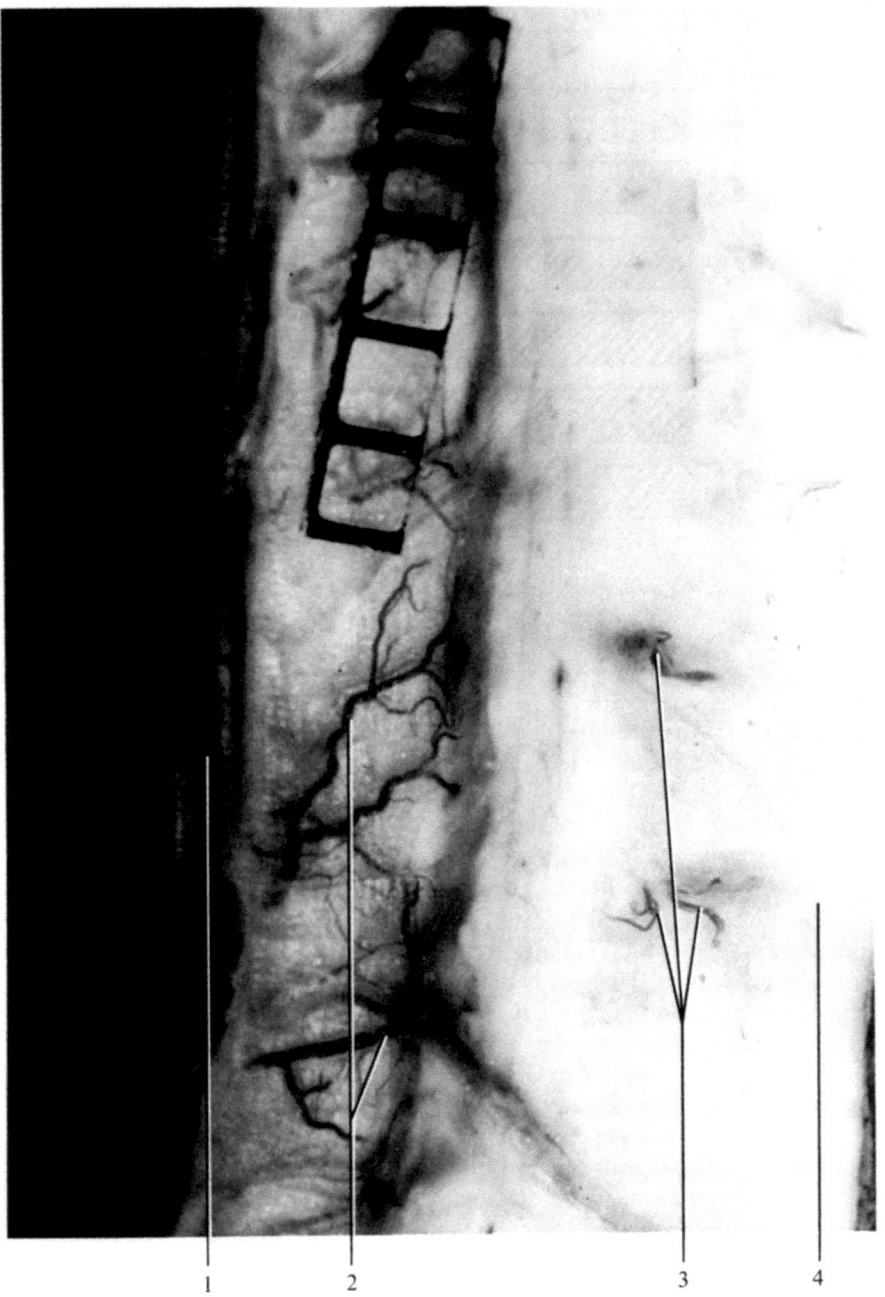

Abb. 28. Septum medianum ventrale ant., von lateral (Medulla spinalis, dorsal des Septum abgetragen).

1 Rückenmark, Vorderseite.
2 Septum medianum ant. mit Rr. fissurales (Millimeterpapier).
3 Arterien- und Venenzweig zu Columna ventralis.
4 Funiculus dorsalis

Morphologie und funktionelle Anatomie der Lendenwirbelsäule

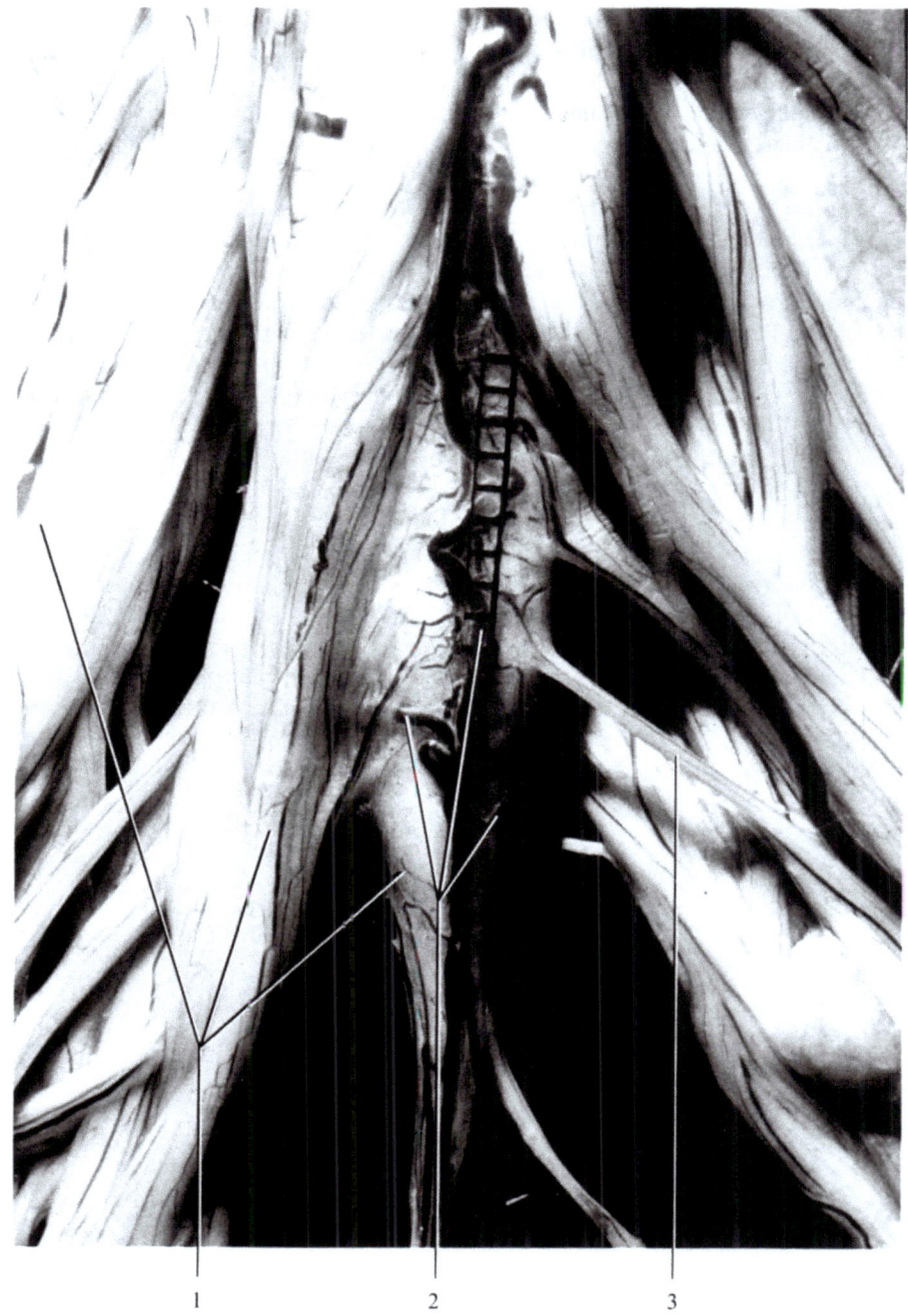

Abb. 29. A. spinalis anterior mit Rr. cruciantes an Conus medullaris.

1 Fila radicularia, seitverlagert und Conus medullaris

2 A. spin. ant., Millimeterpapier und Rr. cruciantes.

3 R. ventralis des N. coccygeus I

Bei der Thermokoagulation der Substantia gelatinosa sollten die benachbarten Rückenmarkarterien geschont werden. Wichtig sind bei der Kommissurotomie die Rr. fissurales anteriores. Diese dringen mit dem Septum medianum ventrale bis zum Grunde der Fissur vor und ziehen dann, teils bogig, zu den rechten und linken Vordersäulen. Diese Zweige, und vor allem der N. spinalis anterior, sollen geschont werden.

Praktisch-ärztlich kommt auch den Zustrombahnen der Aa. radiculares eine große Bedeutung beim operativen Vorgehen und bei degenerativen Erkrankungen zu. Weisman und Adams (1944) wiesen z. B. darauf hin, daß bei Aortenaneurysmen unter anderem der Zustrom zum Rückenmark unterbrochen sein kann und stellten bei einem Patienten Nekrosen in vorderen Rückenmarkabschnitten zwischen T_5 und S_5 fest. Betroffen waren die Funiculi ventrales und mediale Abschnitte der Vorderhörner, vordere Teile der Funiculi laterales, des intermediären Grau und vordere Teile der Funiculi posteriores. Die meisten Vorderhornzellen waren nicht mehr nachweisbar, in ihrem Gebiet lagen Mikrogliazellen. Entsprechende neurologische Störungen bzw. Ausfälle wurden beschrieben. Auch bei Gefäßtransplantation der Aorta abdominalis muß auf die große Bedeutung der A. radicularis magna geachtet werden: Es nutzt nichts, wenn die Beine warm, aber gelähmt sind!

An unserem Untersuchungsgut sind die Außendurchmesser der Aa. lumbales von L_1 bis L_4 im Mittel zwischen 2,3 und 3,2 (1,3–5,2) mm weit (Prölß, 1982). Von ihrem Ursprung aus der Aorta bis zum Vorderrand des Foramen intervertebrale sind die Gefäße in der Regel rechts etwas länger als links, und zwar im Mittel etwas über 60 mm (bei großen individuellen Schwankungen). Der Außendurchmesser der

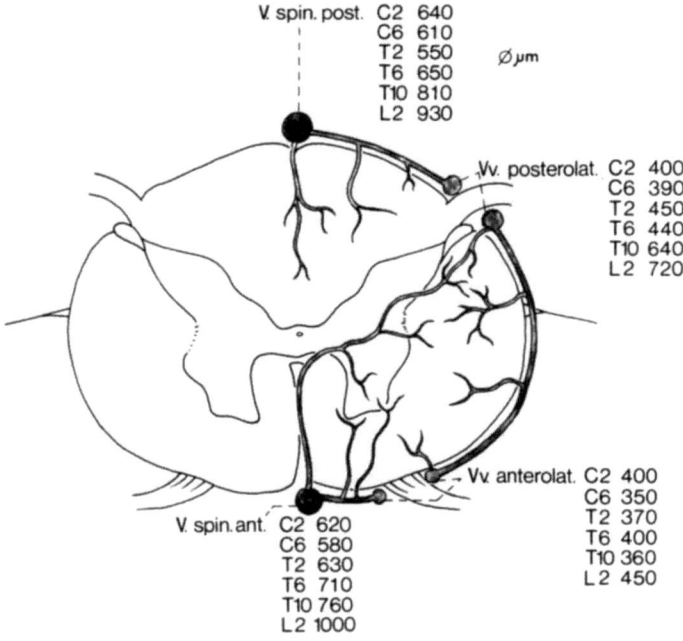

Abb. 30.

Morphologie und funktionelle Anatomie der Lendenwirbelsäule

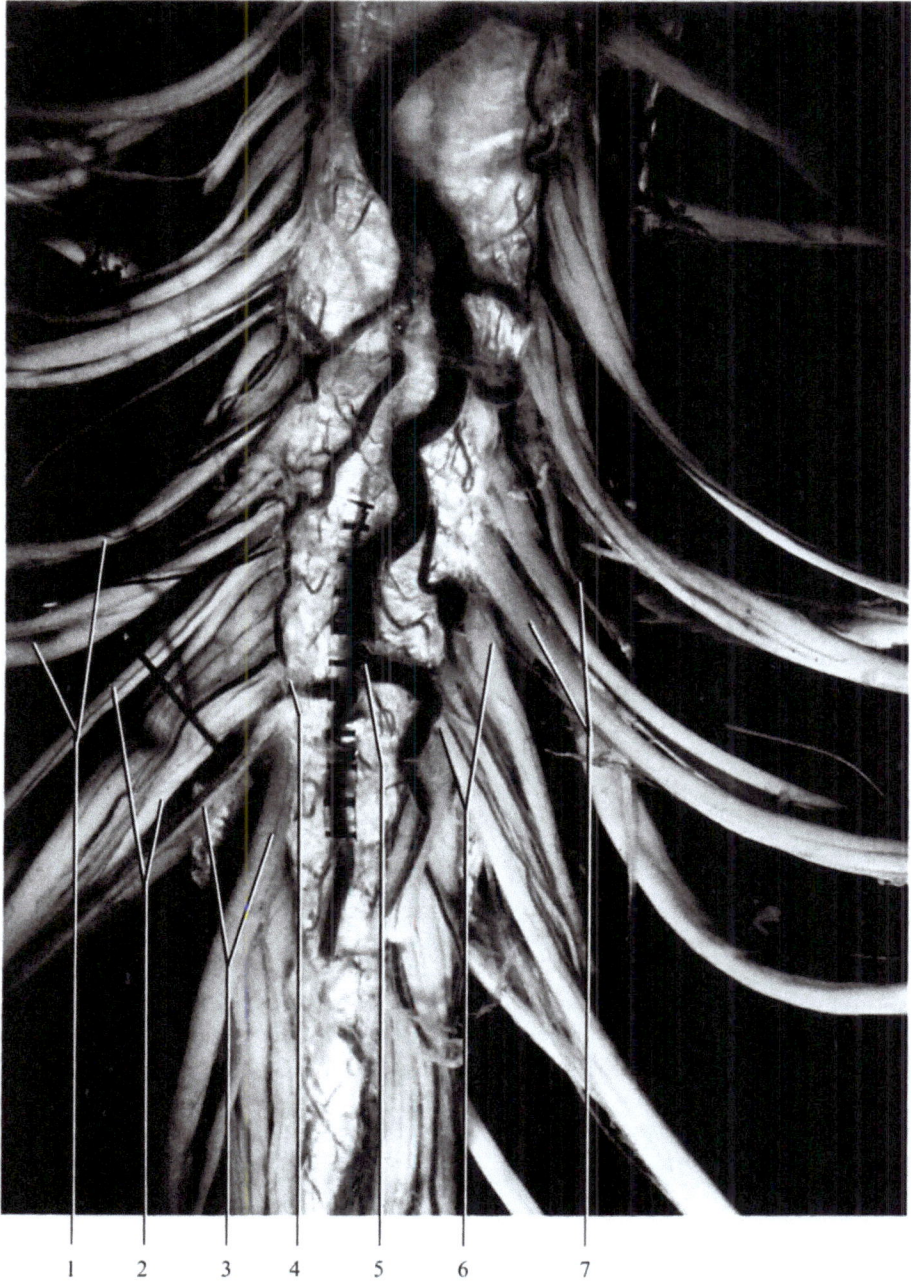

Abb. 31. Wurzelfäden S_1 (und benachbarte), von dorsal.

1 Fila radic. dors. L_5.
2 Fila radic. dors. S_1.
3 Oberste Fila radic. dors. S_2.
4 Unteres Ende der Linea radic. dors. S_1.
5 V. spinalis dors., Millimeterpapier.
6 Linea radicularis dorsalis S_1 rechts, beachte Seitenunterschied.
7 Fila radic. dors. L_5

Rami spinales der Aa. lumbales L_1-L_4 beträgt im Mittel zwischen 1,2 und 1,3 mm. Ihre Länge bis zum Eintritt ins Foramen intervertebrale (Vorderrand) beträgt im Mittel an unserem Untersuchungsgut 13,5 mm (Prölß, 1982). Ratcliffe (1981, 1982) befaßte sich insbesondere mit der Gefäßversorgung der Wirbelkörper. Er konnte beide Aa. lumbales IV an 100 Angiographien 63mal nachweisen. Zweimal entstammten sie der A. sacralis mediana, bei älteren Menschen waren die Gefäße häufig geschlängelt. Eine A. lumbalis V stellte er an diesem Untersuchungsgut doppelseitig in 38, einseitig in weiteren 14 Fällen fest. Anastomosen zwischen den Aa. lumbales IV und V konnte er einseitig 27mal, beidseits 13mal nachweisen (möglicherweise mit einer A. iliolumbalis aus der A. iliaca interna). Die A. lumbalis V konnte 17mal ohne gleichzeitige Anfüllung der A. sacralis mediana diagnostiziert werden. Offenbar obliteriert die A. lumbalis V während der Alterung, denn bei Kindern ließ sie sich stets, bei Erwachsenen selten auffüllen. Als präkostale Anastomose bezeichnet Ratcliffe (1981, 1982) eine Anastomosenbildung zwischen zwei übereinanderliegenden Aa. lumbales vor dem Processus costarius der Lendenwirbel, eine postzentrale liegt innerhalb des Spinalkanals. Auch wir konnten derartige Gefäße eindeutig nachweisen (s. Abb. 15). Maximal, so betont Ratcliffe, kommen an der vorderen lateralen Fläche des 5. Lendenwirbels fünf Arterien vor: A. sacralis mediana, A. lumbalis V dextra et sinistra und die Anastomoses precostales rechts und links. Während der Alterung vermindert sich die Arterien- und Anastomosenzahl eindeutig. Ratcliffe nimmt an, daß eine Ischämie des 5. Lendenwirbels ein wesentlicher ätiologischer Faktor für degenerative Diskuserkrankungen sei, da sich die Zahl der Arterien des 5. Lendenwirbels im mittleren Lebensalter stark verringert.

Über die Venen des Rückenmarks und der Cavitas epiduralis geben die Abb. 30 und 31 Auskunft. Der Hauptabstrom der Venae intervertebrales im Lendenbereich erfolgt in die Venae lumbales ascendentes. Deren Anastomosen mit den Aa. iliacae sind auch für die Metastasierungen von Bedeutung (Batson, 1957). An unserem Untersuchungsgut besitzen die Vv. lumbales vor Einmündung in die Vv. lumbales ascendentes mittlere Außendurchmesser von 3,5–3,7 (1,7–5,6) mm (Prölß, 1982). Betont sei, daß zwischen rechter und linker Vena renalis und dem Plexus venosus vertebralis in etwa 80% Anastomosen entwickelt sind. In der Regel liegen diese Anastomosen bei L_1/L_2 (Mosnier u. Mitarb., 1979). Theron u. Mitarb. (1976) injizierten die epiduralen lumbalen Venen über die V. sacralis lateralis und die V. lumbalis ascendens (bei abdomineller Kompression) und konnten auf diese Weise alle epiduralen lumbalen Venen röntgenologisch darstellen.

9. Innervation der Bänder, Gelenke und der Dura mater

a) Ramus meningeus = N. sinuvertebralis

In den derzeitigen Nomina Anatomica wird als Zweig des Truncus nervi spinalis ein Ramus meningeus angegeben. Dieser wurde offenbar von Purkinje erstmals im Wirbelkanal aufgefunden. Auf seine Anregung hin untersuchte Luschka (1850) den Nerv genauer und bezeichnete ihn als N. sinuvertebralis. Dieser dünne Nerv entspringt nach Luschka in den meisten Segmenten nur 1 bis 1½ Linien, im Sakralbereich auch bis zu einem halben Zoll distal des Ganglion am inneren Umfang des Truncus n. spinalis (Abb. 32). Gelegentlich gehen auch zwei feine Fäden vom Truncus n. spinalis ab, verbinden sich mit ein bis drei Zweigen des Ramus communicans oder des Truncus sympathicus selbst und ziehen in den Canalis intervertebralis ein. Im Sakralbereich findet sich meist nur ein Zweig des Truncus n. spinalis. Eigenen Befunden zufolge verläuft der Nerv an der vorderen und medialen Wand des Canalis intervertebralis und liegt während dieser Verlaufsstrecke dem Discus intervertebralis direkt an. Wurzeltaschen und Vasa spinalis ziehen dorsal von ihm. Teils im Bereich des Canalis intervertebralis, teils innerhalb des Canalis vertebralis, gehen feine Zweige zum Pediculus bzw. dessen Periost ab. Der größere Ast zur Cavitas epiduralis anterior verläuft entweder oberflächlich oder häufiger tief zum Plexus venosus vertebralis internus anterior nach medial. Die dickeren Fasern untergreifen das Ligamentum longitudinale posterius. Ein stärkerer Zweig verläuft nach oben und außen, ein anderer nach unten und innen und erreicht auch die Zwischenwirbelscheibe. Ein mittlerer Zweig teilt sich unter dem Ligamentum longitudinale posterius und gibt im Bereich der Mittellinie zahlreiche kleine Ästchen ab, die in Begleitung arterieller Blutgefäße in den Knochen eindringen (Luschka, 1850). Hovelacque (1925) wies auf zahlreiche Bildungsvariationen des Nervs hin. Jung und Brunschwig (1932) konnten nichtmyelinisierte Fasern unter dem Ligamentum longitudinale anterius et posterius auffinden. Spurling und Bradford (1939) konnten in der Lumbalregion nachweisen, daß der absteigende Zweig mindestens zwei Segmente nach abwärts reicht. Einen aufsteigenden Ast fanden sie nicht. Lazorthes u. Mitarb. (1948) waren der Meinung, daß der Nerv nicht nur die vorgenannten Strukturen, sondern auch das epidurale Fettgewebe und die Dura mater versorge. Pederson u. Mitarb. (1956) bestätigen diesen Befund, wiesen erneut Fasern zur Symphysis intervertebralis, Anastomosen mit gegenseitigen und oberhalb und unterhalb davon ziehenden Nerven nach und stellten fest, daß im Ramus meningeus dünn myelinisierte sowie auch dicke (über 10 µm) Fasern vorkommen. Einige Fasern erreichen auch das Ligamentum interspinale. Die Autoren betonen, daß nach mechanischer Stimulation der Bandapparate, der Wirbelsäule, der Gelenke u. a. ein reflektorischer Spasmus der dorsalen Rückenmuskulatur – hauptsächlich ipsilateral – erfolgt.

Wiberg (1948/50) betonen, daß der Nerv aus bis zu sechs Filamenten aufgebaut sein kann und an der kranialen Seite der korrespondierenden Symphysis intervertebralis verläuft.

Histologisch wurden Nervenfasern in der ventralen Dura und im Bereich der Wurzeltaschen auch von Kimmel (1961) an Feten; im Ligamentum longitudinale posterius (freie und eingekapselte) von Stilwell (1956) nachgewiesen.

Es ist anzunehmen – aber nicht einwandfrei gesichert – daß außer Spannungsrezeptoren auch Schmerzfasern im Ramus meningeus verlaufen und entweder segmenthöhig über die Hinterwurzel oder oberhalb davon über den Truncus sympathicus zum Rückenmark geleitet werden.

Es liegt auf der Hand, daß bei Diskusprolaps oder Protrusionen, Bandverknöcherungen im Bereich des Ligamentum longitudinale posterius u.a., der Nerv beeinträchtigt werden kann, worauf meiner Kenntnis nach Kaplan (1947) erstmalig hinwies.

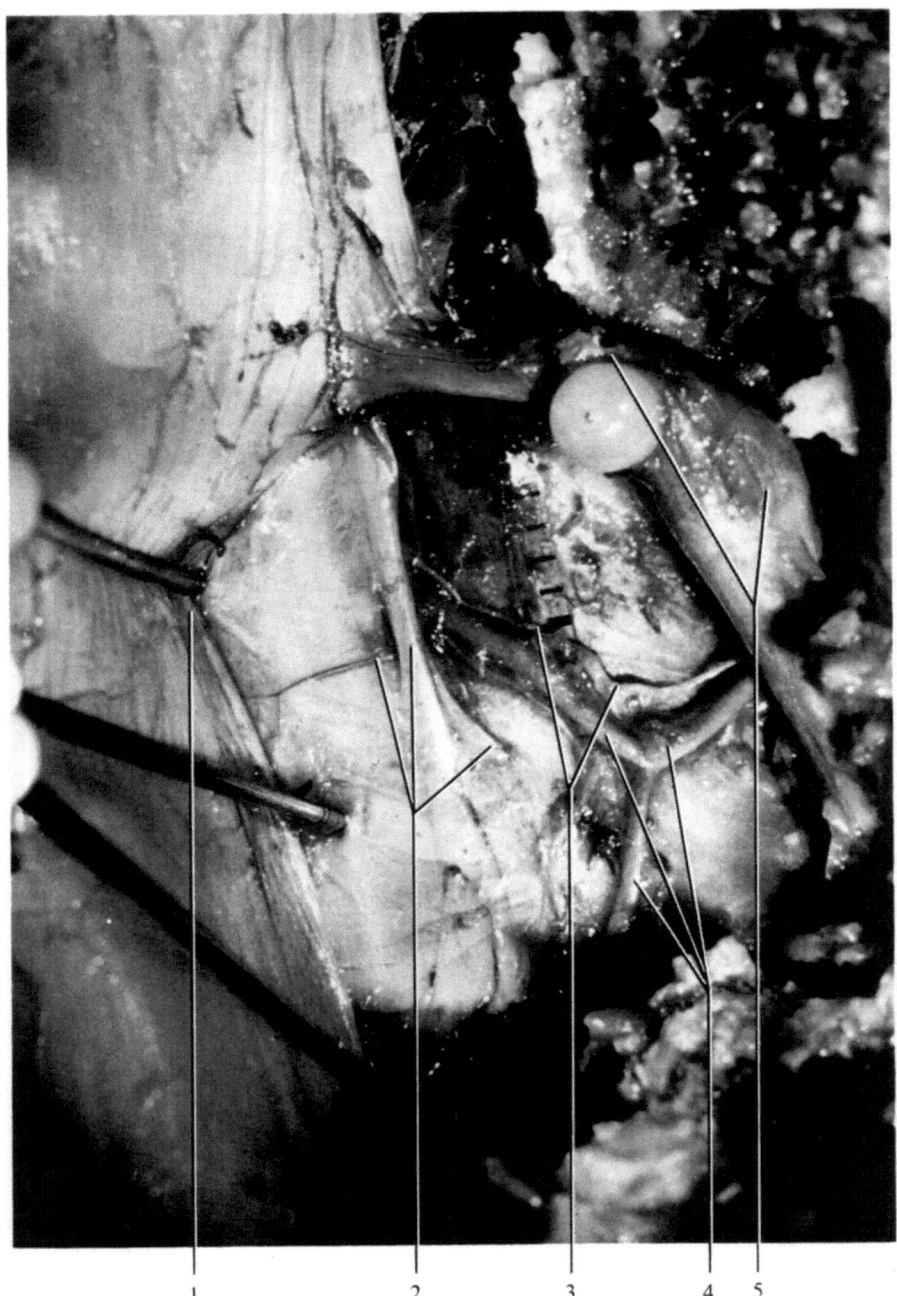

Abb. 32. N. sinuvertebralis L_4, von dorsal.
1 Durasack, nach medial verlagert.
2 Tiefe Schicht des Lig. longitud. post. mit Fasern zu Annulus fibrosus und Pforte für Arterienzweig.
3 N. sinuvertebralis.
4 R. spin. ant. mit Zweigen.
5 Wurzeltasche L_4 mit Ganglienzone, nach oben verlagert

b) Gelenkinnervation

Die Kapseln der Articulationes zygapophysiales erhalten Nerven aus den Rami mediales der Rami dorsales trunci nervi spinales (Abb. 33). Betont sei, daß diese Rr. dorsales mediales im lumbalen Bereich und bis zu S_3 abwärts nach Pearson u. Mitarb. (1966) kein Hautgebiet besitzen. Die unteren zwei sakralen und coccygealen Nerven teilen sich nicht in mediale und laterale Zweige auf.

Auch Edgar und Ghadially (1976) beschrieben den Verlauf des Ramus medialis in der Rinne zwischen Processus costarius der Lendenwirbelsäule und Processus articularis superior sowie die Überbrückung des oder der Nerven durch den medialen Teil des Ligamentum intertransversarium (posterius). An unserem Untersuchungsgut durchdringt dieser Nerv nicht selten schmale Spalte dieses Bandes. In Gelenknähe gehen kleine Zweige zum unteren Abschnitt der Gelenkkapsel im Bereich der hinteren Gelenkfacette. Feine Zweige erreichen auch den oberen Kapselabschnitt der nächstunteren Articulatio zygapophysialis (Abb. 34). Anschließend verläuft der Nerv zur autochtonen Rückenmuskulatur. Pederson u. Mitarb. (1956) wiesen darauf hin, daß die 2–3 Rami articulares aus den Rami mediales der Rami dorsales nur 0,1–0,2 mm dick sind und nach einem Verlauf von ca. 5 mm in der lateralen Kapselwand enden. In Höhe des kaudalen Gelenkspaltes geht der Zweig zur unteren und mittleren Kapselzone ab.

An unserem Untersuchungsgut gehen vom medialen Ast des R. dorsalis L_5 Zweige zum Gelenk zwischen L_5 und S_1 sowie ein dickerer Ast zum oberen Teil des Ligamentum lumbosacrale. Biologisch betrachtet, führt der Nerv wohl neben sensiblen hauptsächlich spannungsrezeptorische Fasern. Pathologische Veränderungen seiner Knochenrinne, der Ligg. intertransversaria und vor allem die häufig vorkommenden arthrotischen Veränderungen der Gelenkfacetten, können zur Reizung (Schmerzen) oder reflektorischen Spasmen – vor allem der autochtonen Rückenmuskulatur – führen. Auch die Schmerzempfindung der Articulationes sacroiliaceae mit ihren Folgen (Kamieth und Reinhardt, 1955; Kamieth, 1957) werden über diese Nerven dem Rückenmark zugeleitet: Lockerung des iliosakralen Bandapparates (lumbosakrale Subluxation u.a. – Newman, 1965), Morbus Bechterew (Eder und Tilscher, 1978), u.a.

c) Vorderer Bandapparat, Innervation

Truncus sympathicus im lumbalen Bereich (Abb. 35). Von L_1 bis L_5 besteht jederseits ein lumbaler Grenzstrang, der oben mit dem thorakalen, unten mit dem Beckenteil des Sympathikus in Verbindung steht. Der Grenzstrang liegt retroperitoneal unmittelbar medial der Ursprungsfasern des M. psoas. Der rechte grenzt an die V. cava inferior, der linke liegt 2–10 mm seitlich der Aorta (Perlow und Vehe, 1935). Die Vasa lumbalia werden entweder von Grenzstrangfasern umfaßt oder über- bzw. untergriffen. In der Regel bestehen drei Ganglia lumbalia. Ihre Anzahl schwankt zwischen 1 und 6. Sie sind stecknadelkopf- bis 6 mm breit und bis zu 6 cm lang. Auch Webber (1955) wies darauf hin, daß in 70% 3–4 Ganglien im lumbalen Grenzstrang, insgesamt jedoch 1–5, vorkommen können. Am häufigsten ist das 5. Grenzstrangganglion entwickelt, sowie dessen Ramus communicans.

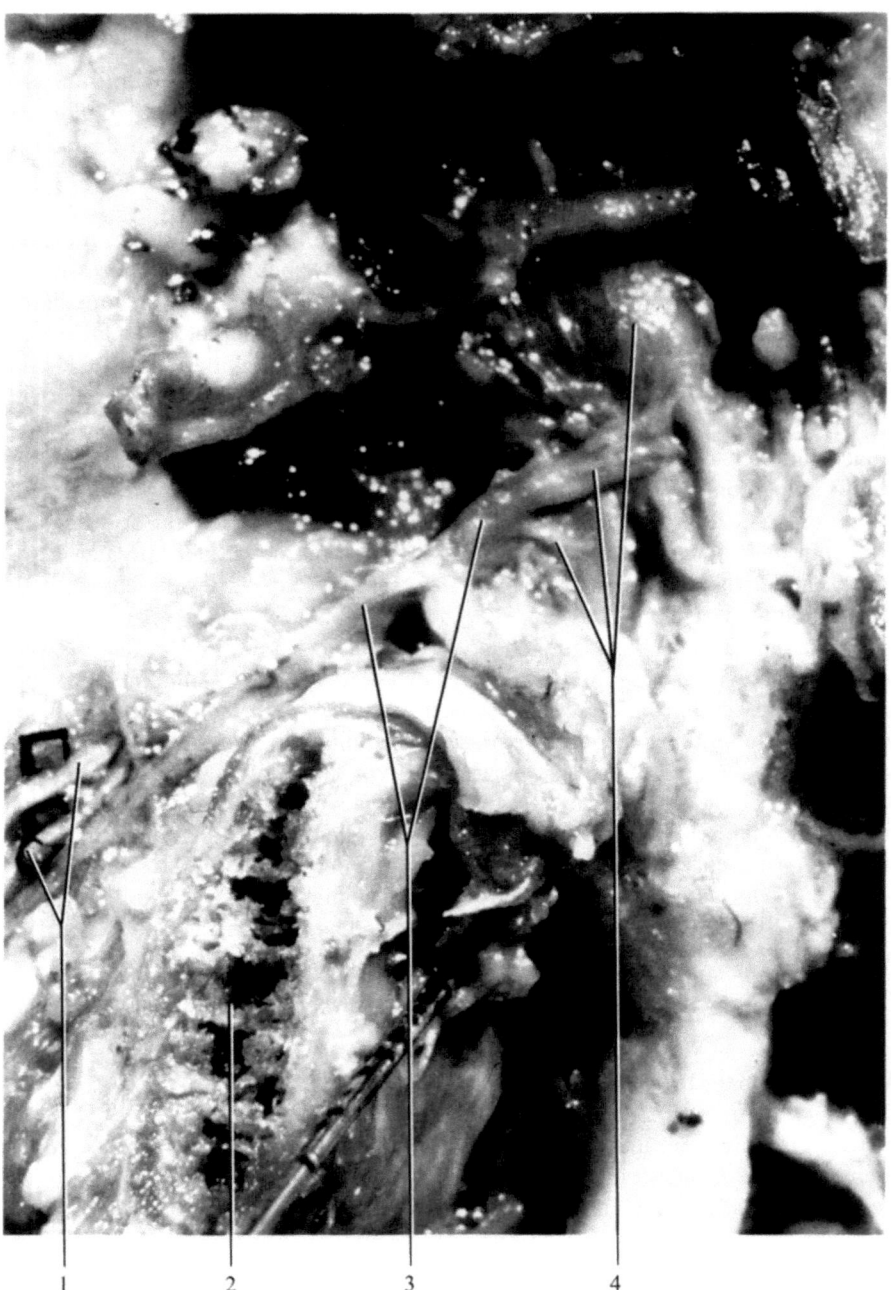

Abb. 33. Ramus dorsalis medialis, Verlaufsstrecke von seitlich.

1 R. dors. medialis, gedoppelt und Millimeterpapier.
2 Processus costarius, Bruchzone.
3 Ramus dors. medialis, Verlauf.
4 Ganglion spinale L_4 und Abgang des R. dors. medialis

Morphologie und funktionelle Anatomie der Lendenwirbelsäule 47

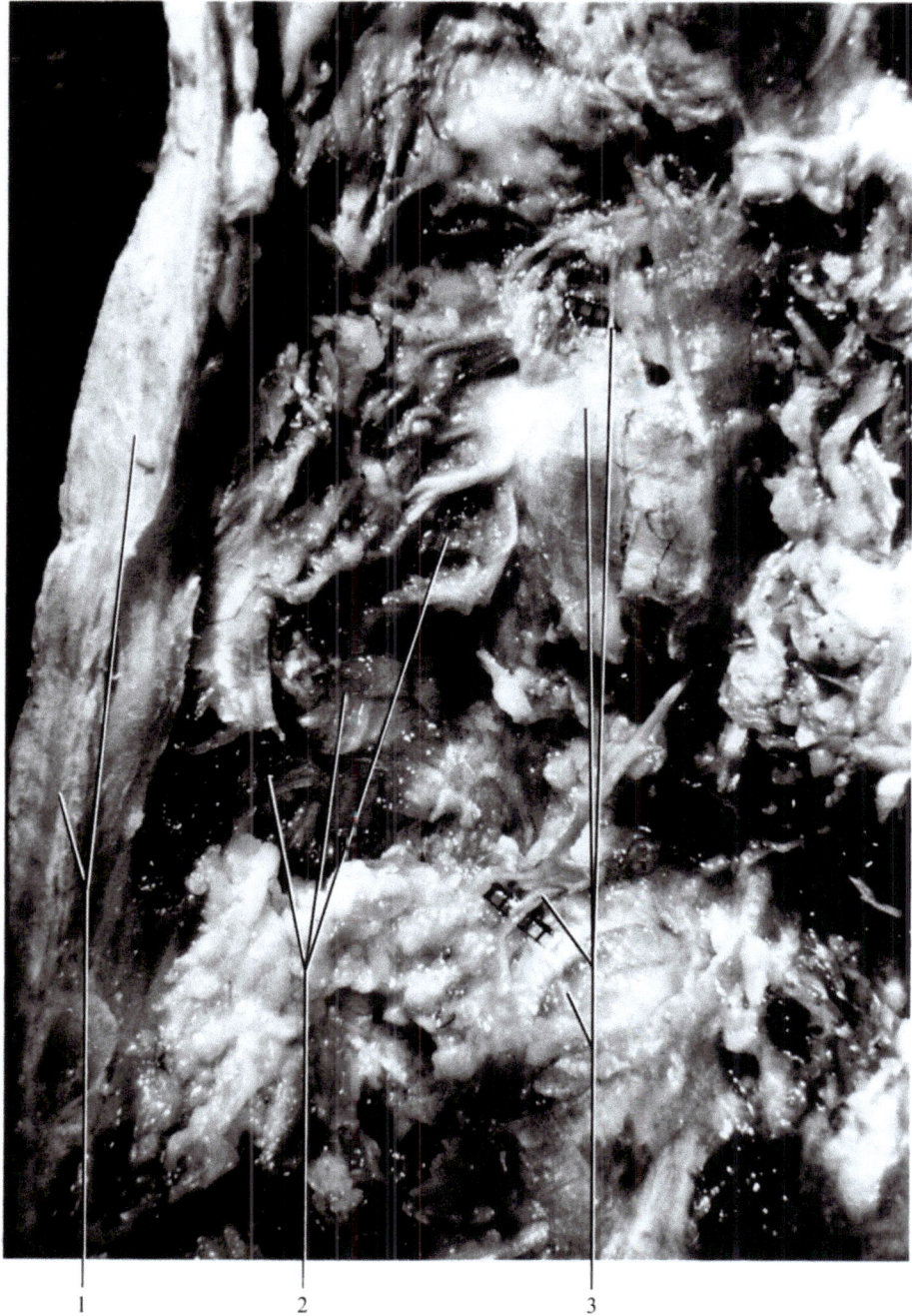

Abb. 34. Rami articulares zu Articulares zygapophysealis L_3/L_4.

1 Dornfortsätze mit Bändern.
2 Wirbelbogenperiost und Muskelreste.
3 Rr. articulares sup. (Millimeterpapier) und Gelenkkapseln

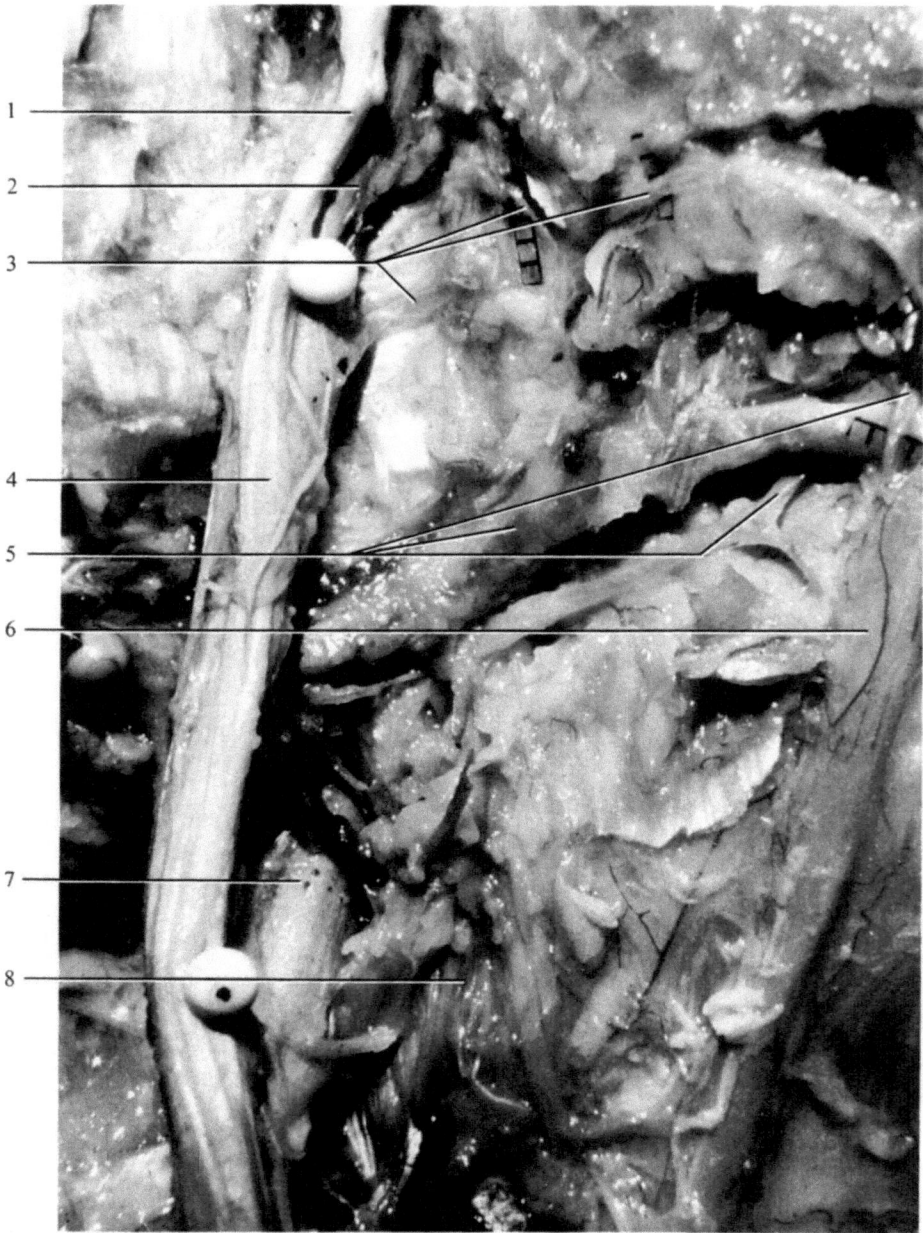

Abb. 35. Rami communicantes und Nerven zu Bändern, von seitlich und vorne.

1 Ramus ventralis L_3.
2 Ramus ventralis L_4, seitverlagert.
3 Zweig zu Lig. longitud. ant. und Rr. communicantes, Millimeterpapier untergeschoben.
4 Vereinigte Rr. ventr. L_3 und L_4.
5 A. lumbalis und Nervenschlingen vor und hinter der Arterie.
6 Ganglion lumbale L_4.
7 Ramus ventralis L_5.
8 Untere Abtragungszone des M. psoas

Die Dicke der Rami interganglionares ist ebenfalls sehr unterschiedlich. Gelegentlich sind sie haardünn.

Rami communicantes albi finden sich meist an den zwei oberen Lendennerven, gelegentlich jedoch auch bis nach L_4 nach abwärts. Rami communicantes grisei ziehen zu unterschiedlichen Zonen der Ganglia spinalia des Lumbalbereichs. Sie lassen sich jedoch meist an jedem Lumbalnerv nachweisen. Am Untersuchungsgut von Perlow und Vehe (1935) gingen die Rami communicantes grisei von L_3/L_4 und L_5 vom Ganglion lumbale L_5 ab.

Betont sei, daß der Schmerz aus den Viscera über sympathische Fasern gelangen kann, und daß vom sympathischen Nervensystem auch Schmerzsyndrome ausgelöst werden können. Jänig (1982) unterscheidet theoretisch folgende Komponenten:
1. viszeraler Schmerz, 2. übertragener viszeraler Schmerz sowie Schmerzen, die durch Affizierung der parietalen Auskleidung der Körperhöhlen ausgelöst werden und übertragene parietale Schmerzen. Jänig (1982) betont, daß die Schmerzafferenzen aus inneren Organen überwiegend in sympathischen Nerven und durch die Rami communicantes albi zum Rückenmark verlaufen. Unterhalb der sogenannten Beckenschmerzgrenzlinie (des Colon rectum, des Blasenfundus, der oberen Vagina) ziehen die Fasern ins Sakralmark ein. Erkenntnisse über nociceptive Afferenzen innerhalb des Bauchteils des N. vagus liegen derzeit nicht vor.

d) Hinterer Bandapparat des Canalis vertebralis und Dura mater, Nervenversorgung

Das Ligamentum flavum wird von außen her von Rami dorsales mediales sowie von innen her vom N. sinuvertebralis (Spurling u. Mitarb., 1937) versorgt. Die Nervenfasern gelangen gemeinsam mit Blutgefäßen in den Bandapparat.

Betont sei, daß wir – wie von Kupffer (1891) – Nervenfasern aus der Dura mater und dem Angulus arachnoidealis direkt zum Rückenmark verlaufen sahen. Diese Fasern treten häufiger mit den vorderen Wurzeln als mit den hinteren ins Rückenmark ein. An unserem Untersuchungsgut ließen sich feine Nervenfasern des lumbalen Sympathikus zum Ligamentum longitudinale anterius, zur Symphysis intervertebralis (vor allem zu seitlichen Abschnitten) und zu den Aa. lumbales eindeutig mikropräparatorisch darstellen. Sie verlaufen tief zu den Ursprungsfasern des M. psoas und auch in tieferer Schicht als die Rr. communicantes.

Es ist zu vermuten, daß diese Fasern durch die nicht seltenen Bandverknöcherungen und seitliche Diskusveränderungen beeinträchtigt werden und Schmerzempfindungen (wie auch jene von inneren Beckenorganen) über den Truncus sympathicus und seine Rr. communicantes dem Rückenmark zuleiten.

Hirsch u. Mitarb. (1963/64) konnten diese Nervenfasern histologisch nachweisen.

10. Schädigungsmöglichkeiten der Fila radicularia und der Nervi spinales im lumbosakralen Bereich durch Diskusprolapse und andere pathologische Veränderungen im Diskusbereich

a) Austritt der Spinalnerven zu den Wirbeln

Die Nn. spinales C_1 bis C_7 treten oberhalb der gleichnamigen Wirbel aus der Columna vertebralis aus. C_1 und C_2 besitzen keine Foramina intervertebralia. Der N. spinalis C_8 verläßt den Wirbelkanal durch das Foramen intervertebrale C_7/T_1. Alle abwärts davon aus der Wirbelsäule ausziehenden Nerven verlaufen jeweils unterhalb der gleichbenannten Wirbel.

b) Beispiel des Verlaufs L_5

Der Nervus spinalis L_5 verläßt den Wirbelkanal zwischen 5. Lendenwirbel und oberstem Sakralwirbel (bei Wirbelsäulen mit 24 präsakralen Wirbeln). Über den

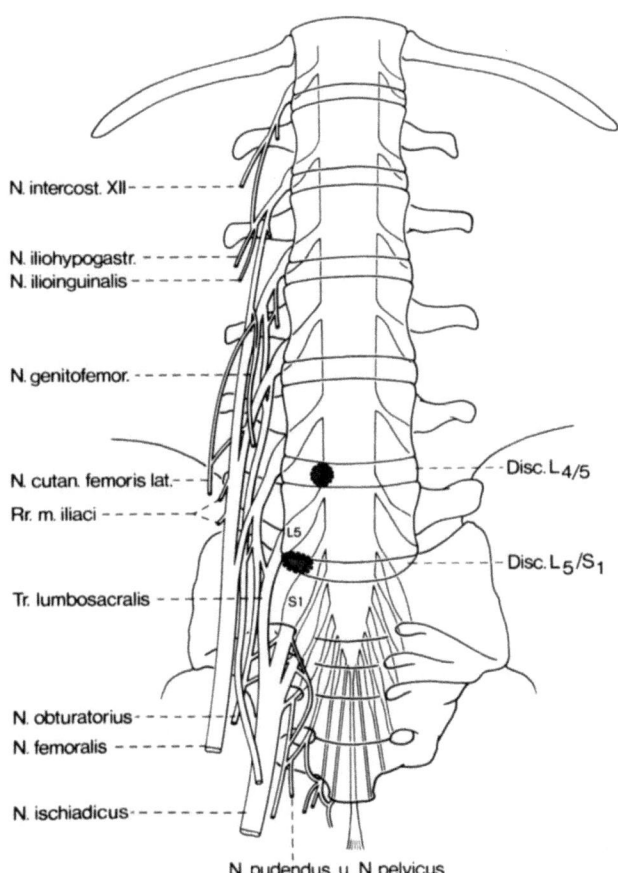

Abb. 36.

Morphologie und funktionelle Anatomie der Lendenwirbelsäule 51

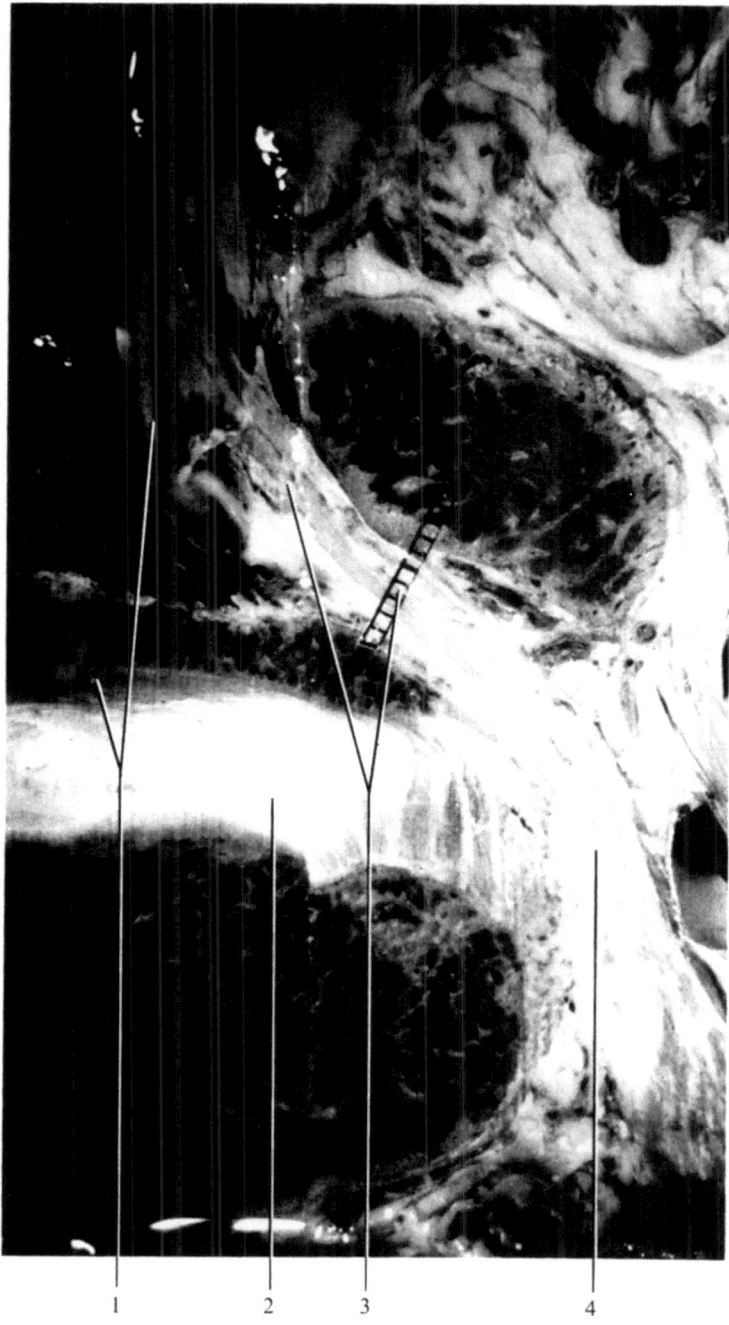

Abb. 37. Längsschnitt durch Ramus ventr. L_5, von vorne.
1 Wurzelfäden S_1 und untere Deckplatte L_5.
2 Synchondrose zwischen L_5 und S_1.
3 Verlauf von L_5 unter Querfortsatz L_5 (Wurzeltasche) und Millimeterpapier (Einengung).
4 Ramus ventralis L_5

Verlauf der Fila radicularia zum Durasack bei L_4 und L_5 orientiert Abb. 8. Die an unserem Material aufgefundenen Wurzeltaschenwinkel (nach oben vermessen) sind an der rechten Seite der Abb. 7 dargestellt. Die Wurzeltaschenlänge einschließlich drei Viertel Ganglion spinale ist an Tabelle 2 aufgelistet. Demnach fand sich z. B. an unserem Material bei L_5 eine mittlere Wurzeltaschenlänge von ca. 24 mm. Der 5. Lendenwirbel z. B. ist an unserem Untersuchungsgut (vorwiegend alte Menschen) am Seitenumfang im Mittel 24 (18,5–28,5) mm hoch. Die Wurzeltasche L_5 verläuft mit mittleren Winkeln von 142° nach unten und nach vorne. Sie und ihr Inhalt können deshalb bei Diskusprotrusionen und -prolaps L_4/L_5 wie auch des Diskus L_5/S_1 geschädigt werden. In dieser Höhe kann auch die Wurzeltasche S_1 und ihr Inhalt gequetscht werden (s. Abb. 36). In Abb. 37 ist ein schräger Schnitt durch die Wurzeltasche und den Verlauf des R. ventralis L_5 (mit Einengung) zu erkennen.

Literatur

Adamkiewicz A (1882) Über den häufigen Mangel dorsaler Rückenmarkswurzeln beim Menschen. Arch Pathol Anat 88/2:388

Adamkiewicz A (1882) Die Blutgefäße des menschlichen Rückenmarks. II. Teil. Die Gefäße der Rückenmarksoberfläche. Sitz der Akad Wiss, math-nat Kl 85, III Abt, S 101–130

Batson OV (1957) The vertebral vein system. Am J Roentgenol 78:195–212

Benke B, Röhlich P (1963) Elektronenmikroskopische Untersuchungen an den Hüllen der Rückenmarkswurzeln. I Hintere Wurzel. J Hirnforsch 7:87–93

Breig A (1960) Biomechanics of the central nervous system. Almqvist & Wiksell, Uppsala

Clemens HJ (1966) Beitrag des Morphologen zum Problem der spinalen Mangeldurchblutung. Verh Dtsch Kongr Inn Med 72:1059–1080

Cotunnii Dominici (1770) De ischiade nervosa commentarius. Apud Rudolphum Gräffer, Vienne

Craig WM, Mulder DW (1956) Late neurologic symptoms of spina bifida occulta: report of case. Proc Staff Meet Mayo Clin 31:98–100

Di Chiro G, Fried LC (1971) Blood flow currents in spinal cord arteries. Neurology (Minneap) 21:1088–1096

Diem MP (1980) Vergleichende Längenmessungen an vorderen Nervenwurzeln bei Neugeborenen und Erwachsenen. Med Diss Zürich (nach Rickenbacher u. Mitarb., 1982)

Eder M, Tilscher H (1978) Schmerzsyndrome der Wirbelsäule. Grundlagen, Diagnostik, Therapie. Hippokrates

Edgar MA, Ghadially JA (1976) Innervation of the lumbar spine. Clin Orthop 115:35–41

Elman R (1923) Spinal arachnoid granulations with especial reference to the cerebrospinal fluid. Johns Hopkins Hosp Bull (Baltimore) 34:99–104

Elze C (1932) Anatomie des Menschen. Ein Lehrbuch für Studierende und Ärzte, von H. Braus. Bd III. Zentrales Nervensystem, von C. Elze. Springer, Berlin

Fick R (1904) Handbuch der Anatomie des Menschen. Bd 2. Bänder, Gelenke und Muskeln. Fischer, Jena

Gillilan LA (1970) Veins of the spinal cord. Neurology (Minneap) 20:860

Hintzsche E, Gisler P (1935) Die Lage der Rückenmarksegmente im Wirbelkanal. Schweiz Arch Neurol Neurochir Psychiatr 35:287–294

Hirsch C, Inglemark BE, Miller M (1963/64) The anatomical basis for low back pain. Studies on the presence of sensory nerve endings in ligamentous, capsular and intervertebral disc structures in the human lumbar spine. Acta Orthop Scand 33:1–17

Hofmann M (1898) Die Befestigung der Dura mater im Wirbelkanal. Arch Anat Physiol, Anat Abtlg, S 403–412

Holst E v (1953) Die Verschiedenheit zentralnervöser Funktionsmechanismen, erläutert an Tierversuchen. Nervenarzt 24:1–10
Hovelacque A (1925) Le nerf sinuvertebral. Annales d'anatomie pathologique et d'anatomie normale medico-chirurgicale 2:435–443
Jänig W (1982) Viszeraler Schmerz – sympathisches Nervensystem und Schmerz. Diagnostik 15:1123–1134
Jellinger K (1966) Experimentelle Untersuchungen zur Frage der arteriellen Versorgungsgebiete des Rückenmarks. Acta Neuropathol (Berl) 6:200–207
Jellinger K (1966) Zur Orthologie und Pathologie der Rückenmarksdurchblutung. Springer, Wien New York
Jones Ph, Love JG (1956) Tight filum terminale. Arch Surg 73:556–566
Jung A, Brunschwig A (1932) Recherches Histologiques sur l'innervation des articulations des corp vertébraux. Presse Méd 40:315–317
Kadyi H (1889) Über die Blutgefäße des menschlichen Rückenmarks. Anat Anz 1:304–314
Kamieth H (1957) Die Mechanik der Beckenringlockerung und ihre statistische Rückwirkung auf die Wirbelsäule. ROEFO 87/4:499–511
Kamieth H, Reinhardt K (1955) Der ungleiche Symphysenstand. Ein wichtiges Symptom der Beckenringlockerung. ROEFO 83/4:530–546
Kaplan EB (1947) Recurrent meningeal branch of the spinal nerves. Bull Hosp Joint Dis VIII, 1:108–109
Key A, Retzius G (1875) Studien in der Anatomie des Nervensystems und des Bindegewebes. Bd 1. Samson & Wallin, Stockholm
Kido DK, Gomez DG, Pavese AM Jr, Potts DG (1976) Human Spinal Arachnoid Villi and Granulations. Neuroradiology 11:221–228
Kimmel DL (1961) Innervation of spinal dura mater and dura mater of the posterior cranial fossa. Neurology (Minneap) 11:800–809
Krause CFTh (1843) Handbuch der menschlichen Anatomie. Bd 1 Die allgemeine und specielle Anatomie des Erwachsenen. 2. Aufl. im Verlag der Hahn'schen Hofbuchhandlung, Hannover
Kupffer C v (1891) Die Entwicklung der Kopfnerven der Vertebraten. Verh Anat Ges 5:22–55
Lachmann B (1882) Gliom im obersten Theil des Filum terminale mit isolierter Compression der Blasennerven. Arch Psychiatrie und Nervenkrankheiten 13:50–62
Lang J (1962) Über das Bindegewebe und die Gefäße der Nerven. Z Anat Entwickl Gesch 123:61–79
Lang J (1983) Anatomie des Wirbelkanals und seines Inhaltes. In: Neuroorthopädie 1: Halswirbelsäulenerkrankungen mit Beteiligung des Nervensystems. Springer, Berlin Heidelberg New York
Lang J, Baldauf R (1983) Beitrag zur Gefäßversorgung des Rückenmarks. Gegenbaurs Morphol Jahrb 129:57–95
Lang J, Bartram C-Th (1982) Über die Fila radicularia der Radices ventrales et dorsales des menschlichen Rückenmarks. Gegenbaurs Morphol Jahrb 128:417–462
Lang J, Emminger A (1963) Über die Textur des Ligamentum denticulatum und der Pia mater spinalis. Z Anat Entwickl Gesch 123:505–522
Lang J, Geisel U (1983) Über den lumbosakralen Teil des Durasackes und die Topographie seines Inhalts. Morphol Med 3:27–46
Lang J, Proelss W, Wendler H (in Vorbereitung) Klinisch-anatomische Befunde zum lumbalen Teil der Wirbelsäule
Lanz T v (1928) Zur Struktur der Dura mater spinalis. Verh Anat Ges 37:78–87
Lazorthes G, Poulhes J, Espagno J (1948) Etude sur les nerfs sinu-vertebraux lombaires le nerf de roofe existe-t-il? Compt Rend Assoc Anat, 34 Reunion, 317
Lüderitz C (1881) Über das Rückenmarksegment. Ein Beitrag zur Morphologie und Histologie des Rückenmarks. Arch Anat Physiol, S 423–495
Luschka H v (1850) Die Nerven des menschlichen Wirbelkanals. Laupp, Tübingen
Luyendijk W, Voorthuisen AE van (1966) Contrast examination of the spinal epidural space. Acta Radiol [Diagn] (Stockh) 5:1051–1066
Malinowsky K (1910) Maßbestimmungen am Wirbelkanal: Lage der einzelnen Teile und sonstige Verhältnisse derselben. Arch Anat Physiol Wiss Med, S 249–274

McCabe JS, Low FN (1969) The subarachnoid angle: An area of transition in peripheral nerve. Anat Rec 164:15–33

Medla JKK (1982) Beiträge zur Nerven- und Gefäßversorgung im Bereich des Os sacrum und des Os coccygis sowie im Canalis sacralis. Med Diss, Würzburg

Mosnier H, Frantz Ph, Calmat A, Leguerrier A, Cabrol C (1979) A Study of the Anastomoses between the Left Renal Vein and the Intra-Vertebral Plexus. Anatomia Clinica 1:321–324

Newman PH (1965) A clinical syndrome associated with severe lumbo-sacral subluxation. J Bone Joint Surg [Br] 47:472–481

Pearson AA, Sauter RW, Buckley TF (1966) Further observations on the cutaneous branches of the dorsal primary rami of the spinal nerves. Am J Anat 118:891–904

Pederson HE, Blunck CFJ, Gardner E (1956) The anatomy of lumbosacral posterior rami and meningeal branches of spinal nerves (sinu-vertebral nerves), with an experimental study of their functions. J Bone Joint Surg [Am] 38:377–391

Perlow S, Vehe KL (1935) Variations in the Gross anatomy of the stellate and lumbar sympathetic ganglia. Am J Surg 30:454–458

Pfitzner W (1884) Über Wachsthumsbeziehungen zwischen Rückenmark und Wirbelkanal. Gegenbaurs Morphol Jahrb 9:99–116

Piscol K (1972) Die Blutversorgung des Rückenmarkes und ihre klinische Relevanz. Springer, Berlin Heidelberg New York (Schriftenreihe Neurologie Band 8)

Prestar FJ, Putz R (1982) Das Ligamentum longitudinale posterius – Morphologie und Funktion. Morphol Med 2:181–189

Prölss W (1982) Arbeit über Gefäße und Nerven im Lendenwirbelbereich. Med Diss, Würzburg

Quincke H (1872) Zur Physiologie der Cerebrospinalflüssigkeit. Arch Anat Physiol (Leipzig), S 153–177

Ratcliffe JF (1981) The arterial anatomy of the developing human dorsal and lumbar vertebral body. A microarteriographic study. J Anat 133:625–638

Ratcliffe JF (1982) The anatomy of the fourth and fifth lumbar arteries in humans: an arteriographic study in one hundred live subjects. J Anat 135/4:753–761

Rexed B (1947) Arachnoidal proliferations with cyst formation in human spinal nerve roots at their entry into the intervertebral foramina. J Neurosurg 4:414–421

Rexed BA, Wennström KG (1959) Arachnoideal proliferation and cystic formation in the spinal nerve root pouches of man. J Neurosurg 16:73–84

Rickenbacher J, Landolt AM, Theiler K (1982) Praktische Anatomie: begr von T von Lanz, W Wachsmuth. Fortgef von J Lang; W Wachsmuth (Hrsg). Bd 2, Teil 7, Rücken. Springer, Berlin Heidelberg New York

Röhlich P, Knoop A (1961) Elektronenmikroskopische Untersuchungen an den Hüllen des N. ischiadicus der Ratte. Z Zellforsch 53:299–312

Schneider M (1953) Durchblutung und Sauerstoffversorgung des Gehirns. Verh Dtsch Ges Kreislaufforsch, 19. Tagung, S 3–25

Sheehan D (1941) Spinal Autonomic outflows in man and monkey. J Comp Neurol 75:341–370

Spischarny (1908) zit nach Malinowsky (1910)

Spurling RG, Bradford FK (1939) Neurologic aspects of herniated nucleus pulposus. JAMA 113:2019

Spurling RG, Bradford FK, Mayfield FM, Rogers JB (1937) Hypertrophy of the ligamenta flava as a cause of low back pain. JAMA 109, 12:928

Stilwell DL Jr (1956) The nerve supply of the vertebral column and the associated structures in the monkey. Anat Rec 125:139–162

Suh TH, Alexander L (1939) Vascular system of the human spinal cord. Arch Neurol Psychiat 31:659–677

Tanon L (1908) Les artères de la moelle dorso-lombaire. Thesis, Paris

Tarlov IM (1938) Perineural cysts of the spinal nerve roots. Arch Neurol Psychiat 40:1067–1074

Theron J, Houtteville JP, Ammerich H, Alves des Souza A, Adam H, Thurel Cl, Rey A, Houdart R (1976) Lumbar phlebography by catheterization of the lateral sacral and ascending lumbar veins with abdominal compression. Neuroradiology 11:175–182

Tureen LL (1938) Circulation of the spinal cord and the effect of vascular occlusion. Res Publ Assoc Res Nerv Ment Dis 18:394–437

Webber RH (1955) An Analysis of the Sympathetic Trunk, Communicating Rami, Sympathetic Roots and Visceral Rami in the Lumbar Region in Man. Ann Surg 141:398–413

Weisman AD, Adams RD (1944) The neurological complications of dissecting aortic aneurysm. Brain 67:71–92

Welch K, Pollay M (1963) The Spiral Arachnoid Villi of the Monkeys Cercopithecus aethiops sabaeus and Macaca irus. Anat Rec 145:43–48

Wiberg G (1948/50) Back pain in relation to the nerve supply of the intervertebral disc. Acta Orthop Scand 214:18–19

Zülch KJ (1961) Die Pathogenese von Massenblutung und Erweichung unter besonderer Berücksichtigung klinischer Gesichtspunkte. Acta Neurochir (Wien) [Suppl] VII: 51–117

Anomalien der Wirbelsäule aus der Sicht der medizinischen Genetik

R.A. Pfeiffer

Mißbildungen des Achsenskeletts sind ebenso häufig wie gravierend. Deshalb bedarf es einer Erklärung, warum sie in der neueren humangenetischen Literatur kaum behandelt werden.
1. Frühere erbbiologische Untersuchungen über die Variationen der Wirbelsäule haben durch teratologische Befunde keine Bestätigung erhalten.
2. Die in der experimentellen Genetik bekannten Mutanten mit Mißbildungen besonders des Schwanzskeletts lassen sich nicht auf den Menschen übertragen [20].
3. Genetische Segmentationsstörungen sind selten.
4. Familienuntersuchungen machen Röntgenaufnahmen erforderlich.
5. Zahl und Bedeutung genetischer Faktoren innerhalb eines multifaktoriellen Systems, das aufgrund des überzufälligen familiären Vorkommens von Neuralrohrdefekten angenommen wird, sind unklar. Die Diskordanz eineiiger Zwillinge und epidemiologische Daten lassen sogar daran zweifeln. Bemerkenswert ist auch, daß genetische monogene und chromosomale Syndrome einen Neuralrohrdefekt nicht überzufällig einschließen.

Im ersten Teil sollen die Beobachtungen und Untersuchungen diskutiert werden, die als Gerüst für eine genetische Nosologie der Mißbildungen der Wirbelsäule gelten können.

Die seltenen Osteochondrodysplasien und Dysostosen mit morphologisch spezifischer Beteiligung der Wirbelsäule sind formal genetisch weitgehend aufgeklärt. Im zweiten Teil werden neuroorthopädisch relevante Befunde zusammengestellt.

I

1. Unter der Bezeichnung **spondylokostale Dysostose** werden über die gesamte Wirbelsäule verstreute Mißbildungen der Wirbelkörper in Form von Keil-, Halb- und Blockwirbeln zusammengefaßt, die im thorakalen Abschnitt Anomalien der Rippen, meist proximale Synostosen, nach sich ziehen [37]. Bei dem Neugeborenen fällt der kurze Rumpf und Hals auf. Die perinatale Letalität wird durch das Ausmaß der zervikalen Mißbildungen einerseits und die Ventilationsfähigkeit des oft wie krabbenartig versteiften Brustkorbs bestimmt. Trotz der früh einsetzenden Tendenz zu Kyphoskoliosen ist die statomotorische Entwicklung der Patienten offenbar befriedigend. Neuroorthopädische Komplikationen sind weder bei den Kindern noch bei den seltenen Erwachsenen bekannt geworden.

Das individuelle Spektrum der Anomalien hat dazu geführt, schwere und weniger schwere Formen abzugrenzen, ohne jedoch Schlüsse auf die Ursache zu erlauben [29]. Familiäres Vorkommen läßt auf eine autosomal dominante und auf eine autosomal rezessive Form schließen, für die sich jedoch keine spezifischen diagnostischen Merkmale abgrenzen lassen, nicht zuletzt angesichts der großen intrafamiliären Variabilität. Sporadische Fälle könnten der einen oder der anderen Form angehören, aber auch, in Analogie zu teratologischen Versuchen, auf eine exogene Störung der Chorda dorsalis zurückgehen.

Das Krankheitsbild, das unter einer Vielzahl von Synonymen veröffentlicht wurde, schließt weder eine Myelomeningocele noch zusätzliche Organmißbildungen ein, obwohl dabei umgekehrt ähnliche Anomalien der Wirbelsäule, wenn auch eher regional, beobachtet werden.

Vereinzelte familiäre Krankheitsbilder mit spondylokostaler Dysostose, die wahrscheinlich autosomal rezessiv vererbt werden, lassen sich nosologisch noch nicht einordnen [14, 31, 43].

Ein letales Syndrom, das eine Analatresie, tracheoösophageale Mißbildungen, Herzfehler und eine Radiusaplasie umfaßt (VATER-Syndrom) ist nicht genetisch bedingt [7]. Geschwister mit einer Ösophagusatresie unterschieden sich in den übrigen Mißbildungen [4].

2. Zervikokraniale Dysostosen, die mit den Namen Klippel und Feil verbunden sind, umfassen neben einer numerischen Reduktion der Halswirbelsäule mit mehr oder weniger ausgeprägten Synostosen und oft einer Spaltung der Wirbelbögen auch Anomalien der kranialen Rippen. Familiäre Beobachtungen lassen autosomal dominanten Erbgang [15, 41] oder autosomal rezessive Vererbung [26] vermuten. Nur in einer einzigen größeren Studie, die sich an die ursprüngliche Einteilung in drei morphologische Klassen hält, ist der Versuch teilweise gelungen, bestimmte Anomalien genetisch zu begründen [21]. In der Klasse II ist autosomal dominante Vererbung für die Fusion C_2-C_3, wohl die häufigste Anomalie überhaupt, und für eine atlanto-okzipitale Fusion mit leichter basilärer Impression wahrscheinlich.

Möglicherweise folgt die Fusion C_5-C_6 einem autosomal rezessiven Erbgang. Diese vorläufige Klassifikation bedarf der Überprüfung, besonders auch unter Berücksichtigung klinischer Kriterien.

In der I. Klasse, die ausgeprägte Blockwirbelbildung im zervikalen und oberen thorakalen Bereich beschreibt, sowie in der III. Klasse, die neben zervikalen auch thorakale und lumbale Wirbelmißbildungen einschließt, erscheinen familiäre Fälle so selten, daß nur auf Verdacht von autosomal rezessivem oder dominantem Erbgang gesprochen werden kann.

Anomalien der Halswirbelsäule werden zusammen mit verschiedenen Organmißbildungen beobachtet [24], besonders der Nieren und des Herzens, sowie im Zusammenhang mit Schwerhörigkeit, die sowohl konduktiv als auch sensorisch bedingt sein kann. In Verbindung mit einer Abducensparese und Retractio bulbi wird von einem Wildervanck-Syndrom gesprochen (cervico-oculo-acusticus), doch ist dieses ebenso wie das Goldenhar-Syndrom (oculo-auriculo-vertebralis) ätiologisch uneinheitlich.

3. Lumbosakrale Dysostosen und besonders Agenesien der unteren Wirbelsäule werden als kaudale Regression zusammnengefaßt und überzufällig bei Kindern diabetischer und prädiabetischer Mütter beobachtet [11]. Unter acht von Carlo et al. [12] beschriebenen Kindern hatten nicht weniger als fünf eine diabetische Mutter.

Häufige Begleitmißbildungen sind neben weiteren Anomalien der oberen Wirbelsäule und der Extremitäten solche der Nieren und ableitenden Harnwege, des inneren Genitale, aber auch die zu dem VATER-Syndrom zu rechnenden. Neurologische Komplikationen sind naturgemäß häufig.

In einem Fall [42] waren die beiden Kinder einer diabetischen Mutter gleichartig geschädigt und zwar bei einem Kind ab Th_{12}, bei dem anderen ab L_5. In einem anderen Fall [18] wiesen die beiden Kinder gesunder Eltern eine kaudale Regression und zusätzlich verschiedenartige Herzvitien auf.

Familiäres Vorkommen einer kaudalen Regression ist extrem selten. Nur in vier Familien wird über eine Agenesie des Sacrum mit Hypoplasie der unteren Lendenwirbel berichtet, und zwar bei Vater und Sohn [38], sowie bei einer Mutter und zwei ihrer Kinder [40]. Robert et al. [39] berichteten über Schwestern und eine Nichte in einer Familie und über drei Geschwister in einer anderen Familie. Bemerkenswert erscheint, daß bei der Mutter und Schwester einer Patientin eine Spina bifida occulta bei L_5 vorlag.

In drei Familien [17, 27, 35] fand sich eine partielle Agenesie des Sacrum und der Coccyx zusammen mit einer präsakralen Meningocele und zwar in zwei bzw. drei Generationen, aber ausschließlich bei Frauen. In der Erstbeobachtung [17] war ein Junge mit einer Analatresie bald nach der Geburt verstorben. Drei Patientinnen wiesen ebenfalls eine Analstenose auf. Zusätzlich fanden sich Mißbildungen der Nieren und des Uterus, sowie neurologische Ausfälle, die auf eine Syringomyelie bezogen wurden. Die Frauen wurden übrigens normal entbunden. Das familiäre Vorkommen läßt an eine X-gekoppelte Mutation denken. Die Beobachtung von Yates et al. [47] (11 Kranke in 3 Generationen) legt jedoch autosomal-dominante Vererbung mit geringer Manifestation im männlichen Geschlecht nahe. Auch präsakrale Teratome, ausnahmsweise maligne, können familiär auftreten. Ashcraft und Holder [3] fanden die Anomalie, die sich röntgenologisch durch einen sakrokokzygealen Defekt [Hunt et al. 25] und klinisch durch anorektale Stenosen, und vesikoureteralen Reflux zu erkennen gibt, in mehreren Generationen, Aaronson [2] nur bei Geschwistern offenbar gesunder Eltern.

4. Familiäres Vorkommen einer **Spondylolyse** und **Spondylolisthesis** ist oft mitgeteilt [19], und meist auf autosomal dominante Vererbung zurückgeführt worden [1, 44]. Haukipuuro et al. [22] haben in einer großen Sippe in Finnland bei 22 von 105 geröntgten Familienangehörigen eine Spondylolyse und bei 6 eine Spondylolisthesis festgestellt. Häufig fanden sich auch eine Spina bifida occulta und lumbosakrale Variationen. Die Anomalie erschien demnach nicht so häufig, wie man bei autosomal dominanter Vererbung erwarten würde, nämlich nur in 27%, aber häufiger als bei multifaktorieller Bedingung, auch unter Berücksichtigung der jeweiligen Häufigkeit, die z. B. bei Alaskaeskimos über 40% beträgt. Bei diesen Untersuchungen ist zu beachten, daß die Häufigkeit vom Alter abhängt und verschiedene morphologische Ausprägungen bestehen. Wynne-Davies und Scott [46] haben die Häufigkeit unter Verwandten I. Grades von Patienten mit der dysplastischen oder der isthmischen Form der Spondylolisthesis untersucht. In beiden Kollektiven kommen beide Anomalien überzufällig häufig vor, in der Gruppe der dysplastischen Probanden jedoch doppelt so häufig. Ein Zusammenhang mit Neuralrohrdefekten ließ sich nicht nachweisen.

5. **Vertebrale Dysraphien**, die nach der Auswahl der Fälle sowohl eine Diastematomyelie, innere Meningozelen, Dermoidzysten, intra- und extradurale Lipome, Spina bifida occulta, aber auch präsakrale Sinus und Naevi und spezifische neurologische Symptome umfassen, sind ätiologisch mit Neuralrohrdefekten zu vergleichen [13]. Unter den Geschwistern von 207 Patienten, die wegen einer spinalen Dysraphie behandelt worden waren, wurde in 4,12% ein Neuralrohrdefekt beobachtet. Diese Häufigkeit entspricht der von Geschwistern von Probanden mit einem Neuralrohrdefekt.

Zu einem ähnlichen Ergebnis war Wynne-Davies [45] gekommen, die Angehörige von 4 Patientengruppen untersucht hatte: Je eine Gruppe mit Spina bifida cystica und occulta, welche zusätzlich Anomalien der Wirbelkörper aufwiesen und je eine Gruppe mit multiplen oder singulären Wirbelkörpermißbildungen. Nur in der letzten Gruppe fanden sich keine Neuralrohrdefekte, übrigens auch kein Fall mit zerviko kranialer Dysostose, so daß diese möglicherweise als ein ätiologisch verschiedener Typ abgegrenzt werden kann. In den übrigen Gruppen wich die Häufigkeit von Geschwistern mit einem Neuralrohrdefekt nicht signifikant voneinander ab.

Eine autosomal dominant vererbte Dysplasie von Lendenwirbelkörpern mit lumbaler Kyphose [8], könnte Kennzeichen einer generalisierten Osteochondrodysplasie sein, da bei den minderwüchsigen Patienten auch breite Hände und diskrete Gelenkkontrakturen angegeben wurden. Ob die älteren von Bauer [6] zitierten Fälle damit identisch sind, erscheint fraglich.

Eine Überprüfung dieser Beobachtungen erscheint dringend geboten. Obwohl die vorgelegten Daten meist keine Schlußfolgerungen auf die Art der genetischen Bedingung zulassen, bilden sie eine Grundlage der genetischen Beratung, besonders auch im Hinblick auf die Pränataldiagnostik.

II

Osteochondrodysplasien mit charakteristischer spondylärer Beteiligung, die sämtlich monogen bedingt sind, können im Hinblick auf neurologische Komplikationen in drei Gruppen eingeteilt werden:
- solche mit verengtem Spinalkanal
- solche mit Platyspondylie
- solche mit progredierter Skoliose

Angesichts der Seltenheit der Krankheitsbilder und der geringen Erfahrung mit Patienten im Erwachsenenalter liegen nur wenige Berichte über neuroorthopädische Komplikationen vor, zumal sich orthopädische Maßnahmen auf den Ausgleich von Stellungsanomalien und die Behandlung vorzeitiger Arthrosen konzentrieren.

1. Der sich nach kaudal verkleinernde Abstand der Bogenwurzeln stellt ein diagnostisches Zeichen der *Achondroplasie* und der *Hypochondroplasie* dar. Häufig findet sich im thorakolumbalen Übergang eine Kyphose. Eine gibbusartige Verstärkung bei farbigen Patienten wurde sogar als charakteristisches Merkmal in dieser Rasse hervorgehoben [9].

Die Kompression des Thorakolumbalmarks durch hintere Bandscheibenhernien stellt eine häufige Komplikation nach dem dritten Lebensjahrzehnt dar [5, 16, 32].

Kozlowski und Middleton [30] haben eine Variante der Achondroplasie bei einem 26jährigen Mann mit Paraplegie beschrieben, bei dem mehrere Laminektomien zwischen C_7 und S_1 erforderlich waren. Der nicht seltene Hydrocephalus internus wird auf eine Verengung des Foramen occipitale magnum zurückgeführt. Exemplarisch ist die Beobachtung bei Mutter und Sohn [34]. Diese entwickelte nach dem 30. Lebensjahr eine Tetraplegie mit Harninkontinenz in der Folge einer Kompression des Halsmarks. Die Myelographie zeigte normale Verhältnisse. An der Halswirbelsäule fanden sich degenerative Veränderungen mit Verschmälerung der Zwischenwirbelscheiben. Der Sohn erlitt im Alter von 11 Jahren eine Tetraplegie durch Trampolinspringen. Bei ihm fanden sich erweiterte Hirnventrikel, eine Verengung des Spinalkanals und des Foramen occipitale magnum, sowie degenerative Veränderungen im Bereich L_4-S_2.

2. Patienten mit spondylo-epi-meta-physären Dysplasien (kongenitale spondyloepiphysäre Dysplasie [33], Pseudoachondroplasie [28], Morbus Morquio), sind vor allem durch eine Dysplasie des Processus odontoideus mit atlantoaxialer Luxation gefährdet, die durch die Bänderschlaffheit begünstigt wird. Dadurch kommt es zur Halsmarkkompression in der Höhe C_1/C_2, die sich zunächst durch verstärkte Ermüdbarkeit äußern und zu Tetraplegien führen kann.

3. Bei diastrophischem Zwergwuchs kommt es bereits im Kindesalter zu rasch zunehmender Skoliose, besonders im zervikalen Bereich, die eine Halsmarkkompression nach sich ziehen kann. In der Mehrzahl der Fälle wird zusätzlich eine Spina bifida festgestellt [10, 23].

Literatur

1. Amuso SJ, Mankin HJ (1967) Hereditary spondylolisthesis and spina bifida. J Bone Joint Surg 49A:507–513
2. Aaronson, I (1970) Anterior sacral meningocele, anal canal duplication cyst and covered anus occurring in one family. J Pediatr Surg 5:559–563
3. Ashcraft, KW, Holder ThM (1974) Hereditary presacral teratoma. J Pediatr Surg 9:691–697
4. Auchterlonie IA, White MP (1982) Recurrence of the VATER association within a sibship. Clin Genet 21:122–124
5. Bailey JA (1970) Orthopedic aspects of achondroplasia. J Bone Joint Surg 52A:1285–1301
6. Bauer H (1933) Über angeborene Wirbelsäulenmißbildungen insbesondere angeborene Kyphosen. Z Orthop 58:354–381
7. Baumann W, Greinacher I, Emmerich P, Spranger J (1976) VATER- oder VACTERL Syndrom. Klin Paediatr 188:328–337
8. Beals RK (1969) Familial vertebral hypoplasia and kyphosis. J Bone Joint Surg 51A:190–196
9. Beighton P, Bathfield CA (1981) Gibbal achondroplasia. J Bone Joint Surg 63 B:328–329
10. Bethem D, Winter RB, Lutter L (1980) Disorders of the spine in diastrophic dwarfism. J Bone Joint Surg 62A:529–536
11. Blumel J, Burke Evans E, Eggers GWN (1959) Partial and complete agenesis of malformation of the sacrum with associated anomalies. J Bone Joint Surg 42A:497–518
12. Carlo WA, Kliegmann RM, Dixon MS, Fletcher BD, Fanaroff AA (1982) Vertebral agenesis. Comprehensive care and outcome. Am J Dis Child 136:533–537
13. Carter CO, Evans KA, Till K (1976) Spinal dysraphism: genetic relation to neural tube malformations. J Med Genet 13:343–350

14. Casamassina AC, Casson Morton C, Nanca WE, Kodroff M, Caldwell R, Kelly Th, Wolf B (1981) Spondylocostal dysostosis associated with anal and urogenital anomalies in a Mennonite sibship. Am J Med Genet 8:117–127
15. Clemmesen V (1936) Congenital cervical dysostosis, Klippel-Feil's Syndrom 17:480–490
16. Cohen ME, Rosenthal AD, Matson DD (1967) Neurological abnormalities in achondroplastic children. J Pediatr 71:367–376
17. Cohn J, Bay-Nielsen E (1969) Hereditary defect of the sacrum and coccyx with anterior sacral meningocele. Acta Paediatr Scand 58:368–274
18. Finer NN, Bowen P, Dunbar LG (1978) Caudal regression anomalad (sacral agenesis) in siblings. Clin Genet 13:353–358
19. Friberg S (1939) Studies on spondylolisthesis. Acta Chir Scand [Suppl 55] 82:7–131
20. Grüneberg H (1963) The pathology of development. Balckwell. Oxford.
21. Gunderson CH, Greenspn RH, Glaser CH, Lubs HA (1967) The Kippel-Feil syndrome. Genetic and clinical reevaluation of cervical fusion. Medicine (Baltimore) 46:491–512
22. Haukipuuro K, Keränen N, Koivisto E, Lindholm R, Norio R, Punto L (1978) Familial occurrence of lumbar spondylosis and spondylolisthesis. Clin Genet 13:471–476
23. Herring JA (1978) The spinal disorders in diastrophic dwarfism. J Bone Joint Surg 60A:177–182
24. Hensinger RN, Lang JE, MacEwen GD (1974) Klippel-Feil syndrome. J Bone Joint Surg 56A:1246–1253
25. Hunt PT, Davidson KC, Ashcraft KW, Holder ThM (1977) Radiography of hereditary presacral teratoma. Radiology 122:137–191
26. Juberg RC, Gershank JJ (1976) Cervical vertebral fusion (Klippel-Feil) syndrome with consanguineous parents. J Med Genet 13:246–249
27. Kenefick JS (1973) Hereditary sacral agenesis associated with presacral tumours. Br J Surg 60:271–274
28. Kopits StE, Lindstrom JA, McKusick VA (1974) Pseudoachondroplastic dysplasia: Pathodynamics and management. Birth Defects 12:341–351
29. Kozlowski K (1981) Spondylo-costal dysplasia: Severe and moderate types (Report of 8 cases). Australas Radiol 25:81–90
30. Kozlowski K, Middleton R (1977) A "new" bone dysplasia with spinal compression in a 26 year old man. Australas Radiol 21:281–286
31. Langer LO, Moe JH (1975) A recessive form of congenital scoliosis different from spondylothoracic dysplasia. Birth Defects 6:83–86
32. Lutter LD, Langer LO (1977) Neurological symptoms in achondroplastic dwarfs. – Surgical treatment. J Bone Joint Surg 59A:87–92
33. Norum RA (1969) (?) Spondyloepiphyseal dysplasia with quadriplegia from atlantoaxial subluxation. Birth Defects 4:319–321
34. Özer F (1974) Achondroplasia with spinal neurologic complications in mother and son. Birth Defects 12:353–355
35. Paris J, Laine E (1973) Agenesie sacro-coccygienne hereditaire avec perforation anale incomplete. Megarectum dans l'enfance, meningocele pelvienne a l'age adulte. Sem Hop Paris 49:1320–1322
36. Pascual-Castroviejo I, Santolaya JM, Lopez Mertin V, Rodrguez Costa T, Tendero A, Mulas F (1973) Cerebro-facio-thoracic dysplasia: report of three cases. Med. Child Neurol 15:348–354
37. Pfeiffer RA, Hansen HG, Böwing B, Tietze U (1983) Die spondylocostale Dysostose. Bericht über 5 Beobachtungen einschließlich Geschwister und einen atypischen Fall. Monatsschr Kinderheilkd 131:28–34
38. Pouzet F (1938) Les anomalies du developpement du sacrum. Lyon Med 35:371–373
39. Robert JM, Pernod J, Bonnet R (1974) L'agenesie sacro-coccygienne familiale. J Genet Hum 22:45–60
40. Say B, Coldwell JG (1975) Hereditary defect of the sacrum. Humangenetik 27:231–234
41. Sicard JA, Lermoyez J (1923) Formes frustes evolutives familales du syndrome de Klippel-Feil. Rev Neurol (Paris) 39:71–74
42. Stewart JM, Stoll St (1979) Familial caudal regression anomalad and maternal diabetes. J Med Genet 16:17–20

43. Wadia RS, Shirole DB, Dikshit MS (1978) Recessively inherited costovertebral segmentation defect with mesomelia and peculiar facies (COVESDEM syndrome). A new genetic entity? J Med Genet 15:123–127
44. Wiltse LL (1962) The etiology of spondylolisthesis. J Bone Joint Surg 44A:539–560
45. Wynne-Davies R (1975) Congenital vertebral anomalies: aetiology and relationship to spina bifida cystica. J Med Genet 12:280–288
46. Wynne-Davies R, Scott JHS (1979) Inheritance and spondylolisthesis. A radiologic family study. J Bone Joint Surg 61B:301–306
47. Yates VD, Wilroy RS, Whittington GL, Simmons JCH (1983) Anterior sacral defects: an autosomal dominantly inherited condition. J Pediatr 102:239–242

Zweckmäßiger Aufbau des klinischen Untersuchungsganges bei neuroorthopädischen Erkrankungen im Bereiche der Lenden-Becken-Hüftregion

H. TILSCHER

1. Einleitung

Aufgabe der klinischen Untersuchung ist einerseits die Strukturanalyse, andererseits die Aktualitätsdiagnose. Die Strukturanalyse sucht Ort und Art der vorliegenden Störung zu identifizieren, die Aktualitätsdiagnose versucht im Hinblick auf eine ökonomische Therapie das im Vordergrund stehende Störsymptom aufzudecken.

Strukturanalytische Aktivitäten beginnen bereits bei der Anamnese, wobei durch Informationen über die Art der Beschwerden, deren Beginn, Dauer, Auslösungsmodus, besonders aber durch die Schmerztopik wichtige Informationen gewonnen werden.

Das wichtigste Symptom bei Störungen der Lenden-Becken-Hüftregion ist der Schmerz im Lumbalbereich, aber auch (oder) im Glutealbereich und Sakralbereich. Diese Symptomatik wird als Kreuzschmerz oder tiefer Rückenschmerz bezeichnet.

Bei Ausstrahlungsschmerzen in das Bein spricht man von ischialgiformen bzw. von lumboischialgiformen Beschwerden. Die genaue Beschreibung der Schmerztopik bedeutet bereits einen wichtigen strukturanalytischen Hinweis. Segmentale Funktionsstörungen der Lendenwirbelsäule von L_1–L_4 befallen primär die laterale Glutealregion, Funktionsstörungen zwischen L_4 und S_1 eher die Lendenwirbelsäule und erst an 2. Stelle die laterale Glutealregion vor der Sakralgegend und der dorsolateralen unteren Extremität.

Funktionsstörungen des Kreuzdarmbeingelenks sind primär mit Schmerzen in der lateralen Glutealregion vergesellschaftet, weiters auch mit Schmerzen in der kaudalen Lumbalregion, der Sakralregion und schließlich des dorsolateralen Oberschenkels und Unterschenkels.

Ausstrahlungsschmerzen in das Bein müssen nicht zwangläufig Ausdruck einer radikulären Läsion sein, sondern können oft als Projektionsschmerz oder pseudoradikuläre Symptomatik Symptome anderer Störungen der Lenden-Becken-Hüftregion darstellen.

Die klinische Untersuchung prüft im wesentlichen Normalfunktionen um Fehlfunktionen zu finden.

Im Prinzip handelt es sich dabei um Untersuchungen:
1. Der Statik
2. Der Dynamik
   a) Bewegungseinschränkung
   b) Bewegungsvermehrung
   c) Kraft
   d) Koordination.

3. Gewebsfunktionen
   a) Konsistenz
   b) Kohärenz
   c) Elastizität
   d) Temperatur
   e) Druckdolenz
   f) Trophik
4. Sensibilität, Propriozeption.
5. Form

Es sei daran erinnert, daß auch der neurologische Untersuchungsgang sich orthopädischer Tests bedient um Schlüsse auf neurale Läsionen treffen zu können, ebenso wie die Beurteilung des Bewegungsapparates durch den Orthopäden nie die neurologische Steuerung außer acht lassen kann und darf. Es muß somit der orthopädische Untersuchungsgang letzten Endes eine neuroorthopädische Befunderhebung darstellen.

Diese Prinzipien klinischer Untersuchungen des Bewegungsapparates sind unverzichtbare Methoden zur Strukturanalyse, leiden aber unter der Subjektivität sowohl des Untersuchers wie auch unter der des Patienten. Zwangsläufig ergibt sich die Notwendigkeit, bei der Erstellung der Strukturanalyse mehr als einen positiven, d. h. pathologischen Befund zur Diagnosestellung zu suchen und zu finden. Erst die Mehrzahl von Befunden und in Abhängigkeit von einer gewissen Konstellation der Befunde zueinander ermöglichen eine klinisch relevante Diagnose.

Als wichtig erweist sich dabei, daß den Untersucher aus der Fülle von Einzelsymptomen ein sogenanntes kritisches Detail aufhorchen läßt und ihn veranlaßt, in eine gewisse Richtung hin weiter zu forschen, in der Annahme, daß einige weiterführende kritische Details die Subsummierung des Beschwerdebildes in ein umschriebenes Krankheitsbild ermöglichen. Das Aufblitzen dieses kritischen Details in der Anamnese und in der klinischen Untersuchung stellt den Ansatz zur planmäßigen Steuerung des ärztlichen Gedankens bzw. des ärztlichen Handelns dar. Auf die Praxis übertragen heißt dies, daß der Patient eine Fülle von Beschwerden dem Arzt vorträgt und daß der Arzt eine Fülle von Befunden erhebt, wobei aus dieser amorphen Masse von Informationen ein Detail aufhorchen läßt, einen sogenannten fruchtbaren Augenblick setzt, der die weitere Explikation des Begegnungsereignisses steuert. Als Beispiel sei hierfür ein Krankheitsfall erwähnt in welchem Schmerzen im Gesäß angegeben werden, die belastungsabhängig sind und keine Ausstrahlungssymptomatik machen. Erst die Feststellung einer Verspannung des M. glutaeus medius bei leicht positivem Federungstest des Kreuzdarmbeingelenkes liefert gemeinsam mit dem Vorliegen einer eingeschränkten Hüftinnenrotation und einer Druckdolenz des Hüftgelenkes die Diagnose pseudoradikuläre Symptomatik im Rahmen einer Koxalgie.

Im Rahmen des Untersuchungsganges der Lenden-Becken-Hüftregion müssen die verschiedensten in Frage kommenden Strukturen spezifisch getestet werden um den Kreis der Möglichkeiten von Strukturstörungen einzuengen. Es ist hierbei notwendig, alle anatomischen Anteile des Achsenorgans Wirbelsäule zu berücksichtigen und von den kritischen Details ihre Störungsäußerungen zu wissen.

Das Einholen von Hilfsbefunden ergänzt in den meisten Fällen die klinischen Untersuchungsergebnisse.

2. Untersuchungsgang

Folgender Untersuchungsgang berücksichtigt die Mehrzahl der Störungsäußerungen gewisser Strukturen:
1. Die Untersuchung der Alltagsbewegungen des Patienten
2. Die Untersuchung des Patienten im Stehen
3. Die Untersuchung im Sitzen
4. Die Untersuchung in Rückenlage
5. Die Untersuchung in Bauchlage
6. Die Untersuchung in Seitenlage des Patienten.

2.1. Die Untersuchung beginnt bereits bei der Beurteilung von **Alltagsbewegungen** des Patienten, d.h. die Art wie er den Raum betritt, wie er geht, sich niedersetzt, sich auszieht etc. Hierbei kann bereits das Schonhinken der Koxarthrose, das Haltungsprovisorium mit der kyphosierten und skoliosierten Lendenwirbelsäule bei der radikulären Läsion, die generelle Bewegungseinschränkung mit der leicht vorgeneigten Haltung beim fortgeschrittenen M. Bechterew, der mühsam aufgerichtete Oberkörper bei leicht gebeugter Hüfte und Knie beim Osteoporosesyndrom erkannt werden.

2.2 Die Untersuchung im Stehen. Das Erfassen von entsprechenden Schonhaltungen bzw. Haltungsprovisorien gilt auch für die Untersuchung des Patienten im Stehen, ebenso wie das Erkennen von ätiologisch wichtigen Störfaktoren wie der Skoliose, des Beckenschiefstandes, Deformitäten an der unteren Extremität etc. Durch die *Inspektion* des Patienten dorsoventral bzw. in seitlicher Ansicht gewinnt man auch wichtige Informationen über die statischen Verhältnisse und die Haltung besonders dann, wenn man das Verhältnis von Kopflot zu Basislot prüft. Bei der Untersuchung des Patienten im Stehen hat es sich bewährt, daß der Untersucher sitzt, weil die dabei geschaffene Augenhöhe eine optimale Übersicht über die Lenden-Becken-Hüft-Region ermöglicht.

Der Beckenschiefstand kann einerseits Ausdruck einer Beinlängendifferenz, andererseits einer Beckenverwringung sein. Durch die *Palpation des Beckenkammes* streng von lateral im Bereiche der medialen Axillarlinie beginnend und den gesamten Beckenkamm von ventral nach dorsal erfassend, ohne daß die Befunde durch Fettfalten verfälscht werden zeigt, daß bei der echten Beinlängendifferenz eine Beckenseite tatsächlich tiefer als die andere steht. Bei der Beckenverwringung kann auf der einen Seite die Spina iliaca ventralis cranialis oben und die homolaterale Spina iliaca dorsalis cranialis unten stehen, – verkehrt zur anderen Seite.

Schwierig aber wichtig ist die *Palpation der Spina iliaca dorsalis cranialis.* Hier gewinnt der Merksatz: „Sie ist tiefer als Du denkst", seine Bedeutung. Sie ist nämlich soweit kaudal, daß bei ihrer Palpation die Hose soweit nach kaudal gezogen werden muß, daß bereits die Rima ani sichtbar wird.

Der Patient beugt sich nun langsam nach vorn, wobei eine festgestellte tieferstehende Spina iliaca dorsalis cranialis bei der Beckenverwringung der *Anteflexion* des Oberkörpers rascher folgt als die der Gegenseite (Vorlaufphänomen). Die Feststellung eines großen *Fingerbodenabstandes* ist ein unspezifisches Zeichen, denn er hängt
a) von der Beweglichkeit der Lendenwirbelsäule
b) von der Verkürzung der ischiokruralen Muskulatur

c) vom Vorliegen eines Lasègueschen Phänomens
d) von der Hüftfunktion ab.

Somit ist der Fingerbodenabstand in den meisten Fällen kein weiterführendes Symptom zur Strukturanalyse, wohl aber eine Möglichkeit einen Therapieeffekt zu kontrollieren.

Die *Retroflexion* des Patienten findet normalerweise ihr Maximum bei L_5, S_1. Bei segmentalen Bewegungseinschränkungen kann hier bereits eine plateaumäßige Abflachung der Lordosierung beobachtet werden, die in der Abhängigkeit von der Pathomorphologie ausgedehnter sein kann (M. Bechterew, Wirbelkörpereinbruch, radikuläre Läsion).

Noch genauer ist die Untersuchung der *Seitneigung,* die normalerweise ihr Maximum zwischen L_4, L_5 hat. Hier kann die Konstellation zwischen Seite des Schmerzes, bzw. der schmerzhaften Bewegungsrichtung mit der plateauförmigen Einschränkung ein wichtiger Hinweis dafür sein, welche Bewegungsfunktion in welchem Bewegungssegment eingeschränkt ist. Selbstverständlich kann damit die radikuläre Läsion noch nicht ausgeschlossen werden.

Wenn bei der Seitneigung ein Lot gefällt aus der Achselfalte weit über die Rima ani hinausfällt, ist dies in der Konstellation mit einem niedrigen Fingerbodenabstand und einer ausgeprägten Rückbeugefähigkeit ein Hinweis für die Überbeweglichkeit (Hypermobilität).

Der direkte *Stauchungsschmerz* der durch Druck auf den Kopf oder der indirekte Stauchungsschmerz, der durch Druck auf die vorgestreckten Patientenarme ausgelöst wird, ist ein unspezifisches Zeichen, so daß man davon Abstand nehmen kann, ähnlich wie die Untersuchung der Klopfempfindlichkeit der Dornfortsätze. Der Aufbau des Untersuchungsganges ist dann zweckmäßig, wenn Untersuchungstechniken mit einer größtmöglichsten Spezifität zum Einsatz kommen.

2.3. Untersuchung im Sitzen. 2 Untersuchungstechniken können im Sitzen durchgeführt werden: Im Sitzen kann noch einmal die *Vorneigefähigkeit* der Lendenwirbelsäule getestet werden, weil dabei die ischiokruralen Muskeln, die Hüftgelenke, aber auch ein positives Lasèguesches Phänomen in ihrer hemmenden Wirkung weitgehend ausgeschaltet sind.

Im aufrechten Sitzen kann auch bei Fixation des Beckens, die *Rumpfrotation* getestet werden, die ihr Maximum in der unteren Brustwirbelsäule und im thorakolumbalen Übergang hat. Es werden hiermit also Informationen über die Beweglichkeit des thorakolumbalen Übergangs gewonnen.

2.4. Die Untersuchung in Rückenlage. Die Untersuchung des *Lasègueschen Phänomens.* Das Lasèguesche Phänomen ist das Zeichen eines Dehnungsschmerzes des Plexus lumbosacralis, das dann als positiv bezeichnet werden kann, wenn beim gestreckten Hochheben des Beines der Schmerz relativ rasch und intensiv einschießt, so daß der Patient oft eine Rotation des Beckens zur gegenüberliegenden Seite durchführt, um aus der schmerzhaften Hüftbewegung eine schmerzarme Hüftabduktion zu machen. Die dabei provozierten Schmerzen entsprechen dem Verlauf des N. ischiadicus am dorsalen Oberschenkel.

Demgegenüber bedeutet die allmähliche Steigerung von Schmerzen an der Dorsalseite des Oberschenkels beim Beinhebetest das Vorliegen einer schmerzhaften Verspannung der ischiokruralen Muskulatur und muß somit ebenso als Pseudolasèguesches Phänomen bezeichnet werden, wie alleinige in verschiedener Intensität angegebene Schmerzen im Lumbalbereich beim Heben des gestreckten Beines. Das echte Lasèguesche Zeichen bedeutet einen Hinweis auf eine Irritation unterer lumbaler bzw. sakraler Nervenwurzeln und stellt gemeinsam mit einem deutlich vergrößerten Fingerbodenabstand, einem Haltungsprovisorium, eine wichtige Aufforderung zur neurologischen Untersuchung dar. Der hierbei meist verantwortliche extradurale raumfordernde Prozeß kann bei seinem massiven (paramedianen) Auftreten auch einen „gekreuzten Lasègue" verursachen bzw. – wie es beim jugendlichen Bandscheibenvorfall oft der Fall ist – das *Brettsymptom* bei der Lendenstreckssteife verschulden. Vom Brettsymptom kann dann gesprochen werden, wenn beim gleichzeitigen Hochheben der gestreckten Beine durch den Untersucher das Becken mitgehoben wird, so daß der Patient schließlich nur mehr mit der Schultergegend und dem Kopf Kontakt mit der Unterlage behält.

Der *Patricktest* oder das sogenannte *Hyperabduktionsphänomen* ist ein Zeichen von Verkürzungen der Hüftadduktoren. Es wird dabei das eine Bein in Knie und Hüfte gebeugt und der entsprechende Fuß neben dem Knie des gestreckt liegenden Beines aufgestellt. Unter Fixation des Beckens erfolgt nun mit sanftem Druck auf das Patientenknie eine Hüftabduktion mit Seitenvergleich. Normalerweise soll das Knie bis auf Fausthöhe der Untersuchungstischebene genähert werden können. Als wichtige Ursache für die Adduktorenverkürzung gelten:
a) die Koxarthrose
b) die Kreuzdarmbeingelenksblockierung

Zur weiteren Differenzierung beider Krankheitsbilder voneinander dienen die nächsten 2 Untersuchungstechniken:

Die Prüfung der *Hüftinnenrotation*. Bei der Einschränkung der Hüftgelenksbeweglichkeit wird als erste Funktion die Innenrotation befallen. (Kapselmuster). Die (seitendifferente) Einschränkung der Hüftinnenrotation, getestet bei rechtwinkelig gebeugter Hüfte, ist somit ein kritisches Detail zur Diagnostik der gestörten bzw. eingeschränkten Hüftfunktion. Es ist wichtiger Anlaß, alle weiteren diagnostischen Maßnahmen zu ergreifen, um eine Koxalgie oder eine Koxarthrose zu diagnostizieren oder auszuschließen.

Prüfung des *Federungstestes am Kreuzdarmbeingelenk*. Die Beweglichkeitseinschränkung eines Gelenkes ist durch das Fehlen des sogenannten Gelenkspiels charakterisiert. Die Synchondrosis ilosacralis hat keine aktive Beweglichkeit, bei ihrer Bewegungseinschränkung, d.h. Gelenksblockierung, ist das Gelenkspiel im Sinne einer Gelenksfederung aufgehoben. Das Federn im Kreuzdarmbeingelenk wird folgendermaßen getestet: Der Untersucher steht auf der kontralateralen Seite des zu testenden Gelenks, er beugt die entsprechende Hüfte bis zum rechten Winkel, rollt den Patienten zu sich, um die Fingerkuppen der anderen Hand auf das Gelenk zu legen („es ist wesentlich weiter medial als Du denkst"), das Patientenbecken wird soweit wieder zurückgedreht, daß der Handrücken der palpierenden Untersucherhand auf der Unterlage ruht. Die Untersucherhand auf dem Patientenknie löst nun durch kleine elastische Stöße in Richtung auf die Patientensymphyse federnde Bewegungen im Kreuzdarmbeingelenk aus.

Das fehlende Federn im Gelenk ist gemeinsam mit der Adduktorenverkürzung ein wichtiges kritisches Detail für das Vorliegen einer Kreuzdarmbeingelenksblockierung. Vergleichsuntersuchungen an der Gegenseite sind selbstverständlich.

Es folgt nun die *Tastpalpation* der Konsistenz von den Muskeln ilicus und psoas.
Tastpalpation des M. ilicus. Der M. ilicus kann über dem Ligamentum ilioinguinale in seinem äußeren Drittel deutlich palpiert werden. Seine Verspannung äußert sich als tastbarer seitendifferenter, evtl. schmerzhafter Wulst in der Tiefe.
Die Tastpalpation des M. psoas. Der M. psoas kann pararektal etwa im Nabelbereich in der Tiefe neben der Lendenwirbelsäule getastet werden. Bei der Tastung wird der Patient aufgefordert, das homolaterale gestreckte Bein langsam zu heben. Die dadurch erfolgende Innervation des Muskels läßt seine (schmerzhafte) Verspannung deutlicher fühlen. Die Verspannung des M. ilicus und des M. psoas ist gemeinsam mit einem virtuellen Beckenschiefstand (Beckenverwringung) dem Vorlaufphänomen, einem Pseudolasègue, ein wichtiges Zeichen einer Kreuzdarmbeingelenksverschiebung, die einem anderen Pathomechanismus zugrunde liegt als die Kreuzdarmbeingelenksblockierung.

Die *neurologische Untersuchung* mit Prüfung der Reflexe, der Kraft der Kennmuskeln und der Sensibilität besonders für die Hypalgesie ist eine weiterführende Möglichkeit zur Erkennung von Irritationen nervöser Strukturen.

Die Schmerzpalpation. Bei überstarkem Fingerdruck erweisen sich die meisten Strukturen des Körpers als druckschmerzhaft. Die Prüfung auf die Druckschmerzhaftigkeit einer Struktur allein ist in den meisten Fällen noch keine befriedigende Möglichkeit der Strukturanalyse. Die Schmerzpalpation liefert aber einen wichtigen Zusatz zu weiteren klinischen Befunden und auch bereits einen deutlichen Hinweis für die Aktualitätsdiagnostischen Überlegungen bei der Therapie. So vermag eine druckschmerzhafte Symphyse ein Zeichen für einen Symphysenreizzustand oder eine Insertionstendopathie des M. rectus abdominis sein, die druckschmerzhaften Hüftgelenke sind typisch für die Koxalgie oder Koxarthrose, das druckschmerzhafte Schambein oder der druckschmerzhafte Trochanter minor Hinweise für schmerzhafte Insertionen der entsprechenden Muskeln (Adduktor, M. iliopsoas) und die druckschmerzhaften großen Rollhügel sind einerseits charakteristisch für das Vorliegen von Koxarthrosen, andererseits für die Periarthritis coxae oder andere pseudoradikuläre Syndrome.

2.5. Die Untersuchung in Bauchlage. Die *Tastpalpation*. Mit der Tastpalpation kann der Untersucher Funktionsstörungen des Gewebes erkennen.

Tastpalpation der Haut. Wichtig für die Segmentdiagnose, aber auch für die Indikation therapeutischer Maßnahmen, ist die Untersuchung des Turgors des Unterhautzellgewebes. Durch Abheben einer Hautfalte und Abrollen dieser Hautfalte von kaudal nach kranial können umschriebene Areale von Unterhautverdickungen, die auch schmerzhaft sind, getastet werden. Diese besonders paravertebral vorhandenen Verdickungen werden Kiblersche Hautfalten genannt.

Tastpalpation der Muskulatur. Durch das Betasten oberflächlicher, aber auch tiefer Muskelschichten, besonders des M. erector trunci, aber auch des M. glutaeus medius, maximus und M. piriformis können umschriebene Muskelhärten gefühlt werden.

Die *Schmerzpalpation* sucht nach Maximalpunkten im Bereiche von ligamentären, muskulären und auch arthrogenen Strukturen. So deutet die Druckschmerzhaftigkeit eines Interspinalraums gemeinsam mit dem Vorliegen einer Überbeweglichkeit auf ein „Interspinosus Syndrom" hin. Druckschmerzhafte Ileolumbalbänder, Ileosakralbänder und auch Sakrotuberalbänder lassen gemeinsam in der Konstellation mit der Überbeweglichkeit und entsprechenden anamnestischen Hinweisen an die Beckenbänderschmerzen des Hypermobilen denken. Im Bereiche des Ursprungs des M. glutaeus medius findet sich sehr häufig ein intensiver Maximalpunkt, der wie auch der Beckenkamm, der M. piriformis, besonders aber die Steißbeinspitze auf ihre Druckschmerzhaftigkeit geprüft werden sollen. Die *schmerzhafte Steißbeinspitze* ist gemeinsam mit lokalen Schmerzen, aber auch mit Sacralgien in Abhängigkeit von längerem Sitzen ein wichtiger Hinweis für das Vorliegen einer Coccygodynie als Ursache eines Lumbalsyndroms.

Der Federungstest (springing test) liefert 2 wichtige diagnostische Hinweise. Einerseits informiert er den Untersucher über eine segmentale Beweglichkeitsstörung im Sinne der Blockierung oder der Hypermobilität, andererseits bedeutet er eine Provokation besonders des hinteren Längsbandes mit einer dadurch erfolgenden Verstärkung der für diese gestörte Struktur typischen tiefen, dumpfen, schwer zu lokalisierenden Kreuzschmerzen. Seine Durchführung erfolgt, indem der 2. und 3. Finger der einen Untersucherhand flach von kaudal nach kranial zeigend beidseits des Dornfortsatzes eines Wirbels aufgelegt werden. Mit der ulnaren Handkante der anderen Untersucherhand werden leichte, federnde Stöße dorsoventral ausgeführt, die dabei erfolgende Federung und ein eventuell vom Patienten angegebener Schmerz wird registriert.

In Bauchlage kann nach einer anderen Methode auch die Federung im Kreuzdarmbeingelenk untersucht werden; testende Stöße werden auf das untere Sacrumende ausgeübt, die entsprechenden Bewegungen im Kreuzdarmbeingelenk mit der anderen Untersucherhand registriert.

Der „Femoralislasègue". Die Hüftüberstreckung bei gebeugtem Knie bedeutet einen Zug am N. femoralis und beim Auftreten von Schmerzen einen Hinweis für eine radikuläre Läsion im Segment L_3, L_4. Der Test kann aber durch einen verkürzten M. rectus femoris, einen verkürzten M. psoas wie auch durch ein schmerzhaftes Hüftgelenk verfälscht werden.

2.6. Die Untersuchungen in Seitenlage. In Seitenlage des Patienten erfolgt die *segmentale Beweglichkeitsuntersuchung* der Lendenwirbelsäule. Durch Impulse des Behandlers auf die gebeugten unteren Extremitäten kann die Lendenwirbelsäule in Richtung der Ante- und Retroflexion, aber auch der Seitneigung bewegt werden. Die entsprechenden Bewegungen werden mit der palpierenden Untersucherhand interspinös perzipiert und beurteilt. Im Bereiche einer Blockierung ist die segmentale Beweglichkeit deutlich eingeschränkt, wofür die Untersuchungen der Beweglichkeit im Stehen, aber auch der Federungstest in Bauchlage bereits wichtige Vorinformationen geliefert hatten.

Durch Fixation des kranialen Wirbels und Stößen auf die Knie bei etwa in S 0–60 gebeugten Hüften, kann eine gefühlte Vermehrung der translatorischen Beweglichkeit die bei der Stoßpalpation ins Kalkül gezogene Segmentlockerung bzw. Hypermobilität diagnostisch einengen.

3. Strukturtypische Befunde

Unabhängig von anamnestischen Kriterien können kursorisch für häufige Erkrankungen einzelner anatomischer Strukturen folgende typische Untersuchungsbefunde erhoben werden.

3.1. Die Verkalkung des vorderen Längsbandes. Relativ schmerzlose Bewegungseinschränkung bei allen Beweglichkeitsuntersuchungen.

3.2. Der Bandscheibenprolaps. Das Haltungsprovisorium, die Schmerzsymptomatik, das Laseguesche Phänomen, der Femoralislasegue, neurologische Befunde.

3.3 Das hintere Längsband. Der dumpfe Kreuzschmerz, das Haltungsprovisorium, die globale Bewegungseinschränkung, der Federungstest (Springingtest).

3.4. Die Wirbelkörperkompression. Das Haltungsprovisorium, breitflächige Schmerzen, Veränderung der Statik und der Haltung, evtl. Gibbusbildung, Beweglichkeitseinschränkung besonders für die Retroflexion, muskuläre Verspannungen.

3.5. Gelenkstörungen
3.5.1. *Wirbelgelenksblockierung:* Schmerzen lokal und ausstrahlend, typische Befunde bei der Beweglichkeitsuntersuchung im Stehen, beim Federungstest in Bauchlage, bei der segmentalen Untersuchung in Seitenlage.
  3.5.2. *Segmentale Hypermobilität:* Schmerzen lokal oder ausstrahlend, typische Befunde bei der Beweglichkeitsuntersuchung im Stehen, beim Federungstest in Bauchlage, bei der segmentalen Untersuchung in Seitenlage.
  3.5.3. *Kreuzdarmbeingelenksblockierung:* Typische Schmerzen über dem Kreuzdarmbeingelenk mit Ausstrahlung, Patrickzeichen positiv, Federungstest des Kreuzdarmbeingelenkes in Rückenlage, in Bauchlage positiv.
  3.5.4. *Kreuzdarmbeingelenksverschiebung:* Schmerzen wie bei der Kreuzdarmbeingelenksblockierung, virtueller Beckenschiefstand, Vorlaufphänomen, Pseudolasegue, Ilikusspasmus, Psoashypertonus.
  3.5.5. *Das gestörte Hüftgelenk:* Schmerzen nicht nur in der Leiste, sondern auch lumbal, gluteal mit Ausstrahlung möglich, Patrick positiv, Hüftinnenrotation eingeschränkt, Maximalpunkte.

3.6. Interspinosus Syndrom. Schmerzen lokal, typische Befunde bei der Beweglichkeitsuntersuchung und ausgeprägter interspinöser Druckschmerz.

3.7. Störungen (Verspannung) der Muskulatur. Schmerzen im Bereich dieser Muskulatur, Bewegungseinschränkung durch die Muskelverkürzung, Tastpalpation und Schmerzpalpation positiv.

3.8. Die Coccygodynie. Lokale Schmerzen und kaudale Kreuzschmerzen, Schmerzpalpation der Steißbeinspitze positiv.

4. Diskussion

Die Mehrzahl der hier aufgezeigten Untersuchungsergebnisse kann durch Hilfsbefunde ergänzt werden bzw. objektiviert werden. Viele der hier aufgezeigten Funktionsstörungen ohne pathomorphologisches Substrat können diagnostisch nur durch entsprechende anamnestische Hinweise und durch den aufgezeigten Untersuchungsgang diagnostisch abgeklärt werden, wobei die bei der Untersuchung erhobenen Befunde in vielen Fällen auch Hinweise für entsprechende Therapieindikationen liefern.

Literatur

1. Cyriax J (1969) Textbook of orthopaedic medicine Vol. 1. Baillère, London
2. Birkmayer W (1950) Das kritische Detail in der sinnlichen Wahrnehmung. Dtsch Z Nervenheilk 164
3. Eder M, Tilscher H (1982) Schmerzsyndrome der Wirbelsäule. Grundlagen Diagnostik Therapie, 2. Aufl. Hippokrates, Stuttgart
4. Friedrich H, Tilscher H, Liertzer M (1984) Segmentale Wirbelfunktionsstörungen bei vertebragenen Schmerzsyndromen. Im Erscheinen
5. Kiebler M (1958) Das Störungsfeld der Gelenkserkrankungen und innere Krankheiten. Stuttgart
6. Lewit K (1977) Manuelle Medizin im Rahmen der medizinischen Rehabilitation. 2. Aufl. München–Wien–Baltimore
7. Menell JMM (1970) „Joint play" in Manuelle Medizin und ihre wissenschaftlichen Grundlagen In: Wolff HD (Hrsg), Heidelberg
8. Mumenthaler M, Schliack H (1973) Läsionen peripherer Nerven. 2. Aufl., Stuttgart
9. Sachse J (1969) Die Hypermobilität als potentieller Krankheitsfaktor. Manuelle Medizin 7, 77–84
10. Stoddard A (1959) Lehrbuch der osteopathischen Technik an Wirbelsäule und Becken. Hippokrates, Stuttgart
11. Tilscher H (1979) Manualmedizinische Untersuchungstechniken in der neuroorthopädischen Diagnostik. In: Neumann HD, Wolff HD (Hrsg). Theoretische Fortschritte und praktische Erfahrung der manuellen Medizin, Konkordia Bühl.
12. Tilscher H (1979) Ursachen für Lumbalsyndrome. Der Rheumatismus Bd. 44, Darmstadt
13. Tilscher H (1979) Vertebragene Schmerzsyndrome. Auszug aus der Tonbildschau Eigenverlag Ciba-Geigy
14. Tilscher H, Steinbrück K (1977) Funktionsstörungen des Iliosacralgelenkes. Symptomatik und manualmedizinische Befunde. Orthop Praxis 9
15. Tilscher H, Steinbrück K (1979) Funktionsdiagnostik bei vertebragenen Störungen. In: Morscher E (Hrsg). Funktionelle Diagnostik in der Orthopädie. Enke, Stuttgart

Die Bedeutung der neurologischen Untersuchung im Vergleich zur apparativen Diagnostik

A. HILLEMACHER

Der Faszination der immer exakteren Aussagekraft der apparativen Untersuchungen und dem durchaus ästhetischen Reiz der Abbildungen können wir uns kaum entziehen. Dennoch scheinen mir bei allen erreichten Fortschritten einige Gefahren gegeben, auf die man in der klinischen Tätigkeit häufig stößt, vor allem die zunächst angesichts der so überlegen wirkenden bildgebenden Verfahren verständlich erscheinende, jedoch bedauerliche und für den Patienten nicht selten nachteilige Vernachlässigung der exakten neurologischen Untersuchung und Anamnese.

Hierzu eine bemerkenswerte Krankengeschichte:

65jährige Patientin. 1970 Auftreten von Schmerzen und Taubheitsgefühl im rechten Bein. Zunahme der Schmerzen mit Ausbreitung in die untere LWS. Ausstrahlung in die Genital- und Anusgegend. Seit 1971 auch Harnverhaltung mit Restharn von 500 ml.

Zunächst Behandlung durch Orthopäden und Urologen. Dann Anfang 1972 lumbale Myelographie, die keinen krankhaften Befund, insbesondere keine Raumforderung, erbrachte, jedoch lediglich Füllung hinauf bis in Höhe LWK3/LWK4!

Die Patientin wurde mit Dauerkatheter nach Hause entlassen. 1973 suchte sie einen Chirurgen auf, der die operative Entfernung eines „Lipoms" am rechten Gesäß durchführte in der Annahme, daß dieses den Nervus ischiadicus komprimiere. Keine Änderung der Beschwerden. In der Folgezeit in anderen Krankenhäusern dreimalige Revision des OP-Gebietes mit Entfernung eines „Lipom-Rezidivs" und von „Narbenverwachsungen". Da auch dies keine Besserung brachte, suchte die Patientin Zuflucht bei Akupunktur und Impletol-Quaddelungen der Narbe. Als auch dies nichts half, 1979 Scheidenplastik auf Anraten des Frauenarztes wegen der Miktionsstörungen. Man möchte fast sagen, daß natürlich auch dieser Eingriff nichts brachte. Seit 1981 dann wieder in orthopädischer und neurologischer Behandlung, wo nun übereinstimmend aufgrund des klinischen Befundes der Verdacht auf einen spinalen Prozeß geäußert wurde.

Klinisch bestand eine typische Reithosen-Anästhesie und ein L_5/S_1-Syndrom beiderseits. Restharn 800 ml. Deshalb erneute Myelographie (nun auch des höheren LWS-Abschnittes), die einen großen raumfordernden Prozeß mit totalem Stop in Höhe LWK1/LWK2 ergab. Typischer Befund eines sog. Stop-Liquors. Daraufhin neurochirurgische Entfernung eines 6 mal 3 cm großen Neurinoms.

Aus diesem Fall sind m. E. beispielhaft zwei Lehren zu ziehen:

1. Mangelhafte Überlegungen zur Artdiagnose und Lokalisation des nach dem klinischen Befund zu vermutenden Prozesses führte zu unnötigen Untersuchungen und Behandlungen, und der Patientin hätte sicher viel erspart werden können, wenn weniger behandelt, sondern genauer untersucht und nachgedacht worden wäre.
2. Die häufig leider nicht exakt angegebene Fragestellung nach der Höhe des vermuteten Prozesses veranlaßte den Neuroradiologen bei der ersten Myelographie zu einer zwar ordnungsgemäßen, jedoch in diesem Fall unzureichenden Untersuchung.

Ein zweites Fall-Beispiel:

36 jährige Frau. Mitte 1981 Schwäche im linken Fuß. Deswegen zunächst Heilpraktiker aufgesucht. Dann Untersuchung beim Neurologen mit der Diagnose „Verdacht auf spinalen

Prozeß" und Rat, in eine neurologische oder neurochirurgische Klinik zu gehen. Die Patientin folgte diesem sicher zutreffenden Rat nicht. Die Gehbeschwerden nahmen zu, seit November 1981 Gehen nur noch mit Stock möglich, bald keinerlei Halt mehr in den Beinen.

Da häufige heftige Schmerzen im Bereich der LWS, wurde die Patientin vom Hausarzt zur Computertomographie der LWS geschickt, wo ein großer medianer Prolaps LWK4/LWK5 gesichert wurde.

Die Patientin wurde 1982 zu uns eingewiesen, da vor einer geplanten Operation die Myelographie gewünscht wurde. Klinischer Befund: Hochgradiges paraspastisches Syndrom, leichte Spastik des linken Armes, beiderseitige deutliche Abblassung der Papillen (übrigens vom Augenarzt bereits 1 Jahr vorher als Sehnervenzündung beiderseits diagnostiziert) sowie Sensibilitätsstörungen wechselnden Ausmaßes im Gesicht und linken Arm. Stellung der Verdachtsdiagnose „Encephalomyelitis disseminata". Der Liquor bestätigte mit einer deutlichen Pleozytose und Veränderungen in der Immun-Elektrophorese, die für chronisch-entzündliches Geschehen sprach, diese Diagnose.

Unter Krankengymnastik und Gabe von antispastischen Medikamenten baldige sehr gute Besserung.

Auch dieser Fall lehrt zwei Dinge:
1. Die mangelhafte Berücksichtigung des neurologischen Befundes führte zu nicht indizierten apparativen Verfahren mit oft hohen Kosten und der Gefahr auf diagnostische Abwege zu geraten.
2. Die Ergebnisse der apparativen Verfahren werden selten infrage gestellt, auch wenn der klinische Befund nicht paßt. Der schöne Bildbefund ist häufig so eindrucksvoll, daß die apparativ gestellte Diagnose nicht mehr an der nicht passenden klinischen Symptomatik korrigiert wird.

Aber auch bei durchaus sachgemäßer Untersuchung und fachgerechtem Vorgehen scheint mir eine psychologische Gefahr in unserem diagnostischen Vorgehen zu bestehen.

Hierzu ein weiterer Fall:
54jähriger Mann. Einweisung durch Orthopäden mit dem Verdacht auf einen Bandscheiben-Prolaps und Wurzelkompressions-Syndrom L_5 rechts. Klinisch ergab sich eine typische Anamnese eines rezidivierenden L_5-Syndroms rechts. Deutliche Parese des Großzehenhebers. Die lumbale Myelographie ergibt dann den zum klinischen Befund passenden Bandscheibenvorfall unterhalb LWK4 mit Kompression der Wurzel L_5 rechts. Deswegen Vorstellung des Patienten in einer orthopädischen Klinik zur Frage der OP-Indikation. Dort wurde jedoch die Auffassung vertreten, daß nicht der Bandscheibenbefund hier für die Ursache der Beschwerden des Patienten wesentlich sei, sondern die auf den Röntgen-Aufnahmen ebenfalls deutlich erkennbare Spondylolisthesis von LWK 5. Diese sei entscheidend und müsse stabilisiert werden.

Mir scheint dies, ohne hier entscheiden zu wollen, wer „Recht" hat, doch Anlaß festzustellen, daß sich eine Einengung des klinischen Sehvermögens je nach Fachrichtung ausbilden kann, eben eine Art „Scheuklappen-Medizin":

Während der Orthopäde überwiegend die knöcherne LWS und ihre Statik sieht, betrachtet der Neurologe mehr die Cauda equina und die Nerven. Der Chirurg evtl. dann die „Lipome", die auf den Nervus ischiadicus drücken können (s. Fall 1). Hier ist sicher eine Ausweitung des fachspezifischen Gesichtsfeldes nötig in dem Sinne, daß wir gegenseitig mehr voneinander lernen.

Wie unterschiedlich die Auffassungen z. B. zum Thema Spondylolisthesis sind, kann man im Buch „Neurologie" von M. Mumenthaler [2] lesen, dort im wesentlichen Auffassung als belanglose Variante, oder im Buch „Orthopädie" von H. Cotta [1], wo zwar zurückhaltend argumentiert, aber dann doch verblockt, verspant und fusioniert wird.

Deshalb ist es ein sehr zu begrüßendes Unternehmen, diese interdisziplinäre Neuro-Orthopädie-Tagungen durchzuführen. Das Ziel meiner Ausführungen diente dabei der Besinnung auf den unbedingten Vorrang des klinischen Befundes vor jeder Art von diagnostischem oder gar operativem Eingriff.

Literatur

1. Cotta, H.: Orthopädie, Thieme, Stuttgart–New York 1982
2. Mumenthaler, M.: Neurologie, Thieme, Stuttgart–New York 1982

Indikation und Aussagefähigkeit der Liquordiagnostik im Zeitalter der Computertomographie

H. GLASNER

Auch in der Zeit der Computertomographie ist davon auszugehen, daß keine röntgenologische Methode bislang in der Lage ist, die Liquoruntersuchung zu ersetzen; d. h. aber auch, daß spätestens bei der computerassistierten oder auch einfachen Myelographie der anfallende Liquor für Untersuchungen genutzt werden sollte. In Einzelfällen wären damit Erkrankungen des Zentralnervensystems neben der Bandscheibenprotrusion oder dem Prolaps erkennbar, dem Patienten könnte eine entsprechende Aufklärung zuteil werden und die Therapie in jedem Fall kritischer beurteilt werden. Im wesentlichen denke ich an drei Patienten in meiner Ambulanz im Jahre 1982, die zwischen 1978 und 1981 an einem Bandscheibenprolaps operiert wurden. Bei einem weiteren Patienten wurde 1980 wegen zunehmender motorischer Störungen und entsprechenden Befunden zwischen C_2 und C_3 eine Operation nach Cloward vorgenommen. Alle Patienten litten letztlich unter einer multiplen Sklerose, die zum Zeitpunkt der Bandscheibenbeschwerden noch keine typische Neurologie einer spastischen Paraparese boten. Die Diagnose einer chronisch entzündlichen ZNS-Affektion war in diesen Fällen nicht feststellbar, weil die morphologische Diagnostik im Vordergrund stand und die Liquoruntersuchung sich in der Bestimmung der Zellzahl und des Gesamteiweißes erschöpfte. Nachfolgend entwickelten sich bei diesen Patienten weitere motorische Ausfälle und auch typische spastische Zeichen. Es kann heute davon ausgegangen werden, daß solche Verschlechterungen nicht mehr klaglos hingenommen werden und daß sich in solchen Fällen die Vorwürfe regelmäßig auf den in diesem Falle sicher unschuldigen Operateur projizieren. Sehr oft wird dann aus der Sicht des Patienten auch versucht, ein fehlerhaftes Verhalten bei der Operation zu diskutieren. Es kann rückblickend gesagt werden, daß mit einem heute üblichen Minimalprogramm der Liquordiagnostik eine solche Diagnose möglich gewesen wäre. Nachfolgend sollen Liquorsyndrome dargestellt werden, die geeignet sind, bei Lendenwirbelsäulenerkrankungen auf eine primäre oder parallele ZNS-Erkrankung aufmerksam zu machen. Eine ausführliche Darstellung der Klinik ist mit diesen Ausführungen nicht beabsichtigt.

1. Methodische Hinweise

In der Praxis ist heute nur eine Liquordiagnostik zu vertreten, die einen geringen Arbeitsaufwand mit einer hohen diagnostischen Aussage verknüpft. Als Minimalforderung wäre die Bestimmung der Zellzahl, der Zellart, des Gesamteiweißes und des Eiweißbildes anzuführen. Zu der Zellzahl- und Gesamteiweißbestimmung als alte eingeführte Untersuchungsmethode brauchen keine weiteren Ausführungen gemacht zu werden. Eine einfache Methode zur Zelldifferenzierung stellt die Gabe von 20 µl Liquor auf einen vorgefärbten Objektträger dar (Kleine 1979). Nach etwa 10 Minuten Anfärbezeit können Zelldifferenzierungen im Mikroskop vorgenommen werden. Es hat sich bei uns bewährt, anstatt Nativliquor für diese Untersuchungsmethode 3 ml Liquor 10 Minuten bei 800 U/min. zu zentrifugieren und 20 µl Liquor Zentrifugat auf den vorgefärbten Objektträger zu geben. Damit ist eine gewisse Zellanreicherung möglich, ohne daß die Zellen im wesentlichen durch das Zentrifugieren beeinflußt werden. Die Methode ist sicherlich für mehr als 90% aller anfallenden Liquores ausreichend, lediglich für die Differenzialdiagnose von Tumorzellen wäre das Sedimentkammerverfahren nach Sayk anzuwenden.

Das Liquor-Eiweißbild ist einfach durch die Mikrozonenelektrophorese des Nativliquors auf Azetatfolie bestimmbar (Glasner 1980). Mit dieser Methode, einer Gerätekonstellation wie für die Serumelektrophorese, ist es möglich, unter geänderten Trennbedingungen mit weniger als einem Tropfen Liquor (0,25 µl) eine Liquorelektrophorese in 16 Minuten zu erhalten (Tabelle 1 und 2). In einem Arbeitsgang können 8, 16 oder 24 Liquores aufgetrennt werden. Der Arbeitsaufwand entspricht damit im wesentlichen der Serumelektrophorese. Eine Weiterentwicklung dieser Azetatfolienelektrophorese ist in der Kurzzeitelektrophorese des Nativliquors zu sehen, durch die die Fraktionierung des Liquor-Gamma-Globulinbereiches als zusätzlich

Tabelle 1. Mikrozonen (a) -und Kurzzeit-Mikrozonen (b)-Elektrophorese des Nativliquors

	a		b
Liquormenge	0,25 µl		
Trennmedien	Azetatfolie Sartorius		
	SM 11200		SM 12200
Auftragsstelle im elektr. Feld	Mitte		anodennah
Puffer	15,2 g	Veronal-Na	47,6 g
	2,8 g	Veronal HCl	600 ml 0,1 mol/l
	1000 ml	Aqua dest.	300 ml
Elektrophorese (Min/V/mA)	16/150/2 – 3		11/300/5 – 7
Färbelösung	Nigrosin-Trichloressigsäure-Sulfosalincylsäurelösung		
Färbedauer	7 Min.		
Trockenzeit	1 Std.		
Auswertung der nicht transparenten Folie	600 nm		

Tabelle 2. Normalbereich der Mikrozonenelektrophorese (a) und der Einzelproteine (b) des Nativliquors. Tp: Gesamteiweiß

a)	PA	Alb.	α_1	α_2	$\beta + \tau$	γ
	< 8,3	59,6	6,2	5,6	31,2	11,5%
	< 23,7	210,7	19,8	18,2	106,3	3,9 mg/l

b)	Alb.	IgG	IgA	IgM	Tp	
	<273,8	34,3	6	0	400	mg/l

entzündliches Kriterium nachweisbar wird (Tabelle 1). Auch die punktuelle Untersuchung des Liquoreiweißbildes, die sich meist in der Bestimmung der Liquor-Immunglobuline erschöpft, führt ähnlich wie die Elektrophoresen zu der Liquor-Eiweißdiagnose: „Störung der Blutliquorschranke und Immunreaktion".

2. Zur Pathophysiologie des Liquor-Eiweißbildes

Unter physiologischen Bedingungen ist das liquorproduzierende System in der Lage, ein Fließungleichgewicht zwischen eiweißreichem Serum und eiweißarmem Liquor aufrecht zu erhalten. Bei umschriebenen oder diffusen Beeinträchtigungen des Zellstoffwechsels kommt es zu einem Einströmen von Serumeiweiß in den Liquorraum. Als frühestes Zeichen resultiert eine Vermehrung der Absolutwerte der Präalbumine. Mit zunehmender Schrankenstörung werden auch die übrigen Absolutwerte der Liquorelektrophorese bis hin zu den Gamma-Globulinen pathologisch (Glasner 1975). Diese Veränderung zeigt sich auch in dem Bild der Liquorelektrophorese, welche sich der Serumelektrophorese angleicht (Abb. 1a, b). Eine Immunreaktion

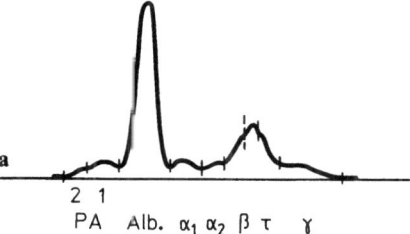

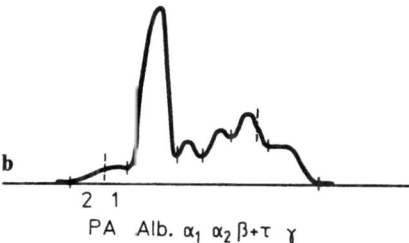

Abb. 1a–c. Mikrozonenelektrophorese des Nativliquors. a Keine Störung der Blutliquorschranke, keine Immunreaktion, 360 mg/l Gesamteiweiß. b Schwere Störung der Blutliquorschranke, keine Immunreaktion. 1300 mg/l Gesamteiweiß. c Deutliche Immunreaktion, keine Störung der Blutliquorschranke, 510 mg/l Gesamteiweiß

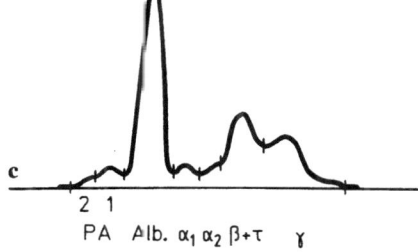

ohne Schrankenstörung zeigt sich in der Elektrophorese in einer alleinigen Vermehrung der Absolutwerte der Gamma-Globuline (Abb. 1c). Ein zweites entzündliches elektrophoretisches Kriterium zum Nachweis der Immunreaktion ist neben der Vermehrung auch die Subfraktionierung des Gamma-Globulinbereiches (Abb. 2a). Mit zunehmender Schrankenstörung überdeckt sich diese Fraktionierung, so daß der Typ der Elektrophorese bestehend aus einer Immunreaktion und Störung der Blutliquorschranke keine Subfraktionierung mehr erkennen läßt (Abb. 2b). Es soll darauf hingewiesen werden, daß hinsichtlich der Fraktionierung des Gamma-Globulinbereiches die Azetatfolienelektrophorese der Agar-Elektrophorese entspricht, wobei allerdings der Arbeitsaufwand wesentlich geringer ist (Glasner u. Mitarb. 1979).

Prinzipiell in gleicher Weise sind Störungen der Blutliquorschranke und Immunreaktionen auch durch Einzelproteinbestimmungen erkennbar. In vielen Kliniken erfolgt im Liquor die Messung des Albumins, des IgG, des IgA und IgM. Der Nachweis einer Immunreaktion wird im allgemeinen dann angenommen, wenn der IgG-Wert im Liquor mehr als 10% des Gesamteiweißwertes beträgt. Unterhalb davon wird eine Störung der Blutliquorschranke angenommen. Es ist jedoch auch festzustellen, daß zwischen IgG und Gesamteiweiß bei nicht entzündlichen Erkrankungen keine Linearität besteht, so daß der Vergleich zu dem Gesamteiweiß oder dem Albumin nur eine ungefähre Annäherung darstellt. Unterschiede zwischen entzündlichen und nichtentzündlichen Erkrankungen bestehen in den Albuminwerten und dem IgG und IgM nicht. Bei einer Erhöhung dieser Einzelproteine ist von einer Störung der Blutliquorschranke auszugehen (Abb. 3).

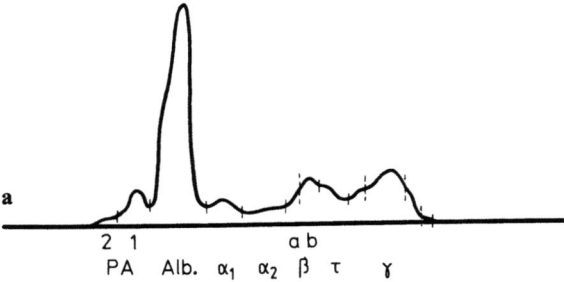

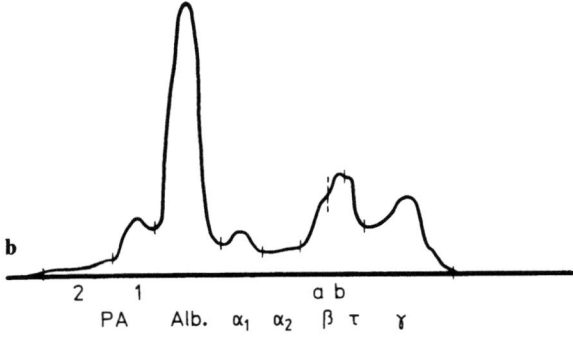

Abb. 2a, b. Kurzzeit-Mikrozonenelektrophorese des Nativliquors. **a** Subfraktionierung des Gamma-Globulinbereiches bei MS 450 mg/l Gesamteiweiß. **b** Keine Fraktionierung bei Vermehrung des Gamma-Globulinbereiches bei Radikulitis 1400 mg/l Gesamteiweiß

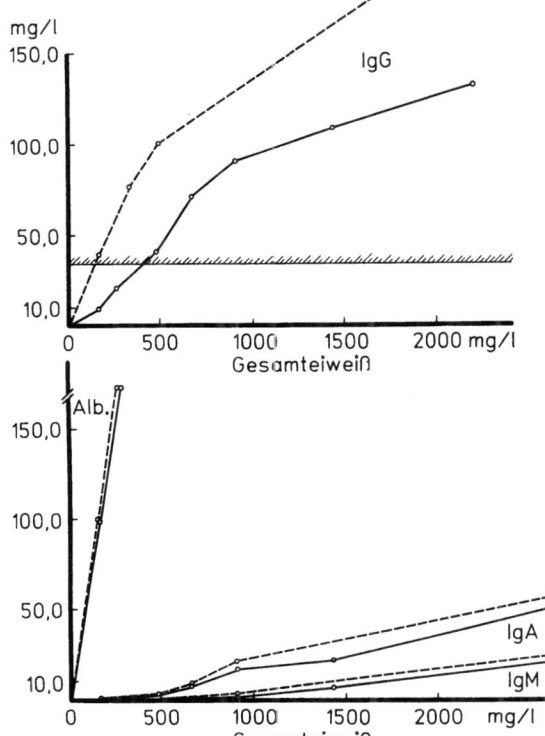

Abb. 3. Mittelwerte von Liquor-Albumin-IgG, -IgA und -IgM bei nichtentzündlichen (–) und entzündlichen (– – –) ZNS-Erkrankungen

3. Diagnostische Hinweise durch Liquorbefunde bei Lendenwirbelsäulenerkrankungen

a) Raumfordernde, von der Wirbelsäule ausgehende Prozesse

Liquorveränderungen resultieren, wenn das Myelon oder die Wurzel geschädigt werden. Entscheidend für das resultierende Liquorsyndrom ist das Ausmaß und die Schnelligkeit der sich entwickelnden Störung; beispielhaft kann ein langsam wachsendes Meningeom über lange Zeiten keine Liquorveränderungen machen, obwohl es bereits raumfordernd ist, während eine Wirbelfraktur oder ein Massenprolaps zu Reizpleozytosen und zu deutlichen Störungen der Blutliquorschranke führen kann.

Liquorveränderungen bei einem Bandscheibenprolaps sind meist gering ausgeprägt: Die Zellzahl ist normal, das Zellbild bietet eine Verschiebung zur lymphozytär-makrozytären Seite hin, der Gesamteiweißwert ist ebenfalls meist normal oder nicht über 600 mg/l erhöht. Eine leichte bis mäßige Störung der Blutliquorschranke besteht zusätzlich.

Nach einer Myelographie kann es aus diagnostischen Gründen u. U. erforderlich werden, daß eine Punktion wiederholt werden muß. Es ist davon auszugehen, daß in den ersten zwei Tagen nach einer Myelographie mit wasserlöslichem Kontrastmittel der Liquor nicht verwertbar ist. Stärkergradige Zellvermehrungen bis etwa 200/3 Zellen und auch Eiweißvermehrungen resultieren vom zweiten bis vierten Tag. Nach etwa 10 Tagen hat der Liquor sein Ausgangsstadium wieder erreicht. Der Nachweis einer deutlichen Immunreaktion bei einer erneuten Punktion nach dem vierten Tage ist nicht auf die Myelographie zu beziehen, sondern ist Ausdruck einer chronisch-entzündlichen ZNS-Affektion (Glasner u. Piepgras 1979).

b) Akut entzündliche ZNS-Affektionen mit radikulärer Symptomatik

Diese meist viralen ZNS-Erkrankungen verirren sich gelegentlich in eine Bandscheibenambulanz. Sie werden dann regelmäßig dem Neurologen vorgestellt. Das Liquorsyndrom beinhaltet mäßige Zellzahlvermehrungen, auch normale Zellzahlen sind möglich, das Zellbild zeigt nur im akuten Stadium auch granulozytäre Zellelemente. Ansonsten ist ein lymphozytäres Zellbild anzutreffen. Die Eiweißwerte können je nach der zugrundeliegenden Erkrankung sehr hoch sein, insofern sind auch schwere Störungen der Blutliquorschranke möglich. Mit längerdauerndem Bestehen der Erkrankung geht die Schrankenstörung zurück, eine Immunreaktion bildet sich aus. Mit Abklingen der Erkrankung normalisiert sich der Liquor über eine längerbestehende alleinige Immunreaktion.

c) Chronisch entzündliche ZNS-Erkrankungen mit spinaler Symptomatik

Die multiple Sklerose ist diejenige Erkrankung, die durch ihre unterschiedliche Symptomatik im Anfangsstadium klinisch oft schwer zu diagnostizieren ist. Es ist weniger bekannt, daß heftige radikulär anmutende Schmerzsyndrome bei der multiplen Sklerose möglich sind. Auch ist davon auszugehen, daß in 18% aller MS-Erkrankungen trotz nachweisbarer Immunreaktion im ZNS-Bereich noch keine richtungsweisenden neurologischen Symptome nachzuweisen sind. Andererseits ist es auch möglich, daß bei der Erstmanifestation der Erkrankung eine Immunreaktion sich oft nicht im Liquor darstellt, da ihr Ausmaß noch gering ist. Es ist davon auszugehen, daß die Entwicklung der Immunreaktion bei ersten klinischen Symptomen etwa 6 Wochen braucht, bis sie im Liquor nachweisbar wird. Unter Würdigung des Befundes kann in einem solchen Fall auch eine Kontrollpunktion zur diagnostischen Abklärung erforderlich werden (Bauer 1970, Glasner 1974).

Nach Bauer besteht das typische Liquorsyndrom der multiplen Sklerose in einer Pleozytose bis 50 Zellen/mm^3, einem Gesamteiweiß nicht über 500 mg/l und einem IgG-Gehalt um 50 mg/l. Bezüglich der Einzelprotein-Bestimmung wäre u. U. auch die Wertung zum Nachweis einer Immunreaktion entsprechend mehr als 10% des Gesamt-Eiweißgehaltes möglich. In der Elektrophorese oder bei den Einzelproteinbestimmungen zeigt sich die typische Befundkonstellation einer Immunreaktion ohne oder mit geringfügiger Störung der Blutliquorschranke. Mit der Kurzzeit-Elektrophorese ist gerade bei dieser Erkrankung die Subfraktionierung des Gamma-Globulinbereiches in etwa 50% aller Fälle als weiteres diagnostisches Kriterium anzutreffen.

In den meisten Fällen ist jedoch die Zellzahl und das Gesamteiweiß bei der multiplen Sklerose normal. Lediglich im Zellbild zeichnen sich Unregelmäßigkeiten in

Form einer lymphozytär-plasmozytären Reaktion und in dem Liquoreiweißspektrum eine Immunreaktion ohne oder mit geringer Störung der Blutliquorschranke ab. Insofern ist gerade dieses Krankheitsbild bei Myelographien nur zu erfassen, wenn Liquoruntersuchungen über die Zellzahl und Gesamteiweißbestimmung hinaus durchgeführt werden.

Es ist damit festzustellen, daß bereits mit der Bestimmung der Zellzahl, des Zellbildes, des Gesamteiweißes und der Liquorelektrophorese oder von Einzelproteinbestimmungen eine umfassende Diagnostik gerade auch bei Wirbelsäulensyndromen möglich ist. Die o. a. Liquoruntersuchungen sollten stets durchgeführt werden, da sie in einem vertretbaren Maße einen geringen Arbeitsaufwand mit einer großen diagnostischen Aussage verknüpfen.

Literatur

Bauer HJ (1970) Multiple Sklerose: Grundlagen und Hypothesen der modernen Ursachenforschung. Z Neurol 198:5–32

Glasner H (1974) Gammaglobuline im Liquor cerebrospinalis während verschiedener Phasen der Multiplen Sklerose. Z Neurol 206:307–311

Glasner H (1975) Barrier Impairment and Immune Reaction in the CSF. Eur Neurol 13:304–314

Glasner H (1980) Mikrozonenelektrophorese. In: Domasch D, Mertens H (eds) Cerebrospinalflüssigkeit. Thieme, Stuttgart p 95–96

Glasner H (1980) Mikrozonen- und Kurzzeit-Mikrozonenelektrophorese auf Celluloseacetatfolien. In: Kleine TO (ed) Neue Labormethoden für die Liquordiagnostik. Thieme, Stuttgart p 39–44

Glasner H, Piepgras U (1979) Liquordiagnostik und Myelographie mit wasserlöslichen Kontrastmitteln. Krankenhausarzt 52:544–546

Glasner H, Wenig Ch (1973) Zur Pathophysiologie der Liquorimmunglobuline. Klin Wschr 51:806–809

Glasner H, Lowenthal A, Karcher D (1979) Diagnostic value of brief microzone electrophoresis of concentrated and unconcentrated CSF. J Neurol 222:53–58

Kleine TO (1979) Cytology of CSF using prestained slides. J Clin Chem Clin Biochem 17:510–512

Vergleichende Untersuchung von somatosensorisch evozierten Potentialen, Ganzkörpercomputertomographie und Myelographie bei spinalen Raumforderungen

H. Gerhard, J. Jörg, H. Hartjes und H. Jansen

Die Ableitung somatosensorisch evozierter Potentiale (SEP) nach Stimulation von Nerven der unteren und oberen Extremität kann mit Oberflächenelektroden über dem Skalp, Hirnstamm und über dem Rückenmark erfolgen. Die Ableitung sogenannter spinaler SEP's in mehreren Etagen neben den kortikalen SEP's erlaubt eine Eingrenzung einer spinalen Raumforderung. Nach allgemeiner Meinung erfolgt die Fortleitung der somatosensorisch evozierten Potentiale vorwiegend über das Hinterstrangsystem. Eine Kompression dieser neuronalen Strukturen durch eine spinale Raumforderung hat deshalb einen Einfluß auf die Ausprägung der SEP's. Das Ganzkörpercomputertomogramm ergänzt die Aussage der Myelographie, da neben der Höhenlokalisation und Ausdehnung einer spinalen Raumforderung eine Aussage über die Weite des Spinalkanals und die Beziehung der spinalen Raumforderung zu den Neuralstrukturen möglich ist (Hackenbroch et al. 1983). Darüberhinaus ist mit Hilfe des CT auch eine verbesserte Aussage über die Art der Raumforderung möglich (Prömper und Friedmann 1983). Die SEP-Untersuchung stellt eine direkte Funktionsprüfung neuronaler Strukturen des afferenten Systems dar, wohingegen die röntgenologischen Methoden nur einen indirekten Schädigungsnachweis neuronaler Strukturen erbringen können. Eine vergleichende Untersuchung der SEP's, des Ganzkörper CT's und der Myelographie bot sich deshalb an.

Die vorliegende Studie sollte folgende Fragen klären:
1. Kann die SEP-Ableitung bei der Einordnung eines radiologischen Befundes im CT und in der Myelographie zusätzlich zum neurologischen Befund sinnvoll sein?
2. Ist der SEP-Einsatz sinnvoll bei der Abgrenzung von entzündlichen Erkrankungen des Rückenmarks und spinalen Raumforderungen? Wir untersuchten 15 Patienten, bei denen röntgenologisch der Verdacht auf eine spinale Raumforderung im HWS, BWS oder LWS Bereich gestellt wurde.

Zur Methode der SEP's

Es wurde das SEP nach Nervenstammreizung abgeleitet. Es wurden der N. tibialis am Malleolus med. und der N. medianus am Handgelenk mit Rechtecksimpulsen stimuliert. Abgeleitet wurde nach N. tibialis-Stimulation über dem Skalp bei Cz/Pz-Fz und über den Ableitepunkten Mastoid, HWK2, LWK1 und je nach Fragestellung über anderen spinalen Ableitepunkten (Abb. 1). Ein normales SEP ist in Abbildung 1 dargestellt. Das Skalp-SEP ist nach 128 Aufsummierungen gut reproduzierbar. Bei Ableitung über dem Rückenmark müssen 1024–2048 und mehr Reizant-

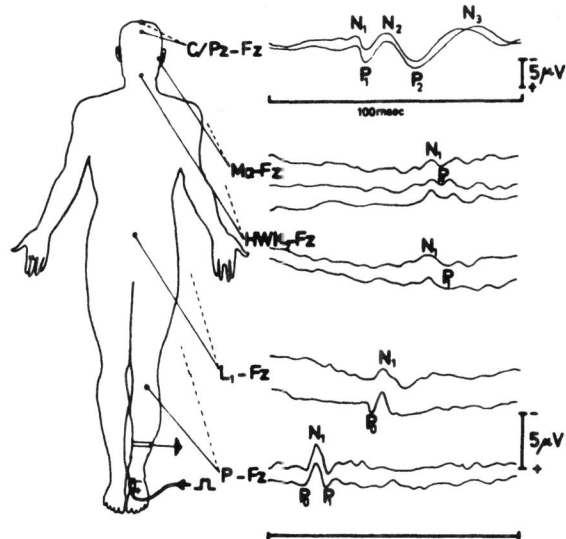

Abb. 1. Kortikales und spinales SEP nach Stimulation des N. tibialis bei Ableitung über dem Skalp, Proc. mastoideus, HWK 2, LWK 1 und Poplitea. Die indifferente Elektrode liegt bei Fz

worten aufsummiert werden. (Zur Methode siehe Gerhard et al. 1983). Bei Ableitung LWK1 leitet man in Höhe des Konus ab. Bei LWK5 liegt der Ableitepunkt über der Cauda equina. Abgeleitet wird unipolar über dem Rückenmark gegen eine Referenzelektrode Fz. Es kann bei Ableitung über dem Rückenmark ein spinales SEP meist mit einer W Form abgeleitet werden. Ausgewertet werden die Latenzzeiten der Peaks und die Amplituden (Peak zu Peak). Beim N. medianus SEP wurde über der kontralateralen Postzentralregion, Mastoid, HWK6, HWK2 abgeleitet. (Zur Methode siehe Jörg et al. 1982).

Ergebnisse

Bei den spinalen Raumforderungen im Halswirbelsäulenbereich spielt die zervikale Myelopathie die größte Rolle. Klinisch wichtig ist gerade bei dieser Verdachtsdiagnose, als Differentialdiagnose auch an eine multiple Sklerose vom spinalen Typ zu denken. Mit Hilfe der SEP-Untersuchung kann vor der Myelographie eine Einordnung erfolgen. Spinale und kortikale SEP mit deutlich latenzzeitverlängerten SEP sprechen eher für eine demyelinisierende Erkrankung als für eine spinale Raumforderung (Stöhr et al. 1982). Im Einzelfall kann man sich jedoch nicht darauf verlassen. Gegebenenfalls können dann andere elektrophysiologische Untersuchungen wie visuell evozierte Potentiale und AEP weiterhelfen.

Eine echte Einengung des spinalen Wirbelkanals der HWS zeigt das nachfolgende Bild (Abb. 2). Es handelt sich um eine ossäre Einengung auf dem Boden einer Wirbelkörperfehlbildung in Höhe HWK2. Im CT zeigte sich, daß der Wirbelkörperkanal sagittal deutlich verengt ist. Somit ist eine Kompression des Myelons in seinem gesamten Durchmesser wahrscheinlich. Die evozierten Potentiale nach Stimulation des N. medianus zeigten oberhalb der Einengung ein pathologisches bzw.

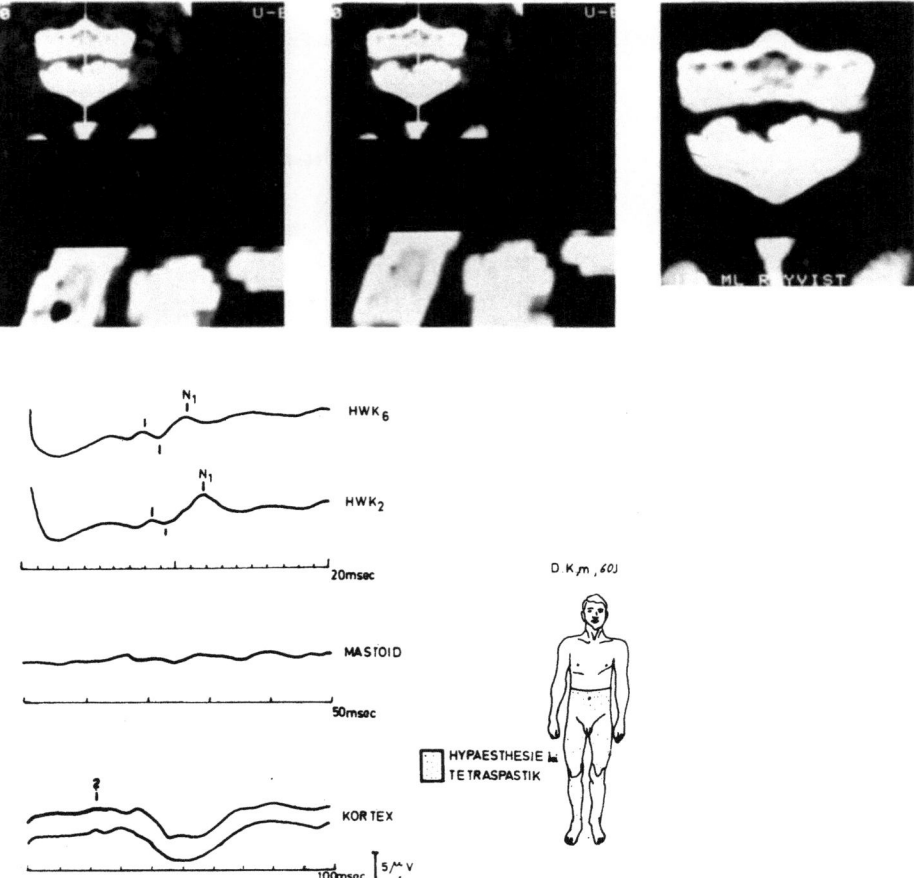

Abb. 2. SEP nach rechtsseitiger Medianus-Stimulation mit normaler Ausprägung bei HWK 6 und HWK 2 und Potentialverlust über dem Mastoid und Potentialreduktion bzw. Latenzverzögerung kortikal. Im CT zeigt sich eine sagittale Einengung des Wirbelkanals

fehlendes SEP bei Ableitung Mastoid und Kortex (Abb. 2). Klinisch fand sich eine Tetraspastik und ein inkompletter Querschnitt ab Th_8.

Bei einem Patienten mit einer schlaffen Parese der proximalen Beinmuskulatur rechts fanden sich im CT Osteophytenbildungen in Höhe Th_5/Th_6 (Abb. 3). Neurophysiologisch zeigte sich ein normales Tibialis SEP. Das Myelogramm zeigte eine Einengung in Höhe der Th_5-Th_6. Eine Sensibilitätsstörung fand sich nicht. Das CT (Abb. 3) zeigt, daß die Hinterstränge nicht dem Druck durch die spinale Raumforderung ausgesetzt sind.

Daß auch eine spinale Seitenlokalisation bei vergleichender Untersuchung von CT, Myelographie und SEP möglich ist, zeigt der nachfolgende Fall. Es handelt sich um einen Patienten mit einer M. Recklinghausen als Grunderkrankung. Klinisch bestand ein inkompletter Querschnitt ab Th_{10} und eine seit einem Jahr zunehmende Paraspastik. Im Myelogramm findet sich ein Kontrastmittel-Stop bei Th_5, im CT

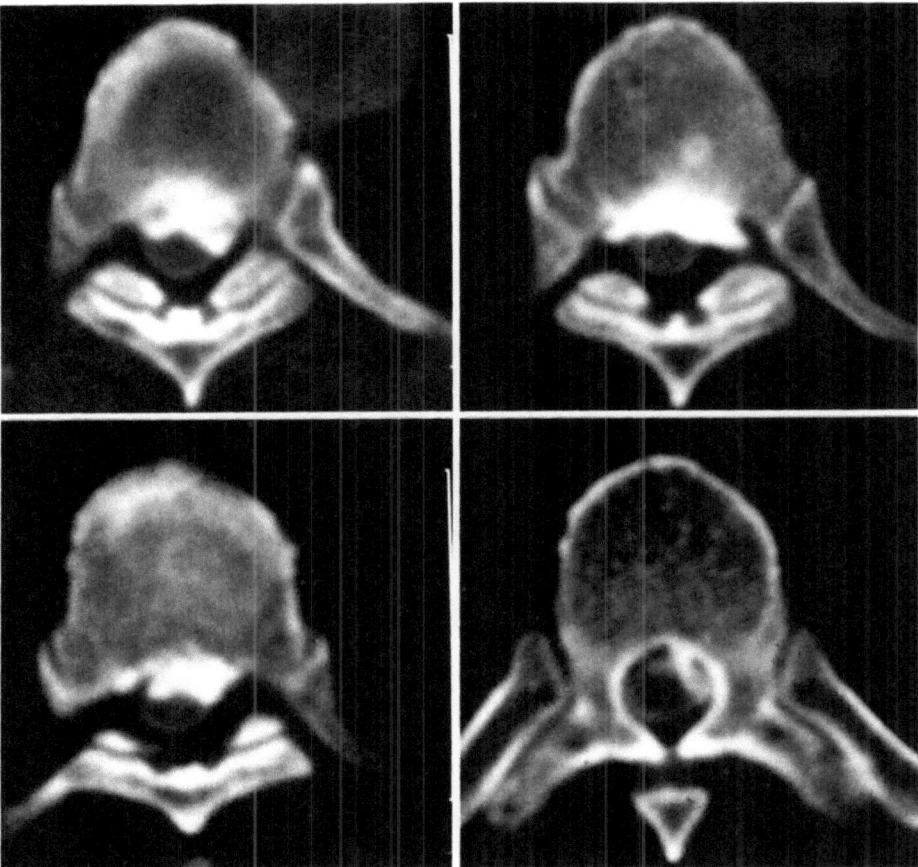

Abb. 3. CT bei einem 60jährigen Patienten mit Osteophytenbildung in Höhe Th_5/Th_6

(Abb. 4) zeigt sich, daß eine Raumforderung von links hinten gegen das Rückenmark drückt. Das spinale SEP zeigt deutlich die fehlenden SEP's links bei HWK2, Mastoid bei normalem LWK1-SEP (Abb. 5). Rechts sind die Amplituden der SEP erniedrigt, was auch die Schädigung des rechten Hinterstranges beweist. Es handelte sich um ein Meningeom.

Im Bereich der Lendenwirbelsäule ist die Aussage der SEP nach Nervenstammreizung eingeschränkt. Lediglich bei massivem Bandscheibenvorfall und Kompression der Cauda equina ist das Tibialis SEP verändert. Als Beispiel mag der Fall einer Patientin mit Bandscheibenvorfall bei LWK2/LWK3 gelten. Klinisch lag eine schlaffe Paraparese und eine Sensibilitätsstörung für alle Qualitäten ab Dermatom L_2 beiderseits vor. Das LWK5-SEP war normal. Das Tibialis SEP bei Ableitung LWK1, Mastoid, HWK2 und über dem Skalp waren pathologisch (Abb. 6). Eine höhere Aussagekraft im lumbalen Bereich haben die Segment-SEP (Jörg 1982).

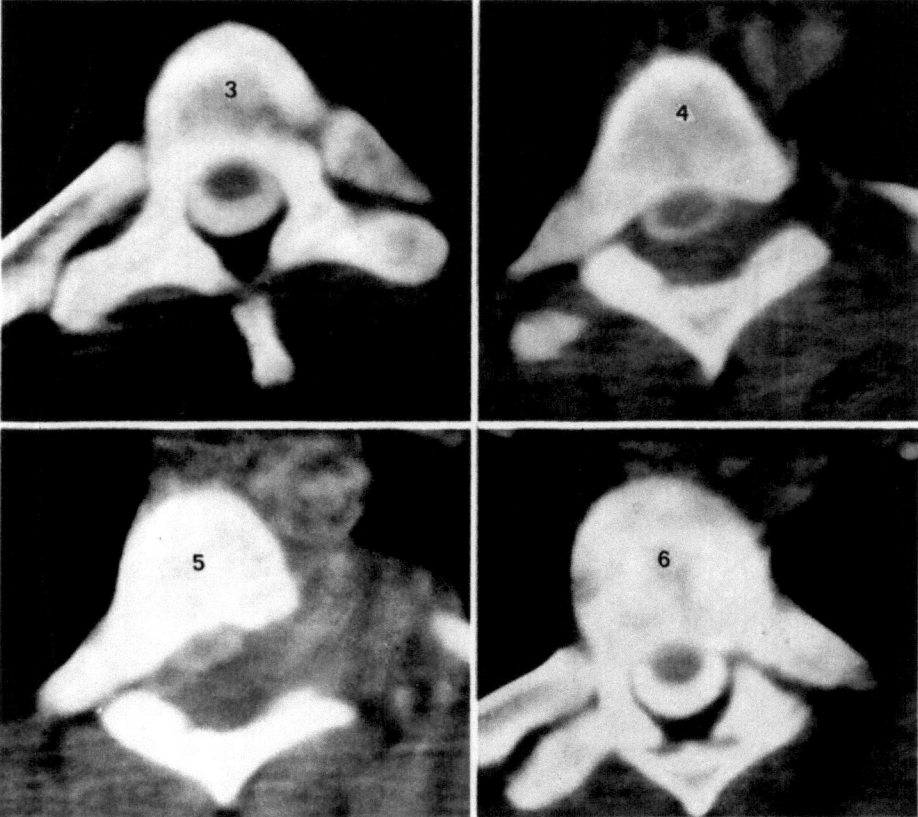

Abb. 4. Das CT bei einem 18jährigen Patienten mit M. Recklinghausen zeigt in Höhe Th$_4$/Th$_5$ eine Einengung und Verlagerung des Rückenmarks durch ein Meningeom links hinten. Im Myelogramm zeigte sich bei Th$_4$/Th$_5$ ein Kontrastmittelstop

Bei einem Patienten, der seit Jahren über Schmerzen im Lendenwirbelbereich klagte, fand sich im CT eine Einengung des Wirbelkanals bei LWK4/LWK5 (Abb. 7). Klinisch zeigte sich ein fehlender ASR beiderseits. Der Sensibilitätsbefund war unauffällig. Das Tibialis SEP war beiderseits über dem Skalp pathologisch amplitudenreduziert. Ursache war dabei kein Bandscheibenvorfall, sondern ein enger Wirbelkanal. Dies konnte operativ gesichert werden.

Zusammenfassend ist festzustellen, daß bei den 15 Patienten der röntgenologische Befund, spinale Raumforderung, in drei Fällen falsch positiv war. Bei diesen Patienten handelte es sich um eine Tabes dorsalis und in zwei Fällen um eine Multiple Sklerose. Die die Diagnose zervikale Myelopathie stützenden CT- und Myelographiebefunde waren als altersbedingte Veränderungen einzuordnen.

Die SEP-Untersuchung gibt einen Hinweis darauf, daß bei einer spinalen Raumforderung das Hinterstrangsystem direkt oder indirekt komprimiert wird. Die SEP-Untersuchung sollte daher auch bei vermeintlich klarem röntgenologischem Befund

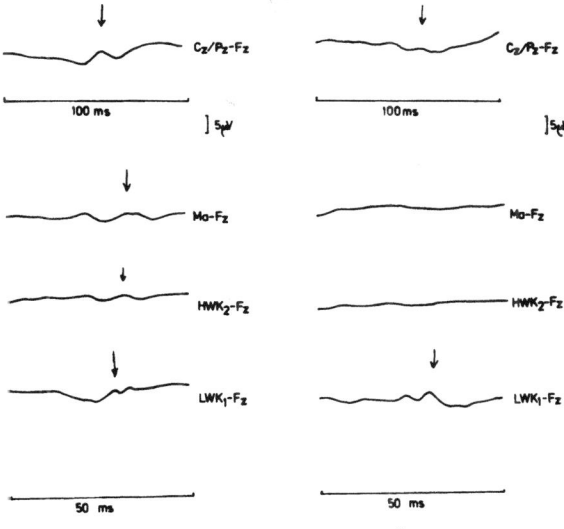

Abb. 5. Rechts- und Links-Tibialis SEP bei einem 18jährigen Patienten mit M. Recklinghausen nach Ableitung kortikal und spinal bei HWK 2, LWK 1 und über dem Proc. mastoideus. ↑ weist auf N_1 hin. SEP's oberhalb LWK 1 sind rechts latenzverlängert und niedrigamplitudig. Nach Stimulation des linken N. tibialis fehlen das Mastoid und HWK 2 SEP. Das SEP über dem Skalp ist latenzverzögert

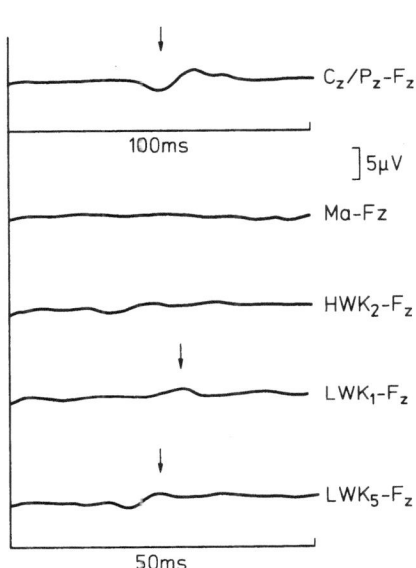

Abb. 6. Tibialis SEP nach Stimulation des rechten N. tibialis bei einer 76jährigen Patientin mit einem Bandscheibenvorfall bei LWK 2/LWK 3. Das LWK 5 SEP ist normal. Das kortikale SEP ist latenzverzögert. Das Mastoid, HWK 2 Potential fehlt. Das LWK 1 Potential ist pathologisch: Es zeigt sich bei 28 ms keine S-Antwort

im CT und in der Myelographie durchgeführt werden, wenn der neurologische Befund nicht eindeutig ist.

Eine Differenzierung zwischen entzündlichem Rückenmarksprozeß und spinaler Raumforderung ist mit Hilfe der SEP möglich.

Bei einer Reihe von Patienten, die unabhängig von dieser Patientengruppe untersucht wurden und bei denen bei vermeintlich zervikaler Myelopathie fusioniert wurde, konnten wir mit Hilfe der SEP-Diagnostik die Diagnose einer Multiplen Sklerose stellen.

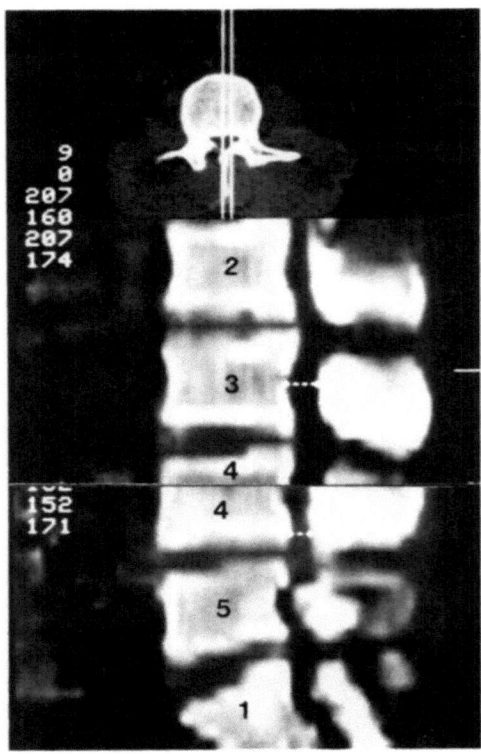

Abb. 7. CT eines 43jährigen Patienten mit einem engen Spinalkanal mit deutlicher Einengung bei LWK 4 und LWK 5. Der Spinalkanal ist annähernd dreiecksförmig

Literatur

Gerhard H, Jörg J, Selter I, Jansen H (1983) Spinale und cerebrale SEP bei Einzel- und Doppelreiz des N. tibialis. Arch Psychiatr Nervenkr 233:297–306
Hackenbroch MH, Waldecker B, Prömper KH (1983) Der lumbale Bandscheibenvorfall – Korrelation computertomographischer und myelographischer Befunde mit Operationsbefunden. Roentgenblaetter 36:50–55
Jörg J (im Druck) Die Bedeutung der SEP-Diagnostik in der Neurologie. Materia Medica Nordmark
Jörg J, Hielscher H, Gerhard H (1982) Bedeutung der optisch und somatosensorisch evozierten Potentiale für die neurologische Diagnostik. Dtsch Med Wochenschr 37:1403–1408
Prömper C, Friedmann G (1983) Computertomographie bei raumfordernden intraspinalen Prozessen. Roentgenblaetter 36:56–62
Stöhr M, Dichgans J, Diener HC, Buettner UW (1982) Evozierte Potentiale. Springer, Berlin Heidelberg New York

Der topodiagnostische Stellenwert somatosensorisch evozierter Potentiale bei raumbeengenden Prozessen an der Lendenwirbelsäule

J. Schramm

Der objektive Nachweis einer Läsion des afferenten sensiblen Systems innerhalb des Spinalkanals außerhalb des klinischen Befundes mit dem Ziel einer topodiagnostischen Eingrenzung kann schwierig sein (Jörg et al. 1980). Neben der Myelographie, die zwar den raumfordernden Prozeß, nicht aber die tatsächlich wirksam gewordene Läsion an den neuralen Strukturen nachweisen kann, bieten sich somatosensorisch evozierte Potentiale (SEP) (Schramm et al. 1980a, b, Schramm et al. 1982, Jörg et al. 1982, Stöhr und Dichgans 1982), die Cauda-equina Neurographie (Jörg et al. 1980), sowie die EMG-, NLG-Diagnostik einschließlich des H-Reflexes und der F-Welle an. (Ludin und Tackman 1979, Magladery 1955). Bei den somatosensorisch evozierten Potentialen (SEP) sind je nach Stimulationstechnik, d.h. Dermatom- oder periphere Nervenstimulation, unterschiedliche Aussagen möglich (Scarff et al. 1981, Zenkov 1976, Feinsod et al. 1982). Anhand eigener Befunde wird der mögliche Wert der segmentalen SEP-Untersuchungstechnik dargestellt.

Material

81 Patienten mit raumbeengenden Prozessen im lumbosakralen Bereich ($T_{12}-S_1$) wurden untersucht: 46 lumbale Bandscheibenvorfälle, 10 spinale Traumen, 3 Hämatome und 22 Tumoren. Bei knapp einem Viertel der Bandscheiben-Patienten wurde eine prä- und postoperative Untersuchung durchgeführt, die Tumor-Patienten wurden zu über zwei Drittel der Fälle sowohl prä- als auch postoperativ untersucht.

Methodik

Reizparameter: Reizfrequenz etwa 2 Hertz, Reizdauer 0,1 ms, in Fällen mit eingeschränkter Sensibilität bis zu 0,25 ms. Reizintensität bei Dermatomreizung 3- bis 5fache sensorische Schwellenstärke, bei Nervenstammreizung deutlich über der motorischen Schwelle. Als Reizelektroden dienten leicht ausgehöhlte Silberplattenelektroden, wobei die Anode 4×1 cm groß und die Kathode rund mit 1 cm Durchmesser war. Die Untersuchungen wurden am liegenden Patienten in einem Faradayschen Käfig durchgeführt. Grundsätzlich wurden beidseitige Stimulationen in mehreren Segmenten durchgeführt, wobei als biologische Kontrolle in der Regel der Nervus medianus und peroneus ebenfalls stimuliert wurden. Bei Reizung im S_1-

Dermatom wurden die Elektroden an der lateralen Fußkante, im L_5-Dermatom auf dem Fußrücken befestigt.

Ableiteparameter: Analysezeit 100 ms, Verstärkerbandbreite 1 bis 300 Hz, in der Mehrzahl der Fälle jedoch 1 bis 1000 Hz. Analog-Digitalwandlungsfrequenz 10 Kilohertz. Ableitelektroden bestanden aus Standard Silber- Silberchlorid EEG-Elektroden, die in Analogie zum internationalen 10–20er System angelegt wurden. Dabei entsprach „C_z" der aktiven Elektrode für Bein- und untere Rumpfableitungen, „$C_{3,4}$" der aktiven Elektrode für Arm- und obere Rumpfstimulationen. Als Referenz diente FP_z. „C_z" und „$C_{3,4}$" liegen etwa 2 cm hinter der klassischen 10–20-System Position von C_z und $C_{3,4}$. 128 Durchläufe wurden pro Mittelungsvorgang aufgezeichnet, ein Nicolet 1072 Mittlungsgerät wurde benützt.

Auswertung: Bei jedem unklaren oder verändertem SEP wurden doppelte oder dreifache Ableitungen durchgeführt, bei klassisch normalen Kurven begnügte man sich mit einer Ableitung. Entsprechend der anatomischen Verteilung von pathologischen SEP-Kurven, wie man sie bei bilateraler multisegmentaler Reiztechnik erhält, wurden insbesondere bei den traumatischen und tumorösen Prozessen sog. „SEP-Schädigungsmuster" beschrieben: beim Querschnittsmuster finden sich bilaterale mehrsegmentale Veränderungen unterhalb eines bestimmten Niveaus; beim Halbseitenmuster mehrsegmentale Veränderungen unterhalb eines bestimmten Niveaus auf einer Körperseite; beim oligosegmentalen Muster sind mehrere benachbarte Segmente betroffen, beim radikulären Schädigungsmuster 1 oder 2 Segmente (Schramm et al. 1980).

Die Normalwerte wurden an einem Kollektiv von über 100 normalen Erwachsenen (zwischen 21 und 55 Jahren) mit meist über 30 Ableitungen pro Segment gewonnen. Als Normalbereich wurde der Mittelwert plus/minus 2 Standardabweichungen definiert. Jede Einzelableitung wurde bezüglich Latenz, Amplitude und Kurvenform beurteilt. Berücksichtigt wurden Absolut-Abweichungen vom Normbereich sowie Rechts/Links-Differenzen. Die Berücksichtigung von Kurvenformveränderungen geschah zurückhaltend. Die Einzelbefunde der Kurven wurden dann als SEP-Schädigungsmuster (siehe oben) zusammengefaßt. Ein schwer verändertes Schädigungsmuster lag vor, wenn blockierte Ableitungen oder schwere Latenz- oder Amplitudenveränderungen in mehreren Segmenten vorlagen, eine leichte Veränderung des Schädigungsmusters war vorhanden, wenn solche Veränderungen in einigen Segmenten (ohne blockierte Ableitung) *oder* mäßige Veränderungen in wenigen Segmenten in Kombination mit leichten Veränderungen in einigen anderen Segmenten verbunden waren, *oder* wenn blockierte segmentale Ableitungen in 1 oder 2 Segmenten vorlagen. Die sonstigen Befunde wurden als mäßig veränderte Schädigungsmuster klassifiziert bzw. als Normalbefund.

Ergebnisse

In der Tumor-Gruppe war das häufigste Schädigungsmuster das Querschnittsbild gefolgt von dem oligosegmentalen Schädigungsmuster als zweithäufigstem. Aber auch segmentale Schädigungsmuster (mit 2 befallenen Segmenten) kamen vor. Auffallend selten (1×) kam das Halbseitenschädigungsmuster vor. Die in dieser Gruppe häufig durchgeführten postoperativen Kontrollen zeigten häufig Veränderungen im Schweregrad des Schädigungsmusters und in der Art des Schädigungsmusters. Erwähnenswert ist, daß in über der Hälfte der Tumorfälle die Höhenlokalisation mit der segmentalen SEP-Technik eine präzisere Höhenbestimmung erlaubte als die klinische Höhenlokalisation (nicht die myelographische).

Trauma: In 9 Fällen handelte es sich um Wirbelfrakturen, in 1 Fall um eine Contusio spinalis. Nur bei 5 Patienten lag ein klinisch kompletter sensomotorischer Querschnitt vor, bei diesen Patienten war das SEP-Schädigungsmuster immer ein typisches Querschnittsmuster. Im übrigen handelte es sich um oligosegmentale Schädigungsmuster und segmentale Schädigungsmuster. Nicht alle Untersuchungen bei Traumatikern waren technisch perfekt, da sie teilweise auf der Intensivstation durchgeführt werden mußten. Die vergleichende Höhenlokalisation mit klinischer Untersuchungsmethodik und segmentaler SEP-Technik ergab in dieser Gruppe keine Differenzen.

Hämatome: Es handelt sich um 2 spontane und 1 posttraumatisches epidurales Hämatom. Entsprechend der Klinik lagen ausgeprägte Veränderungen in Form eines

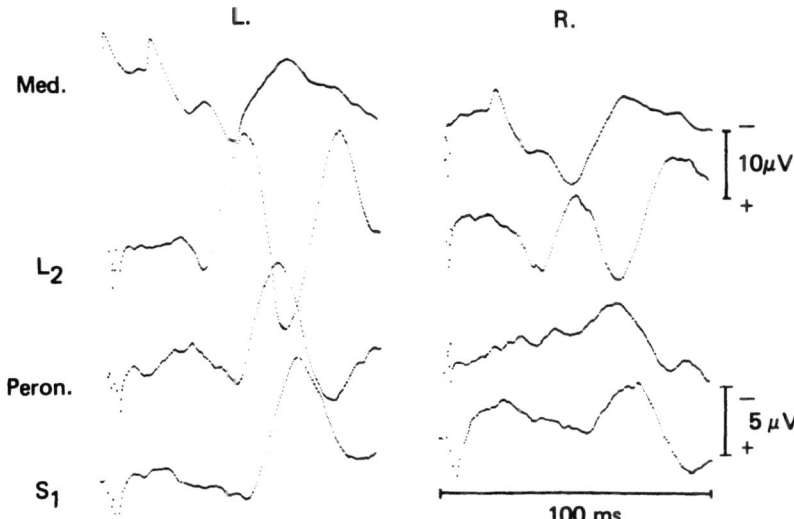

Abb. 1. Kortikale somatosensorische evozierte Potentiale nach segmentaler Reizung und Nervenstammreizung. Rezidivierender Bandscheibenvorfall L_5/S_1 rechts bei 44jährigem Mann. Hypästhesie-Hypalgesie im Dermatom L_5 und S_1 rechts, ASR beidseits fehlend. Normale Medianus- und L_2-Ableitungen beidseits. Bei der Peronaeus- und S_1-Ableitung sind beidseits die P_1-Gipfel nicht so gut dargestellt und rechtsseitig die Amplituden deutlich vermindert (A_{max} Peronaeus rechts 5 μV, Peronaeus links 14,4 μV, A_1 rechts 3,4 μV A_1 links 12,7 μV). Die durchschnittliche Amplitude von 11,9 μV für A_{max} und 9,19 μV für A_1 wird deutlich unterschritten. Die Rechts/Links-Differenz mit durchschnittlich 3,78 μV wird deutlich unter Einbeziehung der doppelten Standardabweichung überschritten. Bei gleichzeitiger normaler L_2-Ableitung auf der klinisch unbetroffenen linken Seite mit nicht sicher abgrenzbarer P_1-Kurve bei Peronaeus und S_1-Ableitung links deutet sich hier bereits eine Mitbeteiligung der entsprechenden Wurzeln auf der linken Seite an

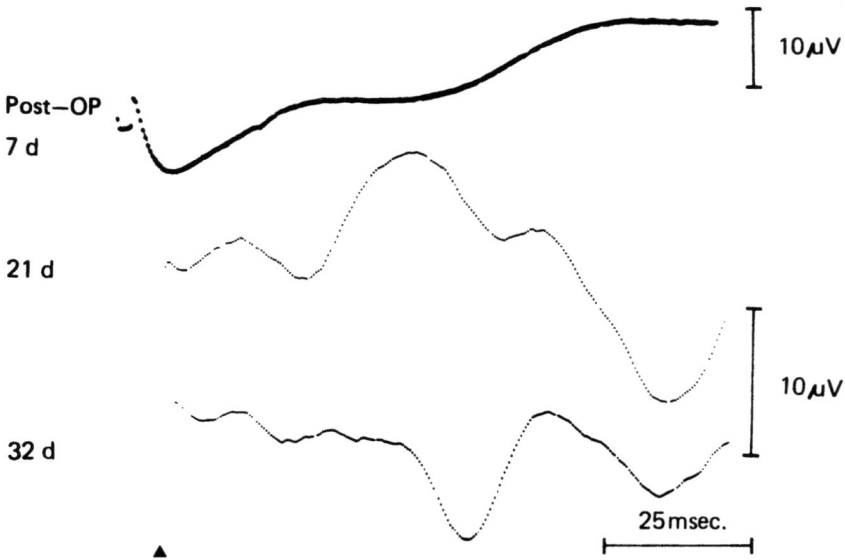

Abb. 2. Segmentale Befundbesserung bei epiduralem Hämatom Th_{12}. Das initial komplette Querschnittssyndrom bessert sich postoperativ gut. Die S_1-Ableitung 1 Woche nach der Operation ergibt einen Block, 3 Wochen postoperativ deutliche Erholung der typischen Kurvenform mit noch erhöhter Latenz und 32 Tage postoperativ normales Kurvenbild mit klassischen Komponenten und normaler Latenz

Querschnittsmusters vor. Bei sehr langsamer klinischer Rückbildung hinkte die Rückbildung des SEP-Befundes der Klinik deutlich nach.

Bandscheibenvorfälle: Die klinischen Befunde bestanden bei 35 der Bandscheiben-Patienten aus mono- oder bisegmental einzuordnenden Sensibilitätsstörungen und Paresen. Hochgradige Paresen waren nicht zu verzeichnen. Nur ein geringer Teil der Patienten hatte keinerlei Sensibilitätsstörungen, lediglich Parästhesien. Bei den SEP-Befunden war der Anteil pathologischer Befunde auf knapp über die Hälfte der Fälle (25) beschränkt. Alle SEP-Befunde waren vom mono- oder bisegmentalen Typ mit Ausnahme von 2 Fällen, die ein sensibles Kaudasyndrom mit Blasenstörung hatten. Bei diesen 2 Patienten fanden sich oligosegmentale SEP-Veränderungen diskreter Natur. Am häufigsten ließen sich Seitenunterschiede in den Amplituden nachweisen, der zweithäufigste Befund waren leichte Latenzerhöhungen bzw. Kombination von Latenzerhöhung und Amplitudenminderung. Blockierte Ableitungen fanden sich bei keinem der Bandscheiben-Patienten, d.h. von der Anzahl der pathologischen Befunde und von ihrem Schweregrad her ist die SEP-Technik häufig unergiebig. Bei den Patienten ohne sicheres neurologisches Defizit konnte eine sichere segmentale SEP-Läsion nicht nachgewiesen werden. Dennoch konnten pathologische SEP-Befunde bei Patienten gefunden werden, bei denen die Myelographie unauffällig erschien. In 2 Fällen fanden sich auch kontralateral leichte SEP-Veränderungen, bei denen der Patient kontralateral nur über Parästhesien und Schmerzen geklagt hatte, klinisch jedoch keine neurologische Störungen nachzuweisen waren. In diesen Fällen handelte es sich um mediale Bandscheibenvorfälle. Bei einer kleinen Zahl (9) dieser Gruppe wurden wiederholte SEP-Untersuchungen durchgeführt. Dabei konnten Normalisierungen von monosegmentalen SEP-Veränderungen beobachtet werden (Abb. 2).

Diskussion

Die Diagnostik und die Stellung der OP-Indikation beim klassischen lumbalen Bandscheibenvorfall bereitet in der Regel keine Probleme. Dennoch sind jedem Kliniker genügend Problemsituationen bekannt, in denen das Stellen der OP-Indikation schwierig sein kann. Bei vielen älteren Patienten sind multiple Bandscheibenprotrusionen myelographisch nachweisbar, während klinisch im Vordergrund bilaterale ischialgiforme Schmerzen stehen, ohne daß anhand von segmental zuzuordnenden Paresen eine eindeutige Höhenlokalisation durchgeführt werden kann. In solchen Fällen würde ein mit segmentaler Technik durchgeführter pathologischer SEP-Befund einen lokalisatorischen Hinweis geben. Die ausschließlich mit Nervenstammreizung durchgeführte SEP-Untersuchung (Zenkov 1976, Feinsod et al. 1982) muß wegen der anatomischen Gegebenheiten zwangsläufig weniger aufschlußreich sein. Die mit Dermatomreizung durchgeführten Untersuchungen (Scarff et al. 1981, Kamphuisen und Arts, 1981) sowie eigene Untersuchungen beim zervikalen Bandscheibenvorfall (Schramm et al., 1980a) erbringen detailliertere Ergebnisse. Die hohe Quote von pathologischen Befunden von Scarff et al. (1981) liegt in der Definition des Normalbereiches begründet, den diese Autoren verwenden: Latenzerhöhungen werden als pathologisch angesehen, wenn sie 2 ms über dem Mittelwert liegen. Aus der Art des Schädigungsmusters kann nicht notwendigerweise auf die zugrundeliegende Pathologie geschlossen werden. So sahen wir monosegmentale oder bisegmentale Schädigungsmuster auch bei spinalen Tumoren (Schramm und Assfalg 1982) und bei anderen spinalen Erkrankungen (Schramm et al. 1980b). Auch die Art der Veränderungen einzelner Meßparameter (Latenz und Amplituden) ist unabhängig von der Art der zugrundeliegenden Pathologie. Gleich welche Noxe die Kaudafaser in ihrer Leitfähigkeit beeinträchtigt, finden sich Latenzerhöhungen und Amplitudenminderungen (Jörg et al. 1980, Stöhr und Dichgans 1982, Schramm et al. 1980b). Im Gegensatz zu Stöhr und Dichgans (1982), die Latenzerhöhungen bei spinalen Tumoren nur ausnahmsweise sahen, konnten Jörg et al. (1982) und wir selber (Schramm und Assfalg 1982) Latenzerhöhungen auch bei spinalen Tumoren regelmäßig sehen.

In Übereinstimmung mit Feinsod et al. (1982) sahen auch wir in einigen Fällen (bei medianen Bandscheibenvorfällen, bei spinalen Tumoren) veränderte SEP aus Körperarealen mit normaler Sensibilität. Der besondere Wert der segmentalen Untersuchungstechnik liegt darin, daß ein direkter Nachweis der Schädigung der nervalen Substanz möglich ist, wohingegen die Myelographie die Raumforderung nachweist, nicht aber die eventuell dadurch verursachte nervale Schädigung (Jörg et al. 1980). Dies kann sich in unklaren Fällen sowie bei Begutachtungsfragen als nützlich erweisen. Der topodiagnostische Wert ergibt sich aus dem segmentalen Zugriff auf die nervalen Strukturen, wobei bei den spinalen Tumoren bezüglich der Höhenlokalisation präzisere Ergebnisse erzielt werden können als mit der klinischen

Untersuchungstechnik allein (Schramm und Assfalg 1982, Schramm et al. 1983). Da die Frequenz und der Schweregrad pathologischer Befunde beim lumbalen Bandscheibenvorfall jedoch nicht so ausgeprägt ist, andererseits die klinische Diagnostik in der Regel unter Berücksichtigung der Myelographie völlig ausreichende Ergebnisse liefert, ist die routinemäßige Anwendung der segmentalen SEP-Technik beim lumbalen Bandscheibenvorfall nicht notwendig. Sie ist in klinisch unklaren Fällen eine wertvolle Ergänzungsmethode und kann dann zusammen mit klinischem Befund und Myelogramm bei der Stellung der OP-Indikation hilfreich sein (Scarff et al. 1981).

Die Zunahme oder die Rückbildung der SEP-Veränderungen ließ sich in einzelnen Fällen bei lumbalen Bandscheiben, insbesondere aber auch bei spinalen Tumoren im eigenen Krankengut nachweisen (Schramm et al. 1983), ähnliche Beobachtungen konnten von Feinsod et al. (1982) gemacht werden. Zusammenfassend ist festzustellen: Der Wert der segmentalen SEP-Untersuchungstechnik bei raumbeengenden Prozessen im lumbalen Bereich liegt in der Möglichkeit der Objektivierung der nervalen Läsionen, aufgegliedert im segmentalen Zugriff und damit in der Differenzierung von mono- oder oligosegmentaler Beteiligung der Cauda equina. Die Möglichkeit zur Objektivierung der Rückbildung und Verschlechterung der afferenten Leitungen im Bereich der Cauda equina ist ebenfalls gegeben. Eine routinemäßige Anwendung der segmentalen SEP-Technik beim Verdacht auf lumbalen Bandscheibenvorfall ist sicher nicht erforderlich, die Anwendung bei unklaren Fällen hingegen sinnvoller.

Literatur

Feinsod M, Blau D, Findler G, Hadani M, Beller AJ (1982) Somatosensory evoked potentials to peroneal nerve stimulation in patients with herniated lumbar discs. Neurosurgery 11:506–511

Jörg J, Hielscher H, Podemski R (1980) Die Cauda equina-Neurografie. Ergebnisse von Normalpersonen und Patienten mit lumbosacralen Wurzelkompressionssyndromen. Schweiz Arch Neurol Neurochir Psychiatr 126:17–25

Jörg J, Düllberg W, Koeppen S (1982) Diagnostic value of segmental somatosensory evoked potentials in cases with chronic progressive para- or tetraspastic syndromes. In: Courjon J et al. (eds) Clinical applications of evoked potentials in neurology. New York, Raven Press, pp 347–358

Kamphuisen HAC, Arts R (1981) Dermatomal somatosensory evoked responses in low-back disorders. Abstract Electroencephal Clin Neurophysiol 52:145

Ludin H-P, Tackmann W (1979) Sensible Neurographie. Stuttgart Thieme

Magladery JW (1955) Some observations on spinal reflexes in man. Pfluegers Arch 261:302–321

Scarff TB, Dallmann DE, Toleikis JR, Bunch W-H (1981) Dermatomal somatosensory evoked potentials in the diagnosis of lumbar root entrapment. Surg Forum 23:489–491

Schramm J (1980a) Clinical experience with the objective localisation of the lesion in cervical myelopathy. Adv Neurosurg 8:26–32

Schramm J, Oettle GJ, Pichert T (1980b) Clinical application of segmental somatosensory evoked potentials (SEP) – experience in patients with non-space occupying lesions. In: Barber C (ed) Evoked potentials. Leicester, MTP-Press, pp 455–465

Schramm J, Assfalg B (1982) Segmental evozierte somato-sensorische Potentiale (SEP) bei spinalen Raumforderungen. In: Struppler A (ed) Elektrophysiologische Diagnostik in der Neurologie. Thieme, Stuttgart–New York, pp 168–169

Schramm J, Assfalg B, Brock M (1983) Segmentally evoked pre- and postoperative somatosensory potentials in spinal tumors. Erscheint in Proceedings of 2nd Int. Evoked Potentials Symposium, Butterworths, London

Stöhr M, Dichgans J (1982) Somatosensible Reizantworten von Rückenmark und Gehirn (SEP). In: Stöhr M, Dichgans J, Diener HC, Buettner UW (Hrsg) Springer Berlin, pp 111–166

Zenkov LR (1976) Somatosensory evoked brain potentials in discogenic compression of the lumbosacral roots. Zh Nevropatol Psikhiatr 76:818–822

Zur differentialdiagnostischen Abgrenzung lumbaler Wurzelalterationen von Schwerpunktspolyneuropathien

D. KOUNTOURIS und W. GEHLEN

Einleitung

Lumbale Wurzelalterationen durch degenerative Veränderungen der Wirbelsäule bzw. der zugehörigen Bandscheiben zählen zu den häufigsten Erkrankungen beim Menschen. Durch die räumliche Nähe von Wirbelsäulenanteilen zu nervalen Strukturen kommt es nicht selten zu entsprechenden neurologischen Auffälligkeiten, bei Betroffensein tieferer spinaler Abschnitte, vor allem im Lumbosakralbereich zu Symptomen seitens des 2. Neurons. Wegen der besonderen Häufigkeit lumbaler radikulärer Syndrome wird bei Beschwerden im Rückenbereich oder bei ausstrahlenden Schmerzen in die Beine in erster Linie an diese Krankheitsbilder gedacht. Nicht selten sind jedoch bei subtiler neurologischer Untersuchung evtl. unter Einsatz neurophysiologischer Meßmethoden und neuroradiologischer Untersuchungsverfahren dann doch in andere Richtung weisende Syndrome zu erkennen. Differentialdiagnostisch ist in erster Linie an ein andersartiges neurologisches Syndrom zu denken und zwar an eine Polyneuropathie.

Zu den drei häufigsten Ursachen von Polyneuropathien zählen endokrine, metabolische und toxische Erkrankungen. Vom klinischen Bild her sind Polyneuropathien gegenüber Wurzelalterationen meist gut abgrenzbar, und zwar insbesondere, wenn die Symptomatik typischerweise symmetrisch an allen 4 Extremitäten nachweisbar ist. Nicht selten findet man jedoch ein besonderes Betroffensein einzelner Körperabschnitte, so daß die Symptomatik sich asymmetrisch darstellt.

Verschiedene Autoren wiesen bereits in der Vergangenheit auf die häufig vorhandene Asymmetrie klinischer Reizerscheinungen oder Ausfälle bei Polyneuropathien hin (Scheid 1980; Wieck 1955; Neundörfer 1973). Remak et al. (1899) berichteten über Unterschiede bei Mononeuritiden und Polyneuritiden, Erbslöh (1967) benutzte unseres Wissens erstmalig den Begriff „Schwerpunktspolyneuritis".

Im folgenden soll über die Ergebnisse von Untersuchungen berichtet werden, die wir bei 238 Patienten durchführten. Diese wurden uns entweder ambulant oder stationär unter der Verdachtsdiagnose eines radikulären lumbalen Syndroms zugewiesen.

Material und Methodik

Bei allen 238 Patienten wurde neben der Erhebung der Vorgeschichte eine eingehende körperliche und neurologische Untersuchung durchgeführt. Ferner erfolgte zumindest einmalig bei jedem Patienten eine ausgiebige elektromyographische bzw.

erweiterte neurophysiologische Untersuchung. Bei 211 der Patienten erfolgten lumbale Myelographien, bei 14 Patienten spinale computertomographische Untersuchungen.

Im Rahmen der elektromyographischen Untersuchungen wurden nicht nur die sog. Kennmuskeln der klinisch betroffenen Segmente untersucht, sondern zumindest auch die Kennmuskeln des kontralateralen Beines. Bei allen Patienten wurde ferner zumindest an einem Nerven des Beines die motorische Nervenleitgeschwindigkeit bestimmt, bei 43 Patienten wurden zusätzlich sensible Nervenleitgeschwindigkeiten ausgemessen. Bei einem Großteil der Patienten wurden ferner weitergehende neurophysiologische Untersuchungen wie Bestimmungen der Faserdichte mit Hilfe der Einzelfaserelektromyographie in den segmentalen Kennmuskeln und Bestimmungen der F-Wellen-Latenzen durchgeführt.

Ergebnisse

In Tabelle 1 sind die neurophysiologischen und neuroradiologischen Befunde bei unseren untersuchten Patienten aufgelistet. Bei 27 Patienten fanden sich Schwerpunktspolyneuropathien, die u.a. mit Hilfe der durchgeführten neurophysiologischen Untersuchungen verifiziert werden konnten. Bei 21 Patienten mit Schwerpunktspolyneuropathien wurden wegen des Verdachtes auf zumindest zusätzlichem Bandscheibenvorfall mit radikulären Alterationen Myelographien durchgeführt. Keiner dieser Patienten zeigte jedoch myelographisch zusätzliche Hinweise für eine radikuläre Schädigung.

Wie aus Tabelle 1 ersichtlich, sind besonders folgende Ergebnisse erwähnenswert: Eine Verminderung der motorischen Nervenleitgeschwindigkeit fand sich

Tabelle 1. Neurophysiologische und neuroradiologische Befunde bei lumbalen Wurzelalterationen und Schwerpunktspolyneuropathien

	Lumbale Wurzelalterationen	Schwerpunktspolyneuropathien
Verminderung der mot. NLG	2 von 211 (0,9%)	14 von 27 (51,9%)
Verminderung der sens. NLG	0 von 25	17 von 18 (94,4%)
Path. Spontanaktivität nur in segmentalen Kennmuskeln	206 von 211 (97,6%)	1 von 27 (3,7%)
Änderung des MAP	52 von 211 (24,6%)	11 von 27 (40,7%)
Änderung des NAP	0 von 25	10 von 18 (55,6%)
Verlängerung der F-Wellen-Latenz	11 von 91 (5,8%)	24 von 27 (88,9%)
Änderung der Faserdichte nur in segmentalen Kennmuskeln	208 von 208 (100%)	0 von 4
Normabweichungen bei lumbaler Myelographie	208 von 208 (100%)	0 von 21
Normabweichungen bei spinaler CT-Untersuchung	12 von 14 (85%)	1 von 27 (3,7%)

nur in unter 1% der Patienten mit lumbalen Wurzelalterationen, jedoch bei mehr als der Hälfte der Patienten mit Schwerpunktspolyneuropathien. Bei keinem Patienten mit lumbaler Wurzelalteration fand sich eine Verminderung der sensiblen Nervenleitgeschwindigkeit, jedoch bei über 90% der Patienten mit Schwerpunktspolyneuropathien. Ferner konnten bei lumbalen Wurzelalterationen in über 90% der Fälle ausschließlich in den segmentalen Kennmuskeln pathologische Spontanaktivitäten registriert werden, jedoch nur bei einem Patienten mit Schwerpunktspolyneuropathie.

Kein Patient mit lumbalen Wurzelalterationen zeigte eine Änderung des Nervenaktionspotentials, jedoch mehr als die Hälfte der Patienten mit Schwerpunktspolyneuropathie. Die F-Wellen-Latenzen waren nur selten bei lumbalen Wurzelalterationen verlängert, jedoch häufig bei Schwerpunktspolyneuropathien. Alle Patienten mit lumbalen Wurzelalterationen zeigten eine Erhöhung der Faserdichte in den segmentalen Kennmuskeln. Hierzu ist anzumerken, daß in allen Fällen die lumbalen Wurzelalterationen zumindest mehrere Wochen bestanden haben dürften.

Aber auch vom klinischen Befund her fanden sich verschiedene Differenzierungsmöglichkeiten (Tabelle 2). Besonders hervorzuheben ist das Fehlen einer Pallhypaesthesie bei lumbalen Wurzelalterationen im Gegensatz zu den Schwerpunktspolyneuropathien, bei denen wir stets eine Pallhypaesthesie beobachten konnten. Überraschend häufig fanden wir Paresen oder Atrophien segmentaler Zuordnung auch bei Schwerpunktspolyneuropathien. Das Zeichen nach Lasègue war überraschenderweise in über 10% unserer Patienten mit Schwerpunktspolyneuropathien positiv.

In Tabelle 3 sind die Grund- bzw. Begleiterkrankungen bei unseren 27 Patienten mit Schwerpunktspolyneuropathien zu erkennen. Am häufigsten findet sich ein Diabetes mellitus und zwar bei insgesamt 18 Patienten. Bei 2 Patienten konnten wir keine Ursache der Polyneuropathie ermitteln.

Ein besonderes Problem stellt oft die Abgrenzung einer diabetischen Amyotrophie von einem Muskelschwund infolge Alterationen motorischer Wurzeln dar. In

Tabelle 2. Klinische Hauptsymptome bei lumbalen Wurzelalterationen und Schwerpunktspolyneuropathien

	Lumbale Wurzelalterationen n=211	Schwerpunktspolyneuropathien n=27
Muskelkrämpfe	82 (38%)	22 (81,5%)
„Press-Schmerz"	185 (88%)	6 (22%)
Segmentale Störungen der Oberflächensensibilität	208 (98%)	2 (7%)
Pallhypaesthesie	0	27 (100%)
Hyperpathie	18 (8,5%)	22 (81,5%)
Vegetative Störungen	2 (1%)	21 (78%)
Umschriebene Reflexminderungen oder -ausfälle	179 (85%)	6 (22%)
Paresen oder Atrophien segmentaler Zuordnung	167 (79%)	7 (26%)
Pos. Zeichen nach Lasègue	193 (91%)	3 (11%)

Tabelle 3. Grund- bzw. Begleiterkrankungen bei 27 Patienten mit Schwerpunktspolyneuropathien

	N
Diabetes mellitus	16
Diabetes mellitus u. Alkoholabusus	2
Alkoholabusus	1
Alkoholabusus u. Gastrectomie	2
Hepathopathie unklarer Genese	2
Prostata-Karzinom	1
Verdacht auf Panarteriitis nodosa	1
keine relevanten Erkrankungen feststellbar	2

Tabelle 4. Schwerpunktssymptome bei diab. Amyotrophie und bei lumbalen Wurzelalterationen $L_2 - L_4$

	Diabetische Amyotrophie	Lumbale Wurzelalterationen $L_2 - L_4$
Lebensalter	meist höheres	meist mittleres (o. jugendl.)
„Press-Schmerz"	fehlt in der Regel	häufig vorhanden
Segmentale Störungen der Oberflächensensibilität	selten	häufig
Femoralisdehnungsschmerz	selten positiv	häufig positiv
Pallhypaesthesie	in der Regel deutlich	in der Regel nicht vorhanden
Femoralislatenzzeit	verlängert	unauffällig

Tabelle 4 sind die Schwerpunktssymptome bei diabetischer Amyotrophie und bei lumbalen Wurzelalterationen gegenüber gestellt. Einer unserer Patienten mit diabetogener Schwerpunktspolyneuropathie war vor der beschriebenen diagnostischen Abklärung allein aufgrund des Beschwerdebildes und des neurologischen Befundes und ohne vorherige Myelographie erfolglos operiert worden mit Ausräumung einer Bandscheibe. Erst später bildeten sich die Beschwerden unter ätiologisch orientierter Therapie des leichten Diabetes mellitus (Diät, Thioctacidgabe etc.) zurück.

Diskussion

In nicht wenigen Fällen fanden wir bei Patienten, die uns unter der Verdachtsdiagnose lumbaler Wurzelalterationen überwiesen wurden, als Ursache der Reiz- oder Ausfallserscheinungen Schwerpunktspolyneuropathien. Eder und Tilscher (1982) wiesen auf die besondere Bedeutung des Zeichen nach Lasègue für die Abgrenzung von Wurzelalterationen gegenüber anderen Erkrankungen hin. Wir fanden jedoch auch bei 11% unserer Patienten mit Schwerpunktspolyneuropathien ein pos. Zeichen nach Lasègue. Holdorf (1979) befaßte sich ausführlich mit dem Problem der diabetischen Amyotrophie als Ausdruck einer sog. Femoralisneuropathie. Dieses Krankheitsbild bedarf besonders sorgfältiger klinischer Abgrenzung von hohen lumbalen Wurzelalterationen, vor allem im Bereich L_2 bis L_4. Die von Hoppenfeld (1977) beschriebene Abgrenzbarkeit durch die Berücksichtigung der sensiblen Segmente ist jedoch nicht immer aussagefähig. Auch 2 unserer 27 Patienten mit Schwerpunktspolyneuropathien gaben eine typische segmentale Störung der Oberflächensensibilität an. Eindeutigere Differenzierungsmöglichkeiten sind mit Hilfe eingehender elektromyographischer Untersuchungen möglich, wie Okur und Gehlen (1982) angeben. Hierbei sind jedoch die Normabweichungen durch Innervationsanomalien oder durch Kombination beider Krankheitsbilder nicht sicher zu differenzieren, da z. B. Polyneuropathien bereits mit ubiquitären path. Spontanaktivitäten einhergehen können und dann elektromyographisch eine zusätzliche radikuläre Alteration nicht mehr gesondert erkannt werden kann. Insgesamt ist klinischerseits u. E. folgendes besonders erwähnenswert: Es sollte auch bei Patienten mit sog. typischen Lumboischialgien oder anderen lumbalen Nervenwurzelalterationssyndromen ein vollständiger neurologischer Status erhoben werden, insbesondere subtil die Pallaesthesie geprüft werden.

In Zweifelsfällen wird man heute bevorzugt die spinale Computertomographie einsetzen, vor allem beim Verdacht auf zusätzliches Vorliegen eines Bandscheibenvorfalles bei gleichzeitig bestehender Polyneuropathie; dabei können nur durch subtile klinisch-neurologische Untersuchungen falsch positive CT-Befunde von echten Bandscheibenvorfällen abgegrenzt werden. Im Rahmen neurologischer Ambulanzen überrascht es immer wieder, wie häufig Polyneuropathien beobachtet werden können, zum Teil sicher mitbedingt durch den hohen Alkoholkonsum bzw. das häufige Vorkommen von zumindest latentem Diabetes mellitus in der Bevölkerung.

Auch bei klassischer Symptomatologie hinsichtlich eines radikulären Syndroms infolge eines vermuteten Bandscheibenvorfalles raten wir zur ausgiebigen neurologischen und neurophysiologischen sowie neuroradiologischen Untersuchung, da ansonsten oft bei unerkannter zusätzlicher Polyneuropathie sich postoperativ die Beschwerden nur unzureichend zurückbilden, falls nicht gleichzeitig die zusätzlich vorhandene Polyneuropathie entsprechend behandelt wird.

Literatur

Bodechtel G (1974) Differentialdiagnose neurologischer Krankheitsbilder. 2. Aufl. Thieme, Stuttgart New York
Eder M, Tilscher H (1982) Schmerzsyndrom der Wirbelsäule. In: Junghanns H (Hrsg) Die Wirbelsäule in Forschung und Praxis. 2. Aufl. 81 Hippokrates, Stuttgart
Erbslöh F (1967) Peripheres Nervensystem: Polytope Erkrankungen (Polyneuritiden) In: Schulte W (Hrsg) Almanach für Neurologie und Psychiatrie. Lehmanns, München, S 13–62
Holdorf B (1979) Lumbale Syndrome aus der Sicht des Neurologen In: Junghanns H (Hrsg) Die Wirbelsäule in Forschung und Praxis 83, Hippokrates, Stuttgart S 183–188
Hoppenfeld S (1977) Orthopädische Neurologie. Enke, Stuttgart
Neundörfer B (1973) Differentialtypologie der Polyneuritiden und Polyneuropathien. Springer, Berlin Heidelberg New York
Okur H, Gehlen W (1982) Ergebnisse elektromyographischer Untersuchungen bei 270 Patienten mit radikulären Syndromen im Lumbalbereich. In: Struppler A (Hrsg) Elektrophysiologische Diagnostik in der Neurologie. Thieme, Stuttgart New York, S 52–53
Remak E, Flatau E (1899) cit. in 1.
Scheid W (1980) Lehrbuch der Neurologie. 4. Aufl. Thieme, Stuttgart New York
Wieck HH (1955) cit. in 9.

Zur Bedeutung der Elektromyographie bei lumbalen Bandscheibenvorfällen

W. Gehlen, D. Kountouris, H. Okur und W. Greulich

In einem Zeitraum von 2 Jahren wurden von uns 358 Patienten mit der Verdachtsdiagnose einer zervikalen oder lumbalen radikulären Schädigung elektromyographisch untersucht.

Bei 69 der untersuchten Patienten bestand der Verdacht auf eine zervikale, bei 289 auf eine lumbale Wurzelalteration. Über besondere Aspekte der klinisch-neurologischen Befunde und EMG-Auffälligkeiten bei einem Teil dieser Patienten wurde bereits berichtet (Okur, Gehlen, 1982).

Das EMG wurde immer dann als pathologisch bewertet, wenn sich sogenannte pathologische Spontanaktivitäten in Form von Fibrillationen, positiven scharfen Wellen, Faszikulationen oder pseudomyotonen Entladungen während der Ruheableitung zeigten oder wenn bei maximaler Innervation das Interferenzmuster eindeutig gelichtet war. Ferner wurde bei 97 Patienten mit lumbalen radikulären Syndromen eine lumbale Myelographie mit wasserlöslichen, nicht ionisierenden Kontrastmitteln durchgeführt.

Bei der elektromyographischen Untersuchung wurden die sogenannten Kennmuskeln der unteren Extremitäten besonders berücksichtigt. Hierbei wurde in Anlehnung an Untersuchungen von Schliack (1955) als Kennmuskel für eine L_5-Wurzelalteration bevorzugt der M. extensor hallucis longus und als Kennmuskel für eine S_1-Wurzelalteration der M. peroneus brevis gewählt. Bei nicht hinreichender Differenzierungsmöglichkeit zwischen radikulären und mehr distal lokalisierten peripher-neurogenen Schädigungen wurden ferner die Glutäalmuskeln und der M. triceps surae mit in die Untersuchung einbezogen. Bei Verdacht auf höher lokalisierte lumbale Läsionen wurden die in Tabelle 1 genannten Muskeln gewählt.

Die elektromyographischen Untersuchungen erfolgten unter Verwendung konzentrischer Nadelelektroden nach temperaturgesteuerter Aufwärmung auf 36–37 Grad Celsius. Ferner wurden in der Regel die Kennmuskeln der Gegenseite zum

Tabelle 1. Elektromyographisch bedeutsame Kennmuskeln der unteren Extremitäten

L_1, L_2	M. Ileopsoas
L_3	M. quadriceps fem.
L_4	M. tibialis ant.
L_5	*M. ext. hall. long.*
	M. gluteus medius
	(M. ext. dig. brev.)
S_1	*M. peroneus brevis*
	M. gluteus maximus
	M. triceps surae

Ausschluß oder Nachweis einer generalisierten peripher-neurogenen Schädigung ebenfalls untersucht.

Bei 21 unserer 289 Patienten mit der ursprünglichen Verdachtsdiagnose eines lumbalen radikulären Syndroms wurde eine Schwerpunktspolyneuropathie, bei 2 weiteren Patienten eine isolierte Peroneusläsion diagnostiziert. Während nur 118 von 266 untersuchten Patienten mit lumbaler radikulärer Symptomatik, d.h. bei 44% ein pathologischer EMG-Befund registriert werden konnte, fanden sich bei den Patienten mit Schwerpunktspolyneuropathien und bei denen mit isolierten Peroneusläsionen stets EMG-Veränderungen (s. Tabelle 2).

Bei 97 Patienten mit der klinischen Verdachtsdiagnose einer lumbalen Wurzelalteration wurden myelographische Untersuchungen durchgeführt. Bei 81% der Patienten fanden sich entsprechende myelographische Auffälligkeiten.

Tabelle 2. Diagnostische Zuordnung von 289 Patienten mit der Verdachtsdiagnose lumbaler radikulärer Syndrome

	N	pathologische EMG-Befunde	pathologische Myelographie-Befunde
Lumbale radikuläre Syndrome	266	118 von 266 (44%)	79 von 97 (81%)
Schwerpunktspolyneuropathien	21	21	–
Isolierte Peroneusläsionen	2	2	–

Tabelle 3. EMG-Befunde bei 97 myelographierten Patienten mit lumbalen radikulären Syndromen

Kennmuskulatur	Segmentzuordnung	N	EMG path.	Topische Übereinstimmung mit der Myelographie
M. quadriceps femoris M. tibialis anterior	L_3 oder L_4	5	4	2 (3)*
M. tibialis anterior M. extensor hall. l. M. extensor dig. brev.	L_4 oder L_5	35	32	20 (27)*
M. extensor hall. l. M. extensor dig. brev.	L_5	8	8	6 (6)*
M. extensor hall. l. M. extensor dig. brev. M. peroneus brev.	L_5 oder S_1	47	45	38 (41)*
M. peroneus brev. M. triceps surae	S_1	2	2	2 (2)*
		97	91	68 (79)*

( )* = Myelographie pathologisch

Interessant erschien uns die Korrelation von Kennmuskelgruppen mit den entsprechenden elektromyographischen Befunden (Tabelle 3). Besonders gut war die Übereinstimmung bei den isolierten Segmentzuordnungen zu den Segmenten L_5 und S_1, etwas weniger gut bei der Kombination der Segmente L_5 oder S_1, deutlich schlechter bei den Segmenten L_4 oder L_5.

Bei der letztgenannten Gruppe war eine topographische Übereinstimmung nur bei 20 von 27 pathologischen Myelographien zu erkennen. Inzwischen wurden bei 6 Patienten mit isolierten S_1-Wurzelalterationen pathologische Spontanaktivitäten ausschließlich im M. triceps surae und nicht im M. peroneus brevis registriert.

Insgesamt erscheinen uns folgende Untersuchungsergebnisse besonders bemerkenswert. Elektromyographische Normabweichungen fanden sich nur bei 44% der Patienten mit den klinischen Zeichen eines lumbalen radikulären Syndroms. Hierfür kann es verschiedene Erklärungen geben. Einerseits kann es bei lumbalen Bandscheibenvorfällen ausschließlich zu Schmerzsyndromen oder zu isolierten Irritationen bzw. Alterationen sensibler Strukturen kommen. Andererseits kann eine diskrete Alteration motorischer Anteile elektromyographisch stumm bleiben, wenn die Schädigung weniger als 10–14 Tage zurückliegt und das geringe Ausmaß der motorischen Läsion nicht zur Ausbildung eines gelichteten Interferenzmusters ausreicht. Ferner kann die Läsion evtl. auch mehrere Jahre zurückliegen, sodaß pathologische Spontanaktivitäten nicht mehr registriert werden können. Diese Möglichkeit ist besonders bei atrophischen Veränderungen zu diskutieren, bei denen ursächlich eine radikuläre Genese vermutet wird. Darüber hinaus ist jedoch die Möglichkeit von Fehlinnervationen stets mitzuberücksichtigen. Die in den diesbezüglichen Übersichtsarbeiten bzw. Monographien angegebenen Schemen, z. B. von Clemens (1977), Kaeser (1965), Mumenthaler, Schliack (1982), Ruprecht (1974), Spittler, Roosen (1982), dürften zwar in den meisten, jedoch nicht in allen Fällen zutreffend sein. Nicht unerwähnt bleiben soll die Möglichkeit, daß eine vorübergehende Bandscheibenvorwölbung ebenfalls eine Wurzelalteration hervorrufen kann und anschließend weder myelographisch noch bei der spinalen Computertomographie mehr erfaßt werden kann.

Die nicht seltene Abweichung zwischen elektromyographischen und myelographischen Befunden hat uns veranlaßt, bei spinalen Computertomographien zumindest zusätzlich ein Segment oberhalb und ein Segment unterhalb der klinisch und elektromyographisch vermuteten radikulären Segmentzuordnung zu untersuchen. Ferner wird empfohlen, zumindest vor einer invasiven Diagnostik eine vollständige neurologische Untersuchung durchzuführen, da nicht selten Schwerpunktspolyneuropathien unter dem Bild lumbaler radikulärer Syndrome auftreten können.

Literatur

Clemens R (1977) Diagnose der häufigsten Wurzelschädigungen im Zervical- und Lumbo-Sacralbereich. Fortschr Med 95:1066–1069

Kaeser HE (1965) Elektromyographische Untersuchungen bei lumbalen Diskushernien. Dtsch Z Nervenheilk 187:285–299

Mumenthaler M, Schliack H (1982) Läsionen peripherer Nerven. 4. Aufl. Thieme, Stuttgart New York

Okur H, Gehlen W (1982) Ergebnisse elektromyographischer Untersuchungen bei 270 Patienten mit radiculären Syndromen im Lumbalbereich. In: Struppler A (Hrsg) Elektrophysiologische Diagnostik in der Neurologie. Thieme, Stuttgart New York, S 52–53

Ruprecht EO (1974) Befunde bei Neuropathien. In: Hopf HC, Struppler A (Hrsg) Elektromyographie. Thieme, Stuttgart New York, S 53–56

Schliack H (1955) Zur Segmentdiagnostik der Muskulatur bei lumbalen Bandscheibenvorfällen. Nervenarzt 26:471–477

Spittler JF, Roosen C (1982) Die konservative und operative Behandlung bandscheibenbedingter Erkrankungen. Der Arzt im Krankenhaus 1:31–38

Die Aussagekraft der Spontanaktivität bei zusätzlicher Nervendehnungsprüfung zur Diagnosesicherung des Bandscheibenvorfalles

O. SCHMITT und B. D. KATTHAGEN

Die Verdachtsdiagnose eines Bandscheibenvorfalles läßt sich meist schon nach einer eingehenden klinischen und röntgenologischen Untersuchung stellen. Ergänzende diagnostische Maßnahmen sind in erster Linie bei atypischer klinischer Symptomatik sowie zur zusätzlichen Höhenlokalisation insbesondere in Zweifelsfällen erforderlich. Hier stehen mit der Myelographie bzw. in letzter Zeit der Computertomographie ergänzende Untersuchungsmethoden zur Verfügung, die jedoch nur alternativ eingesetzt werden sollten, wobei die computertomographische Untersuchung Ausnahmefällen vorbehalten bleiben sollte, da sie eine relativ aufwendige diagnostische Maßnahme darstellt.

Die Aussagekraft der myelographischen Untersuchung ist begrenzt, wobei die Angaben über falsch positive bzw. falsch negative Untersuchungsergebnisse zwischen 10 und 40% liegen (Begg et al., 1946; Hudgins, 1970). So bleibt sowohl bei der Diagnosesicherung, als auch insbesondere bei der Ausschlußdiagnostik in einem mitunter relativ hohen Prozentsatz der Fälle weiterhin Unklarheit über die mehr oder weniger eindeutige klinische Schmerzsymptomatik.

Die elektromyographische Untersuchung gibt ebenfalls in einem relativ hohen Prozentsatz der Fälle zusätzliche Hinweise für das Vorliegen neuromuskulärer Innervationsstörungen (Knutsson, 1961; Kambin et al., 1962; van der Most van Spijk, 1965). Um eine hohe Aussagekraft dieser Untersuchung zu erreichen sind meist mehrfache Ableitungen an verschiedenen Stellen des jeweiligen Muskels erforderlich, sowie mitunter langdauernde Beobachtungen der abgeleiteten Aktivitäten zur Erfassung der pathologischen Potentialformen, die häufig erst nach eingehender Analyse als solche identifiziert werden können. Hierbei wird in etwa 79% der Fälle die klinische Verdachtsdiagnose bestätigt, wobei teilweise Ableitungen an 36 verschiedenen Ableitstellen erfolgten (Knutsson, 1963).

Wir haben in letzter Zeit Erfahrung mit einer relativ einfachen und wenig zeitaufwendigen elektromyographischen Untersuchungsmethode sammeln können, mit der unter geringem personellem und apparativem Aufwand eine verhältnismäßig hohe diagnostische Sicherheit erreicht werden kann. Sie besteht in der intramuskulären Ableitung von Spontanpotentialen, die von *einer* Ableitstelle aus in O-Stellung abgeleitet und durch die klinische Prüfung des Lasègueschen Zeichens zusätzlich provoziert werden können. Sie entstehen möglicherweise durch mechanische Irritation und entsprechende reaktive Veränderungen im Bereich des Bandscheibenvorfalles und werden offenbar als *„Ausstrahlaktivität"* in der Peripherie weitergeleitet (Abb. 1).

Die Ableitung erfolgte jeweils mit konzentrischen Nadelelektroden im Bereich des m. tibialis anterior, der mm. peronaei bzw. des caput mediale m. gastrocnemii.

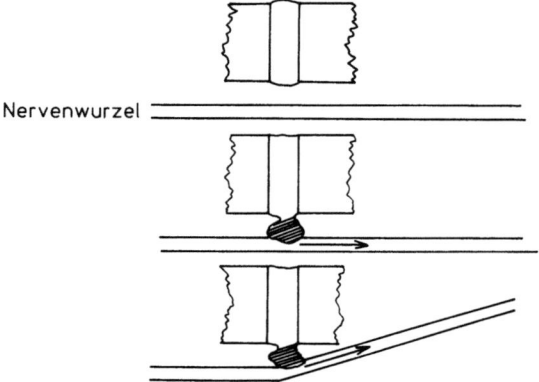

Abb. 1. Schematische Darstellung der lokalen Wurzelreizung als mögliche Entstehungsursache der peripher abgeleiteten „Spontanaktivität"

Nach Abklingen der Einstichaktivitäten erfolgte die Ableitung bei vollständiger muskulärer Entspannung, um die Überlagerung von Willküraktivität weitgehend zu vermeiden.

Die Untersuchung erfolgte am liegenden Patienten sowohl in O-Stellung des Beines, als auch anschließend bei Prüfung des Lasègueschen Zeichens.

Bei der Auswertung der Ergebnisse wurden sowohl die Potentialformen, die in Ruhe bei entspanntem Muskel auftraten, als auch die erst durch klinische Nervendehnungsprüfung hervorgerufenen Aktivitäten berücksichtigt (Abb. 2). Als „Spontanaktivität" wurde sowohl die in Ruhestellung des Beines, als auch durch Nervendehnung provozierte Aktivität bezeichnet und als elektromyographischer Hinweis für das Vorliegen einer Nervenwurzelkompression gewertet. Sie wurden von den physiologischerweise auftretenden Einstichaktivitäten bzw. Endplattenpotentialen abgegrenzt. Mitunter bereitete überlagerte Willküraktivität Abgrenzschwierigkeiten, die jedoch von der Frequenz und Form der Spontanaktivität meist gut abgegrenzt werden konnte (Abb. 3).

Wir haben die klinische Aussagekraft dieser Untersuchung bei 50 Patienten geprüft, bei denen wegen eines lumbalen Bandscheibenvorfalles im Bereich eines oder mehrerer Zwischenwirbelräume die Nukleotomie erfolgte. Als Bandscheibenvorfall galt ein ausgestoßener bzw. subkapsulär perforierter Prolaps, sowie eine Protrusion mit deutlicher Nervenwurzelkompression.

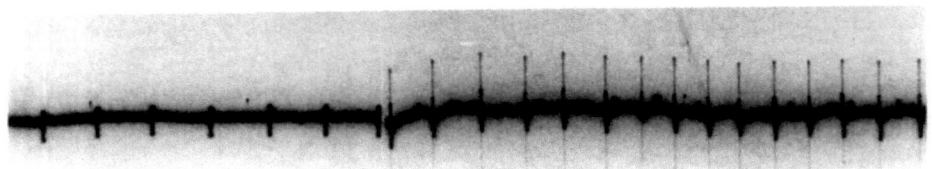

Spontanaktivität
Befund: Prolaps L5/S1
Ableitungsstelle: mm. peronaei

0-Stellung bei Dehnung (Lasègue 30°)

Abb. 2. Spontanaktivität in Ruhe sowie bei Dehnungsprüfung

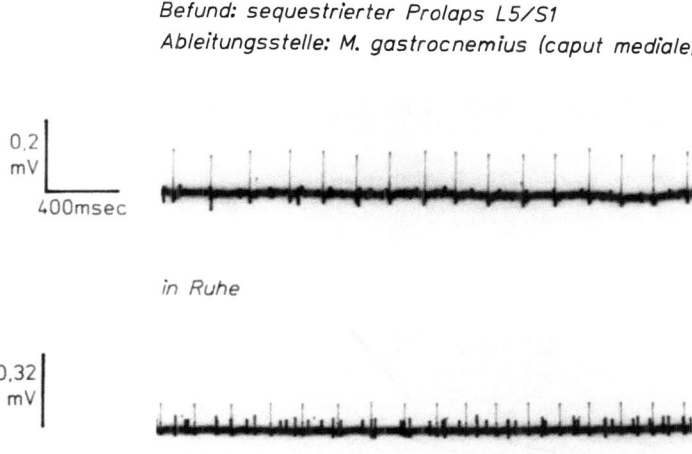

Abb. 3. Spontanaktivität die durch Willkürinnervation überlagert wird

Zusätzlich zur präoperativen klinischen und röntgenologischen Routinediagnostik wurde in 46 Fällen eine Myelographie durchgeführt. In 3 Fällen erfolgte eine computertomographische Untersuchung. In 1 Falle war keine Zusatzuntersuchung möglich. Die jeweiligen Untersuchungsergebnisse wurden miteinander verglichen.

Es handelte sich um 38 Männer und 12 Frauen zwischen 21 und 63 Jahren mit einem Durchschnittsalter von 40,6 Jahren. Bei 48 Patienten wurde die Nukleotomie, in 3 Fällen eine Renukleotomie durchgeführt.

Ergebnisse

In 48 Fällen wurde intraoperativ die Diagnose eines Bandscheibenvorfalles bestätigt, in 2 Fällen handelte es sich um eine „pulsierende Bandscheibe" mit myelographisch eindeutig positivem Befund ohne intraoperativ eindeutige Wurzelkompression.

Die Lokalisation der isolierten Bandscheibenvorfälle befand sich in 6% bei L_3/L_4, in 42% bei L_4/L_5 und in 52% bei L_5/S_1. Bei den Mehretagenoperationen waren 7mal die Bandscheiben L_4/L_5 und L_5/S_1 betroffen, in 2 Fällen handelte es sich um die Bandscheiben L_3/L_4 und L_4/L_5 bzw. L_5/S_1.

Die *elektromyographische Untersuchung* ergab bei 86% der Patienten „Spontanaktivität". Dabei konnten die „Spontanpotentiale" bei 32% bereits in 0-Stellung des Beines abgeleitet werden. In den übrigen Fällen wurde „Spontanaktivität" erst durch Prüfen des Lasègueschen Zeichens ausgelöst.

Die Aufschlüsselung der Negativbefunde zeigte, daß in 1 Falle eine Lendenstreckensteife vorlag, sodaß eine Nervendehnungsprüfung nicht durchgeführt werden

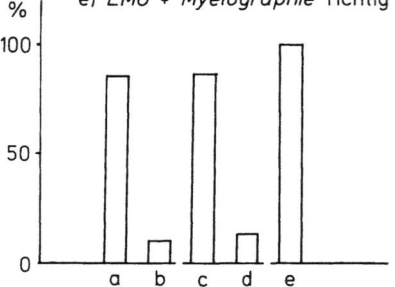

a) Spontanaktivität *EMG*
b) keine Spontanaktivität
c) *Myelographie* eindeutig positiv
d) *Myelographie* nicht eindeutig bzw. falsch negativ
e) *EMG + Myelographie* richtig positiv

Abb. 4. Die Aussagekraft der EMG-Untersuchung verglichen mit den myelographischen Untersuchungsergebnissen

konnte. In 2 weiteren Fällen war dies aufgrund einer erheblichen Abwehrspannung ebenfalls nicht möglich. 2 Fälle mit „pulsierender Bandscheibe" wiesen ebenfalls keine Spontanaktivität auf. Bei 2 Patienten bestand die klinische Symptomatik nicht länger als 2 Wochen. In einem Fall lag ein sequestrierter Bandscheibenvorfall mit Nervenkompression, jedoch ohne „Spontanaktivität" im Bereich der Ableitstelle vor.

Klinisch fanden sich bei 72% der Patienten motorische oder sensible bzw. reflektorische Ausfälle. In den übrigen Fällen handelte es sich lediglich um subjektive Schmerzangaben (Ischialgie „ohne neurologisch faßbare Innervationsstörungen"). Bei diesen Patienten war das elektromyographische Untersuchungsergebnis nur in 2 Fällen negativ.

Die *myelographische Untersuchung* ergab in 84% eindeutig positive Ergebnisse, die intraoperativ bestätigt wurden. In den übrigen Fällen war der Myelographiebefund nicht eindeutig positiv bzw. falsch negativ oder falsch positiv.

Die Kombination der klinisch objektivierbaren, myelographischen und elektromyographischen Untersuchungsergebnisse lieferte in allen Fällen eindeutige Hinweise für eine Nervenwurzelkompression (Abb. 4).

Diskussion

Mit der von uns geprüften elektromyographischen Untersuchungsmethode konnten somit in einem relativ hohen Prozentsatz der Fälle präoperativ eindeutige *Nervenkompressionszeichen* abgeleitet werden. Über die Entstehungsursache der untersuchten „Spontanaktivität" kann aufgrund unserer Untersuchungsergebnisse keine sichere Aussage gemacht werden. Die in einigen Fällen durchgeführten Analyse der Potentialformen ergab sowohl Fibrillationspotentiale, als auch positive scharfe Wellen. Die bei der klinischen Nervendehnungsprüfung (Lasèguesches Zeichen) aufgetretenen Potentialformen konnten nicht eindeutig davon abgegrenzt werden. In einigen Fällen wiesen die bei der Dehnungsprüfung aufgetretenen Formen eine etwas höhere Amplitude auf, als sie für Fibrillationspotentiale typisch sind. Möglicherweise handelt es sich um ähnliche Potentialformen, wie sie auch bei Engpaßsyndromen bzw. radikulären Läsionen gelegentlich beschrieben wurden (Esslen u. Magun, 1958; Taverner, 1961; Hopf u. Struppler, 1974). Sie sind möglicherweise der elektromyographisch objektivierbare Ausdruck, der subjektiv als Schmerzausstrahlung empfundenen lokalen Nervenwurzelkompression.

Mit der von uns geprüften relativ einfachen und mit geringem Aufwand durchzuführenden elektromyographischen Untersuchung konnte somit zusammen mit den klinisch – und myelographisch objektivierbaren Untersuchungsergebnissen in allen Fällen die Diagnose des Bandscheibenvorfalles präoperativ gesichert werden.

Literatur

Begg AC, Falconer MA, Mc. George M (1946) Myelographie in lumbar intervertebral disc lesions. A correlation with operative findings. Br J Surg 34: 141–157

Esslen E, Magun R (1958) Elektromyographie, Grundlage und klinische Anwendung. Fortschr Neurol Psychiatr 26: 174

Hopf HC, Struppler A (1974) Elektromyographie, Lehrbuch und Atlas. Thieme, Stuttgart

Hudgins WR (1970) The predictive value of Myelography in the diagnosis of ruptured lumbar discs. J Neurosurg 32: 152–161

Kambin P, Smith JM, Hoerner EF, Orange NJ (1962) Myelography and Myography in diagnosis of herniated intervertebral disc. JAMA 181: 102–105

Knutsson B (1961) Comparative value of Electromyographic, Myelographic and clinical-neurolotical examinations in diagnosis of lumbar root compression syndrome. Acta Orthop Scand [Suppl] 49

Van der Most van Spijk D (1965) Ischias. Klinische an elektromyographische Aspekten. Inaug. Diss., Utrecht

Das dreieckige A.p.-Bild der Bogenwurzeln

A. WACKENHEIM

In dieser kurzen Mitteilung soll das Röntgenbild des dreieckigen Pedikels bewertet werden. Sogleich möchte ich darauf hinweisen, daß es sich um ein sekundäres, erworbenes Röntgenbild handelt, das im Frontalbild sehr charakteristisch erscheint. Wenn dieses Bild als sekundär oder erworben (im Gegensatz zu konstitutionell, primär fehlgebildet) angesehen werden kann, ist es spezifisch bei extravertebraler Ausbuchtung des Arachnoidalraumes (Divertikel, Zyste, usw. . . .).

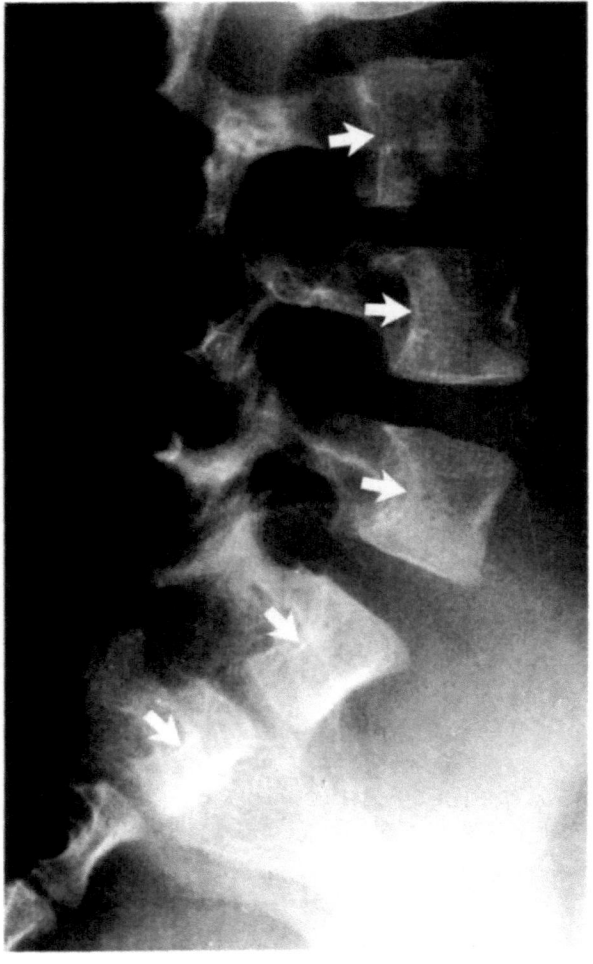

Abb. 1. Das charakteristische Bild von Scalloping (ausgebuchteter hinterer Rand der Wirbelkörper) ist spezifisch für runde, benigne *intrakanaläre* Raumforderungen wie hier die multiplen Neurinome eines Morbus von Recklinghausen

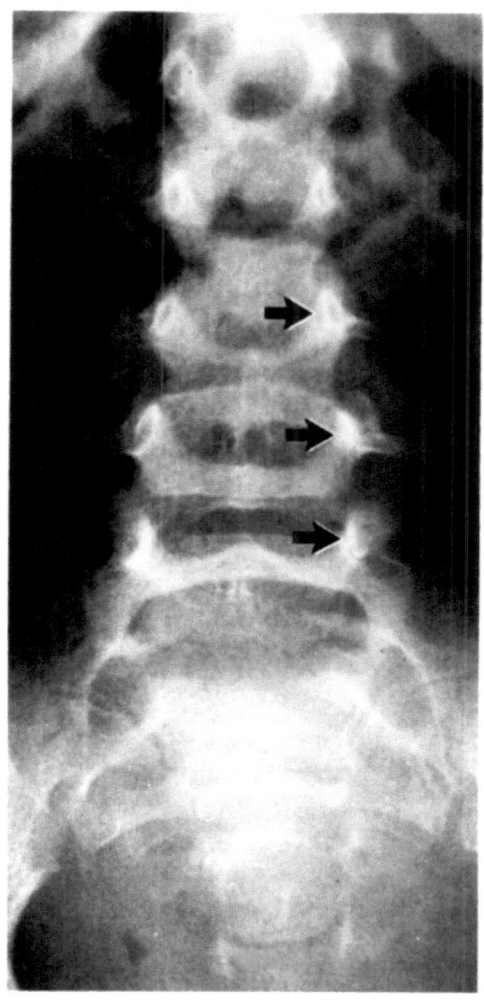

Abb. 2. A.p.-Projektion des Falles der Abb. 1. Die Pedikel stehen zu weit auseinander und sind morphologisch nicht viel verändert. Hier wird auch auf *intra*-kanaläre Raumforderung geschlossen

Zuerst ein Wort über „Scalloping": In der Abb. 1 zeigen wir das Bild von Ausbuchtungen am hinteren Rande der Wirbelkörper. Dieses charakteristische, als „Scalloping" bezeichnete Röntgenzeichen ist spezifisch für eine „intrakanaläre runde benigne Raumforderung". Neurinome und Zysten führen zu dieser oligo- oder multivertebralen Anomalie. Wenn sie, wie in diesem Falle, schon im Kindesalter entstanden ist, so kommt es außerdem zu einer ventro-dorsalen Ausstreckung der Pedikel mit Erweiterung des Wirbelkanals.

In der Abb. 2 sehen wir die A.p.-Projektion des Falles der Abb. 1: Die Pedikel stehen weit auseinander und zeugen so von der transversalen Erweiterung des Wirbelkanals. Die Form des frontal projezierten Pedikels ist jedoch nicht sehr stark verändert, und man kann auf diesem Bild auch auf eine „intrakanaläre Raumforderung" schließen.

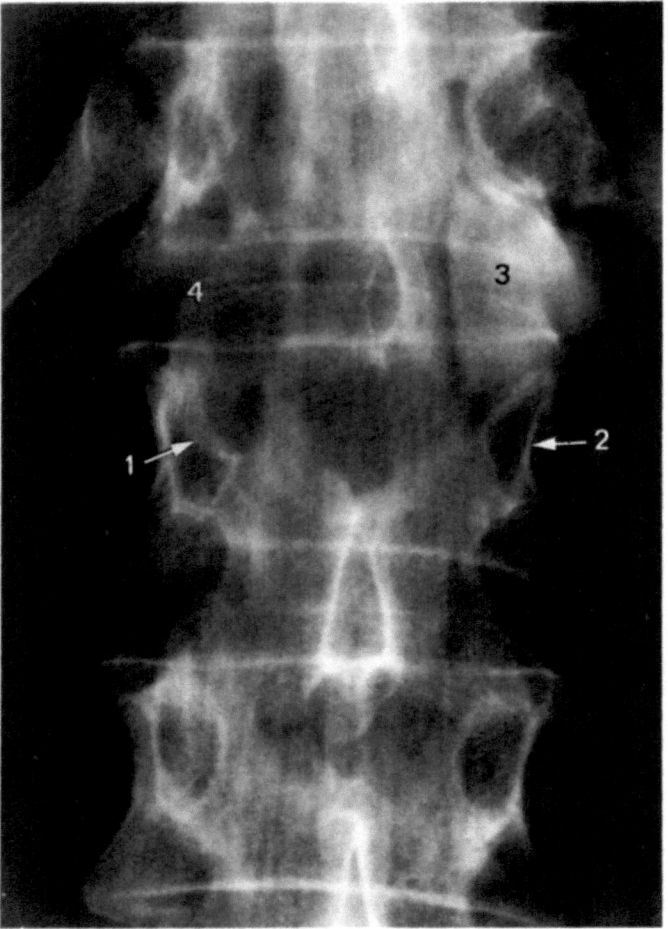

Abb. 3. Dreieckige Pedikel durch Arachnoidalzysten bedingt, die sich nach lateral ausstrecken. Das wasserlösliche Kontrastmittel hat eine Zyste angefärbt. *1* Pedikel-Scalloping durch eine nicht angefüllte Zyste, *2* Dreieckiger Pedikel, *3* Angefüllte Zyste, *4* Nicht angefüllte Zyste

Diese beiden Bilder von Scalloping und Pedikelveränderungen erlauben es jedenfalls auf einen *im* Wirbelkanal entwickelten Prozeß zu schließen. Ganz anders ist es bei dreieckigen Pedikel.

Die Abb. 3 illustriert einen Fall von aus dem Wirbelkanal austretenden Arachnoidalzysten. Die laterale Extension dieser Zysten bedingt eine Verformung der Bogenwurzeln, die an ihrer Innen- und Unterseite durch chronischen Überdruck abgeschliffen werden und dadurch eine dreieckige Form erhalten. Diese Form des Pedikels im Frontalbild kann ebenfalls als Scalloping angesehen werden. Jedoch würde ich diese Bezeichnung nicht vorschlagen, weil ja beim Scalloping eine *intra*-kanaläre Raumforderung besteht und es sich beim dreieckigen Pedikel im Gegenteil um eine *extra*-kanaläre Entwicklung eines raumfordernden Prozesses handelt.

Die Abb. 3 zeigt, daß die Arachnoidalzyste auf einer Seite von dem Kontrastmittel einer Myelographie angefüllt ist. Die dreieckige Verformung auf der anderen Seite erlaubt es, zu behaupten, daß dort auch eine Zyste besteht, obwohl sie kein Kontrastmittel enthält.

Es scheint für den praktischen Arzt wichtig zu sein, dieses bisher nicht beschriebene Röntgenzeichen zu kennen, um es auf einem Bild lesen zu können und eine Zyste zu verdächtigen. Dieser Verdacht führt zum Beispiel zum Verbot von jeglicher laterovertebraler Infiltration weil ja durch eine Injektion in die mit dem zerebralen Arachnoidalraum kommunizierende Zyste dem Patienten großer Schaden gemacht werden könnte.

Computertomographie der Lendenwirbelsäule – Indikation, Aufwand und Aussagefähigkeit in Klinik und Praxis

H. Emde

Einleitung

Seit der Einführung hochauflösender Computertomographiegeräte und der Möglichkeit, 2- oder 4 mm-Schichten anzufertigen, hat die spinale CT-Untersuchung schnell an Bedeutung gewonnen. Eine weitere Verbesserung erbrachte das Sectorscanning, bei dem aus den gerechneten Rohdaten ein vergrößertes Bild angefertigt wird, das eine räumliche Auflösung von etwa 1 mm erreicht (Risius et al., 1982). Dieses Verfahren ist heute allgemein verbreitet und es ermöglicht, die Vorteile der Computertomographie, die gleichzeitige Darstellung knöcherner und Weichteilstrukturen auf einem Bild, voll auszunutzen.

Indikationen zur lumbalen CT

In zahlreichen Arbeiten der letzten 2 Jahre wurde die Aussagekraft der spinalen Computertomographie und der Myelographie verglichen (Claussen et al., 1982; Eldevik et al., 1982; Dublin et al., 1983; Haughton et al., 1982; Müller et al., 1981; Weiss et al., 1983). Die angegebenen Fehlerquoten, die auch unseren eigenen Erfahrungen entsprechen, liegen für jede dieser Untersuchungen etwa bei 10 bis 15%. Werden bei einem Patienten Myelographie und Computertomographie angefertigt, sinkt die Fehlerquote auf etwa 5% (Claussen et al., 1982). Das Indikationsspektrum der lumbalen CT-Untersuchung ist allerdings erheblich größer als das der Myelographie. In Tabelle 1 sind die wichtigsten Indikationen aufgeführt.

Tabelle 1. Indikationen zur lumbalen CT-Untersuchung

1 Bandscheibenvorfall
2 Therapieresistente Schmerzsyndrome auf der Basis degenerativer knöcherner Veränderungen
3 Tumoren und Metastasen (ossär, intra- und paraspinal)
4 Frakturen und ihre Folgen
5 Postoperative Beschwerden
6 Fehlbildungen
7 Geplante Nukleolyse und ihre Verlaufsbeobachtung
8 Entzündliche Veränderungen und tuberkulöse Osteodestruktionen

Computertomographie der Lendenwirbelsäule

Aufwand

Bei der Myelographie ist immer der gesamte Lendenwirbelsäulenbereich beurteilbar und die Untersuchung dauert etwa 15 Minuten. Bei der lumbalen CT ist es nur in Ausnahmefällen möglich, die gesamte Lendenwirbelsäule zu untersuchen. Eine Schichtdicke von 4 mm erfordert bereits bei 3 untersuchten Bandscheibenfächern etwa 20 Einzelschichten mit einem Zeitaufwand von ca. 1/2 Stunde. Deshalb ist die genaue Angabe der klinischen Symptomatik bei der lumbalen CT von größter Wichtigkeit.

Der Patient wird in Rückenlage untersucht und es wird ein seitliches Übersichtsbild der LWS angefertigt. Dieses Topogramm entsteht bei stehender Röntgenröhre, einem pulsierenden, 2 mm breiten Röntgenstrahl, an dem der Patient auf der Untersuchungsliege vorbeigefahren wird. In dieses Topogramm werden die geplanten Schnittebenen eingezeichnet und anschließend die Abtasteinrichtung entsprechend der Neigung der Bandscheibenfächer gekippt, um möglichst orthograde Schichtbilder des Bandscheibenbereiches zu erhalten. Bei einer Schichtdicke von 4 mm sind

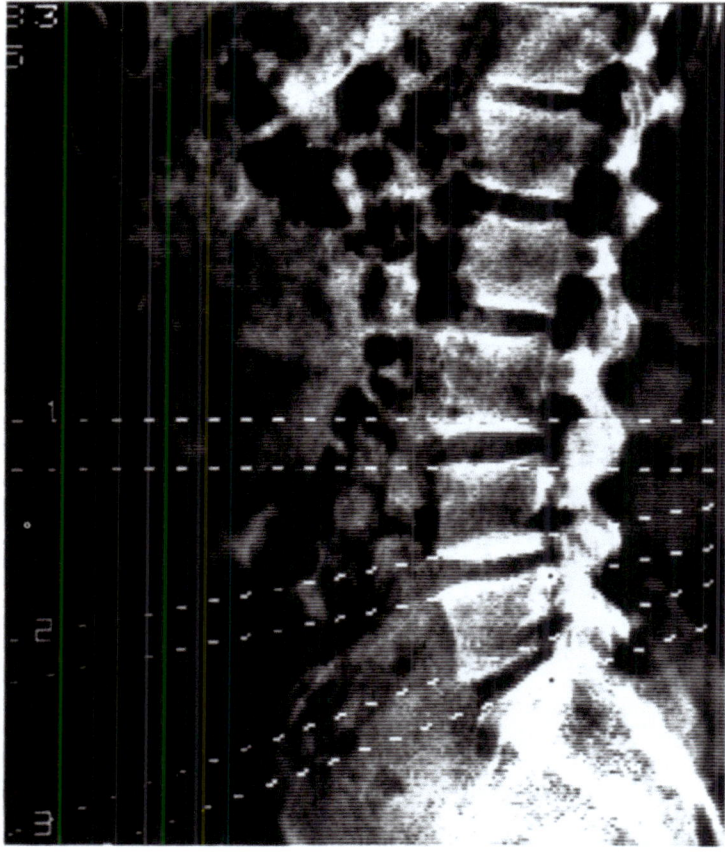

Abb. 1. Topogramm mit eingezeichneten Untersuchungsregionen

dann 5 bis 6 Schichten erforderlich, um ein Segment zu untersuchen (Abb. 1). Der Bereich der Foramina intervertebralia muß voll miterfaßt sein, um auch nach oben oder unten sequestrierte Bandscheibenvorfälle erkennen zu können. Der Vergrößerungsfaktor sollte so gewählt werden, daß auch der prä- und paravertebrale Bereich mitbeurteilt werden können. Eine intravenöse Kontrastmittelinjektion kann manchmal die Differenzierung zwischen Narbengewebe und einem Rezidivvorfall erleichtern, die intrathekale Applikation ist für die lumbale Computertomographie nicht erforderlich. Bei unklaren Myelographiebefunden sollte eine Computertomographie erst 4 bis 6 Stunden später durchgeführt werden, damit das noch vorhandene Kontrastmittel nicht zu Überstrahlungseffekten führt.

Peridural appliziertes Kontrastmittel könnte evtl. die Aussage, ob ein Bandscheibensequester vorliegt, erleichtern. Die bis heute vorliegenden Erfahrungen reichen aber nicht aus, um den Wert dieser Applikationsform zu charakterisieren. Die großen Vorteile der Computertomographie, die gleichzeitige Darstellung von knöchernen und Weichteilstrukturen, ist jedoch nur dann voll auszunutzen, wenn während der Untersuchung bei einzelnen Schichten spezielle Fenstereinstellungen vorgenom-

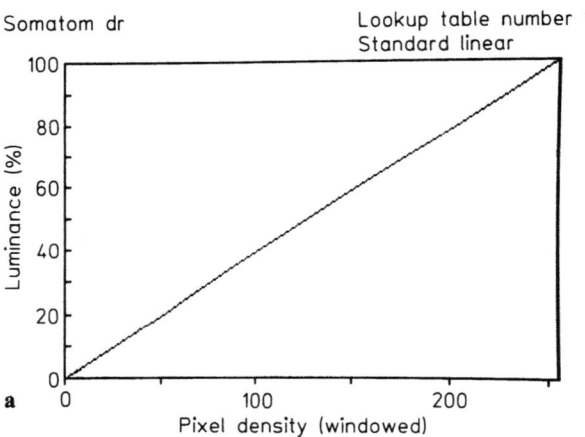

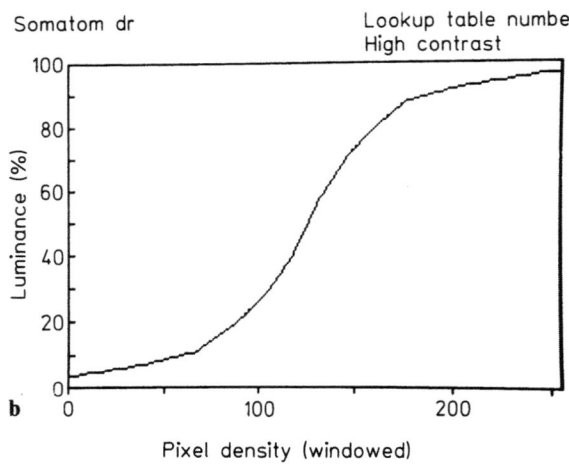

Abb. 2. Kontinuierliche und hochverstärkende Grauwertabstufungen. Die hochverstärkende Grauwertabstufung bewirkt bei geringen Dichteänderungen im Weichteilbereich eine stärkere Änderung des Grauwertes von dunkel nach hell

men werden. Einmal um knöcherne Strukturen und Gelenke optimal darzustellen, zum anderen um mit kontrastverstärkenden Grauwertabstufungen eine bessere Differenzierung bei geringen Dichteunterschieden im Spinalkanal zu erreichen (Abb. 2).

Aussagefähigkeit

Über die erkennbaren anatomischen Strukturen bei der Computertomographie haben Quiroga et al. (1982) und Osborn et al. (1982) berichtet. Der Duralsack hat eine homogene Dichte, einzelne Nervenfasern lassen sich nicht differenzieren. Das peridurale Fettgewebe bildet eine deutliche Grenze zwischen Knochen und Duralsack. Die Ligamenta flava sind erkennbar und die austretenden Nervenwurzeln werden bei steil nach kaudal gerichtetem Abgang quer, bei flachem Austritt aus dem Foramen intervertebrale längs angeschnitten. Prävertebral liegen die Aorta abdominalis und ihre Aufzweigungen und die Vena cava bzw. ihre zuführenden Gefäße. Bei intravenöser Kontrastmittelapplikation sind die Ureteren ebenfalls abgrenzbar. Die paravertebrale Muskulatur läßt sich durch Muskelscheiden und zwischengelagertes Fett einzeln beurteilen.

Bandscheibenvorfall

Die Patienten mit der klinischen Diagnose „Bandscheibenvorfall" stellen den zahlenmäßig größten Anteil der lumbalen CT-Untersuchungen. Da Bandscheibengewebe eine wesentlich höhere Dichte hat als der Duralsack mit seinem Inhalt, müßte es also einfach sein, eine richtige Diagnose zu stellen. Williams et al. (1980) berichteten über die gute Korrelation der CT-Untersuchungen mit Operationsergebnissen bei lumbalen Bandscheibenvorfällen. Auch Gulati et al. (1981) und Fries et al. (1982) gaben ähnlich gute Ergebnisse bekannt. Gleichzeitig wird aber zunehmend über Irrtumsmöglichkeiten und Schwierigkeiten der computertomographischen Diagnostik berichtet (Müller et al., 1981; Williams et al., 1982; Weiss et al., 1983). Die Unterscheidung zwischen einer Bandscheibenprotrusion und einem Vorfall ist nicht immer eindeutig zu treffen, ebenso bereiten skoliotische Fehlhaltungen Schwierigkeiten in der Beurteilung relativ lateral gelegener Bandscheibenvorfälle. Bei zusätzlichen degenerativen Veränderungen ist es nicht immer einfach, die Ursache der Beschwerden zu beschreiben, wenn Protrusionen und Einengungen des Recessus lateralis durch spondylarthrotische Veränderungen zusammenkommen. Abb. 3 zeigt einen Normalbefund im Bereich L_3/L_4 und Abb. 4 einen lateralen, in das Foramen intervertebrale L_4/L_5 rechts sequestrierten Bandscheibenvorfall.

Degenerative Veränderungen

Spondylophyten und Verdickungen der kleinen Wirbelgelenke sind die häufigste Ursache für radikuläre Beschwerden auf der Basis degenerativer Veränderungen.

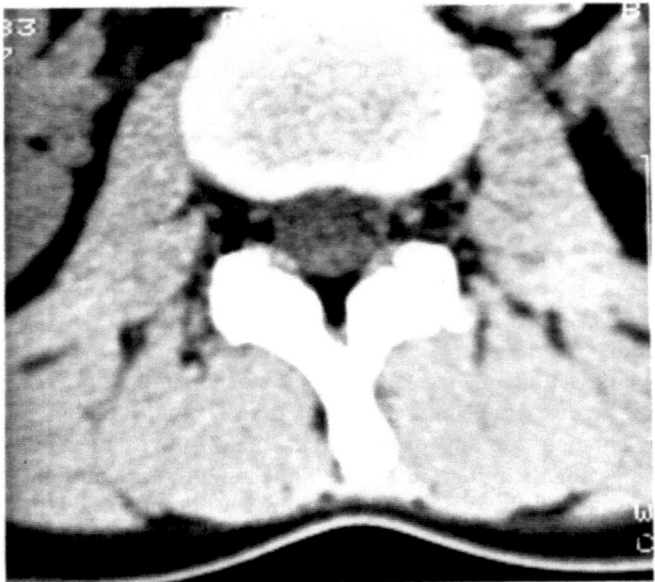

Abb. 3. Normalbefund L_3/L_4. Deutlicher Unterschied zwischen der Dichte des Bandscheibenbereiches und dem Duralsack. Die austretenden Nervenwurzeln sind von periduralem Fett umgeben

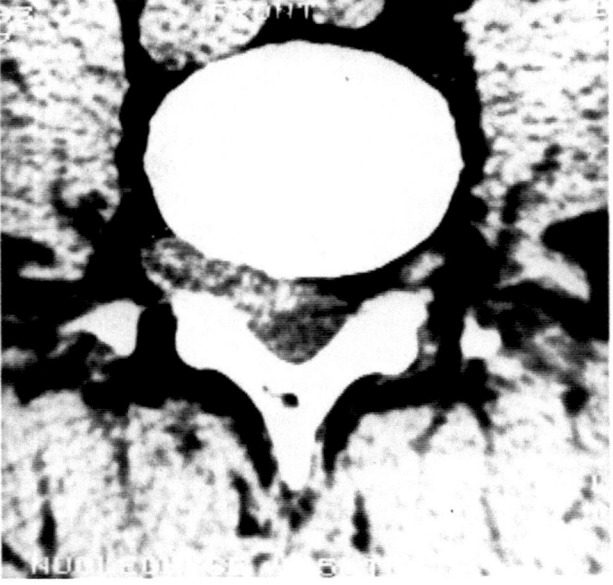

Abb. 4. In das Foramen intervertebrale L_4/L_5 perforierter Bandscheibenvorfall rechts

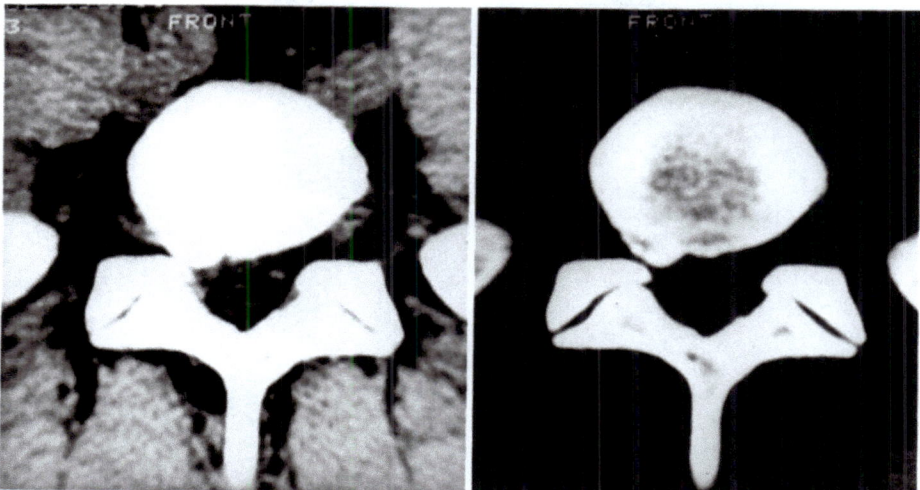

Abb. 5. Spondylogene Einengung des Foramen L_5/S_1 rechts, die in der „Knochenfenster"-Einstellung noch besser zu erkennen ist

Carreta et al. (1980), Schröder et al. (1981) und Lackner et al. (1982) geben dafür gute Beispiele. Aber auch Verknöcherungen der Ligamenta flava können zu Wurzelkompressionssyndromen führen. Wir sahen einen Fall als postoperative narbige Verdickung, Miyasaka et al. (1982) beschrieben Verknöcherungen als Ursache für eine Myelopathie. Abb. 5 zeigt eine Wurzelkompression auf der Basis einer spondylophytären Einengung L_5/S_1 rechts.

Tumoren und Metastasen

Besser als im Röntgenbild, bei dem lediglich die osteodestruktiven Veränderungen nachweisbar sind, läßt sich mit der Computertomographie ein knochenzerstörender Tumor oder eine Metastase nachweisen, da auch die außerhalb des Knochens gelegenen Weichteilstrukturen mit erkennbar sind. Eine Übersicht über 42 sakrale und präsakrale mit der Computertomographie nachgewiesene Veränderungen gaben Soye et al. (1982). Eine sakrale Hypernephrommetastase mit großem präsakralem Anteil zeigt Abb. 6.

Frakturen

Zusätzlich zu Übersichtsaufnahmen und Röntgentomographien kann die Computertomographie Frakturen in einer „dritten Ebene" aufzeigen. Besonders wichtig sind dabei Verlagerungen von Knochenfragmenten in den Spinalkanal. Auch Frakturen der Wirbelbögen sind gut zu erkennen, wie Brant-Zawadzki et al. (1982) und Kilcoyne et al. (1983) zeigten. Bei unserer Patientin (Abb. 7) lag eine Kompressionsfraktur L_1/L_2 bereits 4 Jahre zurück, erst die Computertomographie machte die Einengung des Spinalkanales und die Kompression im Konusbereich deutlich.

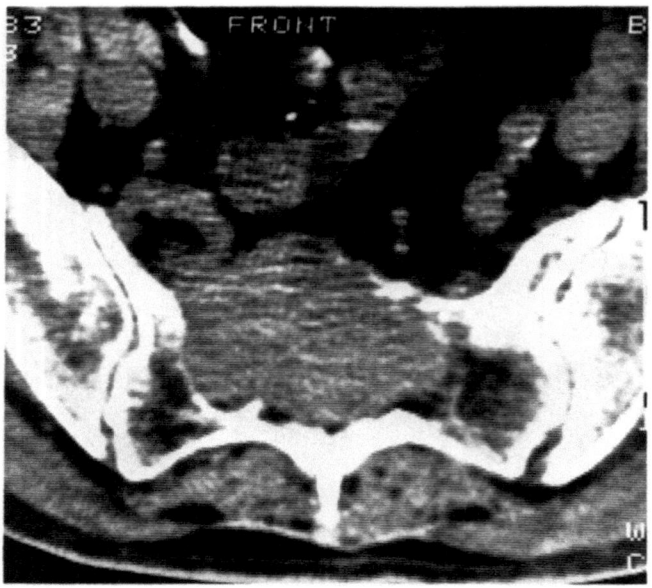

Abb. 6. Hypernephrommetastase im Os sacrum mit großem, prävertebralem Weichteilanteil

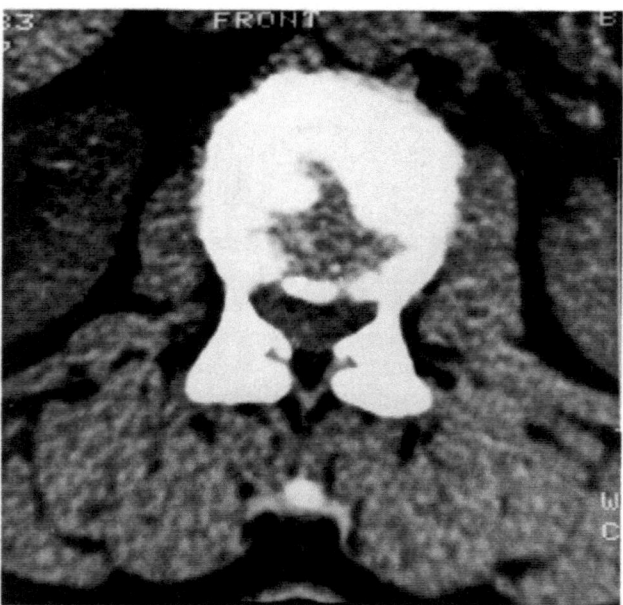

Abb. 7. Zustand nach Kompressionsfraktur L_1. Der Spinalkanal ist durch dorsal verlagerte Fragmente deutlich eingeengt

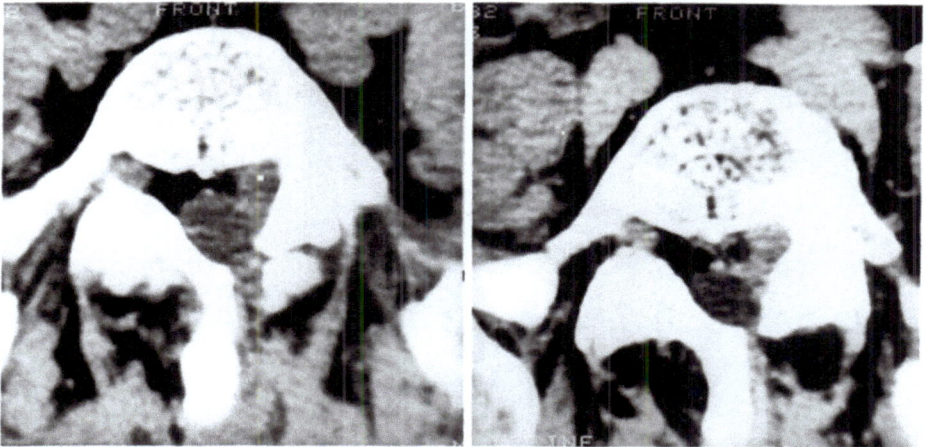

Abb. 8. Dichtezunahme im Narbengewebe L_5/S_1 nach Kontrastmittelinfusion. Kein Rezidivbandscheibenvorfall. Die Wurzel S_1 links und der Duralsack sind von raumforderndem Narbengewebe umgeben

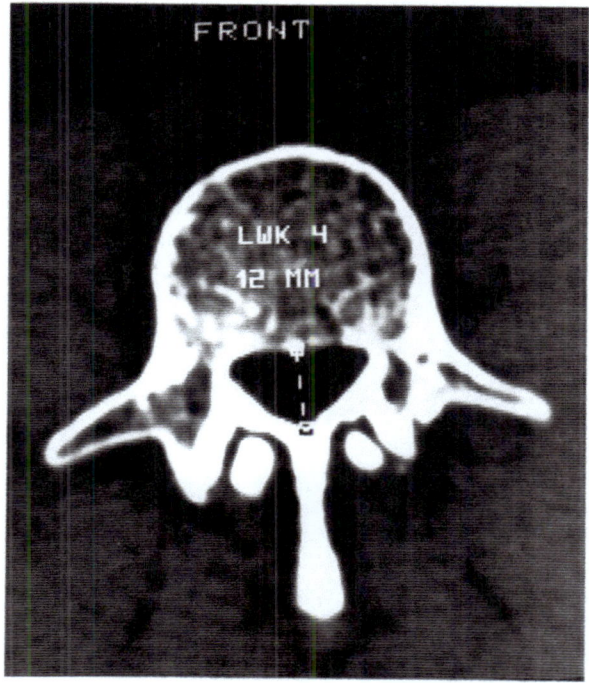

Abb. 9. Kongenitale Enge des Spinalkanales in Höhe LWK 4. Fenstereinstellung für knöcherne Strukturen

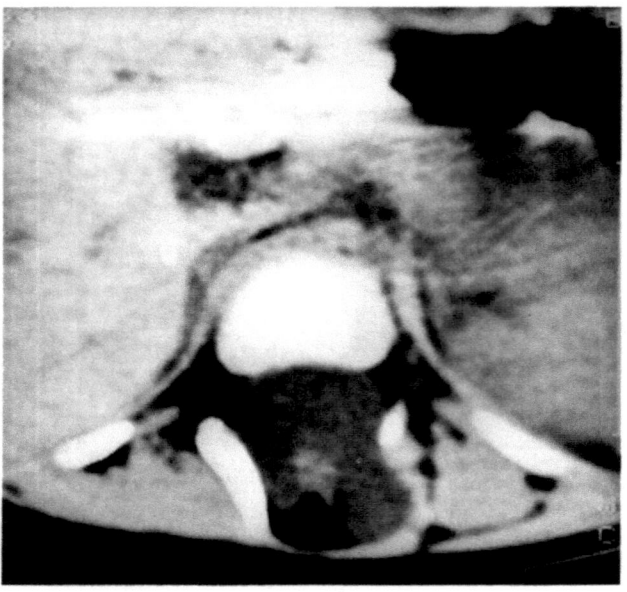

Abb. 10. Bogenschlußanomalie im Bereich L_1. Der Duralsack ist meningozelenartig erweitert. Der Conus medullaris ist an der dorsalen Dura fixiert

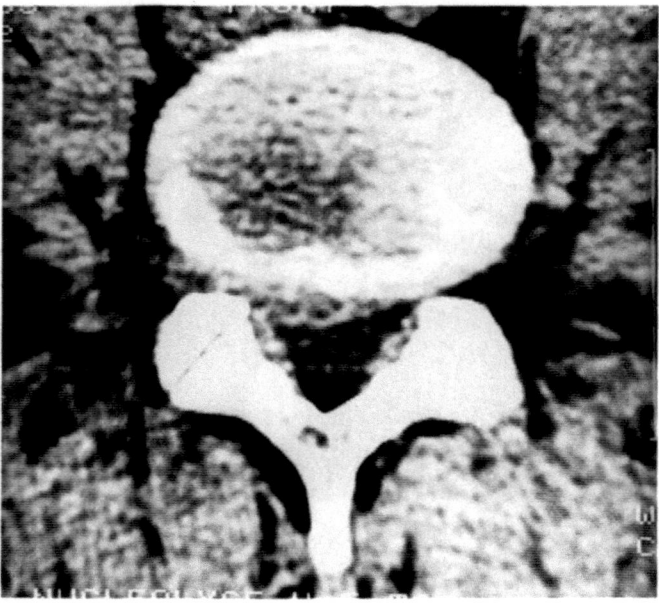

Abb. 11. Deutlich verminderte Dichte im Bandscheibenbereich L_4/L_5 rechts bei Nukleolysetherapie

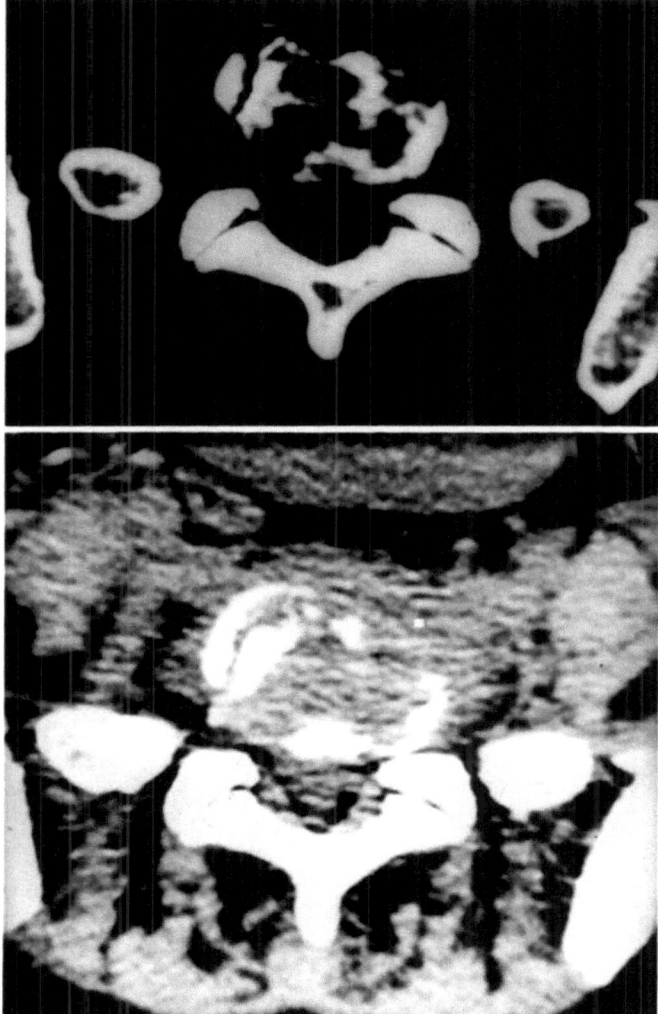

Abb. 12. Spondylitis. Mottenfraßähnliche Osteolysen im Grundplattenbereich von LWK 5

Postoperative Beschwerden

Schubiger u. Valavanis (1982) sowie Raininko u. Törmä (1982) wiesen auf die Dichteanhebung in Narbengewebe nach intravenöser Kontrastmittelapplikation hin. Dadurch wurde es möglich, eine Differenzierung zwischen einem Rezidivvorfall und narbigen Veränderungen im Anschluß an eine Operation vorzunehmen. Bei relativ frischen Narbenbildungen ist die Kontrastanhebung noch deutlicher als bei länger zurückliegenden postoperativen Veränderungen. Abb. 8 zeigt eine solche Kontrastanhebung 3 Monate nach einer Operation L_5/S_1 links ohne Anhalt für einen Rezidivbandscheibenvorfall.

Fehlbildungen

Die wichtigste Indikation zur lumbalen CT-Untersuchung bei den Fehlbildungen ist der kongenital enge Spinalkanal (Abb. 9). Lackner et al. (1982) haben Messungen am Spinalkanal vorgenommen und mit gesunden Kontrollgruppen verglichen. Aber auch Bogenschlußanomalien und Meningozelen lassen sich einwandfrei darstellen. Abb. 10 zeigt eine Bogenschlußanomalie mit einem erweiterten Duralsack und einer Fixierung des Conus medullaris dorsal.

Nukleolyse

An einigen Zentren ist damit begonnen worden, nicht sequestrierte Bandscheibenvorfälle mit intradiskal applizierter Nuklease zu behandeln. Die Auswahl der Patienten sollte nach computertomographischer Untersuchung vorgenommen werden, da nach unserer Erfahrung ein Sequester eher mit der Computertomographie als mit der Myelographie erkannt werden kann. Verlaufskontrollen mit Dichtemessungen im Prolapsbereich können den Erfolg der Behandlung dokumentieren. Zwischen dem 5. und 10. Tag nach Applikation der Nuklease nimmt die Dichte im Bereich des Nucleus pulposus und im Bereich des Bandscheibenvorfalles kontinuierlich ab und erreicht Werte, die niedriger liegen als Nervengewebe (Abb. 11).

Entzündliche Veränderungen

Beim Vorliegen einer Spondylitis ist das Bandscheibengewebe aufgequollen und zeigt meistens Konturen im Sinne einer Bandscheibenprotrusion. Die Dichte ist herabgesetzt. Die angrenzenden Grund- und Deckplatten zeigen rundliche Osteodestruktionen, die je nach Ausmaß mehr oder weniger weit in die Spongiosa reichen (Abb. 12). Aufnahmen mit dem „Knochenfenster" zeigen am deutlichsten das Ausmaß der Osteodestruktionen.

Literatur

Brant-Zawadzki M, Jeffrey RB, Minagi H, Pitts LH (1982) High resolution CT of thoracolumbar fractures. Am J Roentgenol 138:699–704

Carrera GF, Williams AL, Haughton VM (1980) Computed tomography in sciatica. Radiology 137:433–437

Claussen C, Grumme Th, Treisch J, Lochner B, Kazner E (1982) Die Diagnostik des lumbalen Bandscheibenvorfalles. Computertomographische und myelographische Ergebnisse. Fortschr Roentgenstr 136:1–8

Dublin AB, McGahan JP, Reid MH (1983) The value of computed tomographic metrizamide myelography in the neuroradiological evaluation of the spine. Radiology 146:79–86

Eldevik OP, Dugstad G, Orrison WW, Haughton VM (1982) The effect of clinical bias on the interpretation of myelography and spinal computed tomography. Radiology 145:85–89

Fries JW, Abodeely DA, Vijungco JG, Yeager VL, Gaffey WR (1982) Computed tomography of herniated and extruded nucleus pulposus. J Comput Assist Tomogr 6:874–887

Gulati AN, Weinstein R, Studdard E (1981) CT scan of the spine for herniated discs. Neuroradiology 22:57–60

Haughton VM, Eldevik OP, Magnaes B, Amundsen P (1982) A prospective comparison of computed tomography and myelography in the diagnosis of herniated lumbar disks. Radiology 142:103–110

Kilcoyne RF, Mack LA, King HA, Ratcliffe SS, Loop JW (1983) Thoracolumbar spine injuries associated with vertical plunges: reappraisal with computed tomography. Radiology 146:137–140

Lackner K, Schröder S, Köster O (1982) Quantitative Auswertung, Indikationen und Wertigkeit der Computertomographie der Lendenwirbelsäule. Fortschr Roentgenstr 137:309–315

Miyasaka K, Kaneda K, Ito T, Takei H, Sugimoto S, Tsuru M (1982) Ossification of spinal ligaments causing thoracic radiculomyelopathy. Radiology 143:463–468

Müller HA, Sachsenheimer W, Kaick G van (1981) Die Wertigkeit der CT bei der präoperativen Diagnostik von Bandscheibenvorfällen. Fortschr Roentgenstr 135:535–540

Osborn AG, Koehler PR (1982) Computed tomography of the paraspinal musculature: normal and pathologic anatomy. Am J Roentgenol 138:93–98

Quiroga O, Matozzi F, Beranger M, Nazarian S, Gambarelli J, Salamon G (1982) Normal CT anatomy of the spine. Anatomy-radiological correlations. Neuroradiology 24:1–6

Raininko R, Törmä T (1982) Contrast enhancement around a prolapsed disk. Neuroradiology 24:49–51

Risius B, Modic MT, Hardy RW, Duchesneau PM, Weinstein MA (1982) Sector computed tomographic spine scanning in the diagnosis of lumbar nerve root entrapment. Radiology 143:109–114

Schröder S, Rössler H, Lackner K, Schwuchow P (1981) Ossäre und bandscheibenbedingte Kompressions-Syndrome der Lendenwirbelsäule im computertomographischen Bild. Verh Dtsch Ges Rheumatol 7 288–293

Schubiger O, Valavanis A (1982) CT differentiation between recurrent disc herniation and postoperative scar formation: the value of contrast enhancement. Neuroradiology 22:251–254

Soye I, Levine E, Batnitzky S, Price HI (1982) Computed tomography of sacral and presacral lesions. Neuroradiology 24:71–76

Weiss Th, Treisch J, Claussen C, Banzer D (1983) Irrtumsmöglichkeiten und Schwierigkeiten in der computertomographischen Diagnostik lumbaler Bandscheibenvorfälle. Fortschr Roentgenstr 138:54–60

Williams AL, Haughton VM, Syvertsen A (1980) Computed tomography in the diagnosis of herniated nucleus pulposus. Radiology 135:95–99

Williams AL, Haughton VM, Meyer GA, Ho KC (1982) Computed tomographic appearance of the bulging annulus. Radiology 142:403–408

Die Bedeutung der Computertomographie in der Diagnostik lumbaler Bandscheibenprolapse

B. Bingas, F. Budziarek, H. Kusch, F. Golestan und H. Tussiwand

Seit Einführung hochauflösender Ganzkörpercomputertomographen der dritten Generation ist es möglich geworden, nicht nur das ossäre und artikuläre Fragment, sondern auch spinale Strukturen wie Rückenmark mit Subarachnoidalraum, Bandscheibe mit ihrer Begrenzung, Nervenwurzeln, epidurale Venengeflechte, epidurales Fettgewebe, Ligamentum flavum exakt darzustellen und vielfach auf die invasive Myelographie zu verzichten.

Gegenüber der Myelographie verlangt allerdings die Computertomographie eine dezidierte Fragestellung, die sich bei sorgfältiger neurologischer Untersuchung des Patienten ohne Schwierigkeiten ergibt. In den Fällen, in denen eine vorherige eingrenzende Höhenlokalisation nicht möglich ist, sollte primär die Myelographie erfolgen. Ebenso erforderlich ist zusätzlich eine Myelographie, wenn das neurologische Syndrom computertomographisch keine Klärung erfährt.

Unsere Untersuchungen wurden bisher ohne Kontrastmittel mit einem hochauflösenden Gerät der dritten Generation durchgeführt (General Electric 8800). Die zu untersuchenden Segmente werden durch das klinische Bild bestimmt, in der Regel die Segmente L_4/L_5 und L_5/S_1, bei klinischen Erfordernissen auch weitere Ebenen.

Für unsere Untersuchungen wählen wir im Lumbalbereich eine Schichtdicke und einen -abstand von jeweils 5 mm, so daß die Schichten den ganzen zu untersuchenden Bereich abdecken ohne sich zu überlappen. Wichtig bei der Festlegung der Schichten ist nicht nur die Parallelführung zur Bandscheibe, sondern auch die Fortführung der Schichten über das jeweilige kaudale und kraniale Drittel des angrenzenden Wirbelkörpers, um möglicherweise nach oben oder unten luxierte Bandscheibensequester zu erfassen.

Unter einem Bandscheibenprolaps verstehen wir sequestriertes Gewebe im Spinalkanal bzw. kurz vor der Perforation stehende Prolapse. Vorwölbungen der Bandscheibe, d. h. Protrusionen, werden nicht als Prolapse klassifiziert, auch wenn sie klinisch gelegentlich für radikuläre Symptome verantwortlich gemacht werden müssen, wie dieses z. B. bei Stenosen des Spinalkanals, insbesondere des Recessus lateralis, der Fall sein kann. In solchen Fällen ist gelegentlich die Beurteilung eines computertomographischen Bildes nicht einfach, so daß u. U. eine zusätzliche Myelographie erforderlich werden kann. Ebenso nicht als Prolapse klassifiziert werden knöcherne Appositionen an den lateralen Anteilen des Spinalkanals, die klinisch radikuläre Symptome verursachen können.

Computertomographisch wird nicht nur der Prolaps als solcher nachgewiesen, sondern auch seine Ausdehnung und vor allem seine Beziehungen zur Dura, den benachbarten Wurzeln und dem epiduralen Fettgewebe – eine Tatsache, die sowohl für die Indikation zur Operation als auch für das technische operative Vorgehen von Bedeutung ist (Abb. 1).

Die Bedeutung der Computertomographie in der Diagnostik

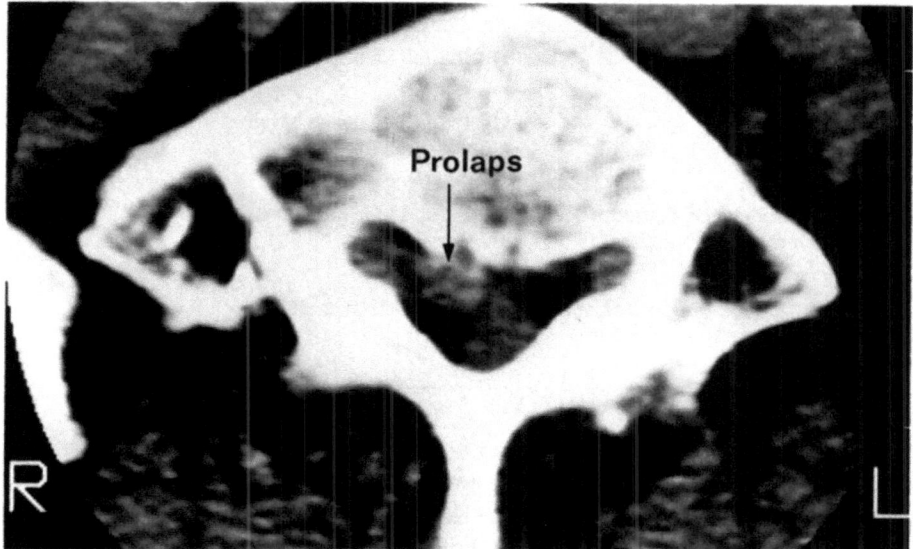

Abb. 1. Freier Sequester im Spinalkanal zwischen Wurzel und Dura rechts

Unsere Erfahrungen beruhen auf über 4433 spinalen Tomographien (Tabelle 1). Die Untersuchungen ergaben bei richtiger Indikation, daß die Computertomographie der Myelographie weit überlegen ist. Während computertomographisch eine Treffsicherheit von etwa 93% festgestellt werden konnte, betrug die Treffsicherheit der Myelographie etwa 84% (Tabelle 2). Es mag dabei die geringere Treffsicherheit der Myelographie gegenüber der Computertomographie überraschen; die Diskrepanz ist aber dadurch zu erklären, daß mit Zunahme computertomographischer Untersuchungen und diagnostischer Sicherheit dieser Methode einerseits die Zahl der Myelographien abgenommen hat, andererseits allerdings die Myelographie bei den Fällen durchgeführt wird, die computertomographisch unklar bleiben. Es ist nun verständlich, daß man mehr sogenannte negative myelographische Befunde bei der Operation erhebt, wenn man unsere oben gegebene Definition des Bandscheibenprolapses zugrunde legt.

Wesentlich schwieriger ist die Beurteilung von Prolapsrezidiven, wenn zusätzlich Vernarbungen im Spinalkanal vorliegen. Wir sind heute noch nicht in der Lage, sol-

Tabelle 1

4433 Computertomographien des gesamten Spinalbereichs
   davon
3147 Computertomographien im Lumbalbereich
   Bei
1479 ($\triangleq$ 47%) lautete die Diagnose: Bandscheibenprolaps
   Von diesen wurden
 684 Patienten in unserer Klinik operiert

Tabelle 2

293 Pat.: OP nur nach CT	OP-Befund identisch CT-Befund:	277 Pat. (94,6%)
391 Pat.: OP nach CT und Myelographie	OP-Befund identisch CT-Befund:	363 Pat. (92,8%)
	OP-Befund identisch Myelographie-Befund:	336 Pat. (85,9%)
Zusätzlich wurden		
211 Pat. in demgleichen Zeitraum nur nach myelographischem Befund operiert	OP-Befund identisch Myelographie-Befund:	178 Pat. (84,4%)

Damit ergibt sich eine Gesamttreffsicherheit für
Computertomographie: 93,6%
Myelographie: 85,4%

che Fragen computertomographisch sicher zu beantworten (Abb. 2). Die Dichtemessung des Prolapses bzw. der Narbe könnte in manchen Fällen eine Differenzierung ermöglichen. Auch die Gabe von Kontrastmittel intrathekal oder intravenös brachte keine zusätzliche Sicherheit. Diese Schwierigkeiten werden verständlich, wenn man pathophysiologische Faktoren bei der Beurteilung solcher Gebilde berücksichtigt. Diese Problematik wird uns in der Zukunft sicher intensiv beschäftigen. Vielleicht wird man apparativ eines Tages größere Möglichkeiten geboten bekommen.

Leichter ist hingegen die Abgrenzung gegenüber intraduraler Tumoren, meistens Neurinome, deren Dichte der des Nervengewebes entspricht. Extraspinale Tu-

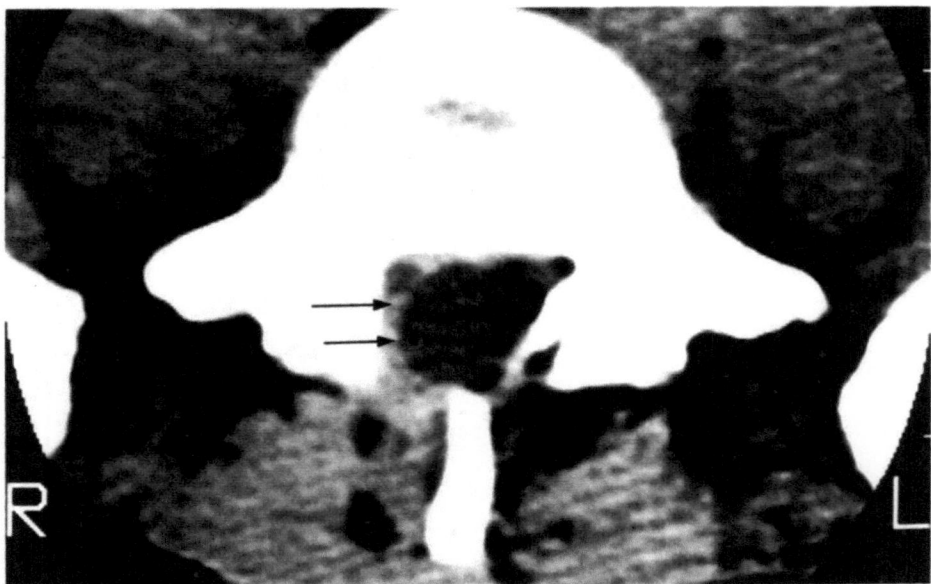

Abb. 2. Gute Darstellung der Narbe um den Duralsack. Kein Anhalt für Bandscheibenprolapsrezidiv

moren, vor allem des ossären Fragmentes, sind ebenfalls computertomographisch sicher nachweisbar.

Die Computertomographie als nicht invasive Untersuchungsmethode hat den großen Vorteil der geringeren Belastung für den Patienten und der ambulanten Durchführung, während die Myelographie – auch bei geringerer Komplikationsrate – doch stationär erfolgen sollte. Unter Berücksichtigung dieser Tatsache, daß nämlich Patienten mehrere Tage stationär aufgenommen werden sollten, verschiebt sich die Kostenfrage zugunsten der nicht belastenden und ambulant durchzuführenden Computertomographie.

Computertomographie und Myelographie sind nicht als konkurrierende Methoden zu bezeichnen. Die Myelographie behält weiterhin ihren Stellenwert bei der Übersichtsdarstellung eines größeren spinalen Bereiches. Sie sollte zusätzlich dann durchgeführt werden, wenn der computertomographische Befund entweder nicht eindeutig ist oder mit der Klinik nicht übereinstimmt. Auf Grund unserer bisherigen Erfahrungen sind wir jedoch der Auffassung, daß primär grundsätzlich eine Computertomographie durchgeführt werden sollte, wenn auf Grund der Klinik eine eingrenzende Höhelokalisation möglich ist und daß bei einem positiven computertomographischen Befund, der mit der Klinik übereinstimmt, auf eine Myelographie verzichtet werden kann.

Differentialdiagnostische Probleme bei lumbalen Raumforderungen und Dysplasien im Computertomogramm

M. SCHUMACHER und S. DYKAN

Erste Erfahrungen in der spinalen Diagnostik mit der Computertomographie (CT) beschränkten sich vorwiegend auf die Darstellung des kranio-zervikalen Übergangs und des zervikalen Spinalkanals (Balériaux et al., 1977; Di Chiro und Schellinger, 1976). Das Verfahren ist nunmehr in der Diagnostik des gesamten Spinalkanals, vor allem der lumbo-sakralen Abschnitte etabliert (Haughton und Williams, 1982; Lee et al., 1978; Pettersson und Harwood-Nash, 1982). Die zunehmende Interpretationssicherheit computertomographischer Befunde machte die Methode sowohl für den Nachweis spinaler und paraspinaler Raumforderungen als auch degenerativer und dysplastischer Veränderungen des Spinalkanals wertvoll. Fehlinterpretationen sind besonders bei lumbo-sakralen Dysplasien, der Differentialdiagnose entzündlicher spinaler Prozesse sowie bei Bandscheibenvorfällen möglich und sollen anhand einzelner Beispiele dargestellt werden.

Material und Methode

Aus ca. 650 spinalen CT-Untersuchungen wurden 7 Beispiele gewählt, die typische differentialdiagnostische Probleme boten. Die Untersuchungen des lumbalen Spinalkanals erfolgten in Rückenlage bei Ausgleich der Lordose durch Hochlagerung der Beine im rechten Winkel. Soweit durch Gantry-Kippung möglich, wurde in bandscheibenparalleler Schichtebene nach vorheriger topographischer Höhenlokalisation untersucht (Coin, 1980, Stoeter und Schumacher, 1980). Die Schichtdicke variierte zwischen 2 und 8 mm. CT-Myelographien (10% der Patienten) wurden nur im Anschluß an konventionelle Myelo- bzw. Radikulographien angefertigt. Intravenös appliziertes Kontrastmittel wurde nur in einigen Fällen zur Differentialdiagnose entzündlicher Veränderungen, postoperativer Narbenbildungen oder tumoröser Raumforderung eingesetzt. Zur Beurteilung pathologischer Prozesse wurden fast immer koronare und sagittale Rekonstruktionsschichten hinzugezogen.

Repräsentative Einzeldarstellungen

Aufnahmetechnik: Unterschiedliche Untersuchungsergebnisse waren bei verschiedenen Gantry-Kippungen zu erzielen. Pathologische Befunde wie im dargestellten Fall einer Deckplattenfraktur von LWK 1 konnten bei ungeeigneter Stellung der Aufnahmeeinheit übersehen werden (Abb. 1, 13° Kippung). Bei Wirbelkörperfrakturen waren die Frakturlinien (Abb. 1, Pfeilspitzen) immer von physiologischen Ve-

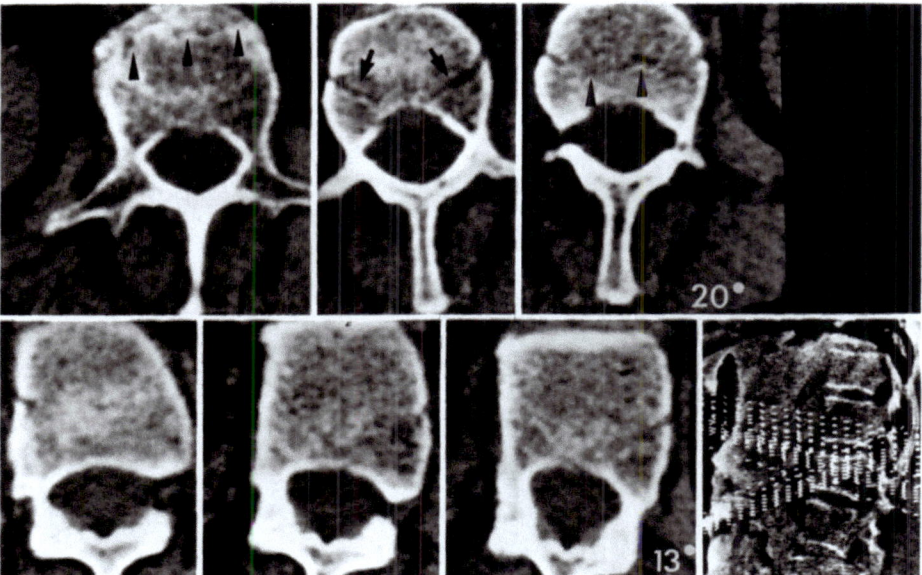

Abb. 1. LWK 1-Fraktur: Gute Darstellung des Deckplatteneinbruches mit eindeutiger Differenzierung von Frakturlinie (*Pfeilspitzen*) und Knochenkanal der y-förmig angeordneten Wirbelkörpervenen (Pfeile) bei Gantry-Kippung von 20°. Bei 13°-Kippung (untere Bildreihe) keine eindeutige Frakturlinie

nenkanälen (Abb. 1, Pfeile) zu differenzieren. Letztere zeichneten sich aus durch streng symmetrischen Verlauf und y-förmige Anordnung.

Eine verbesserte Dichteauflösung durch intravenöses Kontrastmittel ergab sich eindeutig nur bei entzündlichen Veränderungen (Abb. 4), frischen epiduralen oder subarachnoidalen Narben und tumorösen Raumforderungen. Die Anfärbung des ventralen epiduralen Venenplexus war bei Verwendung üblicher Kontrastmittelmengen und -konzentrationen gering und trug zur möglichen Differentialdiagnose eines medialen Bandscheibenvorfalls in der Regel nicht bei.

Während in der Diagnostik von Bandscheibenvorfällen die intrathekale Kontrastmittelapplikation keine höhere diagnostische Treffsicherheit brachte, war die Beurteilung dysraphischer Störungen hinsichtlich Lokalisation und Art der Fehlbildung dadurch exakter möglich (Abb. 7 und 8).

Bandscheibenvorfälle: In annähernd 90% bestand eine Übereinstimmung zwischen myelographischem und computertomographischem Befund. Fehlbeurteilungen ergaben sich bei Massenvorfällen, die bei engem Spinalkanal den gesamten Spinalkanal ausfüllten und keine Abgrenzung von Einzelstrukturen erlaubten (Abb. 2). Als relativ sicheres Kriterium erwies sich das vollständige Fehlen epiduralen Fettgewebes im ventralen und lateralen Epiduralraum. Dichtemessungen waren differentialdiagnostisch nicht sicher zu verwerten. Fehlbeurteilungen waren außerdem möglich bei intraspinalem Luftnachweis, postoperativer Narbenbildung und Tantalaustritt in den Spinalkanal, soweit dieses Material zur Markierung operierter Bandscheiben-

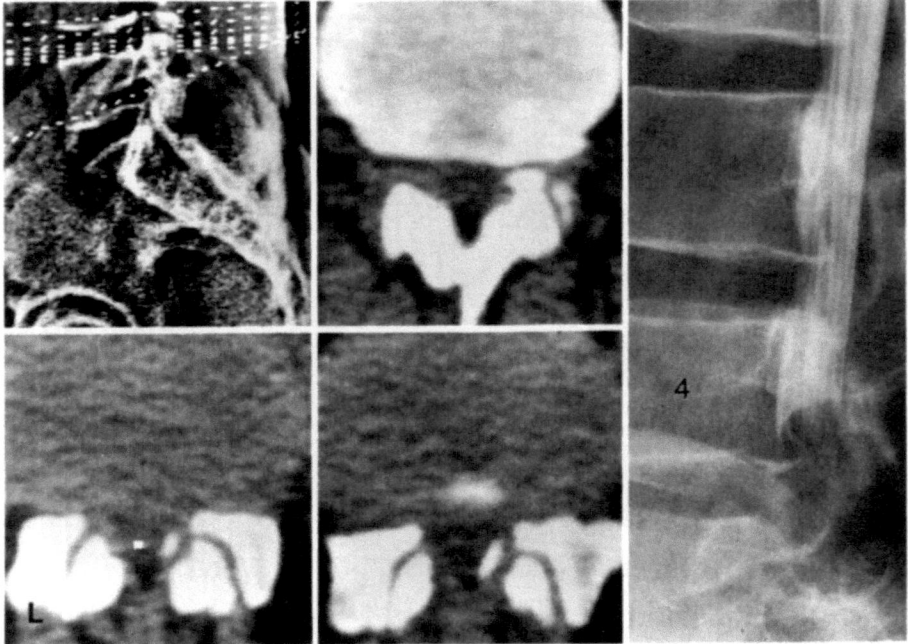

Abb. 2. Massenprolaps der Bandscheibe LW1/LW5: Im CT kein eindeutiger Vorfall bei engem Spinalkanal

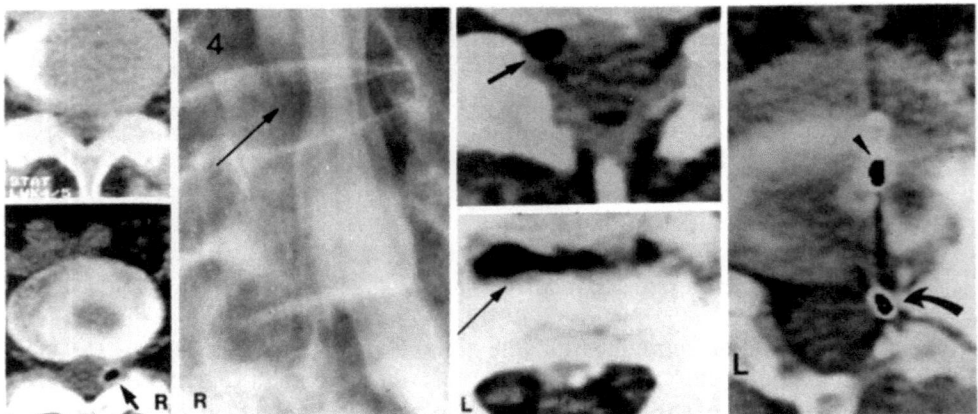

Abb. 3. Sekundärzeichen eines Bandscheibenvorfalls: Epidurale Luftansammlung *mit* perifokalem hyperdensem Randsaum als Zeichen eines lateralen Bandscheibenvorfalls (CT-Bilder links, *Pfeil* und Myelographie). – Epidurale Luftansammlung *ohne* perifokalen hyperdensen Randsaum, kein Bandscheibenvorfall (mittleres CT-Bildpaar, *kurzer Pfeil*) bei erheblicher Luftansammlung im Zwischenraum. – Tantalansammlung im Bandscheibenfach (rechter Bildteil, *Pfeilspitze*) und Tantalaustritt in den Spinalkanal (*gebogener Pfeil*) *ohne* Rezidiv eines Bandscheibenvorfalls

fächer benutzt wurde. Luftaustritt aus dem Nucleus pulposus war nur dann als Hinweis auf einen Bandscheibenvorfall zu werten, wenn der Lufteinschluß von einer hyperdensen Zone mit Werten über denen des Duralsacks umgeben war (Abb. 3). Sonstige Luftansammlungen im epiduralen Raum waren nicht verwertbar, zumal wenn umfangreiche Luftansammlung auch im Zwischenwirbelraum vorhanden war (Abb. 3). Tantalaustritt aus operierten Bandscheibenfächern fand sich bei Bandscheibenrezidiven gleichermaßen wie bei normalen postoperativen Verlaufsuntersu-

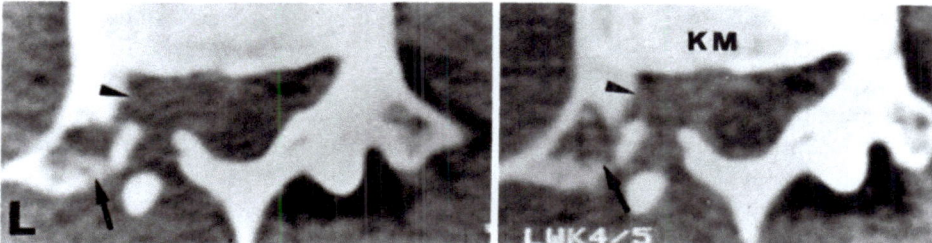

Abb. 4. Osteomyelitis (Staphylococcus aureus) mit epiduraler Weichteilinfiltration: Raumfordernd wirkende entzündliche Granulome im linken Recessus lateralis (*Pfeilspitze*) ausgehend von einer Osteomyelitis des Querfortsatzes von LWK4 (*Pfeil*). Deutliches Enhancement

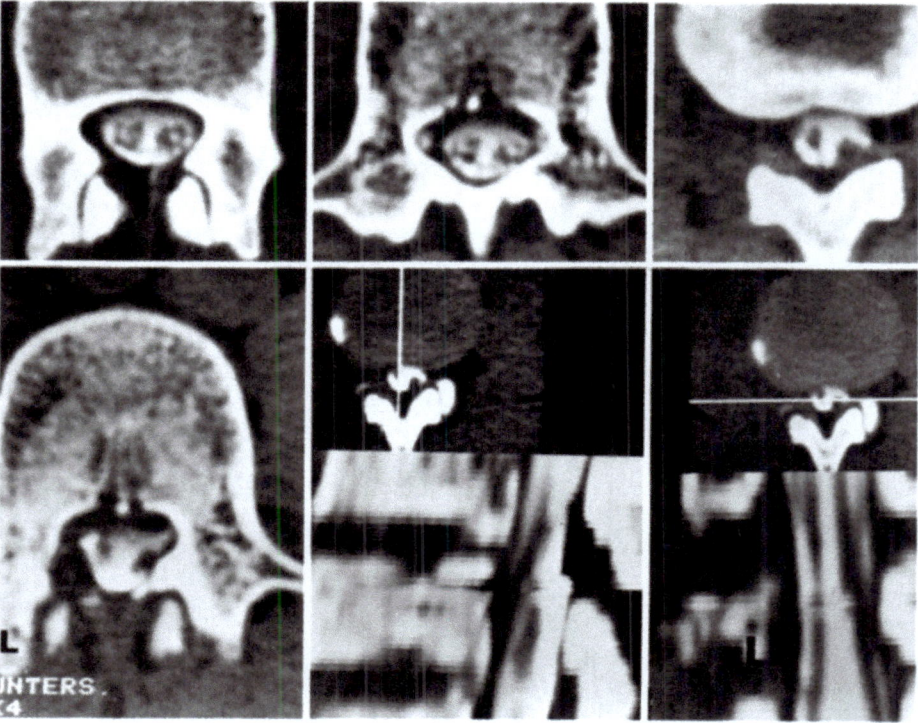

Abb. 5. Durchwanderungsmeningitis: Strangförmige Kontrastmittelaussparungen nach entzündlichen Verklebungen (Staphylococcus aureus, gleicher Fall wie Abb. 4)

chungen. Als verläßliches Zeichen für ein Bandscheibenrezidiv gilt nach bisherigen Erfahrungen Tantalaustritt nicht.

Arachnoiditis: Die myelographischen Veränderungen bei infektiös oder durch operative Eingriffe ausgelösten arachnitischen Verklebungen waren in allen Fällen eindeutig und zeigten unregelmäßige Begrenzungen des Subarachnoidalraums mit unscharfem Übergang zum Epiduralraum sowie streckenweisen Kontrastmittelaussparungen. Die Wurzelfüllungen waren seitendifferent und inkomplett (Abb. 5 und 6). Meningitische Veränderungen der Kaudawurzeln dokumentierten sich im CT-Myelogramm (Abb. 5) als deutliche Wurzelverklebungen mit Entwicklung breiter Stränge, die als gröbere intrathekale Kontrastmittelaussparungen zu erkennen waren. Lediglich umschriebene entzündliche Granulome mit raumfordernder Wirkung und Ausdehnung bis nach epidural waren im Nativ-CT abgrenzbar und zeigten ein deutliches Enhancement nach intravenöser Kontrastmittelgabe (Abb. 4). Gegenüber nicht entzündlichen Narbenbildungen im Epiduralraum waren arachnitische Pannusbildungen nicht abgrenzbar, gegenüber spinalen Abszessen durch die fehlende Ringbildung jedoch gut zu differenzieren. In die Differentialdiagnose der entzündlichen Strangbildungen der Kaudafasern sind Anomalien und dysraphische Störungen wie Wurzelhyperplasien, Filum terminale Hyperplasie und Konustiefstand einzubeziehen.

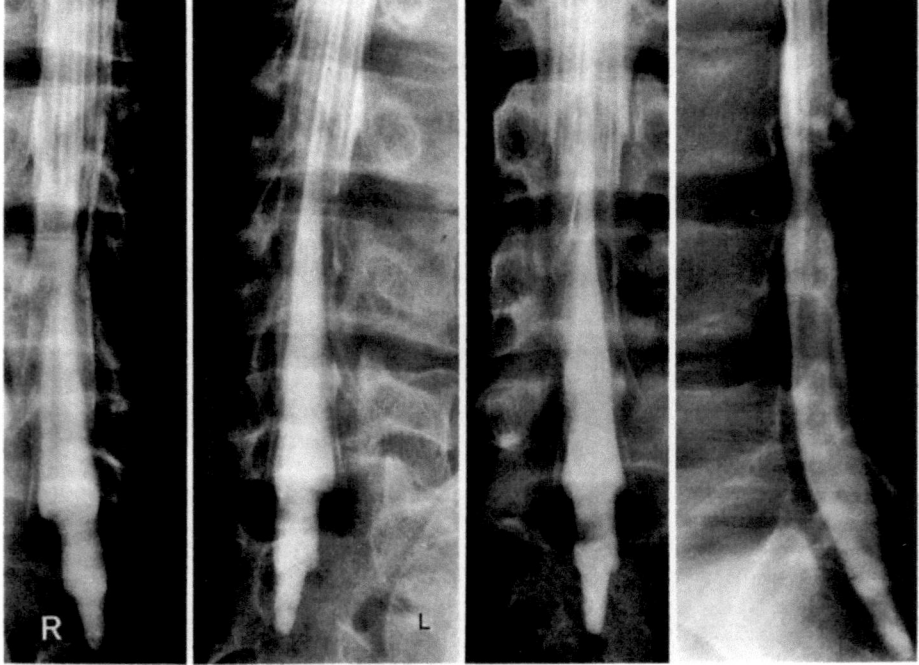

Abb. 6. Arachnoiditis bei Osteomyelitis: Strangbildungen durch Wurzelverklebungen nach Durchwanderungsmeningitis (Staphylococcus aureus, gleicher Fall wie Abb. 4 und 5). Pannusartige Kontrastmittelaussparungen

Konustiefstand (tethered conus): Der Malascensus des Konus ließ sich im CT-Myelogramm in der Regel eindeutiger diagnostizieren als im konventionellen Myelogramm, da das Konusende und dessen Fixation an der Durawand exakt nach intrathekaler Kontrastmittelanhebung zu lokalisieren war (Abb. 7 und 8). Neben dem Tiefstand des Konus mit Verlauf zur dorsalen Duralsackwand halfen myelographisch weitere Kriterien zur Identifizierung der dysraphischen Störung wie horizontaler Abgang der Wurzeltaschen sowie eine meist kombinierte Megacauda. CT-myelographisch ließ sich immer ein singulärer Strang mit kaudawärts ventro-dorsalem Verlauf verfolgen, wohingegen bei entzündlich bedingten Kaudafaserverklebungen immer mehrere separate Stränge angrenzbar waren.

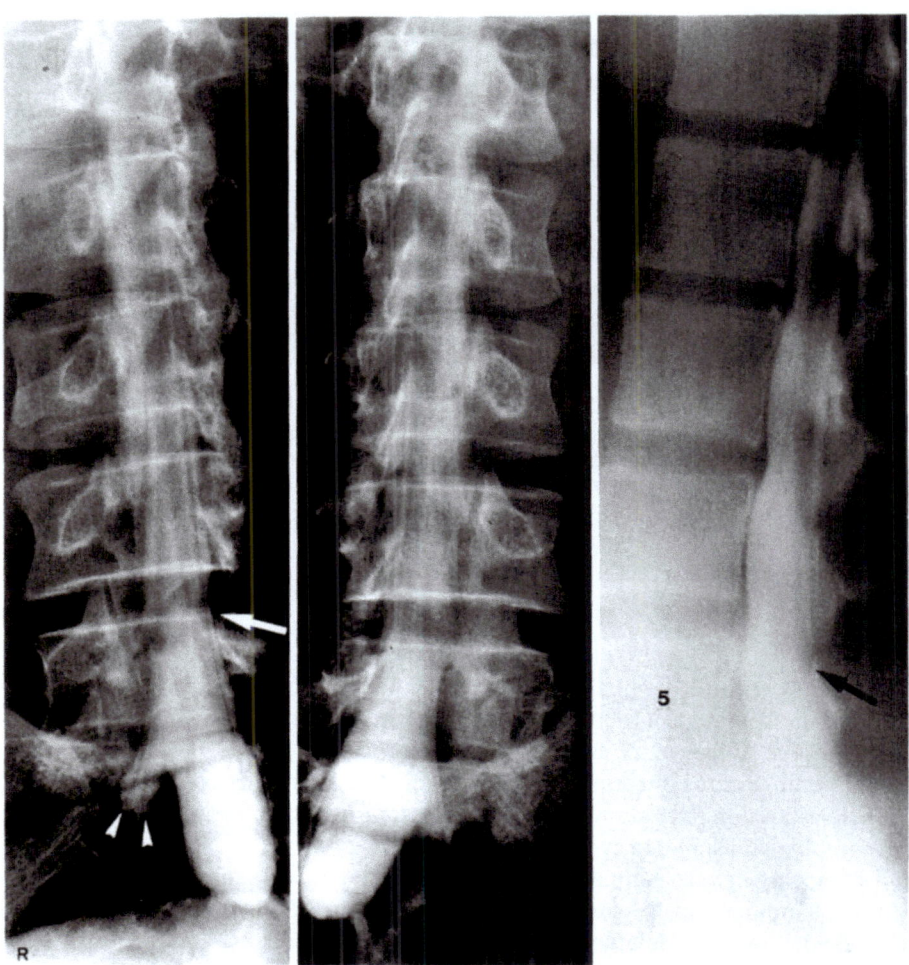

Abb. 7. Konustiefstand LW4/LW5: Dorsale Fixation des tiefstehenden Konusende bei LW4/LW5 (*Pfeil*), Erweiterung und Verplumpung des Kaudasacks sowie der rechten Wurzeltasche S_1, über die die Wurzeln S_1 und S_2 gemeinsam den Spinalkanal verlassen

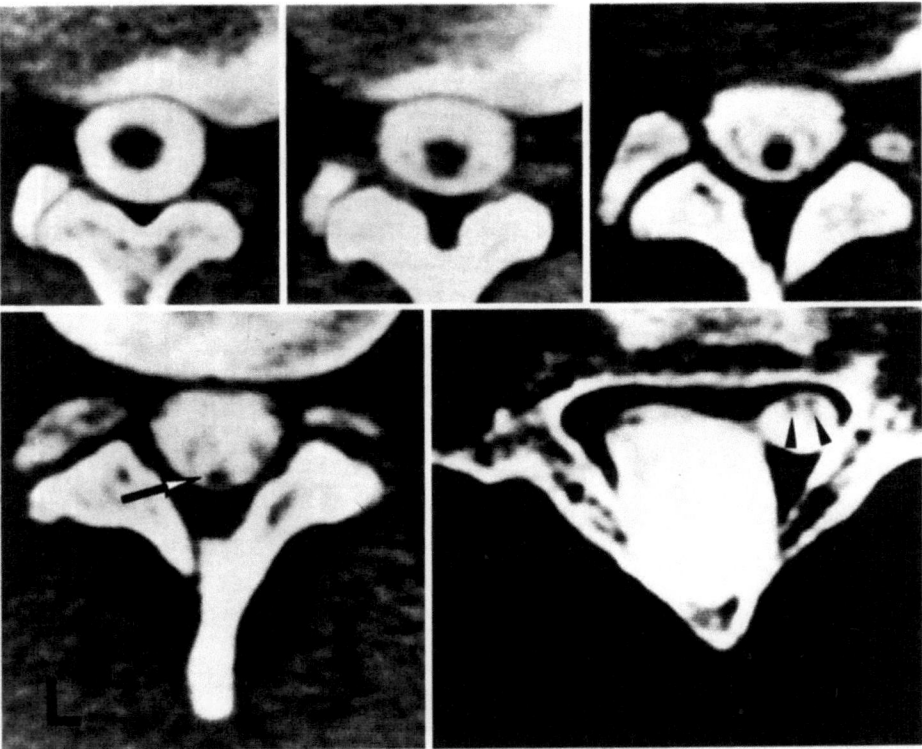

Abb. 8. Konustiefstand LW4/LW5: Im CT-Radikulogramm homogene strangförmige Kontrastmittelaussparung mit Verlauf von ventral nach dorsal. Anheftungsstelle des Konusende bei LW4/LW5 (*Pfeil*). Darstellung der Megakauda und gemeinsamen Wurzeltasche für die Wurzeln S_1 und S_2 (rechtes unteres Bild)

Schlußfolgerungen

1. In der Diagnostik zervikaler und lumbaler Raumforderungen und Malformationen hat die spinale Computertomographie eine der konventionellen Myelographie gleichwertige Aussagekraft erreicht.

2. Voraussetzung für einen sinnvollen Einsatz sind eine exakte neurologische Höhenbestimmung der vermuteten Läsion unter Einsatz der Neurographie, Elektromyographie und spinalen evozierten Potentiale.

3. Eine geeignete Aufnahmetechnik mit Lordoseausgleich, Wahl der richtigen Gantry-Kippung und Fensterlage sowie Verwendung von Dünnschichten zur Knochendarstellung bei größeren Schichtdicken zur Weichteildarstellung.

4. Differentialdiagnostische Probleme im CT ergeben sich bei der Beurteilung strangförmiger Raumforderungen, bei denen Wurzelverklebungen, Wurzel- und Filum terminale-Hyperplasie, tumoröse Raumforderungen und axiale Dysraphien zu unterscheiden sind.

Literatur

Balèriaux-Waha D, Mortelmans LL, Dupont MG, Jeanmart L (1977) Computed tomography for lesions of the craniovertebral region. Neuroradiology 13:59–67

Coin CG (1980) Computed tomography of the spine. In: Donovan Post MJ (ed) Radiographic evaluation of the spine. Masson, Paris New York

Di Chiro G, Schellinger D (1976) Computer tomography of spinal cord after lumbar intrathecal introduction of metrizamide (computerassisted myelography). Radiology 120:101–104

Haughton VM, Williams AL (1982) Computed tomography of the spine. Mosby, St. Louis Toronto London

Lee BC, Kazam E, Newman AD (1978) Computed tomography of the spine and spinal cord. Radiology 128:95–102

Pettersson H, Harwood-Nash DCF (1982) CT and Myelography of the spine and cord. Springer, Berlin Heidelberg New York

Stoeter P, Schumacher M (1980) Diagnostische Vorteile der kippbaren Abtasteinheit (Gantry) bei der Schädel-Computertomographie. Röntgenpraxis 33:79–87

Aussagekraft und Treffsicherheit des spinalen Computertomogramms im Vergleich zum Amipaque- bzw. Solutrast-Myelogramm in der Diagnostik des lumbalen Bandscheibenvorfalles

K. Schmidt und K. Seitz

Die Indikation zur Operation einer lumbalen Nervenkompression wird in erster Linie aus Anamnese und neurologischem Befund gestellt – segmentäre Schmerzen und neurologische Ausfälle sind die Leitsymptome. Der Nachweis der Nervenkompression und besonders die exakte Höhenlokalisation und Ausdehnung eines Bandscheibenvorfalles oder eines anderen komprimierenden Prozesses sind jedoch eine neuroradiologische Aufgabe und eine unabdingbare Voraussetzung für die mikrochirurgische monosegmentäre Operation.

Seit Gründung der Neurochirurgischen Universitätsklinik Ulm im Bezirkskrankenhaus Günzburg am 1.1.1971 bis Ende 1982 wurden ausgeführt: 14 104 Myelographien, davon 5343 mit Amipaque/Solutrast, 8659 lumbale Bandscheibenoperationen, davon vom 1.9.1978 bis 31.12.1982 4287 mit mikrochirurgischer Technik, davon 742 eigenhändig diagnostiziert, operiert und nachuntersucht.

Wie unsicher die Aussichten sind, aus dem neurologischen Befund die segmentäre Höhe des komprimierenden Prozesses zu erkennen, zeigt die geringe Übereinstimmung des klinisch-neurologisch betroffenen Segmentes (Sensibilitätsstörung, motorische Schwäche, segmentäre Schmerzen beim Lasègueschen Zeichen) mit dem Nachweis im Myelogramm, Operationsbefund und klinischem Operationseffekt.

In unserer klinikeigenen Neuroradiologie werden aber auch jährlich rund 7500 Computertomogramme, davon 3000 mit speziell neurochirurgischer Indikation und einem hohen Anteil spinaler Computertomogramme durchgeführt. Über die Ergebnisse der mikrochirurgischen Operationen bei lumbalen Bandscheibenvorfällen ist an anderer Stelle (K. Schmidt et al., 1983) dieses Bandes nachzulesen (s. S. 404 ff.).

Koinzidenz zwischen Klinik und Operationsbefund bzw. Myelogramm:

I. *Nach 1 Faktor:*
  – Sensibilität: 41% L_4/L_5 8% L_5/S_1 33%
  – Motorik: 23% L_4/L_5 17% L_5/S_1 6%
  – Lasègue: 37% L_4/L_5 1% L_5/S_1 36%

II. *Nach 2 Faktoren:*
  – Sensibilität und Motorik: 2% L_4/L_5
  – Sensibilität und Lasègue: 25% L_4/L_5 1% L_5/S_1 24%

III. *Nach 3 Faktoren:*
  – Sensibilität/Motorik/Lasègue: 4% L_5/S_1

Als Folge davon wurden ohne Myelogramm (1964/69) viel zu viele nicht erkrankte, klinisch nicht relevante Bandscheibenhöhen operativ revidiert, wie der Vergleich zu

Aussagekraft und Treffsicherheit des spinalen Computertomogramms

der Gruppe mit myelographischer Untersuchung (1979/80) zeigt:

Segmenthöhe der Bandscheibenoperationen (auf 100 Patienten)	1964/69	1979/80
L_5/S_1	98	47
L_4/L_5	90	51
L_3/L_4	24	3
L_2/L_3	2,5	–
L_1/L_2	0,5	–

Bei den operativ ausgeräumten Bandscheiben ist die entscheidende Wichtigkeit der myelographischen Höhenlokalisation noch evidenter:

Anzahl der operierten Segmente bei Bandscheibenoperationen:

	ohne Myelographie 1964/69	mit A-Myelographie 1979/80
ein	8%	95%
zwei	66%	5%
drei	20,5%	–
vier	0,5%	–
Hemil.	15,0%	6%

Ohne Myelographie wurden 8%, mit Myelographie 95% monosegmentäre Operationen ausgeführt; die 5% in 2 Höhen vorgenommenen Operationen waren klinisch neurologisch-neuroradiologisch gesichert. Da neurologisch die S_1-Wurzel gegenüber der L_5-Wurzel bei weitem überwiegt (Kompression z. B. der durchziehenden S_1-Fasern in Höhe L_4/L_5) aber auch die Wurzel L_5 von der Bandscheibenhöhe L_5/S_1 betroffen sein kann, ist ohne Myelographie ein großer Teil der Ausräumungen von Bandscheiben in der falschen Höhe vorgenommen worden. In 8% wurde ohne Myelogramm kein Bandscheibenvorfall gefunden:

Ausräumung der Bandscheibenhöhen in Prozent:

	1964/69	1979/80
kein BSV gefunden	8	0
L_5/S_1	45	45
L_4/L_5	2	46
L_3/L_4	2	3
L_2/L_3	0,5	–
L_1/L_2	0,5	1
L_4/L_5 u. L_5/S_1	25	1
L_3/L_4 u. L_4/L_5	2	3
andere Kombinationen	3	1

Der genauen Lokalisation des Prozesses, der eine segmentäre Symptomatik hervorruft zumindest im gesamten Lumbalbereich (Bandscheibenvorfall, Nervenwurzelkompressionen anderer Art, Kaudafaserneurinom in höheren Etagen usw.) kommt für den Erfolg der Bandscheibenoperation größe Bedeutung zu. Die richtig positiven Befunde sind – bei ausgefeilter Technik und genügender Erfahrung des Untersuchers – in unserem Patientengut mit 98% zu beziffern. Die restlichen 2% verteilen sich etwa gleich auf technische Unzulänglichkeiten und räumlich außerhalb der Darstellungsmöglichkeit liegende segmentäre Nervenkompressionen (ganz lateraler Bandscheibenvorfall, Metastase im Plexus lumbosacralis u. ä.).

Wie stellt sich demgegenüber heute in der täglichen Praxis die Treffsicherheit des spinalen Computertomogramms in der Diagnostik des lumbalen Bandscheibenvorfalles dar:

Es wurden uns überwiegend im vergangenen Jahr 66 Patienten mit auswärts durchgeführtem spinalen Computertomogrammen überwiesen, die bei uns zusätzlich myelographiert worden sind.

66 Patienten mit Fremd-Computertomogramm und eigener Myelographie,
davon 62 Patienten wegen Bandscheibenvorfall operiert:
CT über 3 Segmente = 39 Patienten (59%)
CT über 2 Segmente = 21 Patienten (32%)
CT über 1 Segment = 6 Patienten (9%)
10 CT ohne Topogramm (15%)
13 CT mit Transversalschichtung (20%)
10 CT (=16%) wegen technischer Unzulänglichkeiten nicht auszuwerten (Kontrast, Höhenlokalisation, Einstellung, ölige Kontrastmittelreste, Artefakte).

Bei 54 Patienten übereinstimmend richtig positive und (4) negative Ergebnisse im Vergleich CT/Myelogramm (=81%) bzw. bei 12 Patienten im CT unterschiedliche (falsch positive oder falsch negative) Ergebnisse im Vergleich zum Myelogramm und zur Operation (=19%).

Danach sind es zur Zeit in der Praxis insbesondere apparative, technische, grundsätzlich verbesserungsfähige Mängel beim spinalen Computertomogramm des klassischen lumbalen Bandscheibenvorfalles, die die Unterlegenheit des spinalen CT's gegenüber dem Myelogramm bedingen. Dies geht auch aus den großen Unterschieden in der Computerqualität und der Treffsicherheit der Diagnosen zwischen den einzelnen Untersuchern hervor.

Es sind aber auch gravierende grundsätzliche Eigenschaften des spinalen Computertomogramms, die die Überlegenheit des Myelogramms besonders für den Operator begründen:

Eine Auflistung der Vorteile und Nachteile der Myelographie im Vergleich zum Computertomogramm zeigt nach unserer Erfahrung folgendes Bild:

Lumbale Myelographie

Vorteile:
1. Ausgefeilte Technik mit wasserlöslichem Kontrastmittel und Erfahrung der Untersucher.

2. Höheres Auflösungsvermögen des Rö-Bildes gegenüber dem CT-Bild zur Darstellung der Feinstrukturen.
3. Darstellung von Kompression in dem betroffenen Bereich durch Verdrängung des Kontrastmittels (Narbenkompression!).
4. A-p, schräge und seitliche Darstellung kontinuierlich über mehrere Segmente, mit der Möglichkeit auch lückenlos höhere Segmente zu beurteilen (Tumorausschluß, cervikale Myelographie).
5. In der Hand der Erfahrenen weitgehend komplikationslose und nebenwirkungsfreie Untersuchung.
6. Geringerer apparativer und zeitlicher Aufwand.
7. Kosten einschließlich Kontrastmittel nur 1/3 der CT-Kosten.

Nachteile:
8. Angst des Patienten vor der Lumbalpunktion.
9. Die Scheu vieler Radiologen, diese Methode anzuwenden (Lumbalpunktion, postpunktionelle Beschwerden), Einschränkung der diagnostischen Breite in der Praxis.

Lumbale Computertomogramme

Vorteile:
1. Nicht invasive Methode mit der Möglichkeit der breiten Anwendung in der Praxis und damit Erweiterung des diagnostischen Angebotes.
2. Bei totalem Stop im Myelogramm im CT noch Darstellung unterhalb des Stops möglich.
3. Darstellung von Raumforderungen mit Nervenwurzelkompression auch im distalen Bereich, außerhalb des Liquorraumes (außerordentlich selten).

Nachteile:
4. Technische Aufwendigkeit.
5. Geringeres Auflösungsvermögen durch geringe Kontrastdichtedifferenzen zwischen Bandscheibengewebe und Nervengewebe.
6. Parallele Einstellung zur Bandscheibenebene nicht immer möglich (Lordose, Skoliose).
7. Diskontinuierliche Darstellung (Tomogramme) und Beschränkung auf 1–3 lumbale Segmente.
8. Relativ schwierige Transformation der Schichtbilder auf die räumliche Zuordnung durch den Operator.
9. Diskrepanz zwischen Topogramm und tatsächlicher Schichthöhe (Zeitdifferenz zwischen Topogramm und Schichtung durch Bewegung des Patienten).
10. Vielfach noch nicht ausreichende Erfahrung in der Deutung des CT's.

Danach bestehen unseres Erachtens und aus der Sicht der Neurochirurgen keine Zweifel daran, daß die Myelographie in der Diagnostik der lumbalen Nervenwurzelkompressionen aus verschiedenen Gründen die Methode der Wahl darstellt. Dem spinalen Computertomogramm obliegt die Rolle einer Zusatzuntersuchung in ausgewählten Fällen ggfs. unter Einbeziehen aller technischen Möglichkeiten einschließlich der kontrastgebenden Mittel.

In der radiologischen Praxis sollte u. E. ebenfalls der ambulanten Myelographie mit nichtdissoziierendem Kontrastmittel der Vorzug gegeben werden. Wir selbst haben bei unseren 14 000 überwiegend ambulant durchgeführten Myelographien keine ins Gewicht fallende Komplikation, insbesondere keine Infektion beobachtet. Gelegentlich auftretende postpunktionelle, durch Liquorunterdruck ausgelöste Beschwerden sind immer durch Kopftiefschräglagerung des Patienten in ganz kurzer Zeit zu beheben, in der radiologischen Praxis bei ungünstigen häuslichen Bedingungen ggfs. auch durch stationäre Behandlung für einige Tage in einem kooperativen Krankenhaus.

Literatur

1. Meyer E-M (1974) Ergebnisse der operativen Behandlung lumbaler Bandscheibenvorfälle. Inaugural-Dissertation, Universität Freiburg/Br.
2. Bulau, B (1983) Ergebnisse der mikrochirurgischen Behandlung lumbaler Bandscheibenvorfälle. Inaugural-Dissertation, Universität Ulm/D.
3. Wilfart, Juliane (1983) Zweit- und Rezidivoperationen nach lumbalen Bandscheibenoperationen. Inaugural-Dissertation, Universität Ulm/D.

Vergleichende Untersuchungen des lumbalen Bandscheibenvorfalles mit Computertomographie (CT) und Kernspintomographie (NMR)

K. GLÜCKERT, H. HIRSCHFELDER und K. LIEBIG

Von den bildgebenden Verfahren hat die Röntgencomputertomographie inzwischen breiteste Anwendung in allen medizinischen Bereichen gefunden. Zum Nachweis eines Prolaps ist die CT fast zu einer Routineuntersuchung geworden und hat die invasive Myelographie in den Hintergrund gedrängt. Innerhalb der letzten Jahre ist ein weiteres bildgebendes Verfahren entwickelt worden, mit dem *ohne* ionisierende Strahlen Schnittbilder in allen drei Ebenen erzeugt werden können, die sogenannte Kernspintomographie oder NMR (= Nuclear Magnetic Resonance)-Tomographie.

Grundlage ist das Phänomen der kernmagnetischen Resonanz (Abb. 1). Atomkerne mit einer ungeraden Anzahl von Protonen und Neutronen, etwa die Hälfte aller Elemente, haben einen Eigendrehimpuls und damit ein magnetisches Moment. Für die NMR-Tomographie ist wegen der Verteilung und Häufigkeit im Körpergewebe derzeit nur der Wasserstoffkern von Bedeutung. In einem homogenen Magnetfeld können die magnetischen Momente parallel zum Feld ausgerichtet und durch einen Hochfrequenzimpuls aus ihrer Gleichgewichtslage gekippt werden. Dabei präzedieren die Kernspins mit ihrer Achse wie ein Kreisel um die Richtung des

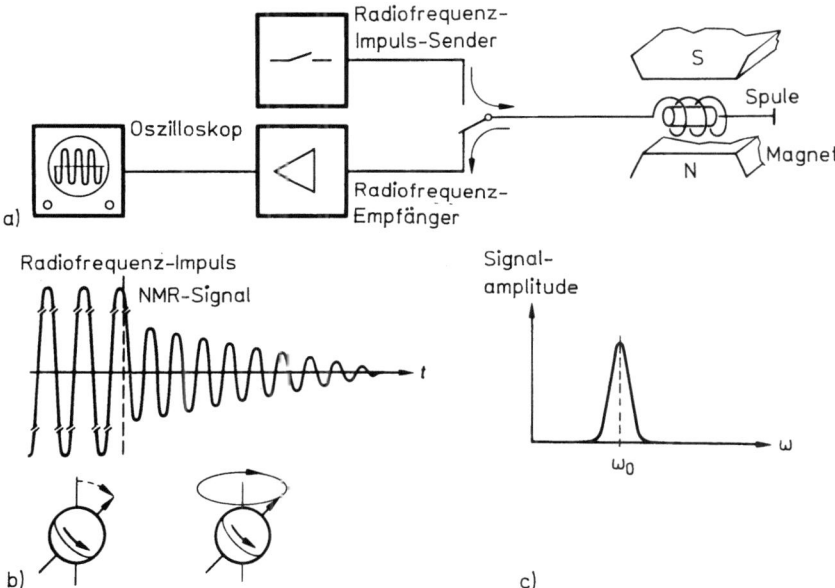

Abb. 1a–c. Kernmagnetische Resonanz (n. Löffler u. Oppelt). **a** Versuchsanordnung, **b** Hochfrequenzimpuls und meßbares Resonanzsignal nach Präzession der Magnetisierung. **c** Frequenzspektrum (Fouriertransformation) des NMR-Signals

$$S = \varrho \cdot e^{-\frac{\tau}{T_2}} \cdot \left(1 - e^{-\frac{T}{T_1}}\right)$$

Abb. 2. Abhängigkeit des Resonanzsignals von Protonendichte, Relaxationszeiten und Variablen der Sequenztechnik.
ϱ   Protonenkonzentration
τ   Zeit zwischen Anregungsimpuls und Signalauslesung (Ausleseverzögerung)
T_1 Spin-Gitter-Relaxationszeit
T_2 Spin-Spin-Relaxationszeit
T   Zeit zwischen zwei Anregungsimpulsen (Repetitionszeit)

Grundfeldes und kehren unter Energieabgabe wieder in den Gleichgewichtszustand zurück (Abb. 1 b). Nach dem Induktionsgesetz entsteht in einer umgebenden Meßspule eine Spannung. Dieses sogenannte Kernresonanzsignal wird durch drei Parameter beeinflußt (Abb. 2).

Die Größe des Signals ist proportional der Spindichte, d. h. der Zahl der angeregten Protonen. Der zeitliche Zerfall ist bestimmt durch zwei Konstanten, die sogenannten Relaxationszeiten T_1 und T_2, die von der Bindung der Atome bzw. Moleküle in ihrer Umgebung abhängig sind.

Die räumliche Zuordnung der Signale wird durch Überlagerung des Grundfeldes mit Gradientenfeldern in der x-, y- und z-Richtung erreicht. Damit ist in jeder Ebene eine selektive Schichtanregung möglich (Abb. 3). Über eine Fourier-Transformation rekonstruiert ein Prozeßrechner aus der digitalen Meßdatenmatrix Bilder unterschiedlicher Graustufen.

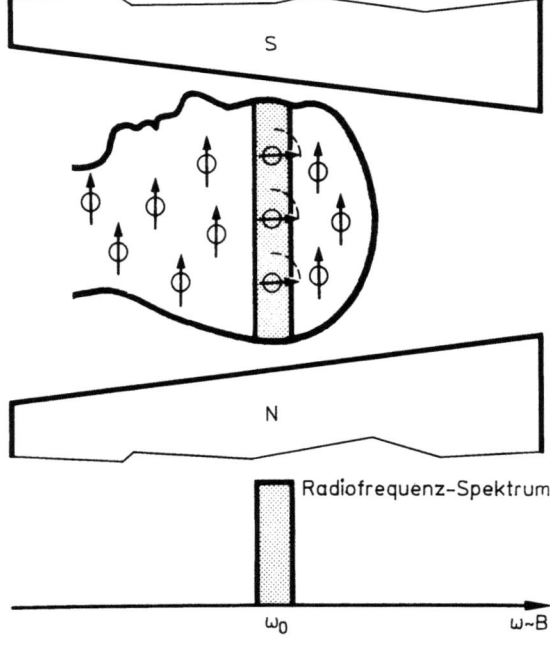

Abb. 3. Selektive Schichtanregung (n. Löffler u. Oppelt)

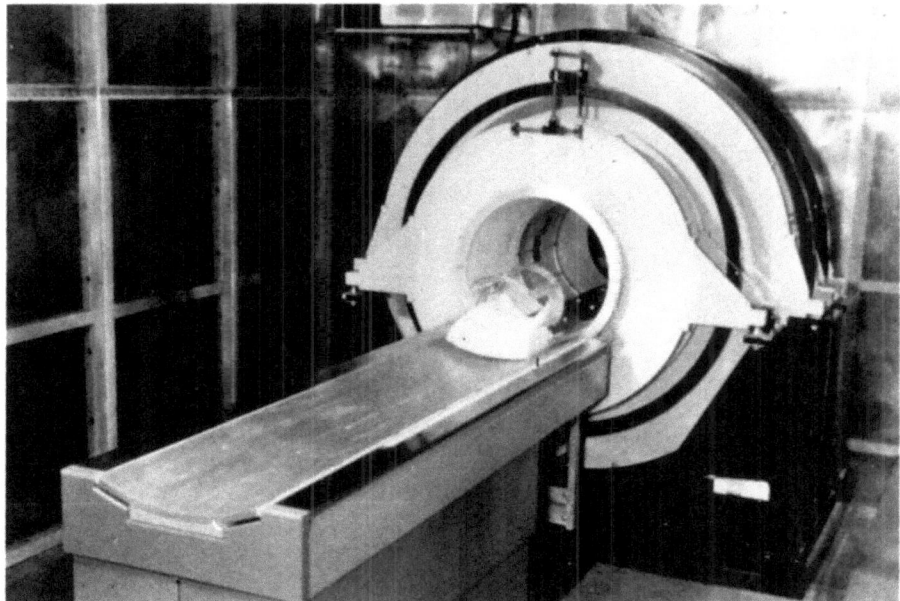

Abb. 4. NMR-Versuchsanlage (Siemens). 4-Spulen-Widerstandsmagnet, Feldstärke 0,2 Tesla, Gradientenfelder 0,55 mT/m

Je nach Wahl der Meßparameter entstehen Protonendichtebilder oder T_1- bzw. T_2-betonte Bilder. Damit werden Gewebsstrukturen je nach Gehalt an mobilen Protonen und deren chemischer Bindungsart innerhalb der Umgebung unterschiedlich hell wiedergegeben.

Fett mit kurzer T_1-Zeit erscheint sehr hell, flüssigkeitsgefüllte Räume bleiben infolge der langen T_1-Zeiten dunkel. Mit dem T_1-betonten Bild läßt sich z. B. besonders gut graue und weiße Hirnsubstanz unterscheiden.

Seit 1981 hat die Fa. Siemens eine Versuchsanlage für NMR-Tomographie (Abb. 4) entwickelt und in begrenztem Umfang auch für klinische Untersuchungen zur Verfügung gestellt. Wir berichten über unsere ersten Erfahrungen mit diesem Verfahren bei 7 Patienten mit lumbalem Nucleusprolaps, von denen 5 bei uns operiert wurden.

Abb. 5a–d: 34jähriger Mann mit Prolaps L_5/S_1 rechts. Myelogramm (Abb. 5a) und CT (Abb. 5b) zeigen eine deutliche Abdrängung der Wurzel. Das axiale NMR-Tomogramm (Abb. 5d) ergibt einen ähnlichen Befund. Die beiden punktförmigen hellen Zonen im Spinalkanal, der dunkel hervortritt, lassen sich aufgrund der Signalintensität am ehesten dem epiduralen Fett zuordnen. Die derzeitige Auflösung läßt keine Unterscheidung zu, ob das Signal von den Wurzeln, vom Fett oder von beiden kommt. Nur durch die Verlagerung wird der Prolaps deutlich. Im Vergleich dazu zeigt die Schicht durch die Bandscheibe L_3/L_4 (Abb. 5c) eine eindeutig symmetrische Darstellung der signalgebenden Strukturen.

Abb. 6a–e: 44jähriger Mann mit mediolateralem Prolaps L_4/L_5 links, im gleichen Segment rechts voroperiert. Während das Myelogramm (Abb. 6a) eine nahezu komplette Unterbrechung der Kontrastmittelsäule zeigt, bringt das CT (Abb. 6b) keine klare Auflösung der Strukturen. Im mediosagittalen NMR-Tomogramm (Abb. 6c) erkennt man deutlich die ventrale Spondylose L_4/L_5. Im axialen NMR-Tomogramm (Abb. 6d) fehlen die beiden signalin-

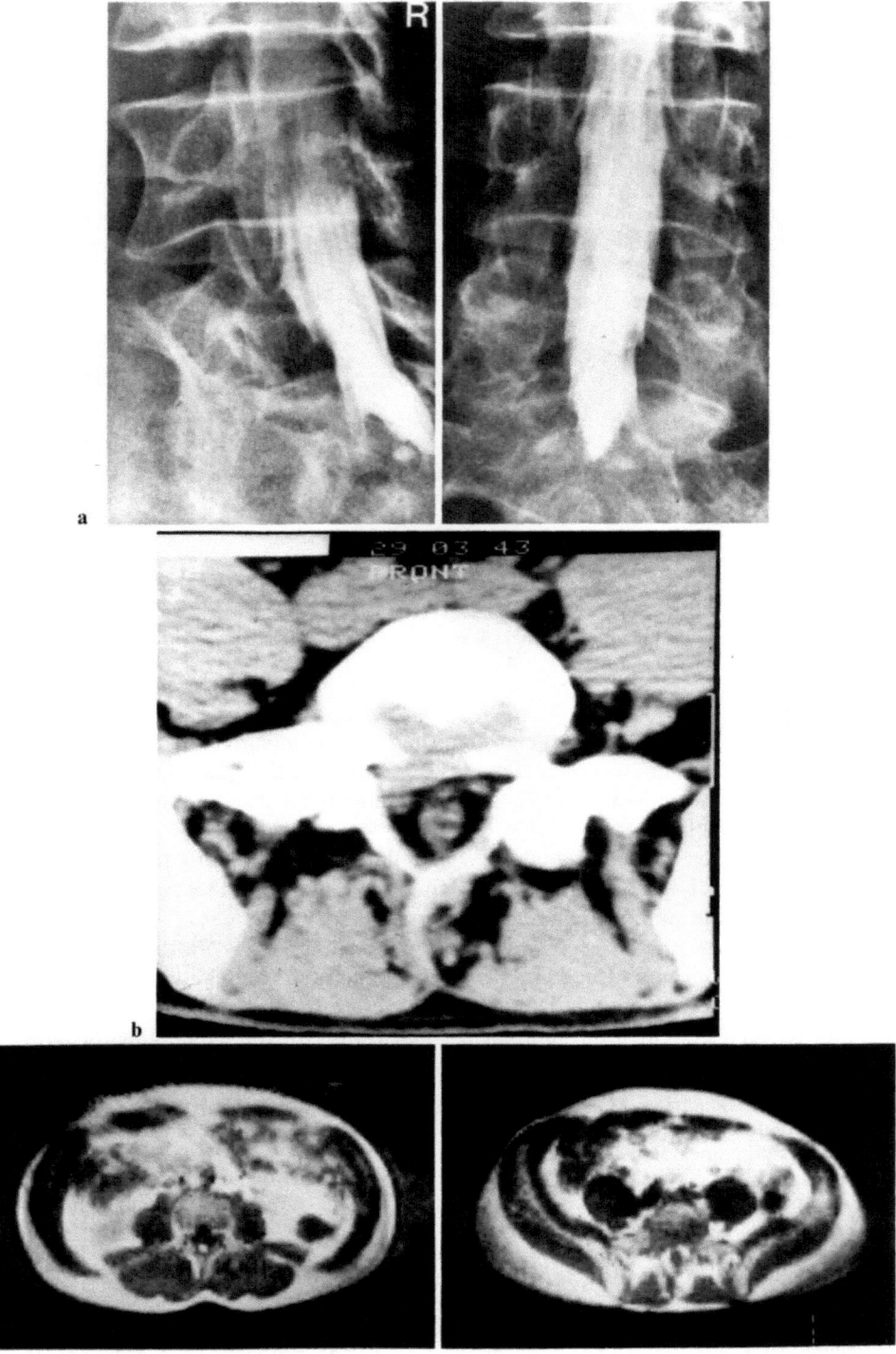

Abb. 5. a Myelogramm, Prolaps L$_5$/S$_1$ rechts. **b** CT, Prolaps L$_5$/S$_1$ rechts. **c** Axiales NMR-Tomogramm, Bandscheibe L$_3$/L$_4$. **d** Axiales NMR-Tomogramm in Höhe der Bandscheibe L$_5$/S$_1$

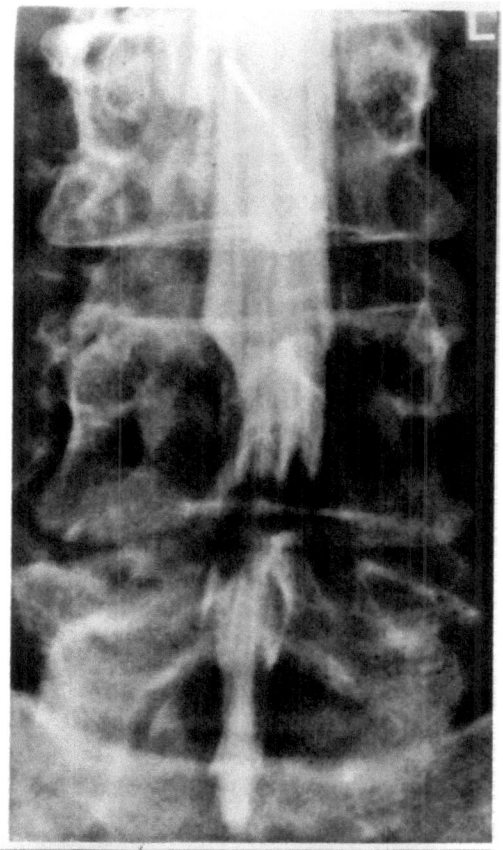

Abb. 6. a Myelogramm, Prolaps L_4/L_5 links, im Segment L_4/L_5 rechts voroperiert. **b** CT, Prolaps L_4/L_5 links. **c** Mediosagittales NMR-Tomogramm. **d** Axiales NMR-Tomogramm, Bandscheibe L_4/L_5. **e** Axiales NMR-Tomogramm, Bandscheibe L_3/L_4

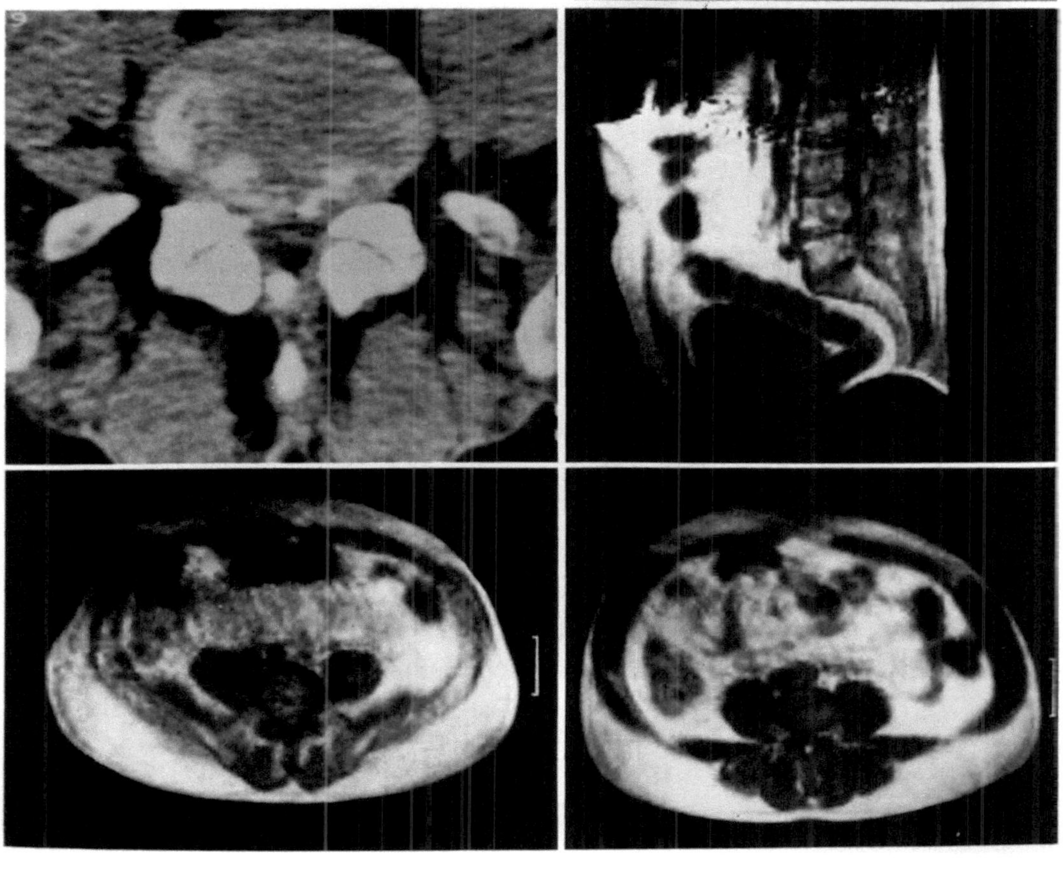

tensiven Zonen dorsal der Bandscheibe, die sich in den Spinalraum vorzuwölben scheint. Das axiale NMR-Tomogramm durch die Bandscheibe L_3/L_4 (Abb. 6e) zeigt wieder völlig symmetrische Verhältnisse. Deutlich abgrenzbar werden ventral die beiden Mm. psoas und die großen Gefäße.

Die Bilder der beiden nächsten Patienten sollen veranschaulichen, daß durch beide diagnostische Verfahren die Verdachtsdiagnose nicht hinreichend gestützt werden konnte. Eine Indikation zur Myelographie oder zur Operation war in diesen Fällen nicht gestellt worden.

Abb. 7a–d: 54jährige Frau mit Verdacht auf Prolaps L_5/S_1 links. Im CT (Abb. 7a) wird lediglich eine angedeutete Enge des lateralen Recessus links erkennbar. Im axialen NMR-Tomogramm (Abb. 7c) ist der dunkle Spinalraum scharf abgegrenzt und von hellem epiduralem signalintensivem Fett umgeben, das symmetrisch angeordnet ist. Axiale Schichten in Höhe LWK 4 (Abb. 7b) und LWK 5 (Abb. 7d) ergeben symmetrische Verhältnisse.

Abb. 8a–e: 32jähriger Mann mit Verdacht auf Prolaps L_4/L_5 links. Zustand nach Nukleotomie L_5/S_1 links und Revision L_4/L_5 links.

Im CT (Abb. 8a) kein sicherer Anhalt für eine entsprechende Raumforderung. Im axialen NMR-Tomogramm (Abb. 8d) ist die klare Abgrenzung und Symmetrie des Spinalkanales aufgehoben. Links sind die signalgebenden Strukturen nach Voroperation völlig verwaschen.

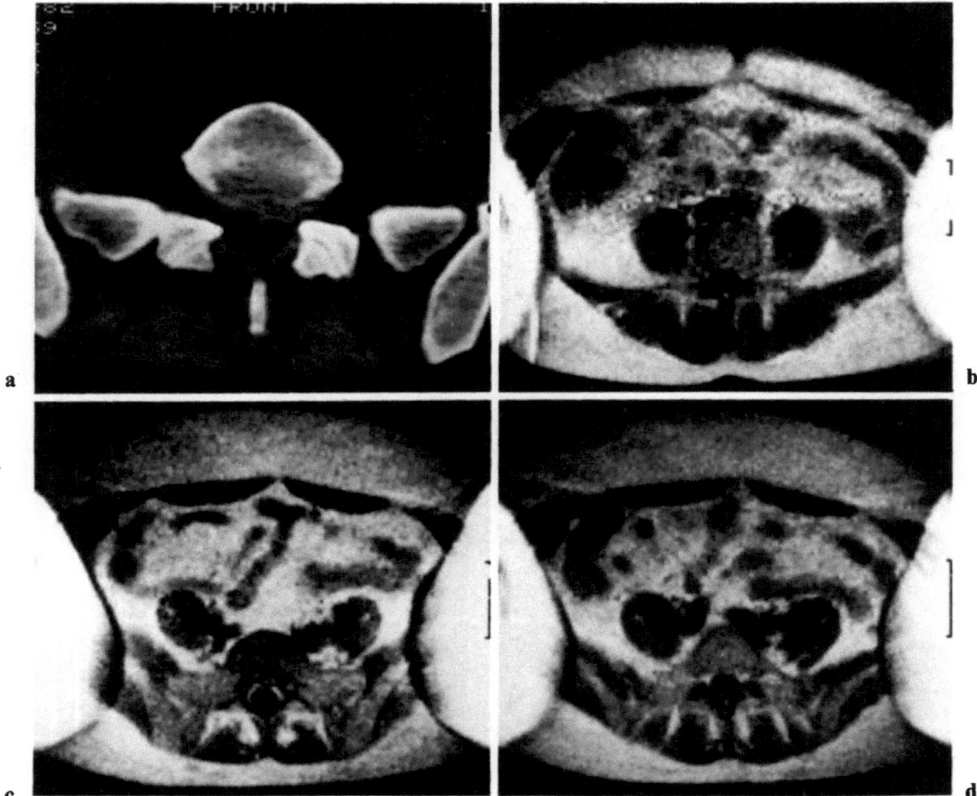

Abb. 7. a CT, Verdacht auf Prolaps L_5/S_1 links. **b** Axiales NMR-Tomogramm LWK 4. **c** Axiales NMR-Tomogramm in Höhe L_5/S_1. **d** Axiales NMR-Tomogramm LWK 5

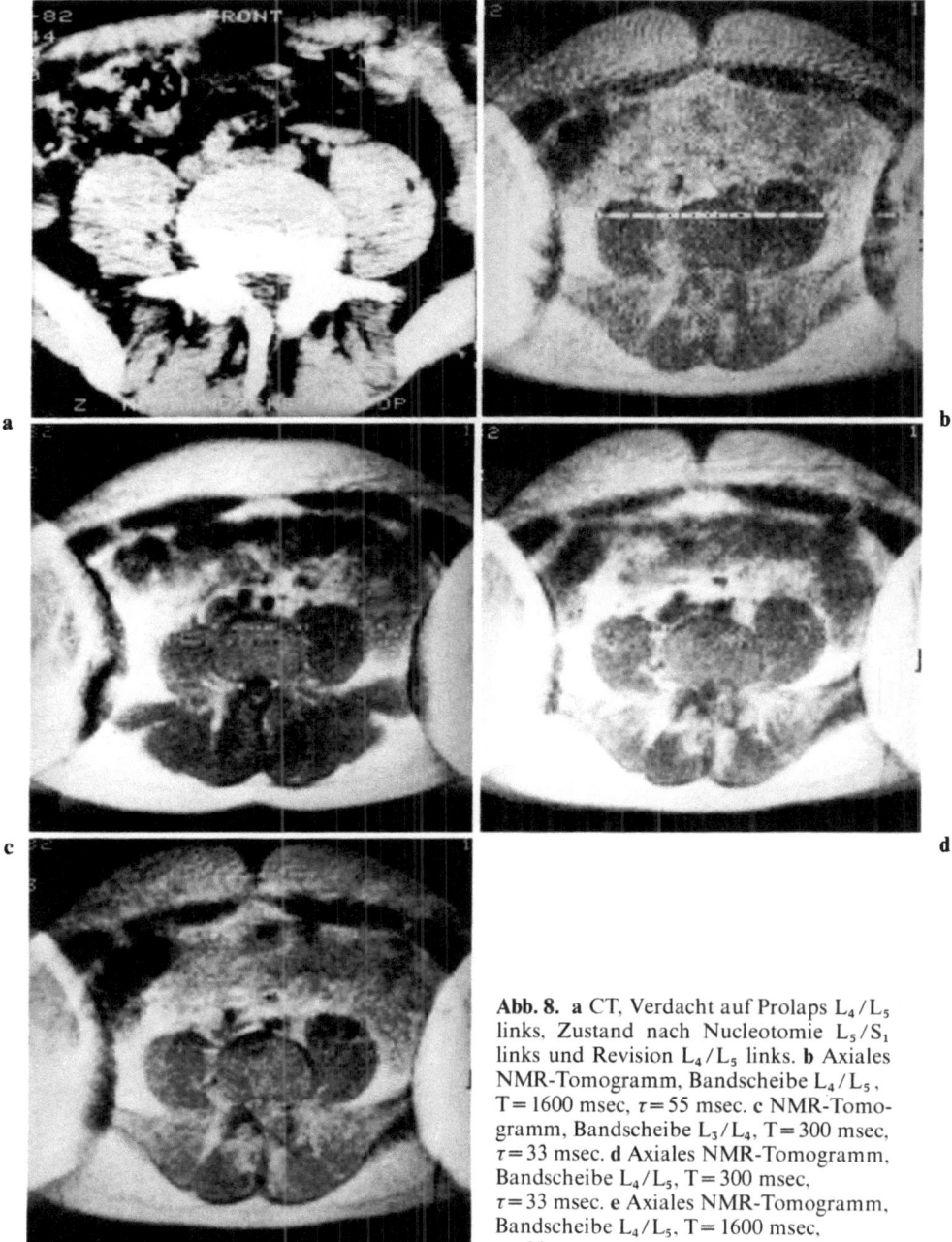

Abb. 8. a CT, Verdacht auf Prolaps L_4/L_5 links, Zustand nach Nucleotomie L_5/S_1 links und Revision L_4/L_5 links. **b** Axiales NMR-Tomogramm, Bandscheibe L_4/L_5, T = 1600 msec, τ = 55 msec. **c** NMR-Tomogramm, Bandscheibe L_3/L_4, T = 300 msec, τ = 33 msec. **d** Axiales NMR-Tomogramm, Bandscheibe L_4/L_5, T = 300 msec, τ = 33 msec. **e** Axiales NMR-Tomogramm, Bandscheibe L_4/L_5, T = 1600 msec, τ = 33 msec

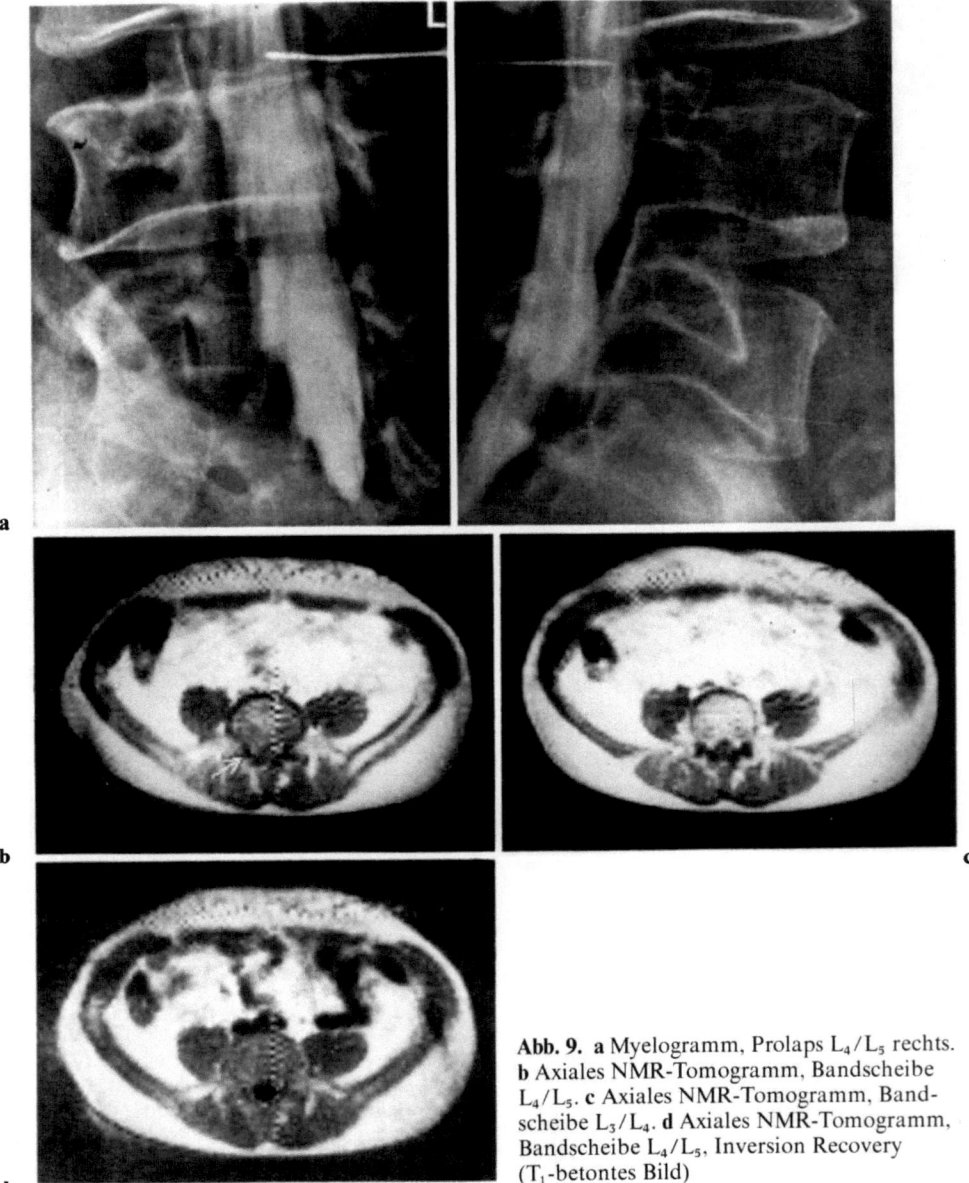

Abb. 9. a Myelogramm, Prolaps L_4/L_5 rechts. **b** Axiales NMR-Tomogramm, Bandscheibe L_4/L_5. **c** Axiales NMR-Tomogramm, Bandscheibe L_3/L_4. **d** Axiales NMR-Tomogramm, Bandscheibe L_4/L_5, Inversion Recovery (T_1-betontes Bild)

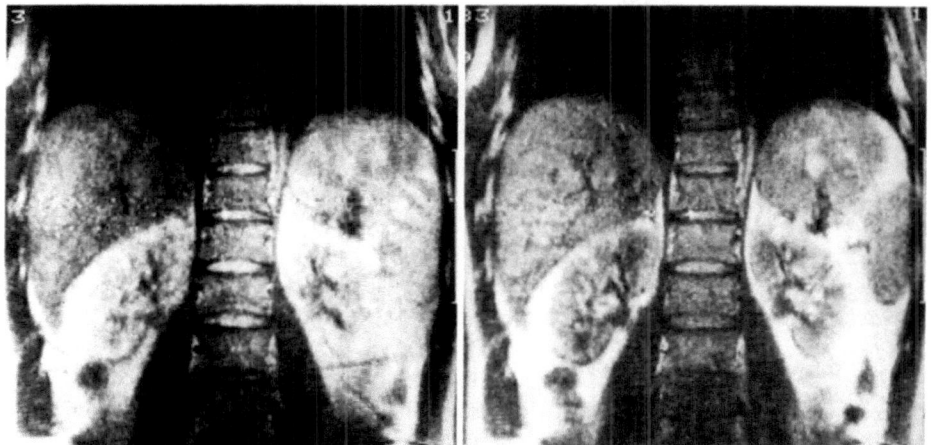

Abb. 10. a Frontales NMR-Tomogramm durch die LWS, lange Repetitionszeit (1600 msec).
b Frontales NMR-Tomogramm durch die LWS, kurze Repetitionszeit (400 msec)

Auch durch Verlängerung der Impulsintervalle, wodurch Strukturen mit längeren Relaxationszeiten zunehmend zum Signal beitragen und eine bessere Differenzierung möglich sein könnte, läßt sich keine klarere Auflösung erreichen (Abb. 8 e). Lediglich der Spinalraum stellt sich jetzt etwas heller dar. Auch die Veränderung der Ausleseverzögerung τ (Abb. 8 b) ergibt keine klarere Information. Die axiale Schicht durch die Bandscheibe L_3/L_4 (Abb. 8 c) zeigt wieder die normale Symmetrie.

Abb. 9a–e: 45jähriger Mann mit Prolaps L_4/L_5 rechts. Das Myelogramm (Abb. 9a) zeigt eine deutliche Eindellung der Kontrastmittelsäule. Im axialen NMR-Tomogramm bei langer Repetitionszeit (Abb. 9b) wird die sich vorwölbende Bandscheibe und die Asymmetrie der Strukturen erkennbar. Mit einer anderen Sequenztechnik (Inversion Recovery – Abb. 9d), die einen hohen Kontrast zwischen Regionen unterschiedlicher T_1-Zeiten erzeugt, ist der Prolaps nicht mehr sichtbar. Der Spinalraum tritt dunkel und scharf abgegrenzt hervor. Die axiale Schicht durch die Bandscheibe L_3/L_4 (Abb. 9c) ergibt wieder einen normalen Befund.

Die Abbildungen 10a und 10b, die uns Herr Professor Gudden von der Fa. Siemens freundlicherweise zur Verfügung gestellt hat, geben den derzeitigen Entwicklungsstand der Bildgebung wieder. Die frontale Schicht durch die LWS in zwei verschiedenen Meßmodi (unterschiedliche Repetitionszeiten) wurden mit einem supraleitenden Magneten mit etwa doppelt so hoher Feldstärke wie die vorangegangenen Bilder aufgenommen. Das Auflösungsvermögen ist deutlich besser.

Obgleich seit den ersten Berichten aus England und USA Ende der 70er Jahre viele hundert Patienten untersucht worden sind, sind wir von einer routinemäßigen Anwendung der NMR-Tomographie noch weit entfernt. Die Interpretation der Bilder, die weit mehr als die gewohnte morphologische Information wiedergeben, ist in vielen Fällen noch sehr schwierig. Mehr Bedeutung als den Spindichtebildern kommt sicher T_1- und T_2-betonten Bildern zu, wodurch physikalische und chemische Veränderungen auf molekularer Ebene erfaßbar werden und dadurch normale und pathologische Gewebseigenschaften charakterisiert werden können.

Zusammenfassend ist die CT zur Diagnose des lumbalen Bandscheibenvorfalles derzeit der NMR-Tomographie noch überlegen. Die Darstellung des Prolaps ist möglich, zur Optimierung der Meßparameter sind jedoch noch umfangreiche klinische Untersuchungen nötig. Durch die rasche Weiterentwicklung ist zu erwarten, daß die NMR-Tomographie in manchen Bereichen die CT in absehbarer Zeit ablöst.

Entscheidende Vorteile sind:
1. Möglichkeit der Erzeugung von Schnittbildern in allen drei Ebenen ohne ionisierende Strahlung und ohne Umlagerung des Patienten.
2. Über die morphologische Information hinaus Charakterisierung von Gewebsveränderungen durch unterschiedliche physiko-chemische Eigenschaften.
3. Bisher kein Nachweis gesundheitlicher Risiken.

Dem stehen derzeit als Nachteile gegenüber:
1. Lange Scanzeiten zwischen zwei bis zehn und mehr Minuten.
2. Noch nicht zufriedenstellendes Auflösungsvermögen.

Danksagung: Für die Assistenz als Operator bei den Patientenuntersuchungen danken wir Fräulein K. Wölfel, für die Beratung bei technisch-physikalischen Fragen danken wir Herrn Dr. rer. nat: E. Stetter, beide Siemens UBMed Erlangen.

Literatur

Damadian R (Hrsg) (1981) NMR in Medicine. Springer Berlin
Kaufman L, Crooks LE, Margulis AR (1981) Nuclear Magnetic Resonance Imaging in Medicine. Igaku-Shoin, New York–Tokio
Löffler W, Oppelt A (1981) Physical Principles of NMR-Tomography. Eur J Radiol 1:338–344
Partain LC, James AE, Rollo FD, Price RR (Hrsg) (1983) Nuclear Magnetic Resonance (NMR) Imaging. W.B. Saunders Company, Philadelphia, London, Toronto
Proceedings of the International Symposium on Nuclear Magnetic Resonance Imaging (1981) The Bowman Gray School of Medicine, Wake Forest University, Winston-Salem, North Carolina, October 1–3
Wende S, Thelen M (Hrsg) (1983) Kernspin-Tomographie in der Medizin. Springer, Berlin Heidelberg New York Tokyo

Frakturen und Luxationen der Lendenwirbelsäule

J. Böhler

Der Großteil der Verletzungen der Wirbelsäule betrifft die Lumbaldorsalgrenze. Die unterste Brustwirbelsäule ist behandlungsmäßig auch der Lendenwirbelsäule zuzurechnen. Entscheidend bei der Behandlung ist, ob eine komplette oder eine partielle Querschnittlähmung vorliegt; deshalb ist eine exakte neurologische Untersuchung notwendig. Eine komplette Querschnittlähmung liegt nur dann vor, wenn auch die perianale Sensibilität und der Bulbo-cavernosus-Reflex fehlen. Es bestehen dann praktisch keine Aussichten auf eine neurologische Funktionsrückkehr. Über Versuche der Naht der Cauda equina haben wir selbst keine Erfahrungen.

Wirbelbrüche mit unvollständiger Querschnittsymptomatik oder mit verzögertem Einsetzen der Lähmung bzw. sekundärer Zunahme der neurologischen Symptome stellen eine absolute Notfallsituation dar und sollen sofort behandelt werden. Die Dekompression der Medulla ist dringend: Je rascher die Medulla und auch ihre Gefäße entlastet werden, desto besser sind die Aussichten auf eine Erholung.

Unmittelbar nach der Einlieferung erfolgt eine sorgfältige klinische und neurologische Untersuchung. Dann werden Röntgenaufnahmen gemacht. Dazu werden wegen der häufigen mehrfachen Frakturen sowohl eine Wirbelsäulenübersichtsaufnahme als auch anschließend zur besseren Darstellung der einzelnen Frakturen gezielte eingeblendete Aufnahmen gemacht. Anschließend wird notfallmäßig die Fraktur im Längszug reponiert, wobei bis zu 100 kg notwendig sein können. Auf keinen Fall darf die Reposition durch Hyperlordosierung versucht werden. Wie schon Straube 1940 [8] gezeigt hat, kommt es durch die Hyperlordosierung zu einer Entlastung des hinteren Längsbandes, und es können Wirbelkörperfragmente nach hinten in den Wirbelkanal vorgepreßt werden. Nach der Reposition werden neue Röntgenbilder – nötigenfalls Tomogramme, Myelogramme oder Computertomogramme – gemacht. Mit der konservativen Reposition der verschobenen Wirbel kann oft der Druck auf die Medulla beseitigt werden (Abb. 1), während nach der Laminektomie der Druck von vorne unverändert bleibt [4].

Die hintere obere Kante des Wirbelkörpers, die oft isoliert ausgebrochen ist (Abb. 2), ist die häufigste Ursache dieser Medullakompression. Es kann aber auch die ganze Hinterwand des Wirbelkörpers nach hinten verschoben sein. Auch Bandscheibengewebe oder isolierte Knochenfragmente können in den Wirbelkanal hinein verschoben sein [2]. Bandscheibengewebe ist auf den normalen Röntgenaufnahmen nicht zu sehen; deshalb ist die Myelographie oder die Computertomographie erforderlich. Die Kompression der Medulla von hinten durch gebrochene Bogenelemente ist sehr selten. Viel häufiger wird eine Fraktur der Pedunculi die Medulla vor der Kompression schützen – trotz einer gleichzeitigen Verschiebung der Wirbelkörper. Lorenz Böhler [4] hat dies „den rettenden Bogenbruch" genannt.

Daher ist die Laminektomie per se obsolet: Die Medulla kann nicht ausreichend dekomprimiert werden; die Instabilität der Wirbelsäule wird verstärkt; es kommt zu

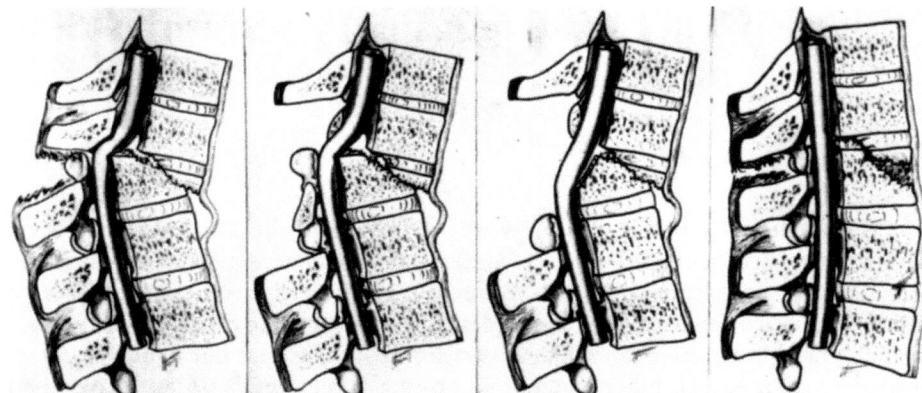

Abb. 1. Skizze eines Wirbelbruches mit Druck auf die Medulla durch die hintere obere Kante des Wirbelkörpers. Nach der Laminektomie bleibt der Druck auf die Medulla bestehen. Nach Abtragung der hinteren oberen Kante besteht nach wie vor eine Abknickung der Medulla. Nach der Reposition ist die Medulla voll entlastet (aus: Böhler [4])

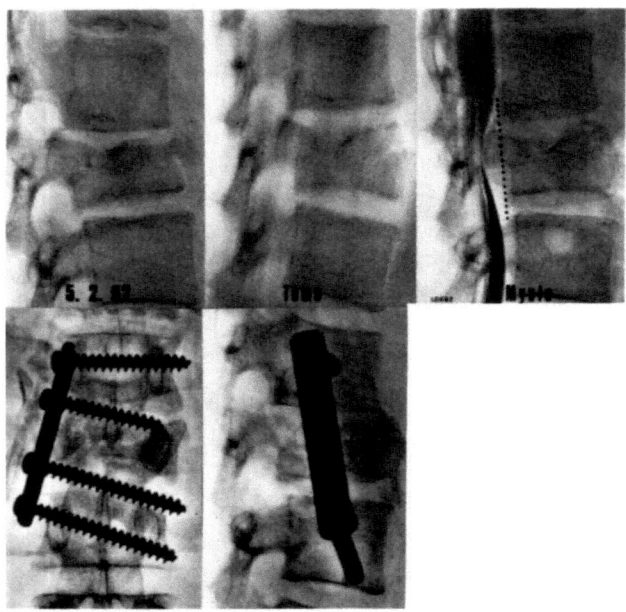

Abb. 2. Bruch von L_2 mit Ausbruch der hinteren oberen Kante des Wirbelkörpers. Die Verschiebung ist auch tomographisch dargestellt: Das Myelogramm zeigt die Einengung des Duralsacks. Anterolaterale Dekompression und Plattenosteosynthese

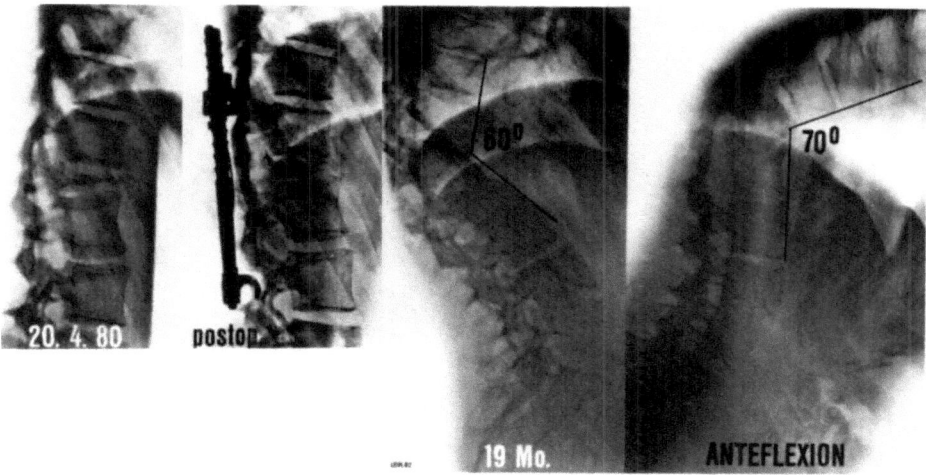

Abb. 3. 26jährige mit schwerstem Kompressionsbruch von L_1 und subtotaler Querschnittlähmung. Die Fraktur wurde mit kurzen Harrington-Stäbchen nach vorangegangener Laminektomie stabilisiert. Die Harrington-Stäbe wurden nach einem Jahr entfernt. 19 Monate später besteht eine ausgeprägte Gibbusbildung mit Pseudarthrose; die Lähmung hat sich nicht zurückgebildet

grotesken Verschiebungen mit verstärktem Druck auf die Medulla und häufig auch zur Pseudarthrose.

Hintere Stabilisierungen mit Harrington-Stäben resultieren nicht immer in einer stabilen Wirbelsäule; vor allem, wenn sie zu kurz sind. Bei einer auswärts behandelten 26jährigen Frau wurde primär eine Laminektomie und eine Harrington-Stabilisierung ohne ausreichende Reposition durchgeführt. Nach einem Jahr wurden die Harrington-Stäbe entfernt: Die Abknickung der Wirbelsäule hat wesentlich zugenommen; es besteht eine Pseudarthrose und weiterhin eine subtotale Lähmung (Abb. 3). Lange Harrington-Stäbe über sieben bis acht Segmente ergeben zwar bessere Stabilität; die versteifte Wirbelsäule erschwert aber wesentlich die Rehabilitation.

Anterolaterale Dekompression

Die Entlastung des Rückenmarks muß also von vorne erfolgen. Alexander [1] hat die anterolaterale Dekompression des Rückenmarks bei der Wirbeltuberkulose empfohlen; Riska [7] hat die gleiche Art der Entlastung bei traumatischen Lähmungen angewandt. An der Thorakolumbalgrenze von Th_{11} bis L_2 wird die elfte oder die zwölfte Rippe reseziert und die Wirbelsäule extrapleural erreicht. Noch weiter kaudal erfolgt der Zugang retroperitoneal. Zwei oder drei Gefäße werden möglichst knapp an ihrem Abgang von der Aorta ligiert und durchtrennt, damit die längsgerichteten Anastomosen zur A. radicularis magna Adamkiewicz erhalten bleiben. In den Körper des gebrochenen Wirbels wird seitlich ein Fenster gemeißelt; dann wird

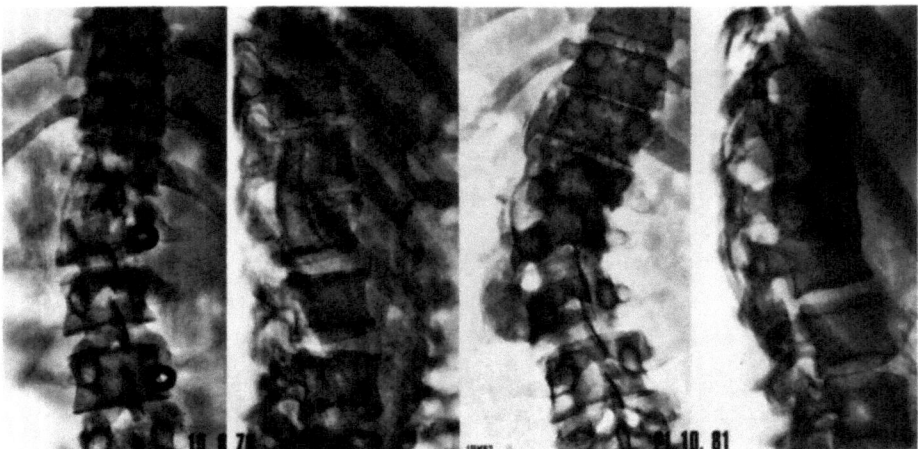

Abb. 4. Kompressionsbruch von L_1 mit subtotaler Querschnittlähmung. Nach der anterolateralen Dekompression wurde ein massiver Beckenspan ohne Metallosteosynthese eingesetzt: Sekundär ist es zur weiteren skoliotischen Verbiegung der Wirbelsäule gekommen. Der Verletzungsbereich ist solide verblockt; die Lähmung hat sich zum Teil zurückgebildet

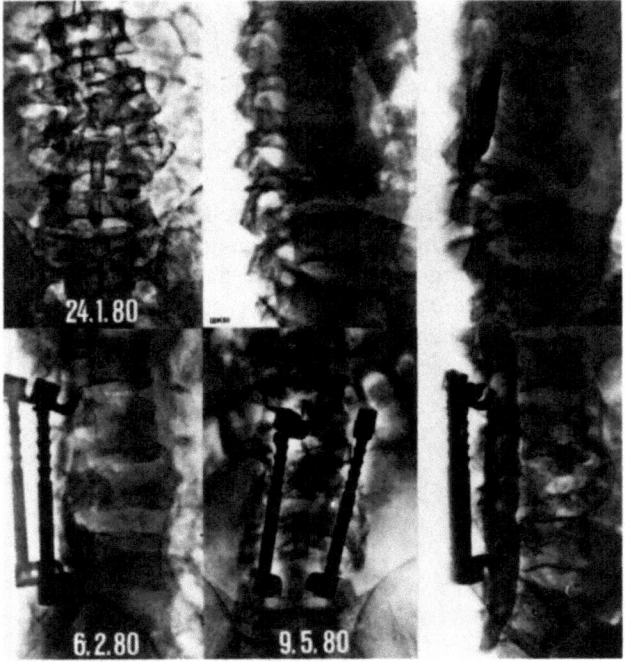

Abb. 5. Schwerster Kompressionsbruch von L_4 mit hinterer Protrusion des Wirbelkörpers und komplettem myelographischem Stop. Nach der Reposition mit kurzen Harrington-Stäben ist die Wirbelkörperhöhe wiederhergestellt; die Hinterwand ist aber nach wie vor nach hinten verschoben, und das Myelogramm zeigt weiterhin eine Einengung des Duralsackes. Deshalb wurde eine anterolaterale Dekompression und Spanverblockung durchgeführt. Drei Monate später zeigt das Myelogramm freie Durchgängigkeit des Duralsackes und solide Verblockung des Wirbelbruches

der komprimierte Wirbel mit Wirbelspreizern reponiert und der hintere Anteil des Wirbelkörpers so weit entfernt, daß nur noch eine papierdünne Schale von der Hinterwand übrigbleibt, die dann abgehoben und auch entfernt wird. Manchmal ist es notwendig, auch den Querfortsatz zu resezieren, um die Wurzel darzustellen. Die Dura soll im ganzen Ausdehnungsbereich der Verletzung dargestellt werden und soll pulsieren.

Anschließend wird der Defekt des Wirbelkörpers mit Stücken aus der resezierten Rippe oder mit einem Knochenblock vom Darmbeinkamm aufgefüllt und damit die Fraktur stabilisiert.

Ursprünglich haben wir diese Art der Stabilisierung mit Knochenspänen allein verwendet. Sie ist aber nur ausreichend bei relativ geringer primärer Verschiebung des Wirbelbruches. Bei stärkeren Verschiebungen kommt es zu sekundären Abknickungen (Abb. 4). Wir verwenden daher jetzt routinemäßig zusätzlich zu den Knochenspänen eine anterolateral eingebrachte Platte, die mit Schrauben am Wirbelkörper fixiert wird (Abb. 2).

Riska [7] empfiehlt zuerst die Reposition und hintere Stabilisierung mit Harrington-Stäben und anschließend die anterolaterale Dekompression. Mit diesem Vorgehen kann auch mit nur kurzen Harrington-Stäben und der zusätzlichen vorderen Stabilisierung ausreichende Stabilität erzielt werden (Abb. 5).

Ergebnisse

Tabelle 1. Anterolaterale Dekompression bei Wirbelbrüchen mit Querschnittsymptomatik $Th_6 - L_4$

	Partiell	Subtotal	Total
Präoperativ: n 20	7	8	5
Postoperative Erholung:			
Vollständig	1	–	–
Gut	6	7	–
Minimal	–	1	2
Keine	–	–	3

Wirbelosteosynthese

Die Osteosynthesen der Wirbelsäule sollen immer möglichst kurzstreckig durchgeführt werden. Nach der anterolateralen Dekompression stabilisieren wir, wie erwähnt, mit einer Platte. Es können aber auch kurzstreckige hintere Stabilisationen Anwendung finden. Bei erhaltener Wirbelkörper-Hinterwand sind dies Zuggurtungs-Osteosynthesen; bei gebrochener Hinterwand muß Distraktion bis zur Verblockung der Wirbelkörper aufrecht erhalten bleiben. Die sicherste Wirbelverblockung wird mit der intertransversalen Spondylodese erreicht. Dabei werden Spongiosaspäne zwischen die angefrischten Querfortsätze angelagert. Sie sind von der gut durchbluteten Spinalmuskulatur bedeckt und heilen daher innerhalb von sechs bis acht Wochen knöchern ein. Die Querfortsätze werden von einer medianen Längsincision aus beiderseits freigelegt und angefrischt.

Posttraumatisch ist die Indikation zur offenen Reposition und anschließenden Drahtzuggurtung vor allem bei den Wirbelluxationen mit Verhakung der Gelenkfortsätze gegeben. Diese Verhakung der Gelenkfortsätze wird häufig primär nicht diagnostiziert. Beim Versuch der konservativen Aufrichtung der Wirbelkörper im Längszug kommt es dann zu einem breiten Klaffen der Bandscheibe vorne. Dieser Befund ist pathognomisch für eine Verhakung der Gelenkfortsätze. Die Freilegung ist meist sehr einfach, da die hinteren Bänder, z. T. auch die Muskulatur und manchmal sogar die Dura, zerrissen sind und man direkt auf die freiliegende Gelenkfläche des unteren Wirbels kommt. Nach der Freilegung läßt sich durch Spreizen der Bogen die Verhakung leicht lösen, und der nach vorne verschobene Wirbel wird dann nach hinten gehebelt und gezogen. Cerclagedrähte mit Durchbohren der Dornfortsätze haben sich nicht sehr bewährt, da die Cerclagedrähte innerhalb der Dornfortsätze liegen und durchschneiden können. Besseren Halt haben sie, wenn sie um die Basis der Dornfortsätze geschlungen werden. Eine noch bessere Fixierung kann erreicht werden, wenn man zwei Cerclagen verwendet, wobei der eine Zuggurtungsdraht die Dornfortsätze verbindet und der zweite um Dorn- und Gelenkfortsätze geführt wird. Dort hat der Draht ein sehr festes Widerlager und gibt ausreichend Halt, bis die transversale Fusion knöchern geheilt ist. Selbst bei Luxationsfrakturen mit schwerster Verschiebung konnten wir mit dieser Art der Stabilisierung zusammen mit der intertransversalen Fusion ausreichende Stabilität erzielen (Abb. 6a, b). Die Zuggurtungs-Cerclagen werden vor allem am thorakolumbalen Übergang verwendet, während weiter distal im Bereich der Lendenlordose die Wirkung weniger gut ist.

Als Alternative oder zusätzlich zur Drahtnaht für die kurzstreckige Fusion steht auch die Verschraubung der Gelenkfortsätze zur Verfügung. Dabei muß die Schraubenrichtung von kranial-medial durch den unteren Gelenkfortsatz des kranialen Wirbels nach lateral-kaudal durch den oberen Gelenkfortsatz des kaudalen Wirbels in die Interarticularportion verlaufen. Das Setzen dieser Schrauben in der richtigen Richtung gelingt aber nur dann, wenn die Dornfortsätze entfernt sind. Bei belassenen Dornfortsätzen werden daher die Schrauben nach dem Vorschlag von Magerl von der Gegenseite durch den Dornfortsatz hindurch geführt (Abb. 7a, b).

Eine Schraubenosteosynthese ist auch bei der traumatischen Spondylolisthese möglich. Nach der Reposition wird beiderseits die gebrochene Interartikularportion mit Schrauben stabilisiert.

Eine Alternative zur hinteren Zuggurtung ist die dynamische Verspannung mit Gruca-Weiss-Fasern [9], die wir bisher aber nur an der Brustwirbelsäule verwendet haben (Abb. 8a, b).

Eine andere Möglichkeit der hinteren Osteosynthese mit gleichzeitiger Distraktion sind die Platten nach Roy-Camille [6] und nach Teinturier, die durch die Pedunculi hindurch verschraubt werden. Das richtige Setzen der Schrauben in die Pedunculi ist aber nicht ganz einfach: Wird die Schraube statt durch die Bogenwurzel durch das Foramen geführt, so sind die Nervenwurzeln gefährdet (Abb. 9).

Eine weitere Möglichkeit zur Stabilisierung, mit der sowohl komprimiert als auch distrahiert werden kann, ist der Wirbel-Fixateur externe nach Magerl [5], mit dem wir aber nur geringe Erfahrungen haben. Es werden dabei Schanzsche Schrauben durch die Pedunculi des nächsthöheren und des nächsttieferen Wirbels in den

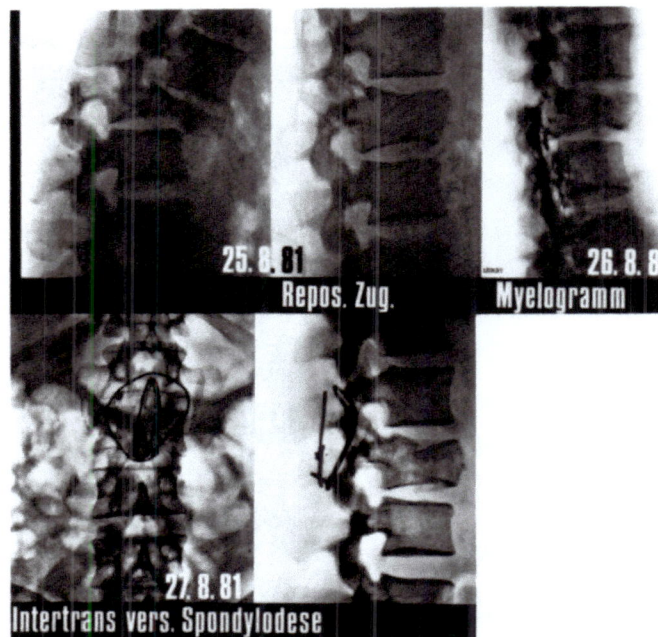

Abb. 6a. Schwerste Rotationsluxation von L_2 mit Verhakung der Gelenkfortsätze und subtotaler Querschnittlähmung. Im Längszug hat sich die Fraktur gut aufgerichtet. Die Wirbelkörper sind noch verhakt; die Wirbelkörperhinterwand ist noch nach hinten verschoben. Das Myelogramm zeigt einen Stop. Lösung der Verhakung von hinten; Zuggurtungsosteosynthese und intertransversale Spondylodese

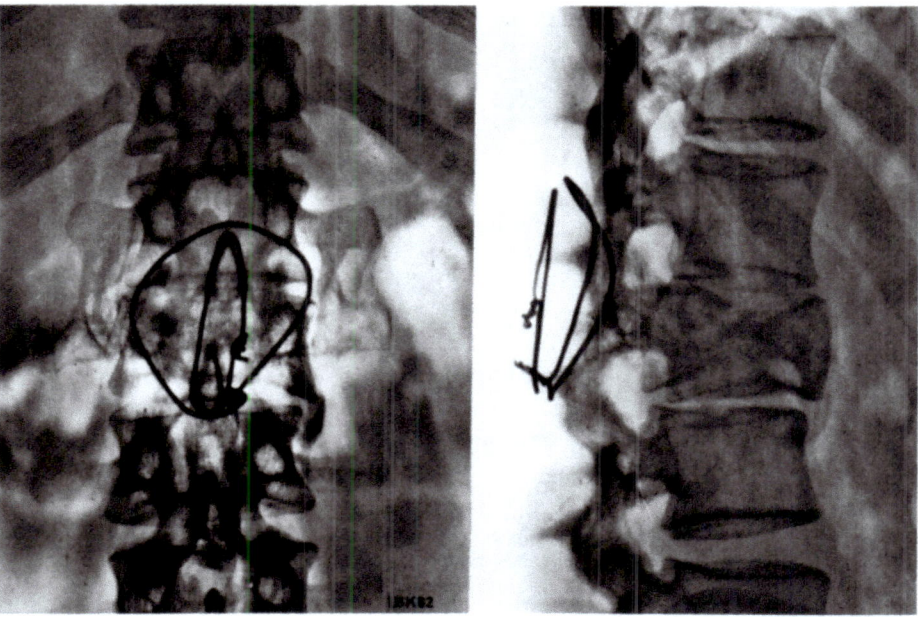

Abb. 6b. Acht Monate nach der Operation: Die Stellung des Wirbelbruches hat sich weitgehend gehalten. Die intertransversale Spondylodese ist durchgebaut; die Lähmung hat sich zurückgebildet

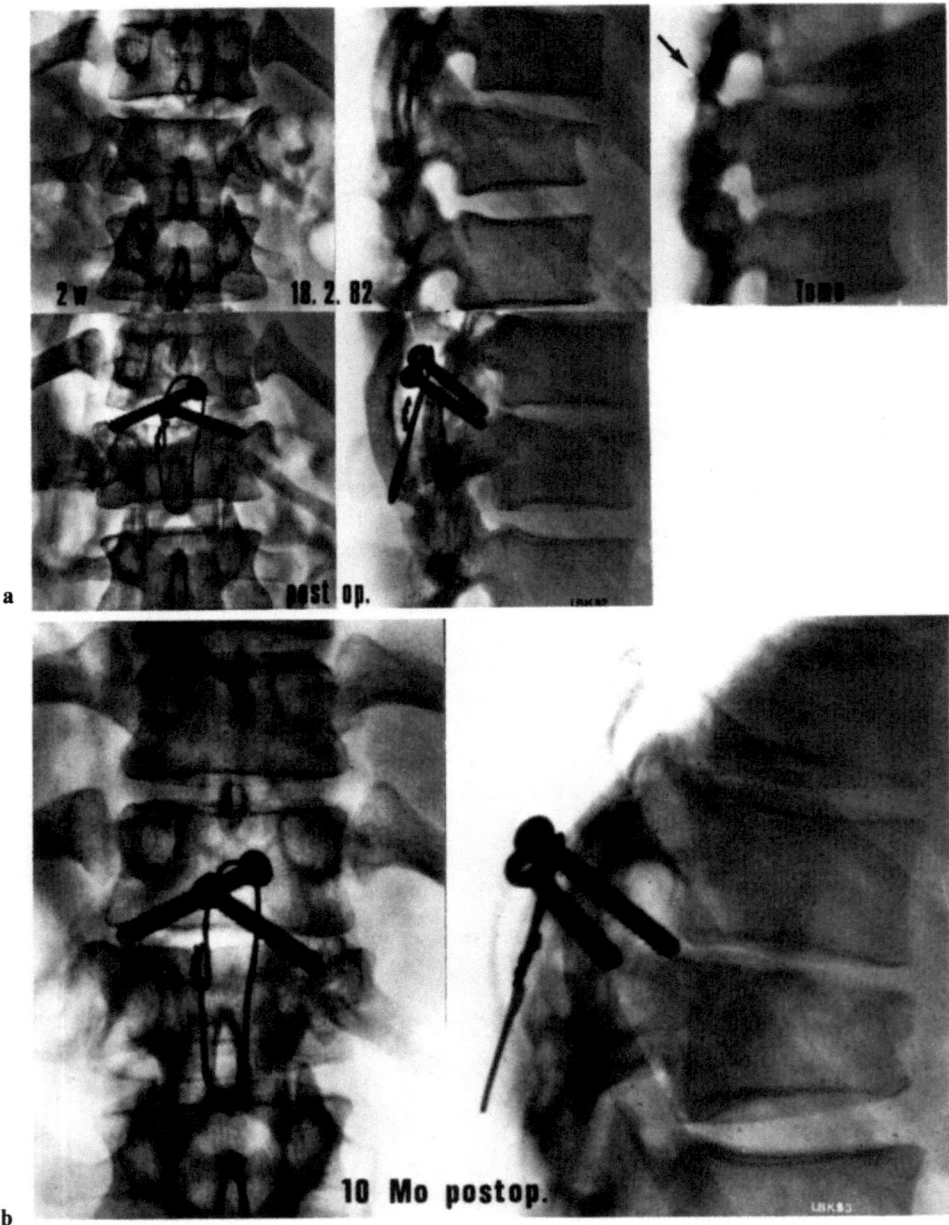

Abb. 7. a Rotations-Luxationsfraktur Th_{12} mit Verhakung der Gelenkfortsätze. Hintere Spondylodese mit Zuggurtung und transspinöser Verschraubung der Gelenkfortsätze. **b** Zehn Monate später hat sich die gute Stellung gehalten. Die intertransversale Spondylodese ist fest knöchern durchgebaut

Frakturen und Luxationen der Lendenwirbelsäule

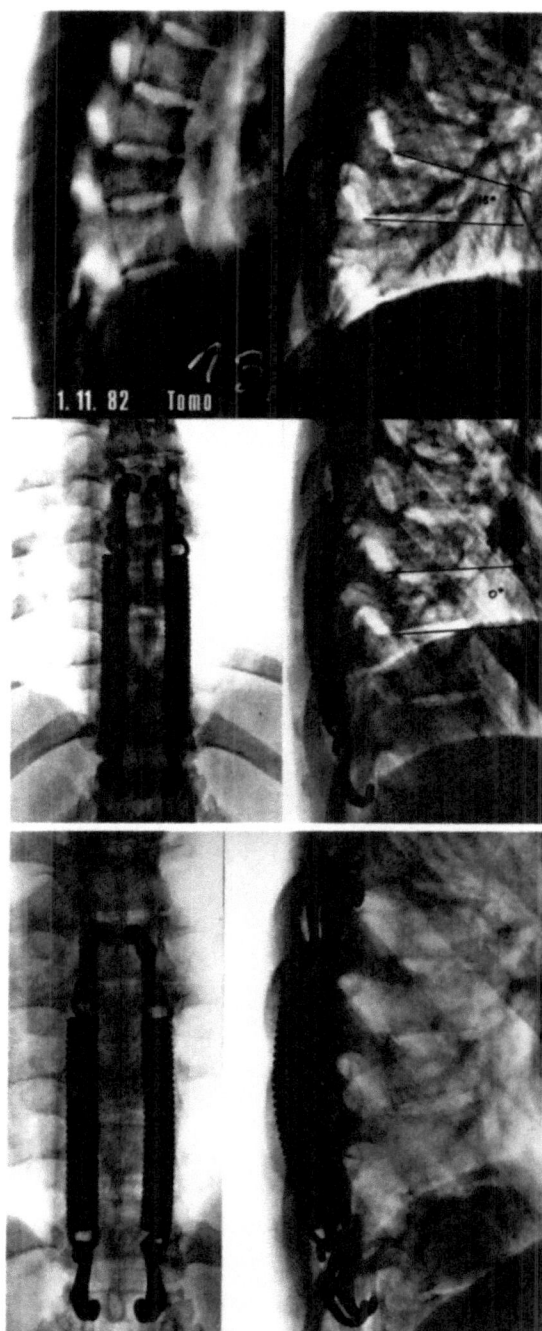

Abb. 8a. Kompressionsbruch von Th$_9$ mit Gibbusbildung von 30°. Reposition und hintere Spondylodese mit Gruca-Weiss-Federn.

Abb. 8b. Drei Monate später ist die Fraktur knöchern geheilt. Das Repositionsergebnis ist erhalten geblieben

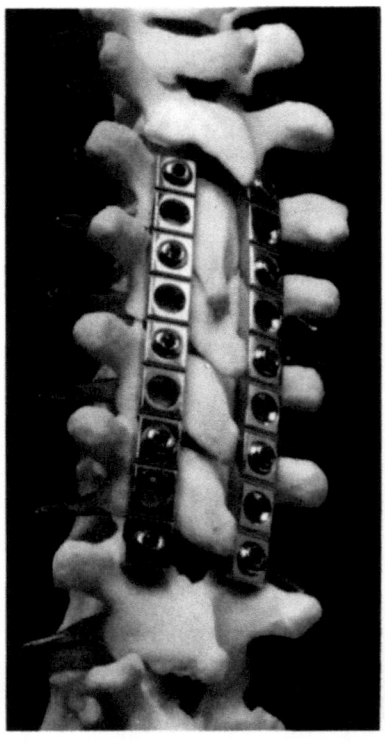

Abb. 9. Hintere Plattenosteosynthese der Lendenwirbelsäule nach Roycamille und Teinturier: Die Platten sind am Skelett montiert; die Schrauben werden durch die Pedunculi in die Wirbelkörper gebohrt

Wirbelkörper hineingebracht und mit einem sehr exakt durchkonstruierten äußeren Spanner entweder auf Distraktion oder auf Kompression eingestellt. Obwohl der äußere Spanner am Rücken freiliegt und dadurch stört, hat Magerl damit in einer großen Serie von Fällen ausgezeichnete Erfolge erzielt.

Literatur

1. Alexander GL (1946) On Neurological Complications of Spinal Tuberculosis. Proc R Soc Med 39:730
2. Böhler J (1955) Traumatische Entstehung von Nucleus-pulposus-Hernien. Unfallheilkunde 58:83
3. Böhler J (1981) Diagnostik und Therapie von Wirbelsäulenverletzungen. Zentralbl Chir 106:345
4. Böhler L (1977) Die Technik der Knochenbruchbehandlung. 12.–13. Aufl. Wilhelm Maudrich, Wien–München–Bern
5. Magerl F (1980) Operative Frühbehandlung bei traumatischer Querschnittlähmung. Orthopäde 9:34
6. Roy-Camille R (1980) Rachis dorso-lombaire traumatique non neurologique. Pathologie traumatique de la cheville et du pied. Compte-rendu des Deuxièmes Journées d'Orthopédie de La Pitié. Masson, Paris–New York–Barcelone–Milan
7. Riska EB (1977) Antero-Lateral Decompression as a Treatment of Paraplegia Following Vertebral Fracture in the Thoracolumbar Spine. Int Orthop 1:22
8. Straube A (1940) Sollen Wirbelbrüche nach Böhler reponiert werden? Chirurg 12:452
9. Weiss M (1975) Dynamic Spine Alloplasty (Spring-Loading Corrective Devices) after Fracture and Spinal Cord Injury. Clin Orthop 112:150

Operative Behandlung posttraumatischer Spätzustände an der Lendenwirbelsäule

G. H. SLOT

Die chirurgische Behandlung von Patienten mit Frakturen der Wirbelsäule unabhängig von der Ausprägung neurologischer Ausfallserscheinungen ist sehr unterschiedlich. Die Klassifikation der Verletzungen, die Definition der Stabilität und die Notwendigkeit der chirurgischen Dekompression bzw. Fusion sind nicht präzis definiert. Holdsworth und später Louis versuchten stabile von unstabilen Verletzungen abzugrenzen und nahmen an, daß bei instabilen Frakturen die Stabilisation durch interne Fixation die Heilung insgesamt beschleunigen und größere Schäden vom Nervensystem fernhalten würde.

Die offene Reposition und Fusion ist von vielen Autoren bevorzugt worden, die schlagende Beweise dafür vorlegen konnten, daß die sichere und adäquate Fixation von instabilen Frakturen der thorakalen und lumbalen Wirbelsäule eine schnellere Rehabilitation begünstigt und Komplikationen vermindert. Jedoch konnten keine schlüssigen Beweise dafür erbracht werden, daß neurologische Funktionen durch Dekompression und Frakturstellung wirklich gebessert werden konnten. Es ist selbstverständlich, daß Wiederherstellungen nur möglich sind, wo neurologische Ausfälle inkomplett gewesen sind. Es hat sich gezeigt, daß inkomplette Rückenmarksverletzungen auch ohne Behandlung die Tendenz zu einer Besserung zeigen. Andererseits gibt es keinen Beweis, daß eine Laminektomie neurologische Funktionen verbessern kann, und es ist immer deutlicher geworden, daß durch eine Laminektomie das Nervengewebe nicht vollständig dekomprimiert werden kann, wenn die Kompression von vorn erfolgt; darüber hinaus kann die Laminektomie als einzige Behandlungsmethode zu einer größeren Instabilität mit der Folge einer Deformität der Wirbelsäule und sogar einer Verschlechterung der neurologischen Funktion führen.

Die Aufrichtung einer Fraktur kann als deutlich wirkungsvollere Methode einer Dekompression des Spinalkanals angesehen werden.

Von Harrington wurde 1960 eine neue Technik der internen Fixation von Wirbelfrakturen eingeführt: Eine ständige Zunahme dieser Methode bestätigt, daß die Aufrichtung und Fusion von Wirbelfrakturen mit Hilfe dieses Instrumentariums die Krankenpflege verbessert, die Rehabilitation verkürzt und sich besonders effektiv in der Stabilisierung der Frakturen, in deren Aufrichtung und Heilung insbesondere bei instabilen Frakturen erweist. Das Problem dabei ist, Richtlinien zur chirurgischen Stabilisierung lediglich derjenigen Verletzungen zu erarbeiten, die entsprechend Holdsworths Kriterien als instabil angesehen werden müssen: Verletzungen, bei denen das hintere Längsband zerstört ist. Kompressionsfrakturen dagegen sind entsprechend Holdsworths stabile Frakturen. Dennoch können nach unserer Erfahrung viele Kompressionsfrakturen zu einer progressiven Kyphose führen, die nicht adäquat behandelt werden kann, außer man führt eine chirurgische Stabilisation durch wie Bradford gezeigt hat. Berstungsfrakturen werden ebenfalls als instabile

Frakturen angesehen. Eine akute Instabilität kann dazu führen, daß eine Fraktur dislozieren kann, und plötzlich nach der Verletzung neurologische Ausfälle auftreten können.

Translationsverletzungen und tangentiale Gewalteinwirkungen können ebenso wie Flexions- und Rotationstraumen eine akute Instabilität verursachen, die üblicherweise mit neurologischen Ausfallserscheinungen einhergeht.

Chronische Instabilität setzt eine Verletzung voraus, die zu einer stärkeren Angulation führt, welche innerhalb von Monaten oder Jahren nach der Verletzung größere Deformitäten begünstigt. Vordere und hintere Verletzungen können ebenfalls zu akuter Instabilität führen.

Chronische Instabilitäten werden wesentlich seltener beobachtet, sie resultieren meist aus einer Verletzung der Wirbelkörperreihe in einem Segment (schwere Berstungsfraktur), über mehrere Segmente (multiple Kompressionsfrakturen) oder infolge chirurgischer Maßnahmen (Laminektomie), wodurch die Integrität des hinteren Anteils der Wirbelsäule und der hinteren Wirbelsäulenbänder gestört wird. Entsprechend Bradford möchten wir empfehlen, alle akut instabilen Frakturen zu stabilisieren. Andere Frakturen können konservativ behandelt werden und, falls sie eine Tendenz zur Angulation, Rotation oder Dislokation zeigen, können sie durch chirurgische Maßnahmen stabilisiert werden. Patienten mit kompletter Paraplegie und geringen Verschiebungen der Wirbelsäule unter 20% eines Wirbelkörpers können ebenfalls konservativ behandelt werden, müssen aber chirurgisch angegangen werden, sobald sich irgendeine Tendenz zur Angulation oder weiteren Dislozierung ergibt.

Aus dem Vorstehenden wird deutlich, daß es erhebliche Zweifel gibt, welche Art von Frakturstellung und Fusion bei frischen Verletzungen vorgenommen werden soll. Hier möchten wir lediglich die Resultate der spätoperierten Fälle aufzeigen, bei denen es leichter ist, eine sichere Verbesserung der neurologischen Funktion von Schmerzen oder Verformungserscheinungen zu beweisen, die durch eine Operation tatsächlich erreicht wurde.

Darüber hinaus haben wir eine Reihe von deutlichen Unterschieden zwischen spät- und frischoperierten Patienten bemerkt. Schmerzen sind ebenfalls eine Indikation zu einer operativen Behandlung genauso wie chronische Instabilitätserscheinungen und Fehlstellungen, aber die uns am meisten interessierende Frage ist, ob eine späte Kompression Möglichkeiten birgt, eine partielle Paraplegie oder eine Nervenwurzelkompression zu bessern.

Vor kurzem hat Bohlmen die Ergebnisse der späten vorderen Dekompression bei 100 Fällen veröffentlicht, die 1 bis 7 Jahre nach der Verletzung operiert wurden und von denen sich 34 im Bereich der Brust- bzw. Lendenwirbelsäule befanden. Bohlmen fand bei vielen Fällen neurologische Ausfallserscheinungen, die sich selbst noch 2 Jahre nach dem Trauma gebessert haben. Bradford berichtete ebenfalls über einige Fälle, wo eine Spätoperation eine Verbesserung der Rückenmarksfunktion ermöglicht hat, bei welchen eine spontane Besserung schon lange vor der Spätoperation zum Stillstand gekommen war.

Besonders die Kompression infolge einer Kyphose scheint eine günstige Prognose beim Späteingriff zu haben.

Eine andere Frage ist allerdings, ob man die gleichen Resultate der Standardfusionstechniken, die für die akuten Frakturen verwendet werden, auch beim Späteingriff erwarten kann. Kaneda, Bohlmen, Böhler, Louis und viele andere Wirbelsäulenchirurgen sprechen sich für den vorderen Zugang, insbesondere bei vorderen Kompressionen aus, dennoch bevorzugt die Mehrzahl der Wirbelsäulenchirurgen weiterhin die Harrington-Stäbe, die Roy-Camile-Platten oder die dorsale segmentale Fixation.

Die experimentellen Angaben von Jacobs, Nordwal und Nachemson zeigen Unterschiede der Stabilität der Harrington-Kompressions- und -Distraktionsstäbe, der Weissfedern und der Roy-Camile-Platten sowie der vorderen Böhler-Platten auf.

Bei posterioren Verletzungen ist die Anwendung von Harrington-Kompressionsstäben im Gegensatz zu den Roy-Camile-Platten und den Harrington-Distraktionsstäben und Weissfedern sehr effektiv. Bei der anterioren Verletzung sind nur lange Harrington-Distraktionsstäbe erfolgversprechend. Bei kombinierter Verletzung kann ein langer Harrington-Stab ausreichen, aber ich bezweifle, ob er bei total instabilen Wirbelsäulen von Nutzen ist.

Für die anterioren Verletzungen und die Kombination von anterioren und posterioren Verletzungen scheinen die Distraktionsstäbe inadäquat zu sein, wenn die Fusion nur auf zwei Segmente über- und unterhalb der Fraktur beschränkt wird. Die Form der Verletzung muß uns zu der bestmöglichen Art der Fixation und Fusion führen, wie die Ergebnisse bei 30 Patienten in den vergangenen 5 Jahren gezeigt haben.

Für die akuten Frakturen sind unsere Indikationen (in Übereinstimmung mit Osebold):

1. Instabile Frakturen ohne Berücksichtigung des neurologischen Status.
2. Frakturen, bei denen neurologische Ausfallserscheinungen vorhanden sind oder sich verschlechtern.
3. Frakturen, die zu einer progressiven Deformität führen.

Für die Spätfusionen haben wir die gleichen Indikationen, aber dazu noch:
1. Unannehmbare Deformierung.
2. Schmerzen.
3. Teilweise neurologische Ausfälle infolge von Kompression des Rückenmarks oder der Nervenwurzeln.

Das Hauptalter unserer Patienten lag bei 30 Jahren (11–77), und die Operation erfolgte nach 4 Wochen bis zu 13 Jahren. Als ätiologische Faktoren sind anzugeben: 8 Verletzungen bei Motorradunfällen, 7 bei Autounfällen, 6 Stürze, 5 Suicide, 1 Fahrradunfall und 3 unbekannte Verletzungen. Schmerzen waren in allen Fällen vorhanden. Chronische Instabilität und Deformierungserscheinungen zeigten sich fast in allen Fällen, neurologische Ausfallserscheinungen bestanden teilweise bei 12 und vollständige bei 3 Patienten.

An operativen Maßnahmen führten wir bei 14 Patienten Harrington-Distraktionsoperationen durch, bei 5 Patienten Wirbelkörperfusionen nach Zielke, bei 7 Patienten Wirbelkörperfusionen mit Spänen, bei 2 weiteren postero-laterale Verspannungsoperationen und ebenfalls bei 2 weiteren Kombinationsoperationen.

Eine Verbesserung der neurologischen Funktion zeigte sich in allen 3 leichten Fällen, aber nur teilweise bei den schwereren Läsionen.

Der Effekt der dorsalen gegenüber der ventralen Operationsmethode interessiert besonders hinsichtlich Schmerz und Deformitäten.

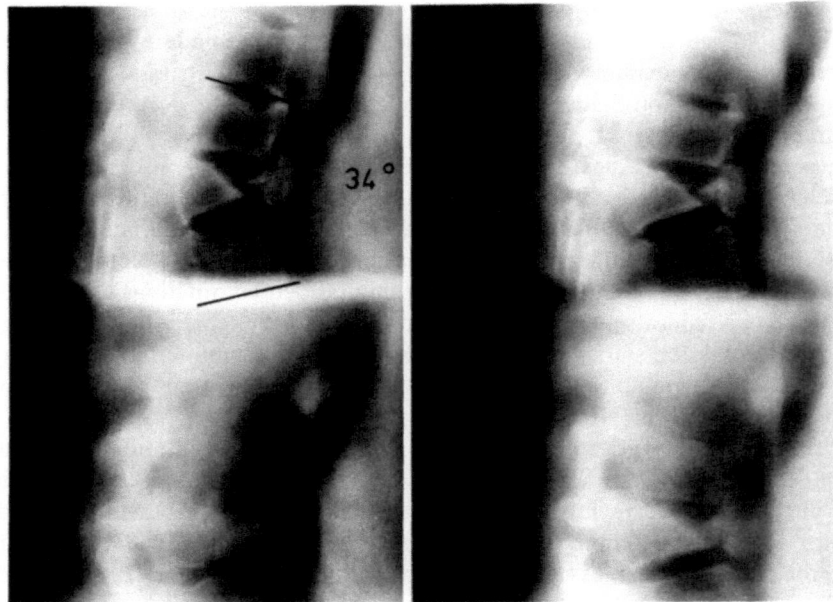

Abb. 1a, b. Fall 1. **a** präoperativ, **b** nach spinaler Fusion

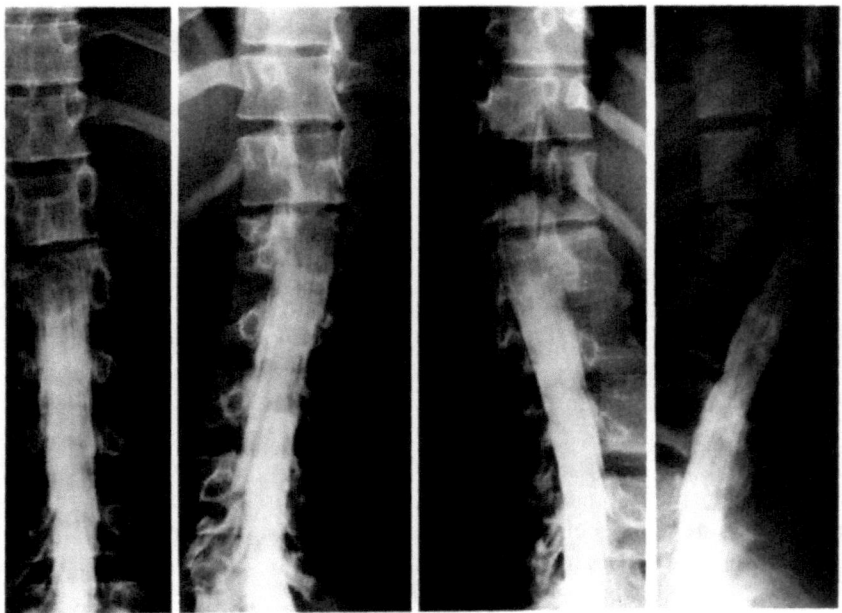

Abb. 2a, b. Fall 2. **a** präoperativ, **b** postoperativ

Operative Behandlung posttraumatischer Spätzustände an der Lendenwirbelsäule 167

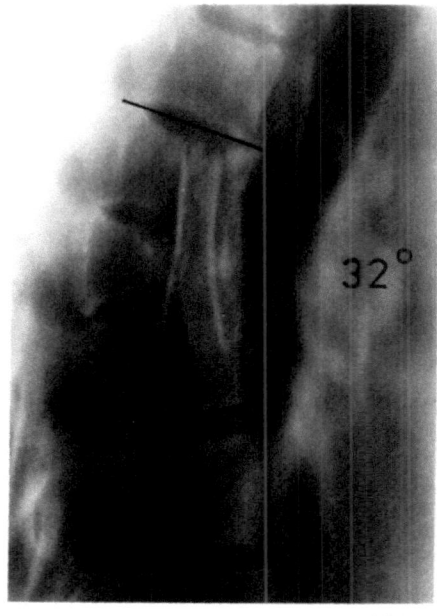
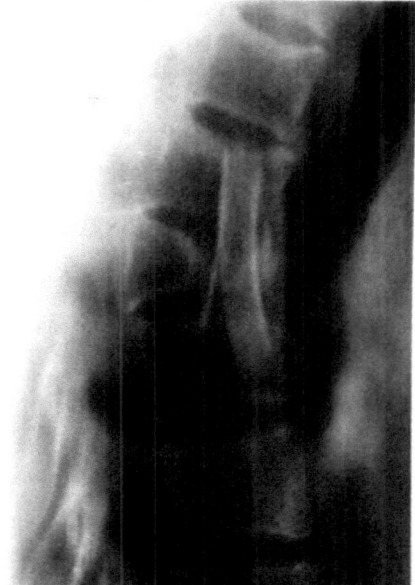

Abb. 1b

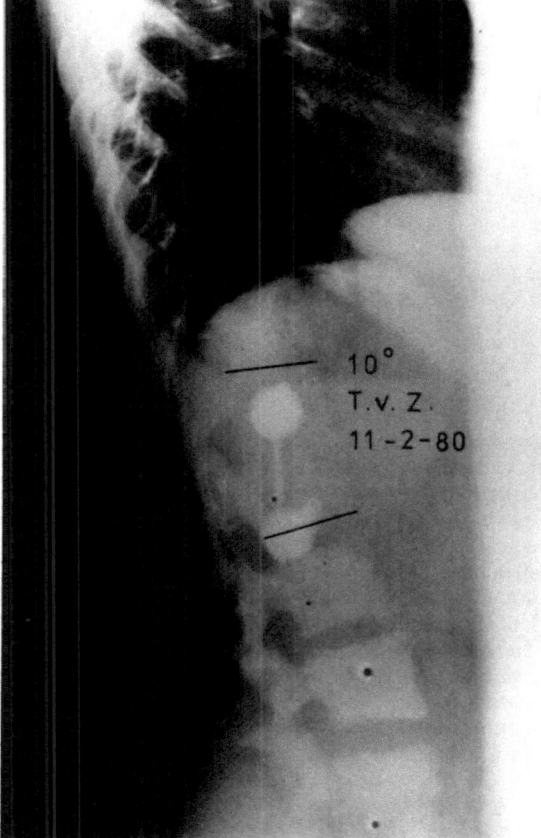

Abb. 2b

Indikationen für den vorderen Zugang waren:
1. Schwere Fragmentation der dorsalen Strukturen.
2. Kompression des Rückenmarks bzw. der Cauda equina in schweren vorderen Berstungsfrakturen.
3. Schwere Kyphose bei Frakturen, die mehr als 3 Wochen alt waren.
4. Schwere Segmentdislokationen, die von dorsal nicht einzurichten waren.
5. Nichtvereinigung nach dorsaler Fusion.

Im folgenden sollen einige Beispiele gezeigt werden:

Fall 1: Eine 32jährige Frau aus Saudi-Arabien, die nach einem Verkehrsunfall mit einer Fraktur des Wirbelkörpers BW 8 (Abb. 1) zu uns transportiert wurde. Die konservative Behandlung führte zu einer instabilen Pseudarthrose mit schwerer Interkostalneuralgie. Die operative Rekonstruktion wurde durch Wirbelkörperfusion herbeigeführt, wobei ein Knochenspan durch Resektion der 8. Rippe gewonnen wurde. Sofort nach der Operation verschwand die Interkostalneuralgie. Innerhalb von 4 Monaten war die Patientin rehabilitiert, sie ist in der Lage, Tennis zu spielen und andere Sportarten zu betreiben und arbeitet wieder.

Fall 2: Ein 19jähriges Mädchen mit einer alten schweren Kompressionsfraktur des 1. Lendenwirbelkörpers (Abb. 2) mit extremer Neuralgie kam 10 Monate nach einem Motorradunfall zu uns. Die Myelographie zeigte eine Kompression des Duralsackes. Durch Teilresektion der 12. Rippe konnten wir hervorragende Späne zur Wirbelkörperfusion gewinnen. Die interne Fixation wurde mit dem Zielke-Instrumentarium vorgenommen, wodurch die Kyphose von 40 auf 10 Grad korrigiert werden konnte.

Fall 3: Eine 28jährige Frau litt nach einer dislozierten Fraktur des 5. Lendenwirbels (Abb. 3) unter schweren Schmerzen und Nervenwurzelausfallserscheinungen auf beiden Seiten. Eine Stellung und Fusion mit Spänen führte zu einer bemerkenswert effizienten Stabilisation 7 Monate nach der Verletzung: Die Schmerzen verschwanden völlig, die Lähmung erholte sich bis zu nahezu vollständig normaler motorischer Funktion.

Fall 4: Ein 15jähriger Junge wies eine Kompressionsfraktur des 4. Lendenwirbels auf evtl. im Zusammenhang mit einer präexistenten Enchondrose (Abb. 4). Eine Korrektur der Kyphose und eine Behandlung der Fraktur wurde durch Überkorrigierung und Fixation mit einem eigenen Distraktionsgerät durchgeführt, darüber hinaus erfolgte eine Stabfixation mit Zielke-Schrauben. Wenn eine Kyphose über mehrere Segmente reicht, ist diese Methode sehr wirkungsvoll. Für die Einsegmentfusion gibt es jetzt einen wesentlich kürzeren Haken in einer Länge von 3 cm oder jeweils einem halben cm Länge, welcher mit dem Zielke-Instrumentarium kombiniert werden kann.

Besonderes Interesse verdienen Fälle mit Läsionen, die weiter oben am Rückenmark sich manifestiert haben.

Fall 5: Eine 30jährige Frau erlitt eine Fraktur des 7. Brustwirbels mit einer teilweise Paraplegie, die sich während der konservativen Behandlung einige Monate lang besserte. Danach hatte sie eine sehr störende Spastizität in beiden Beinen und konnte kaum laufen, sie wies außerdem schwere Schmerzen und Paraesthesien auf. Neben der Kyphose war bei ihr eine chronische Instabilität zu diagnostizieren, und die Paraplegie begann sich langsam zu verschlechtern. Nach Halo-Traktion und vorderer Aufrichtung und Fusion mit Spänen und unter Zuhilfenahme des Zielke-Instrumentariums besserte sie sich in jeder Beziehung deutlich: Die Deformität wurde besser, die Schmerzen verschwanden, und sie konnte mit einem Stock wieder laufen. Lediglich eine leichte Spastik blieb zurück, die Sensibilität war wieder normal.

Fall 6: Ähnlich wie Fall 5 litt ein 30jähriger Mann unter einer progressiven Spastik nachdem eine Fraktur des 9. Brustwirbels, die zur Kompression des Rückenmarks geführt hatte, auswärts funktionell behandelt worden war. Anteriore und posteriore Fusion wurden erfolgreich zur Beseitigung der Deformität durchgeführt, die neurologischen Funktionen kehrten voll zurück. Nach meiner Ansicht hätte ein Eingriff nur von vorne hier nicht ausgereicht.

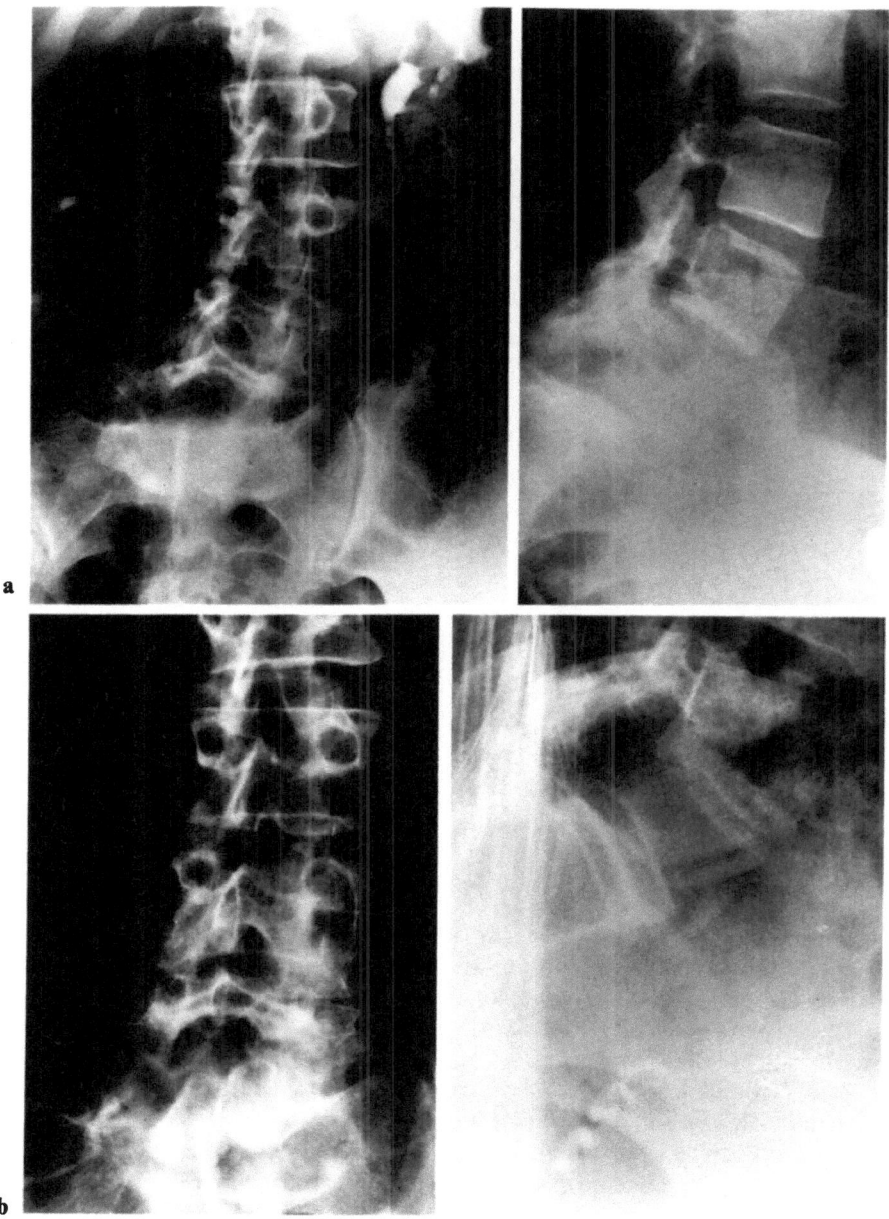

Abb. 3a, b. Fall 3. **a** präoperativ, **b** nach spinaler Fusion

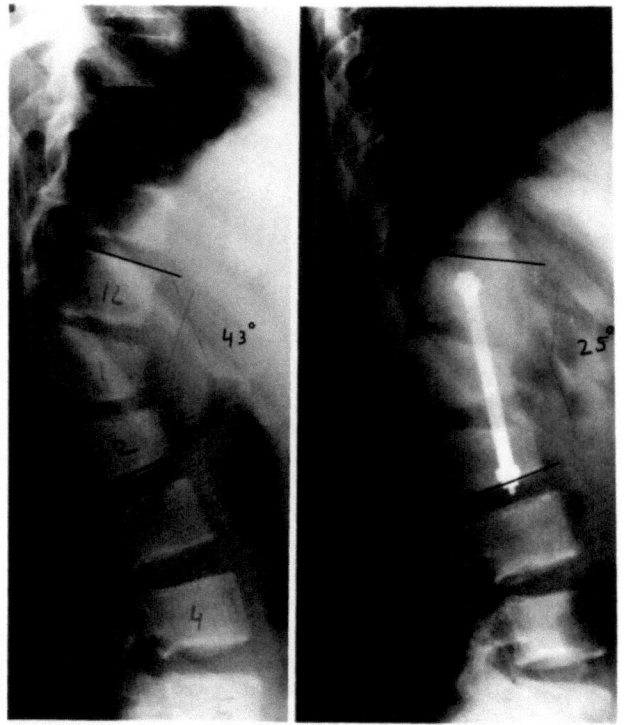

Abb. 4a, b. Fall 4. **a** präoperativ, **b** postoperativ

Diskussion

Es scheint so, daß der anteriore Zugang in jeder Hinsicht bessere Resultate bringt. Die Besserung neurologischer Ausfallserscheinungen ist genauso gut oder sogar besser als bei Anwendung von Harrington-Distraktionsstäben. Eine Deformität kann durch den vorderen Zugang wesentlich besser korrigiert werden, die Schmerzen verschwanden in fast jedem Fall.

Der Eingriff von vorne ist ausgedehnter und sollte deshalb sich auf gesunde Patienten beschränken; er ist besonders indiziert bei jüngeren Patienten unter 40 Jahre, aber er kann nicht als Kontraindikation bei älteren angesehen werden. Die Wahl der vorderen oder hinteren Fusion hängt auch vom Typ des Instrumentariums ab. Unsere Erfahrungen mit einem eigenen Distraktor, der für die Korrektur von Kyphosen gebaut wurde bei gleichzeitiger Fusion ist sehr erfolgversprechend. Die Benutzung von zwei Zielke-Schrauben und besonders festen Haken ergibt eine feste Fixation und kann auch bei Frakturen verwendet werden. Seine Anwendung ist aber auch möglich nur zur Fixation, wenn der dorsale Bandapparat des Wirbelkörpers nicht mehr intakt ist. Sollte dies nicht der Fall sein und, wenn Verletzungen der vorderen Schrauben zur Fixation notwendig bzw. ergibt sich in Kombination mit den Harrington-Kompressionsstäben von dorsal eine genügend stabile Fixation.

Literatur

Böhler J (1970) Operative treatment of fractures of the dorsal and lumbar spine. J. Trauma 10:1119–1122

Bohlman HH (1981) Surgical techniques of anterior decompression and fusion for spinal cord injuries. Clin Orth Related Res 154

Bradford DS (1977) Surgical stabilization of fracture and fracture dislocations of the thoracic spine. Spine Vol 2 No 3 sept

Holdsworth FW (1963) Fractures, dislocations and fracture dislocations of the spine. J Bone Joint Surg 45:1

Jacobs RR (1982) Reduction, stability, and strength provided by internal fixation systems for thoracolumbar spinal injuries. Clin Orth Related Research 171

Kaneda K (1982) Burst fractures of thoracolumbar and lumbar spine with neurological involvement – anterior decompression and fusion with instrumentation. Paper on Scoliosis Research Society Meeting, Denver USA

Louis R (1977) L'instabilité (Symposium sur les fractures instables du rachis) Rev Chir Orthop 63:423–425

Osebold WR (1981) Thoracolumbar spine fractures. Results of treatment. Spine Vol 6 No 1

Indikation zu Spätoperationen nach Verletzungen der Wirbelsäule

M. Sunder-Plassmann

Unter der Bezeichnung Spätoperationen sind jene operativen Eingriffe zu verstehen, die einerseits unmittelbar nach dem Unfall hätten durchgeführt werden sollen und andererseits aufgrund einer klinisch-neurologischen Verschlechterung erst zu einem späteren Zeitpunkt indiziert werden mußten. Demzufolge rekrutiert sich das hier vorgestellte Krankengut aus 8 Patienten, bei denen der unmittelbar nach dem Unfall erhobenen neurologische Status einen Soforteingriff erfordert hätte und aus 2 Patienten, bei denen sich erst während des Krankheitsverlaufes neurologische Ausfallssymptome bzw. konservativ therapieresistente Schmerzen entwickelten. Im folgenden sollen die Indikationen zur Spätoperation und ihre Ergebnisse aufgezeigt und beurteilt werden.

Das Krankengut der Neurochirurgischen Universitätsklinik Wien setzt sich aus 5 Männern und 5 Frauen zusammen, wobei das Alter der Patienten zwischen 19 und 64 Jahren bei einem Altersdurchschnitt von 40 Jahren lag.

Unfallursache war bei 7 Patienten ein Sturz aus mehr oder weniger großer Höhe, wobei zwei Patienten ein Polytrauma erlitten. Bei drei Patienten erfolgte die Verletzung durch einen Verkehrsunfall, wobei zwei Patienten Mehrfachverletzungen aufwiesen.

Eine dorsale Dekompression wurde als Primärversorgung bei drei Patienten mit Wirbelkörperfrakturen durchgeführt, bei denen wegen zunehmender Instabilität zu einem späteren Zeitpunkt eine postero-laterale Fusion zusätzlich durchgeführt werden mußte. Bei 2 Patienten erfolgte die neurochirurgische Versorgung innerhalb eines nicht unterbrochenen Spitalsaufenthaltes 19 Tage bzw. 4 Wochen nach dem Unfall. 8 Patienten wurden zunächst in häusliche Pflege entlassen. Wegen gleichbleibender oder zunehmender Beschwerden wurden diese Patienten 6 Monate bis 10 Jahre bei einem Durchschnitt von 4,8 Jahren nach dem Unfallgeschehen operiert.

Der neurologische Krankheitsverlauf bis zum Zeitpunkt der Spätoperation ist der Tabelle 1 zu entnehmen. Das Ausmaß der Läsion reichte von einer ausschließlichen Neuralgie bis zum sofortigen unfallbedingten Querschnitt in einem Fall.

Bei allen Patienten wurde eine Tomographie und eine Myelographie durchgeführt. Eine Knochenszintigraphie wurde zusätzlich angefertigt, wenn eine Wirbelkörperfraktur vorlag. Seit 1979 wurde ebenfalls bei allen Patienten (5 Fälle) ein computertomographischer Befund erhoben. Die mittels dieser Untersuchungen festgestellten und intraoperativ bestätigten Verletzungsformen sind in der Tabelle 2 zusammengestellt.

Das chirurgische Vorgehen richtete sich im Einzelfall nach den gegebenen pathologisch-anatomischen Strukturveränderungen (Tabelle 3). Bei zwei Patienten wurde ausschließlich ein schmerzchirurgischer Eingriff durchgeführt. Bei den übrigen Patienten wurde eine knöcherne und/oder bandscheibenbedingte Kompression der Wurzeln, teilweise unter Zuhilfenahme des Operationsmikroskopes, behoben.

Unter Berücksichtigung der radikulären bzw. vertebragenen Schmerzen und der neurologischen Ausfallssymptome zeigten die postoperativen Langzeitergebnisse bei einem Beobachtungszeitraum von einem Jahr bis zu 16 Jahren bei 4 Patienten Beschwerdefreiheit und bei 5 Patienten eine Besserung des praeoperativen Krankheitsbildes. Bei einem Patienten mit einem kompletten Querschnitt, bei dem die Operationsindikation aufgrund des jugendlichen Alters als ultima ratio gestellt worden war, konnte durch die Operation keine Besserung des neurologischen Status erzielt werden. Allerdings trat eine Ausheilung seit längerer Zeit bestehender, trophoneurotischer Ulcera an beiden Füßen ein (Tabelle 4).

Tabelle 1. Neurologischer Krankheitsverlauf bis zum Zeitpunkt der Spätoperation

	Gesamt	Besserung	Stationär	Verschlechterung
Konus-Kaudasyndrom	5		3	2
Kaudasyndrom	3	1		2
Wurzelsyndrom	2			2
	10	1	3	6

Tabelle 2. Pathologisch-anatomische Verletzungsformen

Bogenfraktur	2
Kompressionsfraktur	3
Kompressionsfraktur mit Bogenfraktur	3
Kompressionsfraktur mit Bandscheibenvorfall	2
	10

Tabelle 3. Operatives Vorgehen bei Verletzungen der Lendenwirbelsäule

Akutoperation		Spätoperation	
Dorsale Dekompression	3	Dorsale Dekompression	4
		Postero-laterale Dekompression mit Fusion	4
		Schmerzoperation	2
	3		10

Tabelle 4. Klinisch-neurologische Langzeitergebnisse

Beschwerdefrei	4
Gebessert	5
Unverändert	1
	10

In Tabelle 5 ist die Arbeitsfähigkeit der Patienten zum Zeitpunkt der letzten Nachuntersuchung aufgelistet.

Tabelle 5. Arbeitsfähigkeit

	Zwischen Unfall und Spätoperation	Nach Spätoperation
Voll arbeitsfähig	1	5
Teilweise arbeitsfähig	3	1
Nicht arbeitsfähig	6[a]	4[b]
	10	10

[a] Davon 2 Patienten mit ununterbrochenem Spitalsaufenthalt
[b] Davon 2 Patienten vor der Zweitoperation bereits voll berentet

Diskussion

Die Indikation zu einer Spätoperation wurde bei unserem Krankengut aufgrund des Schmerzbildes bzw. des neurologischen Status zum Zeitpunkt der Erstvorstellung des Patienten gestellt, wobei nur ein Patient, 25 Jahre alt, eine Paraplegie von den Knien abwärts bot. Während bei diesem Patienten keine Besserung der neurologischen Ausfallssymptomatik erzielt werden konnte, zeigten bei allen übrigen Patienten die Langzeitergebnisse eine Besserung des Krankheitsbildes bzw. eine Beschwerdefreiheit. Aufgrund dieser Ergebnisse und bei kritischer Betrachtung des neurologischen Status unmittelbar nach dem Unfall, wäre bei 8 Patienten eine Sofortoperation notwendig gewesen. Verletzungen der Lendenwirbelsäule, die mit einem neurologischen Defizit einhergehen, sind im allgemeinen prognostisch günstiger zu beurteilen als die Verletzungen der Hals- bzw. Brustwirbelsäule, da die Cauda equina bei Gewalteinwirkungen weniger empfindlich reagiert als das Rückenmark. Wenn durch die neuroradiologischen Untersuchungsmethoden eine intraspinale Raumforderung im Lendenwirbelbereich nachgewiesen werden kann, so sollte in jedem Falle eines inkompletten Querschnittes, in Einzelfällen auch bei einem kompletten Querschnitt eine möglichst rasche Operation angestrebt werden. Nur dadurch kann die bestmögliche Rehabilitation des Patienten erzielt werden. Welche Erholungsmöglichkeiten selbst nach jahrelanger Kompression der Cauda equina noch zu erwarten sind, haben unsere Ergebnisse nach Spätoperationen aufzeigen können.

Das jeweils durchzuführende operative Verfahren richtet sich nach den vorliegenden Verletzungsformen. Die dorsale Dekompression stellt einen einfachen, den Patienten wenig belastenden Eingriff dar, der unter Zuhilfenahme des Operationsmikroskopes äußerst schonend durchgeführt werden kann. Liegt zusätzlich eine Fraktur des Wirbelkörpers vor, so sollte entweder eine gleichzeitige dorsale Stabilisierung oder nach Abklingen des Unfallschockes eine postero-laterale Dekompression und Fusion durchgeführt werden; letztere insbesondere dann, wenn größere Knochenfragmente von ventral her in den Wirbelkanal verlagert sind.

Biomechanische Verfahren zur Wiederherstellung neuraler Funktionen bei posttraumatischen Para- und Tetraplegien

A. Breig

Charakter des medullären Kompressionstraumas

Die traumatischen Folgen der Rückenmarkkompression waren einer chirurgischen Behandlung bisher nicht zugänglich, da weder ihre Natur noch Mittel für ihre Korrektur bekannt waren. 1951 beschrieb der Neurochirurg Alexander Taylor, Belfast, einen querverlaufenden Abriß im komprimierten Rückenmark eines Patienten, der den Unfall nur kurz überlebte und spekulierte über die mögliche Ursache dieser Läsion (Abb. 1) [12]. Erst viele Jahre später konnten wir in Stockholm im technologischen Modell und an der frischen Leiche zeigen, daß es sich bei Taylors transversaler Fissur im Rückenmarkgewebe um ein physikalisches Phänomen handelt, das bei Kompression von Körpern verschiedener Härtegrade konstant auftritt.

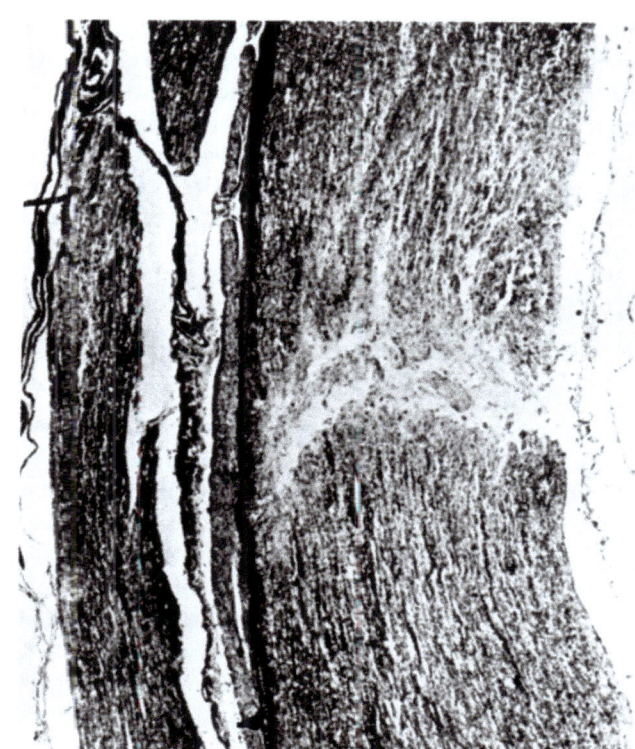

Abb. 1. Querverlaufende Fissur im Halsmark eines Patienten, das bei traumatischer Hyperextension der Halswirbelsäule durch ventrale Osteophyten komprimiert wurde

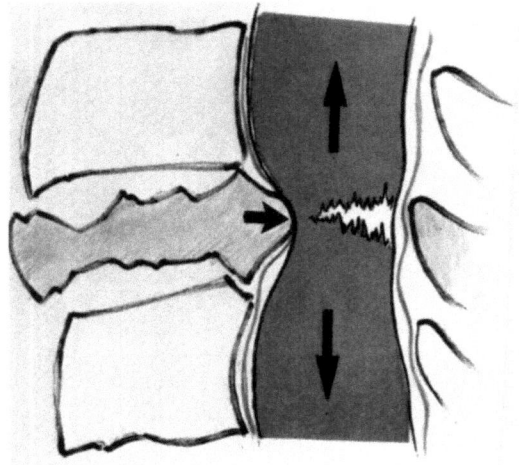

Abb. 2. Bei Rückenmarkkompression wirksame Kräfte mit schädlichem Effekt auf medulläres Gewebe. *Stumpfer, schwarzer Pfeil:* aktive Kraft (im vorliegenden Fall frakturierter Knochen) verdrängt Mark gegen Widerlager der Wirbelbögen und zugehörigen Bandapparat. *Lange, schwarze Pfeile:* Hauptrichtung der resultierenden intramedullären Spannung (Zugkräfte), die querverlaufenden Abriß im Rückenmarkgewebe verursacht hat (haben)

Dementsprechend konnten wir nach experimenteller Kompression des Halsmarks (auf Längsschnitten durch dasselbe) die transversale Fissur bei 18 von 22 frischen Kadavern nachweisen und dabei konstatieren, daß sie immer dann auftritt, wenn der sagittale Durchmesser des Rückenmarks um ca. 25% und mehr reduziert wird [2]. Der Abriß im medullären Gewebe beruht offenbar darauf, daß das viskoelastische Plasma seiner verschiedenen Zellkomponenten – genau wie Wasser – nicht komprimierbar ist und deswegen bei Verdrängung von den Seiten her in die Richtung des geringsten Widerstandes, also nach oben und unten, ausweicht (Abb. 2). Sobald die axiale intramedulläre Spannung dabei eine kritische Höhe erreicht hat, reißen die in die Länge gezogenen und daher verdünnten Achsenzylinder, feinen Blutgefäße und Stützelemente ab. Die Einsicht in diesen Vorgang macht es angezeigt, im Falle einer Para- oder Tetraplegie sofort nach dem Trauma Maßnahmen zur Behandlung der intramedullären Wunde einzuleiten [2].

Schädliche Wirkungen der physiologischen Rückenmarkelastizität

Aktive biomechanisch-chirurgische Behandlung des Rückenmarkschadens wird heute aus folgenden Gründen möglich und angezeigt: Das wichtigste Resultat unserer biomechanischen Experimente seit 1958 [1] sehen wir heute in der Aufdeckung der schädlichen Wirkungen der physiologischen Rückenmarkelastizität nach Entstehung einer Pathologie des medullären Gewebes. Wir glauben damit gleichzeitig den Faktor identifiziert zu haben, dessen wachstumshemmenden Effekt auf das medulläre Gewebe man bisher nach jeder traumatischen Durchtrennung des Rückenmarks konstatieren mußte und den die Neurobiologen deshalb seit über 7 Jahrzehnten gesucht hatten [13]. Gleichzeitig konnten wir zeigen, daß diese potentiell schädliche elastische Spannung auf orthopädisch-chirurgischem Weg ausgeschaltet werden kann. Dadurch scheint es in Zukunft möglich zu werden, die Folgen des kompressiven subtotalen Rückenmarktraumas rational zu behandeln.

Die schädliche Wirkung der medullären Gewebselastizität macht sich in zwei verschiedenen Situationen geltend. Einmal bei der Kompression des Rückenmarks, bereits in dem Sekundenbruchteil, wo die druckerzeugte Spannung im Rückenmark einen kritischen Wert erreicht hat, und die abgerissenen Achsenzylinder und feinen Blutgefäße sich infolge ihrer Elastizität zurückziehen und aufrollen. Das dadurch verursachte leichte Aufklaffen der zerklüfteten Wundflächen schafft natürlich eine ungünstige Ausgangslage für ihre spätere Heilung.

Die zweite Situation, wo die medulläre Gewebselastizität eine weitere schädliche Wirkung hat, liegt dann vor, wenn ein traumatischer Abriß im Rückenmarkgewebe aufgetreten ist. Bei jeder Ventroflexionsbewegung der Wirbelsäule (in der Praxis vor allem der Halswirbelsäule), wo der Spinalkanal sich ausnahmslos verlängert, tritt bekanntlich immer eine starke axiale Spannung im ganzen Ponsrückenmarkstrang auf [1, 2]. Diese Spannung hat eine obligatorisch schädliche Wirkung auf die intramedulläre Wunde, weil deren Wundflächen dadurch markant auseinandergezogen werden. Diese Retraktion der Wundflächen der intramedullären Wunde kann man sichtbar machen, z. B. durch einen transversalen Einschnitt in das Halsmark einer frischen Leiche und anschließende Ventroflexion der Wirbelsäule (Abb. 3, links).

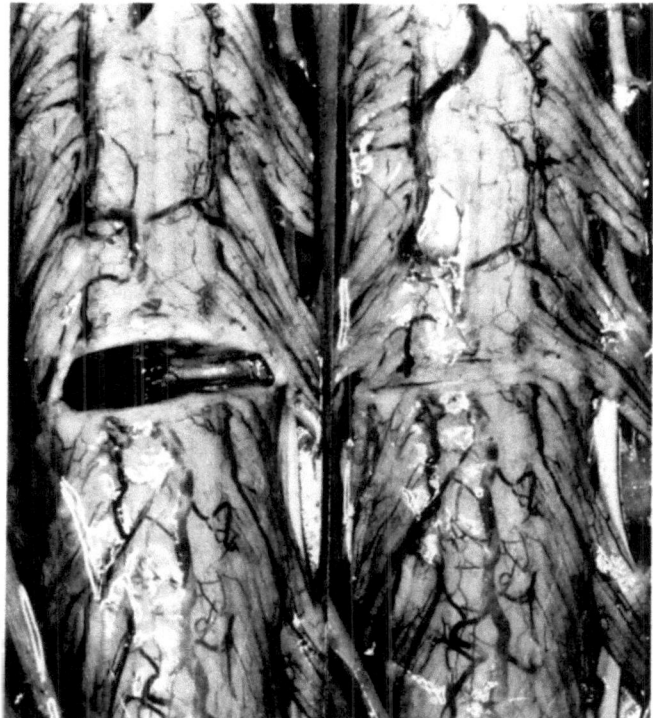

Abb. 3. *Links:* Schnittflächen im transversal durchtrennten Halsmark (frische Leiche) auseinandergezogen infolge der bei Ventroflexion der Wirbelsäule (=Verlängerung des Spinalkanals) auftretenden physiologischen axialen Spannung im Rückenmark. *Rechts:* Schnittflächen im Halsmark aneinandergedrückt infolge der bei Dorsalextension der Halswirbelsäule (=Verkürzung des Spinalkanals) auftretenden physiologischen Teleskopierung des erschlafften Rückenmarks

Sobald also der unfallgeschädigte Patient seinen Kopf nach vorne beugt, können infolge der dabei entstehenden physiologischen Spannung im Rückenmark zunächst nur wenig geschädigte Nervenfasern, vor allem in den Randzonen seiner intramedullären Wunde, völlig abreißen und daher den Grad seiner neurologischen Invalidisierung beträchtlich verstärken [2, 4].

Ausnützung der Extensionsteleskopierung des Rückenmarks zur Behandlung der intramedullären Kompressionswunde

Bei Extension der Wirbelsäule dagegen, wo das medulläre Gewebe teleskopiert wird und dabei erschlafft, legen sich alle intramedullären Wundflächen automatisch eng aneinander [2] (Abb. 3, rechts). Unsere Vermutung, daß dieses biomechanische Phänomen das ideale Heilmittel zur Behandlung der Kompressionswunde sein dürfte, bestätigte sich im Tierversuch [3, 5]. Nach halbseitiger Abschneidung des Lumbalmarks fixierten wir bei mehreren Versuchshunden die Wirbelsäule in physiologischer Extensionsstellung mit dem Kopf in normaler aufrechter Stellung (Abb. 4, oben). Die dadurch erzeugte spannungslose Apposition der lumbalen intramedullären Wundflächen resultierte in ihrem primären Zusammenwachsen (Abb. 5). Nach einigen Wochen fand man netzförmiges Auswachsen von feinen Nervenfasern in das neue Gewebe hinein, das den früheren Wundspalt nun ausfüllte. Bei einer Kontrolle unserer histologischen Schnitte konnte ein Stockholmer Neuropathologe Nervenfasern identifizieren, die in direkter Verbindung mit proximalen und distalen Nervenfasern standen [10]. Bei einem nicht immobilisierten Kontrollhund dagegen, der Wirbelsäule und Kopf frei bewegen konnte, wurden die Wundflächen auseinandergezogen, was zur Bildung von ovalären intramedullären Zysten und Narbenge-

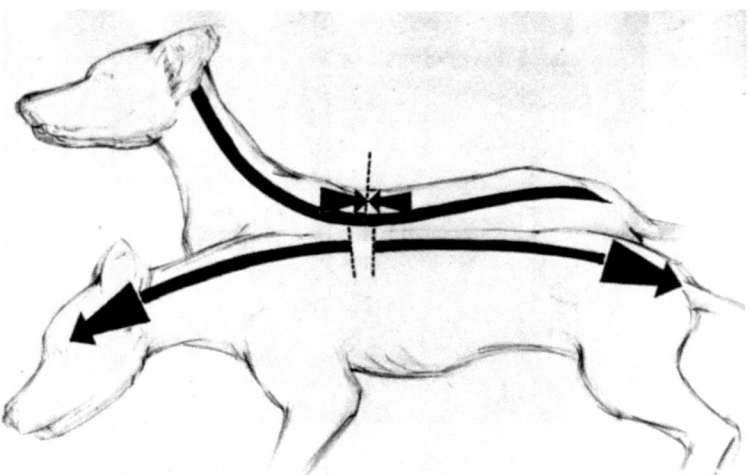

Abb. 4. Effekt von Flexion und Extension der Wirbelsäule auf das quer durchtrennte Rückenmark beim experimentellen Hund. *Oben im Bild:* Immobilisierung der Wirbelsäule in Dorsalextension, mit dem Kopf in normaler aufrechter Stellung, bringt Wundflächen in Apposition

Biomechanische Verfahren zur Wiederherstellung neuraler Funktionen 179

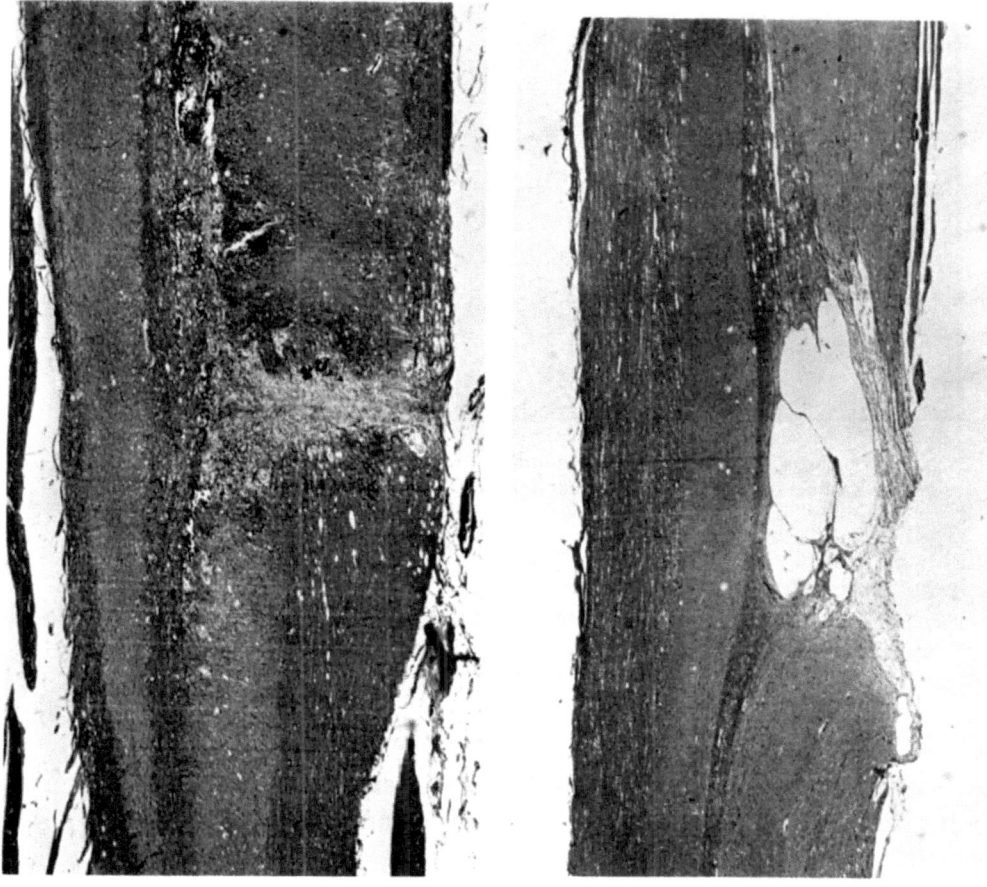

Abb. 5 **Abb. 6**

Abb. 5. Primäre Heilung einer Hemisektionswunde im Lumbalmark eines experimentellen Hundes, erzielt durch Ausschaltung der physiologischen elastischen Rückenmarkspannung. Immobilisierung der Wirbelsäule in Extension führte zu biomechanischer Teleskopierung des Rückenmarks und spannungsloser Apposition der Wundflächen. Narben- und Zystenbildung wurde dadurch weitgehend unterdrückt und das Auswachsen von überbrückenden Nervenfasern gefördert

Abb. 6. Zysten- und Narbenbildung in einer Hemisektionswunde im Lumbalmark des experimentellen Hundes als Folge der ungebremsten physiologischen elastischen Rückenmarkspannung. Die freie Beweglichkeit von Kopf und Halswirbelsäule führte bei jeder Ventroflexionsbewegung zu axialer Ausspannung des Rückenmarks. Das an die Wundflächen angrenzende elastische medulläre Gewebe wurde dadurch in kraniale und kaudale Richtung gezogen und ovalär deformiert (ovaläre Pseudozysten mit axial gerichteter Längsachse, s. Abb. 7)

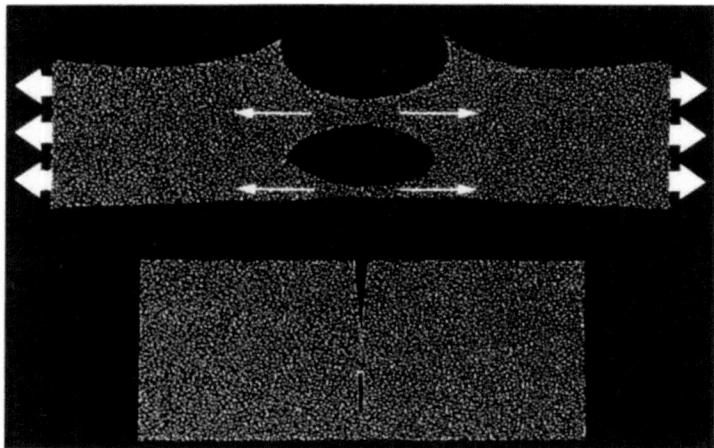

Abb. 7. Die elastische Substanz eines Gummibandes, die an quere Einschnitte angrenzt (*untere Figur*), wird bei dessen Streckung ovalär deformiert (*obere Figur*)

webe führte (Abb. 6) [3, 5]. Einschnitte in ein Gummiband zeigen nach dessen elastischer Spannung ähnliche ovaläre Deformierungen (Abb. 7). Die mechanische Ursache der aktuellen intramedullären Zysten scheint damit überzeugend klargelegt [5].

Neuroorthopädische Zervikolordodesis-Operationstechnik zur Behandlung intramedullärer Kompressionswunden

Unsere tierexperimentellen Resultate von Heilung intramedullärer Wunden mittels biomechanischer Teleskopierung des medullären Gewebes deuten auf eine erfolgversprechende neue Therapie des Kompressionstraumas beim Menschen. Ein para- oder tetraplegischer Patient wird offenbar dann zweckmäßig behandelt, wenn sein Rückenmark möglichst bald nach dem Kompressionstrauma orthopädisch-chirurgisch teleskopiert, d. h. schlaff gemacht wird, sodaß sich die intramedullären Wunden schließen (Abb. 8, links). Dagegen kommt die heute noch weltweit gebräuchliche Traktion am Schädel und der Halswirbelsäule definitiv in ein ungünstiges Licht, wenn man sich klarmacht, daß die intramedullären Wundflächen dadurch auseinandergezogen werden (Abb. 8, rechts) [2]. Dies verhindert nicht nur deren primäres Zusammenheilen und damit möglicherweise eine partielle Restitution verlorengegangener neurologischer Funktionen, sondern vergrößert, wie erwähnt, das Ausmaß des medullären Gewebeschadens und fördert das organisierende Einwachsen von Narbengewebe in den serum- oder hämatomgefüllten Wundspalt.

Die zur Heilung des Rückenmarktraumas notwendige Erschlaffung des medulären Gewebes kann durch den aktuellen neuroorthopädischen Eingriff hergestellt werden, bei dem die Halswirbelsäule des Patienten in 10 bis 15 gradiger Extensionsstellung fixiert wird (Abb. 9). Schon bei diesem äußerst leichten Extensionsgrad ver-

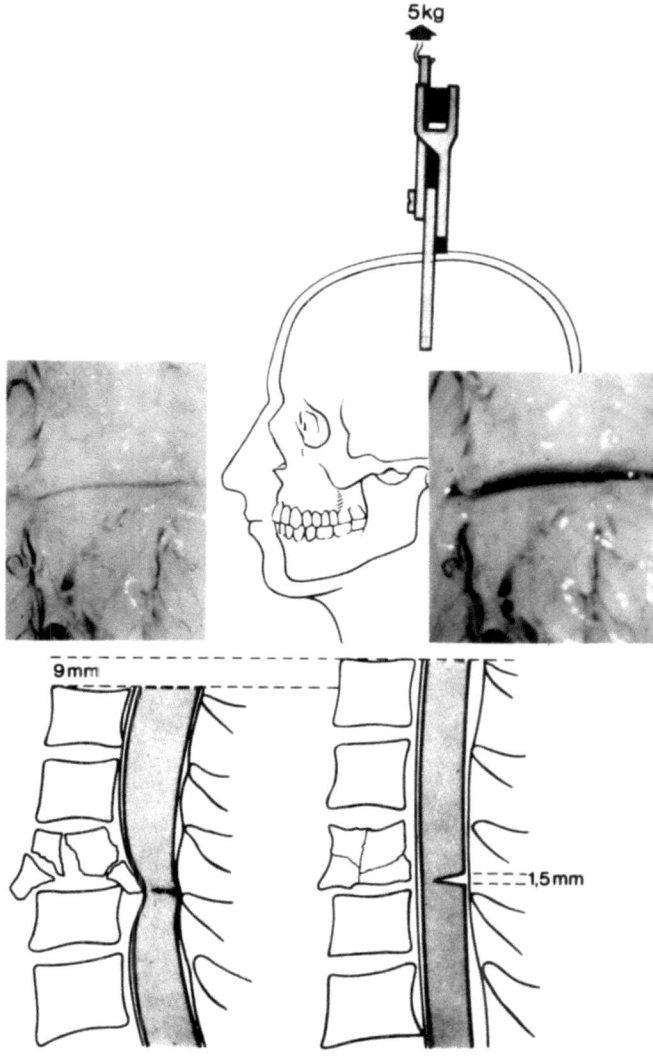

Abb. 8. Effekt von therapeutischer Traktion an Kopf und Halswirbelsäule auf transversale intramedulläre Wundflächen demonstriert an Einschnitt in das Halsmark einer frischen Leiche.
Links: Wundflächen nahezu in Kontakt miteinander bei aufrechter Stellung der Wirbelsäule.
Rechts: Wundflächen auseinandergezogen bei mäßiger Zugbelastung einer Crutchfields Zange. (5 kg) bei aufrechter Wirbelsäule

kürzt sich der Zervikalkanal genügend, um den Ponsrückenmarkstrang entlang seiner ganzen Länge schlaff zu machen [1]. Der chirurgische Eingriff, der die notwendige Verkürzung des Zervikalkanals erzielt, wurde 1978 als Zervikolordodese (kurz CLD) beschrieben und seither stark vereinfacht, sodaß er nun einfacher und schneller transkutan, und falls notwendig, in Lokalanästhesie vorgenommen werden kann [2].

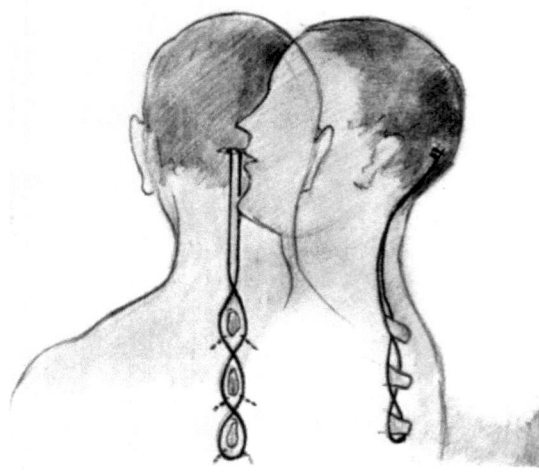

Abb. 9. Schematische Darstellung der Zervikolordodese-Operation (diese Operationstechnik ist in anderen Veröffentlichungen des Verfassers beschrieben)

Wirkungsweise der Zervikolordodese bei intramedullären Narben; experimentelle Grundlagen und klinische Erfahrungen

Im Spätstadium des Rückenmarktraumas beruhen die gestörten oder ganz aufgehobenen neurologischen Funktionen ausnahmslos auf der Ausbildung von intramedullären Narben. Bei einem Patienten, der sich in diesem Stadium des Rückenmarkschadens befand, konnten wir mittels operativer Rückenmarkerschlaffung auffallend rasche neurologische Verbesserungen erzielen. Zunächst die Fallbeschreibung dieses Patienten. Daran anschließend eine Beleuchtung des biomechanischen Effekts der operativen Rückenmarkerschlaffung auf das Nervengewebe des Rückenmarkstranges, das Narben enthält.

Patientin mittleren Alters. Bei Automobilunfall gegen Wagendach geschleudert. Traumatischer Halsmarkschaden ohne rtg-sichtbare Skelettveränderungen. Entwickelte Paraspastik der Beine, spastische Hemiparese, zunehmende und zuletzt komplette Blasenlähmung, sowie diverse Sensibilitätsstörungen. Nach operativer Rückenmarkerschlaffung rasche Rückbildung der meisten neurologischen Symptome. Am 4. postoperativen Tag wieder volle Blasenkontrolle. Gehvermögen mit Hilfe von Physiotherapie nach 2 Wochen so weit verbessert, daß Treppensteigen wieder ohne Hilfe möglich.

Die neurologischen Symptome begannen jedoch bereits einige Monate nach dieser zunächst geglückten Operation zu rezidivieren. Die Patientin selbst vermutete, daß die fortschreitende Verschlechterung vielleicht damit zusammenhängen könne, daß sie Kopf und Halswirbelsäule, langsam zunehmend, immer weiter nach vorne beugen konnte. Bei der Reoperation bestätigte sich dann, daß das CLD-band, welches die Extensionsstellung der Halswirbelsäule hätte sichern sollen, sich infolge der ständigen Zugbelastung verlängert hatte, so daß die Patientin ihre Halswirbelsäule allmählich immer weiter flektieren konnte und das Rückenmark somit unter zunehmende Spannung kam. Nach erneuter Fixierung der Halswirbelsäule in leichter Extensionsstellung mit haltbarerem Material verschwanden die neurologischen Symptome wieder, genau wie nach der ersten Operation.

Dieser unfreiwillige Kontrolltest bei einem Patienten mit intramedullären Narben ist zweifellos ein eindeutiger Hinweis auf die therapeutische Rolle und Effektivität der induzierten Rückenmarkerschlaffung.

Auf einen Rückenmarkabschnitt, der Narben enthält, hat CLD folgenden biomechanischen Effekt: Die Achsenzylinder im Rückenmark verlaufen normalerweise in axialer Richtung. Intramedulläre gliöse oder bindegewebige Narben, die härter sind als das umgebende relativ weiche Rückenmarkgewebe, erzeugen, sobald das Rückenmark sich unter physiologischer Spannung befindet, ein typisches Stressmuster im medullären Gewebe. Die Achsenzylinder werden nach der Seite zu verschoben, und dabei überstreckt und verdünnt, sodaß ihre Leitungsfähigkeit allmählich aufhört (Abb. 10, rechts). Ihre Membranen und ihr Axoplasma befinden sich dabei in einem Zustand von „bending tensile stress" [2], was u.a. zur Folge hat, daß die axonale Strömung (axonal flow) schließlich blockiert wird (Abb. 11, rechts). Operative Rückenmarkerschlaffung hat zur Folge, daß die nun erschlafften Nervenfasern von der Narbe abrücken (Abb. 10, links) und (solange sie nicht irreversibel geschädigt wurden) dadurch ihre normale Form und Funktion zurückbekommen (Abb. 11, links) [2].

Biomechanische Normalität der Nervenfasern ist also offenbar eine grundlegende Voraussetzung für den normalen Ablauf der biochemischen und elektrophysiolo-

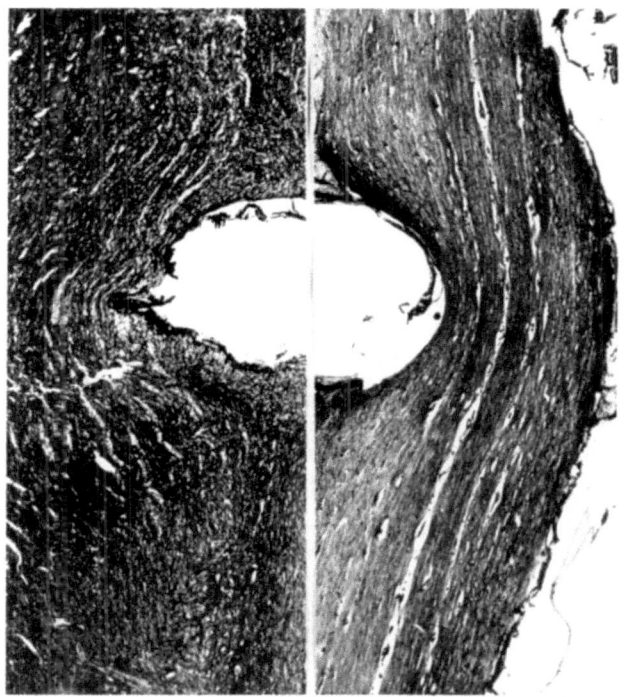

Abb. 10. Biomechanischer Effekt einer intramedullären Narbe auf Achsenzylinder und feine Blutgefäße von Rückenmarkbahnen in ihrer Umgebung (Narbe simuliert durch harten intramedullären Metallkörper). *Rechts:* Bei Ventroflexion der Wirbelsäule werden die elastisch gespannten Achsenzylinder und feinen Blutgefäße gegen die Narbe gedrückt und bogenförmig darüber ausgespannt (= bending tensile stress). *Links:* Bei Extension der Wirbelsäule verlieren die nun erschlafften Achsenzylinder und Blutgefäße ihren Kontakt mit der Narbe, sodaß diese trotz unveränderter Gegenwart keinen Druck mehr auf sie ausüben kann und die pathologische Spannung damit verschwindet

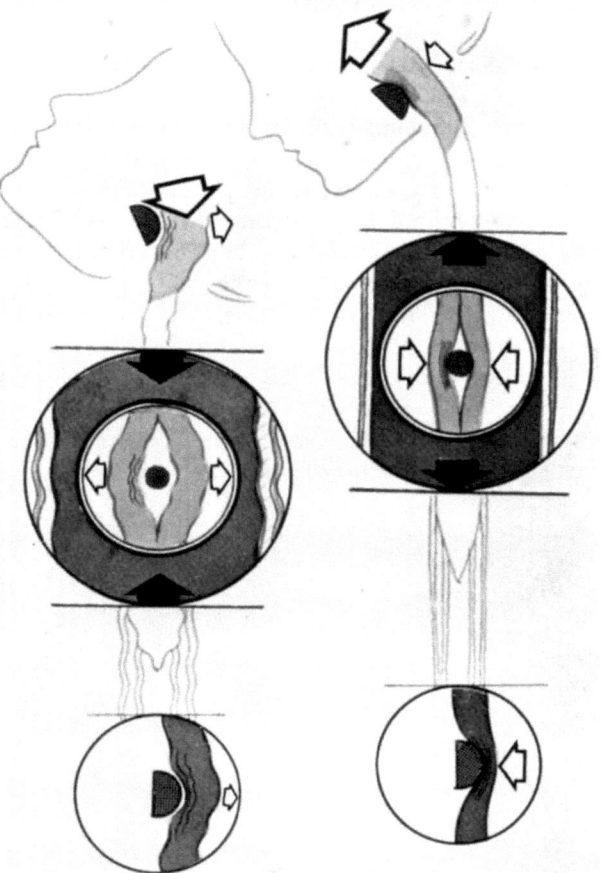

Abb. 11. Schematische Darstellung des mechanischen Effekts einer intramedullären Narbe auf Achsenzylinder in ihrer Umgebung. *Mitte, rechts:* Achsenzylinder (Axoplasma und Membranen) deformiert durch Druck gegen, und Ausspannung über, Narbe (dunkler Kreis) bei Ventroflexion der Wirbelsäule (axonal flow und Leitungsfähigkeit für Nervenimpulse dadurch kompromittiert).
Mitte, links: Form und Funktion der Achsenzylinder (Membranen und Axoplasma) normalisiert bei Dorsalextension der Wirbelsäule (axonal flow und Leitungsfähigkeit für Nervenimpulse wiederhergestellt).

gischen Phänomene bei der Impulsübertragung in den Nervenfasern der Rückenmarkbahnen. Wie die eben berichtete Krankengeschichte zeigt, können die neurologischen Symptome sich, sobald diese Normalität wiederhergestellt ist, überraschend schnell zurückbilden. Der gleiche Tatbestand wurde 1973 von Gledhill und Mitarbeitern beschrieben, die fanden, daß das Leitungsvermögen von spinalen Bahnen innerhalb von Minuten wiederhergestellt wurde, sobald deren Kompression aufgehoben wurde [7]. Desgleichen berichteten Kayan und Earl über erstaunlich rasch wiederhergestelltes Leitungsvermögen des Sehnerven, sobald dieser von dem span-

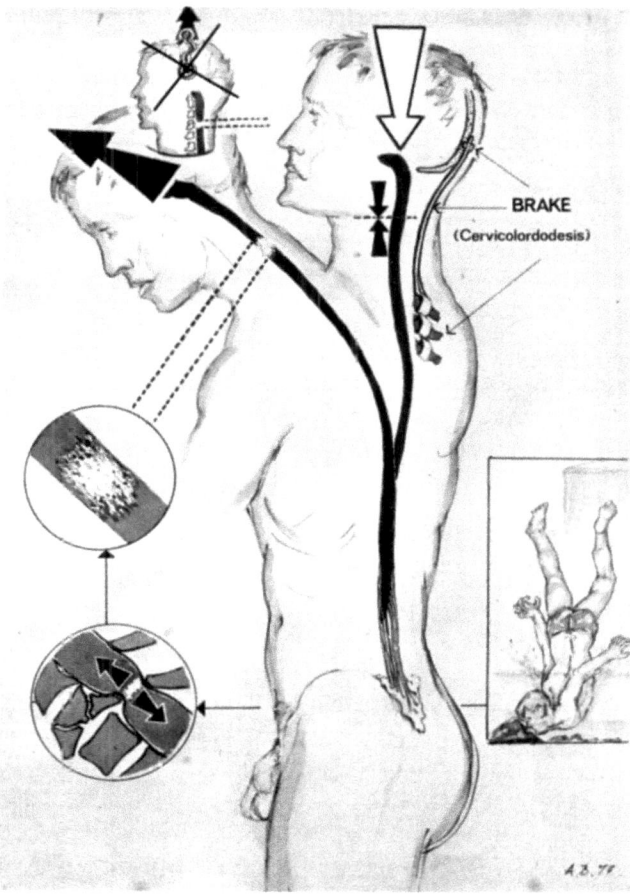

Abb. 12. Übersicht über Traumasituationen und Zervikolordodese-Operation

nungserzeugenden Druck harter pathologischer Strukturen in seiner Umgebung chirurgisch befreit wurde [9].

In jüngster Zeit bahnt sich offensichtlich eine revolutionierende Ausweitung der effektiven Behandlungsmöglichkeiten inkompletter Para- und Tetraplegien nach Traumata sowie nach multipler Sklerose an, also von chronischen Rückenmarkschädigungen, deren kleinster gemeinsamer Nenner in intramedullären Narben besteht. In England und Amerika konnten bei diesen Zuständen mittels epiduraler elektrischer Stimulierung, ähnlich wie mittels CLD, abwesende neurologische Funktionen wieder geweckt werden [6, 8, 11]. Interessant und für die Pflege des Patienten wichtig ist die Tatsache, daß mittels beider Methoden u. a. auffallende Verbesserungen der Blasenfunktion und autonomer Hyperreflexie erzielt werden konnten [8, 11].

Elektrische Rückenmarkstimulierung erfordert Implantation von epiduralen Elektroden und kann möglicherweise nie definitiv abgeschlossen werden, während die Zervikolordodese nach einem einzigen Eingriff etabliert und nach erfolgter Einheilung des Fixierungsmaterials abgeschlossen ist. Epidurale Stimulierung und Zervikolordodese können sich in Zukunft möglicherweise so ergänzen, daß mit der ersten Methode Art und Umfang der schlummernden medullären Funktionen aufgedeckt und dieselben mittels Zervikolordodese dann permanent restituiert werden können (Abb. 12, rechts).

Folgerungen für Behandlung von Patienten mit kompressionsgeschädigtem Rückenmark

Die aktuellen Einsichten in die gestörte medulläre Gewebsbiomechanik nach traumatischer Rückenmarkkompression legen die Folgerung nahe, daß bei jedem schweren Rückenmarktrauma (sobald das kompressive Agens beseitigt ist) frühzeitig neuroorthopädische Rückenmarkserschlaffung (CLD) angezeigt ist, um den Wundflächen intramedullärer Wunden die Möglichkeit zu primärer Heilung zu geben.

Im chronischen Stadium einer inkompletten Para- oder Tetraplegie ist Rückenmarkerschlaffung angezeigt, um Achsenzylinder und Arteriolen vom Druck intramedullärer Narben, und der dadurch erzeugten symptomproduzierenden Spannung (bending tensile stress) zu befreien.

Die Frage nach der notwendigen Dauer einer CLD-behandlung nach frischer Rückenmarkschädigung kann vorhand nicht schlüssig beantwortet werden, da mit dieser Behandlung noch wenig praktische Erfahrungen vorliegen.

Bei Patienten mit chronischer subtotaler Para- oder Tetraplegie muß die bei der CLD-operation etablierte leichte Extensionsstellung der Halswirbelsäule notwendigerweise permanent sein, da die neurologischen Symptome, wie gezeigt, sofort zu rezidivieren beginnen, sobald die Halswirbelsäule flektiert werden kann und das Rückenmark daher wieder unter physiologische elastische Spannung kommt.

Aus den angeführten Gründen dürfte die CLD-operation bei der zukünftigen Behandlung kompressiver Rückenmarkschäden, sowohl in deren akuter wie chronischer Phase, einen gegebenen Platz haben.

Literatur

1. Breig A (1960) Biomechanics of the central nervous system. Almqvist & Wiksell, Stockholm
2. Breig A (1978) Adverse mechanical tension in the central nervous system. An analysis of cause and effect. Relief by functional neurosurgery. Almqvist & Wiksell, Stockholm; John Wiley & Sons, New York London Sidney Toronto
3. Breig A, Renard M (1980) Effects of surgically secured spinal cord relaxation (telescoping) on healing process in hemisected canine lumbar spinal cords. A preliminary report. Transactions of First International Symposium on Spinal Cord Reconstruction. Las Vegas, January 7–10
4. Breig A, Renard M (1981) Spinal cord injury reduction and spinal stabilization: intramedullary stresses in compressive spinal cord injury; therapeutic countermeasures by exploiting spinal cord relaxation-telescoping. NATO ASI in Spinal Cord Rehabilitation Engineering, Stoke Mandeville Hospital, Aylesbury, May 11–23

5. Breig A, Renard M, Stefanko S, Renard C (1982) Healing of the severed spinal cord by biomechanical relaxation and surgical immobilization. Anat Clin 4:167–181
6. Dimitrijevic MR (1980) Neural control of locomotion in patients with spinal cord injury and effects of spinal stimulation. Transactions of First International Symposium on Spinal Cord Reconstruction. Las Vegas, January 7–10
7. Gledhill VX, Harrison BM, McDonald WI (1973) Demyelination and remyelination after acute spinal cord compression. Exp Neurol 38:472–487
8. Illis LS, Sedgwick EM, Tallis RC (1980) Spinal cord stimulation in multiple sclerosis: clinical results. J Neurol Neurosurg Psychiatry 43:1–14
9. Kayan A, Earl CJ (1975) Compressive lesions of the optic nerves and chiasm. Pattern of recovery of vision following surgical treatment. Brain 98:13–18
10. Kristensson K (1981) Personal communication
11. Sedgwick EM (1982) Trial of spinal cord stimulation for rehabilitation of patients with spinal cord injury. ISRT Research project
12. Taylor AR (1951) The mechanism of injury to the spinal cord in the neck without damage to the vertebral column. J Bone Joint Surg 33 B:543–547
13. Windle WF (1980) Recollections of research in spinal cord regeneration. Transactions of First International Symposium on Spinal Cord Reconstruction. Las Vegas, January 7–10

Rehabilitation des Conus-Cauda-Syndroms unter Berücksichtigung neurogener Blasenstörungen

W. GRÜNINGER

Einleitung

Das Rehabilitationsziel – die uneingeschränkte soziale und berufliche Wiedereingliederung – ist bei den Patienten mit Conus-Cauda-Schädigung abhängig vom Umfang des wiedererreichten Gehvermögens. Die alles umfassende Voraussetzung für die soziale und damit auch berufliche Rehabilitation ist jedoch die Kompensation der neurogenen Blasenstörung.

Unkontrollierte Inkontinenz bedeutet für den Betroffenen ausgeschlossen zu sein von nahezu jeder Form sozialer Kommunikation. Die optimale Behandlung der neurogenen Blasenstörung hat aber nicht nur das Ziel des Erreichens einer „sozialen Kontinenz", sondern entscheidet für den Betroffenen seine Lebenserwartung. Chronische Erkrankungen der Nieren und harnableitenden Organe als Komplikationen der neurogenen Blasenstörung sind heute der einzig entscheidende Grund für die immer noch um ca. 10 Jahre verkürzte Lebenserwartung der Paraplegiker (Kurzawa, 1982).

Die medizinische Behandlung bei traumatischer Conus-Cauda-Schädigung

Die Behandlung der Patienten mit kompletter oder inkompletter Paraplegie durch Verletzung der lumbalen Wirbelsäule unterscheidet sich prinzipiell nicht von den allgemein gültigen Richtlinien der Behandlung frischer Querschnittverletzter (Guttmann, 1973). Die Schädigungsmuster sind durch die anatomischen Beziehungen des Rückenmarkes und der der Cauda zur Wirbelsäule, jedoch im Gegensatz zu den Krankheitsbilder bei Verletzungen der Wirbelsäule im zervikalen Bereich vielfältiger und erfordern letztlich für jeden einzelnen Patienten ein seiner Schädigungsform individuell angepaßtes Rehabilitationsprogramm.

Behandlung im akuten Stadium

Die optimale medizinische Behandlung muß wie bei allen Patienten mit Rückenmarkverletzungen bereits am Unfallort einsetzen. Erstes Prinzip ist die möglichst unmittelbare Aufnahme des Verletzten in einer Spezialklinik innerhalb der ersten 48 Stunden, um den Verletzten vor Komplikationen zu bewahren, die das Behandlungsziel der vollständigen Selbständigkeit, das bei den Patienten mit Conus-Cauda-Schädigung immer erreicht werden kann, nicht zu gefährden. Die Lagerung des Frischverletzten im Spezialbett auf weichen Schaumstoffunterlagen muß sowohl eine stabile Frakturheilung in anatomisch/funktionell-optimaler Stellung garantieren, wie auch das Auftreten von Dekubitusschäden sicher vermeiden. Die Lagerung in einer Gipsliegeschale ist obsolet. Durch Röntgendiagnostik, evtl. in Kombination mit Computertomographie und Myelographie muß die Indikation zu einer operativen Versorgung geprüft werden, man sollte jedoch trotz der optimierten Operationstechnik die Indikation zu einer stabilisierenden Operation im Akutstadium zurückhaltend stellen.

Neben der Dekubitusprophylaxe stellt bei Patienten mit Schädigung im lumbosakralen Übergangsbereich die im spinalen Schock oft langanhaltende Darmatonie eine schwere Gefährdung des Patienten dar. Strikte Nahrungskarenz, das rechtzeitige Einbringen einer Magensonde und die Kombination von peroraler Gabe von Laxantien, vorsichtigen Einläufen und Dauerinfusion mit Prostigmin muß solange beibehalten werden bis eine ausreichende Darmtätigkeit und Stuhlentleerung erreicht ist. Die besondere Gefährdung der Patienten mit Verletzungen der Lendenwirbelsäule im Hinblick auf Thrombosen der Beckenvenen erfordert die sofortige Einleitung einer Antikoagulantientherapie und das regelmäßige Umlagern des Patienten sowie täglich mehrfaches passives Bewegen und Ausstreichen der Beine. Patienten mit einer Conus-Cauda-Schädigung haben immer eine Störung der Blasenentleerung, die oft in ihrem Ausmaß verkannt wird, wenn die motorischen und sensiblen Ausfälle relativ gering sind und wenige Stunden nach dem Unfallereignis Spontanurin registriert wird, wobei dann die Blasenwand durch eine Überdehnung bereits erheblich geschädigt sein kann. Bereits am Unfalltag muß durch ein Ausscheidungsurogramm (IUG) eine Begleitverletzung der Niere bzw. der Harnwege ausgeschlossen werden. Nur bei Verletzungen der Harnwege und bei polytraumatisierten Patienten kann das Infektionsrisiko eines Blasenverweilkatheters für einige Tage in Kauf genommen werden, wobei die suprapubische Ableitung zu bevorzugen ist. Im Regelfall muß durch intermittierendes, steriles Katheterisieren in 4–6stündigem Rhythmus die Blase restharnfrei entleert werden bis eine sichere Diagnostik des Typs der neurogenen Blasenstörung erfolgt und durch die Behandlung eine selbständige Blasenentleerung gesichert ist.

Physiologie der Blaseninnervation

Die Speicherung des Harns und die Miktion wird von mehreren neurogenen Funktionskreisen geregelt (Bradley et al., 1976). Neben der nervalen Steuerung gewährleistet die funktionelle Anordnung der glatten Muskulatur im Bereich Detrusor, Trigonum und Blasenhals auch bei schlaffem Beckenboden eine sichere Kontinenz und bei der Miktion eine Öffnung des Blasenverschlußapparates mit Reduktion des Blasenauslaßwiderstandes (Peters, 1979).

Die Übersicht über das komplizierte physiologische Zusammenspiel der verschiedenen Funktionskreise zur Regulation der Miktion erleichtern das Verständnis der unterschiedlichen Typen und Mischformen neurogener Blasenentleerungsstörungen (Abb. 1). Die Funktion des unteren Harntraktes wird autonom durch das sakrale Miktionszentrum in S_2–S_4 gesteuert, welchem ein weiteres autonomes Regula-

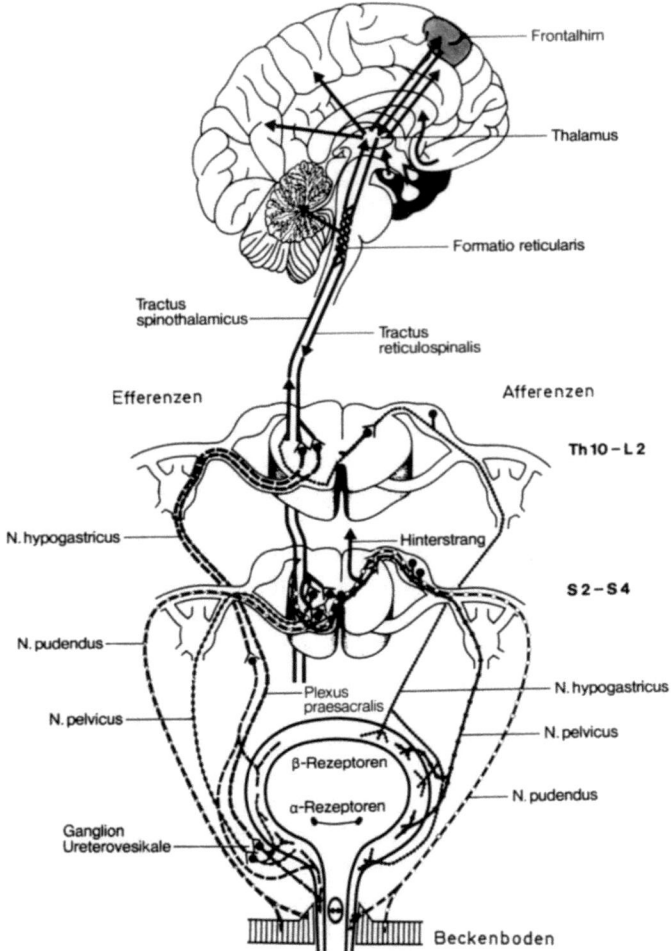

Abb. 1. Schematische Darstellung der Blaseninnervation und der zerebrospinalen Funktionskreise. (Aus: Peter HJ (1979): Anatomie und Physiologie der Blase. In: Stöhrer M (Hrsg.): Urologie bei Rückenmarkverletzten. Springer, Heidelberg)

tionszentrum im Hypothalamus übergeordnet ist. Die autogenen Zentren stehen über afferente Bahnen des Tractus spino-thalamicus und über efferente retikulo-spinale Bahnen in Verbindung. Die willkürliche Kontrolle der Blasenfunktion wird durch das zerebrale Blasenzentrum im Lobulus parazentralis unter modulierender Mitwirkung des Kleinhirns gesteuert. An der peripheren Innervation des unteren Harntraktes sind drei Nerven beteiligt:
- *sympathisch* der N. hypgastricus aus dem thorako-lumbalen Grenzstrang $Th_{10}-L_2$,
- *parasympathisch* der N. pelvicus aus dem sakralen Miktionszentrum S_2-S_4,
- *somatisch* der N. pudendus aus den motorischen Vorderhörnern des Sakralmarks S_2-S_4.

Hauptformen der neurogenen Blasenstörung

Der Einteilung von Bors und Comarr (1971) folgend unterteilt man die neurogene Blasenstörung in die Läsion des oberen motorischen Neurons – upper motor neuron lesion (UPNL) bei Schädigung des Rückenmarks oberhalb des sakralen Zentrums und in eine Läsion des unteren Neurons – lower motor neuron lesion (LMNL) bei Schädigung des Sakralmarks sowie Mischformen bei eipikonaler Schädigung.

Eine grobe Differenzierung des Typs der Blasenentleerungsstörung erfolgt durch die Überprüfung der Reflexböden des thorako-lumbalen und sakralen Rückenmarks (Tabelle 1). Unerläßlich für die sichere Diagnostik der neurogenen Blasenstörung ist vor Einleitung einer medikamentösen oder operativen Therapie eine umfängliche urologische Diagnostik, die neben dem Infusionsausscheidungsurogramm und Miktionszystourethrogramm eine urodynamische Untersuchung mit Messung der Druckverhältnisse während der Miktion und Bestimmung des Harnvolumens sowie Beckenboden-EMG beinhaltet (Tabelle 2), evtl. unter Einbeziehung des Eiswasser-Test oder medikamentöser Provokationsmethoden: Carbachol, Phentolamin, Diazepam (Palmtag, 1979). Hierbei ergeben sich für die einzelnen Typen der neurogenen Blasenstörung charakteristische Merkmale. Nur durch diese Diagnostik werden drohende oder bereits bestehende Komplikationen erkannt und deshalb müssen sie regelmäßig einmal pro Jahr wiederholt werden.

Die Automatische Blase – Reflexblase, upper motor neuron lesion (UMNL)

Patienten mit einer Schädigung des Rückenmarks über dem sakralen Miktionszentrum haben neben dem Verlust der willkürlichen Beeinflussung der Miktion auch eine Störung des physiologischen Miktionsablaufes. Kennzeichnend ist eine Über-

Tabelle 1. Reflexbögen bei neurogener Blasenstörung

Bauchhaut-Reflex	BHR	$Th_7 - Th_{12}$
Husten-Reflex	HR	$Th_6 - L_1$
Cremaster-Reflex	CR	$L_1 - L_2$
Bulbocavernosus-Reflex	BCR	$L_5 - S_2$
Anal-Reflex	AR	$S_2 - S_4$
Eiswasser-Test	ET	$S_2 - S_4$

Tabelle 2. Kombinierte urodynamische Untersuchung

Videographische Miktionszystourethrographie

Sumultane Registrierung: Blasendruck VD
Rektumdruck RD
Differenzdruck Blase/Rektum
Harnfluß
Miktionsvolumen
EMG-Beckenboden

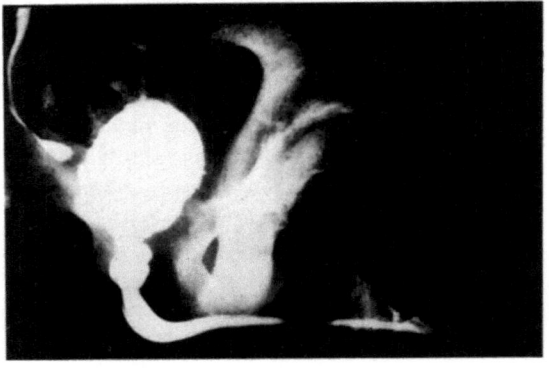

Abb. 2. Neurogene enthemmte Blase, verdickte Blasenwand, Spasmus des Sphincter internus und Sphincter externus

Tabelle 3. Automatische Blase – Reflexblase

„Detrusor – Sphinkter-Dyssynergie"
Miktion	– reflektorisch
Detrusor	– ungehemmte Kontraktionen
Sph. internus	– eng
Sph. externus	– spastisch

aktivität des Detrusors mit Verlust der physiologisch-reziproken Innervationshemmung des Blasenverschlusses – „Detrusor-Sphinkter-Dyssynergie" (Abb. 2 und Tabelle 3).

Die reflektorische Destrusorkontraktion kann durch extravesikale Reize angeregt werden, wenn nach der Phase des spinalen Schocks die Reflexaktivität des Detrusor wieder reorganisiert ist. Durch systematisches Blasentraining, z. B. durch suprapubische Klopfreize, Bestreichen der Haut an der Innenseite des Oberschenkels oder digitale Reizung der Analschleimhaut erreicht der vollständig Querschnittsgelähmte die erneute willkürliche Beeinflussung der Miktion, wobei viele Patienten es lernen an Symptomen der autonomen Dysreflexie, z. B. Schwitzen und Frösteln den Füllungszustand ihrer Blase abzuschätzen.

Die autonome Blase – schlaffe Blase, lower motor neuron lesion (LMNL)

Eine direkte Schädigung des Miktionszentrums im Sakralmark führt zu einer reflexlosen, schlaffen Blase mit großer Kapazität Die Blase kann nur durch Bauchpresse und der Credé-Methode entleert werden. Madersbacher et al. (1977) empfiehlt bei schlaffer Blase das Entleeren durch steriles Selbstkatheterisieren. Der Blasenhals mit der sympathischen Innervation aus Th_{12}–L_2 ist hierbei enggestellt, sodaß trotz schlaffem Beckenboden ein erhöhter Blasenauslaßwiderstand überwunden werden muß. Durch die fehlende funktionelle Aufrichtung und Erweiterung des Blasenhalses bei Kontraktion des Detrusors tritt zusätzlich eine Abflußbehinderung durch die stempelartige Verkürzung und Dorsalkippung der hinteren Harnröhre ein (Abb. 3 und Tabelle 4).

Tabelle 4. Autonome Blase – reflexlose Blase

Miktion	– Bauchpresse, Credé
Detrusor	– schlaff, autonome Wellen
Sph. internus	– anatomisch eng
Sph. externus	– schlaff

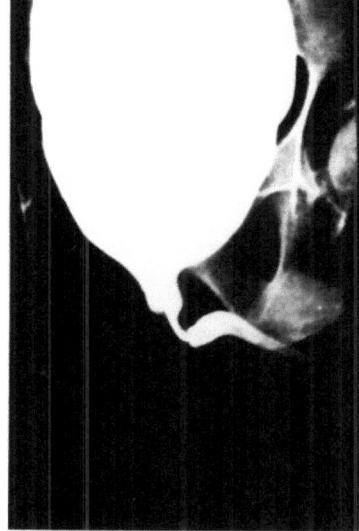

Abb. 3. Schlaffe Blase, kolbige Auftreibung des Blasenhalses

Mischformen der neurogenen Blasenstörung

Bei epikonaler und tiefer gelegener Cauda-Läsion können sehr unterschiedliche Mischformen der neurogenen Blasenstörung entstehen mit zwei Hauptformen:

Typ I – untere viszeromotorische / obere somatomotorische Läsion

Bei dieser Mischform ist der Detrusor schlaff, atonisch, die Miktion kann nur durch Bauchpresse oder Credéschem Manöver erreicht werden. Der Blasenauslaßwider-

Tabelle 5. Gemischte neurogene Blasenstörungen

Typ I
„untere viszeromotorische – obere somatomotorische Läsion"

Miktion	– Bauchpresse, Credé
Detrusor	– schlaff
Sph. internus	– anatomisch eng
Sph. externus	– spastisch

Typ II
„obere viszeromotorische – untere somatomotorische Läsion"

Miktion	– normal bis überstürzt (Urge-Inkontinenz)
Detrusor	– ungehemmte Kontraktionen
Sph. internus	– eng
Sph. externus	– schlaff

stand ist jedoch erheblich durch den intakten oder spastisch tonisierten Sphinkter externus erhöht.

Typ II – obere viszeromotrische/untere somatomotorische Läsion

Die Einleitung der Miktion ist willkürlich möglich, oft jedoch reflektorisch überstürzt (Urge-Inkontinenz). Das Blasenvolumen ist gering, oft besteht eine dauernde Inkontinenz (Tabelle 5).

Medikamentöse Behandlung der neurogenen Blasenstörungen

Die differenzierte, parasympathische, sympathische und somatische Innervation der Blase mit ihrem Verschlußapparat ermöglicht eine vielfältige pharmakologische Beeinflussung (Übersicht: Kiesswetter, 1979; Jensen, 1981; Palmtag, 1979).

Prinzipiell ist zwischen Substanzen, die indirekt als Neurotransmitter Einfluß auf die Miktion haben und direkt auf die Muskelzelle einwirkende Pharmaka zu unterscheiden.

Neurotransmitter:
Die zentrale Miktionsregulation im Bereich der Stammganglien wird beeinflußt durch Dopamin, Nor-Adrenalin und Serotonin. Durch Neuroleptika, Thymoleptika und Reserpin können die Rezeptoren blockiert oder der Rücktransport der Transmitter in die Speicher gehemmt werden.

Gamma-Aminobuttersäure (GABA) ist ein Neurotransmitter der hemmenden spinalen Interneurone, Acetylcholin ist der Transmitter der sympathischen, parasympathischen und motorischen spinalen Zentren.

Der Detrusor wird durch parasympathische Innervation aktiviert. Die sympathischen postganglionären Fasern unterteilen sich in β-adrenerge, vorwiegend im Bereich des M. detrusor lokalisierte hemmende und α-adrenerge überwiegend im Bereich des Trigonum und der inneren Harnröhre gelegene aktivierende Fasern.

Von den vielen auf die Blasenfunktion Einfluß nehmenden Pharmaka haben sich in der Klinik nur relativ wenig Substanzen durchgesetzt (Tabelle 6). Die Behandlung der überaktiven, unstabilen Reflexblase gelingt am besten durch die Gabe von Baclofen (Lioresal) in Kombination mit Phenoxybenzamin (Dibenzyran). Die Gabe eines α-Rezeptorenblocker wirkt sich dabei gleichzeitig günstig auf die autonome Hyperreflexie aus.

Muskulotrope Laxantien bewähren sich bei inkompletter, oberer Läsion mit Urge-Inkontinenz, häufig zeigt hier auch Imipramin (Tofranil) eine günstige Wirkung.

Bei hypotoner, schlaffer Blase hat sich Carbachol (Doryl) bzw. Distigminbromid (Ubretid) bewährt, sollte jedoch ebenfalls nur in Kombination mit dem α-Rezeptorenblocker Phenoxybenzamin eingesetzt werden.

Medikamente mit direkter tonisierender Wirkung auf den Detrusormuskel, wie Histamin, Digitalis und Prostaglandine haben klinisch keine Bedeutung.

Bei Sphinkterschwäche hat sich Midodrin (Gutron) mit direkt peripher α-adrenerg stimulierender und langer Wirkungsdauer bewährt.

Tabelle 6. Medikamentöse Beeinflußung der neurogenen Blasenstörung

	Förderung	Hemmung
Detrusor Inn.: cholinerg β-adrenerg	Parasympathikomimetika: Carbachol, Urecholine, Distigminbromid Sympathikolytika (β-Blocker): Propranolol	Parasympathikolytika: N-Butyl-scopalaminiumbromid, Emeproniumbromid, Flavoxat Antispastika: Diazepam
Sphinkter internus Inn.: α-adrenerg	Sympathikomimetika: Midodrin, Ephedrin, Imipramin, Levodopa	Sympathikolytika (α-Blocker): Phenoxybenzamin Neuroleptika
Sphinkter externus Inn.: somatisch		Antispastika: Diazepam, Baclofen, Memantine

Operative Maßnahmen

Operationen am Blasenverschluß sind notwendig, wenn es nicht gelingt medikamentös ein ausgewogenes Verhältnis zwischen Blaseninnendruck und Auslaßwiderstand herzustellen (Tabelle 7).

Sphinkterotomie, Kerbung bzw. Resektion des Blasenhalses und transurethrale Prostataektomie sind heute standardisiert (Madersbacher et al., 1976) und führen nur in seltenen Fällen zur dauernden Inkontinenz und Verlust der Erektionsfähigkeit. Häufig machen Narbenbildungen mit erneuter Abflußbehinderung wiederholte Resektionen erforderlich. Operationen zur Dauer-Harnableitung (Urethero-Sigmoideostomie, Ilial-Conduit, u. a.) sind nur in sehr seltenen Fällen indiziert, wenn trotz der oben genannten medikamentösen und operativen Maßnahmen ein Reflux in die oberen Harnwege persistiert.

Tabelle 7. Transurethrale Operationen

Methoden	Indikationen	Komplikationen
Sphincterotomia externa Sphincterotomia interna Resektion am Blasenhals („Querbarre") Resektion der Prostata Resektion der Harnröhrenstenosen	*relativ:* erhöhter Blasenauslaßwiderstand erhöhter Restharnquotient rezidivierende Infektionen *absolut:* Ektasie d. oberen Harnwege Funktionseinschränkung d. Nieren Reflux in die oberen Harnwege Reflux in die Adnexen rez. Infektionen mit Konkrement	*frühe:* Nachblutungen Infektionsausbreitung Autonome Dysreflexie (Katheterreiz) *späte:* Narbenbildung mit Abflußbehinderung dauernde Inkontinenz retrograde Ejakulation verminderte Erektion

Elektrostimulation und Nervenblockade

Weitere Behandlungsmöglichkeiten der neurogenen Blasenstörung ergeben sich durch elektrische Stimulation der Blase, bzw. der Sphinkteren. Die verschiedenen Verfahren sind jedoch in ihrer Wirkung auf die einzelnen Muskelgruppen noch sehr unspezifisch und haben noch keine breite Verwendung gefunden. Durch die selektive Blockade von Sakralnerven und durch die selektive Neurotomie kann die hyperaktive Harnblase erfolgreich behandelt werden (Kiesswetter, 1980).

Blockaden mit Phenolglyzerin sowie mit Alkohol (Rossier, 1974), führen zur Umwandlung einer Reflexblase in eine schlaffe Blase. Die dann eintretende Inkontinenz sowie der Erektionsverlust führen jedoch häufig zu neuen schwerwiegenden therapeutischen Problemen.

Infektions- und Konkrementprophylaxe

Die restharnfreie Blasenentleerung bei genügender Flüssigkeitszufuhr und die konsequente Ansäuerung des Urins garantieren die Vermeidung von Infektionen und Steinbildung, wenn Komplikationen – Nierenstau, Reflux in die oberen Harnwege und/oder Adnexen – durch gezielte medikamentöse und evtl. operative Maßnahmen (s. o.) verhindert werden. Regelmäßige bakteriologische Tests und gezielte antibiotische, systematische Stoßtherapie machen eine prophylaktische Dauermedikation mit Antibiotika überflüssig.

Behandlung im späteren Stadium der medizinischen Rehabilitation

Nach stabiler Konsolidierung der Fraktur konzentriert sich die Behandlung auf das Erreichen der Selbständigkeit und die möglichst weitestgehende Restitution des Gehvermögens. Selbständigkeit bedeutet, daß der Patient nicht nur vollständig unabhängig wird von Fremdhilfe, sondern daß er vertraut ist mit den lähmungsbedingten Veränderungen aller vegetativer und somatischer Funktionen. Neben der Kontrolle seiner Blasen- und Mastdarmfunktionsstörung muß er eine systematische Prophylaxe in Bezug auf Dekubitus und Kontrakturentstehung erlernen. Kontrolle der dekubitusgefährdeten Hautareale mit dem Spiegel, Durchbewegen der gelähmten Glieder gehören ab jetzt zu den täglichen Aufgaben. Besonders bei Teilinnervation der Gelenkagonisten bestehen erhebliche Kontrakturneigungen. Am besten begegnet der Patient der Hüftgelenksbeugekontraktur durch das Schlafen in Bauchlage mit der gleichzeitigen optimalen Dekubitusprophylaxe. Durch Krankengymnastik und Sporttherapie wird die Schultergürtel- und Rumpfmuskulatur gekräftigt als Voraussetzung für das Gehen mit Unterarmstützen. Eine Versorgung mit Orthesen mit Stabilisierung des Knie- und Sprunggelenks ermöglicht auch bei vollständiger Paraplegie unterhalb T_{12} ein Gehen im Durchschwung- oder 4-Punkte-Gang (Abb. 4). Das Einüben erfordert jedoch eine hohe Motivation und permanentes geduldiges Üben des Patienten bis er eine genügende Sicherheit erreicht hat, die es ihm auch ermöglicht Treppen zu überwinden.

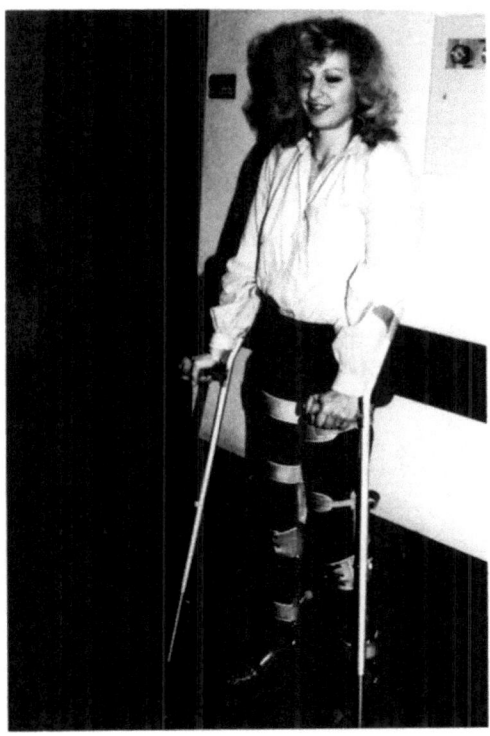

Abb. 4. Orthesenversorgung bei kompletter Paraplegie

Bei Lähmungen unterhalb L_3–L_4 mit Teilinnervation des Quadrizeps genügt oft eine Versorgung mit Peronaeushilfen und der Patient erreicht ein Gehvermögen, das ihn in der Wohnung unabhängig vom Rollstuhl macht.

Bei einer Lähmung unterhalb L_5/S_1 kann meist auf eine Rollstuhlversorgung gänzlich verzichtet werden.

Alle Patienten sollten mit einem PKW mit Handkontrollen, bzw. je nach Lähmungshöhe Schaltautomatik versorgt werden.

Berufliche und soziale Reintegration

Rechtzeitig müssen die baulichen Voraussetzungen für die häusliche Wiedereingliederung geschaffen werden. Hilfen für die individuell notwendigen Umbaumaßnahmen geben Richtlinien von Kuldschun et al. (1977).

Bereits in der Akutphase muß die Planung der beruflichen Reintegration beginnen. Hierbei zeigt unsere Erfahrung, daß das Gehvermögen zwar eine wesentliche Voraussetzung für eine erfolgreiche berufliche Wiedereingliederung darstellt, letztlich aber das Alter der Patienten neben den individuellen Voraussetzungen die berufliche Wiedereingliederung entscheidet.

Tabelle 8. Motorische Behinderung bei 96 Patienten mit Caudaschädigung

			Rollstuhl	Rollstuhl/Gehen	Gehen
BWK 2 – LWK 1	kompl. L.	32	19	13	–
	inkompl. L.	34	8	17	9
LWK 2 – LWK 3	kompl. L.	11	2	9	–
	inkompl. L.	12	2	4	6
LWK 4 – Sacrum	kompl. L.	2	1	1	–
	inkompl. L.	5	–	1	4
		96	32 (33%)	45 (47%)	19 (20%)

Tabelle 9. Motorische Behinderung und berufl.-soziale Rehabilitation bei 96 Patienten mit Caudaschädigung

		Beruf	Familie	Heim
Rollstuhl	31	16 (51,5%)	27 (87%)	4 (13%)
Rollstuhl/Gehen	46	28 (61%)	42 (91%)	4 (9%)
Gehen	19	15 (79%)	18 (95%)	1 (5%)
	96	59 (61,5%)	87 (90,5%)	9 (9%)

Tabelle 10. Alter und berufl.-soziale Rehabilitation bei 96 Patienten mit Caudaschädigung

Alter			Beruf	Familie	Heim
< 30 J.	kompl. L.	21	16 (82%)	19 (95,5%)	2 (4,5%)
	inkompl. L.	23	20	23	–
30 – 50 J.	kompl. L.	17	7 (52,5%)	17 (95%)	– (5%)
	inkompl. L.	23	14	21	2
> 50 J.	kompl. L.	7	1 (16,5%)	4 (58%)	3 (42%)
	inkompl. L.	5	1	3	2
		96	59 (61,5%)	87 (91%)	9 (9%)

Von 1977–1982 wurden 96 Patienten – 64 Männer und 32 Frauen – mit einer Conus-Cauda-Schädigung aus der Rehabilitationsklinik entlassen. 32 Patienten blieben rollstuhlgebunden, 45 Patienten erreichten ein Gehvermögen, das für kurze Strecken und in der Wohnung ausreichend war, 19 Patienten konnten ohne Rollstuhl aus der Klinik entlassen werden (Tabelle 8).

Die berufliche Wiedereingliederung war in der Gruppe der gehfähigen Patienten mit 79% deutlich höher als in der Gruppe der Patienten, die rollstuhlgebunden blieben – 51,5% (Tabelle 9). Entscheidend bestimmt jedoch das Alter der Patienten ebenso wie bei den Tetraplegikern (Grüninger, 1983) die berufliche Wiedereingliederung. 36 von 44 Patienten unter 30 Jahre (82%) wurden beruflich wiedereingegliedert, während in der Gruppe der Patienten zwischen 20 und 50 Jahren nur 52% wieder in das Berufsleben zurückkehrten (Tabelle 10).

Literatur

Bors E, Comarr AE (1971) Neurological Urology. Karger Basel–New York
Bradley WE, Scott FB (1978) Physiology of the urinary bladder. In: Campbell's Urology 87–184, Vol 1, Saunders Philadelphia
Grüninger W (1983) Rehabilitation cervikaler Querschnittssyndrome. In: Neuroorthopädie I. Hohmann D, Kügelgen B, Liebig K, Schirmer M (Hrsg), Springer, Berlin Heidelberg New York Tokyo
Guttmann L (1973) Spinal Cord Injuries. Blackwell Scientific Publications
Jensen Jr D (1981) Pharmacological Studies of the Uninhibited Neurogenic Bladder. Acta Neurol Scand 64:145–195 und 401–426
Kiesswetter H (1979) Medikamentöse Behandlung der neurogenen Blasenentleerungsstörung. In: Urologie bei Rückenmarksverletzten. Stöhrer M (Hrsg), Springer, Berlin Heidelberg New York
Kiesswetter H (1980) Die selektive Sakralnervenblockade zur Behandlung der hyperaktiven Harnblase. Akt Urol 11:45–53
Kuldschun H, Rossmann E (1977) Planen und Bauen für Behinderte. Dtsch Verlagsanstalt GmbH Stuttgart
Kurzawa T (1982) Leistungsträger und Rechtsgrundlagen der Rehabilitation – Übersicht für den Praktiker. In: Finke K-D (Hrsg), Versicherungsfall Querschnittlähmung, hergestellt v. Frankona Rückversicherungs-AG München
Madersbacher H, Scott BF (1976) Twelve o clock sphinctertomy: technique, indication, results. Paraplegia 13:261–267
Madersbacher H, Weissteiner G (1977) Intermittend self – treatment of neurogenic urinary incontinence in women. Eur Urol 3:82–84
Palmtag H (1979) Urologische Funktionsdiagnostik zur Klassifizierung neurogener Blasenentleerungsstörungen. In: Urologie bei Rückenmarkverletzten. Stöhrer M (Hrsg), Springer, Berlin Heidelberg New York
Palmtag H (1981) Neurophysiologie und Pharmakologie der Blaseninnervation. Pharmakotherapie 4:52–57
Peters HJ (1979) Anatomie und Physiologie der Blase. In: Urologie bei Rückenmarkverletzten. Stöhrer (Hrsg), Springer 27–41
Rossier AB (1974) Neurogenic Bladder in spinal cord injury. Urol Clin North Am 1:125–138

Diagnostik und Therapie des engen lumbalen Spinalkanals

N. Walker und A. Schreiber

Definition des engen Spinalkanals

Verbiest brachte 1949 die erste systematische Darstellung, in dem er bei einer Reduktion des sagittalen Wirbelkanaldurchmessers von 12 mm von einer relativen und bei 10 mm und darunter von einer absoluten Wirbelkanalstenose ausgeht.

Eisenstein (1977) kam bei Messungen von mazerierten Wirbelkörpern zu dem Schluß, daß bereits bei einem Durchmesser des Wirbelkanallumens von 15 mm eine Stenose bestehe.

Insgesamt sind sowohl intraoperative als auch radiologische Meßmethoden wenig zuverlässig und genau.

Eine gut mit der Klinik korrelierende Aussage bringt allenfalls die Messung des Wirbelkanales im Myelogramm wie sie von Langlotz und Walker (1977) angegeben wurde.

Radiologische und computertomographische Untersuchungen ergänzen sich bei der Beurteilung des Wirbelkanallumens und können ergänzend über stenotische Prozesse in der sagittalen und frontalen sowie transversalen Ebene herangezogen werden.

In der frontalen Ebene der Wirbelsäule kann mit der Nativ-Röntgenaufnahme im anterior-posterioren Strahlengang myelographisch und im Röntgen-Übersichtsbild die Stellung der Wirbelkörper in bezug auf *Skoliose, Rotation* und *Drehgleiten* sowie der Verlauf der Interpedunkularabstände von kranial nach kaudal beurteilt werden. Eine von L_3 nach S_1 sich nicht verändernde Distanz der Interpedunkularabstände bzw. eine Reduktion derselben ist typisch bei der Chondrodystrophie und auch bei anderen Formen der Wirbeldysostosen zu finden und deutet auf eine frontale Verengung des Wirbelkanallumens.

Die Beurteilung der sagittalen Ebene des Wirbelkanales erfolgt am besten mit der seitlichen Röntgen-Übersichtsaufnahme bzw. mit der Myelographie. Sie ermöglicht die Beurteilung der segmentalen Stellung der Wirbel zueinander sowie die Form der Wirbelkörperhinterkanten und gibt Auskunft über den kyphotischen bzw. lordotischen Aufbau der Lendenwirbelsäule. Ebenso sind dabei Protrusionen der Bandscheibe bzw. Diskushernien als verengende Faktoren, von ventral und dorsal komprimierende Veränderungen durch Hypertrophie von Gelenkfortsatz und Ligamentum flavum zu erkennen.

Da diese Faktoren unter statischer Belastung sowie bei Inklination und Reklination unterschiedlich wirksam sind, sollen ergänzende Funktionsuntersuchungen am sitzenden und stehenden Patienten in Inklination und Reklination durchgeführt werden.

Besonders bedeutungsvoll sind dann mono- oder mehrsegmentale Hypermobilitäten oder Instabilitäten.

Die Computertomographie ergibt eine exakt meßbare Aussage in allen transversalen Ebenen, insbesondere sind sagittale Reduktion des Wirbelkanales, laterale Verengungen und symmetrische und asymmetrische Stenosen dabei gut erkennbar.

Rekonstruktionszeichnungen können auch mehrsegmentale stenotische Prozesse zur Darstellung bringen.

Pathogenese des engen lumbalen Spinalkanals

Das Hauptsymptom des engen lumbalen Spinalkanales ist die neurogene Claudicatio intermittens. Sie ist nicht nur das Resultat statisch morphologischer Reduktion des Wirbelkanallumens sondern auch Ausdruck einer gestörten Funktion von Liquordynamik und arterieller und venöser Blutversorgung im Bereiche des Duralsackes und der Nervenwurzeln. Die Liquor-Zirkulationsstörung ist unter anderem erkenntlich an einer leichten bis mittelgradigen Liquor-Eiweißerhöhung und radiologisch an der unregelmäßigen Ausbreitung des Kontrastmittels im Duralsack, erkennbar an der Pfützenbildung in konkav ausgebildeten Wirbelkörperhinterflächen, an Pfützenbildung im Bereich von verschobenen Wirbelkörpern bei der Spondylolisthesis und Pseudo-Spondylolisthesis. Im Extremfall wie z. B. bei der Chondrodystrophie kann Kontrastmittel lediglich im Bereich der konkav ausgebildeten Wirbelkörperhinterkanten zu sehen sein, so daß bei der Punktion Schwierigkeiten bei der Liquorgewinnung entstehen.

Auf die Bedeutung der gestörten arteriellen Durchblutung deutet der Zusammenhang mit anderweitigen arteriellen Durchblutungsstörungen besonders bei gleichzeitig generalisierter Gefäßveränderung. Dafür spricht das meist erhöhte Lebensalter der Patienten mit degenerativer Wirbelkanalstenose.

Eindrücklich ist auch der intraoperative Befund mit plattgedrückten Nervenwurzeln, die sich nach der Dekompression entfalten bei insgesamt dünn atrophischem, nicht pulsierendem Duralsack.

Die Veränderung der venösen Blutzirkulation konnte von Theron und Moret (1980) phlebographisch nachgewiesen werden.

Intraossäre Messungen des venösen Druckes lassen beim stehenden und mehr noch beim reklinierenden Patienten einen intraossären Druckanstieg erkennen (Hanai, 1980).

Manifestation des engen lumbalen Spinalkanals

Der enge Spinalkanal ist bei der Mittelmeerbevölkerung aus konstitutionellen Gründen weiter verbreitet als bei der schwäbisch-alemannischen Rasse. Insbesondere scheint die vermehrte sagittale Ausrichtung der Wirbelgelenke wie sie Wackenheim bei der Dysostose beschreibt, bei der mediterranen Bevölkerung im Bereich der Segmente L_3–L_5 zu einer Verschmälerung auch des transversalen Durchmessers zu führen, wie dies allgemeinchirurgischer Erfahrung entspricht.

Als häufigste Ursache der Manifestation des engen Spinalkanals ist die Ruptur eines Anulus fibrosus mit Diskusherniation anzusehen.

Bereits 1948 hat van Gelderen den Begriff des orthotisch-lordotischen Syndroms geprägt, womit der Einfluß der Stellung der Lendenwirbelsäule und des Kreuzbeines auf die Funktion der lumbalen und lumbo-sakralen Nervenwurzeln gezeigt werden soll. Vielfach kann durch eine forcierte Reklination die subjektive Schmerzsymptomatik ausgelöst werden. Hält diese Stellung lange genug an, können irreversible Cauda equina-Läsionen entstehen wie dies z. B. bei operativen Eingriffen der Fall ist. So wurde uns vor 10 Jahren ein 60jähriger Patient mit einer kompletten und irreversiblen Cauda equina-Paraplegie zugewiesen, die bei engem Spinalkanal im Zusammenhang mit einer Hüfttotalendoprothesenoperation aufgetreten war. Zwei weitere Fälle mit weniger schweren neurologischen Ausfällen, aber mit dem selben pathogenetischen Ablauf sind seitdem dazugekommen. Beim Studium der Literatur fanden wir Angaben von Ehni (1969) über 3 Patienten mit Paraparesen durch intraoperative Lagerung und ähnliche Berichte kamen von Goldthwaite (1911) und Lane (1893) dazu.

Wirbelsäulenverbiegungen in der sagittalen und frontalen Ebene sind im Verlaufe der Jahre auch nach Abschluß des Wachstums, insbesondere unter dem Einfluß der senilen Osteoporose progredient. Bei gleichzeitig altersentsprechender Reduktion der Blut- und Liquorzirkulation können dann ebenfalls die Symptome der neurogenen Claudicatio auftreten.

Klassifikation des engen lumbalen Spinalkanals (Tabelle 1)

Die 1975 von Arnoldi et al. angegebene Klassifikation des engen lumbalen Spinalkanales ist eine gute Grundlage der Zuordnung der verschiedenen Formen und gibt Hilfe für die einzuschlagende Therapie. Danach umfaßt der primäre enge Spinalkanal die angeborenen Knochenaufbaustörungen, kongenitale Mißbildungen und idiopathische Formen des engen Spinalkanales.

Der sekundäre enge Spinalkanal umfaßt die Bilder der degenerativen Verengung des Wirbelkanales mit der Spondylolisthesis auf degenerativer und spondylolytischer Ursache, die postoperative und iatrogene Wirbelkanalstenose sowie posttraumatische Formen des engen lumbalen Spinalkanales.

Tabelle 1. Klassifikation des engen lumbalen Spinalkanals

a) *Primär*	b) *Sekundär*
– angeborene Knochenaufbaustörungen	– degenerativ
– kongenitale Mißbildungen	– Spondylolisthesis
– idiopathisch	– degenerativ
	– spondylolytisch
	– postoperativ
	– posttraumatisch
	– sonstige

Primäre Formen des engen lumbalen Spinalkanals

Als klassisches Beispiel eines primären engen Spinalkanales gilt die Wirbelsäule des Chondrodystrophikers. Von dem Chondrodystrophen im Tierreich, dem Dackel, ist die sog. Dackellähmung wohl bekannt. Die entsprechenden ossären Veränderungen des Menschen sind entsprechend zu beurteilen. Bereits beim jungen Menschen führt die lumbo-sakrale Abknickung und der konstante Zug an den Nervenwurzeln L_5 und S_1 zu anfänglich belastungsabhängigen lumboischialgiformen Schmerzen und elektromyographisch nachweisbaren Denervationszeichen. Im Verlaufe des Lebens führen diese Veränderungen schließlich zur Cauda equina-Lähmung aufsteigend bis zur spastischen Querschnittslähmung mit Niveau auf Höhe der thorakolumbalen Kyphose. Aus der Kunstgeschichte ist uns das Bild des sitzenden, gelähmten Chondrodystrophen von Goya bekannt.

Mit der dekompressiven Laminektomie erkennt man die hochgradige Stenose des Wirbelkanales mit den charakteristischen, kurzen, plumpen Wirbelbögen, den weit medialwärts reichenden hypertrophischen und arthrotisch veränderten Wirbelgelenken, den dorsal vordrückenden Bandscheiben und den konkaven Hinterflächen der Wirbelkörper. In jedem einzelnen Segment vom Kyphosescheitel bis zum lumbo-sakralen Übergang sind die Nervenwurzeln bis in die Foramina hinein zu dekomprimieren.

Zur zusätzlichen Veränderung und Verbesserung der Wirbelsäulenstatik ist die Harrington-Distraktionsspondylodese erforderlich. Sie reduziert die thorakolumbale Kyphose und die tieflumbale Lordose und korrigiert das stark abgekippte Os sacrum. Eine postoperative Nachbehandlung im Korsett über 8–10 Monate ist erforderlich.

Von unseren drei Patienten ist ein 60jähriger Patient schmerzfrei, aber nur wenige Schritte gehfähig geworden.

Eine 50jährige Patientin konnte wieder schmerzfrei, aber wegen der durch Flexionskontraktur in den Hüftgelenken gestörten Aufrichtbarkeit des Rumpfes nur mit 2 Stöcken gehfähig gemacht werden. Bei einem 16jährigen kam es wieder zum schmerzfreien Gang; zusätzlich mußte aber noch die Fehlstellung in den Hüften durch extendierende, intertrochantäre Osteotomien korrigiert werden.

Wirbelkanalstenosen aufgrund kongenitaler Fehlbildungen sind selten. Sie gehen häufig mit chronischen, neurogenen Fußveränderungen einher und können akute Lumboischialgien verursachen. Die operative Dekompression ist in der Regel erfolgreich. Zu berücksichtigen sind gleichzeitige Anomalien der Rückenmarksposition und atypische Nervenwurzelabgänge.

Wir haben in 10 Jahren nur 4 dieser Patienten operiert. Alle wurden schmerzfrei; die neurologischen Störungen haben sich aber nur bei einem Patienten zurückgebildet.

Der idiopathische enge Spinalkanal

Der idiopathische enge Spinalkanal per se ist in der Regel asymptomatisch. Erst sekundär degenerative Veränderungen oder Diskushernien führen zur Manifestation, meist im Sinne einer mono-segmentalen radikulären Symptomatik. In Analogie zur Behandlung der lumbalen Diskushernie richtet sich unsere Therapie auf den Sitz der klinischen Manifestation. Eine zusätzliche Foraminektomie angrenzender Segmente ist bei myelographischem Kompressionsbefund in der Regel den Formen mit zusätzlicher degenerativer Stenose vorbehalten.

Der sekundäre enge Spinalkanal

90% unserer Patienten fallen in diese Gruppe. Eine vorbestehende idiopathische Reduktion des sagittalen Wirbelkanaldurchmessers begünstigt die Entstehung.

Weitere Faktoren sind eine umschriebene nekrotisierende Osteochondrose der Wirbelkörper, wie wir das innerhalb von Wochen bis Monaten ablaufende Zusammenszintern einzelner Bandscheiben bezeichnen. Gehen diese Veränderungen mit einem gleichzeitigen Drehgleiten einher, spricht man in der englischen Literatur von der „Collapsing spine". Typischerweise entwickeln sich diese Krankheitsformen über viele Jahre hinweg und vergleichbar mit der zervikalen Myelopathie sind mehrsegmentale, radikuläre Läsionen oder Veränderungen, die in das Bild der distalen, peripheren Neuropathie fallen, festzustllen.

Neben der Hemi- oder Laminektomie, welche die Ursache der Kompression bis in den Abgang der Nervenwurzeln und in die Foramina hinein beseitigt, muß die Statik der Wirbelsäule berücksichtigt werden. Deswegen sind bei diesen meist älteren Patienten oft zusätzliche Spondylodesen mit Metallimplantaten erforderlich. Die operativen Resultate in dieser Patientengruppe erscheinen angesichts des doch größeren und eingreifenderen operativen Vorganges erstaunlich gut. Die zuvor kaum mehr Gehfähigen geben unmittelbar postoperativ weitgehende Schmerzfreiheit an, ähnlich wie dies nach anderen dekompressiven Operationen der Fall ist. Wenig Remissionstendenz zeigen allerdings die Polyneuropathiezeichen. Insbesondere die gestörte Tiefensensibilität bleibt auch postoperativ bestehen.

Die Pseudo-Spondylolisthesis – das Wirbelgleiten bei intaktem Wirbelbogen – gehört zu den häufigsten Ursachen des degenerativen engen Spinalkanales (Tabelle 2).

Wir haben bei 95 untersuchten Patienten lediglich in 26 Fällen eine Operation durchführen müssen. Konservative Behandlungsmaßnahmen führten also in 3/4 der Fälle zum Erfolg. Klinisch im Vordergrund steht die neurogene Claudicatio, häufig aber auch heftige umschriebene Baastrup-Schmerzen, die belastungsabhängig zu unerträglichen Kreuzschmerzen führen.

Tabelle 2. Pseudospondylolisthesis

		(n = 95)
Alter	(45 – 86 Jahre)	65 Jahre
♂ : ♀	19 : 76	
Niveau:	L_4 in 70 Fällen	
Operation:	26	

Tabelle 3. Operationsresultate (n = 26)

	gut	befriedigend	schlecht	total
Laminektomie	3	2	2	7
Hemilaminektomie	4	1	1	6
Dekompression u. Spondylodese	9[a]	1	–	10

[a] 3 nicht gewertet

Die von manchen Autoren als Therapie der Wahl angegebene Laminektomie hat in unserem Patientengut nur in 50% eine andauernde Schmerzfreiheit gebracht.

In der Hälfte der Fälle mußte eine Re-Operation mit sekundärer Spondylodese durchgeführt werden (Tabelle 3).

Auch die einseitige oder bilaterale Nervenwurzeldekompression erbrachte meist nur vorübergehende Schmerzbesserung.

Aus diesem Grunde führen wir heute bei diesen Patienten jeweils eine ausgiebige Laminektomie des Gleitwirbels mit Foraminektomie zur Freilegung der Wurzeln auf 2 Etagen beidseits durch. Zusätzlich ist jeweils noch eine Spondylodese über die Gelenke und Querfortsätze sowie zwischen den Dornfortsätzen des darüber- und darunterliegenden Segmentes mit einem H-Span.

Von der Implantation von Harringtonstäben sind wir wieder abgekommen, da die knöcherne Verbindung auch beim alten Menschen problemlos mit dem oben dargestellten Verfahren abläuft.

Die iatrogene Wirbelkanalstenose ist diagnostisch problematisch. Intra- und extradurale Narbenbildungen und radiologisch nicht immer verifizierbare Instabilität der lumbalen Segmente sowie die psychische Alteration des Patienten bei jahrelangem Schmerzzustand erschweren Diagnostik und prognostische Beurteilung. Grundsätzlich sind ausgedehnte Gelenkresektionen und Laminektomien mit entsprechenden stabilisierenden Eingriffen zu kombinieren.

Die posttraumatische Wirbelkanalstenose ist bei persistierenden Kreuzschmerzen mit oder ohne radikuläre Veränderungen operativ durchaus gut angängig. Daneben ist aber auch die posttraumatische Deformität der Wirbelsäule nach Möglichkeit zu korrigieren. Zusätzliche Instabilitäten sind durch entsprechende Spondylodesen zu versorgen.

Literatur

Arnoldi et al. (1976) Lumbar Spinal Stenosis and Nerve Root Entrapment Syndromes. Clin Orthop 115

Ehni G (1969) Significance of the small lumbar spinal cal: Cauda equina compression syndroms due to spondylosis. J Neurosurg 31:490

Eisenstein S (1976) Measurements of the lumbar spinal canal in 2 racial groups. Clin Orthop 115:42

Gelderen van C (1948) Ein orthotisches (lordotisches) Kaudasyndrom. Acta Psychiatr Neurol Scand 23:57

Goldthwaite JE (1911) The lumbosacral articulation and explantation of many cases of "lumbago", "sciatica" and paraplegia. Boston Med Surg J 1964:365
Hanai K (1980) Dynamic measurement of intraosseous pressures in lumbar spinal vertebral with reference to spinal canal stenosis. Spine 5:568
Lane WA (1893) Spondylolisthesis associated with progressive paraplegia. Lancet 1:991
Langlotz M, Walker N, Wellauer J (1977) Radiologische Diagnose des engen lumbalen Spinalkanals. Z Orthop 115:40
Verbiest H (1949) Sur certains formes rates de compression de la queue de cheval: Hommage à Clovis Vincent. Maloine, Paris
Walker N (1974) Cauda equina-Querschnittslähmung nach Hüftalloarthroplastik. Z Orthop 112:1327
Walker N, Langlotz M (1982) Ursachen der klinischen Manifestation des engen lumbalen Spinalkanals. In: Ott, von VR (Hrsg) Spondylosis hyperostotica. Enke, Stuttgart S 103

Klinik des engen Spinalkanals

P. Vogel

Eine Enge des lumbalen Spinalkanals – die schätzungsweis bei ca. 5% der Bevölkerung vorkommt (Eisenstein, 1977) – kann für den Betroffenen ohne Bedeutung sein. Unter bestimmten Bedingungen führt diese Enge jedoch zu einer Irritation, in schweren Fällen zu einer tiefergreifenden Schädigung der Cauda equina.

Die klinische Symptomatik kann durch zwei grundsätzlich voneinander zu unterscheidende Bilder gekennzeichnet sein: einmal durch *permanente radikuläre Störungen,* bevorzugt der Wurzeln L_5 und/oder S_1. Bei diesen Patienten tritt häufiger ein Husten-Nies-Schmerz auf, oft ist das Lasèguesche Zeichen nachweisbar.

Die zweite Form hat in weitaus größerem Maße die Aufmerksamkeit der Kliniker und Forscher auf sich gelenkt: die sog. „neurogene Claudicatio intermittens": die Patienten berichten über längere beschwerdefreie Intervalle und entwickeln erst unter bestimmten Belastungen – wie Gehen und Stehen – Schmerzen, Parästhesien und ein Taubheitsgefühl, oft in einem radikulärem Verteilungsmuster, bevorzugt in beiden Beinen. Bei anhaltender Belastung kommt es schließlich zu Paresen der Beinmuskeln, selten auch zu einer Sphincter-Störung. Nur ausnahmsweise treten sensibel/motorische Störungen ohne vorangehende Schmerzen zu Tage. Die Entwicklung dieser Symptome benötigt oft nur wenige Minuten, die Rückbildung erfolgt meist ebenso rasch, wenn der Patient sich hinsetzt oder hinlegt. Bei der in der Regel während des beschwerdefreien Intervalls erfolgenden neurologischen Untersuchung sind wesentliche Normabweichungen kaum nachweisbar. Keine Angabe eines Husten-Nies-Schmerzes, Lasègue meist negativ.

Zwischen den beiden genannten klinischen Bildern gibt es Übergangsformen. Relativ viele Patienten bieten schon unter Ruhebedingungen radikuläre Symptome, die sich dann unter Belastung hinsichtlich Intensität, Ausdehnung und Qualität erheblich verändern, in weit deutlicherem Maße, als man es schon von einfachen Bandscheibenleiden kennt, so daß man auch hier mit Verbiest von einer „neurogenen Claudicatio intermittens" sprechen kann. Eine solche Claudicatio ist nicht streng an einen bestimmten Schweregrad der lumbalen Stenose gebunden, zeigt aber eine gewisse Bevorzugung der ausgeprägteren Wirbelkanalveränderungen (Verbiest, 1976).

Die beschriebene Symptomatik tritt in aller Regel erst im mittleren Lebensalter, praktisch nie vor dem 3. Lebensjahrzehnt auf. Männer sind wesentlich häufiger betroffen als Frauen (Verbiest, 1976; Benini, 1976).

Unter Hinblick auf die *Pathogenese* der neurogenen Claudicatio intermittens ist vor allem die wiederholt von Patienten gemachte Beobachtung hervorzuheben, daß die Symptomatik in eindeutiger Abhängigkeit von der *Körperhaltung* auftritt (van Gelderen, 1948): Auftreten der Symptome in starker Streck- bzw. Lordosehaltung der LWS, rasche Rückbildung nach Ausbildung einer Ventralflexion der unteren Wirbelsäulenabschnitte. Die somit zu postulierende zusätzliche Stenosierung des Lumbalkanals im Rahmen der lordotischen Wirbelsäulenstreckung ist auf eine Reihe verschiedener Faktoren zurückzuführen, u.a. auf eine Vermehrung der Bandscheibenprotrusionen, eine Vorwölbung der Ligamenta flava in den Spinalkanal und eine Querschnittsvergrößerung der während der Streckhaltung erschlafften Caudafasern (Breig, 1960). Diese biomechanischen Vorstellungen können auch als Erklärung dafür dienen, warum bei Patienten mit einem engen Spinalkanal das Laseguesche Zeichen so oft nicht nachweisbar ist. Kommt es doch bei diesem Manöver zu einer Kyphosierung der LWS und damit zu einer Erweiterung des Kanalquerschnittes.

Im Gegensatz zum discogenen Wurzelsyndrom, bei dem offenbar *Zugkräfte* ganz im Vordergrund stehen (Breig, 1960) spielen in der Pathogenese der Caudaaffektion infolge Lumbalstenose sehr wahrscheinlich *Druckkräfte* die entscheidende Rolle. Umstritten bleibt dabei allerdings, ob dieser Druck direkt – mechanisch oder über eine Ischämie zu der passageren Funktionsstörung des Nerven führt: die Widerstandsfähigkeit des Nerven gegenüber Druckeinwirkungen ist prinzipiell sehr groß (bis 1000 Athmosphären; Grundfest, 1936), vorausgesetzt, daß der Druck in homogener Weise auf den Nerven einwirkt. Besteht dagegen ein Druck-Gradient, reichen schon erheblich geringere Werte (1000 mm Hg; Ochoa, 1972) aus, um eine wochenlang anhaltende Blockierung der Nervenleitung zu erzeugen. Ischämische Funktionsstörungen des Nerven, die typischerweise rasch auftreten und schnell wieder reversibel sind – somit also dem Phänomen der neurogenen Claudicatio besonders ähneln –, lassen sich mit noch geringeren Drucken erzeugen (z.B. 250 mm Hg; Ochoa, 1972). Die Blutversorgung der Cauda erfolgt über kleine Radikulararterien, die in Höhe der einzelnen Intervertebrallöcher in den Spinalkanal eintreten und dort ein engmaschiges Gefäßnetz bilden. Eine Kompression im Rahmen einer direkten oder durch den Liquor übertragenen Drucksteigerung erscheint ohne weiteres vorstellbar. Es ist jedoch einzuräumen, daß die Vielfalt der Symptome, die als Folge einer Lumbalstenose auftreten können, keinesfalls zwanglos durch eine einfache Ischämie der Cauda zu erklären ist, sondern daß vermutlich weitaus komplexere Mechanismen eine Rolle spielen (Verbiest, 1976).

Die *Diagnose* „enger Lumbalkanal" ist mit rein klinischen Mitteln immer dann kaum zu vermuten, geschweige denn zu sichern, wenn eine einfache radikuläre Symptomatik besteht; angesichts seiner weitaus größeren Häufigkeit wird der Kliniker zu Recht als erstes einen Bandscheibenschaden annehmen und dann durch die Ergebnisse der radiologischen Untersuchungen eines Besseren belehrt werden. Die Schilderung einer streng belastungsabhängigen Symptommanifestation dagegen sollte den Verdacht von vornherein auf eine Fehlbildung des lumbalen Spinalkanals lenken. Da aber auch diese Symptomatik eine Reihe differentialdiagnostischer Überlegungen aufwirft (s.u.), beruht auch hier die endgültige Diagnose auf den radiologischen Befunden.

Mittels *neurophysiologischer Untersuchungsmethoden* läßt sich bestenfalls *Art und Ausmaß* einer Nervenschädigung dokumentieren, ein Hinweis auf die *Ätiologie* aber naturgemäß nicht gewinnen. Das EMG zeigt bekanntlich eine Denervation der Muskulatur und ggf. Reparationsvorgänge an. Es liefert somit in den meisten Fällen einer reinen neurogenen Claudicatio einen Normalbefund, da es im Rahmen dieser flüchtigen Attacken nicht zu einer Denervation kommt. Liegt klinisch eine permanente radikuläre Symptomatik vor, hilft ein pathologischer EMG-Befund meist nicht entscheidend weiter, auch wenn er eine umfangreichere Prozeßausdehnung belegt, als nach der Klinik zu vermuten war; denn zu der Frage: „discogen oder Folge einer Lumbalstenose" liefert er praktisch keinen Beitrag. Ein diagnostischer Wert kommt einem pathologischen EMG-Befund allerdings dann zu, wenn der neurogene Charakter der Symptomatik überhaupt fraglich ist.

Ungeachtet der noch nicht vollständig geklärten Pathogenese ist davon auszugehen, daß den Symptomen der neurogenen Claudicatio intermittens eine *passagere Impulsleitungsstörung* in dem motorischen und sensiblen Fasern der Cauda equina zugrunde liegt. Diese lassen sich mittels bestimmter elektroneurographischer Techniken nachweisen. Zum einen durch Registrierung des elektrisch ausgelösten Dehnungsreflexes der Wadenmuskulatur (H-Reflex; Rau und Esslen, 1973). Eine andere, sicher globaler einsetzbare Methode ist die Ableitung sog. sensibel evozierter Potentiale (SEP): unter Einsatz moderner elektronischer Geräte kann man nach Reizung bestimmter Beinnerven ein Antwortpotential von der sensiblen Großhirnrinde, unter bestimmten Bedingungen auch vom lumbalen Rückenmark ableiten

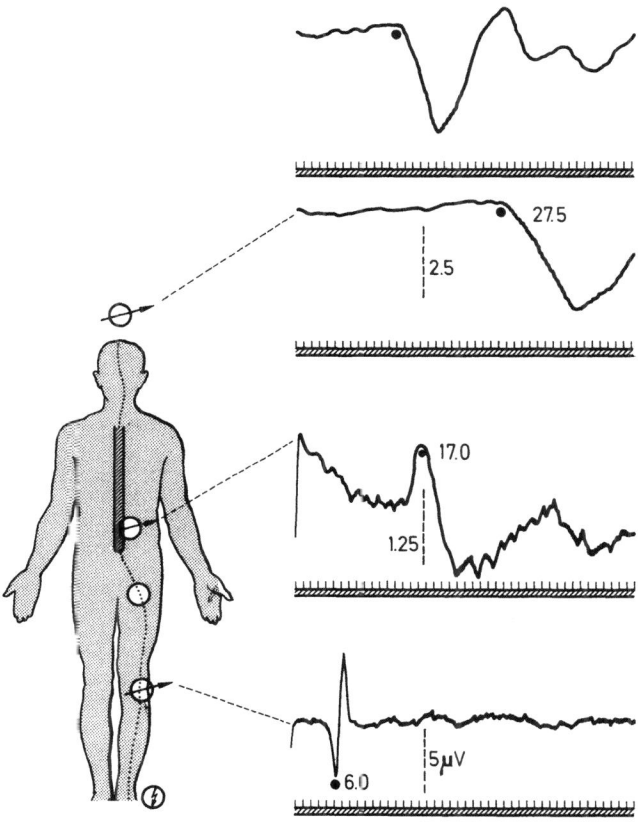

Abb. 1. Ableitung sensibel evozierter Potentiale (SEP) nach Reizung des N. tibialis. *Rechts unten:* Nervenaktionspotential des N. tibialis in der Kniekehle. *Mitte:* SEP des Lumbalmarkes. Die beiden oberen Kurven zeigen das kortikale SEP bei zwei verschiedenen Registriergeschwindigkeiten (Ableitung bei einem Kind von 1,40 m Körpergröße)

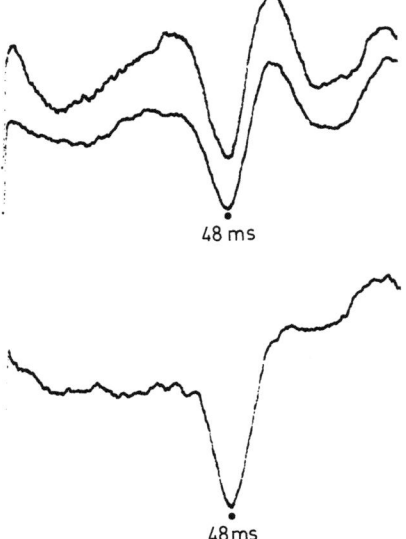

Abb. 2. SEP des N. suralis bei einem Patienten mit einer neurogenen Claudicatio intermittens im beschwerdefreien Intervall. *Oben:* SEP vor Belastung. *Unten:* SEP nach Belastung, bei der allerdings keine Beschwerden auszulösen waren. Das SEP ist unauffällig

(Abb. 1). Ein normales kortikales SEP (Abb. 2) leiteten wir bei einem Patienten mit einem engen Spinalkanal im beschwerdefreien Intervall vor und nach Belastung ab, weil es uns nicht gelang, in der der Untersuchungssituation eine Attacke einer neurogenen Claudicatio intermittens zu provozieren. Dagegen bot ein anderer Patient (Abb. 3), der infolge einer Spinalstenose unter belastungsabhängigen starken Schmerzen im Gebiet der Wurzel S_1 und S_2 litt, eine eindeutige Latenzverlängerung des Suralis-SEP.

Die *Liquor-Untersuchung* erbringt unterschiedliche Befunde: zum Teil keine Normabweichung, häufiger eine leichte bis mäßige Erhöhung des Gesamt-Eiweißes, nur selten hohe Werte (bis etwa 3 g/l). Anhand eines großen Patientengutes konnte eine angedeutete Beziehung zwischen Schweregrad der Stenose und Höhe des Li-

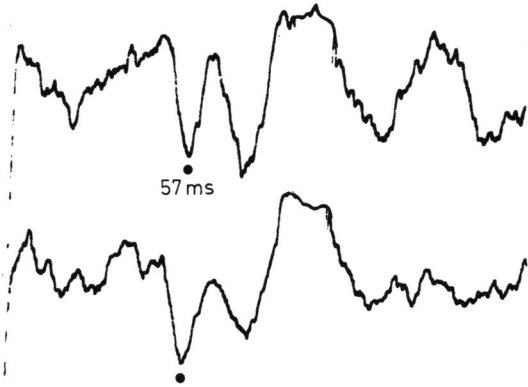

Abb. 3. Pathologisches SEP mit eindeutiger Latenzzeitverlängerung bei einem Patienten mit engem Spinalkanal. Registriergeschwindigkeit langsamer als in Abb. 2

quor-Gesamteiweißes festgestellt werden (Verbiest, 1976). Die Bedeutung radiologischer Methoden für die Diagnose des engen Spinalkanals wird im Rahmen anderer Referate dargelegt.

Die *Differentialdiagnose* der neurogenen Claudicatio intermittens umfaßt zum einen die passageren Funktionsstörungen des Rückenmarks, wie sie im Rahmen gefäßabhängiger (spinale Angiome, Stenosen rückenmarksversorgender Gefäße) oder raumbeengender (Kanalstenosen, Arachnoidalzysten) intraspinaler Prozesse auftreten können. Die Symptome (Schmerzen, sensible und motorische Ausfallserscheinungen) können denen der „Claudicatio intermittens der Cauda equina" sehr ähnlich sein, u. U. auch eine Abhängigkeit von Belastung und bestimmten Körperpositionen zeigen; sie sind jedoch meist durch die klinischen Zeichen einer zentralmotorischen Störung (gesteigerte Reflexe; Babinski) vor der passageren Funktionsstörung der Cauda equina abzugrenzen. Da diese neurologischen Krankheitsbilder jedoch durchweg Raritäten darstellen, muß sich die differentialdiagnostische Abgrenzung in erster Linie auf die sehr häufige arterielle Verschlußkrankheit konzentrieren, die bekanntlich zur „klassischen" Form der Claudicatio intermittens führt. Hervorstechendes Symptom ist hier der unter Belastung auftretende, in der Tiefe der Muskulatur empfundene krampfartige Schmerz, der nach Beendigung der Muskelarbeit rasch abklingt. Eine Abhängigkeit der Beschwerden von der *Körperhaltung* – wie sie allerdings auch nur bei einem Teil der Patienten mit neurogener Claudicatio zu beobachten ist – besteht nicht. Obgleich in der Regel eine Abgrenzung der beiden Krankheitsbilder anhand der Anamnese sowie des neurologischen Befundes einerseits und des angiologischen Befundes andererseits möglich sein dürfte, ergeben sich doch gelegentlich Schwierigkeiten, wenn eindeutige neurogene, d.h. vor allem motorische Symptome fehlen; denn die Schmerzsymptomatik der beiden Krankheitsbilder zeigt sowohl was Lokalisation als auch Qualität anbetrifft recht weite Überschneidungen; schließlich können auch bei einer echten Claudicatio intermittens vom Patienten Sensibilitätsstörungen angegeben werden (Gilfillan, 1954). In derartigen Fällen hängt die Diagnose vom Einsatz aller verfügbaren radiologischen Maßnahmen einschließlich der Arteriographie ab.

Literatur

Benini A (1976) Ischias ohne Bandscheibenvorfall: Die Stenose des lumbalen Wirbelkanals und ihre klinisch-chirurgische Bedeutung. Hans Huber, Bern Stuttgart Wien
Breig A (1960) Biomechanics of the central nervous system. Almquist & Wiksell, Stockholm
Eisenstein E (1977) The morphometry and pathological anatomy of the lumbar spine in South African negroes and Caucasoids with specific reference to spinal stenosis. J Bone Joint Surg 59 B: 173–180
Gilfillan RS, Jones jr OW, Roland SI, Wylie EJ (1954) Arterial occlusions simulating neurological disorders of the lower limbs. J Am Med Assoc 154: 1149–1152
Grundfest H (1936) Effects of hydrostatic pressure upon the excitability, the recovery and the potential sequence of frog nerve. Cold Spring Harbor Symp Quant Biol 4: 179–187, zit n. Ochoa 1972
Ochoa J, Fowler TJ, Gilliat RW (1972) Anatomical changes in peripheral nerves compressed by a pneumatic tourniquet. J Anat 113: 433–455

Rau H, Esslen E (1973) Die neurogene Claudicatio intermittens. Dtsch Med Wochenschr 98:2057–2060

van Gelderen Chr (1948) Ein orthotisches (lordotisches) Kaudasyndrom. Acta Psychiatr Neurol 23:57–68

Verbiest H (1976) Neurogenic intermittent claudication. In: Vinken PJ, Bruyn GW (eds) Handbook of Clinical Neurology, Vol 20 pp 611–807 North-Holland publishing company, Amsterdam

Verbiest H (1980) Stenosis of the lumbar vertebral canal and sciatica. Neurosurg Rev 3:75–89

Der enge Recessus lateralis

A. Benini

Der Recessus lateralis ist der laterale Teil des Spinalkanals.

Das Dach oder die Hinterwand des Recessus lateralis wird – von kranial nach kaudal gesehen – vom kranialen Gelenk, vom lateralen Teil des Bogens, weiter nach lateral und kaudal, an der Umbiegungsstelle ins Foramen intervertebrale, vom Zwischenwirbelgelenkstück gebildet. Die laterale Wand wird vom medialen, mehr oder weniger konkaven Teil der Bogenwurzel geformt. Seine Länge nimmt von kranial nach kaudal von 10–12 bei L_1 bis 25 mm für den Recessus lateralis S_1 zu. Nervenwurzel mit der Nervenwurzeltasche, intradurale Gefäße und der Plexus venosus um die Wurzeltasche zu füllen 1/6 bis 1/4 des Volumens eines normalen Recessus lateralis. Wenn aber die Wurzel kurz ist, so können diese Verhältnisse anders sein, weil das Ganglion im Recessus lateralis liegen kann. Die Wurzeltasche ist nur um wenig, manchmal nur um Bruchteile von mm kleiner, als der ventrolaterale Durchmesser des Recessus lateralis, und auf dieses Verhältnis kommt es bei einer Wurzelkompression imgrunde an.

Form und Dimensionen des Wirbelkanals, Form und Orientierung der Gelenke, sowie der Recessus sind erblich.

Die Recessus laterales eines Wirbels können eng sein bei einer Stenose des gesamten Kanals. Ein Recessus lateralis kann aber eng sein in einem sonst breiten Spinalkanal. In der Regel ist nur einer der zwei Recessus laterales eines Wirbels besonders eng, denn die Dimensionen der Recessus laterales eines Wirbels sind meistens nur dann symmetrisch, wenn sie normal breit sind. Dies ist bei 250 anatomisch präparierten lumbalen Wirbeln überprüft worden. In einem engen Recessus lateralis kann eine an sich nur kleine Bandscheibenprotrusion zu einer schweren Wurzelkompression führen.

Je enger, d.h. je kleiner der ventrodorsale Durchmesser des Recessus lateralis, desto mehr wird sein Dach vom kranialen Gelenk gebildet. Bei einer angeborenen Enge des Recessus lateralis kann sich eine Gelenkveränderung, beispielsweise aus dem rheumatischen Formenkreis, als wurzelkomprimierend auswirken (Abb. 1 und 2). Über die Pathologie der Gelenke als Ursache von Ischias wird der nächste Referent sprechen. Ich möchte mich hier auf die Wurzelkompression in einem engen Recessus lateralis ohne Diskusprotrusion und ohne Arthrose beschränken.

Warum wird der Recessus, dessen Form und Dimensionen angeboren sind, plötzlich zu eng? Dazu führt die Verschmälerung der Bandscheibe des zugehörigen Bewegungssegmentes, welche das Rückgleiten des kranialen Wirbels und das Vorrücken des kranialen Gelenkfortsatzes – mit Subluxation des Gelenkes – bewirkt (Abb. 1 und 3).

Bei einem normal breiten Recessus lateralis kann die Wurzeltasche diesen entgegengesetzten Verschiebungen ausweichen, nicht aber in einem engen (Abb. 4).

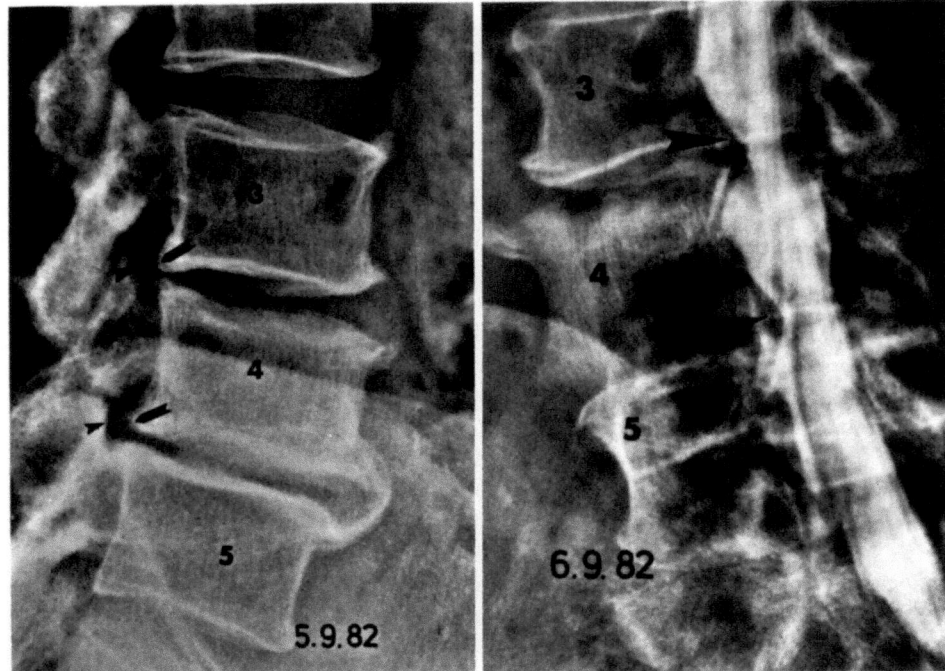

Abb. 1. 67jähriger Mann, klagt seit vielen Jahren über Kreuzschmerzen. 2 Wochen vor Spitaleintritt heftige Schmerzen im re. Bein auf der vorderen-lateralen Seite des Ober- und Unterschenkels bis zum Fußrücken. Lasègue re. bei 50° positiv. PSR re. stark abgeschwächt. *Links:* Seitliches Bild der LWS. Hochgradige, vorwiegend dorsale Verschmälerung der Bandscheibe L_3/L_4 und L_4/L_5, mit Annäherung der Gelenke von L_4, resp von L_5 (↙) an die Wirbelkörper L_3, resp. L_4 (↙). *Rechts:* Halbschräge Aufnahme des Myelogrammes mit wasserlöslichem Kontrastmittel. Starke Kompression der Wurzel L_4 und L_5 (↙)

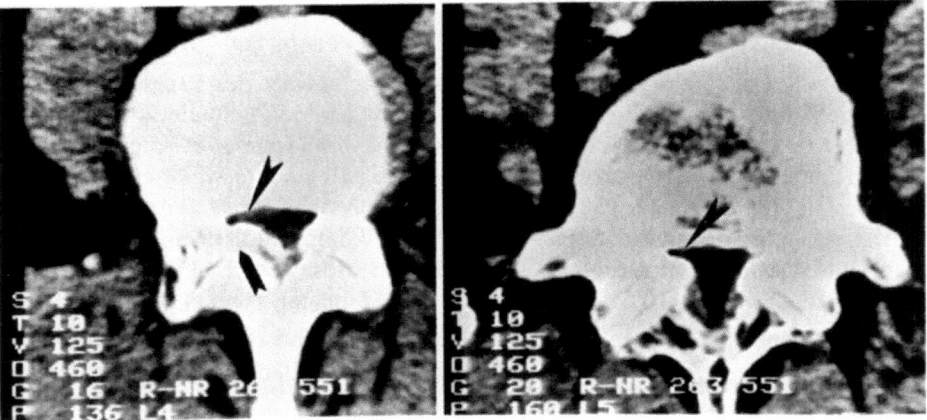

Abb. 2. Beim gleichen Patienten der Abb. 1 zeigt das computerisierte Tomogramm der LWS die schwere Arthrose L_4 (Abb. links, ↖), sowie die beträchtliche Enge des Recessus lateralis (↙). Der Recessus lateralis von L_5 rechts ist eng (↙) ohne nennenswerte Spondylarthrose. Dekompression beider Wurzeln ohne Diskusentfernung

Abb. 3. Schematische Darstellung der Veränderung im Bewegungssegment L_4/L_5 bei der vorwiegend dorsalen Verschmälerung der Bandscheibe L_4/L_5. Der Wirbel L_4 gleitet rückwärts (↘), zugleich rückt das kraniale Gelenk von L_5 ventralwärts (↖) mit der Subluxation des Gelenkes L_4/L_5 (⇄). Ist der Recessus lateralis L_5 eng, so kann die Wurzeltasche L_5 (WL$_5$) in dem verformten Recessus lateralis L_5, besonders an der Einmündungsstelle (↘), komprimiert werden. Daß die Wurzelkompression meistens einseitig ist (bei unseren 100 Fällen 94mal), ist auf die Asymmetrie der Recessus laterales zurückzuführen

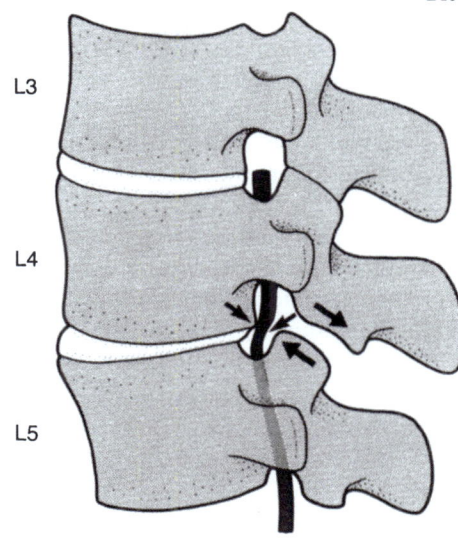

W L5

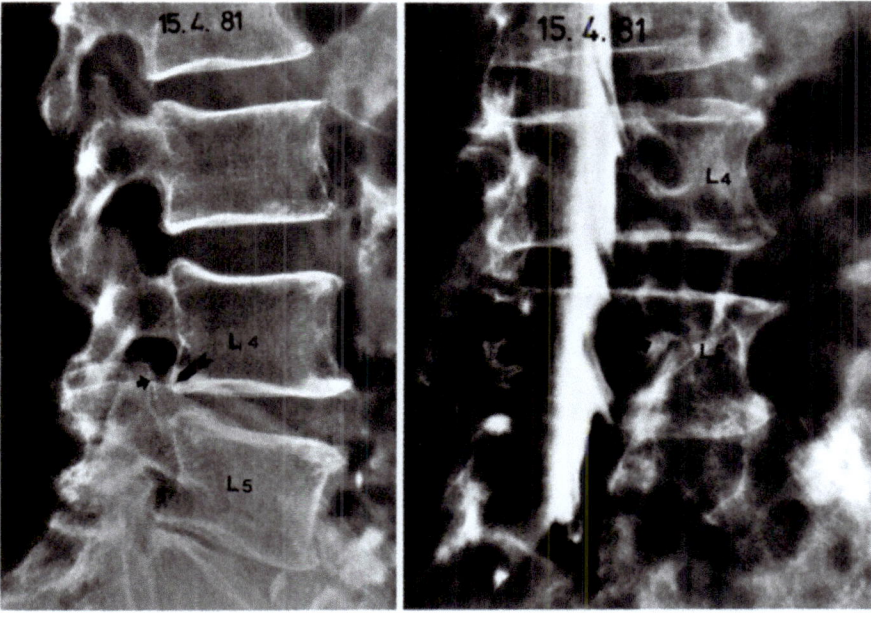

Abb. 4. 71jähriger Mann, klagt seit mehreren Jahren über Kreuzschmerzen und seit 4 Wochen über heftige Schmerzen im linken Dermatom L_5. Lasègue li. bei 70° positiv, beträchtliche Fußheberparese links mit Sensibilitätsstörungen im linken Dermatom L_5 im Fuß und Unterschenkel. *Links:* Seitliche Aufnahme der LWS. Trotz des fortgeschrittenen Alters keine nennenswerte Spondylose. Vorwiegend dorsale Verschmälerung der Bandscheibe L_4/L_5 mit Annäherung zwischen Wirbel L_4 (↙) und Gelenk von L_5 (↗). *Rechts:* Halbschräge Aufnahme des Myelogrammes mit wasserlöslichem Kontrastmittel mit der großbogigen Kompression von lateral her der linken Wurzel L_5 im Recessus lateralis L_5 (↘), bedingt durch die Verformung des engen Recessus lateralis. Keine Bandscheibenprotrusion. Dekompression der Wurzel L_5 ohne Bandscheibenentfernung

Die engste Stelle ist so gut wie immer die kraniale Einmündung in den Recessus lateralis, wo die Gelenkspitze manchmal die Wurzeltasche von dorsal nach ventral tief eindellt.

Symptome und Zeichen sind diejenigen der Wurzelkompression bei einem Bandscheibenvorfall, häufig in der Form einer mono- oder biradikulären Claudicatio intermittens. Die Abklärung erfordert neben den gewöhnlichen Röntgenbildern der Lendenwirbelsäule immer noch eine Myelographie mit wasserlöslichem Kontrastmittel: Das Computertomogramm ist nicht aussagekräftig genug, denn, wenn ein Recessus lateralis enger ist als die anderen, bedeutet das noch lange nicht, daß er für jene Wurzel schon zu eng sei.

Die Dekompression erfordert die Darstellung der Wurzeltasche vom Hiatus duralis bis zur Umbiegungsstelle ins Foramen intervertebrale, ohne die Bandscheibe zu entfernen.

Literatur

1. Benini A (1976) Ischias ohne Bandscheibenvorfall: Die Stenose des lumbalen Wirbelkanals und ihre klinisch-chirurgische Bedeutung. Mit Beiträgen zum lumbalen Wirbelgleiten und zur Claudicatio intermittens der Cauda equina. Huber, Bern Stuttgart Wien
2. Buchheit F, Maitrot D, Middleton L, Gusmao S (1980) Narrow radicular canal. In: Wackenheim A, Babin E (ed) The narrow lumbar canal. Radiologic signs and surgery. Springer, Berlin Heidelberg New York, p 105–113
3. Epstein JA, Epstein BS, Rosenthal AD, Carras R, Lavine LS (1972) Sciastica causes by nerve root entrapment in the lateral recess: the superior facet syndrome. J Neurosurg 36:584–589
4. Krayenbühl H, Benini A (1979) Die Enge des Recessus lateralis im lumbalen Bereich der Wirbelsäule als Ursache der Nervenwurzelkompression bei Bandscheibenverschmälerung. Z Orthop 117:167–171

Die Claudicatio intermittens spinalis: Leitsymptom einer seltenen Cauda-Anomalie

T. Demirel und U. Schüwer

Die Claudicatio intermittens ist bekanntlich ein Latenzschmerz, der nach einer bestimmten Wegstrecke auftritt und den Kranken zur Ruhepause zwingt. Erst danach kann erneut eine bestimmte Wegstrecke zurückgelegt werden. Am gebräuchlichsten ist der Terminus als Stadium II in der Einteilung der arteriellen Durchblutungsstörungen. Hierbei handelt es sich um einen ischämischen Muskelschmerz, der unter Arbeit entsteht.

Unter Claudicatio intermittens spinalis bzw. der Cauda equina versteht man uni- oder bilaterale radikuläre Schmerzen, die bei Belastung, also z. B. beim Gehen auftreten und nach einer Ruhepause bzw. nach Positionswechsel rasch abklingen oder verschwinden. Neben sensiblen Störungen mit Taubheitsgefühl und Kribbelparästhesien können unter Belastung Kraftminderungen der unteren Extremitäten auftreten. In der Ruhepause sind keine oder nur diskrete pathologische Befunde zu erheben.

Für die differentialdiagnostische Abgrenzung gegenüber der gefäßabhängigen, muskelhypoxiebedingten Claudicatio intermittens ist wichtig, daß die neurogene Form nicht arbeitsbelastungs- sondern positionsabhängig ist, d.h. alle Körperhaltungen, die mit einer Extension der Wirbelsäule einhergehen, lösen den Schmerz aus. Beugen des Rumpfes im Stehen, Hinsetzen oder -legen, alle lordosemindernden Haltungen führen zur Linderung bzw. zum Verschwinden der Schmerzen. Trotzdem wird man im Zweifelsfall nicht auf eine vorhergehende angiologische Überprüfung verzichten können.

Als Ursache bzw. als auslösenden Moment ist neben lumbalen Diskushernien, spondylotischen Randzacken oder Bandverdickungen, lumbalem Wirbelgleiten vor allem eine Stenose des Wirbelkanals verantwortlich gemacht worden. Das letztere Krankheitsbild wurde im Zusammenhang mit der erworbenen oder kongenitalen Enge des Spinalkanals zuerst von Verbiest (1973, 1975 u. 1980), später von Benini (1975), und Rau, Esslen (1973) sowie anderen Autoren beschrieben.

Wir selbst konnten in den letzten 5 Jahren 13 Patienten mit dem Syndrom des engen Spinalkanals behandeln. Das Krankengut bestand aus 11 Männern und 2 Frauen in fortgeschrittenem Alter.

Bei all diesen Fällen fand sich neben der Claudicatio intermittens spinalis ein typischer myelographischer Befund mit Einengung des Spinalkanals und kaskadenförmiger Kontrastmittelsäule durch Kontrastmittelaussparungen in Bandscheibenhöhe infolge multipler Protrusionen (Abb. 1).

Alle 13 Patienten wurden laminektomiert. 2 Patienten waren postoperativ nicht beschwerdefrei: die bereits präoperativ stärkergradigen Paresen hatten sich zwar vollständig zurückgebildet, es bestanden aber noch leichte Restschmerzen ohne radikuläre Zuordnung. 2 Patienten konnten nicht nachuntersucht werden, da sie zwischenzeitlich an anderen Erkrankungen verstorben waren.

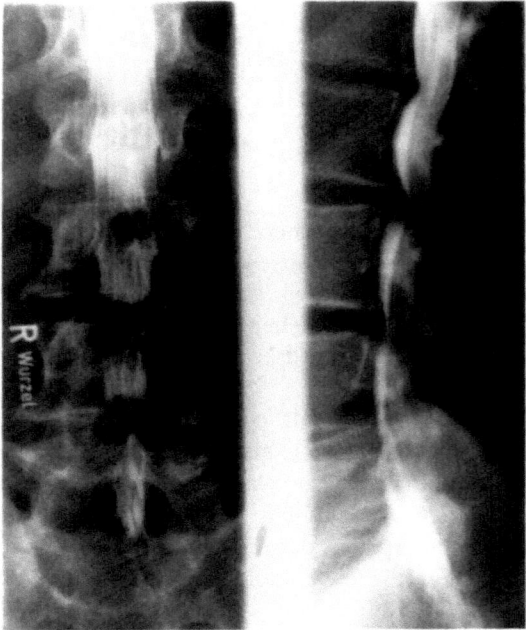

Abb. 1. Myelographischer Befund beim engen Spinalkanal: Kaskadenförmige Kontrastmittelsäule

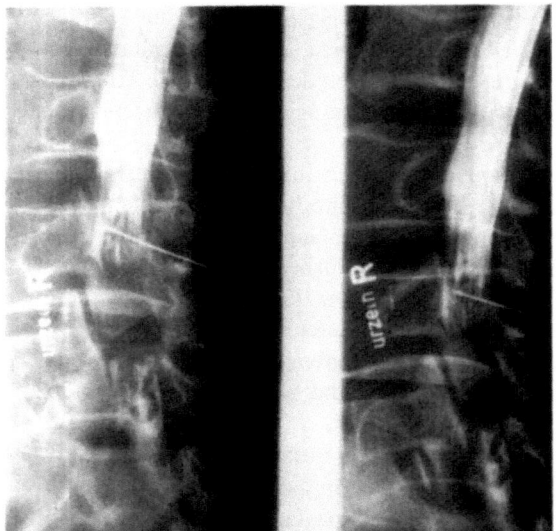

Abb. 2. Myelographischer Befund einer Spaghetti-Cauda: Girlandenförmige Kontrastmittelaussparungen

Alle anderen 9 Patienten waren nicht nur beschwerdefrei, sondern auch die präoperativen Ausfälle hatten sich zurückgebildet.

Im Folgenden möchten wir anhand von 2 Beobachtungen auf eine seltene Caudaanomalie aufmerksam machen, bei der die Claudicatio intermittens spinalis das Leitsymptom ausmachte.

Fall 1

Der 54jährige Patient klagt seit 6 Jahren über intermittierende Rückenschmerzen, nach einer Gehbelastung von 10 Min. Taubheitsgefühl in beiden Beinen verbunden mit einer Kraftlosigkeit beider Beine. Linderung durch Sitzen oder Liegen. Keine Miktionsstörungen. Die Schmerzen und das Taubheitsgefühl waren diffus ohne eindeutige radikuläre Zuordnung.

Neurologisch bestand eine leichte Fußheberschwäche bds., Hypästhesie und Hypalgesie im Dermatom S_1 links. Im Liquor 26 mg% GE. Die angiologische Untersuchung war unauffällig. Im Myelogramm zeigte sich ein inkompletter Stop in Höhe LWK 3/LWK 4 mit Kontrastmittelaussparung bis LWK 5/S_1.

Auffällig waren aber girlandenförmige Aussparungen in Höhe LWK 2, die zunächst den Verdacht auf eine vaskuläre Anomalie erweckte (Abb. 2).

Bei der Operation wurde eine Laminektomie LWK 2 bis LWK 5 durchgeführt. Keine Vorwölbung der Bandscheiben. Nach der Duraeröffnung quollen verschlungene, girlandenförmige verdickte, z. T. rückläufige Caudafasern hervor, die den Durasack prall ausfüllten. Kein Anhalt für einen raumfordernden Prozeß, normale Gefäße. Die Dura konnte mit Hilfe einer Teflonplastik wieder verschlossen werden.

Nach dem Eingriff war der Patient schmerzfrei, auch nach Belastung. Keine Sensibilitätsstörungen. Keine Paresen.

Fall 2

Bei dem zweiten Fall handelt es sich um einen 46jährigen Patienten, der seit 10 Jahren unter rezidivierenden Rückenschmerzen leidet, welche zeitweilig in beide Beine ausstrahlen. Seit 3 Jahren besteht eine Schmerzzunahme, linksseitig mit Ausstrahlung über die dorso-laterale Seite des Beines bis zur Großzehe, rechts bis zur Glutealfalte. Nach einer Gehstrecke von 300 m ist wegen der Zunahme der Schmerzen eine Zwangspause notwendig. Durch Beugen der Knie bzw. liegender Körperhaltung können die Schmerzen gelindert werden.

Neurologisch war der ASR links gegenüber rechts diskret abgeschwächt, Lasègue bds. negativ. Großzehenheberschwäche links, keine Anhaltspunkte für periphere Durchblutungsstörungen. Myelographisch stellte sich ein kompletter Stop in Höhe LW4/LW5 dar.

Durch eine Laminektomie LW5, Darstellung einer normalen Bandscheibe. Eröffnung der Dura, dabei preßten sich girlandenförmige, wiederum verschlungene, rückläufige Caudafasern hervor. Kein Anhalt für sonstige Raumforderung. Verschluß der Dura mit einer Teflonplastik.

Postoperativ trat eine Blasenatonie auf, am 6. p.o. Tag war eine spontane Blasenentleerung möglich. Bei der Entlassung keine Paresen, keine Schmerzen mehr.

In beiden Fällen handelt es sich um eine seltene Anomalie, bei der die Caudafasern verschlungen, überlang und girlandenförmig aussahen und teilweise sogar rückläufigen Verlauf zeigten. Wegen der optischen Ähnlichkeit wurde dieses Bild im laxen Sprachgebrauch als „Spaghetti-Cauda" bezeichnet.

Im Schrifttum konnten wir bis jetzt 6 Fälle mit ähnlichen Beobachtungen finden (Cressman u. Pawl, 1968; Schut und Groff, 1968; Fox, 1969; Duncan und Kido, 1981).

In drei von sechs Fällen war die Claudicatio intermittens spinalis vorherrschendes Symptom. Ferner ist zu vermerken, daß präoperativ in 4 Fällen anhand des myelographischen Befundes insgesamt der Verdacht auf eine vaskuläre Anomalie geäußert wurde, wie in unserem ersten Fall.

Für die Entstehung der Claudicatio intermittens spinalis in solchen Fällen ohne Einengung des Spinalkanales, erscheint uns folgender Mechanismus symptombildend:

Die überlangen und rückläufigen Caudafasern führen wegen ihrer Doppelläufigkeit zu einer Volumenzunahme der Cauda equina. Die so bedingte Zunahme des Gesamtdurchmessers der Cauda potenziert sich durch eine Lordosierung beim Gehen und kann auch bei normal weitem Spinalkanal zu einer Claudicatio intermittens spinalis führen.

Auch konnte man sich vorstellen, daß die mobilen rückläufigen Fasern bei aufrechtem Gang durch Bewegungsimpulse unter Zug geraten und Schmerzen hervorrufen.

Literatur

Benini A (1975) Claudicatio intermittens der Cauda equina. Dtsch Med Wochenschr 100: 1069–1070

Cressman MR, Pawl RP (1968) Serpentine myelographic Defect caused by a redundant Nerve Root. J Neurosurg 28: 391–393

Fox JL (1969) Redundant Nerve Roots in the Cauda Equina-Case report. J Neurosurg 30: 74–75

Rau H, Esslen E (1973) Neurogene Claudicatio intermittens. Dtsch Med Wschr 98: 2057–2060

Schut L, Groff RA (1968) Redundant nerve roots as a cause of complete myelographic Block. J Neurosurg 28: 394–395

Verbiest H (1976) Neurogenic intermittent claudication. In: Handbook of Neurology, Vol. XX, Vinken und Bruyn, Amsterdam. p 611–807

Verbiest H (1980) Stenosis of the lumbar vertebral canal and Sciatica. Neurosurg Rev 3: 75–89

Computertomographie der lumbalen Stenose

S. Bockenheimer, P. Billmann und A. Beck

Ein klassisches Beispiel der lumbalen Stenose stellt die Chondrodystrophie dar, die von Sumita 1910 von der Osteogenesis imperfecta (Vrolic) abgegrenzt wurde. Bereits Sumita bildete den engen Spinalkanal in axialer Sicht ab.

Die axiale Ebene bietet sich geradezu an, Durchmesser und Konfiguration des Spinalkanals zu beurteilen. Die Einführung der Computertomographie (CT) und ihre weite Verbreitung erlauben diese Darstellung ohne Schwierigkeiten. Freilich geht gegenüber der Nativaufnahme der Gesamteindruck des lumbalen Spinalkanales verloren. Sofern jedoch in der richtigen Höhe untersucht wird, ist die Aussagekraft zusätzlich erhöht, da nicht nur die knöcherne Begrenzung, sondern auch weitere einengende Strukturen identifiziert werden können.

Die apparativen Voraussetzungen für die exakte Höhenlokalisation und planparallele Einstellung zu Grund- und Deckplatten, wie sie Verbiest 1979 forderte und auf deren Wichtigkeit auch andere Autoren (Hirschy et al., 1980; Stoeter et al., 1981) hinweisen, sind bei den heute üblichen Geräten erfüllt. Einige Autoren verzichten auf den Versuch der planparallelen Einstellung durch Kippung der Abtasteinheit (Müller et al., 1981) oder weisen nicht darauf hin (Lackner u. Schröder, 1980), denn trotz schwenkbarer Abtasteinheit gelingt es nur selten in Höhe L_5 den korrekten Winkel einzustellen, auch wenn man versucht, die Lendenlordose zusätzlich durch Rückenlage mit angezogenen Knien auszugleichen.

Ullrich et al. (1980) schlagen als praktische Lösung Rekonstruktionen in der Sagittalebene vor, um Fehlinterpretationen zu reduzieren. Weitere Schwierigkeiten bei der exakten Messung mit Hilfe der CT gerade bei der Untersuchung des Spinalkanals ergeben sich durch die Wahl des Fensters und damit der Breite der erfaßten Hounsfieldeinheiten (HE) in der Grauskala, sowie der Wahl der Mittellage, die eine einzelne HE als Mittelpunkt des Fensters repräsentiert. Da es sich ja bei den einzelnen Bildpunkten um Volumenelemente handelt, erschweren Partialvolumeneffekte, Strahlenaufhärtung und räumliches Auflösungsvermögen zusätzlich exakte Messungen. Strahlenaufhärtung läßt sich kaum vermeiden, räumliches Auflösungsvermögen und Partialvolumeneffekt sind durch die Wahl niedriger Schichtdicken beeinflußbar. Wir untersuchen mit 2 mm-Schichten.

Der Beurteilung des Spinalkanals legen wir die von Ullrich et al. (1980) mit einer validierten standardisierten Methode erarbeiteten Normalwerte zugrunde im anterior-posterior-Durchmesser, im interpedikulären Abstand und der Fläche des lumbalen Spinalkanales (Tabelle 1). Der Diagnose „enger Spinalkanal" sollte die Messung an engster Stelle zugrunde legen. Dabei erweist sich die Bestimmung der Fläche (Abb. 1a) als zuverlässiger als die reinen Abstandsmessungen, die auch bei engem Spinalkanal durchaus „Normalwerte" ergeben können (Abb. 1b). Ein Teil der Fläche und des Raumes steht jedoch für die neuralen Strukturen nicht zur Verfügung.

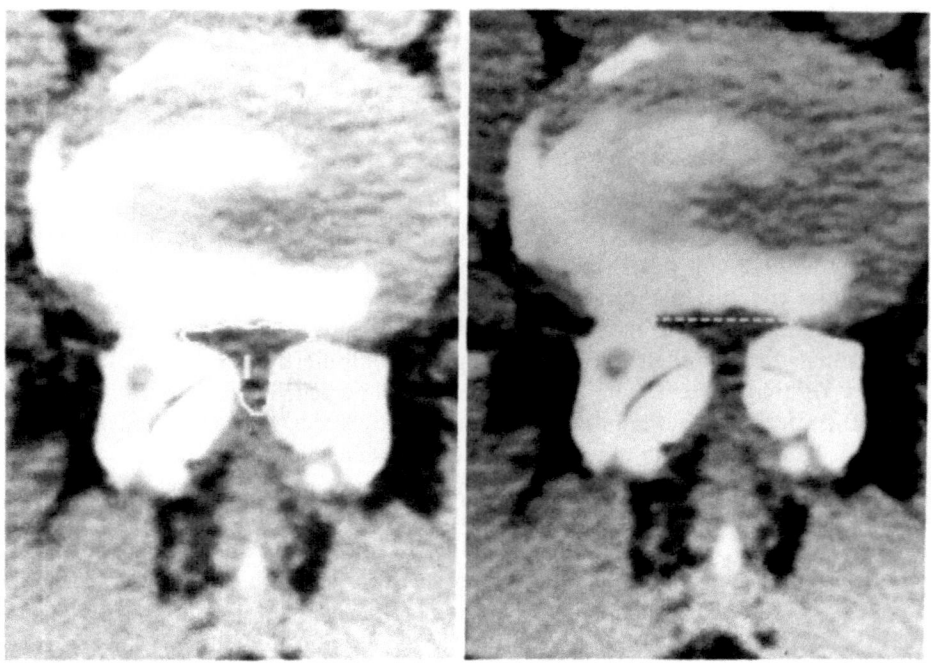

Abb. 1a und b. Enger Spinalkanal. **a** Flächenmessung deutlich unterhalb des niedrigsten Normalwertes. **b** Gleicher Patient; der Interpedikularabstand im Bereich der Norm

Tabelle 1. Normalmaße des Spinalkanals (nach C. G. Ullrich et al., Radiology *134,* 137–143 (1980)

Höhe	Durchmesser a.-p. (mm)	Durchmesser interpedikulär (mm)	Fläche (cm^2)
Th$_{12}$	14 – 26	15 – 30	1,5 – 3,5
L$_1$	14 – 25	17 – 30	1,7 – 3,5
L$_2$	13 – 28	15 – 28	1,5 – 3,5
L$_3$	13 – 27	16 – 30	1,5 – 3,5
L$_4$	13 – 27	17 – 35	1,6 – 3,9
L$_5$	12 – 32	19 – 40	1,5 – 5,6

Die lumbale Stenose kann sowohl durch knöcherne als auch durch Weichteileinengungen bedingt sein. Die idiopathische Stenose, die developmental narrowness (Verbiest, 1954, 1976) und Cheirolumbar dysostosis (Wackenheim, 1980) sind in unserem Patientengut selten, ebenso kongenitale lumbale stenotische Deformationen und die lumbale Stenose als Teil einer Skeletterkrankung (Klenermann, 1966). Sehr viel häufiger sind die erworbenen Stenosen durch degenerative Veränderungen (Abb. 2), durch Traumata (Abb. 3), Spondylolisthese oder Metastasen

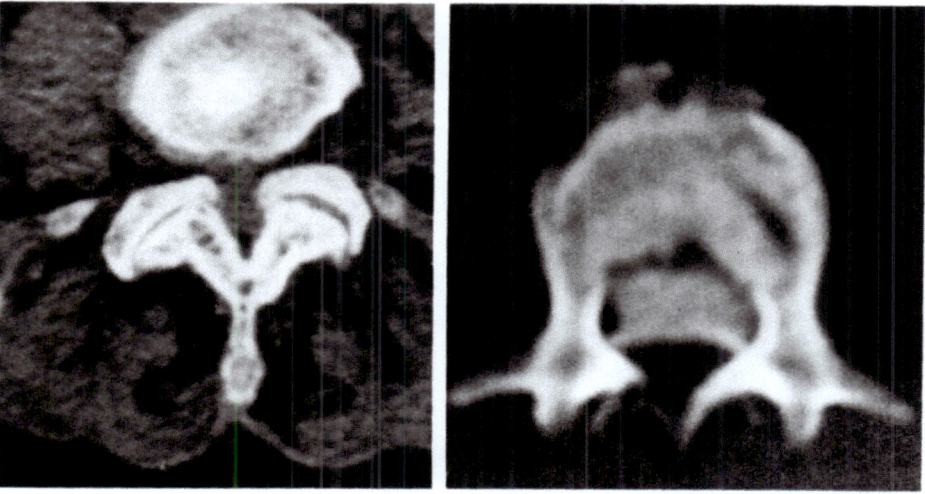

Abb. 2. Spondylarthrotische Veränderungen mit Einengung des Spinalkanals bilateral

Abb. 3. Fraktur mit Dislokation eines Fragmentes in den Spinalkanal

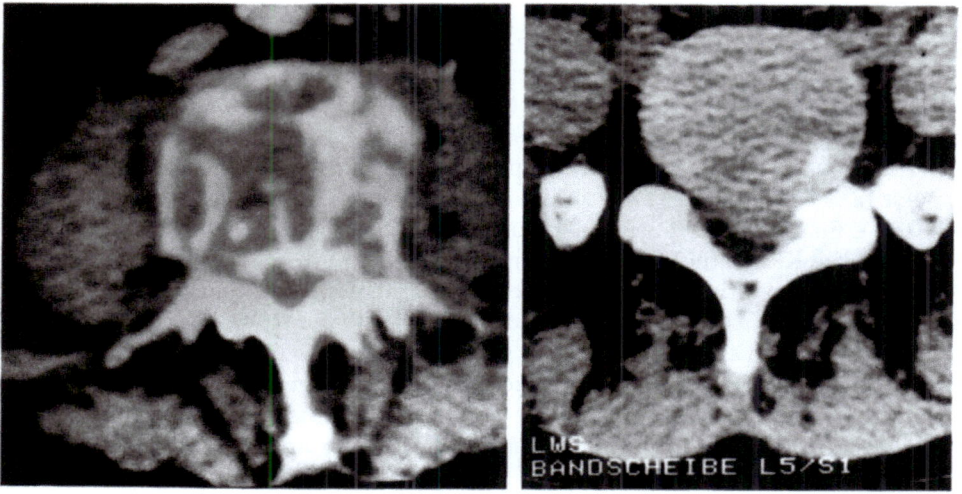

Abb. 4. Destruktion des Wirbelkörpers mit Verlegung des Spinalkanals

Abb. 5. Medio-lateraler Bandscheibenvorfall links

(Abb. 4). Schließlich können zu dem klinischen Syndrom stenosierende Prozesse im weiteren Sinne führen, wie Bandscheibenvorfall (Abb. 5), die Hypertrophie des Ligamentum flavum (Abb. 6) und Fetthypertrophie beim Cushingsyndrom (Lipson et al., 1980).

Ebenso läßt sich mit Dichtemessungen mühelos das Vakuumphänomen nachweisen, das sicher nicht pathognomonisch für den engen Spinalkanal ist (Abb. 7). Gulati und Weinstein (1980) fanden es bei der Untersuchung von 79 Patienten mit

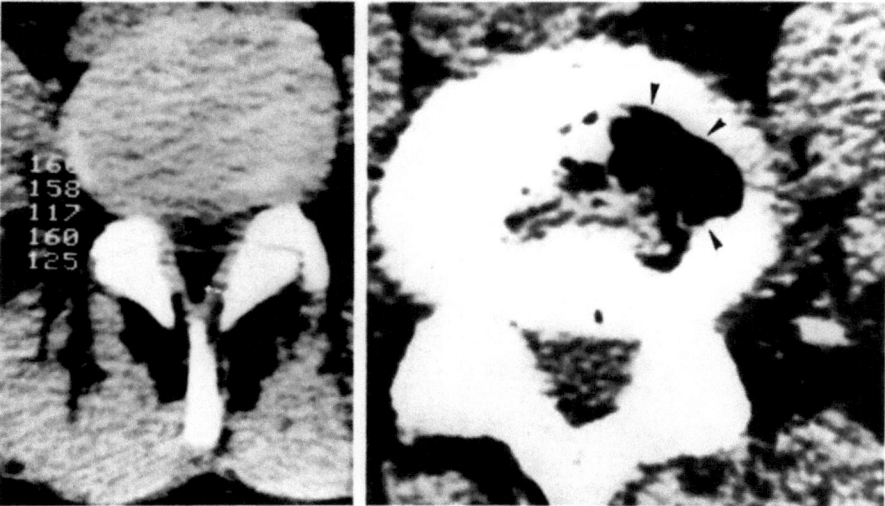

Abb. 6. Hypertrophiertes Ligamentum flavum und hypertrophiertes peridurales Fettgewebe

Abb. 7. Vakuumphänomen (*Pfeil*) bei normal weitem lumbalen Spinalkanal, jedoch erhebliche degenerative Veränderungen

lumbaler Stenose bei 22 Patienten, bei 3 von diesen Patienten konnten sie auch Gas, das nach Untersuchungen von Ford et al. (1977) zu 90 bis 95% aus Stickstoff besteht, auch im Spinalkanal selbst nachweisen.

Zusammenfassend stellt die Computertomographie sicher die präziseste Methode zum Nachweis und zur Lokalisation einer lumbalen Stenose dar. Sowohl knöcherne Einengungen, die den normalerweise dreieckigen lumbalen Spinalkanal in eine spitze Kleeblattform deformieren, als auch die kurzen Bogenwurzeln, die verdickten Gelenkfortsätze, die aufgetriebenen Ligamenta flava und hypertrophiertes Fett, können im CT identifiziert und lokalisiert werden (Cacayorin und Kieffer, 1982; Mikhael et al., 1981).

Zum Abschluß sei darauf hingewiesen, daß beim engen Spinalkanal bereits geringe Bandscheibenvorfälle zu einer erheblichen klinischen Symptomaik führen können. Diese geringfügigen medianen Protrusionen im engen Kanal entgehen häufig dem Nachweis im CT, worauf Stoeter et al. (1982) hinweisen. Hier hat auch heute die Myelographie ihren Platz.

Literatur

Cacayorin ED, Kieffer SA (1982) Applications and limitations of Computed tomography of the Spine. Radiol Clin North Am 20: 185–206

Ford LT, Gilula LA, Murphy WA, Gado M (1977) Analysis of gas in vacuum lumbar disc. AJR 128: 1056–1057

Gulati AN, Weinstein ZR (1980) Gas in the Spinal Canal in Association with the Lumbosacral Vacuum Phenomenon: CT Findings. Neuroradiology 20: 191–192

Hirschy JC, Leue WM, Berniger WE, Hamilton RG, Abbott GF (1980) CT of the lumbosacral spine: importance of tomographic planes parallel to vertebral end plate. AJNR 1:551–556

Klenermann L (1966) Cauda equina and spinal cord compression in Paget's disease. J Bone Joint Surg [Br] 48:365–370

Lackner K, Schroeder S (1980) Computertomographie der Lendenwirbelsäule. Fortschr Roentgenstr 133:124–131

Lipson SJ, Naheedy MH, Kaplan MM, Bienfang DC (1980) Spinal stenosis caused by epidural lipomatosis in Cushing's syndrome. NEJM 302:36

Mikhael MA, Ciric J, Tarkington JA, Vick NA (1981) Neuroradiological evaluation of lateral recess syndrome. Radiology 140:97–107

Müller HA, Sachsenheimer W, van Kaick G (1981) Die Wertigkeit der CT bei der präoperativen Diagnostik von Bandscheibenvorfällen. Fortschr Roentgenstr 135:535–540

Stoeter P, Bergleiter R, Schumacher M (1981) Diagnostische Bedeutung der spinalen Computertomographie unter besonderer Berücksichtigung einer achsengerechten Schichteinstellung. Fortschr Roentgenstr 134:123–127

Stoeter P, Schneider I, Bergleiter R, Ebeling U (1982) Diagnostischer Wert der computertomographischen Untersuchung der Lumbosacralregion bei Patienten mit Lumboischialgien. Fortschr Roengenstr 136:515–524

Sumita M (1910) Beiträge zur Lehre von der Chondrodystrophia foetalis (Kaufmann) und Osteogenesis imperfecta (Vrolik) mit besonderer Berücksichtigung der anatomischen und klinischen Differential-Diagnose. Dtsch Z Chir 107:1–110

Ullrich CG, Binet EF, Sanecki MG, Kieffer SA (1980) Quantitative assessment of the lumbar spinal canal by computed tomography. Radiology 134:137–143

Verbiest H (1954) A radicular syndrome from developmental narrowing of the lumbar vertebral canal. J Bone Joint Surg [Br] 36:230–237

Verbiest H (1976) Neurogenic intermittent claudication – lesions of the spinal cord and cauda equina, stenosis of the vertebral canal, narrowing of intervertebral foramina and entrapment of peripheral nerves. In: Vinken PJ, Bruyn GW (eds) Handbook of Clinical Neurology. Vol XX, pp 611–807, North Holland Publishing Company, Amsterdam

Verbiest H (1979) Significance and principles of computerized axial tomography in idiopathic developmental stenosis of the bony lumbar vertebral canal. Spine 4:369–378

Wackenheim A (1980) Cheirolumbar Dysostosis. Springer, Berlin Heidelberg New York

Vergleichende Untersuchungen des Wirbelkanals mittels Ultraschall und Computertomographie

E. Hille, K.-P. Schulitz und M. Hennerici

Um die Begrenzung des zentralen Wirbelabschnittes zu ermitteln, sind das Nativ-Röntgenbild und die Myelographie überfordert. Die Parameter, die mit Hilfe des Nativ-Röntgenbildes ermittelt wurden, wie z.B. Interpedikularabstand und sagittaler Durchmesser des zentralen Wirbelkanals sowie das Produkt aus transversalem und sagittalem Durchmesser des Kanals zu dem Produkt aus transversalem und sagittalem Durchmesser des angrenzenden Wirbelkörpers in Relation gesetzt, wie Jones und Thomson (1968) angeben, ist zu ungenau und wird heute verworfen.

Seit 1975 finden die tomographischen Untersuchungsmethoden mehr Verwendung. Hauptprobleme bei der transversalen axialen Tomographie und der Computertomographie sowie der Myelographie sind die Strahlenbelastung und die Kontrastmittelunverträglichkeit. Angeregt durch die mannigfaltigen Möglichkeiten der Sonographie in der Medizin, maß Porter (1978) den Durchmesser des Spinalkanals bei über 800 Personen mittels Ultraschall, die erste nichtbelastende Größenbestimmung des Lumbalkanals am Menschen. Die Richtigkeit seiner Methode wies er dadurch nach, daß er seine durch Ultraschall ermittelten Meßwerte mit Messungen an Leichenwirbelsäulen verglich und hierbei Übereinstimmung feststellte.

Wir haben das zweidimensionale B-Scan auf seine prinzipielle Anwendbarkeit und auf seine Meßgenauigkeit hin untersucht. Wir verwendeten einen elektronischen Sektorscanner, ein Real-Time-Gerät vom Typ Varian V 3000.

Zunächst wurden an 30 präparierten Leichenwirbelsäulen der sagittale Durchmesser des Kanals durch *Ultraschall* gemessen, wobei die gewonnenen Werte einmal mit der *Schieblehre* und zum anderen mit dem *CT* kontrolliert wurden. Das Alter der Verstorbenen lag zwischen 36 und 57 Jahren bei einer Geschlechtsverteilung von 20 Männern und 10 Frauen. Die Messung erfolgte in einem mit Wasser gefüllten Behälter, der an einer Seitenwand mit einer schalldurchlässigen Membran versehen war. Sowohl die Membran als auch der Wassermantel waren notwendig, um eine übermäßige Streu- und Reflektionsstrahlung der Ultraschallwellen an der Plexiglaswand des Behälters und an der Lendenwirbelsäule selbst zu verhindern. Der Transducer ist durch ein Gestänge fest mit der Membran verbunden. Als Ankopplungsmittel gilt das in der Sonographie häufig benutzte Aquasonic (Abb. 1). Jedes Präparat wurde einzeln senkrecht in den Wasserbehälter gestellt, wobei die Processus spinosi in Richtung des Schallkopfes zeigten. Um den Durchmesser der einzelnen Lendenwirbelsegmente zu bestimmen, wurde das Präparat manuell nach oben und unten verschoben, so daß bei der Messung selbst der jeweilige Processus spinosus sich auf Höhe des Schallkopfes befand.

Der Aufbau des Wirbelkörpers wird auf der Abbildung deutlich. Während der Schall an der Kortikalis stark reflektiert wird, ist die Echodurchlässigkeit der Spongiosa sehr groß (Abb. 2).

Vergleichende Untersuchungen des Wirbelkanals 227

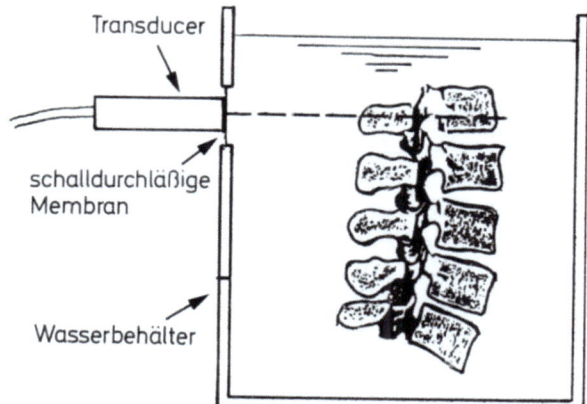

Abb. 1. Meßvorgang zur Bestimmung des Wirbelkanaldurchmessers an Präparaten

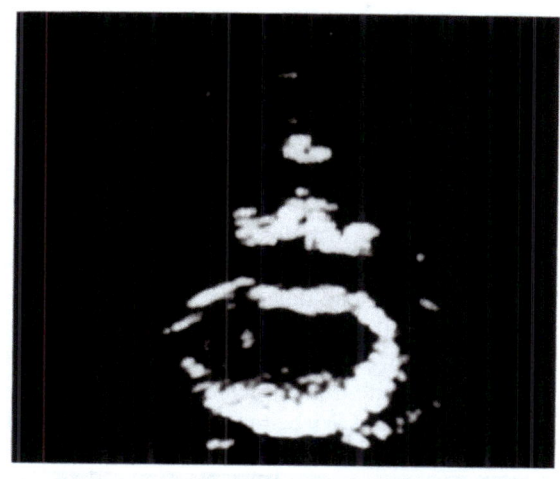

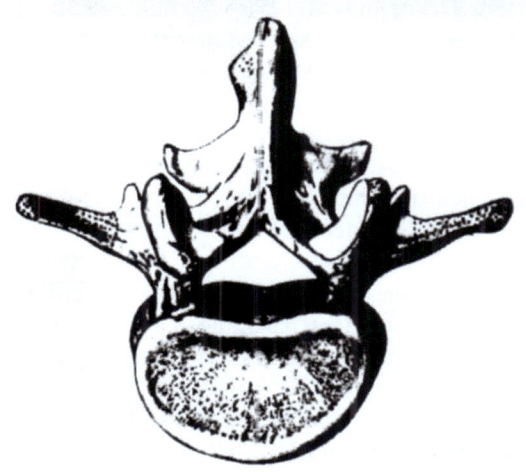

Abb. 2. Ultraschallaufnahme eines Lendenwirbelkörperpräparates

70% der Ultraschallwerte stimmten mit den Schieblehren- und Computertomographieergebnissen überein. Bei den restlichen 30% traten Abweichen zwischen 0,5 und 1 mm auf. Um einen weiteren Anhaltspunkt zu bekommen, in welchem Verhältnis die Ultraschallmeßwerte zu den Schieblehrenergebnissen stehen, verglichen wir die Regressionsgrade mit der Winkelhalbierenden (Abb. 3). Letztere stellt ein Idealergebnis dar, bei dem die Meßwerte von Ultraschall und Schieblehre vollkommen übereinstimmen. Sie sehen hier die Regressionsgrade als durchgezogene, die Winkelhalbierende als gestrichelte Linie. Auf der X-Achse werden die mit Ultraschall, auf der Y-Achse die mit Schieblehre gemessenen Werte eingetragen. Man kann erkennen, daß die Ergebnisse im Bereich von 16 bis 19 mm dem Idealergebnis recht nahe kommen. Während im unteren Bereich die Durchmesser geringfügig zu groß gemessen werden, fallen die Meßwerte bei weiten Lumbalkanälen etwas zu klein aus.

Im zweiten Teil unserer Versuche wurde an 20 Patienten sowohl computertomographisch als auch mit der Ultraschalltechnik der schräge sagittale Durchmesser gemessen. Es handelte sich dabei um 14 Männer und 6 Frauen zwischen 29 und 58 Jahren, bei denen auf Grund bandscheibenbedingter Beschwerden Computertomographien veranlaßt wurden. Diese Patienten stellten sich anschließend unserer Ultraschalluntersuchung zur Verfügung.

Bei der Bildauswertung des *Computertomogramms* ermittelten wir sowohl den anterior-posterior- als auch den von Porter (1978) in die Literatur eingeführten Oblique-sagittal-Diameter. Die *Ultraschallmessungen* wurden in Seitlage vorgenommen, wobei die Patienten zum Ausgleich der Lendenlordose die Beine anzogen. Der Kontakt zwischen Schallkopf und der Hautoberfläche erfolgte wieder mit Aquasonic. Der Transducer wurde etwa 1 cm von den Dornfortsätzen in der Lendenregion um 15 Grad zur Sagittalebene geneigt. Während die Knochenschichten die Schallwellen stark reflektierten, bildete der Lumbalkanal einen fast echofreien Raum.

Die Messungen des Abstandes von der Mitte der Dorsalfläche des Wirbelkörpers bis zur Innenseite des Wirbelbogens wurden unabhängig voneinander jeweils rechts und links der fünf Wirbelfortsätze durchgeführt. Pro Patient standen uns damit maximal 10 Meßwerte zur Verfügung.

Die Darstellung des Wirbelkanals gelang nur dann, wenn die Ultraschallwellen genau zwischen Processus spinosus und den Gelenkfacetten hindurchgingen. Der Knochen ist an dieser Stelle weniger massiv, so daß der Schall nur teilreflektiert wurde. Der Dornfortsatz dagegen mit seinem starken Knochenanteil verhindert weitgehend die Transmission der Schallwellen. Aus diesem Grund war es bis jetzt nicht möglich, den sagittalen Durchmesser des Lumbalkanals mittels Ultraschall am Menschen zu bestimmen.

Bei fast 50% der Meßdaten stimmten die CT-Werte mit den Ultraschallwerten überein. Bei den verbleibenden 53% traten überwiegend Abweichungen bis zu 1 mm auf. Die Standardabweichung der Ultraschallergebnisse lag mit 3,6% etwas höher als bei den Untersuchungen an Leichenpräparaten.

Die Regressionsgrade (durchgezogene Linie) kam der Winkelhalbierenden auch hier recht nahe. Auf der X-Achse wurden die mit Ultraschall, auf der Y-Achse die mit Computertomographie gemessenen Werte aufgetragen. Wie schon bei der an Leichenwirbelsäulen aufgestellten Regressionsgraden zeigte sich auch hier deutlich, daß die Meßergebnisse im mittleren Bereich (14–17 mm) dem Idealergebnis am

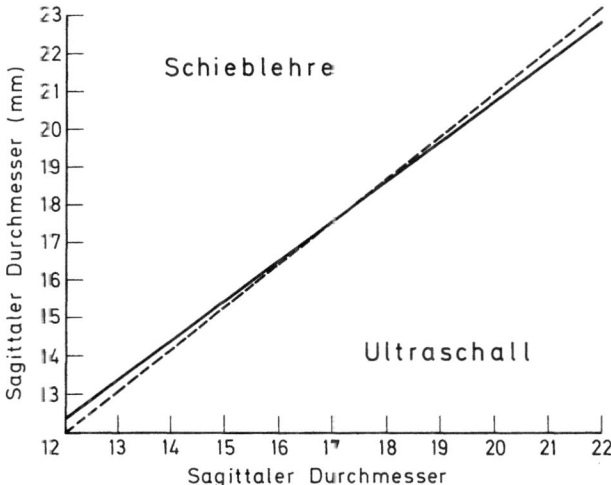

Abb. 3. Regressionsgerade ermittelt an 15 LWS-Präparaten

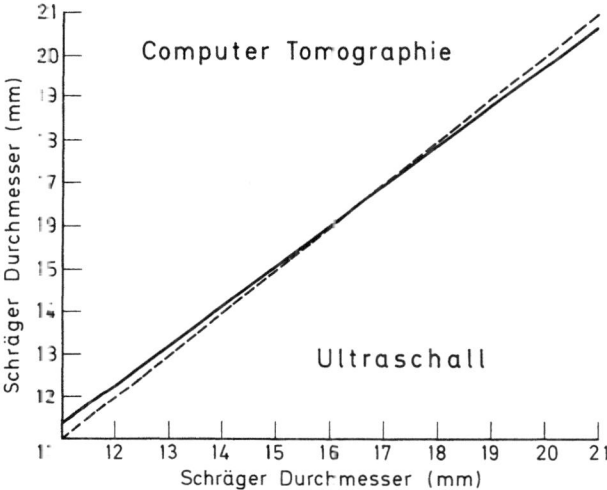

Abb. 4. Regressionsgerade ermittelt an 20 Präparaten

nächsten kamen. Bei dem kleinen (10–13 mm) und sehr großen Kanal (18–20 mm) wurden die Ergebnisse ungenau. Während im unteren Bereich die Durchmesser geringfügig zu groß gemessen wurden, fielen die Meßwerte bei weiten Lumbalkanälen eher etwas zu klein aus (Abb. 4).

Da wir bei den Patientenuntersuchungen immer nur aus technischen Erwägungen den schrägen sagittalen Durchmesser gemessen haben, fühlten wir uns veranlaßt, den in der Literatur ausschließlich erwähnten sagittalen Durchmesser mit dem schrägen sagittalen in Beziehung zu setzen. Die Meßwerte entnahmen wir CT-Bildern von 45 Patienten.

Die Messungen haben gezeigt, daß die Mittelwerte des a.-p.-Abstandes in der gesamten Lendenwirbelsäule immer größer waren als die Mittelwerte des schrägen sagittalen Durchmessers. Die Differenz der Mittelwerte ist auf Höhe von L_5 am größten, während die Unterschiede von L_1 bis L_3 annähernd gleich sind. Für diese Differenz sind die Konfigurationsveränderungen des Spinalkanals verantwortlich. Das fast runde bis ovale Querschnittsbild in Höhe von L_1/L_2 ändert sich immer mehr zugunsten eines Dreiecks in Höhe L_5/S_1.

Zusammenfassend läßt sich sagen, daß das Ultraschall in der Lage ist, die Ausmaße des Wirbelkanals darzustellen. Dabei haben die Messungen an Patienten ergeben, daß mit unserer Versuchsanordnung zunächst nur der schräge sagittale Durchmesser sicher ausgemessen werden kann. Zwar gelang Porter (1978) die Messung des ventrodorsalen Kanalabstandes bei Kleinkindern, bei Erwachsenen reflektiert aber der Knochenanteil im Processus spinosus den Schall fast vollständig, so daß der dahinterliegende Kanal nicht sichtbar wird. Die hier vorliegenden Ergebnisse sind noch dadurch beeinträchtigt, daß uns zum Zeitpunkt der Untersuchung keine speziell für unsere Arbeit konzipiertes Gerät zur Verfügung stand. Der Ultraschallkopf und die Frequenz der Ultraschallwellen sind auf die besonderen Verhältnisse in der Echokardiographie abgestimmt. Mit einem anderen Transducer und einer veränderten Frequenz läßt sich die axiale und laterale Auflösung des Bildes mit Sicherheit verbessern und die Form und die Ausdehnung des Kanals deutlicher darstellen. Der von uns verwendete Varian ist in der Lage, die knöchernen Einengungen des zentralen Spinalkanals durch Vergleiche mit vorliegenden Normwerten zu diagnostizieren. Auch die von Goymann (1977) beschriebene zu enge Bogenanlage kann mit Hilfe des Ultraschalls identifiziert werden. Die exakte Ausleuchtung bzw. Beurteilung des peripheren Wirbelkanals läßt sich mit unserem Gerät nicht durchführen; hier sind Untersuchungen mit anderen Transducern notwendig.

Literatur

Goymann H, Konermann H, Stoytscheff A (1977) Die Bedeutung und die relative Häufigkeit der dorsalen Markraumstenose. Orthop Praxis 8/XIII: 575
Jones RAC, Thomson JLG (1968) The narrow lumbar canal. J Bone Joint Surg [Br] 50:595
Porter RW, Wicks M, Ottewell D (1978) Measurement of the spinal canal by diagnostic ultrasound. J Bone Joint Surg [Br] 60:481
Porter RW, Hibbert C, Wellman P (1980) Backache and the lumbar spinal canal. Spine 5:99

Stenose des knöchernen lumbalen Wirbelkanals

H. Verbiest[1]

I. Geschichtlicher Überblick: Entwicklung des Begriffs

Portal [22] hat als Erster 1803 über eine durch eine Wirbelsäulenverkrümmung verursachte Verengung des Wirbelkanals berichtet. Er unterschied zwischen uni- und multisegmentalen Einengungen des Kanals. In seinem Material waren Rachitis und Lues die Hauptursachen. In einem seiner Fälle war der Wirbelkanal auf die Hälfte seines normalen Durchmessers eingeengt. Einige seiner Patienten hatten Schwäche in den Beinen entwickelt. Er hatte aber auch Verengung des Wirbelkanals ohne Lähmungserscheinungen, Schwächen oder Muskelatrophien der Beine beobachtet. Auch Ollivier [21] berichtete über rachitische Verengung des Wirbelkanals. Die nächste Veröffentlichung erfolgte erst etwa ein Jahrhundert später, als Sumita [30] eine Enge des Wirbelkanals bei Achondroplasie beschrieb. Sarpyener [25, 26] veröffentlichte Fälle von engem Wirbelkanal als ein Teil angeborener Mißbildungen wie Spina bifida und Diastematomyelie. Das Auftreten von Verengungen wurde bis dahin immer mit Erkrankungen oder Mißbildungen der Wirbelsäule in Zusammenhang gebracht.

In meinem ersten Artikel [31] wurden drei Fälle von engem Wirbelkanal beschrieben, die keinerlei Zeichen einer verursachenden Erkrankung oder anderer Wirbelsäulendeformitäten zeigten, mit Ausnahme spitzwinkeliger, hypertrophischer Bögen im Bereich der Enge. Da die Interpedikularabstände normal waren, stellte ich mir vor, daß die Enge durch eine Verringerung des sagittalen Durchmessers des Wirbelkanals und eine Einschnürung der Taille des Wirbelkanals hinter den Gelenkfortsätzen veruracht wurde. In zwei Fällen war die Enge auf zwei Wirbel beschränkt und bei einem Patienten waren drei Wirbel beteiligt. Es wurde unterschieden zwischen einer absoluten Stenose, die als solche eine Kompression der Kauda und ihrer Wurzeln verursacht und einer relativen Stenose bei der nur beim Fehlen der geringsten zusätzlichen Druckwirkung die Nervenwurzeln sich der Kompression entziehen können. 1950 und 1954 [32, 33] habe ich eine neurogene claudicatio intermittens als eine besondere Erscheinung im klinischen Bild des engen lumbalen Wirbelkanals beschrieben.

Bei sieben 1954 [33] veröffentlichten Fällen wurde 4mal die Diagnose vor der Operation gestellt. Anthropometrische Untersuchungen der Patienten erbrachten keine anderen Abweichungen, so daß für eine generalisierte Entwicklungsstörung des Skelettes kein Anhalt bestand. Eine neue Erkenntnis bedeutete es, daß eine Entlastungslaminektomie alleine keine ausreichende Dekompression bei vier Patienten erbrachte und daß die medialen Teile der Gelenkfortsätze ebenfalls entfernt werden

---

[1] Übersetzt von D. Hohmann

mußten. Die Operationsberichte der übrigen drei Fälle waren weniger genau, da die eigentliche Natur der Veränderung erst später erkannt wurde. Es wurde der Schluß daraus gezogen, daß das Hereinragen der Gelenkfortsätze in den Wirbelkanal wesentlich an der Einengung des Kanals teilhabe und auch der Grund für eine Einbuchtung der seitlichen Begrenzung der Kontrastmittelsäule im Myelogramm waren. Die nächste Aufgabe war es, das Ausmaß der Einengung des Wirbelkanals zu quantifizieren. Wir stellten fest: „Eine genaue Messung sollte den Abstand zwischen den medianen Begrenzungen der Bogenwurzeln, die Länge dieser Bogenwurzeln, die Höhe der Laminae, den Interlaminarwinkel und den Ventro-Dorsal-Durchmesser an der Mittellinie umfassen."

Es bestand damals keine Möglichkeit mehr als den queren Interpedikularabstand und den medialen Ventro-Dorsal-Durchmesser zu messen, denn diese Maße waren als einzige mit bekannten Werten normaler Skelette vergleichbar.

Der kleinste Pedikelabstand wurde im A.P. Röntgenbild gemessen und um den Vergrößerungsfaktor korrigiert. Die normale Schwankungsbreite der Pedikelabstände beim Erwachsenen wurde schon von Elsberg und Dyke [6] durch Messungen am Röntgenbild festgestellt. Die normale Untergrenze der Pedikelabstände beträgt 19 mm auf Grund von Messungen von Huizinga et al. [12] an holländischen Menschenskeletten. In unseren eigenen Fällen waren die Interpedikularabstände innerhalb normaler Grenzen. Da keine Werte der normalen Schwankungsbreite des Sagittaldurchmessers verfügbar waren, maßen Huizinga et al. [12] diese Distanz an 51 Skeletten. Die Mittel- und Grenzwerte differierten bei den fünf Lendensegmenten. Der niedrigste Normalwert betrug 11 mm bei L_4. Von Anfang an betonte ich die Unmöglichkeit den Medio-Sagittaldurchmesser des lumbalen Wirbelkanals im seitlichen Röntgenbild oder im sagittalen Tomogramm zu messen. Der dreieckige Querschnitt des lumbalen Wirbelkanals ist der Grund für eine Verwischung der dorsalen Begrenzung des Wirbelkanals in der Mittellinie, ganz besonders dann, wenn eine Knochenhypertrophie vorliegt. Deshalb wurde ein Gerät entwickelt um während der Operation Messungen vorzunehmen. Es stellte sich heraus, daß Wirbelkanäle mit medio-sagittalem Durchmesser von 10 mm oder weniger als solches schon Wurzeldruckerscheinungen verursachen können, also auch in der Abwesenheit anderer raumfordernder Abnormalitäten im Wirbelkanal. Wir bezeichneten dies als *absolute Stenose*. Die Gruppe der *relativen Stenosen* bezieht sich auf Medio-Sagittaldurchmesser von 10 bis 12 mm. Es wurde betont, daß das Nichterkennen einer relativen Stenose zu dem Fehlschluß führt, die klinische Erscheinungen von Raumnot in diesen Fällen – gänzlich auf zusätzliche Einengungen, z.B. Osteophyten zurückzuführen sind, ganz besonders dann, wenn deutliche Knochenhypertrophien fehlen.

Die Existenz dieser Art abnormer Enge des lumbalen Wirbelkanals, wie sie der Autor beschrieben hat erfuhr am Anfang wenig Stützung, so daß die erste Veröffentlichung in einer internationalen Zeitschrift sich bis 1954 verzögerte, bis sie vom Journal of Bone and Joint Surgery angenommen wurde.

Mit Ausnahme von Berichten ausländischer Utrechter Schüler [1, 2] brauchte es weitere 7 bis 8 Jahre bevor der erste unabhängige Bericht über das Vorkommen außerhalb der Niederlande in den USA erschien [7, 9]. Graveleau und Guiot [11] veröffentlichten in ersten Fälle in Frankreich (1964). An dieser Stelle kann kein genauer Überblick über weitere Veröffentlichungen gegeben werden. Gegenwärtig scheint es diese Form der Stenose in allen Kontinenten der Welt zu geben. Verschiedene Autoren haben Messungen der Pedikelabstände und der Medio-Sagittaldurchmesser auf Röntgenbildern oder an Skeletten durchgeführt, aber sie haben Ergebnisse nicht durch intraoperative Messungen überprüft. Darüber hinaus ist viel Verwirrung in Definition und Nomenklatur entstanden, so daß ganz unterschiedliche Veränderungen unter der gleichen Bezeichnung beschrieben wurden. Deshalb stellt der folgende Abschnitt dieses Beitrags eine Diskussion der Nomenklatur dar, mit dem Ziel, die verschiedenen Typen durch genaue Definition unterscheiden zu können.

II. Nomenklatur

In meiner ersten Veröffentlichung [31] gebrauchte ich den Ausdruck knöcherne Stenose des Wirbelkanals unter dem Eindruck eines künstlich erzeugten Phänomens, nämlich der Passagebehinderung von Lipojodol durch den stenotischen Abschnitt während der Myelographie. Da damals das Wort „Enge" für verminderte Durchströmung von Gefäßen, Herzklappen oder anderen Kanälen gebraucht wurde und verminderte Durchströmung nicht der eigentliche Grund für klinische Zeichen und Symptome einer Stenose des Wirbelkanals sind, ersetzte ich das Wort Stenose durch „Verengung" oder „Enge" in meiner ersten englischen Veröffentlichung [33, 34].

Die alten französischen Autoren Portal [22] und Jaccoud [13] gebrauchten die Ausdrücke *canal rétréci* oder *canal trop étroit* was ein besserer Audruck als *canal étroit* (der enge Kanal) ist und was auch normale enge Varianten des Lumbalkanals einschließen kann, während der Gegenstand unserer Diskussion der pathologische, weil zu enge Kanal ist.

Gegenwärtig wird das Wort Stenose des lumbalen Wirbelkanals sehr häufig gebraucht und da man diese Tatsache hinnehmen muß, ist es notwendig, zwischen einer *Durchflußstenose* und einer *komprimierenden Stenose* zu unterscheiden. Bei Durchflußstenose ist die Passage von beweglichen Substanzen (gasförmig, flüssig, halbflüssig, fest) wegen der Verengung von Gefäßen, Klappen oder Gängen – behindert. Jede Art von Verringerung der Querschnittsfläche dieser Kanäle kann die Strömung im Inneren beeinflussen. Komprimierende Stenosen üben Druck aus auf fixiertes, lebendes Gewebe, mindestens auf zwei gegenüberliegenden, wenn nicht auf mehreren diametral entgegengesetzten Oberflächen. Daraus folgt, daß der absolute Wert der Querschnittsfläche im Bereich einer komprimierenden Stenose nicht unbedingt unterhalb der normalen Grenze liegen muß, wenn nur einer von zwei Durchmessern, die diese Fläche bestimmen, zu kurz ist, wodurch eine Einklemmung des fixierten lebenden Gewebes resultiert. Deshalb ist eine komprimierende Stenose mehr durch die Durchmesser als durch die Flächenwerte des Querschnittes bestimmt. Aus dieser Unterscheidung ergibt sich die *Definition einer Stenose des lumbalen Wirbelkanals, als eine Form von komprimierender Stenose, die durch Verkürzung des Sagittal- und/oder Querdurchmesser verursacht wird, als das Ergebnis der Veränderung seiner Wandung.*

Theoretisch umfaßt der letzte Teil dieser Definition die knöchernen, discalen und ligamentären Komponenten der Wandung des Wirbelkanals. Gemäß der Definition können Verdickungen der Ligamente, spondylotische Randwülste und Bandscheibenvorfälle symptomatische Stenosen erzeugen, wenn sie sich über die ganze Breite des Wirbelkanals erstrecken und den Sagittaldurchmesser auf 10 mm oder weniger verringern.

Die Ausdehnung über die ganze Breite des Wirbelkanals kommt häufiger vor bei spondylotischen Randwülsten als bei weichen Bandscheibenprotrusionen.

Außerdem hängen raumfordernde Eigenschaften von Bandscheibenprotrusionen, Osteophyten, einwärtsragenden Wirbelkörperkanten bei Wirbelgleiten oder hypertrophischen Ligamenten von der Weite des Wirbelkanals ab. Bei dem weitem Kanal sollten die Ventro-Dorsal-Durchmesser mit diesen Verwölbungen 10 bis 11 mm erreichen. Der Mittelwert der Medio-Sagittaldurchmesser des lumbalen Wirbelkanals schwankt zwischen 16 bis 18 mm, so daß der Mittelwert von Wülsten oder hypertrophischen Ligamenten unter diesen Umständen 6 bis 8 mm betragen müßte, um die Erscheinung einer Stenose hervorzurufen.

Mit Ausnahme von riesigen Osteophyten oder Bandscheibenprotrusionen kann eine ligamentäre, diskogene oder osteophytäre Stenose nur bei kleinen lumbalen Wirbelkanälen erwartet werden. Wie in einem der folgenden Abschnitte gezeigt werden wird, war eine, durch degenerative Spondylolisthesis, Osteophyten oder Ligamenthypertrophie hervorgerufene symptomatische Stenose in unseren Fällen gewöhnlich mit einer relativen Enge des knöchernen Wirbelkanles vergesellschaftet, was durch intraoperative Messungen gezeigt werden konnte. Deshalb hängt der einengende Effekt von Bandscheiben, Osteophyten und Ligamenten von der Weite des knöchernen Wirbelkanals ab, während die einengende Wirkung der knöchernen Wandung des Wirbelkanals ein davon unabhängiger Mechanismus ist.

Unsere Definition der Stenose des Wirbelkanals (sténose canalaire) bezieht sich auf den ganzen Kanal, so daß eine Enge, die auf den lateralen Rezessus eines sonst normalen kleeblattförmigen Kanals beschränkt ist, eine andere Einheit darstellt, die man als engen lateralen Rezessus bezeichnen sollte. Aus dem gleichen Grund stellt eine Einengung durch arthrotische oder hypertrophische Facetten eine eigene Einheit dar.

Der kleeblattförmige Kanal als solcher stellt eine normale Variante des Wirbelkanals dar, die sehr häufig in der Höhe L_5 und manchmal auch von L_4 auftritt. Das wurde auch schon von Epstein et al. [8] 1964 festgestellt und Eisenstein [5] berichtete über diese Kleeblattform bei 66 (15%) von 443 Skeletten. Die lateralen Rezessus des kleeblattförmigen Kanals sind jedoch besonders von der Vorwölbung der Gelenkfacetten betroffen, entweder durch Hypertrophie bei Wachstums-Stenosen („Developmental Stenosis") oder bei der Entstehung von arthrotischen Randzakken.

Definition der Stenose: Quantitative Gesichtspunkte

Der geringste normale Pedikelabstand und Medio-Sagittaldurchmesser ist unterschiedlich groß in den verschiedenen Segmenthöhen des lumbalen Wirbelkanals bei Individuen der gleichen Rasse und ist unterschiedlich groß in dem gleichen Segment von Individuen unterschiedlicher Rasse. Eine allgemein verbindliche Übereinkunft ist deshalb erforderlich ob die Obergrenze der Durchmesser von Stenosen auf diese Unterschiede angewendet werden sollte, oder der niedrigste gefundene Normalwert, gleichgültig welcher Segmenthöhe oder Rasse. Aus praktischen Erwägungen haben wir diese letztere Methode angewandt, indem wir Pedikelabstände unter 17 mm und Medio-Sagittaldurchmesser unter 12 mm als zu klein angenommen haben. Dieser Beschluß basierte auf Berichten über Messungen an Lendenwirbeln von Amerikanern [8], Holländern [12], Norwegern und Lappen [24], Kaukasiern [5], Zulunegern [5] und Sothonegern [5]. Klinische Erfahrungen mit abnormer Kürze beschränkt allein auf den Pedikelabstand, sind spärlich. Nur bei einem unserer Patienten wurde dies festgestellt [36, 37]. Der Pedikelabstand betrug bei L_5 : 12 mm und war oberhalb dieser Etage normal. Die Sagittaldurchmesser waren ziemlich groß. Der Patient litt an beiderseitigem Ischias ohne radikuläre Ausfälle und bot das Bild einer claudicatio intermittens, die sich in Taubheit und Kraftverlust der Beine zeigte. Kombinierte Kürze der Pedikelabstände und der Medio-Sagittaldurchmesser kann bei Achondroplasie und manchen Fällen von kongenitaler Verengung des Wirbelkanals angetroffen werden.

Abnorm kurzer Sagittaldurchmesser alleine ist die häufigste Form der Stenose, der man bei idiopathischen Wachstums-Stenosen („Developmental Stenosis") des lumbalen Wirbelkanals begegnet. Bei stenostischem Sagittaldurchmesser unter 10 mm-„*absolute Stenose*" gibt es keinen Reservespielraum. Durchmesser zwischen 10 und 12 mm rufen keine klinischen Symptome hervor, aber der Spielraum ist so gering, daß auch geringste zusätzliche Deformitäten Symptome erzeugen können. Aus diesem Grunde haben wir sie „*relative Stenose*" genannt. Innerhalb eines Stenosebereichs können auch normale Sagittaldurchmesser gefunden werden, diese haben wir *Diskontinuitäten* genannt, Abb. 1, 2, 9, 10, 11, 12.

Bis hierher ist die Definition der Stenose und ihrer Adjektive „absolut" und „relativ" vollkommen auf die Bestimmung von Durchmessern und ihrem Einfluß auf den Inhalt des Wirbelkanals gestützt, unabhängig von der Art der Veränderung der Wandung des Wirbelkanals, die diese Stenose bewirkt. Im engeren Sinne umfaßt diese Definition die pathologischen und biomechanischen Auswirkungen der Stenose und dient als Richtschnur für die Behandlung. Nur eine genaue Definition des Begriffs beschreibt die gemeinsamen Merkmale von allen Typen der Stenosen, die eine alle Typen der Stenosen umfassende Taxonomie erlaubt.

III. Typeneinteilung der Stenosen des lumbalen Wirbelkanals

Taxonomie, die Lehre der allgemeinen Grundsätze wissenschaftlicher Klassifizierung, bemüht sich Ordnung in Dinge zu bringen, die einige gemeinsame, aber auch unterschiedliche Eigenschaften gleichzeitig haben. Das System einer Klassifizierung beruht auf einer gewissen Notwendigkeit oder Nutzen und soll demgemäß einem bestimmten Zweck und Ziel dienen.

In heutigen Nomenklaturen, die für die verschiedenen Stenosetypen des Wirbelkanals gebraucht werden, dienen die Adjektive, die spezielle Eigenschaften beschreiben, sehr unterschiedlichen Zielen, so daß sie keine umfassende Klassifikation erlauben, sondern eher eine lexikalische Aufstellung darstellen. Andererseits sind, nach Meinung des Autors, Unterschiede in diagnostischen Meßvorgängen und das

Fehlen intraoperativer Messungen der Ursprung von Ungenauigkeit in der Bezeichnung bestimmter stenotischer Formen. Deshalb haben wir die Stenosen des lumbalen Wirbelkanals entsprechend der gegenwärtigen Nomenklatur in drei Gruppen eingeteilt [38].

1. die Nomenklatur beruht auf einfacher Deduktion nach Beobachtung
2. die Nomenklatur beruht auf Beobachtung und Mutmaßungen
3. ungenaue Nomenklatur

1. Nomenklatur beruhend auf einfacher Deduktion nach Beobachtung

Diese Gruppe setzt sich aus den kongenitalen, Wachstums- und einigen Formen der erworbenen Stenosen zusammen. „Kongenital" wird gebraucht für Stenosen die bei Geburt vorhanden sind als Form einer Mißbildung; Wachstumsstenose bedeutet disproportioniertes Wachstum bis zur Reife. Ich benutzte in meinen ersten englischen Publikationen das Wort „Developmental Stenosis", das schwer zu übersetzen ist. Die deutsche Übersetzung von developmental in „Entwicklung" ist meines Erachtens weniger geeignet als „Wachstum" obwohl auch diese Übersetzung nicht mit dem englischen identisch ist.

a) Kongenitale Stenosen: Die Ausdrücke kongenitale und Wachstums-Stenose werden von einer Reihe von Autoren ziemlich ungenau angewandt um die gleiche Veränderung zu beschreiben. Unglücklicherweise wird das Wort kongenital vieldeutig gebraucht. Für gewöhnlich wird es für Abweichungen, die zum Zeitpunkt oder vor der Geburt bestehen, gebraucht. Das ist die einzige Bedeutung, die „The Shorter Oxford Dictionary on historicalprinciples" anführt [28].

Es besteht das Bedürfnis nach einer zutreffenden Nomenklatur für Wirbelkanalstenosen, die mit anderen angeborenen Fehlbildungen der Wirbelsäule vergesellschaftet sind, wie das erstmals von Sarpyener [25, 26] beschrieben wurde. In dem allgemein anerkannten Sinn des Wortes „kongenital" als eines Zustands der zum Zeitpunkt oder vor der Geburt besteht, bedeutet der Terminus „kongenitale Stenose" eine Mißbildung und bezieht sich auf einen Zustand, der mit Sicherheit bei Geburt vorhanden war. Die Diagnose kann gestellt werden wenn die Stenose während der frühen Kindheit entdeckt wird oder wenn sie zu einem späteren Zeitpunkt entdeckt und von anderen Mißbildungen in der Lendengegend begleitet wird, wie z. B. Wirbelmißbildung, Rückenmarksmißbildung oder kongenitalen Tumoren.

Das Wort kongenital schließt nicht das Einsetzen klinischer Zeichen und Symptome erst im Erwachsenenalter aus, wie das in drei eigenen Fällen festgestellt werden konnte [36, 37, 38]. In einem Fall einer interpediculären Stenose, asymmetrischem Neuralbogen mit paramedianer Spalte, rudimentärer Bandscheibe S_1 bis S_2 und Sacrum acutum, begannen die ersten Beschwerden im Alter von 50. In einem zweiten Falle einer angeborenen Blockbildung von Wirbelkörper, Bogen und Dornfortsätzen von L_4/L_5 mit hypoplastischen Gelenkfortsätzen L_4/L_5, setzten die ersten Symptome erst im Alter von 40 Jahren ein. Im dritten Falle war eine merkliche Einengung des Wirbelkanales in Höhe L_4 von Bogendefekte oberhalb und unterhalb begleitet und ein Lipom umgab einige Kaudafasern und quoll durch die Bogenspalte aus dem Wirbelkanal. Auch bei diesem Patienten wurden die ersten Beschwerden erst mit 50 bemerkt (genaue Beschreibung siehe [38]). Die Krankengeschichten zeigen klar, daß sie hier eine besondere Form von Stenosen repräsentieren, für die eine besondere Bezeichnung erforderlich ist und man kann eigentlich keine bessere finden als den Terminus „kongenitale Stenose". Abhängig von der Art der begleitenden Mißbildungen kann die Symptomatologie der kongenitalen Stenose entweder durch biomechanische Effekte der Stenose bestimmt werden oder sie kann maskiert oder von Symptomen anderen Ursprungs begleitet sein.

b) Wachstums-Stenose: Ich führte den Ausdruck „Developmental Stenosis" in meinen ersten englischen Schriften (1954) ein [33, 34] ohne eine genaue Definition zu geben. Die deutsche Übersetzung in „Wachstum" wie das Wort „developmental" wird in dem Sinne gebraucht, daß eine Eigenschaft allmählich durch das Wachstum erworben wird. Wachstums-Stenose bedeutet eine genetische Störung des Wirbelwachstums, die ihr Endstadium erst während der postnatalen Wachstumsphase erreicht. Die Dicke der Wirbelbögen und Gelenkfortsätze und ihre Bedeutung für die Stenose des Ausgewachsenen ist deutlich unterschiedlich von der bei Geburt vorhandenen. Unterschiede im zeitlichen Ablauf der Entwicklung und die Tatsache, daß eine Wachstums-Stenose keine Mißbildung ist, sondern das Ergebnis disproportionierten Wachstums, bezeichnen ihren Unterschied von einer kongenitalen Stenose. Diese Definition schließt nicht aus, daß die Ursachen einer Wachstums-Stenose schon während der Fötalzeit wirksam sind. Eine idiopathische Wachstums-Stenose des knöchernen Wirbelkanals, wie sie erstmals vom Autor beschrieben wurde, ist die am häufigsten anzutreffende Form. Das Wort idiopathisch bedeutet, daß es sich um eine primäre Abnormität und nicht um die Folge einer anderen Erkrankung handelt. Das Wort knöchern bezeichnet den Teil der Wandung des Wirbelkanals, der die grundlegende Ursache der Stenose ist.

Pathomorphologie der idiopathischen Wachstums-Stenose des knöchernen lumbalen Wirbelkanals. Ihre Häufigkeit erlaubt die Aufstellung einer Reihe von besonderen Eigenschaften dieser Form, die für radiologische Diagnostik und operative Behandlung wichtig sind. Bei unseren Fällen idiopathischer Wachstums-Stenosen waren die Pedikelabstände normal, während die Medio-Sagittaldurchmesser zu kurz waren, so daß die Stenose als Folge einer Wachstumsstörung des Wirbelbogens angesehen werden kann. In den auffälligsten Erscheinungsformen sind alle wesentlichen Partien des Wirbelbogens hypertrophisch: Die Laminae, die Gelenkfortsätze und die Bogenwurzel (Abb. 1).

Der kranio-kaudale Durchmesser der Laminae ist oft merklich vermehrt, deshalb sind die interlaminaren Abstände schmal oder fehlen völlig, wenn sich die Laminae überlappen. Wie es der Autor schon 1949 [31] beschrieben hat, kann der untere interlaminare Winkel sehr spitz sein. Die hypertrophischen Gelenkfortsätze reichen zu weit nach medial und wölben sich in den Wirbelkanal vor [31, 33]. Der hypertrophische Knochen kann sklerotisch oder auch ziemlich spongiös sein. Histologische Untersuchung der hypertrophischen Knochen hat niemals Zeichen einer pathologischen Aktivität erkennen lassen.

Die A.P.-Länge der Pedikel, von Sand [24] als der a.p.-Abstand von der hinteren Kante der Deckplatte des Wirbelkörpers zur Vorderkante der oberen Gelenkfazette definiert, ist während der Operation und jetzt noch im CT-Bild schwierig zu messen.

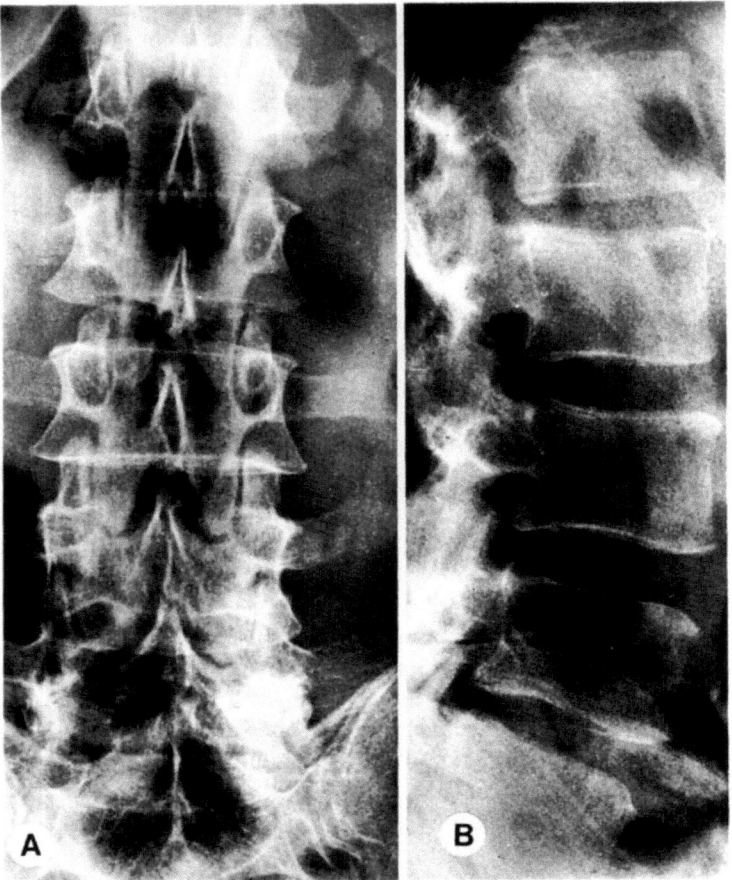

Abb. 1.* Wachstums-Stenose („Developmental Stenosis"). **A** Hypertrophische Prozessus Artikulares Inferiores, besonders von L_4. Scharfe untere interlaminäre Wirbel zwischen Proz. Art.Inf. von L_3. Große kranio-kaudale Dimension der Laminae. **B** Die Profilaufnahme gibt wenig spezifische Information (siehe Text IV.1)

Das gleiche gilt für Messungen am seitlichen Röntgenbild: Deshalb kann diese Länge gewöhnlich auf Röntgenbildern nur grob geschätzt werden. Nach unserer Erfahrung machen die Pedikel nicht in allen Fällen und in allen Höhen der Stenose den Eindruck besonders kurz zu sein. Eine normale Pedikellänge schließt eine Stenose nicht aus. Außerdem nimmt die Pedikellänge von dem erst bis zum fünften Lendenwirbel ab [24]. Die Pedikel von L_5 können bei normalen Erwachsenen sehr kurz sein.

Durch systematische Messungen in den letzten 24 Jahren haben wir festgestellt, daß eine idiopathische knöcherne Wachstums-Stenose auch beim Fehlen jeglicher Knochenhypertrophie des Wirbelbogens vorhanden sein kann (Abb. 11). Eine solche Veränderung kann auch bei klinischer Untersuchung und während der Opera-

---

* Die Abbildungen 1–12 wurden entnommen aus: Wackenheim A, Babin E (eds) (1980) The Narrow lumbar canal. Springer, Berlin Heidelberg New York, pp 115–146

tion völlig unerkannt bleiben. Den Stenosebereich kann man in einen sublaminären und artikulären Abschnitt unterteilen. Wenn die Interlaminarräume durch eine große Höhe der Laminae verschlossen sind, dann fallen kaudaler sublaminärer und artikulärer Abschnitt zusammen.

Bei intraoperativen Messungen haben wir an normalen Fällen festgestellt, daß der Medio-Sagittaldurchmesser an der kranialen Grenze des Raumes unter dem Bogen schmaler ist, als an seiner kaudalen. Deshalb ist das Verhältnis beider Durchmesser (RMD)[2] < 1 im Normalfall [35] Abb. 6. Bemerkenswert ist es, daß bei idiopathischen Wachstums-Stenosen RMD's = 1 oder > 1 vorkommen. (RMD = 1 bei L_5 in Abb. 9a und 11b und c; RMD > 1 bei L_3 auf Abb. 10a und bei L_5 in Abb. 12.) Ein allmählicher Übergang zwischen einem normalen und stenotischen Bereich des Lumbalkanals würde ein RMD > 1 am kranial und ein RMD < 1 am kaudal begrenzenden Bogen bedeuten. Von 73 Fällen mit Beteiligung von mehr als einem Wirbel wurde ein solcher allmählicher Übergang am kranialen Grenzwirbel in 54 Fällen und nur in 38 Fällen am kaudalen Grenzwirbel beobachtet. Von 24 Fällen eines einzelnen engen Bogens (sog. segmentale Stenose) war RMD > 1 in 16 Fällen, so daß im ganzen Krankengut ein allmählicher Übergang zum kranialen normalen Abschnitt des Wirbelkanals häufiger gefunden wurde, als zum kaudalen normalen Abschnitt. Die RMD's der Wirbel im Stenosebereich zeigten keine regelmäßige Verteilung ebenso wenig wie die absoluten Maße der Durchmesser. Deshalb war das Ausmaß der Einengung innerhalb des Stenoseabschnitts häufig unregelmäßig [36, 37]. Einen besonderen Befund stellten nur halbstenosierende Wirbelkörper dar, die einen normalen Medio-Sagittaldurchmesser an ihrem einen Ende (meistens kaudal, selten kranial) zeigten, während der Sagittaldurchmesser am anderen Ende zu klein war. (Abb. 9a, 11b und c und 12 zeigen halbstenosierende Wirbelkörper von L_4. Abb. 10 zeigt halbstenosierende Wirbelkörper von L_3, L_4 und L_5. Abb. 2 zeigt halbstenosierende Bögen von L_2 und L_4.) *Halbstenosierende Bögen* von Zwischenwirbeln im Stenosebereich schaffen eine sogenannte *Diskontinuität* (Abb. 9, 10, 11, 12), die beim Operateur den Eindruck erweckt, daß er den normalen Abschnitt des Wirbelkanals schon erreicht hat, während in Wirklichkeit die Stenose jenseits der Diskontinuität noch weiter geht. Diese Gefahr ist besonders groß wenn ein ganz normaler Wirbelbogen oder mehrere eine Diskontinuität bilden (Abb. 2).

Obwohl heute präoperative Messungen des Durchmessers mittels CT-Schnitten gemacht werden können, ist die Routine-CT-Untersuchung meist auf L_4 und L_5 beschränkt mit der Gefahr, daß eine Stenose auf höherer Ebene übersehen wird. Wenn alle Sagittaldurchmesser im Stenoseabschnitt 10 mm oder weniger betragen nennt man das eine „*reine absolute*" Stenose. Bei „*reinen relativen*" Stenosen schwanken alle Sagittaldurchmesser zwischen 10 und 12 mm. Bei „*gemischten*" Stenosen wechseln ein oder mehrere Abschnitte absoluter Stenose mit einem oder mehreren Abschnitten einer relativen Stenose ab. Bei „*gemischt stenosierenden Bögen*" entspricht der Sagittaldurchmesser an einem ihrer Ränder einer absoluten Stenose, während der entgegengesetzte Rand relativ stenotisch ist. Wir haben gefunden, daß mit einer Ausnahme Diskontinuitäten nur bei „reinen relativen" Stenosen (Abb. 9) und „gemischten Stenosen" [37, 38] (Abb. 2, 10, 11, 12) vorkommen. Im Stenosebe-

---

[2] RMD = Ratio of Midsagittal Diameters

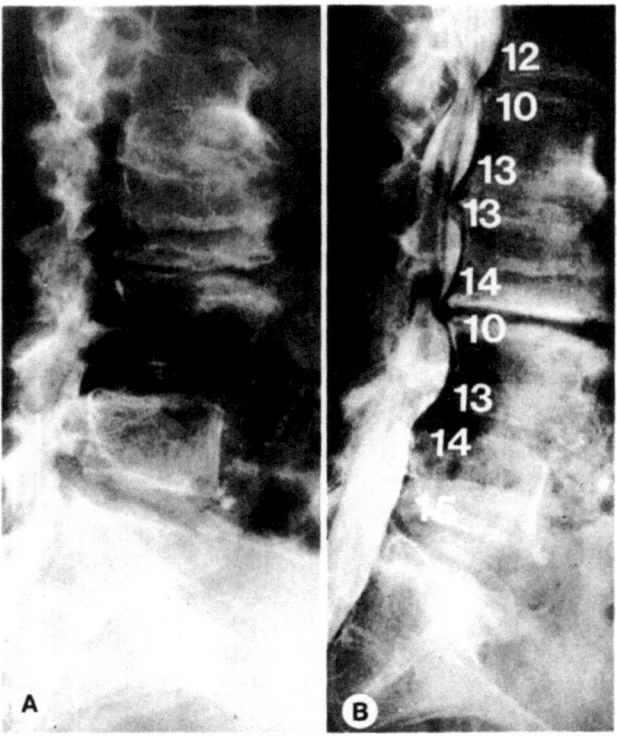

Abb. 2. A Degenerative Spondylolisthesis von L_4. **B** Seitaufnahme des Myelogramms zeigt in höheren Etagen eine größere Enge als im Bereich der Spondylolisthesis, wo keine Stenose besteht (13–14 mm). Die Mediosagittal-Durchmesser am oberen und unteren Rande der Laminae sind auf der gleichen Ebene im oberen und unteren Abschnitt der Wirbelkörper in mm angegeben. Die Wirbelbögen von L_2 und L_4 sind an ihrem kranialen Rande halbstenosierend. Dazwischen besteht eine Diskontinuität über die Länge des Bogens L_3 und des kaudalen Randes des Bogens L_2. Das Kaudogramm zeigt deswegen keine besondere Verengerung bei L_4–L_5 aber deutliche Verengerungen auf den stenotischen Etagen. Die Kontrastmittelsäule zeigt nach vorne konvexe Ausbuchtungen durch „scalloping" (siehe IV.1b, Pathomorphologie) der Hinterwand der Wirbelkörper L_5, L_4 und L_3

reich sieht man häufig eine Auskehlung = „scalloping" der Hinterseiten der Wirbelkörper, gewöhnlich am ausgeprägtesten bei L_4 (Abb. 2, 8, 9 und 11), jedoch nicht in allen Fällen. Geringfügiges „scalloping" bei L_4 ist an der LWS nicht selten an sonst normalen Wirbelsäulen. Die eigentliche Natur von idiopathischen Wachstums-Stenosen ist bis heute unbekannt. Huizinga et al. [12] führten die (physiologische) Wirbelkanalenge in Höhe von L_3 und L_4 an. In dieser Etage sind Minimalwerte der Medio-Sagittaldurchmesser sehr häufig und Maximalwerte selten. Sand [24] fand ebenfalls die niedrigsten Mittelwerte der Sagittaldurchmesser bei L_3 und L_4. In Eisensteins [5] Vergleichsstudie schwankt die Lokalisation der geringsten Durchmesser zwischen L_3 und L_4 und umfaßt bei männlichen Zulunegern auch L_2. Huizinga hält es für möglich, daß das Wachstum der Bogen von L_3 und L_4 vor demjenigen der übrigen Wirbelbogen beendet ist. Nach seiner Auffassung könnte die Stenose eine übermäßige physiologische Wirbelkanalenge darstellen. Tabelle 1 [36, 37] zeigt, daß die Stenose nicht, wie man es nach Huizinga's Theorie annehmen möchte, am häufigsten L_3 und L_4 auftritt, sondern bei L_4 und L_5. Tabelle 2 zeigt, daß unter allen Ausdehnungen von Stenosen diejenigen, die L_5 einschließen, am häufigsten vertreten sind. Stenosen, die auf den Bereich der physiologischen Enge beschränkt waren, traten nur in 9 von 97 Fällen auf.

Segmentale Stenosen waren ebenfalls bei L_4 und L_5 häufiger. Deshalb kann man die idiopathischen konstitutionellen Stenosen nicht als eine Übersteigerung der physiologischen Enge des lumbalen Wirbelkanals ansehen.

Tabelle 2 [36, 37] zeigt auch, daß „relative Stenosen" in der Hälfte der Fälle auf einen Wirbel beschränkt waren und daß selten mehr als zwei Wirbel beteiligt waren,

Tabelle 1. Die Häufigkeit der Beteiligung der lumbalen Wirbel basiert auf intraoperativen Messungen bei 97 Patienten mit „reinen absoluten", „gemischten" und „reinen relativen" Stenosen

	L_1	L_2	L_3	L_4	L_5	L_6
Absolute Stenose	5	11	36	52	46	2
Relative Stenose	1	5	15	26	23	–

Tabelle 2. Ausbreitung des Stenoseabschnitts

			RAS[a]	MS[b]	RRS[c]
5 Wirbel		Fälle			
3 Fälle	(L_1-L_5):	3	2	1	–
4 Wirbel					
10 Fälle	(L_1-L_4):	1	1 ⎫	– ⎫	– ⎫
	(L_2-L_5):	8	2 ⎬ 3	5 ⎬ 6	1 ⎬ 1
	(L_3-L_6):	1	– ⎭	1 ⎭	– ⎭
3 Wirbel					
24 Fälle	(L_1-L_3):	1	1 ⎫	– ⎫	– ⎫
	(L_2-L_4):	1	– ⎬ 13	1 ⎬ 8	– ⎬ 3
	(L_3-L_5):	22	12 ⎭	7 ⎭	3 ⎭
2 Wirbel					
36 Fälle	(L_1-L_2):	1	1 ⎫	– ⎫	– ⎫
	(L_2-L_3):	2	1 ⎪	1 ⎪	– ⎪
	(L_3-L_4):	9	3 ⎬ 14	4 ⎬ 12	2 ⎬ 10
	(L_4-L_5):	23	9 ⎪	6 ⎪	8 ⎪
	(L_5-L_6):	1	– ⎭	1 ⎭	– ⎭
1 Wirbel					
24 Fälle	(L_3):	3	– ⎫	1 ⎫	2 ⎫
	(L_4):	10	5 ⎬ 9	– ⎬ 1	5 ⎬ 14
	(L_5):	11	4 ⎭	– ⎭	7 ⎭
		97 Fälle			

[a] RAS = reine absolute Stenose
[b] MS = gemischte Stenose
[c] RRS = reine relative Stenose

während an „reinen" und „gemischten" Stenosen meistens zwei oder drei Wirbel Teil hatten.

Idiopathische Wachstums-Stenosen des knöchernen lumbalen Wirbelkanals können sich auf angrenzende Abschnitte des Wirbelkanals ausdehnen. In drei von 116 Fällen waren die oberen sakralen Abschnitte des Wirbelkanals deutlich verengt, in einem Fall einer „absoluten" Stenose bei L_5 waren die Sagittaldurchmesser in Höhe von S_1 und S_2 so klein, daß sie nicht mehr meßbar waren. In einem Fall einer „reinen absoluten" Stenose von L_3 und L_4 betrug der Sagittaldurchmesser von S_1 nur 5 mm. Normale Durchmesser von L_5 trennten diese Engstellen. Der dritte Patient hatte eine „gemischte" Stenose, der Sagittaldurchmesser von S_1 betrug 5 mm. In einem Fall einer „gemischten" Stenose dehnte sich diese von Th_{12} bis Th_{11} aus. Aus Sorge einer Rückenmarksschädigung wurde keine Messung während der Operation vorgenommen. Eine gleichzeitige Wachstums-Stenose des knöchernen zervikalen Wirbelkanals wurde bei 5 Patienten festgestellt, drei mit „reiner absoluter", einer mit „gemischter" und einer mit „reiner relativer" Stenose des lumbalen Wirbelkanals. Fünf andere Fälle (ein Fall von reiner absoluter, zwei von gemischter auf ein Fall von reiner relativer Stenose) entwickelten eine herdförmige zervikale Myelopathie, die bei einem sonst unauffälligen zervikalen Spinalkanal durch weiche Protrusion oder harte Randwülste hervorgerufen wurde. In acht von neun Fällen gingen die Symptome einer chronischen Myelopathie und ihre operative Behandlung den Symptomen einer lumbalen Stenose 1 bis 7 Jahre voraus. Nur in einem Fall einer „reinen absoluten" Stenose des Lumbalkanals setzten die Symptome einer zervikalen Myelopathie auf dem Boden einer zervikalen Wachstums-Stenose erst ein Jahr nach operativer Dekompression der Lumbalgegend ein.

Da die Verbindung mit der Stenose des zervikalen Wirbelkanals nur durch den Beginn der zervikalen Myelopathie entdeckt wird, repräsentieren die gegenwärtigen Zahlen nicht die Häufigkeit von gemeinsamer lumbaler und zervikaler Stenose, besonders da es möglich ist, daß diese Zustände ein Leben lang asymptomatisch bleiben. Klinische Erfahrungen stellen keine Basis für eine Abschätzung der Häufigkeit von Stenosen in der Bevölkerung dar. Nach unseren Erfahrungen hat sich die Zahl derjenigen Patienten, die irgend eine Form einer lumbalen Stenose aufweisen im Zeitabschnitt 1962 bis 1974 verdoppelt, verglichen mit den Jahren 1948 und 1962. Wir haben den Eindruck, daß die Zahlen weiter steigen. Trotzdem ist eine Wachstums-Stenose mit einem Sagittaldurchmesser von 10 mm oder weniger ein seltener Zustand in unserem Krankengut, der mit den Jahren etwas wechselnd, 4–8% aller Fälle, die irgend eine Form von Nervenwurzelkompression zeigen, nicht überschreitet.

Geschlechtsverteilung: Wir haben früher berichtet, daß zwischen 1948 und 1962 idiopathische Wachstums-Stenosen bei Frauen die Ausnahmen waren. In späteren Jahren stieg dann die Häufigkeit von „reinen absoluten" und „gemischten" Stenosen bei Frauen an, während „reine relative" Stenosen nach wie vor besonders Männer betreffen [36, 37].

Erblichkeit: 1955 [34] berichtete der Autor über das Vorkommen von idiopathischen Wachstums-Stenosen bei zwei Brüdern. In späteren Jahren haben wir dieses Krankheitsbild bei zwei Schwestern veröffentlicht und nach der Publikation wurde auch noch ein Bruder an einer konstitutionellen Stenose operiert, so daß die Erblichkeit bei beiden Geschlechtern einer Familie vorkam. Außerdem stellten wir das mögliche Vorkommen bei zwei Brüdern einer anderen Familie fest. Das Alter bei Krankenhausaufnahme schwankte zwischen 22 und 85 Jahren, das Durchschnittsalter in den drei Untergruppen schwankte zwischen 44 und 52 Jahren, wobei das der Frauen etwas höher als das der Männer war. Eine annähernde Zusammenfassung der Anamnese von Symptomen und klinischen Zeichen ergab ein Druchschnittsalter bei Erstmanifestation von:

„reinen absoluten" Stenosen: Männer 38 Jahre, Frauen 45 Jahre,
„gemischten" Stenosen: Männer 44 Jahre, Frauen 46 Jahre,
„reinen relativen" Stenosen: Männer 40 Jahre, bei Frauen war die Zahl zu klein.

Zusätzlich einengende Faktoren

a) *Eine Einengung der foramina intervertebralia* in einem Ausmaß, daß der Durchtritt der Nervenwurzeln behindert wird und die gänzlich auf eine Knochenhypertrophie oder Pedikelverkürzung zurückzuführen war, konnte in ungefähr ⅓ der Fälle von „gemischten" oder „relativen" Stenosen gesehen werden. Nur in einer kleinen Fallzahl war die Einengung der Foramina durch degenerative Veränderungen verursacht worden.

b) *Weiche Bandscheibenprotrusionen und spondylotische Randwülste:* In unseren ersten Veröffentlichungen [31, 33] hatten wir unsere Falldarstellungen von konstitutionellen Stenosen auf Patienten beschränkt, die keine Bandscheibenprotrusion aufwiesen. In Ermangelung von Informationen über Maße und Meßmethoden konnte die Diagnose nur in Fällen von offensichtlicher Kompression gestellt werden, die alleine durch knöcherne Strukturen hervorgerufen wurde. 1955 [34] haben wir unsere Methode der intraoperativen Messung veröffentlicht und seitdem konnten wir eine Anzahl von Fällen mit Bandscheibenprotrusionen im stenotischen Abschnitt aufzeigen. In späteren Jahren waren harte oder weiche Bandscheibenvorfälle bei einer ansehnlichen Zahl von Stenose festgestellt worden. In einer aktuellen Serie [41] wurden sie in einem Drittel (24 von 82) von Fällen einer „absoluten" Stenose und in ungefähr der Hälfte (31 von 58) von Fällen einer „gemischten" Stenose und in der Mehrzahl (53 von 55) der Fälle „reiner relativer" Stenosen gefunden. Die Häufigkeit bei „gemischten" Stenosen liegt zwischen den von „reinen absoluten" und „reinen relativen" Stenosen. Man muß von einer hohen Frequenz bei „reinen relativen" Stenosen ausgehen, da definitionsgemäß symptomatische relative Stenosen von zusätzlichen einengenden Faktoren abhängen.

Innerhalb dieser Strukturen ist es die Lage der Untergrenze der Bögen und der Gelenkfortsätze und der Medio-Sagittaldurchmesser, die ihre Wirkung auf die darunter liegende Bandscheibenprotrusion bestimmen, da die Obergrenze der Bögen nirgends den Bandscheibenraum überragt.

Von unseren 195 Stenose-Fällen [41] hatte eine Gesamtzahl von 108 (55%) harte und/oder weiche Protrusionen. Neun dieser Kranken hatten nur harte Protrusionen. Die weichen Protrusionen der übrigen 99 Patienten zeigten besondere Erscheinungsformen. Diese betreffen 1. das Vorkommen von multiplen Protrusionen, 2. ihre häufige Lage oberhalb der Bandscheibe L_4/L_5 und 3. ihre Lage bezüglich des Stenoseabschnitts. Zur Bewertung von 1. und 2. haben wir die betreffenden Eigenschaften bei einer Gruppe von 2885 unserer Kranken mit 3395 weichen Protrusionen bei normalen Wirbelkanälen untersucht. Diese Gruppe wird weiter als Gruppe II bezeichnet. Gruppe I enthält die 99 Kranken mit 126 weichen Protrusionen in Gegenwart einer Stenose.

1. Multiple Protrusionen
   Gruppe I: 25,2% der Patienten
   Gruppe II: 17,8% der Patienten
   Multiple weiche Protrusionen waren also 1,5mal häufiger in Gegenwart einer Stenose.

2. Lage oberhalb der Bandscheibe L_4/L_5

	Gruppe I	Gruppe II
L_1-L_2	3%	0,17%
L_2-L_3	11%	0,38%
L_3-L_4	25%	2,84%
	39%	3,39% der Kranken

Dieser Befund hat uns dazu geführt bei weichen Protrusionen oberhalb L_4 die Möglichkeit einer assoziierten Stenose genau zu untersuchen.

3. Die Lage der weichen Protrusionen bezüglich des Stenoseabschnitts.
   Innerhalb des Stenoseabschnitts: 56%
   am kaudalen Ende des Stenoseabschnitts: 22%
   am kranialen Ende des Stenoseabschnitts: 11%
   in Entfernung vom Stenoseabschnitt: 11%

Von den am Ende eines Stenoseabschnittes lokalisierten weichen Protrusionen (33%) war dieses Ende bei 7,5% durch einen halbstenosierenden Bogen gebildet (siehe III. Pathomorphologie), dessen normaler Bogenrand der Protrusion zugewandt war. Es besteht die Gefahr, daß durch normale Meßbefunde im Bereich dieser Protrusionen ebenso wie bei Meßbefunden im Bereich von Protrusionen bei entfernter Lage des Stenoseabschnitts (11%) das Bestehen der Stenose unbemerkt bleibt. Leider kommt es noch vor, daß bei Entfernung einer Protrusion innerhalb des Stenoseabschnitts die Stenose nicht erkannt wird. Das zeigt die Notwendigkeit einer systematisch durchgeführten Myelographie in allen Fällen, die Zeichen von Nervenwurzelkompression zeigen. Und man darf diese Untersuchung nicht auf das Niveau L_4/L_5 oder tiefer beschränken.

In einem Fall wurden in einem normalen Abschnitt eines Wirbelkanals *enge laterale Rezessus* unterhalb eines Stenosebereichs festgestellt. Mit CT kann man solche Rezessus präoperativ aufzeigen.

Ligamenta flava: Bei hypertrophischen Wirbelbögen sind die ligamenta flava in der Regel auch hypertrophisch. Da sie in den meisten Fällen wegen des verschmälerten oder obliterierten Bogenzwischenraumes kurz sind, schaffen solche hypertrophische Ligamente keine zusätzliche Raumnot. In einem Fall einer „reinen absoluten" Stenose zeigte das Ligamentum Flavum eine auffällige Verdickung wegen Zystenbildung und Kalkablagerung. Hypertrophie der ligamenta flava ohne Hypertrophie der Bögen wurden in drei Fällen einer „reinen relativen" Stenose gefunden. Bei Streckung der unteren Lendenwirbelsäule können solche hypertrophen ligamenta flava durch Vorwulstung nach innen zusätzliche Raumnot für die Nervenwurzeln der Kauda schaffen.

Enge des Duralsackes: Genügende Ausdehnung des Duralsackes nach operativer Dekompression wurde in den meisten Fällen beobachtet, obwohl das auf den ersten Blick keine Selbstverständlichkeit zu sein scheint. In vier Fällen dehnte sich der Duralsack nicht aus. Dreimal bei „reiner absoluter" und einmal bei „gemischter" Stenose. Abb. 11 zeigt den engen Duralsack im Fall einer „gemischten" Stenose. Das Myelogramm zeigt einen ziemlich weiten Epiduralraum hinter den Wirbelkörpern L_3/L_4 (weitere Details über begleitende Anomalien siehe [36, 37]).

Andere Formen von Wachstums-Stenose werden bei mehr generalisierten Wachstumsstörungen des Skelettes angetroffen. Stenosen bei Achondroplasie betreffen gewöhnlich größere Abschnitte der Wirbelsäule und die Bandscheiben können in multiplen Etagen sich in den Wirbelkanal vorwölben. Paraplegie ist die bekannteste Erscheinung, aber in einem meiner Fälle kam auch eine neurogene claudicatio intermittens vor [36, 37]. Andere seltener vorkommende Erkrankungen, die in diese Gruppe gehören, sind der Morbus Morquio und heritäre multiple Exostosen.

c) Erworbene Stenosen: Das Wort erworben zeigt an, daß die Veränderung nach der Geburt eingetreten ist. Diese Definition unterscheidet die erworbene Stenose eindeutig von kongenitalen Stenosen. Eine erworbene Stenose unterscheidet sich von einer Wachstums-Stenose insofern, als sie nicht die Auswirkung eines disproportionierten Wachstums nach Geburt ist, das im Erwachsenenalter beendet wird. Erworbene pathologische Deformitäten, wie sie durch Knochenerkrankungen, degenerative Veränderungen, Verletzungen, Fluorvergiftungen und Akromegalie entstehen, wurden in der Literatur für eine erworbene Stenose verantwortlich gemacht. Wir fanden in vielen Fällen von sogenannten erworbenen Stenosen, daß erworbene Deformitäten ihren Teil beigetragen haben, bei einem Wirbelkanal der schon eng oder zu eng war.

2. Nomenklatur auf Beobachtungen und Mutmaßungen

Akromegalie: Die Veränderung der Wirbelsäule, wie Vergrößerung der Wirbelkörper und Gelenkfacetten und Verbreitung der Bandscheibe sind gut bekannt. Kaufmann et al. [17] beschrieb die Hypertrophie der ligamenta flava in einem Fall von Akromegalie, aber erwähnte nichts über die Verhältnisse im Bogenbereich. Messungen am Röntgenbild zeigten normale Abmessungen des Wirbelkanals in seinem Fall. Gelmann [10] ist der einzige Autor, der Verdickungen der Wirbelbögen in zwei Fällen mit dadurch bedingter Stenose beschrieben hat. Der kleinste Sagittaldurchmesser eines seiner Patienten betrug 11 mm bei L_4 und im anderen Falle 14 mm bei L_3 und 13 mm bei L_4. Wahrscheinlich wurden seine Messungen an Röntgenbildern vorgenommen.

Wir haben einen 49jährigen akromegalen Mann beobachtet, der 8 Monate vor der Einweisung Schwäche im linken Quadrizeps entwickelte, dazu Taubheit im Dermatom L_4 links und ausstrahlenden Schmerz in diesem Bereich. Sein Liquor-Eiweiß war vermehrt (0,85 gr/l), Lasègue und Bragard waren negativ, das Röntgenbild zeigte die typischen Zeichen die man bei der hypertrophen Form einer idiopathischen Wachstums-Stenose sieht, nämlich breite Laminae, besonders bei L_3 und L_4, spitze Bogenwinkel und hypertrophische Gelenkfortsätze. Das Amipaque-Myelogramm zeigte in der P.A.-Ansicht ein typisches Stenosezeichen, eine Taillierung der Kontrastmittelsäule in Höhe der Gelenkfortsätze. Das Seitbild zeigt keine Anzeichen einer Bandscheibenprotrusion, man sah keinen Epiduralraum und der a.p.-Durchmesser des Duralsackes im Abschnitt L_3 bis L_5 war klein. Die Operation erfolgte am 16.03.78. Die Bogen-Zwischenräume L_2/L_3 und L_3/L_4 und L_4/L_5 waren durch die breiten Bögen verschlossen, jedoch bei L_5/S_1 gut ausgebildet. Der Knochen der Bögen war außerordentlich dick und steinhart. Die medio-sagittalen Durchmesser wechselten von 7–9–11 mm. Es bestand also eine gemischte Stenose.

Die Pathomorphologie erinnerte sehr an eine Wachstums-Stenose vor allem weil andere akromegale Veränderungen der Wirbelsäule fehlten. Die hypertrophischen Gelenkfortsätze bewirkten enge laterale Rezessus, eine Bandscheibenprotrusion wurde nicht gefunden. Die spinale Nervenwurzel zeigte keine Anzeichen einer Einklemmung in den Zwischenwirbellöchern und eine Sonde konnte man leicht entlang der Nervenwurzel durch die Wirbellöcher schieben. Der Patient zeigte in anderen Gebieten typische akromegale Veränderungen.

Wir überlegten nun ob dies eine zufällige Kombination einer konstitutionellen Stenose des Wirbelkanals mit einer Akromegalie sei, oder ob die hypertrophische Stenose eine Folge der endokrinen Störung war oder zumindest zu einer Stenose des Wirbelkanals beigetragen hat, der schon vorher eng war. Die Seltenheit einer akromegalen Stenose spricht für die letztere Möglichkeit und in diesem Falle wäre die Stenose nicht vollständig erworben, sondern würde auch von einer Prädisposition abhängen.

Gelman [10] war auch der Meinung, daß eine Wachstums-Stenose oder ein Grenzbefund eines engen lumbalen Spinalkanals die Hintergrundbedingungen seiner beiden Fälle gewesen sei, die später durch ligamentäre und knöcherne Hypertrophie in Abhängigkeit von einem erhöhten Wachstumshormonspiegel beeinträchtigt wurden.

Da keine Messungen des Wirbelkanals vor Krankheitsbeginn verfügbar sind, gibt es keine Antwort auf diese Frage. Das gleiche gilt für die lumbale Wirbelkanalstenose bei *Morbus Paget* oder bei *Fluorvergiftung*. Ihre Einteilung entweder als vollständig erworben oder auf der Basis eines prädisponierenden engen Lumbalkanal ist ganz willkürlich.

3. Ungenaue Nomenklatur

Einige Formen, die von vielen Autoren als erworbene Stenose eingestuft werden, sind nach der heutigen Erfahrung des Autors Fälle von Wachstums-Stenosen, kompliziert durch erworbene zusätzliche einengende Faktoren. Diese Feststellung basiert auf Messungen, die dazu führten, daß Stenosen des lumbalen Wirbelkanals in Bereichen außerhalb des Ortes komprimierender Faktoren gefunden wurden. Das trifft auf die folgenden Formen zu:

a) Spondylotische Stenose: Wir haben niemals osteophytäre Spornbildungen solcher Größe über die ganze Breite des Wirbelkanals gefunden, daß sie eine Stenose eines sonst normalen Wirbelkanals verursacht hätten. Eisensteins [5] Untersuchungen von 443 Skeletten zeigte, daß eine „signifikante Eindellung des Wirbelkanalumrisses durch Osteophyten ebenfalls ungewöhnlich war und nicht mehr als eine Zuschärfung der normalerweise runden seitlichen Ecken des Kanals bedeutete. Ausziehungen („lipping") der Wirbelkörperkanten beginnen seitlich, entfernt vom Wirbelkanal selbst, oder im Bereich des Wurzelkanals". Vernon Roberts [42] kommt zu ähnlichen Schlüssen: „Wenn Osteophyten sich als ein Ergebnis dorsaler mittelständiger Protrusionen bilden, sind sie niemals groß genug um den Wirbelkanal einzuengen. Wenn sie jedoch posterolateral in Beziehung zum Wirbelloch stehen, dann können sie alleine oder zusammen mit prolabiertem Bandscheibengewebe Wirkungen auf den spinalen Nerven hervorrufen". MacNab [18] ist ebenfalls der Meinung, daß spondylotische Osteophyten eine laterale Nervenwurzelkompression hervorrufen. Er schreibt in einem Kapitel über Bandscheibendegeneration mit Wurzelbeteiligung: „Wenn eine seitliche Vorwölbung mit einer Einengung des Spinalkanals durch den Bogen kombiniert ist, mit oder ohne eine breite Vorwölbung des Anulus fibrosus, kann ein vollständiger Stop des Kontrastmittelflusses auftreten." Eine ähnliche Ansicht wurde auch von Schatzker und Pennal [27] vertreten. Systematische Messungen in unseren Fällen einer sogenannten spondylotischen Stenose des lumbalen Wirbelkanals haben immer das Vorhandensein eines zu geringen Sagittaldurchmessers ergeben. Das konnte durch Messungen des Sagittaldurchmessers zwischen dem Bogen und dem Osteophyten gezeigt werden, Messungen der Höhe des Osteophyten und/oder des Sagittaldurchmessers nach Entfernung des Osteophyten. Außerdem war in 85% der Fälle der Sagittaldurchmesser nicht nur an der Untergrenze des Bogens, der den spondylotischen Bandscheibenraum überragt, verengt, sondern auch an der oberen Begrenzung, die dem Wirbelkörper gegenüber liegt. Wenn keine intraoperativen Messungen gemacht werden, dann kann das Vorhandensein einer relativen Stenose übersehen werden und das gibt Anlaß zur Diagnose einer erworbenen spondylotischen Stenose.

Schlußfolgerung: Bis jetzt gibt es noch keinen Beweis für eine vollständig erworbene spondylotische Stenose. Spondylotische Stenose ist eine Art Wachstums-Stenose, die durch spondylotische Wulstbildung verschlimmert wird.

b) Degenerative Spondylolisthesis: Das Vorwärtsgleiten geschieht meistens bei L_4. Es ist niemals sehr groß und in Beugung am ausgeprägtesten. Das Gleiten beträgt oft nur wenige mm, maximal 10 mm. Auf den ersten Blick könnte diese Veränderung eine Stenose erzeugen.

Wilson et al. [44] dachten, daß klinische Symptome einer lumbalen Stenose bei degenerativer Spondylolisthesis auf einen flachen Wirbelkanal zurückzuführen seien. Messungen in 6 eigenen Fällen degenerativer Spondylolisthesis mit Stenosesymptomen, besonders von neurogener claudicatio intermittens, zeigten alle eine Wachstums-Stenose die sich auf Wirbel jenseits des Niveaus des Ventralgleitens erstreckte. Ein Beispiel wird in Abb. 2 gezeigt: In diesem Falle verursachte das Ventralgleiten von L_4 hier keine abnorme Einengung die sich aber in einem höheren Segment befand. Wenn man diese Umstände nicht kennt und die klinischen Zeichen und Symptome der Wirkung des Ventralgleitens von L_4 zuschreibt, dann wird daraus eine ungenügende operative Dekompression hervorgehen.

c) Späte posttraumatische Stenose: Auch das wurde als eine Form einer erworbenen Stenose beschrieben. Eindrucksvolle posttraumatische Veränderungen mögen

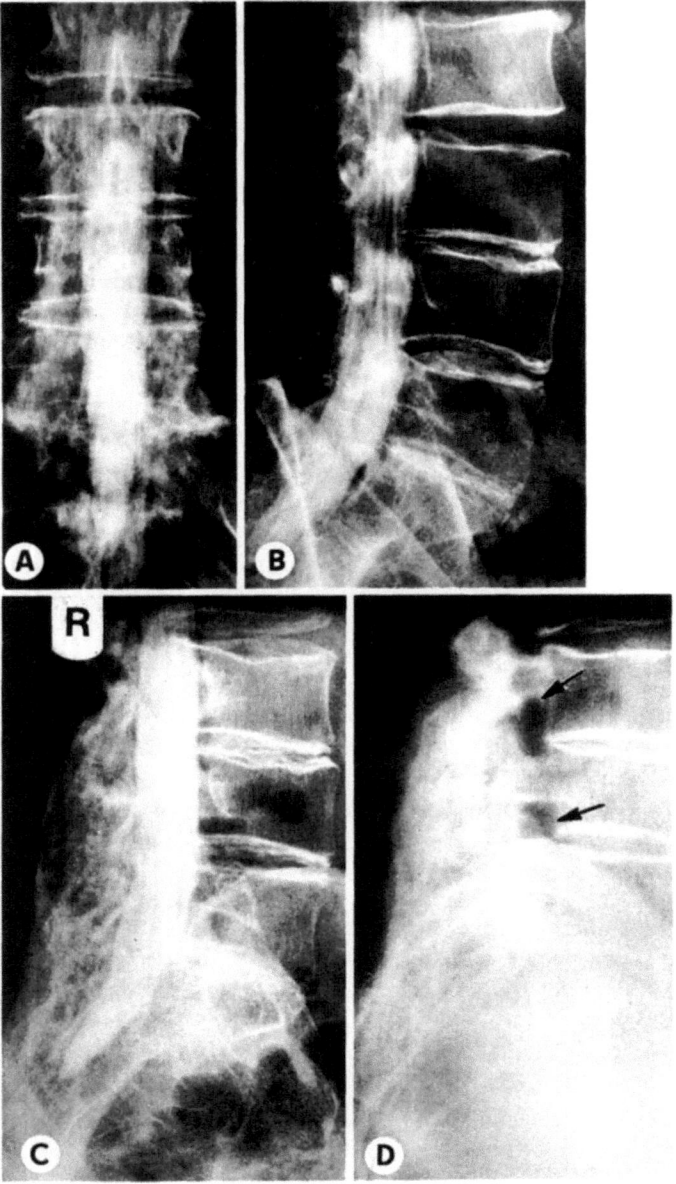

Abb. 3 A–D. Hintere Spondylodese von L_3 bis S_1. (**C** und Tomogramm **D**). Die Myelogramme zeigen keine Verengerung des lumbalen Wirbelkanals (**A, B, C**). Obwohl die Spondylodese die Wirbelgelenke einbezog, keine Verengung der foramina intervertebralia (*Pfeile* in **D**)

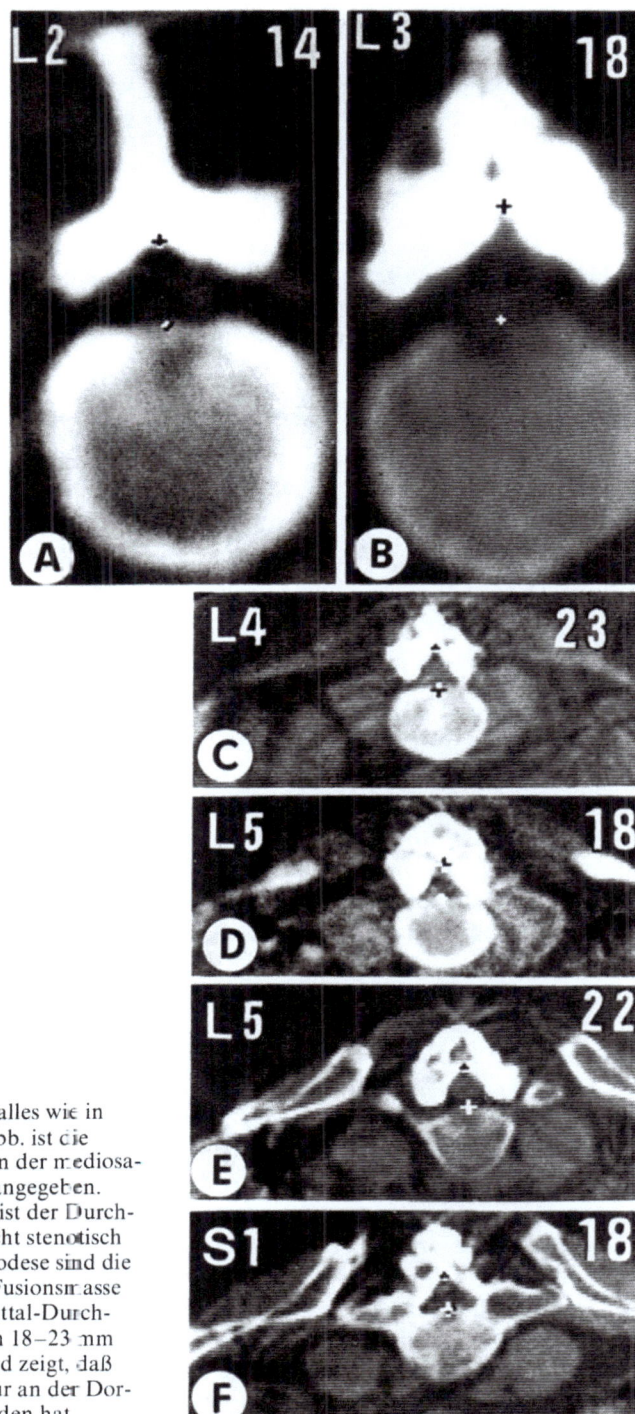

Abb. 4A–F. CT desselben Falles wie in Abb. 3. Links oben in den Abb. ist die Schnittebene und rechts oben der mediosagittale Durchmesser in mm angegeben. Oberhalb der Spondylodese ist der Durchmesser am kleinsten aber nicht stenotisch **(A)**. Im Bereich der Spondylodese sind die Bogenstrukturen durch die Fusionsmasse stark verdickt, die Mediosagittal-Durchmesser sind jedoch groß, von 18–23 mm wechselnd **(B–F)**. Der Befund zeigt, daß die Knochenhypertrophie nur an der Dorsalseite der Bögen stattgefunden hat

diese Meinung stützen. Nach unserer Erfahrung gibt es ganz selten eine späte posttraumatische Stenose, was auch Schatzker und Pennal [27] bestätigt haben. Von unseren vier Fällen einer späten traumatischen Stenose ergaben die Messungen abnorm enge Sagittaldurchmesser jenseits des Bereiches der traumatischen Veränderungen und deshalb war die Stenose nicht erworben, sondern wachstumsbedingt [36, 37, 38].

d) Stenose als Folge einer dorsalen Fusion: Die Verwendung von Spongiosamaterial als Teil der Fusionstechnik kann nach unseren Erfahrungen bei Patienten die schon früher hier wegen eines Bandscheibenvorfalles operiert wurden, eine Einengung in Höhe der Bogenzwischenräume hervorrufen. Die Möglihckeit, daß Spongiosagewebe mit dem normalen ligamentum flavum zusammenkommt, kann Verknöcherungen dieser Bänder verursachen und es ist nicht ausgeschlossen, daß daraus eine lokale Stenose entstehen kann. Nach unseren Erfahrungen muß die Theorie, daß dorsale Knochenspäne eine Bogenverdickung mit daraus resultierender Stenose verursachen, abgelehnt werden.

In einer früheren Arbeit haben wir über 3 Patienten mit dorsaler Fusion berichtet, die wegen engen lateralen Rezessus noch operiert wurden [36, 37]. Die Bögen fanden sich wesentlich verdickt, aber die Sagittaldurchmesser des Wirbelkanals waren völlig normal. Abb. 3 und 4 zeigen einen vierten Fall mit dorsaler Fusion. Das Myelogramm zeigt keinerlei Zeichen einer Stenose und das CT ergab große Sagittaldurchmesser im Versteifungsbereich. Bis jetzt gibt es keinen mikroskopischen Beweis dafür, daß die Hypertrophie der Bögen und Facetten an den Vorder- und Rückseiten entsteht oder nur an ihren Rückseiten. Unsere Erfahrungen stützen die letztere Möglichkeit. Wahrscheinlich ist der Befund einer Stenose nach Fusion, die durch verdickte Wirbelbögen verursacht wird, die Folge einer nicht gestellten Diagnose einer Wachstums-Stenose, die schon vor Durchführung der Fusion bestand.

Sogenannte iatrogene Stenosen stellen eine Gruppe heterogener Umstände dar, deren Entstehung durch chirurgische Eingriffe gefördert wurde, die zu dem Ausmaß schon vorbestehender Stenosen beitrugen, oder das Wiederauftreten einer schon dekomprimierten Stenose durch die Ausbildung einer Postlaminektomiemembran oder einer periduralen Vernarbung [36, 37] begünstigten. Dieser letzte Umstand kann eine Stenose des Duralsackes hervorrufen, aber da Narbengewebe nicht Teil der Wandung des Wirbelkanals ist, hat es keinen Platz in der Klassifizierung der Stenosen des knöchernen Wirbelkanals. Eine Postlaminektomiemembran, die den Laminektomiedefekt überbrückt, rief in unseren Fällen nur selten eine Stenose hervor. Eine solche entstand entweder als Folge einer Entlastungs-Laminektomie wegen einer knöchernen Stenose, so daß es eigentlich mehr ein Stenoserezidiv war oder aber Folge einer dekomprimierenden Abdeckelung der Intervertebrallöcher in vielen Etagen, besonders dann, wenn die Pedikel mit entfernt worden waren. Bei diesem letzten Umstand resultiert aus einer iatrogenen Entfernung der seitlichen Wände des Wirbelkanals wirklich eine erworbene Stenose [36, 37, 38].

Der Einschluß einer stenosierenden Postlaminektomiemembran in eine Klassifikation der Stenose des lumbalen Wirbelkanals verletzt die Definition, da die Membran keinen natürlichen Teil der Wandungen des Kanals darstellt, obwohl sie einen Teil dieser Wandung ersetzt. Es zeigt die Probleme des Versuchs einer allumfassenden Klassifikation, die schließlich ihren besonderen Zweck verfehlt. In einer früheren Arbeit machte ich auf Bronowski's Warnung aufmerksam [3]: „Eine Wissenschaft die ihre Gedanken zu früh einordnet, ist erstarrt." *Schlußfolgerung:* Stenose ist eine Frage der Messung. Die biomechanischen Wirkungen einer komprimierenden Stenose sind das Ergebnis einer Einklemmung eines fixierten lebendigen Inhalts zwischen einander gegenüber liegenden Flächen. Der Effekt einer komprimierenden Stenose wird mehr durch ihre Abmessungen als durch die Querschnittsfläche bestimmt. Stenosen des lumbalen Wirbelkanals werden durch die Veränderungen der Bauteile der Wandung bestimmt oder verursacht. Es gibt gute Gründe diese Stenosen in kongenitale, Wachstums- und erworbene Stenosen zu unterteilen. Die beiden ersten können exakt definiert werden. Kongenitale Stenose ist ein Teil einer Mißbildung und Wachstums-Stenose ist die Folge eines disproportionierten Knochenwachstums. Das Unterlassen von Messungen hat zu einer Überschätzung der Frequenz der sogenannten erworbenen Stenose geführt, weil in manchen dieser Fälle eine Wachstumsstenose von anderen raumfordernden Faktoren im Wirbelkanal begleitet ist. Bei Stenosen verursacht durch Fluorose, Paget oder Akromegalie ist es nicht sicher ob sie erworben und also Folge dieser Krankheiten sind oder ob eine präexistente Enge des Wirbelkanals die Stenose mitbestimmt hat.

Ein Teil der iatrogenen Stenosen ist nicht erworben, sondern die Folge einer iatrogenen Verschlimmerung einer schon bestehenden Stenose. Iatrogene Stenosen, verursacht durch peridurale Fibrosierung oder eine stenosierende Postlaminektomiemembran, gehören nicht in die Klassifikation der Stenosen des knöchernen Wirbelkanals.

IV. Radiologische Diagnostik

Da die Symptomatologie, die neurogene Claudicatio intermittens eingeschlossen, nicht von absolut signifikantem Wert für die Diagnosestellung einer Stenose ist, muß sie gänzlich auf ihre radiologische Erscheinungsformen bezogen werden. Da die Stenose eine Frage der Messungen ist, können qualitative Erscheinungsformen, wie man sie auf dem ebenen Röntgenbild sieht, nur die Möglichkeit einer Stenose andeuten, wie z.B. ein angeborener Blockwirbel oder abnorme Knochenstrukturen in der Mittellinie, besonders wenn eine Spina bifida bei einer kongenitalen Stenose vorliegt.

IV.1. Große kranio-kaudale Ausdehnung der Laminae, ein spitzer kaudaler interlaminarer Winkel verkleinerte oder verschlossene interlaminäre Räume und hypertrophische Gelenkfortsätze, ergeben den Eindruck des Vorliegens einer Wachstums-Stenose im Erwachsenenalter (Abb. 1).

Der Pedikelabstand (die schmalste Distanz zwischen den Pedikeln) kann auf A.P.-Röntgenbildern gemessen und durch den Vergrößerungsfaktor korrigiert werden. Der Sagittaldurchmesser kann nicht auf ebenen Profilaufnahmen gemessen werden. Hypozykloidale seitliche Tomogramme können kurze Pedikel vorweisen sowie das Vorhandensein von lateralen Rezessus. Das medio-sagittale Tomogramm gibt gewöhnlich eine brauchbare Kontur der Vorderkante des Wirbelkanals, die hintere Wand ist schlecht definiert durch die Verwischung durch benachbarte

Strukturen [35, 36, 37], so daß exakte Messungen nicht möglich sind. Das kommt von der dreieckigen Form des Wirbelkanals. Die Verwischung ist erheblich, wenn hypertrophische Gelenkfortsätze vorliegen. Jones und Thompson [16] entwickelten eine indirekte Methode um die Stenose des lumbalen Wirbelkanals mittels einer mathematischen Formel zu bestimmen, die sich auf die Abmessungen – auf Röntgenaufnahmen – des Wirbelkörpers, der Interpedikular- und Medio-Sagittaldurchmesser des Wirbelkanals stützte.

Abgesehen von theoretischen Problemen sind die Messungen des Durchmessers ziemlich fehlbar, besonders wie schon erwähnt, die Messungen der Medio-Sagittaldurchmesser des Wirbelkanals. Die Ergebnisse der Methode von Jones und Thompson sind nicht durch intraoperative Messungen überprüft worden. Wir haben kein konstantes Korrelat zwischen den a.p.-Durchmessern der Intervertebrallöcher und der Medio-Sagittaldurchmesser des Wirbelkanals gefunden, wie das von Epstein und anderen vorgeschlagen wurde [8]. Wie schon oben erwähnt war die Verengerung des Wirbelkanals von einer Verengerung der Intervertebrallöcher in etwa 1/5 unserer Fälle von reinen absoluten Stenosen begleitet und in etwa 7% der anderen Gruppen.

IV.2. Axiale Transversaltomographie, wie sie von Jacobson und anderen [14, 15] empfohlen wird, mag das Vorhandensein der lateralen Rezessus von arthrotischen Veränderungen und anderen Veränderungen in der Form des Wirbelkanals zeigen, aber besonders die Abbildung der Vorderwand ist verschwommen und erlaubt keine Messung des Sagittaldurchmessers [36, 37]. Auch im Lordoseausgleich sieht man eine Verwischung durch Strukturüberlagerungen in axialen Transversaltomogrammen von angrenzenden Wirbelkörpern.

IV.3 Der Computertomograph eröffnet größere Möglichkeiten. Abb. 5 und 6 zeigen axiale Computertomogramme von 4 übereinander liegenden Lendenwirbel eines Skeletts. Die Abbildungen wurden durch ein CT-Gerät der zweiten Generation gemacht. Die Bandscheibenräume sind zur besseren Sichtbarmachung durch eine Substanz größerer Dichte ersetzt. Es wurden 8 mm Schichten angefertigt. Die Wirbelkörper bilden eine gerade Ebene und die Schnitte wurden im rechten Winkel zur vorderen Wand des Wirbelkanals angefertigt. Die Teile unter den Bögen wurden in Höhe der oberen und unteren Bogenbegrenzung geschnitten. Ein dritter Schnitt wurde durch die Interartikularportion gelegt. Diese drei Schnitte durch jedes Wirbelsegment sind ganz entscheidend für die Untersuchung einer Stenose. Die Sagittaldurchmesser in CT-Schnitten durch die oberen und unteren Grenzen wurden gemessen und dann mit direkten Messungen an den Wirbeln mittels des Stenosimeters verglichen. Die Messungen stimmen genau mit einem Unterschied nur von 2 mm an der unteren Grenze des Bogens von L_5. Das zeigt die Meßgenauigkeit von CT und Stenosimeter. Der Schnitt durch die Obergrenze des Bogens schneidet normalerweise die Pedikel, die Querfortsätze, den oberen Anteil des Dornfortsatzes und den Wirbelkörper. Der Schnitt durch die untere Grenze des Bogens schneidet den Dornfortsatz in ganzer Größe, den oberen Teil des foramen intervertebrale und kann die Spitze des oberen Gelenkfortsatzes des nächst unteren Wirbels zeigen. Der Schnitt durch die Interartikularportion zeigt keine hintere Knochenbegrenzung, wenn der interlaminare Abstand normal ist. Falsche Bilder erhält man, wenn der Schnitt

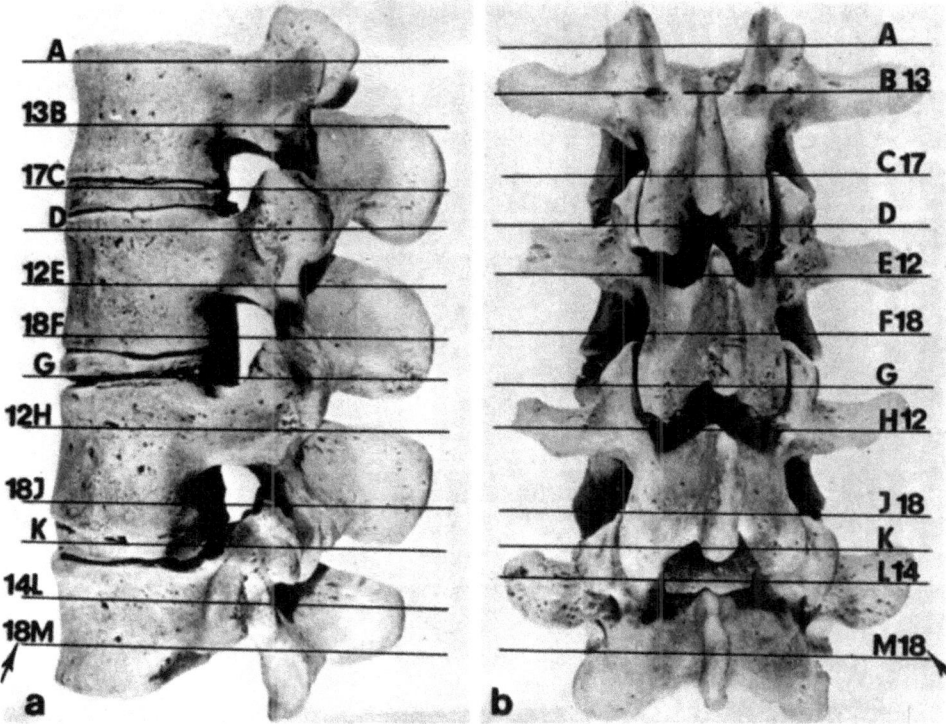

Abb. 5a, b. Vier Lendenwirbel eines Skeletts, deren CT-Schnitt in Abb. 6 wiedergegeben sind. Die Bandscheiben sind durch dichteres Material ersetzt; sie können in Abb. 6 leicht identifiziert werden. Abb. 5a und b zeigen die Achsen der wichtgsten CT-Schnitte für die Untersuchung eines stenotischen lumbalen Wirbelkanales. Die Großbuchstaben bei jeder Linie sind auf den korrespondierenden CT-Schnitten in Abb. 6 unten links wiedergegeben. A, D, G und K sind transartikuläre Schnitte. Meistens gehen sie durch die Bandscheibe. B, E, H und L durchschneiden die kranialen Ränder der Laminae und G, F, J und M deren kaudale Ränder. Die Zahlen sind die mittels des Stenosimeter ermittelten Meßwerte der mediosagittalen Durchmesser. (siehe Text IV.3)

durch die unteren Abschnitte des Dornfortsatzes des nächst höheren Wirbels geht. Entweder zeigt der Schnitt die Bandscheibe oder benachbarte Teile einer der Wirbelkörper. Die Computertomographie des lumbalen Wirbelkanals beim Lebenden zeigt die Schwierigkeit bei Lendenlordose Schnittebenen genau senkrecht zur vorderen Begrenzung des Wirbelkanals zu legen. Abweichungen von einer senkrechten Ebene kann dann zu große Werte für den Sagittaldurchmesser ergeben. Besondere Schwierigkeiten gibt es bei der Anpassung der Neigung der Gantry zum Lumbosakralwinkel. Der neue 310 Philips-Tomoscanner wurde für die Röntgenabteilung der Utrechter Universitätsklinik derartig modifiziert, daß die Transversalschnitte der Lumbalwirbelsäule mit dem Patienten in Seitenlage gemacht werden können, so daß die Lordose keine Probleme mehr darstellt. Die Topogramme (Scanogramme, Scout views) erlauben eine genaue Bestimmung senkrechter Schnitte durch den Wirbelkanal und der gewünschten Lokalisation der Schnitte. Für die CT-Untersuchung der Stenose ist die Schichtdicke 4 mm oder wenn erwünscht 3 mm. Die Messungen

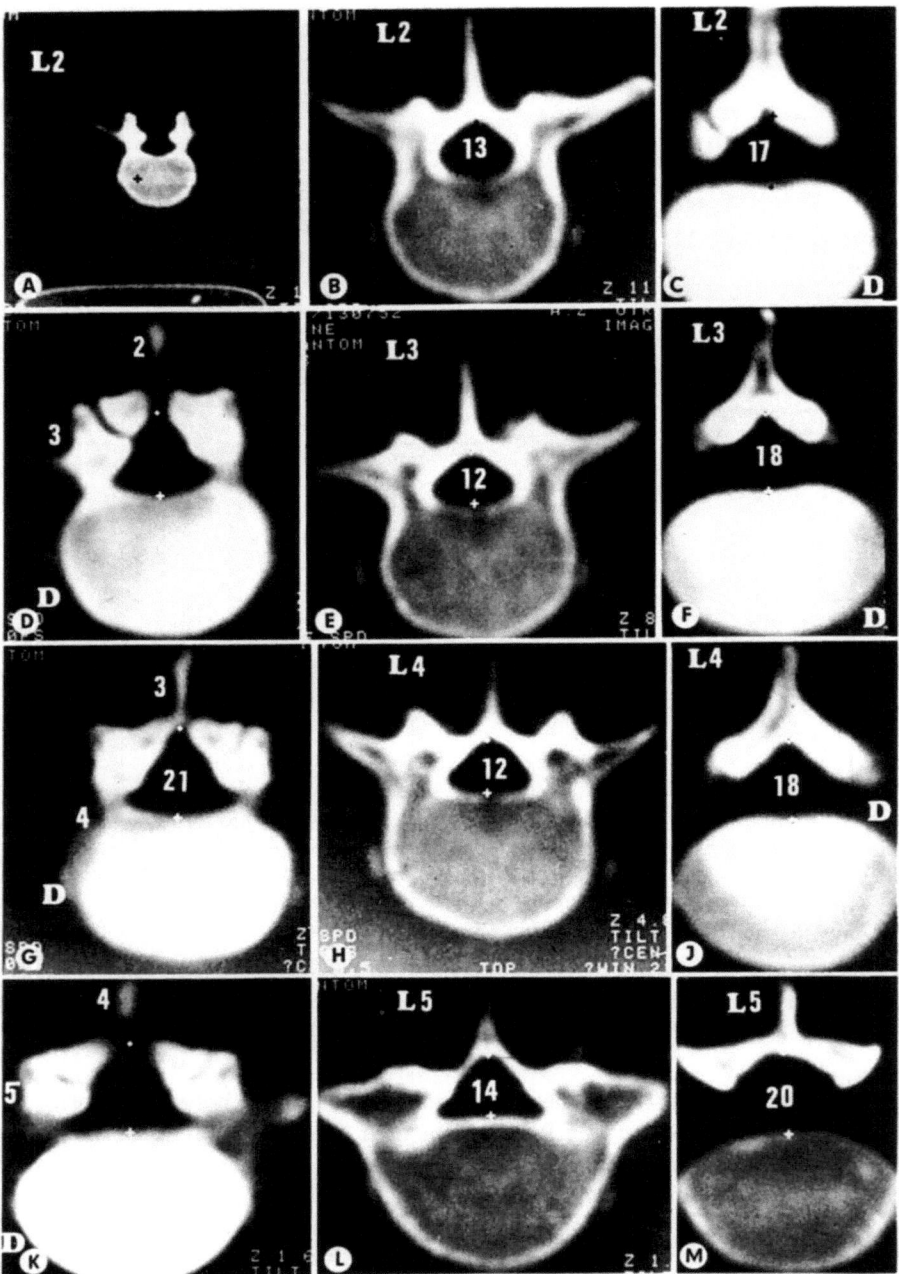

Abb. 6A–M. CT-Schnitte wie in Abb. 5 angegeben. Die *linke* Reihe zeigt transartikuläre Schnitte, die *mittlere* Schnitte durch die kranialen Ränder der Laminae, die *rechte* durch ihre kaudalen Ränder. Die weißen Zahlen im Wirbelkanal geben die mittels CT erhaltenen Werte des mediosagittalen Durchmessers an, sie stimmen mit den mittels Stenosimeter erhaltenen überein. G zeigt einen falschen Meßwert, weil der Unterrand des darüberliegenden Dornfortsatzes scheinbar die Rückwand des Wirbelkanals bildet. Mit der 3. CT-Generation kann man die transdikalen Schnitte genauer darstellen (siehe Text Abschnitt IV). Die Meßwerte der Durchmesser in der mittleren und rechten Reihe zeigt RMD < 1 (siehe II.1.b)

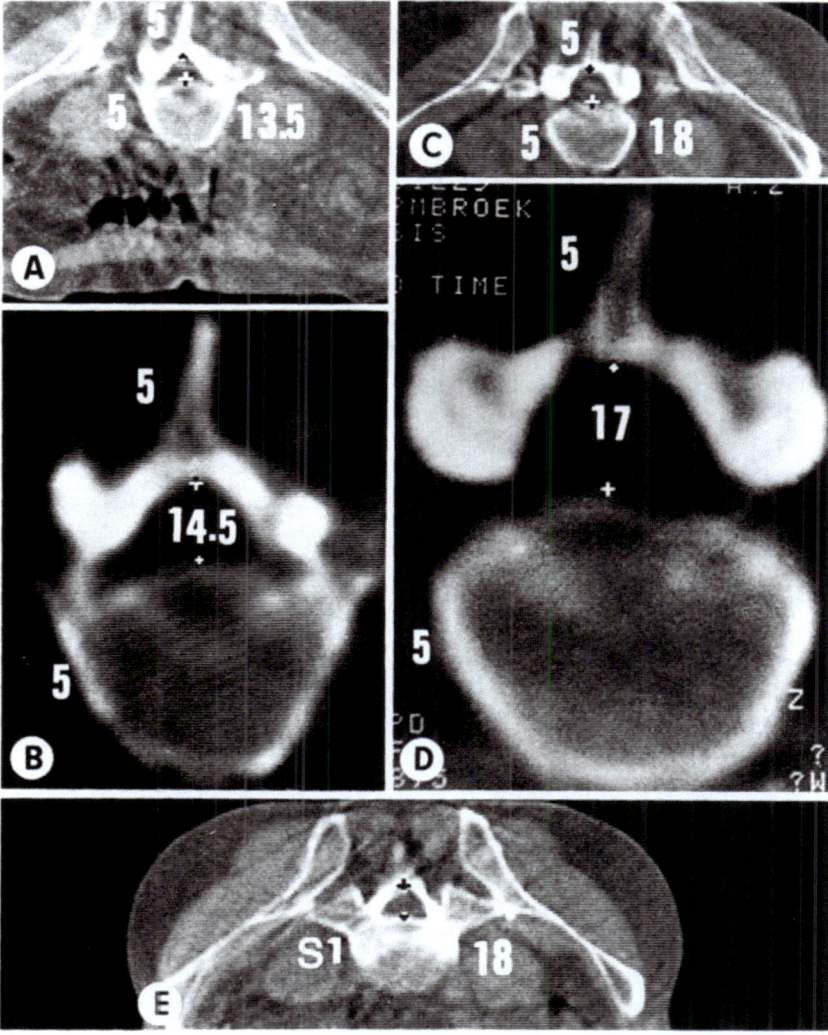

Abb. 7A–E. Vergrößerung wichtiger Teile des CT-Schnittes erlaubt genauere Messung von Durchmessern. Der Vergleich von **A** und **B** und von **C** und **D** zeigt Differenzen der Meßwerte von +/− 1 mm

werden für größere Genauigkeit im vergrößerten Bild gemacht (Abb. 7). Die CT-Untersuchung kann ebenfalls die lateralen Rezessus und ihre Deformierungen zeigen und ebenfalls arthrotische Veränderungen der Gelenke. Für die Stenose-Untersuchung ist das Fenster auf Knochendichte eingestellt. Für die Suche nach zusätzlich einengenden Faktoren, wie Bandscheibenprotrusionen und hypertrophischen Ligamenta flava sollten transdiscale Schnitte mit Weichteilfenster gemacht werden. Aus Zeit- und anderen ökonomischen Gründen wird die routinemäßige CT-Untersuchung des lumbalen Wirbelkanals meistens auf die Gegend von L_4–S_1 beschränkt.

Mit den heutigen Geräten versucht man die Diagnose der Bandscheibenprotrusionen ohne Myelographie zu stellen. Diese Routinemethode beinhaltet die Gefahr, daß eine Stenose auf anderen Ebenen nicht dargestellt wird. Auch auf CT-Schnitten kann ohne Messung der Durchmesser eine Stenose nicht mit Sicherheit festgestellt werden.

Aus dem oben gesagten folgt, daß Röntgenaufnahmen der ganzen LWS einer CT-Untersuchung vorausgehen müssen. Auch wenn die charakteristischen Zeichen einer Knochenhypertrophie fehlen ist das Vorliegen einer Stenose nicht ausgeschlossen (Abb. 11). Leider wird die Myelographie in vielen Kliniken auf den unteren Teil des lumbalen Wirbelkanals beschränkt. Weil auch die typischen klinischen Erscheinungen der Stenose, namentlich die Claudicatio intermittens fehlen kann (siehe V. 3), was unter unseren operierten Fällen mit Wurzelkompression in 4 bis 8% der Stenosen vorkommen kann, bevorzugen wir eine Kaudographie des ganzen lumbalen Wirbelkanals, bevor, wenn indiziert, eine CT-Untersuchung ausgeführt wird.

IV.4. Kaudographie. Zu der Zeit als noch ölige Jodkontrastmittel verwendet wurden, konnte die dorsale Kompression des Kontrastmittels durch die Bögen und Gelenkfortsätze deutlicher sichtbar gemacht werden, als mit wasserlöslichen Kontrastmitteln. Dasselbe konnte man feststellen bei spitzen (im Seitenbild) gezähnelten oder ausgefransten Abbrüchen des öligen Kontrastmittels an der Grenze eines Bereichs einer schweren Stenose (Abb. 8 b). Amipaque passierte die Abschnitte eines relativen Stoppes leichter als Jodöle. Wenn ein vollständiger Stop vorlag, war das Amipaque in wenigen Stunden resorbiert, während das Jodöl erst 24 oder 48 Stunden später in den tieferen Abschnitten des engen Lumbalkanals sichtbar wurde (Abb. 8). Obwohl ölige Jodkontrastmittel eine klarere Detailinformation bei relativen Stops lieferten als auch im Laufe der Zeit bei sogenannten absoluten Stops, haben wir diese Kontrastmittel wegen des höheren Risikos einer reaktiven Arachnitis verlassen.

Mit Amipaque wurde diese Komplikation in unseren Fällen nicht beobachtet. Ein Nachteil der wasserlöslichen Kontrastmittel ist ihre Neigung entsprechend der Schwerkraft zu sedimentieren. Es sollte in Bauchlage injiziert werden, ein seitliches Röntgenbild sollte sofort hinterher angefertigt werden, um den a.p.-Durchmesser des Spinalkanals messen zu können. Ein paar Minuten später kann man den Niederschlag des Kontrastmittels an der Vorderwand der Dura sehen (Abb. 9). Um den ganzen lumbalen Wirbelkanal sichtbar zu machen, werden 15 ml konzentriert auf 170 mg ml injiziert, während der Patient in Bauchlage auf einem 15 Grad aufwärts geneigten Kipptisch liegt. Die Lumbalpunktion wird zwischen L_1 und L_2 vorgenommen, weil Punktionen in niedrigeren Etagen in dieser Lage des Patienten fehlschlagen können. Sodann werden P.A. und Schrägaufnahmen gemacht. Sortland [29] macht auch Seitaufnahmen in Beugung und Streckung des Patienten im Sitzen, da nach seiner Erfahrung bei dieser Methode eine bessere Sichtbarmachung von zusätzlichen komprimierenden Faktoren erreicht wird. Schwerkraftbedingtes Sedimentieren ist normalerweise das gleiche in allen Etagen, im Gegensatz zu einer *Pseudosedimentation,* die man in Seitaufnahmen von Stenosen sieht, wenn die lateralen Sagittaldurchmesser des Wirbelkanals viel kleiner sind als die medialen Sagittaldurchmesser, besonders wenn hypertrophische Gelenkfortsätze und ein spitzer Bogenwinkel vorliegen (Abb. 10).

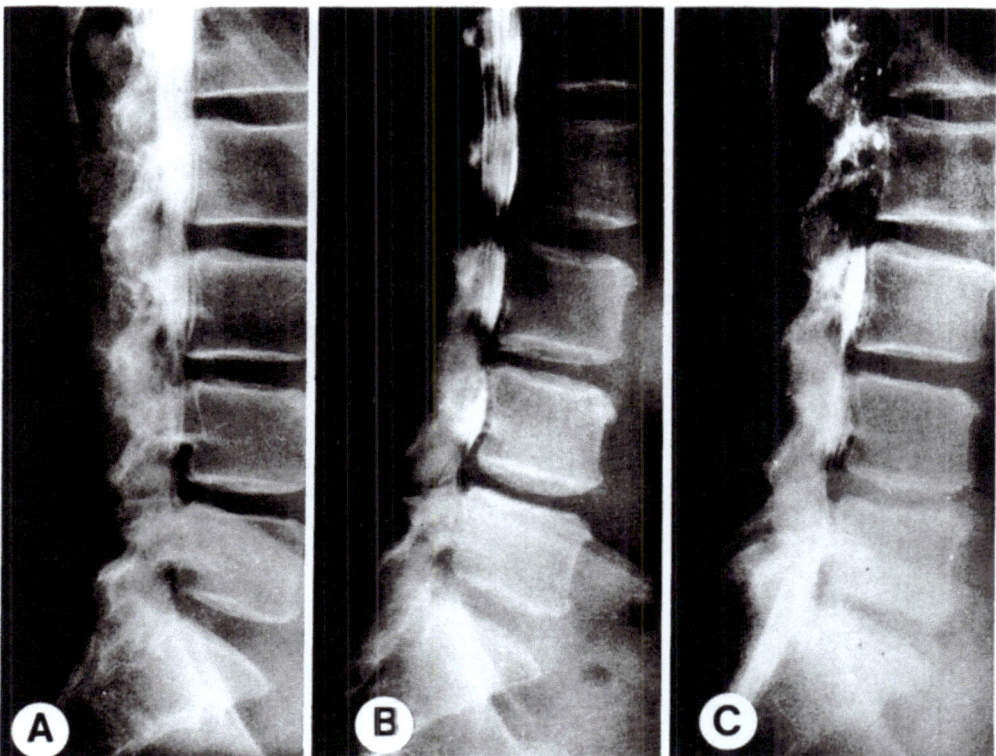

Abb. 8A–C. Stenose des gesamten Wirbelkanals mit den kleinsten Durchmessern bei L_4 und L_5. **A** Das Amipaque-Myelogramm zeigt einen völligen Kontrastmittel-Stop bei L_4. Bevor aber das Amipaque nach 6 Stunden nicht mehr sichtbar war, hatte es sich doch noch kaudalwärts verlagert. **B** Jodöl-Kaudographie im gleichen Falle zeigt am 1. Tag einen relativ scharf umrissenen Stop bei $L_2–L_3$ und $L_3–L_4$. Die Untergrenzen liegen hinten höher als vorne, ein typisches Stenosebild. Absoluter Stop bei L_4. **C** 24 Stunden später hat das Jodöl den ganzen lumbosakralen Duralsack gefüllt (siehe Text IV.4). Die Hinterfläche des Wirbelkörpers L_4 zeigt eine Auskehlung (scalloping) (siehe III. 1-2 Pathomorphologie) in **A**, die stärker betont ist durch die nach dorthin konvexe Ausbuchtung des Kontrastmittels in **B** und **C**

Die a.p.-Ansicht kann eine seitliche Taillierung der Kontrastmittelsäule in Höhe der hypertrophischen Gelenkfortsätze zeigen (Abb. 10). Der Epiduralraum ist sehr schmal oder fehlt in den Kaudogrammen eines stenotischen Abschnitts, außer wenn der Duralsack sehr eng ist (Abb. 11). Das Kaudogramm sollte sorgfältig nach Bandscheibenprotrusionen außerhalb des Stenoseabschnitts durchmustert werden. Bandscheibenvorfälle innerhalb des Stenoseabschnitts können, wenn sie zentral liegen eine vordere Impression der Kontrastmittelsäule zeigen. Diese wird gleichzeitig von hinten durch die Gelenkfortsätze und die Bögen eingeengt.

Eine seitliche Bandscheibenprotrusion in einem schmalen Rezessus kann sich der Darstellung entziehen, da ein Rezessus selbst bereits eine Wurzeltasche amputieren kann. Große zentrale Bandscheibenvorfälle verursachen einen Stop des Kontrastmittels, den man nicht von einem Stop durch eine Stenose ohne Bandscheiben-

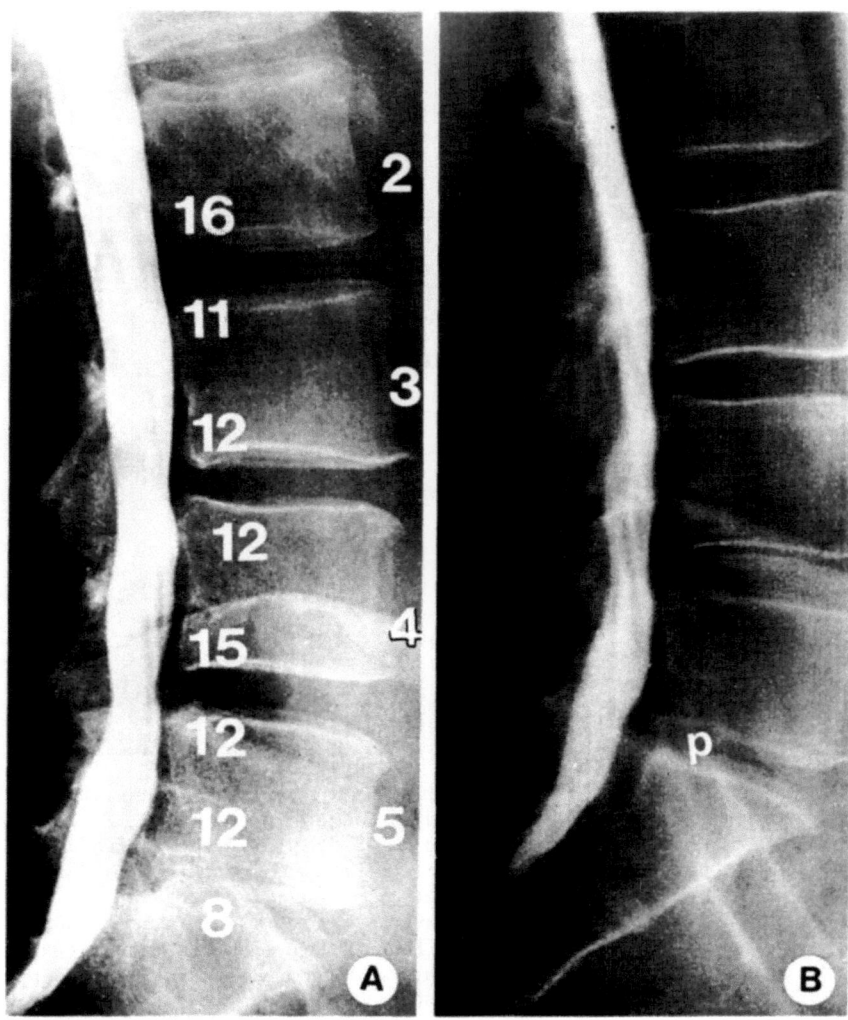

Abb. 9. A Seitliches Kaudogramm unmittelbar nach Injektion von 15 ml Amipaque. **B** Schwebbedingte Sedimentation dieses Kontrastmittels innerhalb von 2 Minuten über die ganze Länge des Kanals (siehe IV.4).
Erläuterung: Die Zahlen in den Wirbelkörpern dorsal kranial sind die mediosagittalen Durchmesser in mm zwischen dem kranialen Rand der Laminae und den Wirbelkörpern. Die Zahlen kaudal-dorsal, diejenigen zwischen den kaudalen Lamina-Rändern und Wirbelkörpern. Es handelt sich um eine reine relative Stenose. Es besteht eine Diskontinuität am Unterrand der Lamina L_4. L_4 ist ein halbstenosierender Bogen. RMD von $L_3 < 1$, RMD $L_4 < 1$, RMD $L_5 = 1$. Geringe Auskehlung (scalloping) der Wirbelkörper L_4 und L_5

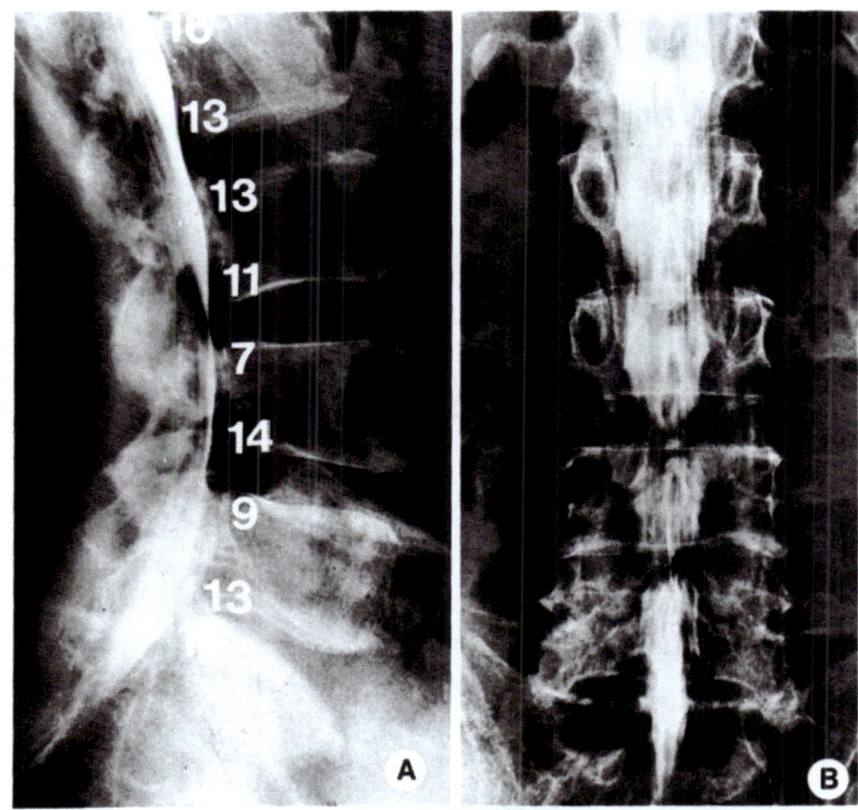

Abb. 10 A–C. Gemischte Stenose. Bei **A** sind die mediosagittalen Durchmesser wie in Abb. 9 angegeben. Es besteht eine absolute Stenose an den kranialen Rändern der Laminae L_4 und L_5. Dazwischen besteht eine Diskontinuität am Unterrand der Laminae von L_4; halbstenosierender Bogen L_4. RMD $L_3 > 1$, RMD L_4 und $L_5 < 1$. **A** zeigt Pseudosedimentation (siehe Text IV.4) durch die lokale Enge des Wirbelkanals. Die Pseudosedimentation ist in ihrer Ausdehnung geringer als die schwerebedingte Sedimentation auf Abb. 9. Auch im schrägen Kaudogramm **(C)** ist die lokale Enge deutlich erkennbar. **B** zeigt ein P.A. Kaudogramm mit Taillierung der Kontrastmittelsäule durch die hypertrophen Gelenkfortsätze L_3/L_4 und L_4/L_5

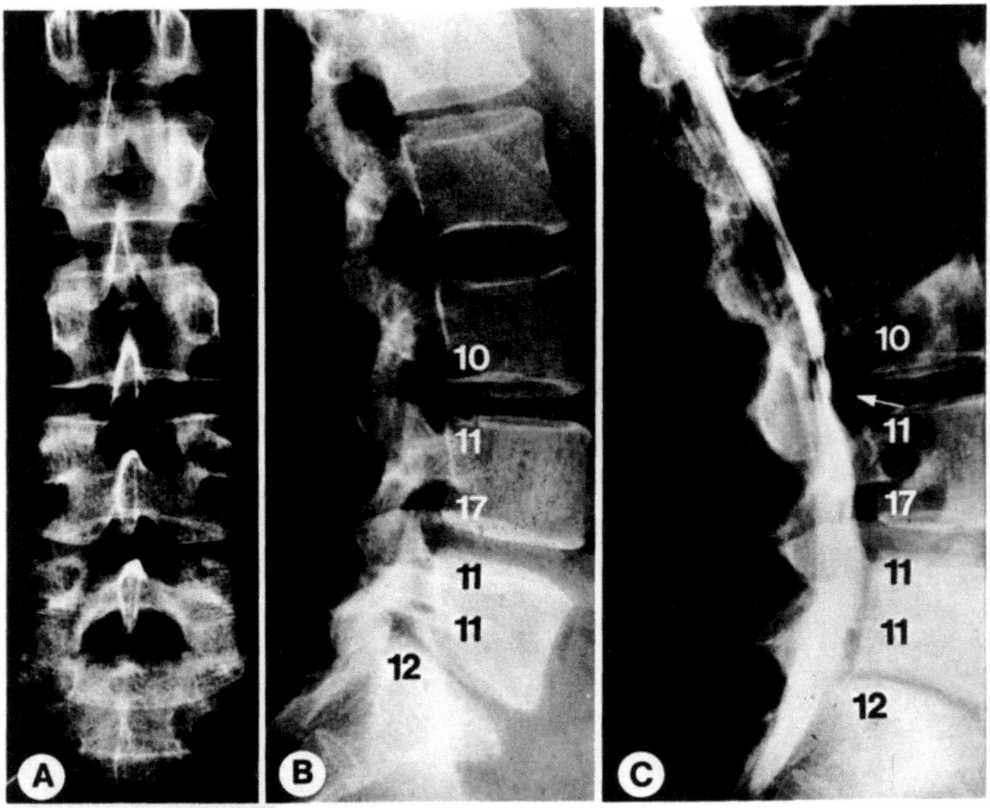

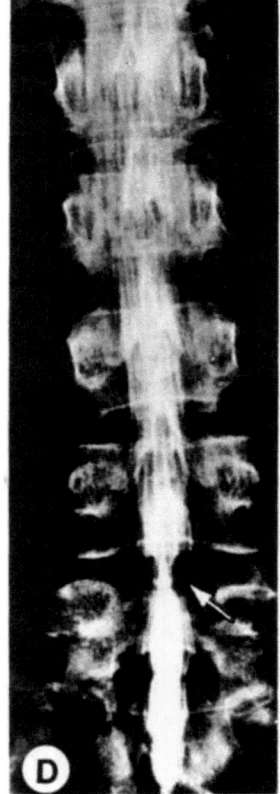

Abb. 11 A–D. B Gemischte Wachstums-Stenose mit Diskontinuität am kaudalen Rande der Laminae von L_4. Der Bogen von L_4 ist also halbstenotisch. RMD $L_4 < 1$, RMD $L_5 = 1$. **C** Kaudogramm. Duralraum ist sehr eng, so daß an seiner Vorderfläche bei L_3/L_4 (*Pfeil*) ein freier extraduraler Raum sichtbar wird. Bei der Operation wurde an dieser Stelle keine Bandscheibenprotrusion vorgefunden. Es bestand aber eine Bandscheibenprotrusion rechts lateral bei L_4/L_5, auf dem Seitbild nicht sichtbar, aber durch Pfeil angedeutet im P.A. Kaudogramm (**D**). Geringe Auskehlung (scalloping) der Hinterfläche von LWK 4 (**B** und **C**). **A** zeigt daß eine Wachstums-Stenose nicht immer mit hypertrophischen Bögen und einer Verengerung der interlaminären Räume verbunden ist

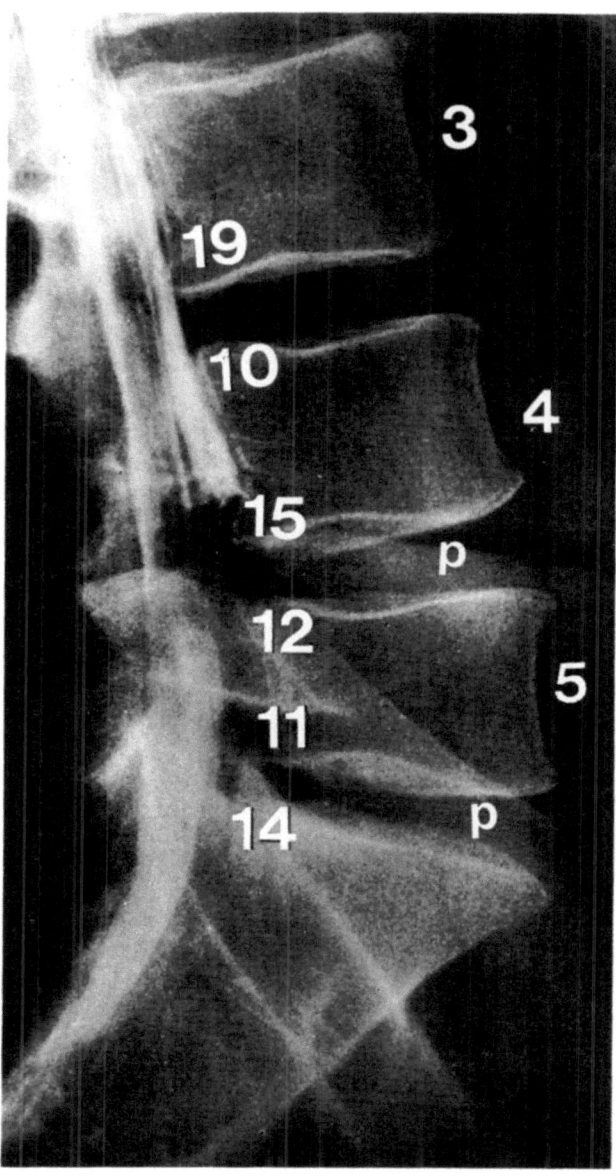

Abb. 12. Gemischte Wachstums-Stenose. RMD $L_4 < 1$, RMD $L_5 > 1$. Diskontinuität am kaudalen Rande der Laminae L_4. Halbstenotischer Bogen L_4. Kombinierte intra- und extradurale Injektion von Amipaque. Das extradurale Kontrastmittel ist nur in der Gegend von L_3 und L_4 sichtbar. Extraduraler Kontrastmittelstop oberhalb der Bandscheibe L_4/L_5. Der Duralsack ist in dieser Ebene nicht deformiert. Bei der Operation fanden sich Bandscheibenprotrusionen bei L_4/L_5 und L_5/S_1. Das Kaudogramm zeigt keine Deformierung in Höhe der Bandscheibe L_5/S_1. (siehe IV.4)

vorfall unterscheiden kann (detaillierte Angaben siehe [36, 37]). Sedimentation oder Pseudosedimentationseffekte können das Messen des a.p.-Durchmessers des Duralsackes behindern. Wir haben versucht, sowohl den Intra- wie auch den Extraduralraum zum Messen des a.p.-Durchmessers des Spinalkanals mit Kontrastmittel anzufärben, indem wir Punktionsnadeln mit einer besonders langer Spitze verwendeten. Die Verteilung des Kontrastmittels im Extraduralraum war meistens unbefriedigend. In einem besonderen Falle hat aber das extradurale Kontrastmittel den Hinweis auf das Vorhandensein eines Bandscheibenvorfalles ergeben (Abb. 12). In wenigen Fällen eines sehr engen Lumbalkanals ist das Kontrastmittel nicht in den Duralsack gelangt, sondern man fand trotz mehrfacher Injektionen beim selben Patienten nur eine Anfärbung des Extraduralraums. Solche Befunde weisen stark auf eine Stenose hin.

IV.5. Unsere Erfahrung mit *Phlebogrammen* ist sehr begrenzt. Wir haben dieses Verfahren wegen der Gefahr einer Thrombose und ihrer Folgen nicht als eine Routinemethode benützt. Antikoagulantien stellen keinen ausreichenden Schutz dar. Außerdem hat die Einführung des CT als nichtinvasive Methode die Notwendigkeit einer Phlebographie verringert.

V. Semiologische Gesichtspunkte

Die klinische Symptomatologie kann in permanente Wurzelsymptome, vertebragene Symptome und Zeichen einer neurogenen Claudicatio intermittens eingeteilt werden. Die letztere ist das auffälligste und typischste Zeichen einer Stenose des lumbalen Wirbelkanals. Etwa 14% unserer Fälle waren in Ruhe symptomfrei, das einzige alarmierende Symptom bestand im intermittierenden Hinken.

1. Anhaltende Zeichen einer Wurzelbeteiligung

Solche wurden bei 86% unserer Fälle beobachtet. Obwohl die Einengung den gesamten Querschnitt des Wirbelkanals betraf, traten doppelseitige anhaltende Symptome einer Wurzelbeteiligung nur in 43% der Fälle auf. Ischiasschmerz, als das einzige Zeichen einer Radikulopathie, wurde selten bei „absoluten" und „gemischten" Stenosen angetroffen (14%). In den meisten Fällen war Ischiasschmerz von einem radikulären Ausfall begleitet (40%) oder Zeichen eines radikulären Ausfalls wurden gefunden ohne daß Ischiasschmerz vorhanden war (24%). Bei „reinen relativen" Stenosen war keiner der Patienten in Ruhe symptomfrei. Die Hälfte dieser Fälle litt nur an Ischiasschmerzen und die meisten der Patienten hatten Ischias zusammen mit radikulären Ausfällen (43%). Einige Autoren betonen das häufige Fehlen des Lasègueschen Zeichens. In unseren Fällen war es in 31,5% der „reinen absoluten" und 57,3% der „gemischten" Stenosen vorhanden und in 80% unserer Fälle von „reinen relativen" Stenosen.

2. Vertebragene Symptome

In 65% unserer Fälle einer „reinen absoluten" und „gemischten" Stenosen und 85% unserer „reinen relativen" Stenosen bestand ein Lumbago. Die Inzidenz in der letzten Gruppe ist wahrscheinlich auf das Vorhandensein zusätzlicher Kompressionsfaktoren zurückzuführen, wie sie z. B. durch eine Spondylose hervorgerufen werden, die oft bedeutsam für die klinische Manifestation einer „reinen relativen" Stenose ist. Mit Ausnahme nur weniger Fälle war Lumbago immer von einer Verschlechterung der Beweglichkeit der Lendenwirbelsäule begleitet. Vertebragene Symptome bestanden in 93% aller Fälle, die an anhaltenden radikulären Symptomen litten.

3. Neurogene Claudicatio intermittens

Ich beschrieb ihr Vorkommen bei Stenosen des lumbalen Wirbelkanals erstmals 1950 [32]. In unserem gegenwärtigen Material [40] wurde in 80% der Fälle einer „reinen absoluten" und „gemischten" Stenose und in 55% einer „reinen relativen" Stenose eine Claudicatio intermittens gefunden.

Um eine klare Unterscheidung zwischen den permanenten Wurzelsymptomen und denen einer Claudicatio intermittens zu machen wurde der Begriff Claudicatio intermittens für Beinbeschwerden reserviert, die
1. nicht schon zu Beginn des Gehens vorhanden sind, und die
2. dergestalt sind, daß sie nach kurzer Zeit (max. 20 bis 30 Min.) zum Stehenbleiben zwingen und die
3. nach kurzer Ruhe verschwinden.

Entsprechend dieser Definition wurde eine alleinige Zunahme der lokalen dauerhaften Wurzelsymptome während des Gehens, und die auch das Gehvermögen einschränkten, nicht als Claudicatio intermittens klassifiziert. Dagegen wurde die Ausbreitung von Beinschmerzen oder von radikulären Ausfällen über einen größeren Bezirk während des Gehens und die dadurch bedingte Gehbehinderung als intermittierendes Hinken gewertet.

Nach unserer Erfahrung kommt eine Claudicatio intermittens, die nur in einer Ausbreitung permanenter Wurzelsymptome besteht, selten vor (3%). Bei den anderen Patienten unterschieden sich die Zeichen einer Claudicatio intermittens von denen einer bleibenden Wurzelsymptomatik durch ihre Seitigkeit und/oder ihre Eigenschaften. Während die dauernden Wurzelsymptome in 46,7% unserer Fälle auf ein Bein beschränkt waren, betraf eine Claudicatio intermittens in 78% aller Patienten, die an dieser Störung litten, beide Beine. Bilaterale dauernde Wurzelsymptome waren nur in 11,3% rechts und links gleicher Art, während 76% der bilateralen Symptome von Claudicatio intermittens rechts und links völlig gleicher Art waren. Die am meisten vorkommenden charakteristischen Symptome einer neurogenen Claudicatio intermittens waren eine oder mehrere der folgenden:

Schmerzen, Kraftverlust und/oder Gefühlsverlust in einem oder beiden Beinen. In seltenen Fällen war auch einmal eine Claudicatio intermittens durch Ataxie der Beine oder Rückenschmerzen allein bedingt.

Eine Analyse von 142 Fällen einer Claudicatio intermittens führte zu dem Schluß, daß sie in 50 Fällen nur durch eines dieser Symptome verursacht wurde, in 82 Fällen durch eine Kombination von zweien dieser Symptome und durch alle 3

Symptome in 10 Fällen, so daß eine Kombination von 2 Symptomen der häufigste Grund für eine Claudicatio intermittens war. Motorische Störungen waren der häufigste Anlaß für eine Claudicatio intermittens, im Gegensatz zu einer vaskulären Claudicatio intermittens, bei der Schmerzen ganz im Vordergrund stehen. Die Verteilung der ursächlichen Symptome bei neurogener Claudicatio intermittens bei 142 Patienten war:

1 Symptom
Schmerzen: 15 Fälle
Motorische Störungen: 26 Fälle
Sensible Ausfälle: 6 Fälle
Ataxie: 3 Fälle

2 Symptome
Schmerz und motorische Störung: 35 Fälle
Schmerz und sensible Störung: 6 Fälle
Motorische und sensible Störungen: 41 Fälle

3 Symptome
Schmerz, motorische und sensible Störungen: 10 Fälle

Von der Gesamtzahl von 244 ursächlichen Symptomen einer Claudicatio intermittens bei 142 Patienten war die Häufigkeitsverteilung wie folgt:

Motorische Störungen: 112
Schmerzen: 66
Sensible Störungen: 63

Von den 334 anhaltenden Wurzelsymptomen bei 175 Patienten war Ischiasschmerz am häufigsten. Die Häufigkeitsverteilung war wie folgt:

Ischiasschmerz: 139
Motorische Störungen: 102
Sensible Störungen: 93
(Für weitere Einzelheiten siehe Literatur [36, 37, 41].

Diese vergleichende Studie enthält einen anderen besonderen Gesichtspunkt der Claudicatio intermittens, nämlich die Unterdrückung des Ischiasschmerzes während des Gehens in einer Reihe von Fällen. Hier ist nicht der Ort um in eine mögliche Erklärung dieses bemerkenswerten Phänomens einzutreten. Details wurden in meiner letzten Monographie diskutiert [36, 37].

Es ist sehr schwierig den Mechanismus der Claudicatio intermittens bei Stenosen des lumbalen Wirbelkanals zu erklären. Daß die Enge des Wirbelkanals eine der entscheidenden Faktoren für eine Claudicatio intermittens ist wird durch die Tatsache bestätigt, daß eine operative Dekompression in der Überzahl der Fälle zum Verschwinden der Gehbeschwerden führt.

Daß das aber nicht der einzige entscheidende Faktor ist, zeigt sich daran, daß eine Claudicatio intermittens auch beim Vorliegen einer schweren Stenose gänzlich fehlen kann und daß eine *einseitige Claudicatio* bei einer *symmetrischen Einengung* des lumbalen Wirbelkanals auftreten kann, wie bei 16% unserer Fälle. Daß der Ein-

fluß von anhaltenden Wurzelsymptomen nicht offensichtlich ist, geht aus folgendem hervor:
1. Die Claudicatio kommt bei im übrigen asymptomatischen Stenosen in 14% vor.
2. Sie kann fehlen bei Stenosen mit anhaltenden Wurzelsymptomen (19%).
3. Waren, infolge unserer Definition, die Symptome, die zu einer Claudicatio intermittens führten, anders als die einer permanenten Wurzelsymptomatik.

Derzeit gibt es 2 Theorien um eine neurogene Claudicatio intermittens als Folge einer Stenose des lumbalen Wirbelkanals zu erklären. Wenn man der einen Theorie folgt, dann wird die Claudicatio intermittens durch haltungsbedingten Druck auf die Nervenwurzel ausgelöst. Man stellt sich einen solchen infolge der Haltung zunehmenden Druck durch einen oder mehrere der folgenden Mechanismen vor:
a) vermehrte Lordose und/oder
b) zunehmende Vorwölbung einer Bandscheibenprotrusion oder der Ligamenta flava,
c) Durchmesserzunahme der kaudalen Nervenwurzeln bei der Streckung der Wirbelsäule,
d) ungleiche Verteilung des Liquordrucks ober- und unterhalb des Stenosebezirks und
e) Drucksteigerung im epiduralen Venenplexus.

Neben diesen oben angeführten Argumenten zeigt es sich, daß Druck nicht die einzige Bedingung sein kann, wenn man bedenkt, daß das Auftreten von Parästhesien, eines der konstantesten Symptome bei der Einwirkung von Druck auf einen Nerv ebenso wie in der Erholungsphase, kein hervorstechendes Element der Claudicatio intermittens darstellt. Das Auftreten von Parästhesien zu Beginn des intermittierenden Hinkens wurde nur von einem Sechstel unserer Patienten angegeben und Parästhesien traten während der Erholungsphase, wenn der Patient sich kurz ausruhte, nicht auf. Wenn man der Ischämietheorie folgt, dann ist es die Einengung der nutritiven Gefäße, die die zunehmende Blutdurchströmung der Nervenwurzel während gesteigerter Aktivität hemmt. Experimentelle Studien von Nerven-Ischämie werden meistens durch Manschettenkompression von Arm oder Bein durchgeführt. Ochoa [19, 20] zeigte Strukturveränderungen der Nerven, die eher eine Folge des angewandten Druckes auf den Nerven, als Folge einer Ischämie waren. Daß Ischämie ein intermittierendes Hinken verursachen kann, konnte bei einem unserer Patienten beobachtet werden, der dieses Symptom als Folge einer schweren arteriovenösen Fehlbildung der Cauda equina hatte. Das intermittierende Hinken verschwand nach der Entfernung des Angioms [36, 37].

Tatsächlich ist der Mechanismus einer neurogenen Claudicatio intermittens bei einer Stenose des lumbalen Wirbelkanals noch nicht genügend bekannt. Es ist jedoch klar, daß nicht nur Druck auf die Nervenwurzeln sondern auch individuelle Unterschiede zwischen den Kaudawurzeln das Auftreten oder Fehlen einer Claudicatio intermittens bestimmen. Solche Unterschiede können kontitutionell sein und/ oder mit Gewebeveränderungen der Nervenwurzel zusammenhängen, die auf chronische Irritation der kaudalen Nervenwurzel innerhalb des Stenosebereichs oder durch Alterungsvorgänge entstehen.

4. Diagnose

Die präoperative Diagnose einer Stenose des lumbalen Wirbelkanals hängt vollkommen von den Methoden ihrer Sichtbarmachung ab. Das Vorkommen einer Claudicatio intermittens ist pathognomonisch signifikant, wenn andere Ursachen dieser Störung ausgeschlossen worden sind, aber sie kommt eben nicht in allen Fällen vor. Radikuläre Symptome, die durch einen gleichzeitig vorhandenen Bandscheibenvorfall verursacht werden, können jedoch das klinische Bild vollständig beherrschen, und wenn sich der Stenosebereich in einer gewissen Entfernung von der Protrusion findet, kann die Stenose der Aufmerksamkeit des Operateurs entgehen. Die Diagnose kann auch vom allererfahrendsten Spezialisten verfehlt werden. Darüber hinaus kann eine Entfernung eines Bandscheibenvorfalls im Stenosebereich, wenn die Diagnose nicht gestellt und eine Entlastungslaminektomie nicht durchgeführt wurde, von einer vorübergehenden vollständigen Heilung gefolgt sein. In der Tat können absolute Stenosen für lange Zeit asymptomatisch bleiben, das zeigt sich auch durch die Tatsache, daß sie manchmal erst im fortgeschrittenen Alter durch ihre Symptome manifest werden. Die Möglichkeit daß eine absolute Stenose während des ganzen Lebens asymptomatisch bleiben kann, kann man nicht ausschließen.

VI. Operative Behandlung und Ergebnisse

1. Absolute Stenose

Eine Entlastungslaminektomie ist die einzig mögliche Behandlung. Die Laminae, die oft auch sklerosiert sind, können so dick sein, daß eine Knochenstanze kaum angreift. Die Schneide einer Knochenstanze sollte niemals unter die Laminae geschoben werden um sie zu entfernen, der enge Wirbelkanal führt dazu, daß man die Wurzel lädieren kann. Bohrlöcher in solchen Bögen erleichtern die weitere Entfernung. Ich bevorzuge den Gebrauch von Hammer und stemmeisenförmigem Meißel, um die Bögen in einer Ebene parallel zum Duralsack aufzusplittern. Ich habe diese Technik detailliert in meiner Monographie beschrieben [36, 37]. Zusätzlich eingeengte Foramina intervertebralia sollten durch Entfernung der Gelenkfazetten entlastet werden. Entlastung der Zwischenwirbellöcher in mehreren Etagen führt zu einer Verminderung der seitlichen knöchernen Wandung des Wirbelkanals und trägt ein größeres Risiko einer erneuten Stenose durch die Ausbildung einer Postlaminektomiemembran in sich. Deshalb soll man die Bogenwurzeln und die Pars interarticularis des Bogens peinlich schonen, wenn eine Abdeckelung des Foramen intervertebrale notwendig ist. In letzter Zeit habe ich eine Methode einer ventralen Entlastung eines eingeengten Foramen intervertebrale entwickelt [40].

2. Segmentinstabilität

Beiderseitige Entfernung der Gelenkfazetten und eine Bandscheibenausräumung in der gleichen Etage trägt das hohe Risiko einer Segmentinstabilität in sich. Diese

Form einer instabilitas intervertebralis kann am besten durch eine transabdominelle interkorporelle Fusion behandelt werden. Hierfür verwenden wir immer kortikale Tibiaspäne. Wir haben eine über 18jährige Erfahrung, daß diese Späne niemals resorbiert werden und daß eine Spondylodese in der Regel erreicht wird, soweit das im Röntgenbild überprüfbar ist.

Diese Technik mußte in 4 von 132 Fällen angewandt werden, 2 davon während einer Periode von 27 Jahren und 2 weitere erst kürzlich. In allen 4 Fällen war eine Bandscheibenausräumung, eine Laminektomie und eine Foraminektomie in der gleichen Höhe vorher ausgeführt worden.

3. Arachnitis

Diesem Befund begegnet man speziell bei Bandscheibenprotrusionen innerhalb des Stenosebezirks. Eine Befreiung der vernarbten Wurzel unter dem Mikroskop kann von zusätzlichem Nervenausfall begleitet sein und ist dabei nur von geringem Wert bei der Behandlung von Wurzelschmerzen. In 2 Fällen wurde eine ossifizierende Arachnitis festgestellt [36, 37]. Eine der Patienten zeigte die Verknöcherungen im A.P.-Tomogramm. Der Versuch die Verknöcherung zu entfernen, trägt ein hohes Risiko der Entstehung von Nervenausfällen in sich.

4. Relative Stenose

Dieser Befund wird normalerweise während der Operation bei Fällen einer „gemischten" Stenose entdeckt oder während der Entfernung einer Bandscheibenprotrusion in einem Abschnitt einer „reinen relativen" Stenose. Man kann darüber streiten, ob eine Entlastungslaminektomie bei relativen Stenosen durchgeführt werden soll. Wenn man eine Entlastung nicht durchführt, dann können sich Stenosesymptome im höheren Alter durch Entwicklung von degenertiven Bandscheibenveränderungen und Osteophytenbildung einstellen. Wir haben 2 solcher Patienten erlebt, bei denen eine relative Stenose anläßlich der ersten Operation nicht dekomprimiert worden war und bei denen dann zu einem späteren Zeitpunkt eine Dekompression durchgeführt werden mußte. Andererseits birgt eine Entlastungslaminektomie bei einer asymptomatischen relativen Stenose das Risiko einer iatrogenen Stenose durch die Entwicklung einer Postlaminektomiemembran, besonders dann, wenn eine Entlastungslaminektomie in mehreren Etagen durchgeführt wurde.
Da die Gefahr der Entwicklung einer relativen Stenose mit klinischen Symptomen durch Osteophytenbildung nur gegenüber dem überhängenden kaudalen Bogenrand besteht, führen wir jetzt eine prophylaktische kaudale Hemilaminektomie in allen Etagen einer relativen Stenose durch [40].

5. Postoperative Ergebnisse [36, 37, 39]

Der einzige Todesfall unter unseren Patienten war durch eine Lungenembolie bedingt. In letzter Zeit haben wir Einzelheiten unserer postoperativen Ergebnisse veröffentlicht. Frühkomplikationen bestanden in zeitweiliger (3 Fällen) oder bleibender (2 Fälle) Verschlechterung eines Wurzelausfalls als Folge einer operativen Dekompression. Spätkomplikationen waren ein Stenoserezidiv durch Narbenbildung im Laminektomiebereich (3 Fälle). Wenn man ein Stenoserezidiv durch Entfernung der Postlaminektomiemembran dekomprimiert, so kann man für viele Jahre Besserung haben. Ein postoperatives Hämatom ist sicher ein begünstigender Faktor für die Entstehung einer epiduralen Narbe. Deshalb wurde bei allen unseren Patienten postoperativ eine Redon-Drainage angewandt. Von den 4 Hauptsymptomen einer Stenose des lumbalen Wirbelkanals, verschwanden intermittierendes Hinken und Ischiasschmerz in der großen Mehrheit der Fälle (etwa 95%) danach kam die Besserung eines Wurzelausfalles (84%), die Lumbago bestand in 28% der Fälle weiter. In ¾ der Fälle einer „reinen absoluten" Stenose kam es zu einem vollständigen Rückgang der Symptome, bei „gemischten" Stenosen in etwa ⅔ der Fälle und bei „reinen relativen" Stenosen in ⅗. Die niedrigere Rate einer vollständigen Erholung bei „reinen relativen" Stenosen ist wahrscheinlich Folge von zusätzlichen pathologischen Kompressionsfaktoren, die für die klinische Manifestation einer „relativen" Stenose von entscheidender Bedeutung sind. In ihnen steckt aber auch die Möglichkeit andere klinische Zeichen und Symptome wie die einer Stenose hervorzubringen.

Die Computertomographie wird eine wichtige Hilfe in der Diagnostik einer postoperativen chronischen Wurzelirritation oder einer Claudicatio intermittens sein.

Literatur

1. Albert Lasierra P, Revuelta Gutierrez M (1961) La associacion de estenosis raquidea lumbar y hernia massive discal como causa de compression de la cauda equina. Rev Esp Otoneurooftalmol 20:243–248
2. Brizzi R, Foschi F (1958) Su una causa non commune di compressione della cauda equina: due casi di stenosi del canale vertebrale. Riv Neurol 4:331–338
3. Bronowski J (1959) The Common Sense of Science. Chap. 4, Random House, New York p 47
4. Butterworths Medical Dictionary (1963) (Sir Arthur Salusbury MacNalty) Butterworths, London
5. Eisenstein S (1977) The Morphometry and Pathological Anatomy of the Lumbar Spine in South African Negroes and Caucasoids with specific reference to Spinal Stenosis. J Bone Joint Surg [Br] 59:173–180
6. Elsberg CA, Dyke CG (1934) The diagnosis and localization of tumors of the spinal cord by means of measurements made on the X-ray films of the vertebrae, and the correlation of the clinical and X-ray findings. Bull Neurol Inst NY 3:359–394
7. Epstein JA, Epstein BS, Levine L (1962) Nerve root compression associated with narrowing of the lumbar spinal canal. J Neurol Neurosurg Psychiatry 25:165–176
8. Epstein BS, Epstein JA, Levine L (1964) The effect of anatomic variations in the lumbar vertebrae and spinal canal on cauda equina and nerve root syndromes. Anm J Roentgenol 91:1055–1063
9. Friedman E (1961) Narrowing of the spinal canal due to thickened lamina, a cause of lowback pain and sciatica. Clin Orthop 21:190–197
10. Gelman MI (1974) Cauda equina compression in acromegaly. Radiology 112:357–360
11. Graveleau J, Guiot G (1964) Etroitesse Congénitale du Canal Rachidien Lombaire et Syndrome de Claudication Intermittante Sensitivo-Motrice de la Queue de Cheval. Presse Méd 72:1344–1348

12. Huizinga J, Van der Heiden JA. Vinken PJJG (1952) The human lumbar vertebral canal: a biometric study. Proc Kon Ned Akad Wet C55:22–33
13. Jaccoud S (1864) Les paraplégies et l'ataxie du mouvement. Adrien Delahaye, Paris
14. Jacobson R, Gargano FP, Roscmoff HL (1975) Transverse axial tomography of the spine: axial anatomy of the normal lumbar spine, Part 1. J Neurosurg 42:406–411
15. Jacobson R, Gargano FP, Roscmoff HL (1975) Transverse axial tomography of the spine: The stenotic spinal canal, Part 2. J Neurosurg 42:412–419. Note: a new T.A.T. apparatus has been developed by Kermath Europe s.p.a., Volontari del Sangue 18, 20035 Lissone (MI) – Italy
16. Jones RAC, Thompson JLG (1968) The narrow lumbar canal. J Bone Joint Surg [Br] 50:595–605
17. Kaufmann HH, Ommoya AK, Dopman JL, Roth JA (1971) Hypertrophy of the ligamentum flavum. Secondary cord syndrome in an acromegalic. Arch Neurol 25:256–259
18. MacNab I (1977) Backache, Chapt. 10. Williams & Wilkins, Baltimore
19. Ochoa J, Danta G, Fowler TJ, Gilliatt RW (1971) Nature of nerve lesion caused by a pneumatic tourniquet. Nature 233:265–266
20. Ochoa J, Fowler TJ, Gilliatt RW (1972) Anatomical changes in peripheral nerves compressed by a pneumatic tourniquet. J Anat 113:433–455
21. Ollivier CP (1824) De la moelle épinière et de ses maladies. Arch Gén Méd (Paris) 4:153–154
22. Portal A (1803) Cours d'anatomie médicale ou éléments de l'anatomie de l'homme, Vol I Boudoin, Paris p 299
23. Ramsey RH (1966) The anatomy of the ligamenta flava. Clin orthop 44:129–140
24. Sand PG (1970) The human lumbo-sacral vertebral column: An osteometric study. Oslo Universitets forlaget Trynkningessental
25. Sarpyener MA (1945) Congenital stricture of the spinal canal. J Bone Joint Surg 27:70–79
26. Sarpyener MA (1947) Spina bifida aperta und congenital stricture of the spinalcanal. J Bone Joint Surg 29:817–821
27. Schatzker J, Pennal GF (1968) Spinal stenosis, a cause of cauda equina compression. J Bone Joint Surg [Br] 50:606–618
28. Shorter Oxford English Dictionary (1964) On Historic Principles, 3rd ed: Onions CT (ed) Clarendon Press, Oxford
29. Sortland O (1977) Myelography, cisternography and ventriculogrpahy with non-ionic water-soluble contrast medium (amipaque). Thesis, Chap 1, Oslo
30. Sumita M (1910) Beiträge zur Lehre von der Chondrodystrophia foetalis (Kaufmann) und Osteogenesis imperfecta (Vrolik) mit besonderer Berücksichtigung der anatomischen und klinischen Differentialdiagnose. Dtsch Z Chir 107:1–110
31. Verbiest H (1949) Sur certaines formes rares de compression de la queue de cheval. In: Hommage à Clovis Vincent. Maloine, Paris, pp 161–174
32. Verbiest H (1950) Primaire stenose van het lumbale wevelkanaal bij volwassenen. Een nieuv ziektebeeld. Ned T Geneesk 94:2415–2433
33. Verbiest H (1954) A radicular syndrome from developmental narrowing of the lumbar vertebral canal. J Bone Joint Surg [Br] 36:230–237
34. Verbiest H (1955) Further experiences on the pathological influence of a developmental narrowness of the bony lumbar vertebral canal. J Bone Joint Surg [Br] 37:576–583
35. Verbiest H (1975) Pathomorphological Aspects of Developmental Lumbar Stenosis. Orthop Clin North Am 6:177–196
36. Verbiest H (1976) Neurogenic Intermittent Claudication. With Special Reference to Stenosis of the Lumbar Vertebral Canal. North-Holland, Amsterdam, Oxford. American Elsevier, New York
37. Verbiest H (1976) Neurogenic Intermittent Claudication. In: Handbook of Neurology. In: Vinken PJ, Bruyn GW (eds) Vol XX, North Holland, Amsterdam, pp 611–807
38. Verbiest H (1976) Fallacies of the Present Definition Nomenclature and Classification of the Stenoses of the Lumbar Vertebral Canal. Spine 1:217–225
39. Verbiest H (1977) Results of surgical treatment of idiopathic developmental stenosis of the lumbar vertebral canal J Bone Joint Surg [Br] 59:181–188

40. Verbiest H (1979) Sténose de croissance du canal vertébral lombaire. Encycl. Méd Chir Paris. Techniques chirurgicales. Orthopédie 44181, 4-4-402, 1–6
41. Verbiest H (1980) Stenosis of the lumbar vertebral canal and sciatica. Neurosurg Rev 3:75–89
42. Vernon Roberts B (1976) Pathology of degenerative spondylosis in the lumbar spine and backpain. In: Jayson M (ed) Sector Publ Limited for Pitman Med Publ Co. London
43. Webster's New Twentieth Century Dictionary of the English Language (1975) 2nd ed. McKednie JL (rev). William Collins & World Publ Co
44. Wilson CB, Ehni G, Grollmus J (1971) Neurogenic intermittent claudication. Clin Neurosurg 18:62–85

Der enge Spinalkanal bei der Achondroplasie

H. Stürz und W. Winkelmüller

Äußeres Kennzeichen der Achondroplasie ist der dysproportionierte Zwergwuchs durch Gliedmaßenverkürzung bei annähernd normaler Rumpflänge. Wegen mangelhafter Knorpelproliferation im Bereich der Wachstumsfugen unterbleibt das normale Längenwachstum der langen Röhrenknochen bei weitgehend ungestörtem Dickenwachstum und unbeeinträchtigtem Epiphysenwachstum. Folgt man den Angaben von Nelson (1972), der auf 1 Millionen Einwohner mit 17–29 Fällen rechnet, so müßten in der Bundesrepublik Deutschland bei 60 Millionen Menschen 1020–1740 Erkrankungen an der Achondroplasie bestehen.

Von besonderer Bedeutung sind die Formveränderungen an der Wirbelsäule. Häufig findet sich eine thorakolumbale Kyphose mit Scheitel in Höhe von $Th_{12}-L_2$ bei ansonsten gestrecktem Rücken. Bei gestreckter Lendenwirbelsäule zeigt das Kreuzbein eine verstärkte lumbosakrale Abknickung unter dem Bild des Sacrum acutum. Dadurch entsteht eine verstärkte Einsattelung des Rückenprofiles im Übergang der Lendenwirbelsäule zum Kreuzbein.

Im Röntgenbild erscheinen die Wirbelkörper relativ hoch bei Verminderung des sagittalen und transversalen Durchmessers. Am thorakolumbalen Übergang finden sich mehr oder minder ausgeprägte Keilwirbel. Die Rückfläche der Wirbelkörper ist konkav eingebuchtet, die Bogenwurzeln sind kurz, und ihr transversaler Abstand ist vermindert. An der gesamten Lendenwirbelsäule verringert sich der Bogenwurzelabstand in kranio-kaudaler Richtung, und das Kreuzbein wird extrem schmal. Daraus resultiert eine Einengung des lumbalen Spinalkanales sowohl in sagittaler als auch in transversaler Richtung. Die damit verbundene Volumenverminderung des Spinalkanales muß zwangsläufig zu ungunsten der neuralen Strukturen im Spinalkanal erfolgen, so lange diese in normaler Größe angelegt sind. So ist der normalerweise zwischen Rückenmark, Cauda equina und Nervenwurzeln einerseits und knöcherner Begrenzung des Spinalkanales andererseits vorhandene Reserveraum nicht in regulärem Maße vorhanden. Das Volumen des Epiduralraumes ist ebenso wie das des subarachnoidalen Raumes deutlich vermindert. So wird es prinzipiell verständlich, daß neurologische Komplikationen im Bereich des engen, lumbalen Spinalkanales bei der Achondroplasie häufiger angetroffen werden als in der Normalbevölkerung.

Zur Häufigkeit neurologischer Komplikationen finden sich keine hinreichend gesicherten Zahlen. Bösch und Reisner (1976) konnten knapp über 70 entsprechende Fälle aus der Literatur sammeln, seither sind uns Fallbeschreibungen über weitere 20 Patienten bekannt. Die Schätzungen über neurologische Komplikationen schwanken zwischen 0% (Siegert, 1912) und 50% (Kissel et al., 1963). Vergleicht man die eingangs genannten Morbiditätszahlen in der Gesamtbevölkerung mit der Häufigkeit bisher bekannt gewordener neurologischer Problemfälle, so scheinen letztere doch eher selten zu sein.

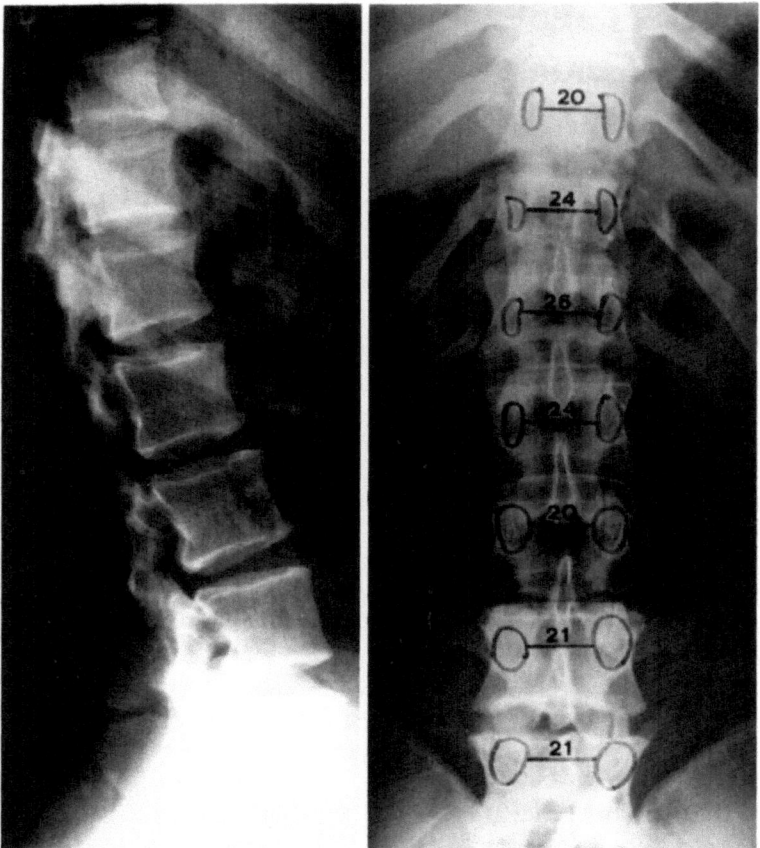

Abb. 1. Röntgenbild der Lendenwirbelsäule bei Achondroplasie. Der Bogenwurzelabstand (in mm) nimmt nach kaudal ab. Deutliche Verkürzung der Bogenwurzeln und thorakolumbale Kyphose

Für die Pathogenese neuraler Funktionsbehinderungen kommen zwei Mechanismen in Betracht, die allein oder in Kombination denkbar sind:

1. Direkte, mechanische Kompression der neuralen Strukturen durch Bandscheibenprotrusion oder Prolaps, Osteophyten an den Wirbelkörperhinterkanten, arthrotische Verdickungen der Wirbelbogengelenke und Verdickungen des Ligamentum flavum, Zunahme der thorakolumbalen Kyphose.
2. Eine chronische Mangelsituation der nervalen Strukturen, da in der bestehenden Enge keine ausreichende arterielle und venöse Blutzirkulation möglich ist und die Liquorpassage gestört wird. Die Folge davon wäre eine trophische Myelopathie.

Beide pathogenetischen Wege werden diskutiert und die Verlaufsbeschreibungen aus der Literatur sprechen dafür, daß beide allein oder in Kombination zu charakteristischen Zustandsbildern führen können.

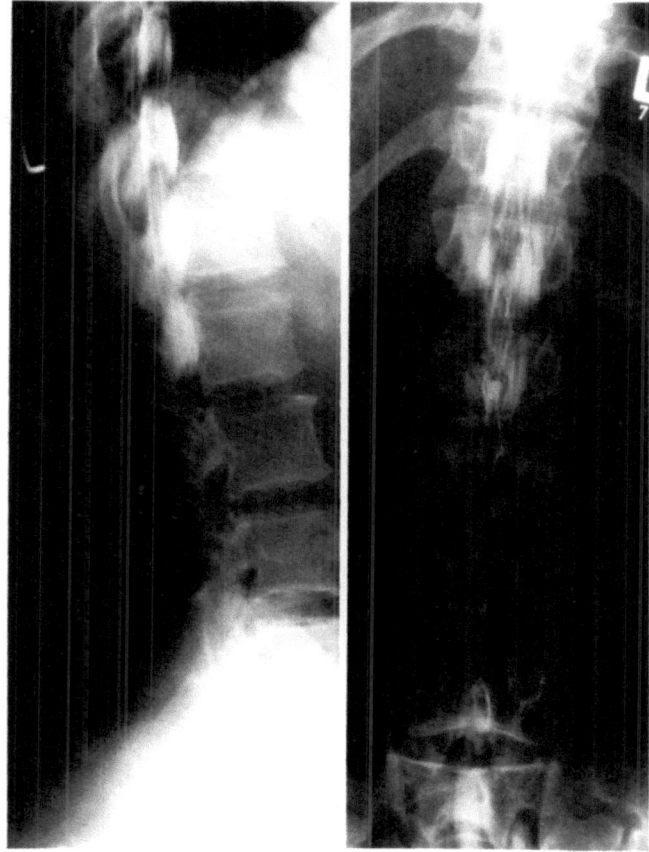

Abb. 2. Myelografie bei einer 45jährigen Frau mit Achondroplasie. Kontrastmittelstop in Höhe von LW 1/LW 2, vaskuläre Stauungszeichen in Höhe LW 1: (Für die Abbildungen danken wir Herrn Prof. Dr. A. Seeberg, Neurologische Abteilung im Agnes-Karll-Krankenhaus des Landkreises Hannover)

Von Lutter und Langer (1977) stammt eine Gliederung der neurologischen Funktionsausfälle nach ihrer unterschiedlichen Symptomatik in vier verschiedene Krankheitsbilder, die sich prognostisch unterscheiden und die unterschiedliche therapeutische Konsequenzen verlangen:

1. Umschriebene Nervenwurzelkompressionssyndrome, meist bilateral an der oberen Lendenwirbelsäule.
   Ursache: Bandscheibenprolaps und/oder knöcherne Randwülste mit Einengung des lateralen Rezessus.
   Therapie: Regionale Dekompression durch Laminektomie, Foraminotomie, seltener auch Nukleotomie.
2. Langsam fortschreitendes Querschnittssyndrom, zunächst mit Schmerzen und Parästhesien, dann mit motorischen Lähmungen, Blasen- und Darmfunktionsstörungen.

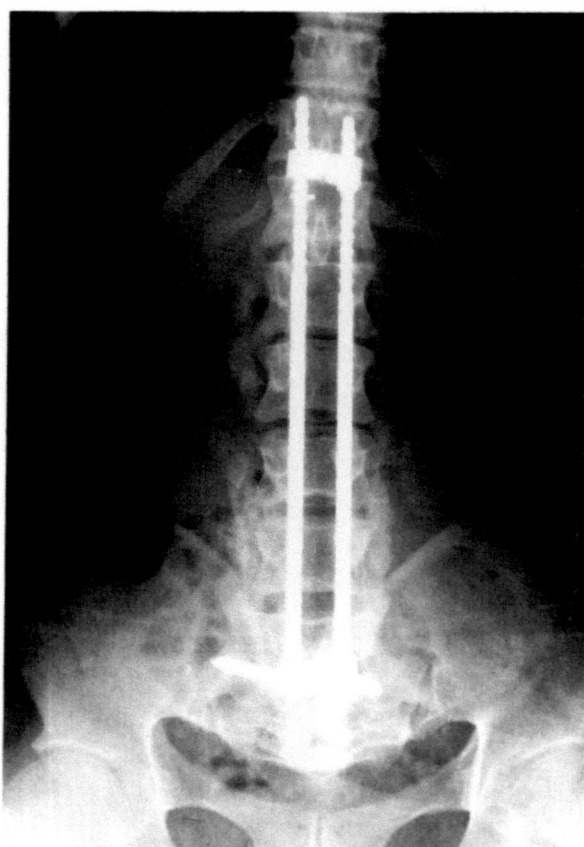

Abb. 3. Laminektomie LW 1 bis Kreuzbein und Foraminotomie mit gleichzeitiger dorsolateraler Spondylodese unter Verwendung von zwei Harrington-Stäben

Ursache: Fortschreitende Osteochondrose mit Randwulstbildungen und Bandscheibenprotrusionen, zunehmende thorakolumbale Kyphose, Verdickung und Induration der Ligamenta flava. Kombinierte, mechanische und trophische Funktionsstörung.
Therapie: Serienlaminektomie mit anschließender Wirbelsäulenstabilisierung. Prognose zweifelhaft, möglicherweise abhängig vom Zeitpunkt des Eingriffes.
3. Akut einsetzendes Querschnittssyndrom.
   Ursache: Akuter Bandscheibenvorfall mit oder ohne Trauma.
   Therapie: Regionale Dekompression, bei knickförmiger Kyphose auch ventrale Dekompression. Prognose unsicher, wahrscheinlich abhängig vom Ausmaß des Primärschadens.
4. Intermittierende, spinale Claudicatio mit wechselnden, belastungs- und lageabhängigen Schmerzen, Parästhesien und motorischen Schwächen sowie möglichen Blasen- und Darmfunktionsstörungen mit allmählicher Progredienz.
   Ursache: Vaskuläre bzw. trophische Myelopathie und lageabhängige, mechanische Alteration.

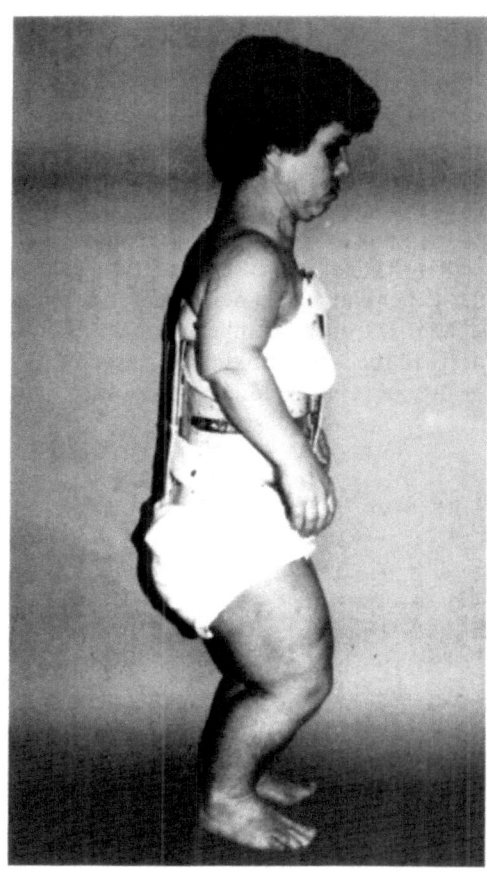

Abb. 4. Patientin 6 Monate postoperativ. Freies Steh- und Gehvermögen bei Hüftbeugekontrakturen

Therapie: Zunächst konservative Beschwerdenlinderung durch Lagerung und Korsett, bei Fortbestand oder Zunahme der Symptome Serienlaminektomie mit Stabilisierung. Damit Symptome meist zu bessern oder zu beseitigen.

Aus dem zuletzt genannten Formenkreis möchten wir eine eigene Kasuistik mitteilen. Diese betrifft eine 45jährige Frau, bei der sich seit 2 Jahren das typische Bild der intermittierenden Claudicatio spinalis eingestellt hatte. Während in Ruhe keine Beschwerden bestanden, traten im Gehen und Stehen zunehmend Schmerzen und Schweregefühl in beiden Beinen auf sowie Gefühlsstörungen und motorische Schwächen. Die Gehstrecke betrug schließlich nur noch weniger als 100 m. Die Myelographie zeigte einen kompletten Stopp des Kontrastmittels in Höhe des Bandscheibenraumes LW1/LW2 sowie unvollständige Aussparungen der Kontrastmittelsäule in den darüber gelegenen Zwischenwirbelabschnitten. In Höhe von LW1 waren weiterhin geschlängelte, bandförmige Aussparungen als Hinweis auf eine vaskuläre Stauung sichtbar. Da die Beschwerden unter konservativer Behandlung langsam aber stetig zunahmen, entschlossen wir uns im Oktober 1982 zur Serienlaminektomie von LW1–SW1 mit anschließender intertransversaler Spondylodese von BW11–SW1 unter Verwendung von zwei Harrington-Stäben. Unter der Mobilisierung im Gipsmieder 6 Wochen postoperativ traten die Zeichen der spinalen Claudicatio nicht mehr auf, 3 Monate postoperativ versorgten wir die Patientin mit einem modifizierten Stagnara-Korsett.

Nunmehr besteht allerdings ein Problem, auf das auch Walker und Langlotz (1982) anhand von 3 eigenen Beobachtungen mit entsprechender Behandlung hingewiesen haben. Die Streckung der Lendenwirbelsäule und Verminderung der Beckenkippung bei der Distraktionsspondylodese hat zum Unvermögen der vollständigen Hüftgelenksstreckung aufgrund von Hüftbeugekontrakturen geführt. So ist es der Patientin bis jetzt noch nicht möglich, mit gestreckten Kniegelenken aufrecht zu stehen. Da unter krankengymnastischer Übungsbehandlung keine Verminderung der Hüftbeugekontrakturen zu erzielen war, wurde zwischenzeitlich zunächst rechtsseitig eine extendierende, subtrochantere Osteotomie durchgeführt.

Literatur

Bösch P, Reisner Th (1976) Das Querschnittssyndrom bei chondrodystrophischen Zwergen. Z Orthop 114:861–866

Kissel P, Hartemann P, Barrucand D, Montand J (1963) Compression medullaire at achondroplasie. Rev Neurol (Paris) 109:489–498

Lutter LD, Langer LO (1977) Neurological symptoms in achondroplastic dwarfs – surgical treatment. J Bone Joint Surg [Am] 59:87–92

Nelson MA (1972) Spinal stenosis in achondroplasia. Proc R Soc Med 65:1028–1029

Siegert F (1912) Der chondrodystrophische Zwergwuchs. Ergebn Inn Med 8:64–89

Walker N, Langlotz M (1982) Ursachen der klinischen Manifestation des Engen lumbalen Spinalkanales. In: Ott VR (Hrsg) Spondylosis hyperostotica. Enke, Stuttgart, p 103–112

Die Rolle der knöchernen Einengung für die operative Behandlung der lumbalen Wurzelkompression

A. Pon, V. Goymann, E. Puhlvers, F. Chicote-Campos und H. Schäfers

Die Arbeiten der letzten Jahrzehnte haben die lumbale Spinalstenose als Ursache von Kreuzschmerzen, die einer chirurgischen Therapie bedarf, etabliert. Mit der Frage nach der Häufigkeit einer solchen klinisch wirksamen knöchernen Einengung wurden retrospektiv die Operationsberichte der Jahre 1972 bis 1982 durchgesehen. Fusionierende Operationen, Tumoren und entzündliche Erkrankungen wurden ausgenommen. Zusätzlich zu spondylitischen Exophyten ergaben sich aus den 1064 Operationsbeschreibungen empirisch zahlenmäßig vor allem die Laminahypertrophie und die Rezessusstenose als bedeutsame Kompressionsursache im lumbalen Bereich (Tabelle 1). Damit waren die Definitionen der *developmental stenosis* von Verbiest (1980a) und der Stenose des lateralen Rezessus von Benini (1976) zutreffend.

Eine knöcherne Einengung wurde in 24,3% aller lumbaler Dekompressionsoperationen gefunden. Darunter überwog vor allem die Laminahypertrophie (11,3%). Die Rezessusstenose war mit 4,3% und die Kombination von Laminahypertrophie plus Rezessusstenose mit 2,8% vertreten. Bezogen auf die Gesamtzahl der lumbalen Dekompressionsoperationen trat in 18,4% unseres Patientengutes eine *developmental stenosis* nach Verbiest auf. Dieser Wert ist durchaus vergleichbar mit den 25%, die von Goymann (1977) bei insgesamt 178 Patienten berichtet wurde.

Tabelle 1. Häufigkeit der knöchernen Einengung des lumbalen Spinalkanals

I. Gesamtzahl der lumbalen Dekompressionsoperationen[a]	1064	100%	
II. Anzahl ohne ossäre Einengung	805	75,7%	
III. Anzahl mit ossärer Einengung	259	24,3%	
a) Laminahypertrophie	120	11,3%	
b) Rezessusstenose	46	4,3%	18,4%
c) Laminahypertrophie plus Rezessusstenose	30	2,8%	
d) spondylotische Exophyten	49	4,6%	
e) Verschiedenes:	14	1,3%	
1. Spondylolisthese	8		
2. hypertrophe Bogenwurzel	2		
3. Bogenanomalie	2		
4. Spina bifida mit Gibbus	2		
5. posttraumatisch	2		

[a] ausgenommen Tumoren, Fusionsoperationen und Entzündungen

Tabelle 2. Häufigkeit der Nukleotomien bei der ossären Einengung des lumbalen Spinalkanals

	insgesamt	mit Nukleotomie	ohne Nukleotomie	
a) Laminahypertrophie	120	80 (67%)	40 (3,8%)*	
b) Rezessusstenose	46	30 (67%)	14 (1,3%)*	(7,9%)*
c) Laminahypertrophie plus Rezessusstenose	30	19 (63%)	30 (2,8%)*	
d) Spondylotische Exophyte	49	40 (82%)	9 (0,9%)*	

( ) = % bezogen auf jeweilige Gesamtzahl.
( )* = % bezogen auf Gesamtzahl aller lumbalen Dekompressionsoperationen 1064.

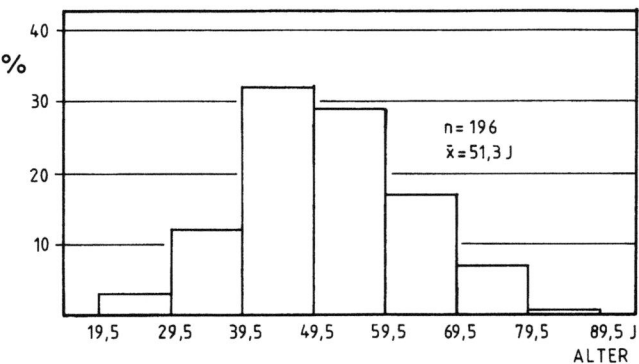

Abb. 1. Altersverteilung der Patienten mit *developmental stenosis*. (Laminahypertrophie und Rezessusstenose. Prozentzahlen bezogen auf n = 196

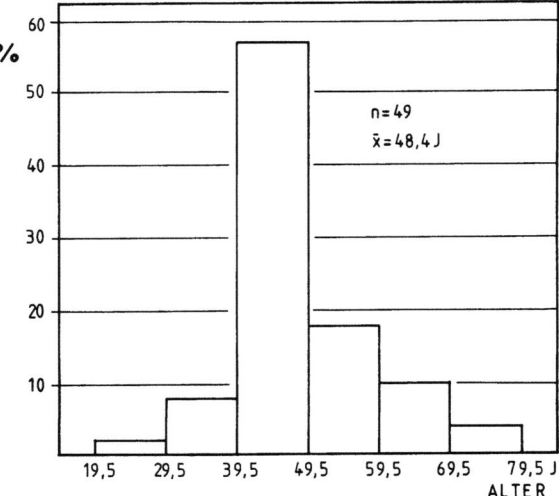

Abb. 2. Altersverteilung der Patienten mit klinisch wirksamen spondylitischen Osteophyten. Prozentzahlen auf der Ordinate bezogen auf n = 49

Der spondylotische Exophyt als klinisch wirksame Schmerzursache wurde an 49 Patienten, d.h. nur in 4,6% aller Dekompressionen gefunden. Von den verschiedenen anderen Ursachen wäre die seltene Hypertrophie der Bogenwurzel an 2 Patienten zu erwähnen.

Unterteilt man die Fälle der Spinalstenose in diejenigen mit und ohne Nukleotomie, so findet man einen bedeutsamen Bandscheibenvorfall bei etwa 2/3 der Patienten. Ein vergleichbarer Wert von 53% wurde von Verbiest (1980b) berichtet.

Als alleinige Beschwerdeursache fanden wir die Laminahypertrophie in 3,8% der Patienten und die Rezessusstenose in 1,3% der Patienten. Zusammengenommen war die Spinalstenose (im Sinne von Verbiest) in 7,9% aller von uns dekomprimierten Patienten zu finden. Verbiest (1980b) gab wiederum einen vergleichbaren Wert von 8,7% an. Goymann bezifferte 1977 die Häufigkeit mit 6,2%.

Wenn auch mit unterschiedlichen Zahlenangaben, berichtet die Literatur übereinstimmend, daß überwiegend das männliche Geschlecht (Walker, 1977; Verbiest, 1980a) betroffen wird. 74% unserer Patienten waren männlich. Wenn auch der Pathomechanismus unklar ist, führt die lumbale Spinalstenose meistens erst relativ spät im Leben zu Beschwerden. Die Altersverteilung unserer Patienten zeigt zwar annähernd eine Glockenform (Abb. 1), es besteht jedoch ein deutliches Überwiegen der älteren Jahrgänge. 84% der Patienten waren über 40 Jahre alt. Das Durchschnittsalter betrug 51,3 Jahre. Wenn auch eine ähnliche Kurve der Altersverteilung bei der klinisch wirksamen Spondylose gefunden wird (Abb. 2), findet man überraschenderweise keine ansteigende Tendenz mit zunehmendem Alter. Eine klinisch

Tabelle 3. Lokalisation der lumbalen Markraumstenose (verdickte Lamina und Rezessusstenose)

Lokalisation	Anzahl
5 Vertebra:	
$L_2 - S_1$	4
4 Vertebra:	
$L_2 - L_5$	8
$L_4 - S_1$	4
3 Vertebra:	
$L_3 - L_5$	9
$L_2 - L_4$	7
2 Vertebra:	
$L_4 + L_5$	25
$L_3 + L_4$	13
$L_2 + L_3$	5
1 Vertebra:	
L_5	82
L_4	20
S_1	8
L_3	6
L_2	5
Insgesamt	196

wirksame Spondylose ist zwar eine knöcherne Einengung des Lumbalkanals, gehört jedoch nicht zu den *developmental-stenosis* von Verbiest.

Die lumbalen Markraumstenosen treten bekanntlicherweise häufig in mehreren Wirbelkörpern simultan auf. Unsere Ergebnisse zeigen ein Überwiegen der 4. und 5. Lendenwirbelkörper. Hinsichtlich der häufigsten betroffenen Wirbelkörper stimmen die Ergebnisse der Tabelle 3 in fast allen Fällen mit denen von Verbiest (1980a) überein.

Literatur

Benini A (1976) Ischias ohne Bandscheibenvorfall: Die Stenose des lumbalen Wirbelkanals und ihre klinisch-chirurgische Bedeutung. Band 13, Aktuelle Probleme in der Psychiatrie, Neurologie, Neurochirurgie. Hans Huber, Bern Stuttgart Wien

Goymann V, Konermann H, Stoytscheff A (1977) Die Bedeutung und die relative Häufigkeit der dorsalen Markraumstenose. Orthopädische Praxis 8, S 575–578

Schroeder S, Anders G, Lackner K, Vogeler B-M (1982) Die lumbale Spinalstenose. Z Orthop 120:134–145

Verbiest H (1980a) Stenosis of the Bony Lumbar Vertebral Canal. In: Wackenheim A, Babin E (eds) The Narrow Lumbar Canal. Springer, Berlin Heidelberg New York

Verbiest H (1980b) Stenosis of the lumbar vertebral canal and sciatica. Neurosurg Rev 3. 3:75–83

Walker N, Langlotz M, Meyer M (1977) Klinische Zeichen des engen lumbalen Spinalkanals. Z Orthop 115:47–54

Ergebnisse der operativen Behandlung des engen lumbalen Spinalkanals

Z. Jamjoom, C. Roosen, A. Brenner und A. Weber

Klinisches Material

In der Zeit von 1978 bis 1982 wurden 40 Patienten, 10 Frauen und 30 Männer, im Alter von 27 bis 77 Jahren in der Neurochirurgischen Universitätsklinik Essen an einem myelographisch gesicherten engen lumbalen Spinalkanal operiert (Tabelle 1). 4 Patienten wiesen auf den Röntgen-Nativaufnahmen der LWS Zeichen einer Dysplasie des Wirbelbogens ohne nennenswerte begleitende degenerative Veränderungen auf, so daß ein sogenannter „developmental" enger Spinalkanal angenommen wurde. In den übrigen Fällen lag eine deutliche bis ausgeprägte, teils diffuse, teils lokal betonte Spondylosis vor. Sie wurden daher als erworben klassifiziert. Ein besonders auffälliger Unterschied zwischen beiden Gruppen stellt das wesentlich frühere Manifestationsalter von 39 Jahren für die erste im Vergleich zu 61 Jahren für die zweite Gruppe dar. Während alle Patienten mit „developmental" Stenose eine neurogene Klaudikation entwickelten, hatten nur 50% der Fälle mit erworbenem engen Lumbalkanal vergleichbare Symptome.

Tabelle 1. Klassifikation der Patienten nach Art der Stenose, Geschlechtsverteilung, mittlerem Manifestationsalter und dem Auftreten neurogener Klaudikation (NCl)

Art der Stenose	n	♀ : ♂	mittl. Alter	NCl
"developmental"	4	1 : 3	39	100%
erworbenen (degenerativ)	36	1 : 3	61	50%
Summe	40	1 : 3	59	55%

Unabhängig von der Art der Stenose wurden die Patienten nach den führenden klinischen Symptomen in 3 Gruppen unterteilt:

Gruppe I
Patienten mit ausschließlich radikulären Ruheschmerzen, die zum Teil durch körperliche Belastung intensiviert werden (n = 18).

Gruppe II:
Patienten mit radikulären Ruheschmerzen, die bei körperlicher Aktivität Zeichen einer neurogenen Klaudikation entwickeln (n = 14). Die Annahme einer neurogenen Klaudikation erfolgte nur dann, wenn sich die vorbestehenden radikulären

Symptome unter der Belastung qualitativ verändern bzw. über ein größeres Gebiet ausdehnen.

Gruppe III:
Patienten mit ausschließlich neurogener Klaudikation (n = 8). In 5 Fällen bestanden früher auch radikuläre Ruhesymptome, bei der stationären Aufnahme jedoch nicht.

Mit 3 Ausnahmen lag bei allen Patienten zusätzlich eine mehrmonatige bis vieljährige Anamnese rezidivierender Lumbalgien vor.

Obwohl eine direkte Korrelation zwischen myelographischem Befund und klinischer Manifestation des engen lumbalen Spinalkanals nicht nachgewiesen werden kann, ist das häufige Vorkommen der moniliformen Konfiguration der Dura und des sog. Mittelstreifens – Merkmale eines besonders engen Spinalkanals – bei der Patientengruppe mit der neurogenen Klaudikation auffällig. Dieser Befund bestätigt die bereits von Verbiest gemachte Feststellung, daß Patienten mit einer reinen absoluten Stenose (d. h. Stenosen von 10 mm und weniger Durchmesser) am häufigsten eine neurogene Klaudikation entwickeln.

Von allen lumbalen Wurzeln waren die 3 untersten in mehr als zwei Drittel der Fälle betroffen. Dabei wiesen mehr als die Hälfte aller Patienten polyradikuläre Störungen auf. Der Anteil bilateraler Beteiligung lag zwischen 44% in der Gruppe I und 93% in der Gruppe II.

Abbildung 1 zeigt die prozentuale Verteilung der verschiedenen neurologischen Ausfälle in den 3 Patientengruppen vor der Operation. Während bei der Gruppe der Patienten mit nur neurogener Klaudikation Gangstörungen und Reflexalterationen überwiegten, waren Patienten mit ausschließlich radikulärer Manifestation vornehmlich durch ein sensomotorisches Defizit, einen positiven Ischiasdehnungsschmerz sowie eine Einschränkung der LWS-Beweglichkeit gekennzeichnet. Vegetative Störungen waren in allen 3 Gruppen mit etwa 20% repräsentiert.

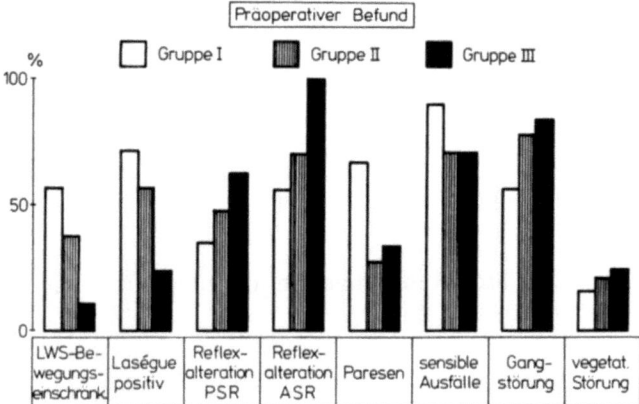

Abb. 1. Präoperative prozentuale Verteilung der verschiedenen neurologischen Störungen in den 3 Patientengruppen

Operation

Die Strategie der chirurgischen Behandlung richtet sich nach der klinischen Symptomatik des Patienten und nach dem intraoperativen Befund. Klinisch nicht relevante myelographische Befunde bedürfen nach unserer Auffassung keiner Operation. Bei unilateralen Symptomen genügt eine einseitige Dekompression. Zusätzlich einengende Prozesse wie weiche Bandscheibenprotrusionen müssen ausgeräumt werden.

Hieraus ergibt sich in zwei Drittel der Fälle eine Laminektomie bzw. Hemilaminektomie in 2 bis 3 Etagen, vorwiegend im Bereich der 3 untersten Segmente. In weiteren 20% der Patienten erfolgte die Dekompression ausschließlich in einer Höhe. Eine maximale Entlastung über 4 Segmente wurde in 10% der Patienten durchgeführt. Eine Entdachung eines oder mehrerer Foramina intervertebralia im laminektomierten Bereich wurde in der Hälfte aller Patienten bewerkstelligt. In den beiden ersten Gruppen wurde zusätzlich jeweils in 56% bzw. 57%, in der 3. Gruppe in 25% der Fälle eine Bandscheibenprotrusion exstirpiert.

Ergebnisse

Von den 40 Patienten wurden 34 3–59 Monate nach der Operation nachuntersucht. 2 Patienten starben, einer an rezidivierenden Hirninfarkten während des postoperativen Krankenhausaufenthaltes, ein anderer an einem Herzinfarkt mehrere Monate nach dem Eingriff. Das Schicksal der restlichen Patienten ist unbekannt.

Wegen der Mannigfaltigkeit der klinischen Symptomatologie des engen lumbalen Spinalkanals ist es zweckmäßig, zunächst den Einfluß der Operation auf die einzelnen Symptome Lumbago, Ischialgie bzw. neurogene Klaudikation gesondert zu untersuchen (Abb. 2).

Lumbago

Mit fehlender Besserung in durchschnittlich 34% und sogar Verschlimmerung in weiteren 12% der Fälle stellt die Lumbago das Symptom dar, das am allerwenigsten auf die Operation anspricht. Eine Beziehung zur Ausdehnung der Laminektomie kann dabei nicht festgestellt werden. Hingegen scheint die Foraminotomie eine gewisse nachteilige Wirkung auf die Lumbago auszuüben. So betrug das Verhältnis postoperativ nicht gebesserter bzw. intensivierter Lumbago in den foraminotomierten Fällen 56% im Vergleich zu 31% bei den nicht foraminotomierten Patienten. Die Interpretation dieses Befundes ist daher erschwert, da bereits die Durchführung einer Foraminotomie eine gewisse Selektion beinhaltet, nämlich von solchen Fällen, bei denen eine stärkere knöcherne Einengung der Wurzelkanäle vorliegt. Es ist daher durchaus vorstellbar, daß diese Patienten von vornherein eine höhere Inzidenz an Lumbago als die anderen Patienten aufweisen. Andererseits kann die Foraminotomie und die damit verbundene Alteration der Gelenkfacetten eine gewisse Minde-

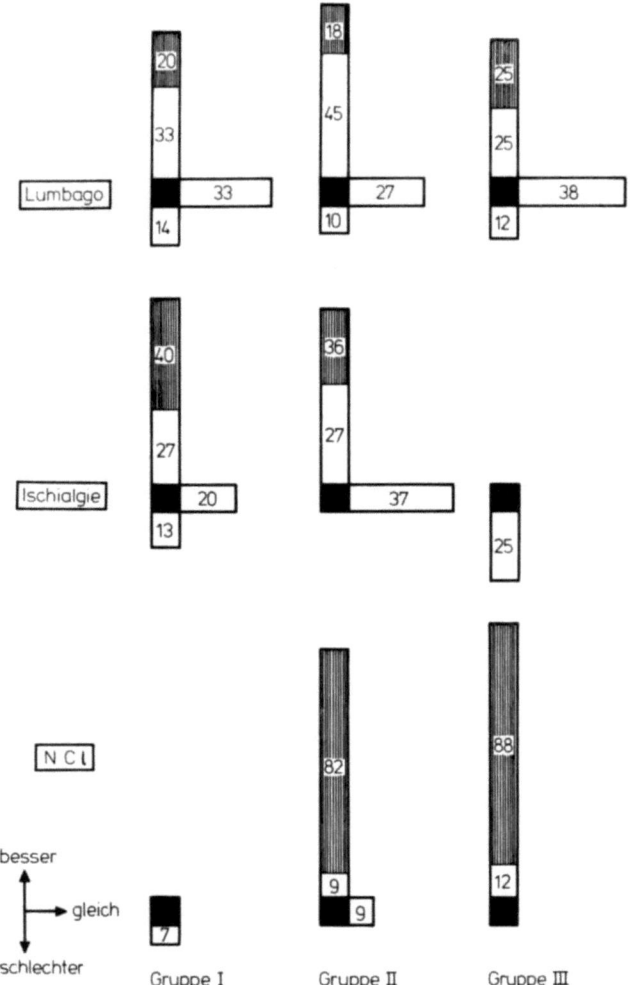

Abb. 2. Graphische Darstellung der Operationsergebnisse in den 3 Untersuchungsgruppen jeweils für Lumbago, Ischialgie und neurogene Klaudikation (NCl). In den Säulen sind die entsprechenden Prozentzahlen angegeben. Die schraffierte Fläche steht für Beschwerdefreiheit vom jeweiligen Symptom.

rung der statischen Belastbarkeit der Wirbelsäule bedingen. Die Exstirpation eines bestehenden Bandscheibenvorfalls vermag einen positiven Einfluß auf die Lumbago auszuüben. In 63% der Patienten, bei denen eine Bandscheibenprotrusion ausgeräumt wurde, war die Lumbago postoperativ gebessert. Bei den Patienten, die keinen Bandscheibenvorfall hatten, das sind wiederum vornehmlich Patienten, die eine Foraminotomie bekamen, waren es nur 42%.

Ischialgie

Die Ischialgie wird im allgemeinen durch die operative Dekompression besser beeinflußt als die Lumbago. In durchschnittlich 38% der Fälle war sie vollständig abgeklungen, in weiteren 27% gebessert. Nur 2 Patienten gaben postoperativ eine Verschlechterung an. Weitere 2 Patienten, die präoperativ ausschließlich eine neurogene Klaudikation hatten, entwickelten postoperative eine radikuläre Reizung. Eine Entdachung des Wurzelkanals führte in unserem Kollektiv zu keiner weiteren Besserung der Ischialgie gegenüber nicht foraminotomierten Fällen. Hingegen liegt der Anteil gebesserter Ischialgien bei Patienten, bei denen zusätzlich eine Bandscheibenausräumung erfolgte, mit 79% deutlich höher als in den restlichen Fällen mit 47%.

Neurogene Klaudikation

Die besten Operationserfolge verspricht die neurogene Klaudikation. Eine vollständige Rückbildung ist in bis 88% der Fälle zu beobachten. Ein Vergleich der Ergebnisse bei foraminotomierten und nicht foraminotomierten Fällen zeigt, daß eine Foraminotomie bei Patienten mit ausschließlich neurogener Klaudikation überflüssig ist.

Unabhängig vom postoperativen Befinden zeigen vorbestehende neurologische Ausfälle nur eine begrenzte Rückbildungstendenz. Eine vollständige Normalisierung des sensomotorischen Defizits wurde in etwa 20% der Fälle unabhängig von der Art der Operation erzielt.

Diskussion

Die Wirksamkeit der operativen Dekompression beim engen lumbalen Spinalkanal ist in den letzten Jahren vielfach bestätigt worden. Schon Verbiest [5] wies darauf hin, daß nicht alle Symptome des engen lumbalen Spinalkanals gleichermaßen durch die Operation beeinflußt werden. In unserem Patientengut wies die höchste Rückbildungsrate die neurogene Klaudikation auf. Betrachtet man alle Symptome des engen Spinalkanals zusammen, so ergibt sich ein nur verhältnismäßig kleiner Prozentsatz von Patienten, bei denen postoperativ eine völlige Beschwerdefreiheit erzielt werden kann. Ähnliche Erfahrungen wurden bereits von Pennal und Schatzker [4] mitgeteilt. Insgesamt haben Patienten mit ausschließlich neurogener Klaudikation die beste Prognose. 25% dieser Fälle wurden nach der Operation beschwerdefrei, weitere 25% waren gut gebessert. Hingegen haben Patienten mit einer Ischialgie infolge einer ausschließlich knöchernen Einengung des Wirbelkanals im allgemeinen eine schlechtere Heilungschance. Wir können uns daher dem von manchen Autoren verbreiteten Optimismus über eine völlige Beschwerdefreiheit und eine Normalisierung des neurologischen Befundes in 60 bis 80% dieser Fälle nicht anschließen [1–3, 6].

Literatur

1. Bahij S, Salibi MD (1976) Neurogenic Intermittent Claudication and Stenosis of the Lumbar Spinal Canal. Surg Neurol 5:269–272
2. Marvin Tile et al. (1976) Spinal Stenosis. Results of Treatment. Clin Orthop 115:104–108
3. Paine KWE (1976) Results of Decompression for Lumbar Spinal Stenosis. Clin Orthop 115:96–100
4. Pennal GF, Schatzker J (1971) Stenosis of the lumbar spinal canal. Clin Neurosurg 18:86–105
5. Verbiest H (1977) Results of Surgical Treatment of Idiopathic Developmental Stenosis of the Lumbar Vertebral Canal. J Bone Joint Surg 2:181–188
6. Wiltse Leon L (1976) The Treatment of Spinal Stenosis. Clin Orthop 115:83–91

Frühsymptome und prognostische Bedeutung spinaler Raumforderungen bei extraduralen Tumoren der Lendenwirbelsäule

A. WEIDNER und M. IMMENKAMP

In seinem Grußwort zu dieser Arbeitstagung schreibt Professor Hohmann: „Fortschritt für die praktische Medizin bedeutet vor allem auch das Zusammenführen der Erkenntnisse verschiedener Fachgebiete." Dies trifft in besonderem Maße für die Problematik der Tumoren der Lendenwirbelsäule zu.

Häufigkeit

Knochentumoren bevorzugen Skelettabschnitte mit großer Wachstumsleistung, wie die Kniegelenksregion. Da sich an der Wirbelsäule das Wachstum auf eine Vielzahl von Wirbelsäulensegmenten verteilt, entfallen auf die Wirbelsäule nur etwa 5–10% aller primären Knochentumoren. Für die Bundesrepublik Deutschland muß man mit einer Erkrankungshäufigkeit an primären Wirbelsäulentumoren von etwa 50–100 Einwohnern jährlich rechnen. Dies verdeutlicht schon, daß jeder Einzelne nur über eine sehr geringe Erfahrung in der Behandlung dieser speziellen Tumorgruppe verfügen kann und unterstreicht die Notwendigkeit einer interdisziplinären Zusammenarbeit.

Klassifizierung

Auf Anregung der Weltgesundheitsorganisation (WHO, 1972) wurde eine Klassifizierung der Knochentumoren publiziert, die auf histologischen Kriterien beruht: Man unterscheidet knochenbildende von knorpelbildenden Tumoren und Tumoren, die aus Gefäßanteilen bestehen (Tabelle 1). Eine große Gruppe nehmen die Knochenmarkstumoren ein. Auf die Wirbelsäule beschränkt (und bevorzugt in der Lendenwirbelsäule lokalisiert) ist die Sondergruppe der Chordome.

Neben den primären Wirbelsäulentumoren treten im Knochen krankhafte Veränderungen auf, die unter dem Begriff "tumor-like lesions" zusammengefaßt werden. Hier handelt es sich um eine nicht einheitliche Gruppe verschiedener Knochenerkrankungen mit unklarer Ätiologie, die expansiv und destruierend wachsen.

Aus prognostischen Gründen hat es sich als nützlich erwiesen zwischen benignen und malignen Tumoren die semimalignen Tumoren einzufügen (Riesenzelltumoren und Chordome). Sie wachsen lokal invasiv und destruierend, neigen zu Rezidiven, bilden jedoch keine Metastasen.

Eine verbindliche Klassifizierung ist aber nur eine Voraussetzung, um eine erfolgreiche Behandlung zu ermitteln und eine sichere Prognose angeben zu können.

Tabelle 1. Primäre Wirbelsäulentumoren

	benigne	maligne
Knochenbildende Tumoren	Osteom Osteoid-Osteom Osteoblastom	Osteosarkom
Knorpelbildende Tumoren	Chondrom Osteochondrom	Chondrosarkom
Riesenzelltumoren	Riesenzelltumor[a]	Riesenzelltumor[a]
Knochenmarkstumoren		Ewing-Sarkom Retikulumzellsarkom Non-Hodgkin-Sarkom Myelom
Gefäßbildende Tumoren	Hämangiom	Hämangioendotheliom Angiosarkom
Bindegewebstumoren	desmoplastisches Fibrom[a]	desmoplastisches Fibrom[a] Fibrosarkom Histiocytom Liposarkom
Von der Chorda dorsalis ausgehende Tumoren	Chordom[a]	Chordom[a]

tumor-like lesions
Aneurysmatische Knochenzyste
Eosinophiles Granulom
Fibröse Dysplasie

[a] semimaligne

Die Überlebensziffern sind auch von dem Ausbreitungsgrad des Knochentumors abhängig. Eine Stadieneinteilung fehlt aber leider für die Wirbelsäule. Daher sind alle Angaben über eine Prognose auch nur mit großer Zurückhaltung zu bewerten.

Eigenes Krankengut

Das von uns bearbeitete Krankengut der Neurochirurgischen Klinik der Medizinischen Hochschule Hannover und das der Orthopädischen Universitätsklinik Münster umfaßt 320 Wirbelsäulentumoren, davon 128 in der Lendenwirbelsäule. Hiervon waren 19 benigne, darunter fünf Osteoblastome. Bei den 10 tumor-like-lesions fanden wir als größte Gruppe das eosinophile Granulom (6). Bei 28 primär malignen Tumoren behandelten wir 12mal ein Plasmozytom der Wirbelsäule als häufigsten Tumor dieser Region. Bei 11 semimalignen Tumoren wurde siebenmal ein Chordom diagnostiziert. 60 Patienten erkrankten an einer Metastase in der Lendenwirbelsäule.

Anamnese

Die Dauer der Anamnese ist davon abhängig, wie schnell besorgniserregende Symptome auftreten, die eine Vorstellung beim Arzt erforderlich machen. Bei bekannter maligner Grunderkrankung wird eine weiterführende Diagnostik früher in Erwägung gezogen als bei mäßigen, diffusen Schmerzen in der Wirbelsäule bei bisher Gesunden. Benigne Tumoren wurden im Mittel innerhalb von 15 Monaten nach Beschwerdebeginn diagnostiziert, jedoch wurden Osteochondrome und Osteoid-Osteome längere Zeit übersehen. Die Anamnesendauer bei primär malignen Tumoren betrug 9 Monate, jedoch ist bemerkenswert, daß die Chordome erst im Mittel nach 20 Monaten diagnostiziert wurden, wobei eine Zeitspanne von 1 bis 6 Jahren zu beobachten war. Metastasen kamen im Mittel 6 Monate nach Beschwerdebeginn zur Behandlung.

Innerhalb der ersten 3 Monate wurden in unserem Kollektiv 42% aller Tumoren der Halswirbelsäule erkannt, 52% der Tumoren der Brustwirbelsäule, aber nur 28% aller Tumoren in der Lendenwirbelsäule, was sicher daran liegt, daß bei den in der Praxis häufig vorkommenden Lumbalgien nicht sofort die Notwendigkeit einer radiologischen Abklärung in Erwägung gezogen wird. Zusätzlich sind im Initialstadium manche Tumoren radiologisch nur schlecht zu erkennen.

Symptomatik

Eine typische klinische Symptomatik gibt es für Wirbelsäulentumoren nicht, darin stimmen alle Mitteilungen der Literatur überein. Das Leitsymptom des klinischen Erscheinungsbildes ist aber der Schmerz, den 96% unserer Patienten angaben. Nur bei 3 Patienten besserten sich die anfänglich vorhandenen Schmerzen spontan. Die übrigen Patienten litten unter im Verlauf der Erkrankung zunehmenden Schmerzen in der Wirbelsäule, die sich – und das mag als typisch gelten – auch durch Ruhigstellung nur wenig besserten. Die Schmerzen waren in 88% mit einer Fehlhaltung und Bewegungseinschränkung der Wirbelsäule kombiniert.

Befunde

Ein wichtiges differentialdiagnostisches Kriterium zwischen benignen und malignen Tumoren ist das Erkrankungsalter:

Nur 15% der Metastasenträger waren bei Erkrankungsbeginn jünger als 40 Jahre. Von den benignen Tumoren aber waren über 50% jünger als 20 Jahre.

Eine Wirbelsäulengeschwulst jenseits des 4. Lebensjahrzehnts ist daher immer verdächtig auf einen malignen Prozeß.

Bei Tumorbefall des Wirbelkörpers allein ohne wesentliche Achsenfehlstellung ist mit neurologischen Ausfällen nicht zu rechnen. Im Vordergrund der neurologischen Ausfallsymptomatik stehen erwartungsgemäß radikuläre Störungen, die in

60% bei Lendenwirbelsäulentumoren auftraten. Medulläre Störungen sind schon aus anatomischen Gründen nur im oberen LWS-Bereich zu erwarten. Ein unauffälliger neurologischer Befund schließt jedoch ein intraspinales Wachstum nicht aus. In über 40% begann die klinische Symptomatik allein mit rein sensiblen Störungen. Isolierte motorische Ausfälle zu Beginn der Erkrankung sind selten, ebenfalls isolierte Blasenstörungen.

Behindert wird der Patient aber nicht nur durch die neurologischen Ausfälle allein, sondern auch durch die gleichzeitig verminderte Belastbarkeit der Wirbelsäule. Über die Hälfte aller Patienten mit einem Tumor im Bereich der Brustwirbelsäule konnten das Bett nicht mehr verlassen, während dies nur bei einem Viertel der Lendenwirbelsäulentumoren der Fall war. Schlüsselt man die Behinderung der Patienten nach den einzelnen Tumorkategorien auf, so erkennt man ein gleichsinniges Verhalten von primär malignen und sekundären Tumoren, während benigne Tumoren die Aktivitäten des täglichen Lebens nicht oder nur gering behindern. Hier kommt der längere Anamnesendauer mit der Möglichkeit einer besseren Anpassung an die Störung der Statik und der geringeren Wachstumsneigung dieser Tumoren eine große Bedeutung zu.

Diagnostik

Das wichtigste diagnostische Hilfsmittel ist das Röntgenbild. Röntgenologisch unauffällig waren auch bei nachträglicher Betrachtung der Röntgenbilder nur die Aufnahmen von 7% unserer Patienten. Die von Bargon 1977 angegebenen Leitsymptome (Tabelle 2) sowie bildliche Darstellungen der Wirbelsäulentumoren (unter anderem von Freyschmidt 1980) erlauben eine Einordnung der im Röntgenübersichtsbild gefundenen Veränderungen. Die Angiographie ist wenig hilfreich bei der Festlegung der Ausdehnung des Tumors. Erst mit der Einführung des Computertomogramms kann eine exakte Bestimmung der Tumorgröße erreicht werden.

Laboruntersuchungen geben differentialdiagnostische Hinweise bei Erkrankung des hämotopoetischen Systems bzw. beim Plasmazytom.

Überlebenszeiten

Die Überlebenskurve (Abb. 1) von primär malignen und sekundären Wirbelsäulentumoren zeigt unbeschadet der durchgeführten Therapie, daß 15 Monate nach Beschwerdebeginn, bereits 50% aller Patienten an Wirbelsäulenmetastasen gestorben sind. Die 5-Jahresüberlebensziffer beträgt nur 12%. Deutlich anders ist der Kurvenverlauf bei primär malignen Tumoren:

50% dieser Patienten leben noch 44 Monate nach Beschwerdebeginn, so daß hier längerfristige Therapiepläne angezeigt sind. Untersucht man den Einfluß des Behandlungsverfahrens auf die Überlebenszeit, so erkennt man, daß der Kurvenverlauf von operierten und konservativ-onkologisch behandelten primär malignen Wirbelsäulentumoren unterschiedlich ist: Hier schneidet das operative Vorgehen mit längeren Überlebenszeiten (55 Monate gegenüber 36 Monaten) günstiger ab. Bezogen auf einzelne Tumorarten, z.B. das Plasmazytom, ist dieser Unterschied aber nicht immer signifikant.

Tabelle 2. Röntgenleitsymptome von Wirbelsäulentumoren in Anlehnung an Bargon (1977)

Röntgenleitsymptom	Tumor
Umschriebene Knochenverdichtung	Osteoplastische Metastase Osteom Osteoid-Osteom Osteoblastom
Parossale Knochenneubildung	Osteochondrom Chondrosarkom (sekundär)
Fleckige Knochendestruktion mit periostaler Knochenneubildung	Osteosarkom Chondrosarkom Non-Hodgkin-Sarkom Ewing-Sarkom Fibrosarkom
Umschriebener Substanzdefekt *mit* Auftreibung des Knochens a) scharf begrenzt	Riesenzelltumor Chondrom Hämangiom Aneurysmatische Knochenzyste Fibröse Dysplasie
b) unscharf begrenzt	Plasmozytom Ewing-Sarkom Maligner Riesenzelltumor
Umschriebener rundlicher oder ovaler Substanzdefekt *ohne* Knochenbildung a) scharf begrenzt mit Sklerosesaum	Eosinophiles Granulom
b) unscharf begrenzt ohne Sklerosesaum	Osteolytische Metastase Plasmozytom Chordom Ewing-Sarkom

Unsere Untersuchungen haben ergeben, daß eine Verbesserung der Lebensqualität durch die Operation bei 70% aller primär malignen Tumoren gelang, während dies durch konservativ-onkologischen Maßnahmen nur in 30% zu erreichen war.

Der Medianwert für die Zeitspanne zwischen Beschwerdebeginn und Tod bei operierten Wirbelsäulenmetastasen beträgt 13 Monate (Abb. 2). Bei konservativ-onkologisch behandelten ist diese Spanne 3 Monate länger und beträgt 16 Monate. Die Zeitdifferenz ist jedoch nicht signifikant und beruht auf der unterschiedlichen Zusammensetzung beider Kollektive, denn die Überlebenszeiten sind für die verschiedenen Primärtumoren mit Wirbelsäulenbefall unterschiedlich (Tabelle 3). Bei gleichen Ausgangsbedingungen wird die Überlebenszeit weitgehend von dem biologischen Verhalten und der adäquaten onkologischen Therapie des Primärtumors bestimmt.

Sind neben Wirbelsäule auch andere Skelettabschnitte sowie Leber und Lunge befallen, so überlebten diese Patienten den Therapiebeginn nur um 4 Monate. 41% aller Patienten mit Metastasen, die in eine der beiden Kliniken eingewiesen wurden, konnten nicht mehr lebend nach Hause entlassen werden!

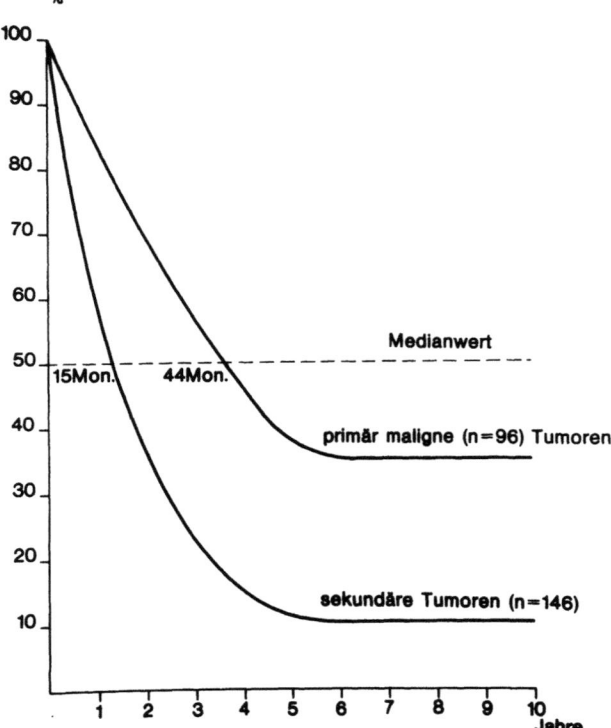

Abb. 1. Überlebenskurve seit Beschwerdebeginn von primär malignen und sekundären Wirbelsäulentumoren

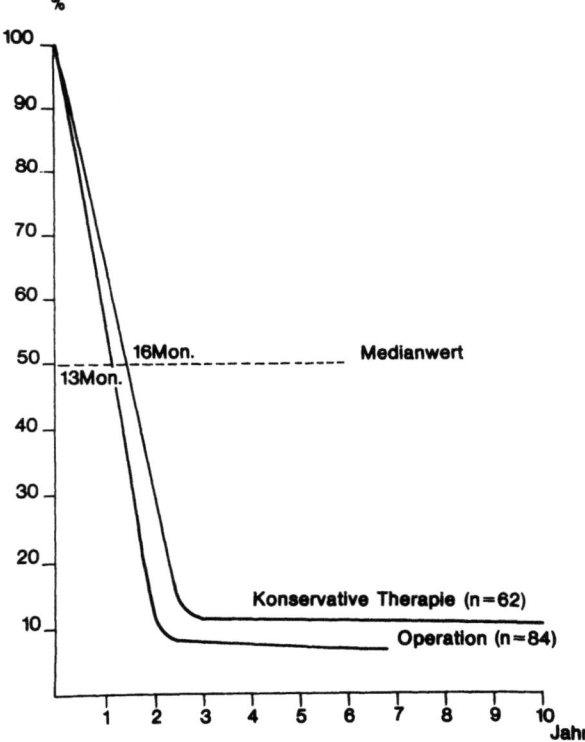

Abb. 2. Überlebenskurve seit Beschwerdebeginn von operierten und konservativ behandelten Patienten mit Wirbelsäulenmetastasen

Tabelle 3. Einfluß verschiedener Primärtumoren auf die Überlebensrate von Wirbelsäulenmetastasen

Wirbelsäulentumoren LWS 6 Monate nach Therapiebeginn sind verstorben	
Mamma-Ca	28%
Prostata-Ca	29%
Uterus-Ca	67%
Bronchial-Ca	79%

Bei der Entscheidung, welche Therapie dem Patienten vorgeschlagen werden soll und auch zugemutet werden kann, ist die dem Patienten verbleibende Lebenserwartung zu berücksichtigen.

Sind zwar die lokalen Beschwerden durch eine Wirbelsäulenmetastase gut zu beeinflussen, leidet der Patient aber weiterhin an unerträglichen Schmerzen des Primärtumors, so bleibt für den Patienten insgesamt der Gewinn durch die erfolgreiche Behandlung der Wirbelsäulenbeschwerden trotzdem gering.

Schlußfolgerung

Wir haben uns nicht ausführlich zu der Operationsindikation geäußert, weil unsere Meinung nach diesen Fragen noch weitgehend offen sind und nicht immer eindeutig beantwortet werden können.

Es gibt keinen Zweifel, daß benigne Tumoren operativ entfernt werden sollten. Auch für den überwiegenden Anteil der primär malignen Tumoren gilt dies. Beim Plasmozytom ist eine Strahlentherapie zu erwägen, andererseits erfordert der Stabilitätsverlust gelegentlich operative Maßnahmen. Bei der Behandlung von Metastasen würden wir zur Zurückhaltung gegenüber großen und belastenden Eingriffen raten, jedoch bleibt auch diese Therapieempfehlung unsicher, solange nicht bessere Selektionskriterien vorliegen.

Die Einschätzung des Jenaer Chirurgen N. Guleke aus dem Jahre 1922 ist daher ungeachtet des medizinischen Fortschritts in den letzten 60 Jahren nicht überholt: „Ich halte es daher im Zweifelsfalle für durchaus angezeigt, eine Probefreilegung des Tumors vorzunehmen, um die Möglichkeit dem Patienten radikal zu helfen, nicht unnötig aus der Hand zu geben."

Literatur

Bargon G (1977) Röntgendiagnostik primärer Knochentumoren. In: Burri C, Betzler M (eds) Aktuelle Probleme der Chirurgie und Orthopädie, Vol 5: Knochentumoren. Huber, Bern p 59–82
Freyschmidt J (1980) Knochenerkrankungen im Erwachsenenalter, Springer, Berlin Heidelberg New York
Guleke N (1922) Über die Prognose der Wirbelsarkome. Arch Psychiat Nervenkr 65: 167–170
World Health Organization (1972) Histological typing of bone tumors. No 6 WHO, Geneva

Tumorbedingtes lumbales Bandscheibensyndrom

H. Wassmann, D.-K. Böker und J. Neumann

Einleitung

Eine Beschwerdesymptomatik mit länger anhaltenden Rückenschmerzen und nachfolgender Lumboischialgie macht die Diagnose eines lumbalen Bandscheibenvorfalles mit Kompression einer lumbalen Nervenwurzel hochwahrscheinlich. Kommen vor allem im Innervationsbereich der 5. Lumbalwurzel (L_5) oder der 1. Sakralwurzel (S_1) neurologische Ausfälle hinzu, so erscheint die Diagnose und bei entsprechendem Beschwerdebild auch die Operationsindikation gegeben, zumal die Lokalisation typisch ist, da 90% der Bandscheibenschäden die 4. und 5. Lendenbandscheibe betreffen mit Schädigung der Nervenwurzel L_5 oder S_1.

Solche Wurzelschädigungen mit radikulärem Schmerzbild und entsprechenden sensiblen, motorischen Reflex-Ausfällen können in nahezu 90% einer bestimmten lumbalen Nervenwurzel eindeutig zugeordnet werden, so daß in vielen Fällen auf eine neuroradiologische Kontrastmitteldiagnostik verzichtet werden kann, wenn gleichzeitig die Röntgenleeraufnahmen der Lendenwirbelsäule abgesehen von osteochondrotischen Veränderungen und die Routinelaboruntersuchungen unauffällig sind [2]. Einige Krankheitsverläufe zeigen jedoch, daß trotz des Vorliegens einer nahezu typischen lumbalen radikulären Symptomatik das Beschwerdebild nach erfolgter Bandscheibenoperation fortbestand oder sogar zunahm. Die daraufhin durchgeführte ausgedehntere Diagnostik und Operation zeigte sodann in einigen Fällen, daß die Symptomatik durch einen intraspinalen Tumor mitverursacht wurde.

Eine weitere Gruppe von Patienten mit lumbaler Bandscheibensymptomatik wurde über längere Zeit unter der Diagnose eines lumbalen Bandscheibensyndroms konservativ behandelt bis die erweiterte Diagnostik und Operation ergab, daß die Beschwerdesymptomatik überwiegend durch einen intraspinalen Tumor bedingt war.

Aus der Analyse solcher Fälle soll versucht werden, Kriterien zu gewinnen, die die Indikation zur Myelographie des Spinalkanals über den Lumbalbereich hinaus darstellen.

Fallberichte und Untersuchungsergebnisse

Aus der Gruppe der Patienten, bei denen nach lumbaler Bandscheibenoperation später zusätzlich ein intraspinaler Tumor operativ entfernt werden mußte, soll folgender Fall (Nr. 5, Tabelle 1) vorgestellt werden:

Tabelle 1. Patienten mit gleichzeitigem Vorkommen eines lumbalen Bandscheibenvorfalls und intraspinalen Tumors

Fall	Alter/ Geschlecht	Symptomatik	Erst-Diagnose/ Bandscheiben-Operation	Zweit-Diagnose/ -Operation
1	69 ♂	Lumboischialgie rechts, Sensibilitätsstörungen ab L_1	LW4/LW5 (Massenprolaps)	Hämangioendotheliom Th_{12} (4 Mo. nach Erst-Op.)
2	42 ♀	Lumboischialgie links, Fußheberparese links, PSR links, schwach, Miktionsstörungen	LW4/LW5	epidurales Meningiom LW3 (1 Jahr post Erst-Op.)
3	22 ♂	Lumboischialgie rechts, Sensibilitätsstörungen $L_5 - S_2$ Fußheberparese re	LW2/LW3/ LW4/LW5	intradurales Neurinom Th_{11}
4	51 ♀	Lumboischialgie links, Sensibilitätsstörungen L_4, Fußheberparese, Miktionsstörungen	LW4/LW5/S_1	epidurales Hodgkin-Lymphom $L_3 - L_4$
5	50 ♂	Lumboischialgie links, Sensibilitätsstörungen L_4, Fußheberparese, Miktionsstörungen	LW3/LW4	Ependymom $Th_{12} - L_1$

Tabelle 2. Patienten mit längerer konservativer Therapie der lumbalen „Bandscheibensymptomatik" bei intraspinalem Tumor

Fall	Alter/ Geschlecht	Symptomatik	Erst-Therapie	Enddiagnose
1	23 ♂	Lumboischialgie rechts, Sensibilitätsstörungen ab L_1 PSR u. ASR re. schwach	7 J. konservat.	Paragangliom subdural $Th_{12} - L_3$
2	22 ♂	Lumboischialgie bds. Miktionsstörungen	1 J. konservat.	Kaudacholesteatom L_3
3	57 ♂	Lumboischialgie rechts, BSG: 105/138	2 J. konservat.	Plasmozytom L_5
4	63 ♀	Lumboischialgie rechts, Miktionsstörungen	2 J. konservat.	Kaudaneurinom L_1
5	16 ♂	Lumboischialgie rechts, Sensibilitätsstörungen L_4	1/2 J. konservat.	epidurales Lymphosarkom $L_3 - L_5$
6	47 ♀	Lumboischialgie links, Fußheberparese, Miktionsstörungen PSR li. schwach	1,5 J. konservat.	intradurales Epidermoid $Th_{12} - L_1$

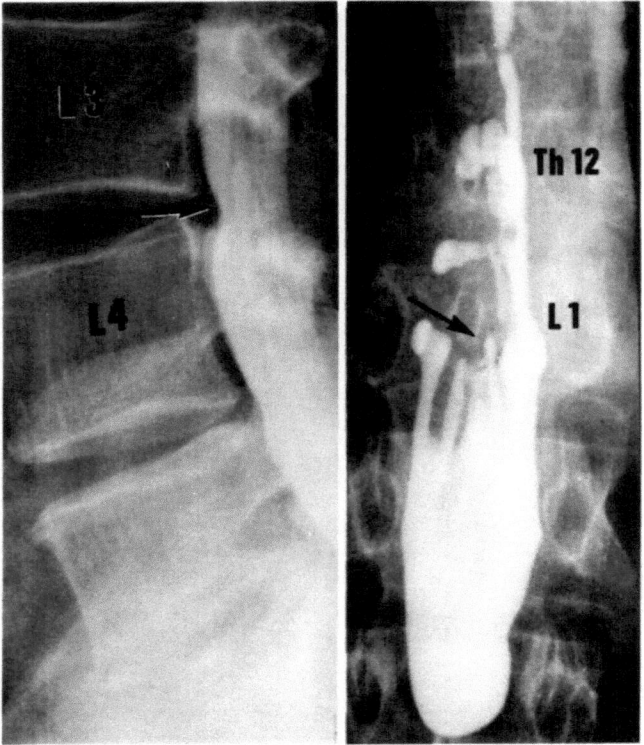

Abb. 1. Die lumbale Myelographie (links) von Fall 5 (Tabelle 1) zeigt eine Eindellung des Kontrastmittelbandes von ventral her gegenüber der Bandscheibenetage L_3/L_4 (→). Die Myelographie über den lumbalen Spinalraum hinaus (rechts) in diesem Falle zeigt eine Kontrastmittelaussparung und -Durchflußverzögerung in Höhe Th_{12}–L_1 (→)

Ein 50jähriger Patient litt seit Jahren unter Lumbalgien, wobei es sechs Monate vor der stationären Aufnahme zu linksbetonten Sensibilitätsstörungen im Dermatom L_4, Potenzstörungen, Blasenentleerungsstörungen und einer leichten Parese des M. fibularis und tibialis links kam. Die Röntgen-Leeraufnahmen der Lendenwirbelsäule zeigten eine Osteochondrose, das lumbale Myelogramm eine Eindellung des Kontrastbandes gegenüber der Bandscheibe L_3/L_4 von ventral her (Abb. 1).

Die klinischen Laboruntersuchungen waren ebenso wie die Liquoruntersuchungswerte im Normbereich. Es wurde daraufhin eine weiche, leicht mediolateral prolabierte Bandscheibe in Höhe L_3/L_4 operativ entfernt, die bei der histologischen Untersuchung degenerative Strukturen zeigte.

Postoperativ kam es zu keiner Besserung der Beschwerdesymptomatik, vielmehr wurde die Fußlähmung links nahezu komplett, die Blasenentleerungsstörung nahm ebenso wie die Sensibilitätsstörung zu. Eine daraufhin durchgeführte Myelographie des gesamten Spinalkanales zeigte eine Aussparung und Durchflußverzögerung des Kontrastmittels in Höhe Th_{12} bis L_1 (Abb. 1). Bei der Operation fand sich als Ursache des myelographischen Befundes ein intramedulläres Ependymom in diesem Be-

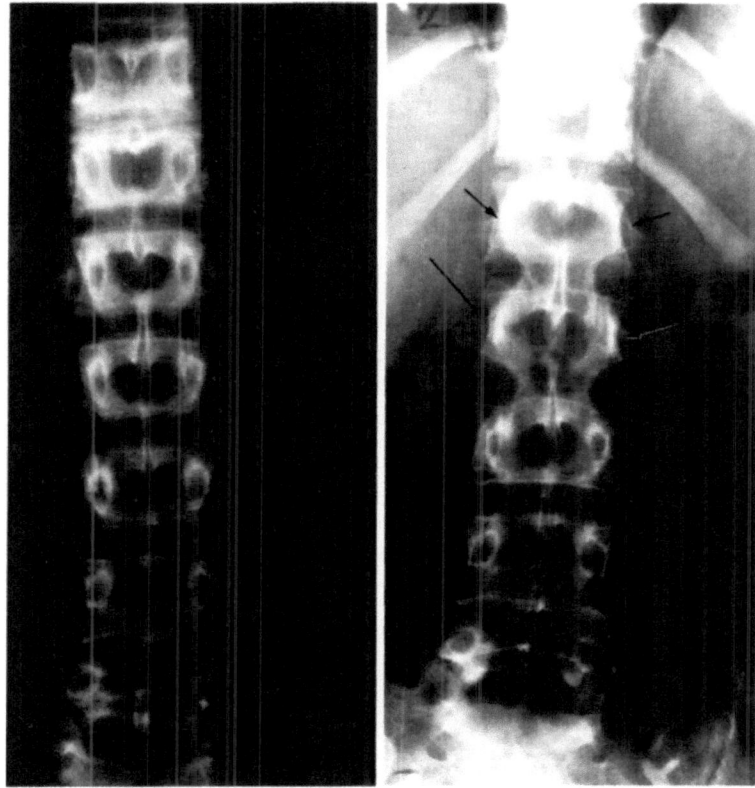

Abb. 2. Röntgen-Leeraufnahmen der Lendenwirbelsäule im Abstand von 7 Jahren zeigen (rechts) eine deutliche Zunahme des Interpedunkularabstandes in Höhe L_1 und L_2 (Tabelle 2, Fall 1) (→)

reich. Insgesamt fanden sich unter ca. 1200 Patienten innerhalb von 4 Jahren mit lumbalen Bandscheibenoperationen weitere vier Fälle, bei denen danach in einer Zweitoperation ein intraspinaler Tumor gefunden wurde (Tabelle 1).

Bei diesen Tumoren handelte es sich histologisch um ein Hämangioendotheliom, ein Meningiom, ein intradurales Neurinom und ein Hodgkin-Lymphom. Lokalisiert waren diese Tumoren über den Bereich von Th_{11} bis L_3.

An neurologischen Symptomen, die nicht für einen isolierten Vorfall einer der beiden unteren Lendenbandscheiben sprachen, fanden sich vor der Operation des intraspinalen Tumors bei diesen Fällen insbesondere Sensibilitätsstörungen höher als L_5, Miktionsstörungen und Abschwächungen des Patellarsehnenreflexes. Während des Beobachtungszeitraumes von 4 Jahren fanden sich ferner sechs Patienten, die bis zu sieben Jahre unter der Erstdiagnose einer lumbalen Bandscheibenprotrusion konservativ behandelt wurden (Tabelle 2).

Beispielsweise klagte ein bei der stationären Aufnahme 23jähriger Patient seit 7 Jahren über rechtsbetonte Lumboischialgien mit Parästhesien im gesamten rechten Bein. Unter der Diagnose eines lumbalen Bandscheibensyndroms erfolgte eine konservative physiotherapeutische Behandlung bis schließlich auf Röntgenaufnahmen im Verlaufe eine deutliche Zunahme des Interpedunkularabstandes im Bereich der oberen Lendenwirbelsäule auffiel (Abb. 2).

Die daraufhin durchgeführte Myelographie des gesamten Spinalkanales zeigte Hinweise auf einen intraspinalen Tumor in Höhe Th_{12} bis L_3, der sich bei der Operation als subdural gelegenes, die Dura durchwachsendes Paragangliom herausstellte. Bei den übrigen fünf Patienten mit lumbaler Bandscheibensymptomatik fand sich im Bereich von Th_{12} bis L_5 ein Kaudacholesteatom, ein Plasmozytom, ein Kaudaneurinom, ein Lymphosarkom und ein Epidermoid. Die präoperative Symptomatik, die darauf hinwies, daß es sich nicht nur um einen isolierten Vorfall einer der beiden unteren Lendenbandscheiben handeln konnte, bestand in Sensibilitätsstörungen höher als L_5, Quadrizepsschwäche, Miktionsstörungen und Abschwächung des Patellarsehnenreflexes. Ferner lag in einem Fall eine deutlich beschleunigte Blutkörperchensenkungsgeschwindigkeit vor, drei weitere Patienten befanden sich in einem jugendlichen Alter zwischen dem 16. und 23. Lebensjahr.

Diskussion und Schlußfolgerungen

Hinter dem Bild eines typischen lumbalen Bandscheibenvorfalles können sich nach Angaben in der Literatur in 0,2 bis 1,5% der Fälle intraspinale Tumoren verbergen [1, 3–4]. Bei der Durchsicht unseres Patientengutes von 4 Jahren mit ca. 1200 Bandscheibenoperationen fanden sich fünf Fälle (0,4%), bei denen diese Bandscheibensymptomatik durch einen intraspinalen Tumor wenigstens mitverursacht wurde.

Während des gleichen Beobachtungszeitraumes wurden ferner sechs Patienten an einem intraspinalen Tumor operiert, die zuvor bis zu sieben Jahre (im Durchschnitt 2,3 Jahre) konservativ wegen eines lumbalen Bandscheibensyndroms behandelt wurden. Um einerseits einen intraspinalen Tumor so frühzeitig wie möglich zu erkennen, andererseits aber auch die nicht völlig risikolose Kontrastmitteldiagnostik auf ein notwendiges Minimum zu beschränken, läßt sich folgendes Vorgehen empfehlen (Tabelle 3): Eine Kontrastmitteldiagnostik erscheint dann präoperativ nicht unbedingt erforderlich, wenn die Anamnese eindeutig ist und neurologische Befunde die Schädigung der Wurzel L_5 oder S_1 zeigen. In der Anamnese finden sich oft über längere Zeit rezidivierende Lumbalgien, später eine radikuläre Schmerzausstrahlung entsprechend dem Dermatom L_5 oder S_1, eine Schmerzverstärkung beim Husten, Niesen und Pressen, eine fixierte Fehlhaltung der Lendenwirbelsäule, ein positives Lasègue'sches Zeichen und Sensibilitätsstörungen im entsprechenden Dermatom. Bei der Schädigung der Wurzel L_5 kann eine Störung des Tibialis posterior-Reflexes vorliegen, eine Lähmung der Fuß- und Zehenstrecker mit gestörtem Fersenstand. Bei der Schädigung der S_1-Wurzel kann der Achillessehnenreflex gestört sein, es kann eine Lähmung der Fuß- und Zehenbeuger vorliegen, der Zehenstand kann eingeschränkt sein und das Bragardsche Zeichen positiv.

Die Analyse der Fälle mit lumbaler Bandscheibensymptomatik, die durch intraspinale Tumoren mitverursacht wurden, zeigt, daß sich eine Indikation zur Myelographie über den lumbalen Spinalbereich hinaus ergibt, wenn sich eine neurologische Symptomatik findet, die auf eine Wurzelschädigung L_4 und höher hinweist,

Tabelle 3. Indikationen zur Myelographie

Myelographie präoperativ *nicht* unbedingt erforderlich
- lumboischialgieformer Schmerz mit Sensibilitätsstörungen entsprechend dem Dermatom L_5 oder S_1
- fixierte Fehlhaltung der Lendenwirbelsäule
- positives Lasèguesches Zeichen
- Schmerzverstärkung beim Husten, Niesen, Pressen
- bei Wurzel L_5: Störungen des Tibialis posterior-Reflexes,
  Lähmung der Fuß- und Zehenstrecker,
  gestörter Fersenstand
- bei Wurzel S_1: Störung des Achillessehnenreflexes,
  Lähmung der Fuß- und Zehenbeuger,
  gestörter Zehenstand,
  Bragardsches Zeichen positiv

Myelographie über den Lumbalbereich hinaus *empfehlenswert:*
- Hinweis auf Wurzelschädigung L_4 und höher
- Kaudasyndrom
- auffällige Laborparameter
- auffällige Röntgenleeraufnahmen der Lendenwirbelsäule
- deutlich erhöhter Liquoreiweißgehalt

beim Vorliegen eines Kaudasyndroms, bei auffälligen Laboruntersuchungen (BSG, Phosphatasen), bei auffälligen Röntgen-Leeraufnahmen der Wirbelsäule abgesehen von osteochondrotischen Veränderungen, ferner bei deutlich erhöhtem Liquoreiweißgehalt, wenn ein Massenprolaps im Lumbalbereich als Ursache des „Sperrliquors" nicht gefunden wird. Der Liquoreiweißgehalt sollte daher bei jeder Lumbalpunktion bestimmt werden.

In allen übrigen Fällen mit lumbaler Bandscheibensymptomatik ist die Indikation zur lumbalen Myelographie oder in geeigneten Fällen zur spinalen Computertomographie in Abhängigkeit von der klinischen Beschwerdesymptomatik zu stellen. Daß die routinemäßig durchgeführte lumbale Myelographie nicht die Verkennung eines intraspinalen Tumors in jedem Falle verhindern kann, hat der obig beschriebene Fall gezeigt. Nur eine subtile neurologische Diagnostik und die Beachtung der Indikationen für eine Myelographie über den Lumbalbereich hinaus ermöglicht die frühzeitige Diagnose eines intraspinalen Tumors, der sich hinter einer typischen Bandscheibensymptomatik verstecken kann.

Literatur

1. Clarke HA, Fleming ID (1973) Disk Disease and Occult Malignancies. South Med J 66:449–454
2. Jensen HP (1969) Klinik und Differentialdiagnose des Ischias-Syndroms. Langenbecks Arch Chir 325:550–572
3. Love JG, Rivers MH (1962) Intractable Pain due to Associated Protruded Intervertebral Disc and Intraspinal Neoplasm. Neurology (Minneap) 12:60–64
4. Schramm J, Umbach W (1977) Simultaneous Occurrence of Spinal Tumor and Lumbar Disk Herniation. Neurochirurgia (Stuttg) 20:22–28

Spinale Paragangliome

D.-K. Böker, H. Wassmann und L. Solymosi

Paragangliome sind Tumoren, die von Nebenorganen des peripheren Nervensystems ausgehen, etwa dem Paraganglion caroticum, Paraganglion jugulare oder den Paraganglia tympanica. Diese stellen gleichzeitig die häufigsten Ausgangspunkte von extraadrenalen Paragangliomen dar. Seltenere Lokalisationen sind die nasale Mukosa, die Darmschleimhaut, die Schleimhaut des Urogenitaltrakts, das Mesenterium oder die Adventitia der abdominalen Aorta. Eine ausführliche Darstellung hat Helpap 1978 gegeben.

Die Paragangliome sind in der Regel gutartige Tumoren, wenn auch maligne Entartung in etwa 6,5% der extraadrenalen Tumoren beschrieben wird. Rezidive werden in 12% gesehen, selten (3,8%) treten die Paragangliome multifokal auf. Nach histologischen Kriterien werden der paraganglionäre, der adenomatöse und der angiomatöse Typ unterschieden (Le Compte 1951). Bei dem adenomatösen Typ soll die Rate maligner Entartungen höher liegen als bei den beiden anderen.

Nach herkömmlichen histologischen Untersuchungsverfahren werden chromaffine von nicht-chromaffinen Paraganglien unterschieden. Die chromaffinen Granula der paraganglionären Zellen enthalten biogene Amine, wie Adrenalin oder Noradrenalin. Empfindlichere Methoden, wie die spezifische Formaldehyd-induzierte Fluoreszenz (Falck 1962) erlauben den Nachweis biogener Amine in praktisch allen Paraganglien und auch in einem Teil der Paragangliome.

Im folgenden sollen zwei von uns beobachtete Fälle exemplarisch dargestellt werden, ehe die Problematik der spinalen Paragangliome allgemeiner erörtert wird.

Fall 1
Ein 50jähriger Mann litt seit 7 Jahren unter Schmerzen, die vom Rücken in das rechte Bein ausstrahlten, ehe eine Schwäche und Sensibilitätsstörungen im rechten Bein auftraten. Ein intraduraler Tumor in Höhe des 3.–5. LWK konnte nur unvollständig entfernt werden.

Der Tumor wurde als ein paraganglionäres Paragangliom klassifiziert. Eine ausführliche Darstellung der morphologischen Charakteristika haben Gullotta und Helpap 1976 gegeben.

Nach weitgehender Besserung der Symptomatik kam es 12 Jahre postoperativ zu einer erneuten Beschwerdezunahme mit Auftreten einer rechtsbetonten Paraparese und mit Blasen-/Mastdarmstörungen. Die Röntgenaufnahmen der LWS zeigten Exkavationen der Wirbelkörperrückflächen von LWK 3 und 4. Deutlicher wurde dieser Befund in der spinalen Computertomographie (Abb. 1). Der Spinalkanal war mit einem muskelisodensen Gewebe ausgefüllt, das nach i.v. Kontrastmittelgabe um 10–15 HU an Dichte zunahm. Szintigraphisch fand sich eine überwiegend linksseitige ausgeprägte Aktivitätsmehrbelegung in Höhe des 3. und 4. LWK. In der selektiven spinalen Angiographie zeigte sich bereits in der frühertarteriellen Phase ein

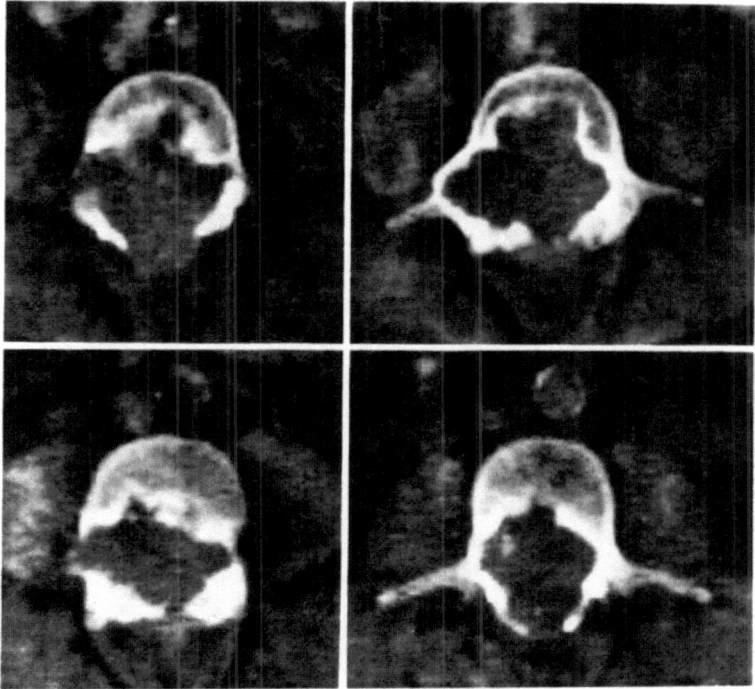

Abb. 1. Fall 1. Spinales CT in Höhe LWK 3. Ausgeprägte Usur des Wirbelkörpers. Der ausgeweitete Spinalkanal ist mit muskelisodensem Material ausgefüllt

stark vaskularisierter Tumor (Abb. 2), der zur Vermeidung eines zu starken intraoperativen Blutverlustes mit lyophilisierter Dura und Gelatineschaum embolisiert wurde. Die fehlende angiographische Anfärbbarkeit des Tumors nach der Embolisation dokumentiert Abb. 3.

Wegen einer beginnenden Wirbelkörperinfiltration war wiederum nur eine unvollständige Entfernung des Tumors möglich. Der neurologische Befund blieb unbeeinflußt. Die histologische Untersuchung erbrachte wie bei der Erstoperation ein paraganglionäres Paragangliom ohne feingewebliche Malignitätszeichen.

Fall 2

Ein 23jähriger Mann litt seit mehreren Jahren unter rezidivierenden rechtsseitigen Lumboischialgien. 2 Monate vor der stationären Aufnahme entwickelte sich eine Fußheber- und -senkerparese rechts sowie eine Sensibilitätsstörung in den Dermatomen L_5 und S_1 rechts. Der ASR rechts war abgeschwächt.

Röntgenaufnahmen der LWS zeigten eine Exkavation der Wirbelkörperrückflächen von LWK 1 und 2, sowie eine Vergrößerung des Interpedunkularabstandes von LW 1 und 2, verbunden mit einer Druckatrophie der Bogenwurzeln (Abb. 4). Myelographisch fand sich ein kompletter Kontrastmittelstop in Höhe LWK 1 bei zisternaler Eingabe (Abb. 5).

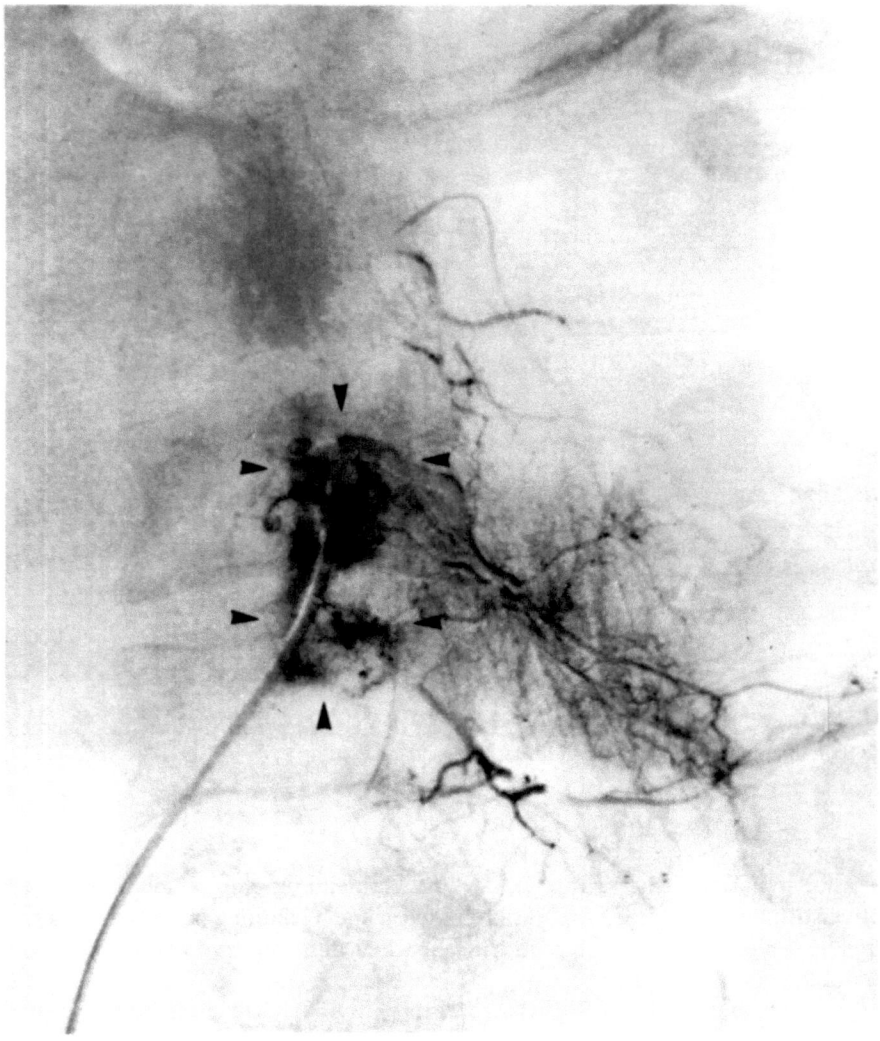

Abb. 2. Fall 1. Kräftige Anfärbung des Tumors in Höhe LWK 3 und 4 bei Injektion der 3. linksseitigen Lumbalarterie

Bei der Operation konnte ein intraduraler, überwiegend abgekapselter Tumor, der die Dura an umschriebener Stelle durchwachsen hatte, vollständig entfernt werden.

Die histologische Untersuchung führte nicht zu einer eindeutigen Diagnosestellung. Der Tumor enthielt sowohl Anteile eines für diese Lokalisation typischen myxopapillären Ependymoms (Abb. 6) wie auch Anteile, die eher einem stark regressiv veränderten Meningeom entsprachen (Abb. 7) und daneben Anteile eines paraganglionären Paraglioms (Abb. 8). Erst die Bestimmung der Noradrenalinausschei-

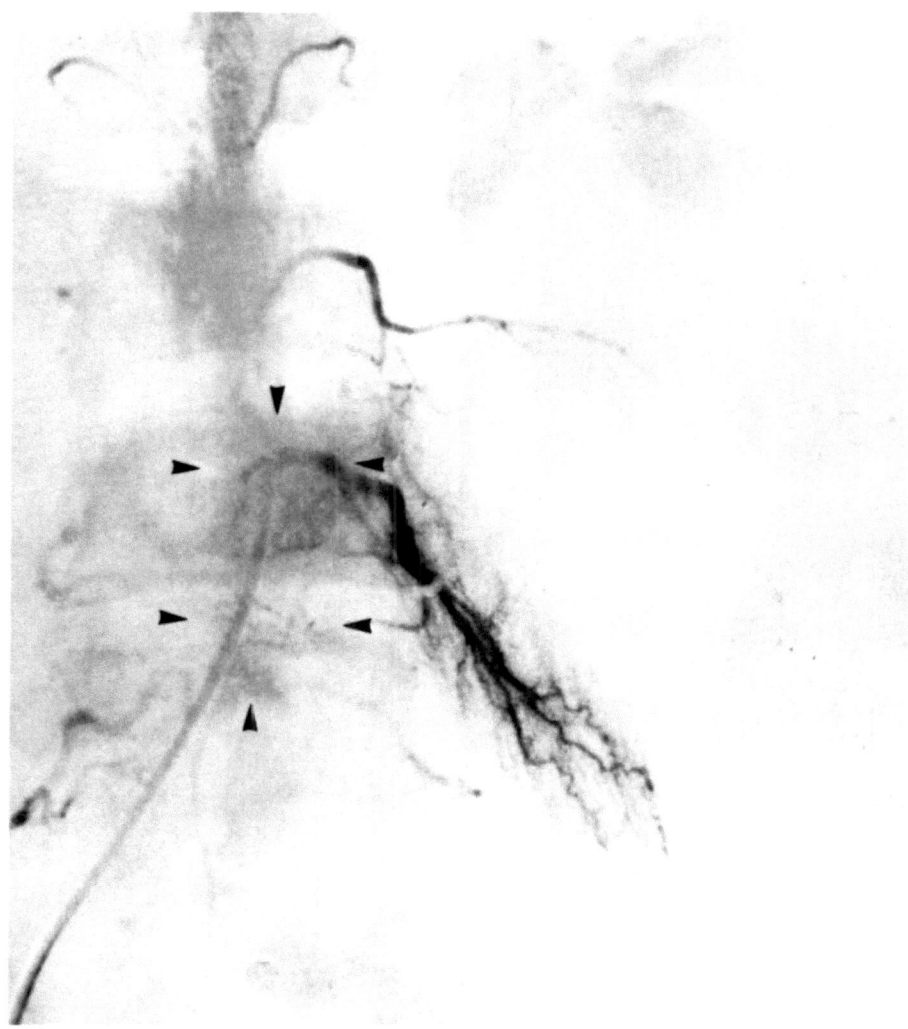

Abb. 3. Fall 1. Angiogramm bei unveränderter Katheterlage nach Embolisation des Tumors mit lyophilisierter Dura und Gelatineschaum

dung im 24-Stunden-Urin, die mit 185 µg einen Wert ergab, der mehr als das Doppelte des Normalwerts unseres Labors betrug, sprach für das Vorliegen eines Paraganglioms. Dies wird gestützt durch die völlige Normalisierung der Ausscheidung biogener Amine innerhalb weniger Tage.

In der Weltliteratur sind bisher 12 Fälle spinaler Paragangliome beschrieben worden (Tabelle 1). Bei einer gezielten Durchsicht unseres Materials fanden wir 7 entsprechende Fälle, die in Tabelle 2 zusammengestellt sind. Dabei ist der Fall von Gullotta und Helpap (1976) identisch mit unserem Fall 1. Während diese Autoren

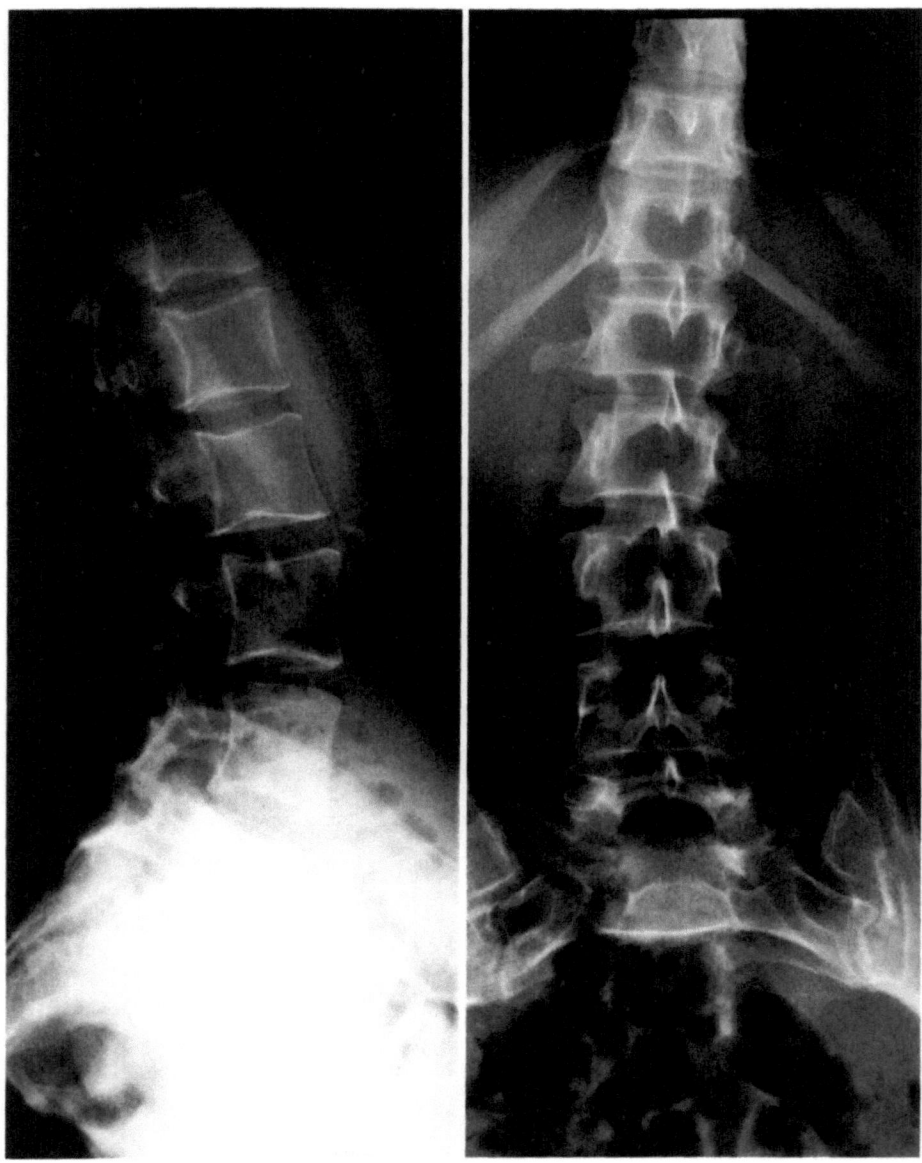

Abb. 4. Fall 2. Druckatrophie der Bogenwurzeln mit Erweiterung des Interpedunkularabstandes, besonders ausgeprägt bei LW 1 und 2. Exkavation der Wirbelkörperrückflächen

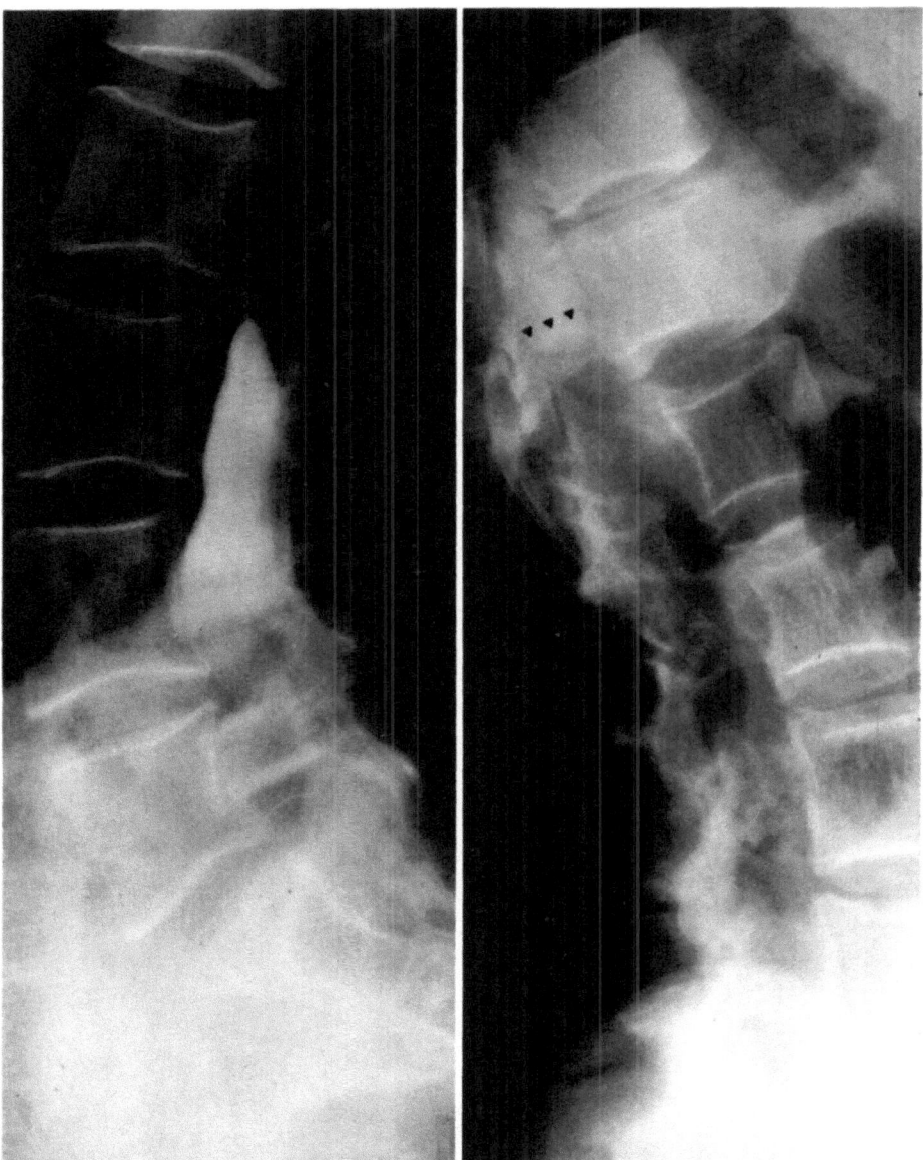

Abb. 5. Fall 2. Lumbales Myelogramm mit Kontrastmittelstop am Oberrand des 3. LWK bei lumbaler Füllung und in Höhe des 1. LWK bei zisternaler Kontrastmitteleingabe

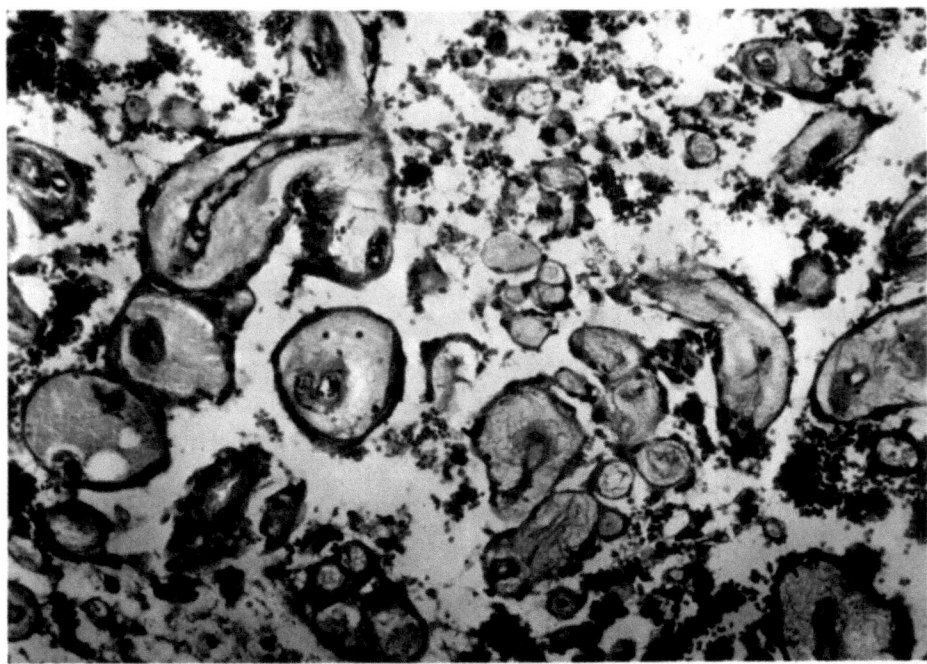

Abb. 6. Fall 2. Ein Teil des Tumors bietet das typische Bild eines myxopapillären Ependymoms mit verdickten, z. T. schleimig degenerierten Gefäßwänden. HE ×250

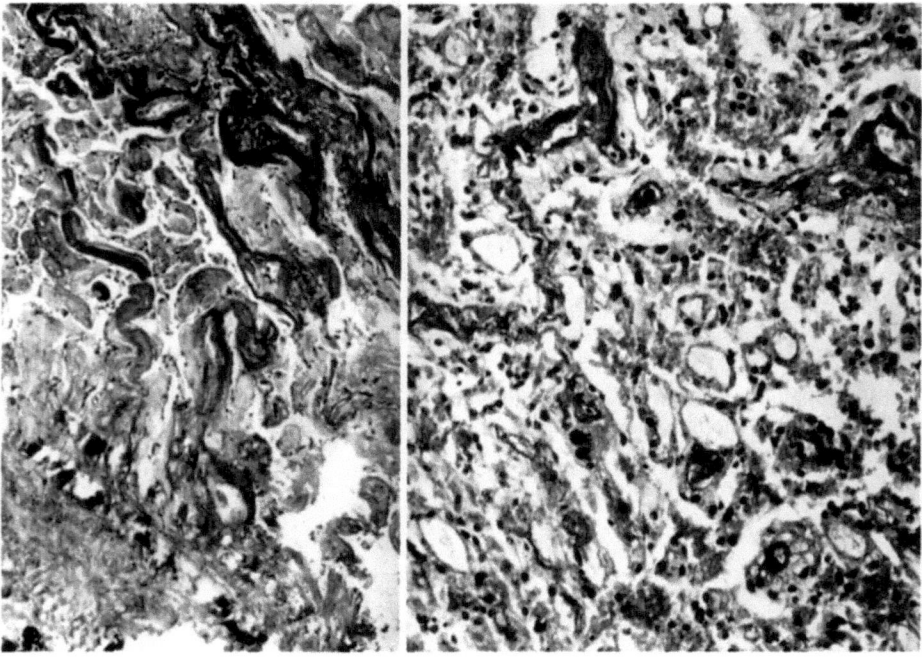

Spinale Paragangliome

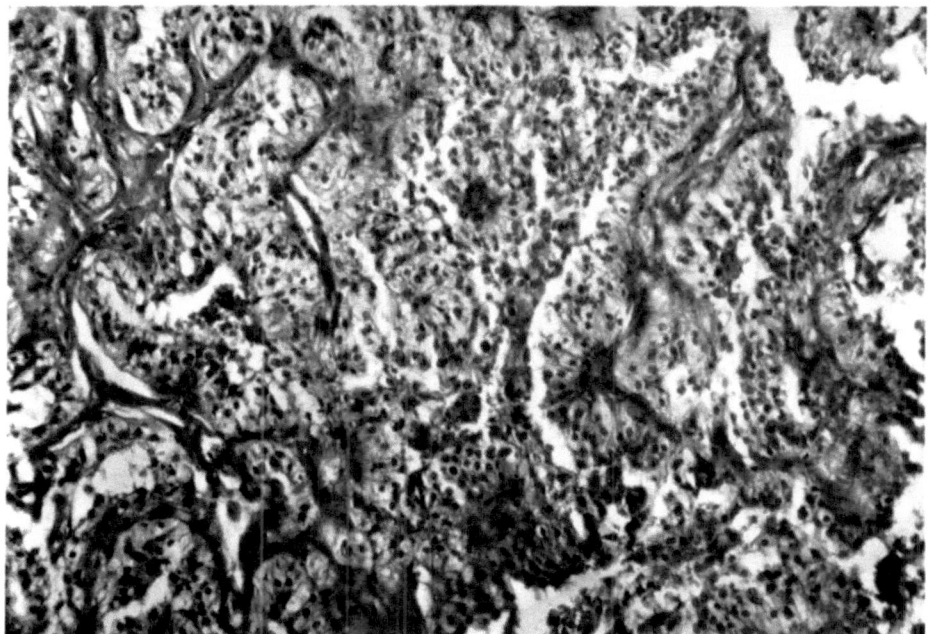

Abb. 8. Fall 2. In einem anderen Abschnitt des Tumors Lagerung großer heller Zellen in „Ballen", teilweise Pseudorosettenbildungen, ähnlich dem Aufbau eines Paraglioms. HE ×125

◄―――――――――――――――――――――――――――――――――――――――

Abb. 7. Fall 2. Der Tumor hat an umschriebener Stelle die Dura durchwachsen. In diesem Bereich erweiterte, geknäuelte Blutgefäße mit hyalinisierten Wänden, (linke Bildhälfte). Daneben Anteile ektatischer Gefäße, kleinzystischer Degeneration und Tumorzellen mit kleinen, runden, chromatindichten Kernen (rechte Bildhälfte). Das histologische Bild ähnelt dem eines hochgradig regressiv veränderten Meningeoms. van Gieson ×125

Tabelle 1. Bisherige Fälle der Weltliteratur

Autor	Alter	Geschlecht	Lokalisation	Rezidiv
Miller 1970	56	♀	Cauda	–
Lerman 1972	29	♂	Cauda	–
Horoupian 1974	59	♀	Cauda	–
v. Alphen 1976	44	♂	Cauda	–
Gullotta 1976	50	♂	Cauda	–
Russell 1977	61	♀	Cauda	–
	56	♀	Cauda	–
Lagace 1978	55	♂	Cauda	–
Llena 1979	42	♂	Cauda	–
Llena 1982	42	♂	Cauda	–
Binkley 1982	66	♂	Cauda	–
Schmitt 1982	33	♂	Cauda	–

Tabelle 2. Eigene Fälle

Fall	Alter	Geschlecht	Lokalisation	Rezidiv
1	50	♂	Cauda	12 J.
2	70	♂	Cauda	–
3	56	♀	Cauda	–
4	35	♀	BW 4/5	8 Mon.
5	36	♀	BW 11	–
6	29	♀	BW 5/6	–
7	23	♂	Cauda	–

das Gewicht auf die morphologischen Kriterien bei Untersuchung des ersten Tumors legten, haben uns mehr die radiologischen Merkmale des Rezidivtumors interessiert.

Alle bisher beschriebenen Tumoren waren intradural lokalisiert, lagen sämtlich im Caudabereich und waren abgekapselt. Rezidive sind bisher nicht mitgeteilt worden. Dagegen waren drei der von uns gesehenen Paragangliome extradural und auffälligerweise im BWS-Bereich gelegen. Zwei von ihnen weisen darüber hinaus Besonderheiten auf, die hier etwas näher dargestellt werden müssen:

In unserem Fall 4 kam es, obwohl der Tumor histologisch völlig gutartig war, bereits nach 8 Monaten zu einem Rezidiv. Das jetzige histologische Bild zeigte alle Kriterien der Malignität. Der Tumor war jetzt histologisch nicht mehr eindeutig von einer Metastase eines hypernephroiden Nierenkarzinoms zu differenzieren. Ein derartiger Tumor wurde jedoch durch eine postoperative Diagnostik nicht gefunden. Maligne Entartung soll bei dem adenomatösen Typ, der hier vorlag, häufiger vorkommen.

In unserem Fall 6 ist erwähnenswert, daß die Patientin 15 Jahre zuvor an einem Tumor der Karotisgabel, dessen histologische Diagnose uns nicht bekannt ist, operiert wurde. Möglicherweise handelt es sich hier um ein multilokuläres Auftreten von Paragangliomen. Bei dem histologisch absolut gutartigen Bild des spinalen Tumors ist jedenfalls eine Spätmetastase nicht anzunehmen.

Die Tatsache, daß wir bei gezielter Durchsicht unseres Materials 7 spinale Paragangliome fanden, läßt die Annahme zu, daß diese Tumoren nicht so selten sind, wie bisher angenommen wurde. Dafür sprechen auch die Schwierigkeiten, die diese Tumoren bei der histologischen Diagnostik bereiten können. Der oben dargestellte Fall 2 ist ein Beispiel dafür. Auch der erste von Miller (1970) in der Literatur mitgeteilte Fall ist zunächst als ein „sekretorisch aktives Ependymom" interpretiert worden. Es sollte daher, wenn ein entsprechender Verdacht aufgrund der klinischen Symptomatik (flushs, Blutdruckunregelmäßigkeiten, Blutdruckspitzen usw.) gegeben ist, beziehungsweise wenn die technischen Möglichkeiten dazu bestehen, die histologische Diagnostik ergänzt werden 1. durch elektronenmikroskopische Untersuchung (Nachweis neurosekretorischer Granula, die biogene Amine enthalten), 2. durch die Bestimmung der biogenen Amine im 24-Stunden-Urin, 3. durch direkten Nachweis biogener Amine im Tumorgewebe durch Formaldehyd-induzierte Fluoreszenz.

Literatur

van Alphen HAM, Bellot SM, Stam FC (1976) Paraganglioma of cauda equina. Clin Neurol Neurosurg 99:316–322

Binkley W, Vakili ST, Worth R (1982) Paraganglioma of the cauda equina. J Neurosurg 56:275–279

LeCompte PM (1951) Tumors of the carotid body and related structures (Chemoreceptor system). In: Atlas of Tumor Pathology, Sect. IV, Fasc. 16, Armed Forces Institute of Pathology, Washington, D.C.

Gullotta F, Helpap B (1976) Tissue culture, electron microscopic and enzyme histochemical investigations of extraadrenal paragangliomas. Pathol Eur 11:257–264

Helpap B (1978) Paraganglien und Paragangliome, Stuttgart, Thieme

Horoupian DS, Kerson LA, Saiontz H et al. (1974) Paraganglioma of the cauda equina. Clinicopathologic and ultrastructural studies of an unusual case. Cancer 33:1337–1348

Lagacè R, Delage C, Gagné F (1978) Paraganglioma of the filum terminale. Can J Neurol Sci 5:257–260

Lerman RI, Kaplan ES, Daman L (1972) Ganglioneuroma-paraganglioma of the intradural filum terminale. Case report. J Neurosurg 36:652–658

Llena JF, Hirano A, Rubin RC (1979) Paraganglioma in the cauda equina region. Acta Neuropathol (Berl) 46:235–237

Llena JF, Wisoff HS, Hirano A (1982) Gangliocytic paraganglioma in the cauda equina region with biochemical and neuropathological studies. J Neurosurg 56:280–282

Miller C, Torrack RM (1970) Secretory ependymoma of the filum terminale. Acta Neuropathol (Berl) 15:240–250

Russell DS, Rubinstein LF (1977) Pathology of tumours of the nervous system. 4th ed. Baltimore, Williams & Wilkins

Schmitt HP, Wurster K, Bauer M, Parsch K (1982) Mixed chemodectomaganglioneuroma of the conus medullaris region. Acta Neuropathol (Berl) 57:275–281

Metastasen bislang unbekannter Primärtumoren in der Differentialdiagnostik von LWS-Syndromen

G. Krämer, U. v. Bardeleben, J. Bohl und G. Meinig

Nach Nittner (1972) machen Metastasen etwa 6% aller spinalen Raumforderungen aus, unter den epiduralen Tumoren sind sie die stärkste Gruppe. Intramedulläre Metastasen sind sehr selten, extramedulläre intradurale (=juxtamedulläre) Absiedlungen kommen gelegentlich vor (Chade 1976, Stark et al. 1982). Der Anteil von autoptisch untersuchten Krebspatienten mit spinalen Metastasen wird mit durchschnittlich 12,5% angegeben (Walther 1948), die Inzidenz einer klinisch relevanten Absiedlung im Epiduralraum mit zirka 5% (Barron et al. 1959). Die häufigsten Primärtumoren sind Bronchial-, Prostata- und Mammakarzinome. Die Mehrzahl aller spinalen Metastasen tritt im BWS-Bereich auf, wobei in der horizontalen Ebene anterolaterale und laterale Manifestationen bevorzugt anzutreffen sind (McAlhany und Netsky 1955).

Bei bekanntem Tumorleiden bereitet das klinische Bild meist keine größeren differentialdiagnostischen Probleme. Zirka die Hälfte der spinalen Metastasen stellen jedoch die Erstmanifestation bislang unbekannter maligner Erkrankungen dar (Tabelle 1), was zu initialen Fehldiagnosen führen kann. Wie bei gutartigen intraduralen Raumforderungen sind seit langem auch Verwechslungen der Beschwerden bei epiduralen Metastasen mit rheumatischen und bandscheibenbedingten LWS-Beschwerden bekannt (Craig 1936, Love 1944, Albrecht und Kubalek 1957, Love und Rivers 1962).

Tabelle 1. Erstmanifestation maligner Erkrankungen durch spinale Metastasen

Autor(en)	Fallzahl	Prozentsatz bislang unbekannter Primärtumoren
Chade (1976)	158	62
Auld und Buerman (1966)	50	58
Wild und Porter (1963)	45	53
Shaw et al. (1980)	120	52
Paillas et al. (1976)	60	50
Stark et al. (1982)	131	47

Lumbale Metastasen

Läßt man die Anamnese mit einem meist langsameren Beschwerdebeginn außer Acht, entsprechen bei einer lumbalen Metastasierung mit Wurzelkompression der radikuläre Schmerz und der Untersuchungsbefund sowie das therapeutische Ansprechen auf Kortison häufig dem Bild eines Bandscheibenvorfalls. Eine gelegentlich postulierte Differenzierungsmöglichkeit aufgrund fehlender Wurzeldehnungszeichen (Guidetti und Fortuna 1975) können wir mit anderen Autoren nicht bestätigen. Bei älteren Patienten können zusätzliche differentialdiagnostische Schwierigkeiten auch durch eine Koinzidenz mit Bandscheibenprozessen und anderen degenerativen Veränderungen sowie die Symptomatik überlagernden Vorerkrankungen bestehen, wie dies in unserem Krankengut beispielsweise durch Schenkelhalsfrakturen oder Poliomyelitis der Fall war. Zur Erläuterung der „Maskierung" lumbaler Metastasen unter dem Bild eines Bandscheibenvorfalls sei kurz eine typische Kasuistik dargestellt:

Eine 23jährige Studentin hatte 4 Monate vor der Aufnahme erstmals unter rechtsseitigen Lumboischialgien gelitten. Zunächst Besserung unter konservativer Therapie, nach 2 Monaten erneute, zunehmende Beschwerden mit Verstärkung beim Husten, Niesen und Pressen. Bei der Aufnahme Lasègue rechts bei 30° positiv, LWS-Beweglichkeit stark eingeschränkt, Fuß- und Zehenheberparese rechts, Hypalgesie im Dermatom L_5 rechts. Im Myelogramm Eindellung der KM-Säule in Höhe des Intervertebralraumes L_4/L_5 von ventral und rechts lateral mit Amputation der Wurzel L_5 (Abb. 1), Beurteilung als rechtsseitiger Prolaps L_4/L_5. Nach interlaminärer Fensterung fand sich dort jedoch nur eine kleine Protrusion, nach deren Abtragung eine tumorbedingte ventrodorsale Komprimierung der Wurzel L_5. Nach Erweiterung der Fensterung und Foraminotomie zeigte sich, daß auch weite Teile des Wirbelkörpers L_5 vom Tumor erfaßt waren. Entfernung des Tumors mit Ausräumung des Zwischenwirbelraumes L_4/L_5 und intraforaminärer Wurzeldekompression. Die Schnellschnittuntersuchung zeigte das Bild einer malignen epithelialen Metastase eines wenig differenzierten Tumors mit ausgeprägten regressiven Veränderungen, über die Lokalisation des Primärtumors war keine weitere Aussage möglich (Abb. 2a). Spätere Röntgenaufnahmen der LWS zeigten eine Konturunschärfe der rechten Bogenwurzel des 5. Lendenwirbelkörpers als Tumorhinweis. In der Folge rasche Rückbildung der neurologischen Ausfälle, die eingeleitete Primärtumorsuche verlief allerdings trotz intensivster Bemühungen ergebnislos. Nach 15 Monaten bestehen bei der Patientin zur Zeit Hinweise auf ein lokales Rezidiv.

Höhergelegene Metastasen

Schon Foerster (1936) war aufgefallen, daß eine Irritation des Vorderseitenstranges (Tractus spinothalamicus) Schmerzen auslösen kann, die in der Regel in die kontralaterale Körperhälfte und dabei besonders in das Pudendus- und Ischiasgebiet projiziert werden. Auch Scheid (1952) bestätigte, daß „funikuläre Schmerzen" aufgrund höhergelegener Tumoren häufig genau so wie radikuläre Schmerzen geschildert werden. Autoptische Studien konnten begleitende lumbale Schädigungen ausschließen (McAlhany und Netsky 1955).

Unsere eigenen Beobachtungen über thorakale Metastasen mit initialen Beschwerden im LWS-Bereich oder den unteren Extremitäten finden sich in Tabelle 2. Dabei muß betont werden, daß 11 der 12 Patienten als Erstsymptom über unspezifische Kreuzschmerzen geklagt hatten. Wochen bis Monate später traten bei allen

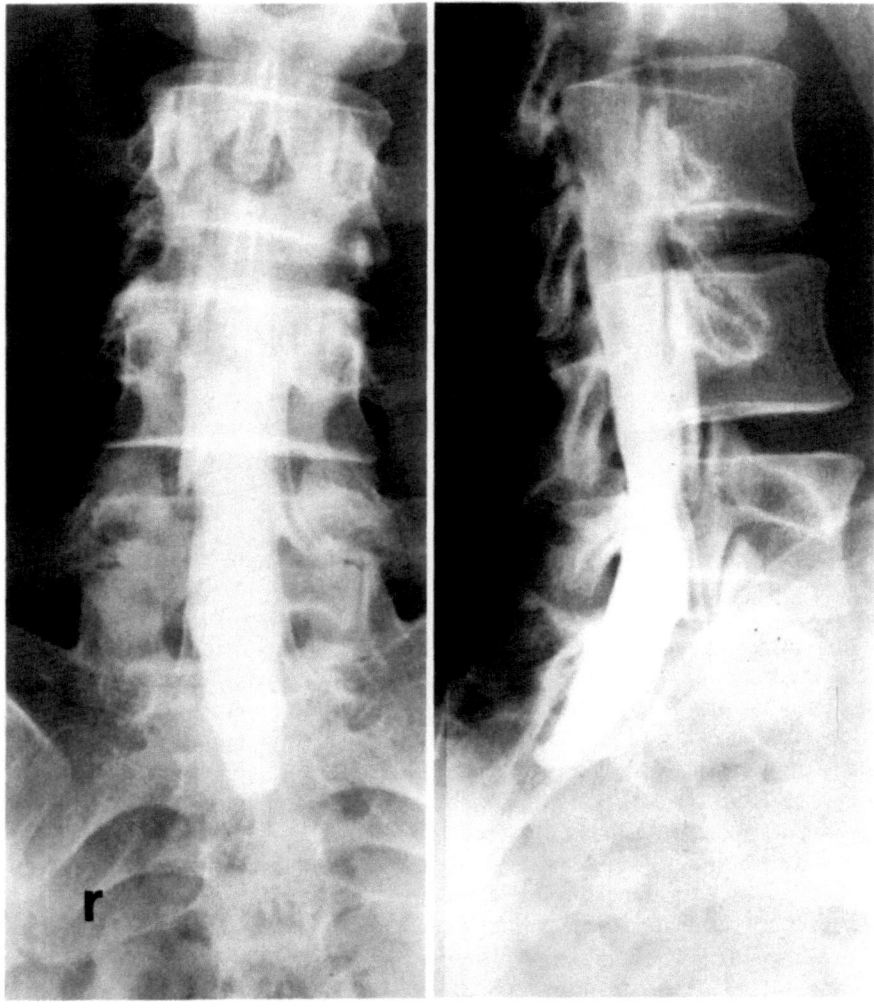

Abb. 1. Amipaque-Myelographie einer 23jährigen Patientin mit L_5-Syndrom. Klinische und radiologische Diagnose: Bandscheibenvorfall L_4/L_5 rechts (Abteilung für Neuroradiologie, Vorst.: Prof. Dr. S. Wende). Erst intraoperativ Feststellung einer epiduralen Metastase (vgl. Abb. 2a)

Abb. 2 a–d. a Infiltrierend wachsendes ganz undifferenziertes Geschwulstgewebe eines malignen epithelialen Tumors mit ausgedehnten Nekrosen. Paraffin-Einbettung: HE ×520. **b** Tumorzellen eines metastasierenden Siegelringzellkarzinom des Magens im intrakraniellen Subarachnoidalraum. Der Bildeinschub rechts unten zeigt die im lumbal entnommenen Liquor nachweisbaren Tumorzellen (die Herstellung des Präparates verdanken wir Frl. M. Simon). Paraffin-Einbettung: HE ×520. **c** Infiltrierend und destruierend wachsendes malignes Paragangliom, welches den Wirbelkörper umwachsen und teilweise bereits zerstört hat. Operationspräparat. Kantenlänge des Rasters = 1/4 Zoll. **d** Metastasierendes malignes Paragangliom. Die mittelgroßen relativ gleichförmigen Tumorzellen liegen in Nestern beieinander und zeigen gelegentlich in den breiten Zytoplasmasäumen eine feine Granulierung. Paraffin-Einbettung: HE ×520

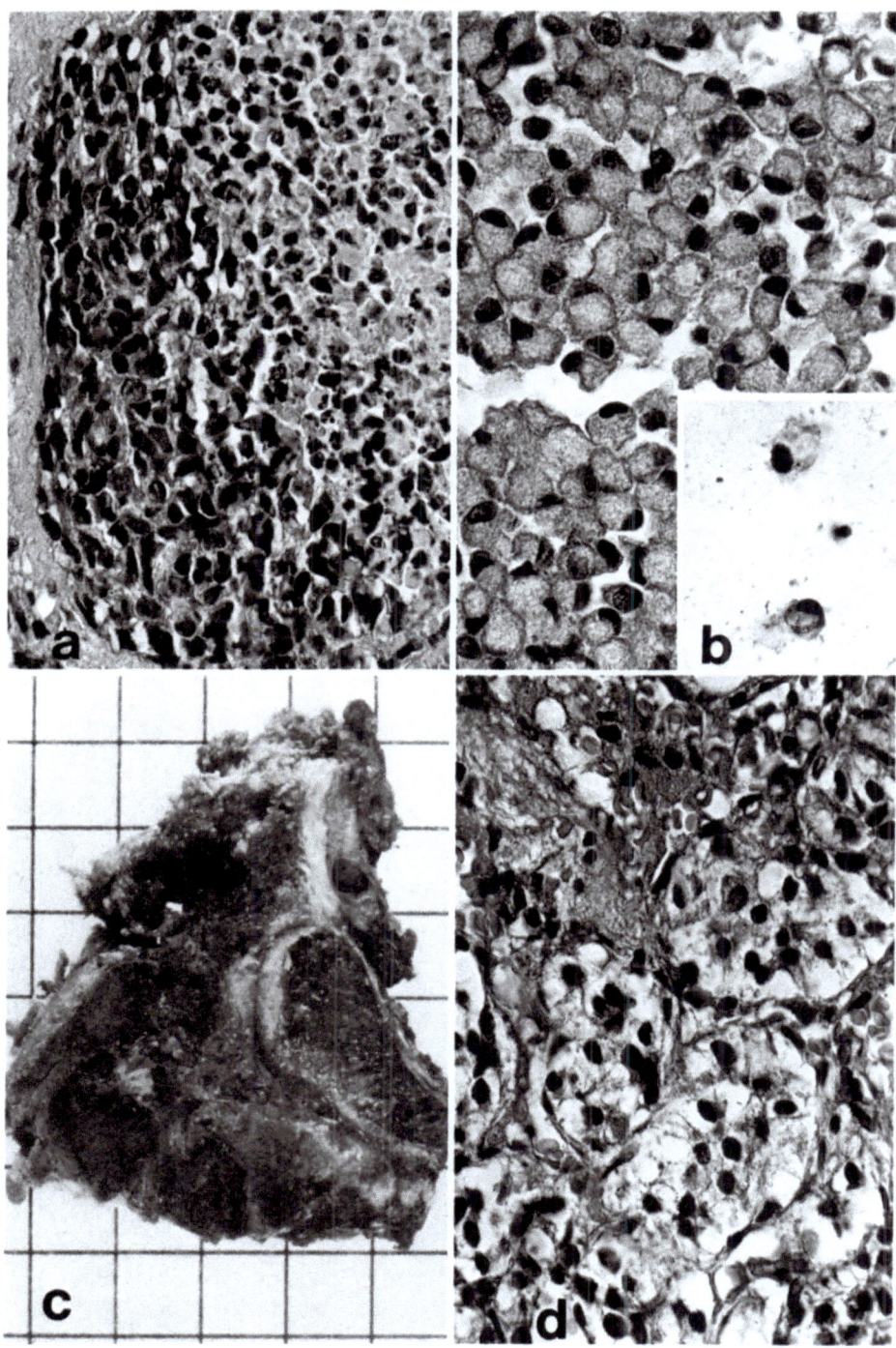

Tabelle 2. Initiale Beschwerden im LWS-Bereich und den unteren Extremitäten bei thorakalen Metastasen bislang unbekannter Tumoren

Patient	Alter/ Geschlecht	Erstsymptom (außer Rückenschmerzen)	Intervall bis zur Aufnahme	Aufnahmebefund	Lokalisation Myelographie	Operation	histologische Diagnose
1	77 ♀	linksbetontes Schwächegefühl beider Beine	6 Monate	Babinski bds+, sensibles Niveau Th_9 (?)	subtotaler Stop Th_9	Th_9, juxtamedullär	Adeno-Ca (Magen?)
2	54 ♀	Lumboischialgien	10 Monate	leichte spastische Paraparese, sensibles Niveau Th_7/Th_8	Stop Th_7	Th_6, epidural	maligner epithelialer Tumor
3	62 ♂	Lumboischialgie, unsicherer Gang	7 Monate	diskrete Paraparese, sens. Niveau Th_4 rechts (?)	Stop Th_3/Th_4	Th_3/Th_4, juxtamedullär	Bronchial-Ca
4	80 ♂	Schwächegefühl beider Beine	2 Monate	inkompletter Querschnitt Th_{10}	Stop Th_{10}	$Th_9 - Th_{10}$, epidural	Prostata-Ca
5	72 ♂	Schwäche beider Beine	4 Monate	spastische Paraparese, sensibl. Niveau Th_7	Stop Th_6	$Th_5 - Th_7$, epidural	Prostata-Ca
6	51 ♂	Lumboischialgie, Schwächegefühl der Beine	1 Woche	spastische Paraparese, sensibl. Niveau Th_8	Stop $Th_5 - Th_6$	$Th_5 - Th_6$, epidural	überwiegend solides Adeno-Ca
7	60 ♂	Lumboischialgie links	2 Jahre	Fußheberparese links, sensibl. Niveau Th_{12}/L_1	Stop Th_{12}/L_1	Th_{12}/L_1, epidural	Prostata-Ca
8	68 ♂	elektrisierende Schmerzen in beiden Beinen	6 Monate	spastische Paraparese, sensibl. Niveau Th_7	Stop Th_5/Th_6	Th_5/Th_6, epidural	Prostata-Ca
9	75 ♀	Lumboischialgie links	3 Monate	Parese li. Bein (Z. n. Fraktur)	Stop Th_{12}	Th_{12}, epidural	Adeno-Ca
10	38 ♂	Taubheitsgefühl beider Beine	10 Tage	spastische Paraparese, sens. Niveau $Th_8 - Th_{10}$	Stop Th_{11}/Th_{12}	$Th_9 - Th_{12}$, epidural	Seminom
11	76 ♀	Lumboischialgie rechts	8 Monate	Paraparese, sensibl. Niveau Th_9	ø	ø	Magen-Ca
12	55 ♂	Lumboischialgie links	2 Monate	Hypästhesie/algesie Th_{12}/L_1 links, „stumme Sohle" links	Stop Th_{12}	Th_{12}, epidural	Paragangliom

ausstrahlende Schmerzen oder sensomotorische Störungen im Bereich der Beine auf. Nach einem weiteren Intervall von 10 Tagen bis zu 2 Jahren erfolgte die stationäre Einweisung, wobei sich in 10 Fällen klinisch sichere Zeichen einer spinalen Raumforderung fanden, die jetzt mit einem entsprechenden sensiblen Niveau auf eine thorakale Lokalisation hinwiesen. 11 Patienten wurden myelographiert, 10 hatten einen vollständigen, eine Patientin einen subtotalen Stop im Bereich zwischen Th_3 und Th_{12}/L_1. Die Metastasenlokalisation war zweimal intradural extramedullär, ansonsten stets epidural. Der Primärtumor konnte in 4 Fällen nicht sicher klassifiziert werden. Davon handelte es sich dreimal um Metastasen von Adeno-Karzinomen, einmal um die Metastase eines nicht näher einzuordnenden malignen epithelialen Tumors. Bei der nicht myelographierten und operierten Patientin war bereits aufgrund der Liquorzytologie der Verdacht auf ein metastasierendes Siegelringzell-Karzinom des Magens geäußert worden (Abb. 2b), was sich bei der Sektion bestätigte (Fall Nr. 11). Wegen des ungewöhnlichen Verlaufes und histologischen Befundes sei ein weiterer Fall (Nr. 12) kurz dargestellt:

Bei dem 55jährigen Patienten waren seit 15 Jahren rezidivierende Lumbalgien und seit mehreren Jahren ein Diabetes mellitus sowie ein vermehrtes Schwitzen bekannt, als es zu einer akuten Verschlechterung mit über den linken Beckenkamm und die Leiste bis zur Außenseite des linken Oberschenkels und zum Kniegelenk ausstrahlenden Kreuzschmerzen kam. Nach ambulanter orthopädischer Untersuchung inklusive Röntgen der BWS und LWS Diagnose einer Lumboischialgie. Auswärtige stationäre internistische Abklärung ohne wesentliche Besonderheiten. Bei therapieresistenten Beschwerden Aufnahme in auswärtiger neurochirurgischer Klinik. Neurologisch jetzt Nachweis einer Hypästhesie- algesie im Bereich Th_{12} und L_1 links, „stumme Sohle" als suspektes Pyramidenbahnzeichen am linken Fuß. In der anschließenden Amipaque-Myelographie lumbal kein relevanter Befund, beim Versuch einer aszendierenden Füllung KM-Stop zwischen BWK 12 und LWK 1. Im Rahmen der weiteren Diagnostik Nachweis ausgedehnter polytoper Osteolysen mit Destruktion der lateralen und links dorsalen Wand des 12. BWK, zur Primärtumorsuche Verlegung in das Universitätsklinikum Mainz. Internistisch fiel ein labiler Hypertonus auf, die weitere Abklärung ergab zunächst den Verdacht auf ein extrarenales Phäochromozytom (siehe auch Cordes et al. 1982). Klinisch-neurologisch keine weiteren Auffälligkeiten. In Anbetracht der ausgeprägten knöchernen Destruktion und des dadurch drohenden Querschnitts Entschluß zu einem kombinierten neurochirurgisch-orthopädischen Eingriff: Über einen dorsolateralen Zugang (linksseitige Costotransversektomie und Hemilaminektomie Th_{10} bis L_1) Entfernung des paravertebralen Primärtumors sowie der epidural und intravertebral ausgedehnten Metastase, anschließend Stabilisierung mittels Palacos und Implantation einer Dreilochplatte von Th_{11} bis L_1 links dorso-lateral. Die histologische Untersuchung ergab das Bild eines infiltrierend wachsenden malignen Paraglioms (Abb. 2c und d).

Diskussion

Neben einer direkten lokalen Irritation lumbaler Wurzeln durch Metastasen mit radikulären Schmerzen können auch höhergelegene Prozesse initiale Beschwerden im LWS-Bereich und den unteren Extremitäten hervorrufen. Funikuläre Schmerzen aufgrund einer Irritation des Tractus spinothalamicus sind bei Metastasen jedoch selten. Törmä (1957) fand sie bei 3,2% seines Krankengutes mit malignen epiduralen Raumforderungen. Pathophysiologisch ist dabei wegen der lamellären Schichtung der spinalen Bahnen mit von außen nach innen aufeinanderfolgenden sakralen, lumbalen, thorakalen und zervikalen Fasern bei extramedullären Tumoren unabhängig von ihrer Höhenlokalisation zuerst eine Schädigung der lumbosakralen Bahnen zu erwarten (Schliack und Stille 1975). Außerdem wurde vermutet, daß wie beim peripheren Nervensystem auch innerhalb des Rückenmarks generell die längsten Fasern am vulnerabelsten sind (Fradis und Vernea 1964). Damit könnte auch eine in Einzelfällen beobachtete Polyneuropathieartige Symptomatik mit symmetrischen, distal betonten sensiblen und motorischen Ausfällen bei epiduralen Metastasen zusammenhängen (Chambers 1954).

Scott (1956) sowie Langfitt und Elliott (1957) beschrieben Patienten mit thorakalen oder sogar zervikalen Tumoren, deren klinisches Beschwerdebild zunächst als Bandscheibenvorfall imponiert hatte. Im deutschsprachigen Raum war es besonders Bronisch (1976a und b), der mit Nachdruck darauf hinwies, daß „Ischias"-Beschwerden und -Ausfälle Monate bis Jahre führendes und zugleich irreführendes Symptom von Rückenmarkstumoren sein können. Unter 250 Fällen traf er dies 34mal an, wobei es sich allerdings meist um gutartige Tumoren handelte und Metastasen der Häufigkeit nach erst an 6. Stelle folgten.

Metastasen haben im Vergleich zu den anderen spinalen Raumforderungen einen relativ raschen klinischen Verlauf. Die Problematik einer möglichst frühzeitigen Diagnostik liegt aber auch bei ihnen darin, daß die fast ausnahmslos als Erstsymptom vorhandenen Rückenschmerzen zumindest ohne Kenntnis eines Tumorleidens häufig sowohl vom Arzt als auch Patient nicht weiter ernstgenommen werden. Eine Orientierung über einige Unterscheidungsmerkmale bezüglich der Differenzierung von Schmerzen bei LWS-Syndromen gibt Tabelle 3.

Gerade in Anbetracht des in den letzten Jahren wieder umstrittenen Nutzens der operativen Behandlung spinaler Metastasen im Vergleich zur Strahlentherapie (Gilbert et al. 1978, Young et al. 1980, Greenberg et al. 1980, Stark et al. 1982) erscheint

Tabelle 3. Differenzierung von Schmerzen bei LWS-Syndromen

	höhergelegener Tumor	lumbal	
		Tumor	Bandscheibe
Schmerzmerkmal			
Beginn	oft schleichend	oft schleichend	meist plötzlich
Lokalisation	diffus meist beidseits	diffus-segmental ein- oder beids.	segmental meist einseitig
Charakter	brennend, dumpf bohrend, „tief"	meist dumpf u. U. ausstrahlend	scharf, einschießend, ausstrahlend
Verlauf	langsam progredient Nacht-/Ruheschmerz	meist progredient	intermittierend, belastungsabhängig
Klopfschmerz	zerviko-thorakal	lumbal	lumbal
Röntgenbefund	Destruktion	Destruktion	deg. Veränderungen

die alte Forderung einer möglichst frühzeitigen Diagnose um so berechtigter. Nach wie vor setzt eine primäre Strahlentherapie aber die Kenntnis des Primärtumors voraus, weshalb eine Operation in allen unklaren Fällen weiterhin als kombinierte diagnostische und therapeutische Maßnahme indiziert ist.

Literatur

Albrecht K, Kubalek B (1957) Über die Häufigkeit von Fehldiagnosen infolge von Wurzelschmerzen bei Tumoren mit Rückenmarkskompression. Munch Med Wochenschr 99:599–602

Auld AW, Buerman A (1966) Metastatic spinal epidural tumors. Arch Neurol 15:100–108

Barron KD, Hirano A, Araki S, Terry RD (1959) Experiences with metastatic neoplasma involving the spinal cord. Neurology (Minneap) 9:91–106

Bronisch FW (1976a) Atypische Symptomatik bei Rückenmarkstumoren. In: Schiefer W, Wieck HH (Hrsg) Spinale raumfordernde Prozesse. Diagnostische und therapeutische Fortschritte in Praxis und Klinik. Straube, Erlangen S 63–66

Bronisch FW (1976b) Atypische Symptome bei Rückenschmerzen. Periphere und pseudoperiphere Symptome. Fortschr Neurol Psychiatr 44:634–643

Chade HO (1976) Metastatic tumours of the spine and spinal cord. In: Vinken PJ, Bruyn GW (eds) Handbook of Clinical Neurology, Vol 20. North-Holland/American Elsevier, Amsterdam Oxford New York, p 415–433

Chambers WR (1954) Intraspinal tumor, a difficult diagnosis. Am J Surg 87:824–829

Cordes U, Hahn K, Eißner D, Weigand H, Günther R, Braun B, Hey O, Rothmund M, Lenner V, Lorenz J, Bohl J, Strobach H, Beyer J (1982) Szintigraphie adrenerger Tumoren mit 131 J-meta-Benzylguanidin. Dtsch Med Wochenschr 107:1349–1352

Craig W McK (1936) Tumors of the spinal cord and their relation to medicine and surgery. JAMA 107:184–188

Foerster O (1936) Rückenmark, Hirnstamm, Kleinhirn. In: Bumke C, Foerster O (Hrsg) Handbuch der Neurologie, Band 5. Springer, Berlin

Fradis A, Vernea I (1964) An explanation of certain disturbances in root and spinal-cord compression. Psychiatr Neurol (Basel) 148:69–83

Gilbert RW, Kim J-H, Posner JB (1978) Epidural spinal cord compression from metastatic tumor: diagnosis and treatment. Ann Neurol 3:40–51

Greenberg HS, Kim J-H, Posner JB (1980) Epidural spinal cord compression from metastatic tumor: results with a new treatment protocol. Ann Neurol 8:361–366

Guidetti B, Fortuna A (1975) Differential diagnosis of intramedullary and extramedullary tumours. In: Vinken PJ, Bruyn GW (eds) Handbook of Clinical Neurology, Vol 19. North-Holland/American Elsevier, Amsterdam Oxford New York, p 51–75

Langfitt TW, Elliott FA (1967) Pain in the back and legs caused by cervical spinal cord compression. JAMA 200:112–115

Love JG (1944) The differential diagnosis of intraspinal tumors and protruded intervertebral disks and their surgical treatment. J Neurosurg 1:275–290

Love JG, Rivers MH (1962) Spinal cord tumors simulating protruded intervertebral disks. JAMA 179:878–881

McAlhany HJ, Nethky MG (1955) Compression of the spinal cord by extramedullary neoplasms. A clinical and pathological study. J Neuropathol 14:276–287

Nittner K (1972) Raumbeengende Prozesse im Spinalkanal (einschließlich Angiome und Parasiten). In: Olivecrona H, Tönnis W, Krenkel K (Hrsg) Handbuch der Neurochirurgie, Band 7, 2. Teil. Springer, Berlin Heidelberg New York, S 1–606

Paillas J-E, Alliez B, Pellet W (1976) Primary and secondary tumours of the spine. In: Vinken PJ, Bruyn GW (eds) Handbook of Clinical Neurology, Vol 20. North-Holland/American Elsevier, Amsterdam Oxford New York, p 19–54

Scheid W (1952) Zur Klinik und Differentialdiagnose der raumfordernden spinalen Prozesse. Med Klin 47:523–527

Schliack H, Stille D (1975) Clinical symptomatology of intraspinal tumours. In: Vinken PJ, Bruyn GW (eds) Handbook of Clinical Neurology, Vol 19. North-Holland/American Elsevier, Amsterdam Oxford New York, p 23–49

Scott M (1956) Lower extremity pain simulating sciatica. Tumors of the high thoracic and cervical cord as causes. JAMA 160:528–534

Shaw MDM, Rose JE, Paterson A (1980) Metastatic extradural malignancy of the spine. Acta Neurochir (Wien) 52:113–120

Stark RJ, Henson RA, Evans SJW (1982) Spinal metastases. A retrospective survey from a general hospital. Brain 105:189–213

Törmä T (1957) Malignant tumors of the spine and the spinal extradural space. A study based on 250 histologically verified cases. Acta Chir Scand [Suppl] 225:1–176

Walther HE (1948) Krebsmetastasen. Schwabe, Basel

Wild WO, Porter RW (1963) Metastatic epidural tumor of the spine. A study of 45 cases. Arch Surg 87:825–830

Young RF, Post EM, King GA (1980) Treatment of spinal epidural metastases. Randomized prospective comparison of laminectomy and radiotherapy. J Neurosurg 53:741–748

Von der Ischias-Neuritis zum vertebragenen Wurzelsyndrom

R. A. Frowein und R. Firsching

Die Ischias, das „Hüftweh" wird in der 254. Auflage des Klinischen Wörterbuches von Pschyrembel, 1982, ursächlich bezogen auf Erkältung, Traumen, Infektionskrankheiten, exogene Gifte (Alkohol und anderes), lokale Kompression durch Geschwülste und Varizen des Beckens, Verstopfung, Uterusverlagerung, Gravidität, spondylitische Prozesse, Ostitis der Wirbelsäule. – Der Bandscheibenvorfall wird hier nicht erwähnt.

Die sog. Ischias-Neuritis

1894 empfahl Babinski, alle Nervenkrankheiten, mit Ausnahme der Tumoren, als *Neuritis* zu bezeichnen. W. Scheid hat im Lehrbuch der Neurologie, 1980, die Polyneuritiden dargestellt als spezielle Untereinheit (etwa 29%) des gesamten nosologischen Komplexes der Polyneuropathien. Davon unterscheidet er grundsätzlich die Osteochondrose der Wirbelsäule mit den Bandscheibenvorfällen und ihren Folgen für das Nervensystem.

Historisch gesehen beschrieb der Neapolitanische Arzt Cotugno 1764 das Krankheitsbild der „sciatica". So bezeichnet Wexberg im Handbuch der Neurologie von Bumke und Foerster (1935) die Neuritis ischiadica als Malum Cotunni. Lasègue, 1864, erklärte, im Zusammenhang mit der Beschreibung des Dehnungsschmerzes – Lasègue-Zeichen –, den Ischiasschmerz durch Veränderung des Muskels oder des Nerven. 1912 sah der Pariser Neurologe Dejerine eine Ischialgie mit Fußheberlähmung als Folge einer Lues an. Dagegen faßte gleichzeitig sein internistischer Kollege Sicard – der Erfinder der Lipiodal-Myelographie – die Ischialgie als Folge einer Schädigung der Wurzel im Bereich des Foramen intervertebrale, als Funikulitis, auf. Diese genaue topische Diagnose fand aber zunächst zu wenig Beachtung. 1917 untersuchte Queckenstedt, an der Medizinischen Klinik von Martius in Rostock, Veränderungen des Liquors bei Erkrankungen peripherer Nerven, insbesondere bei Polyneuritis und bei Ischias. Er fand eine schwache Erhöhung des Eiweißwertes bei geringer oder ohne Pleozytose. Er schrieb:

„Dann bleiben aber zur Erklärung nur noch mechanische Ursachen oder Störungen der Vasomotorik übrig. Bei der Ischias, wo infolge der wohl meist lokaltraumatischen Entstehung die Schädigung vasomotorischer Fasern von vornherein zu erwarten und oft auch klinisch nachweisbar ist, kommt die Mitwirkung des letzteren Moments noch am ehesten in Betracht." Aber auch diese mechanische Spur wurde nicht konsequent verfolgt. Zunächst überwog die Vorstellung eines entzündlichen Prozesses.

H. Pette, Ordinarius für Neurologie in Hamburg, beschrieb 1942, innerhalb der entzündlichen Erkrankungen des Nervensystems, die *Neuritis lumbosacralis* als „eine entzündliche Affektion der unteren lumbalen und oberen sakralen Nervenwurzeln bzw. der ihnen zugehörigen spinalen Ganglien", und: „Dafür spricht nicht zuletzt auch der in einer bestimmten Weise krankhaft verändert gefundene Liquor. Es muß andererseits die Möglichkeit zugegeben werden, daß bei Fällen mit dauernd normalem Liquor der Entzündungsprozeß außerhalb des Duralsackes, d.h. im Nerven selbst lokalisiert sein kann." Pettes Abbildungen einer Ischiasskoliose würde man heute sicher als Wurzelkompressionssyndrom bewerten. Die schon damalige konservative Behandlung mit Beseitigung von Infektionsherden, Ruhigstellung, Wärme, Derivantien, Antineuralgika, Histamin-Jontophorese, Schröpfköpfen u.v.a. hat Wexberg, 1935, ausführlich beschrieben. 1955 untersuchte Krischek, an der Nervenklinik von Mautz in Münster, das Problem der Neuritis unter dem besonderen Aspekt des Bandscheibenvorfalles und berichtete über 22 000 Neuritiden aller Art in 5 Jahren. Gegenüber der Meinung von Kuhlendahl, daß die Ischiasneuritis nun ad acta gelegt werden könne, entgegnete er: „Wenn auch in den meisten anderen Arbeiten über das Thema Bandscheibenvorfall von den jeweiligen Autoren nicht ein derart apodiktischer Standpunkt vertreten wird, so können sie doch in der großen Mehrheit sehr leicht den Eindruck erwecken, daß das neuralgisch-neuritische Syndrom praktisch fast ausschließlich von mechanischen Faktoren abhängig sei. Dem erfahrenen Neurologen kann es aber meines Erachtens nur sehr schwer eingehen, daß auf einmal die bisher üblichen Ansichten über das Wesen der Neuritis für den Großteil der Fälle keine Gültigkeit mehr haben sollen. Und tatsächlich fehlt es auch nicht an Stimmen, die vor einer all zu mechanischen Auffassung der Genese neuralgisch-neuritischer Krankheitsbilder warnen" (Krischek, 1955).

Auch Robert Wartenberg, San Franzisco, der seine letzten 10 Lebensjahre der Neuritis und Neuralgie widmete, postulierte noch 1959 ein selbständiges, nicht ausschließlich mechanisch bedingtes Ischiasleiden, eine toxisch infektiöse Mononeuritis des N. ischiadicus, einerseits, weil bei Sektionen nachgewiesene beidseitige Bandscheibenvorfälle nicht immer zu klinischen Erscheinungen führen und andererseits, weil bei zweifelsfrei radikulären Syndromen gelegentlich entsprechende Operationsbefunde vermißt werden. – Er hoffe, „daß das unglückliche Intermezzo der ‚Diskus-

Tabelle 1. Bandscheibenvorfall: erste Sektions- und Operations-Diagnosen

1857	Virchow	Sektion
1858	Luschka	Sektion
1906, 1909	Oppenheim, Krause	Operation: Cauda-Tumor
1911	Middleton, Teacher	Sektion
	Goldthwait	BS Dorsalverlagerung
1922	Elsberg	Operation: Chondrom C_6
1925	Adson	Operation: Chondrom C
1926, 1928	Schmorl	Sektion: Knorpelknötchen
1928	Stookey	Operation: Chondrome HWS
	Küttner	Chondropathie C_4/C_5
1929	v. Péchy	Sektion: Ecchondrose D_6/D_7
	Dandy	Operation: Loose cartilage
	Baily, Bucy	Operation
1930	Alajouanine, P. Dutaillis	Operation: nodule
	Kotzeborn	Operation: Tumor C_5
	Ellmer, Kirschner	Operation: Tumor L_3/L_4

Tabelle 2. Bandscheibenvorfall: Übersichten

1925	Elsberg	M: Tumors spinal cord
1931	Elsberg	Ü: Extradural ventral Chondromas
1932	Schmorl, Junghanns	M: Wirbelsäule Röntgenbild
1933	Maurice	M.
1934	Mixter, Barr	Ü: Bandscheibenvorfälle, zervikal und lumbal
1936	Schachtschneider	Ü: Hinterer Bandscheibenprolaps
1938	Brocher	M: Kreuzschmerz
1939	Bradford, Spurling	Ü: 60 Patienten
1940	Adson	Ü: Bandscheibenzerreißung
1941	Friberg	M: Low back pain
1944	Keegan	M: Dermatome
1944	Norlén	M: Neurologische Symptome
1945	Lindblom	
1945 (50)	Bradford, Spurling	M: Bandscheibe
1947	Kuhlendahl	Ü: Klinik, Operation
1949	Reischauer	M: zervikale und lumbale Bandscheibenvorfälle
1951	Jaeger	M: Bandscheibenvorfall
1951	Röttgen	
1953	Lindemann, Kuhlendahl	M: Erkrankungen d. Wirbelsäule
1953	Krayenbühl, Zander	M: Diskushernien
1954	Verbiest	Ü: Stenose
1955	Krischek	M: Neuritis – Bandscheibenvorfall
1955	Schliack	Segmentdiagnostik
1955	Reinhardt, Panter	M: Myelographie, Ischias
1956	Junghanns	M: Forschung, Praxis
1958	Güntz	Hdb.: Orthopädie
1959	Brocher, Willert	M: Differentialdiagnose
1961	Jochheim, Loew, Rütt	M: Lumbaler Bandscheibenvorfall
1969	Loew, Jochheim, Kivelitz	Hdb.: Lumbaler Diskusvorfall
1969	Braun	M: Ursachen des Bandscheibenvorfalles
1972	Spangfort	M: Lumbar Disc. Herniation
1975	Ehni	Ü: Mayo Klinik
1975	Schäfer	Hdb.: Neurology, Differentialdiagnose
1977	Wüllenweber u. a.	Ü: Lumbar Disc.
1978	Krämer	M: Bandscheibenbedingte Erkrankungen
1979	Wenker, Schirmer	M: Bandscheibenvorfall
1980	Ballentine	M: Sciatica, Neurosurgery

M = Monographie, Ü = Übersichtsarbeit, Hdb = Handbuchbeitrag

hysterie', das von neurochirurgischer Seite eingeleitet wurde, bald verschwindet" (S. 108).

Sektionsbefunde. Zur Zeit Wartenbergs lagen die Entdeckungen von Knorpelgewebe im Wirbelkanal 100 bzw. 50 Jahre zurück. Die Erkenntnis des Bandscheibenvorfalls als Ursache des lumbalen Wurzelkompressionssyndroms vollzog sich sehr langsam. Aus den zahlreichen Veröffentlichungen von 1857 bis heute kann hier nur auf einige der ersten Sektions- und Operationsbefunde und auf einige Übersichten und Monographien eingegangen werden, wie Elsberg, Schachtschneider, Bradford und Spurling, Friberg, Norlén, Reischauer, Jaeger, Lindemann und Kuhlendahl, Junghanns (Tabelle 1 und 2). Die Pulposus-Hernien wurden anscheinend zuerst von *Pathologen* beschrieben, so von *Virchow*, 1857, nach einem Trauma, und von *Luschka*,

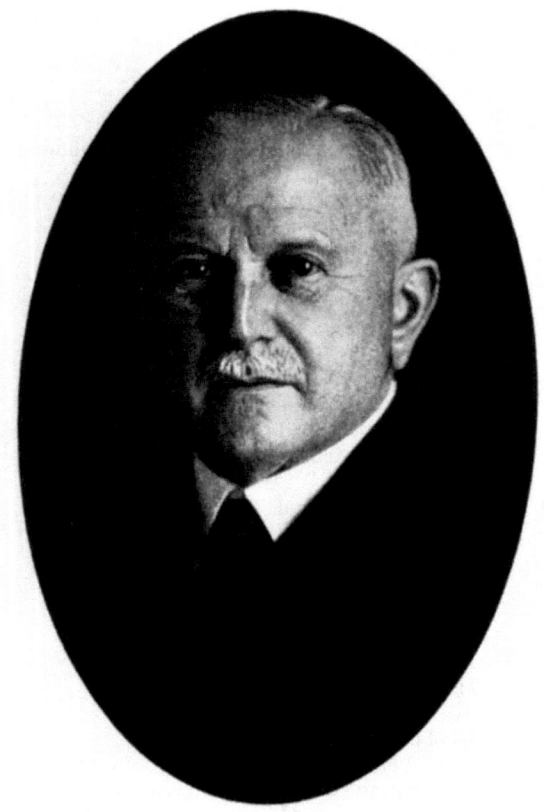

Abb. 1.

Dr. Schmorl. 1861-1932

1858, als Zufallbefund; er erkannte aber schon, daß diese Vorstülpungen, wenn sie größer werden, Rückenmarksymptome hervorrufen könnten. Luschkas Abbildungen findet man im ersten Bericht der dänischen Neurochirurgen Busch und Christensen über lumbale Pulposus-Hernien, im ersten Band des Zentralblattes für Neurochirurgie 1936; sie erklärten damit den Jodipin-Stop in einem ihrer Fälle. 1911 hatten Middleton und Teacher bei der Sektion einer Brustwirbelquetschung den dorsalen Austritt von Bandscheibengewebe beobachtet und den Verletzungsmechanismus auch experimentell rekonstruiert.

Erst auf der Kölner Tagung der Deutschen Orthopädischen Gesellschaft 1926, wies der Dresdner Pathologe Georg Schmorl (Abb. 1) auf innere Knorpelknötchen an den Wirbelbandscheiben hin (Schmorl, 1928); 1928 beschrieb er die Knorpelknoten an der Hinterfläche der Wirbelscheibe, über die sein Mitarbeiter Andrae (1929) auch statistische Untersuchungen anstellte. Schmorl deutete ihre Entstehung richtig durch Zerstörungen im Faserverlauf des Anulus fibrosus mit nachfolgendem Vorfall des Nucleus pulposus: Er maß aber den Sektionsbefunden zunächst wenig klinische Bedeutung bei.

v. Pechy, 1929, fand bei der Sektion eine Ecchondrose im Brustbereich D_6/D_7. In Paris hat Maurice, 1930, in einer Thesis erstmals monographisch über den Bandscheibenvorfall berichtet. In Deutschland hat dann 1936 der Pathologe Schachtschneider, aus dem Siegmundschen Institut in Kiel, mit hervorragenden Abbildungen den hinteren Bandscheibenprolaps nicht nur in seiner richtigen Pathogenese und klinischen Bedeutung klar aufgezeigt, sondern auch die Symptomatik und die gutachterliche Beurteilung eingehend diskutiert.

Operationen. Bis zu diesem Zeitpunkt waren Operationen lumbaler Bandscheibenvorfälle noch sehr selten. Als wahrscheinlich Erster operierte der Berliner Chirurg Fedor Krause 1906 einen Patienten mit einem perforierten Massenprolaps L_4. Der Wortlaut, der zusammen mit dem Neurologen Oppenheim erfolgten Veröffentlichung in der DMW vom 22. 4. 1909, charakterisiert hervorragend die damalige Situation: „Über Einklemmung bzw. Strangulation der Cauda equina. Man hätte aber an einen Tumor denken können, wenn nicht die Symptome auffallend großen Schwankungen ausgesetzt gewesen wären: speziell galt das für die Sehnenphänomene, die bald fehlten, bald deutlich auslösbar waren. Lues konnte ausgeschlossen werden. War auch bei Sarkomatose schon ähnliches beobachtet worden, so schien dieser Annahme das Gesamtbild nicht zu entsprechen. Die Schwere der Erscheinungen, besonders die Intensität der Schmerzen, drängten schließlich zur operativen Behandlung". Bei der Operation fand man bei der Laminektomie den Wirbelkanal in Höhe L_4 verengt. Der Patient verstarb. Die Operation des zweiten Patienten ist wahrscheinlich die erste erfolgreiche Entfernung eines Bandscheibenprolapses, der als doppelt bohnengroßer, flachgewölbter Tumor inzidiert und ausgelöffelt wurde. Histologisch Knorpelgewebe.

Goldthwaite, 1911, berichtete über einen Fall von Ischias und Paraplegie durch Dorsalverlagerung von Bandscheibengewebe am lumbosakralen Übergang und sah darin eine Erklärung für viele Fälle von Ischias, Lumbago und Paraplegie.

In Amerika bezogen sich die ersten Bandscheiben-Operationen überwiegend auf Prozesse der Halswirbelsäule: Es war Charles Albert Elsberg (1871–1948), ein Schüler von v. Mikulicz und ein Pionier der Neurochirurgie des Rückenmarks, der 1922 in New York ein ventrales Chondrom C_6 erfolgreich transdural operierte (Elsberg, 1931). 1925 veröffentlichte Adson die Operation eines extraduralen ventralen Chondroms der HWS. Er publizierte 1940 in Deutschland im „Chirurgen" über Bandscheibenzerreißungen in einer Übersetzung von Frau Lange-Cosack, damals Assistentin bei Tönnis in Berlin. 1928 berichtete Stookey über sieben Fälle von Halsmarkkompressionen durch ventrale extradurale „Chondrome der HWS", die noch nicht als Bandscheibenvorfälle gedeutet wurden (zitiert nach Schachtschneider).

Erst der Neurochirurg Dandy, 1929, erkannte zwei von ihm als Metastasen diagnostizierte und transdural operierte Prozesse als „lose Knorpel" und deutete sie pathogenetisch richtig als Vorwölbung der Zwischenwirbelscheibe; er brachte sie aber mit den von König 1888 beschriebenen losen knorpeligen Gelenkkörpern in Knie- und Ellenbogen-Gelenken in Zusammenhang. Aufgrund seiner weiteren Erfahrungen machte er 1943 klar, daß die nekrotisierte Bandscheibe zur Lumbago, die Bandscheibenprotrusion zum Wurzelsyndrom führt. Bailley und Bucy berichteten

1930 zusammen mit ihren eigenen über insgesamt 15 Operationen von Knorpelgeschwülsten.

Im gleichen Jahr 1930 veröffentlichten in Paris Alajouanine und Petit-Dutaillis zwei Beobachtungen von fibrös knorpeligen Knoten, die sie nun erstmalig mit den Schmorlschen Befunden der hinteren Knorpelknötchen in Verbindung brachten. Ebenfalls 1930 wurde auf dem Chirurgenkongreß von Kotzeborn unter der Diagnose „Schmorlsches Knorpelknötchen unter dem Bild eines Rückenmarktumors" über einen 52jährigen Patienten mit einem 11monatigen Myelopathie-Syndrom und Stop im Jodipin-Myelogramm, aber ohne Befund bei der Laminektomie, berichtet. Bei der Sektion wurde ein Knorpelknötchen C_6/C_7 entdeckt. 1932 wurde von Ellmer über einen Bandscheibenvorfall L_3/L_4 berichtet, der von Kirschner ohne Eröffnung der ventralen Dura entfernt werden konnte.

Es ist nun gerade 50 Jahre her, daß der Bostoner Chirurg Mixter und der damals 32jährige Orthopäde Barr 1933 in ihrem, erst nach zwei Absagen erlaubten, dann aber oft zitierten Vortrag (veröffentlicht 1934), 19 Fälle von Ruptur der Zwischenwirbelscheibe, davon 10 lumbale, mit Kompression des Spinalkanals beschrieben und sie, aufgrund der histologischen Untersuchungen von Kubik, eindeutig mit den „Hinteren Knorpelknötchen von Schmorl" erklärten. Im gleichen Massachusetts General Hospital wie Mixter und Barr hat der Orthopäde Dr. Philip Wilson im Juli 1932 zum erstenmal einen Patienten unter der richtigen präoperativen Diagnose „rupturierte Zwischenwirbelscheibe" operiert, wie Ballantine, 1980, sich noch persönlich erinnert.

Bradford und Spurling berichteten dann 1939 bereits über 60 Fälle und veröffentlichen 1941 die erste Monographie über Bandscheiben, deren zweite Auflage 1950 von Brunnengraber, einem Mitarbeiter Pettes, ins Deutsche übersetzt wurde. Sie enthält eine komplette Bibliographie.

In Europa kamen die ersten Monographien über lumbale Bandscheiben aus dem Karolinska-Institut in Stockholm: von Sten Friberg, 1941, eine anatomisch-klinische Studie aus der Orthopädischen Abteilung Waldenströms, und von Gösta Norlén, 1944, Mitarbeiter des Neurochirurgen Olivecrona, eine Analyse des Wertes der neurologischen Symptomatologie für die klinische Diagnose.

In Deutschland berichtete Köbcke 1946 über das amerikanische und englische Schrifttum; aber die Entwicklung der Diagnostik und Operation des lumbalen Bandscheibenvorfalles haben, neben einzelnen Pioniertaten, vor allem Kuhlendahl, Reischauer und Junghanns in Gang gebracht. Kuhlendahl beklagte 1947 mit Recht, daß man schon nach der gründlichen Arbeit von Schachtschneider 1936 hätte erwarten sollen, daß diesem Krankheitsbild auch in Deutschland weit mehr und allgemeinere Beobachtung entgegengebracht werden würde. Leider war das keineswegs der Fall, im Gegensatz zu den anglo-amerikanischen Ländern, Schweden, Frankreich und der Schweiz, dort z. B. Krayenbühl und Zander, 1953. Verbiest, Utrecht, wies seit 1954 besonders auf die Stenose des Spinalkanals hin. Erst in den 50er Jahren wurde auch in Deutschland über größere Serien von Bandscheibenoperationen in Arbeiten und Monographien berichtet, besonders von Reischauer 1949, Röttgen 1951, Jäger 1951, Lindemann und Kuhlendahl 1953. Junghanns begann 1956 seine große Reihe über Forschung und Praxis der Wirbelsäulenerkrankungen.

Zahlreiche Arbeiten der vergangenen 30 Jahre müssen unerwähnt bleiben. Aus den letzten Jahren seien an größeren Beiträgen genannt: Güntz, 1958, im Hdb. d.

Orthopädie, Jochheim, Loew, Rütt und Kievelitz, 1961 und 1969, im Hdb. Neurochirurgie, Nittner analysierte 1963 die Prognose der Wurzelkompression, Braun, 1969, untersuchte eingehend die Ursach-Faktoren, Sprangfort, 1972, berichtete aus der Orthopädischen Klinik Umea/Schweden, Schäfer, 1975, beschrieb die komprimierenden Syndrome im Hdb. Neurologie, Ehni, 1975, gab einen umfassenden Rückblick aus der Mayo-Klinik; Wüllenweber u. M., 1977, sowie Wenker und Schirmer, 1979, analysierten eine Sammelstatistik von 3000 Neurochirurgischen Operationen, Krämer, 1978, berichtete monographisch aus der Orthopädischen Klinik Düsseldorf.

Es ist oft von Dandy, Norlén, Kuhlendahl u. v. a. betont worden, daß durch exakte Auswertung der sensiblen Dermatome nach Keegan (Omaha), 1944, und der Kenn-Muskeln nach Schliak, 1955, viele Bandscheibenvorfälle mit eindeutigen Syndromen allein aufgrund der klinischen Symptomatologie operiert werden können. Jedoch hat die Präzision der Differentialdiagnostik und der Operation durch Myelographie und Diskographie seit Lindblom, 1945, zunehmende Verbesserung erfahren (Reinhardt und Panter, 1955) und gibt auch über die benachbarten Bandscheiben eine klare Übersicht, die jetzt erst durch die lateralen Rekonstruktionen im CT ersetzt wird.

Den *vertebralen Faktor* im Krankheitsgeschehen hat u. a. Gutzeit, 1956, im ersten Band von Junghanns großer Serie „Die Wirbelsäule in Forschung und Praxis" geschildert. Er schrieb: „Nach den ersten Prolapsoperationen stieg die Frequenz derselben in über 15 Jahren geradezu schwindelhaft an. Die Operation wurde zur Mode. Falsche Diagnosen, unkritische Indikationsstellung, ungeeignete Operateure zeitigten Mißerfolge. So kam es zu Operationsschädigungen. Die Operation geriet in Mißkredit. ... Die richtige Erkenntnis der Chiropraktiker von der vertebralen Schmerzentstehung führte zu dem Dogma, daß alle Krankheiten von der Wirbelsäule ausgehen sollten. Unterbrechung des ‚Nervenstranges' in den durch ‚Wirbelluxationen' eingeengten Intervertebralkanälen sollten die versorgten Organe anfällig machen. Also wurden alle Krankheiten vertebral behandelt. Es wurde dadurch nicht nur genutzt, sondern oft auch geschadet. Die Folge war, daß die Chiropraktik von der Schulmedizin abgelehnt ... wurde.

In dieser Einseitigkeit ist also sowohl die entzündliche rheumatische als auch die mechanische Genese der Ischias nicht zutreffend. Die Chiropraktiker verlegten den Ort für die Nervenschädigung in die Intervertebralkanäle. Sie erklärten die Einengung der letzteren mit ‚Wirbelluxationen'. ... Erst viel später erkannte man die Bedeutung der Uncovertebralspondylosen und der kleinen Wirbelgelenke, die die Intervertebralkanäle flankieren" (Gutzeit, 1955). Daß sich diese Auffassungen eigentlich nicht widersprechen müssen, und wie weit lateral Bandscheibenprotrusionen tatsächlich reichen können, läßt heute das CT erkennen.

Der historische Rückblick zeigte, daß es in Deutschland 20 Jahre dauerte, von Schmorl bis Kuhlendahl u. a., bis zur geläufigen Diagnose und Operation eines lumbalen Bandscheibenvorfalles, weitere 35 Jahre bis zum CT und zur Mikro-Operation (Caspar und Loew, 1977). Und wie lange dauert es heute beim einzelnen Patienten? Werden CT und Mikro-Operation die Operationsindikation wieder ungebührlich ausweiten? Deshalb erscheinen Überlegungen zu Häufigkeit, Altersverteilung, Ergebnissen und Differentialdiagnose notwendig.

Häufigkeit; Alter: Wenker und Schirmer, 1977, errechneten aus neurochirurgischen Statistiken, daß in Deutschland jährlich wenigstens 150 000 Patienten wegen Bandscheibenvorfall behandelt und etwa 16 000 operiert wurden. Die orthopädische Ambulanz-Statistik der Lumbalsyndrome von Krämer, 1978, bestätigte, daß nach dem Altersgipfel zwischen 30–60 Jahren der Anteil der über 60jährigen auf 13% und der über 70jährigen auf 3% relativ stärker abfällt als in der Gesamtbevölkerung. Bei unseren neurochirurgischen operierten Patienten in Köln war der entsprechende Altersanteil früher, um 1972–1975, noch geringer: Über 60jährige etwa 5% im gleitenden 3-Jahres-Durchschnitt, über 70jährige 0,2–0,4%. In den letzten 10 Jahren ist der Anteil der operierten über 60jährigen auf das Doppelte, 10%, der über 70jährigen relativ noch stärker auf 2,6% angestiegen (Tabelle 3), weil man erkannt hat, daß auch über 70 Jahren noch perforierte Bandscheibenvorfälle vorkommen. Mit der bekannten Verschiebung der Alterspyramiden wird man in Zukunft mit noch mehr älteren Patienten rechnen müssen.

Operations-Ergebnisse: Ob durch CT-Diagnose und Mikro-Operation die Ergebnisse besser werden, ist auch eine Frage der Indikationsstellung und der Bewertungskriterien. Frühere Statistiken finden sich bei Loew u. a. 1969. Thomalske u. M., 1977, verglichen je 1000 Bandscheibenoperationen vor und nach 1973. Geheilt und gebessert wurden in der ersten Serie 48% und 45% der Patienten, in der neuen Serie 60% bzw. 33%. Der Orthopäde Spangfort, Schweden, 1972, fand das Kriterium des „vollständigen Verschwindens aller Symptome" zwar durchschnittlich in 77% von 2503 Operationen, aber sehr unterschiedlich je nach Befund, nämlich nur in 37% bei negativen Explorationen, in 63% bei Protrusion, in 82–90% bei Prolaps und Perforation.

Differentialdiagnose: Der diagnostische und operative Fortschritt könnte die Diagnose manchmal auch scheuklappenartig einschränken. Neben Hüftgelenkserkrankungen können retroperitoneale lumbale und pelvische Prozesse ein Bandscheibensyndrom simulieren (Wetzel u. a. 1963; Cramer und Dietz, 1980). Die Differentialdiagnose zwischen medialem Nucleus-pulposus-Prolaps und Caudatumor hatten Tönnis u. M. schon 1951 untersucht. In dem Tönnisschen Krankengut bis 1951 waren gegenüber 452 Bandscheibenvorfällen 26 Cauda-Tumoren beobachtet worden. In den folgenden 20 Jahren bis 1971 waren es in Köln 108 (Kloos, 1974) und während der letzten 10 Jahre nochmals 68 lumbale Tumoren. Unsere 176 Conus-Cauda-Tumoren verteilen sich über alle Altersstufen von unter 20 bis über 70 Jahre; sie zeigen aber 3 Gruppen mit Altersschwerpunkten, wie die prozentualen Anteile (Tabelle 4) erkennen lassen: Ependymome, Mißbildungstumoren, Sarkome, Neuroblastome wurden überwiegend in jüngeren Jahren, Meningeome, Plasmozytome, Metastasen in höheren Lebensjahrzehnten beobachtet, während eine dritte Gruppe mit Neurinom, Chondrom, Chordom, Angiom, Abszeß den Schwerpunkt im mittleren Lebensalter aufwiesen – wie die Bandscheibenvorfälle. Das Lebensalter hilft daher differentialdiagnostisch wenig weiter, eher die Höhenlokalisation: Während Bandscheibenvorfälle bekanntlich zu 95% in den Höhen L_4/L_5 und L_5/S_1 auftreten, waren unsere Conus-Cauda-Tumoren überwiegend in den mittleren und höheren Lumbalregionen lokalisiert (Tabelle 5).

Tabelle 3. Lumbaler Bandscheibenvorfall, Neurochirurgie Köln

Jahr	insges.	> 60	%	φ 3 J. %	> 70	%	φ 3 J. %
1972	166	10	6,0		1	0,6	
1973	177	4	2,3	5,1	–	–	0,2
1974	197	14	7,1	5,5	–	–	0,4
1975	258	18	7,0	8,2	3	1,2	0,6
1976	269	28	10,4	8,8	2	0,7	1,3
1977	328	30	9,1	9,2	7	2,1	1,7
1978	294	24	8,2	7,9	7	2,4	1,6
1979	299	19	6,4	7,9	1	0,3	1,5
1980	285	26	9,1	8,1	5	1,8	1,9
1981	196	17	8,7	10,7	7	3,6	2,6
1982	239	34	14,2		6	2,5	
Sa.:	2708	224	8,3		39	1,4	

Tabelle 4. Altersverteilung, 176 Tumoren im Conus-Cauda Bereich

Alter	< 20		20 – 30		31 – 40		41 – 50		51 – 60		61 – 70		> 70		S	
	n	%	n	%	n	%	n	%	n	%	n	%	n	%	n	%
Gliom, Ependymom Epidermoid, Terat. Zyste, Sarkom Osteoblastom Neuroblastom	27	15	9	5	7	4	8	5	6	3	3	2	1	1	61	35
Metastase Meningeom Plasmozytom Hämatom	1	1	3	2	6	3	7	4	17	10	14	8	1	1	49	28
Neurinom Chondrom, Chordom Abszeß, Granulom Angiom, Lipom	9	5	7	4	17	10	15	9	9	5	8	5	1	1	66	38
S.	37	22	19	11	30	17	30	17	32	18	25	14	3	2	176	

Besonders hervorzuheben sind dabei 7 Hämatome im Conus-Cauda-Bereich, meistens dorsal gelegen, die unter Antikoagulantienbehandlung auftreten und ein akutes Bild wie ein perforierter Bandscheibenvorfall hervorrufen können. Im Internationalen Schrifttum sind 21 Verläufe beschrieben, so daß insgesamt 28 Antikoagulantien-Hämatome bekannt geworden sind.

Es bleibt zu wünschen, daß die in einem halben Jahrhundert gereifte Diagnostik und Operationstechnik zu einer ebenso raschen wie umsichtigen Behandlung der Patienten mit lumbalen Wurzelkompressionssyndromen führen. Billroth schrieb:

Tabelle 5. 176 Conus-Cauda-Tumoren. Anteil der beteiligten Segmente

	−1972	1973−82	S	%
D_{10}	5	5	10	3
D_{11}	25	11	36	9
D_{12}	36	13	49	12
L_1	37	29	66	16
L_2	39	28	67	16
L_3	31	23	54	13
L_4	33	28	61	15
L_5	23	21	44	11
S_1	13	7	20	5
			407	100

Nur wer die Wissenschaft und Kunst der Vergangenheit und Gegenwart genau kennt, wird ihre Fortschritte mit Bewußtsein fördern: und es heißt in einer kongenitalen Übersetzung von Walker: ... nur der ist fähig, zu helfen.

Literatur

Adson AW (1925) Diagnosis and treatment of tumors of the spinal cord. Northwest Med 24:309–317

Adson AW (1940) Bandscheibenzerreißung mit Prolaps des Nucleus pulposus in den Wirbelkanal als Ursache rezidivierender Ischias. Chirurg 12:501–509

Alajouanine T, Petit-Dutaillis D (1930) Le nodule fibro-cartilagineux de la face postérieure des disques intervertébraux. II. Etude clinique et thérapeutique d'une variété nouvelle de compression radiculo-médullaire extra-durale. Presse Méd 38:1749–1751

Andrae R (1929) Über Knorpelknötchen am hinteren Ende der Wirbelbandscheiben im Bereich des Spinalkanals. Beitr Path Anat 82:464–474

Babinski J (1894) Des névrites périphériques. Rev Neurol 2:483

Bailey P, Bucy PC (1930) Tumors of the spinal canal; chondroma of intervertebral disc. S Clin North America 10:233–257

Ballantine HTh (1980) „Sciatica" and the Neurosurgeon: Historical perspectives and personal reminiscences. Clin Neurosurg 27:541–552

Billroth A (1967) A History of Neurological Surgery. In: Walker AE (ed) Hafner Publishing Company, New York

Bradford FK, Spurling RG (1939) Intraspinal causes of low back and sciatic pain: results in sixty consecutive low lumbar laminectomies. Surg Gynecol Obstet 69:446–459

Braun W (1969) Ursachen des lumbalen Bandscheibenvorfalls. In: Junghanns H (Hrsg) Die Wirbelsäule in Forschung und Praxis. Hippokrates, Stuttgart

Caspar W (1977) A new surgical procedure for lumbar disc herniation causing less tissue damage through a microsurgical approach. In: Wüllenweber R, Brock M, Hamer J, Klinger M, Spoerri O (eds) Lumbar disc Adult hydrocephalus. Advances in Neurosurgery 4. Springer, Berlin Heidelberg New York

Caspar W, Loew F (1977) Mikrochirurgische Operation des lumbalen Bandscheibenvorfalls. Deutsches Ärzteblatt 13:863–868

Cotugno D (1764) De ischiade nervosa commentarius. Wien, zitiert nach Friberg

Dandy, WE (1929) Loose cartilage from intervertebral disc simulating tumor of the spinal cord. Arch Surg 19:660–672

Déjérine I, Regnard M (1912) Sciatique radiculaire avec paralysie dissociée des muscles antero-externes de la jambe droite. Intégrité du jambier antérieur. Anésthésie dans le territoire S 1. Rev Neurol (Paris) 23:288–290

Ehni G (1975) Effects of certain degenerative diseases of the spine, especially spondylosis and disk protrusion, on the neural contents, particularly in the lumbar region. Mayo Clinic Proceedings 50:327–338

Ellmer G (1932) Rückenmarkschädigungen durch Erkrankungen der Zwischenwirbelscheiben. Chirurg 4:805–808

Elsberg ChA (1931) The extradural ventral chondromas (ecchondroses), their favorite sites, the spinal cord and root symptoms they produce, and their surgical treatment. Bull Neur Inst (New York) 1:350–388

Friberg S (1941) Low-back and sciatic pain caused by intervertebral disc herniations. Acta Chir Scand [Suppl] 85:64

Goldthwait, JE (1911) The lumbosacral articulation: An explanation of many cases of „lumbago", „sciatica" and paraplegia. Boston M. & S.J. 164:365–372

Güntz E (1958) Nichtentzündliche Wirbelsäulenerkrankungen. In: Hohmann G, Hackenbroch M, Lindemann K (Hrsg) Handbuch der Orthopädie, Bd 2, S 537 ff. Thieme, Stuttgart

Gutzeit K (1956) Der vertebrale Faktor im Krankheitsgeschehen. In: Junghanns H (Hrsg) Die Wirbelsäule in Forschung und Praxis. Bd. I, Röntgenkunde und Klinik vertebragener Krankheiten. Hippokrates Stuttgart

Jaeger F (1951) Der Bandscheibenvorfall. Walter de Gruyter & Co., Berlin

Jochheim KA, Loew F, Rütt A (1961) Lumbaler Bandscheibenvorfall. Konservative und operative Behandlung. Springer, Berlin Göttingen Heidelberg

Junghanns H (1956) Die Wirbelsäule in Forschung und Praxis. Röntgenkunde und Klinik vertebragener Krankheiten. Hippokrates, Stuttgart

Keegan JJ (1944) Diagnosis of herniation of lumbar intervertebral disks by neurologic signs. JAMA 126:868–873

Kloos HJ (1974) Ischias- und Kaudasyndrome bei nicht bandscheibenbedingten lumbalen raumfordernden Prozessen. Dissertation Köln

Köbcke H (1946) Zwischenwirbelscheibenschädigungen (Nucleus-Pulposus-Hernien). Kurzes Übersichtsreferat aus dem amerikanischen und englischen Schrifttum. Dtsch Med Wochenschr 71:69–71

Kotzeborn (1930) Zitiert nach Schachtschneider

Krämer J (1978) Bandscheibenbedingte Erkrankungen. Thieme, Stuttgart

Krayenbühl H, Weber (1945) Ergebnisse der Spätresultate der operativen Behandlung lumbaler Diskushernien. Ärztl. Monatshefte I, zitiert nach Jaeger

Krayenbühl H, Zander E (1953) Über lumbale und zervikale Diskushernien. Docum Rheum Geigy

Krischek J (1955) Das Problem der Neuritis unter dem besonderen Aspekt des Bandscheibenvorfalles. Bibl Psychiatr [Suppl] 95

Kuhlendahl H (1947) Nucleus-Pulposus-Hernie und Ischias. Ärztliche Wochenschrift 1/2, 59/60:946–955

Lasègue C (1864) Considérations sur la sciatique. Archives Générales Médicine 2:558–580

Lindemann K, Kuhlendahl H (1953) Die Erkrankungen der Wirbelsäule. Enke, Stuttgart

Loew E, Jochheim KA, Kivelitz R (1969) Klinik und Behandlung der lumbalen Bandscheibenschäden. In: Olivecrona H, Tönnis W (Hrsg) Handbuch der Neurochirurgie, 7. Bd., 1. Teil. Springer, Berlin

Luschka v H (1858) zitiert nach Busch und Christensen

Maurice G (1933) Le disque intervertébral; pathologie, diagnostic et indications thérapeutic. Thèse, Masson-Mayer, Paris

Middleton GS, Teacher JH (1911) Injury of the spinal cord due to rupture of an intervertebral disc during muscular effort. MJ Glasgow, 76:1–6

Mixter WS, Barr IS (1934) Rupture of intervertebral disc with involvement of spinal canal. N Engl J M ed 211:210–215

Nittner K (1963) Pathogenese, Symptomatologie und Prognose der durch Wurzelkompression als Folge eines Bandscheibenvorfalles verursachten Paresen (Ergebnisse der operativen Behandlung). Habilitation, Köln

Norlén G (1944) On the value of the neurological symptoms in sciatica for the localisation of a lumbar disc herniation. A contribution to the problem of the surgical treatment of sciatica. Acta Chir Scand 91, [Suppl] 95:1–96

Oppenheim H, Krause F (1909) Über Einklemmung bzw. Strangulation der Cauda equina Dtsch Med Wochenschr 35 (16):697–700

Pette H (1942) Die akut entzündlichen Erkrankungen des Nervensystems (Viruskrankheiten, Entmarkungsenzephalomyelitiden, Neuritiden). Thieme, Leipzig

Pschyrembel W (1982) Klinisches Wörterbuch, 254. Aufl., S 568. de Gruyter, Berlin

Queckenstedt H-HG (1917) Über Veränderungen der Spinalflüssigkeit bei Erkrankungen peripherer Nerven, insbesondere bei Polyneuritis und bei Ischias. Dtsch Z Nervenheilk 57:316–320

Reinhardt K, Panter K (1955) Myelographie und Ischias. West-Ost-Verlag, Saarbrücken

Reischauer F (1949) Untersuchungen über den lumbalen und cervikalen Bandscheibenvorfall. Thieme, Stuttgart

Röttgen P (1951) Erfahrungen bei Bandscheibenoperationen. Langenbecks Arch Chir 267:138–141

Schachtschneider H (1936) Der hintere Bandscheibenprolaps in seinen klinischen Auswirkungen. Fortschr Röntgenstr 54:107–129

Schäfer ER (1975) The spinal compression syndrome. In: Vinken PJ, Bruyn GW (eds) Handbook of Clinical Neurology, Vol 19, p 347–386. Tumors of the spine and spinal cord, Part I. North-Holland Publishing Comp., Amsterdam, Oxford

Scheid W (1980) Lehrbuch der Neurologie, 4. Aufl. Thieme, Stuttgart

Schliack H (1955) Zur Segmentdiagnostik der Muskulatur bei lumbalen Bandscheibenvorfällen. Nervenarzt 26:471

Schmorl G (1928) Über Knorpelknötchen an den Wirbelbandscheiben. Fortschr Röntgenstr 38:265–279

Sicard JA (1912) Discussion de Déjerine. Rev Neurol (Paris) 23:290–292

Spangfort, Erik V (1972) The lumbar disc herniation. Acta Orthop Scand [Suppl] 142

Stookey B (1928) Compression of the spinal cord due to ventral extradural cervical chondromas. Arch Neurol Psychiatr 20:275–291

Thomalske G, Galow W, Ploke G (1977) Critical comments on a comparison of two series (1000 patients each) of lumbar disc surgery. In: Wüllenweber R, Brock M, Hamer J, Klinger M, Spoerri O (eds) Lumbar disc adult hydrocephalus, Adv Neurosurgery 4:22–27. Springer, Berlin Heidelberg New York

Tönnis W, Klug W, Linz H (1951) Differentialdiagnose zwischen medialem Nucleus pulposus-Prolaps und Caudatumor. In: Felix W, Lemke R, Köbcke H, Tönnis W, Zülch KJ (Hrsg) Zentralblatt für Neurochirurgie. Barth, Leipzig

Verbiest H (1951) Primaire stenose van het lumbale wervelkanaal bij volwassenen; een nieuw zietebeeld. Ned Tijdschr Geneeskd 95:1965–1970

Virchow R (1857) Zit. n. Schachtschneider

Wartenberg R (1959) Neuritis, Sensible Neuritis, Neuralgie. Thieme, Stuttgart

Wenker H, Schirmer MM (1979) Lumbaler Bandscheibenvorfall und Lumboischialgie. Grundlagen, Diagnostik und Therapie. In: Aktuelle Probleme in der Psychiatrie, Neurologie, Neurochirurgie, 8. Huber, Bern

Wetzel N, Arieff A, Tuncbay E (1969) Retroperitoneal, lumbar, and pelvic malignancies simulating in „disc syndrome". Arch Surg 86:1069–1071

Wexberg E (1935) Neuritis und Polyneuritis. In: Bumke O, Foerster O (Hrsg) Handbuch der Neurologie, Bd. 9. Springer, Berlin

Wüllenweber R, Brock M, Hamer J, Klinger M, Spoerri O (1977) Lumbar disc. Adult hydrocephalus. Adv Neurosurg 4. Springer, Berlin Heidelberg New York

Wirbelsäule und Psyche

B. KÜGELGEN

Einleitung

„Wirbelsäule und Psyche" ist Thema einer nicht mehr überschaubaren Literaturfülle. (Unter „Wirbelsäule" seien vertebrale und spinale Syndrome, ganz im neuroorthopädischen Verständnis, subsumiert.) Es fällt allerdings auf, daß sich der ganz überwiegende Teil dieser Publikationsfülle mit dem psychosomatischen Aspekt dieses Themas befaßt, andererseits der psychologisch-psychiatrische Aspekt gerade in den neurologischen Publikationen allenfalls gestreift wird.

Es soll hier eine Übersicht der Differentialdiagose geboten werden, wenn psychische Störungen und vertebro-spinale Syndrome zur gleichen Zeit diagnostiziert werden können, sei es daß sie sich gleichzeitig oder nacheinander entwickelt haben.

Größte Bedeutung kommt dem kunstgerecht erhobenen psychischen und neuroorthopädischen Befund zu. Nur so lassen sich psychiatrisches und neuroorthopädisches Syndrom eruieren. Formal bestehen 4 Möglichkeiten, wie es zu psychischen und vertebro-spinalen Syndromen kommen kann: Es kann sich um die Auswirkungen einer gemeinsamen Grunderkrankung handeln, sie können einander bedingen und schließlich auch zufällig nebeneinander bestehen (siehe Tabelle 1).

Tabelle 1. 4 Konstellationen, wie es gleichzeitig zu vertebro-spinaler und psychischer Symptomatik kommen kann

---

Wirbelsäule und Psyche

1. Gemeinsam Gehirn, Rückenmark und Wirbelsäule befallende Grundkrankheiten
2. Psychische Veränderungen infolge Wirbelsäulen-Erkrankungen
3. Wirbelsäulen-Veränderungen infolge psychischer Störungen
4. Zufällig gleichzeitig bestehende spino-vertebrale und psychische Auffälligkeiten

Gemeinsam Gehirn, Rückenmark und Wirbelsäule befallende Grundkrankheiten

Die häufigste Stoffwechselstörung im Bereich des Rückenmarkes ist die *funikuläre Spinalerkrankung,* die besonders die Hinterstränge und die Pyramidenbahnen im Hals- und Brustbereich befällt. Oberflächen- und Tiefensensibilität, Blasenstörungen und Spastik sind die neurologischen Symptome, daneben kommt es zu einem Durchgangssyndrom. Wieck und Herklotz (1972) haben betont, daß die neuropsychiatrische Symptomatik den Blutbildveränderungen lange vorausgehen kann, die perniziöse Anämie also für die Diagnose keineswegs obligat ist. Am häufigsten liegt der funikulären Spinalerkrankung ein Vitamin B_{12}-Mangel zugrunde, dessen rechtzeitige Substitution die neurologischen Störungen aufhalten und die psychiatrischen Symptome weitgehend bessern kann. Scheid (1980) fand bei 3/4 der Patienten mit funikulärer Spinalerkrankung psychische Veränderungen.

Auch *Neoplasmen* können spinal und zerebral metastasieren. Die Häufigkeitsangaben schwanken etwas nach dem Krankengut, je nach neurologischem oder neurochirurgischem Untersucher. Die häufigsten zerebralen Metastasen stammen mit weitem Abstand vom Bronchialkarzinom, gefolgt vom Mammakarzinom und dem Hypernephrom. Die dadurch bedingten psychischen Veränderungen können mit Wirbelsäulensymptomen verbunden auftreten, da alle 3 Tumoren auch zu Wirbelmetastasen führen können.

Bei älteren Patienten ist ein häufiges Krankheitsbild die *arterielle Verschlußkrankheit*. Diese kann auch die zum Gehirn führenden Arterien befallen und zu psychischen Auffälligkeiten führen. Bis vor etwa 10 Jahren wurden bei diesen älteren Patienten auch eine sich langsam entwickelnde Rückenmarkserkrankung mit Para- oder Tetraspastik als gefäßbedingt angesehen, die sogenannte *vaskuläre Myelopathie* (Neumayer, 1967). Mittlerweile setzt sich aber immer mehr die Auffassung durch, daß es sich hierbei nicht um ein Krankheitsbild im Rahmen einer arteriellen Verschlußkrankheit handelt. Vielmehr sind mechanische Faktoren in der Pathogenese der sogenannten chronisch zervikalen Myelopathie bedeutsamer. Nach den bisherigen vorliegenden Untersuchungen kommt die größte Bedeutung wohl einer abnormen Beweglichkeit bei gleichzeitig degenerativen Veränderungen der Halswirbelsäule zu, ein konstitutionell enger Spinalkanal wirkt begünstigend, führt aber alleine sicher nicht zu einer klinischen Symptomatik (Kügelgen, 1983). Zerebraler Gefäßprozeß mit psychischer Auffälligkeit und spondylarthrotisch bedingte zervikale Myelopathie gehören also nicht in die Gruppe I, sondern in die Gruppe 4 (siehe Tabelle 1), es handelt sich um das zufällige Zusammentreffen zweier Erkrankungen, gemeinsamer Nenner ist lediglich das Lebensalter.

Psychische Veränderungen infolge Wirbelsäulen-Erkrankungen

Schwieriger und durchaus kontrovers werden *psychische Veränderungen als Folge von Wirbelsäulenerkrankungen* beurteilt. Nicht nur das „Kreuz", sondern Erkrankungen der gesamten Wirbelsäule werden nach allgemeiner klinischer Erfahrung in einer besonderen Weise von den Patienten erlebt. Allerdings ist dies auch von anderen Organen bekannt, erinnert sei nur an Kopf- und Herzerkrankungen sowie Störungen des Verdauungssystems.

Da Wirbelsäulenerkrankungen häufig mit Schmerzen einhergehen, ist eine erhebliche Beeinträchtigung der Befindlichkeit keine abnorme, sondern eine einfühlbare und verständliche Reaktion der Kranken. Daß bei Patienten mit langdauernden Schmerzen vermehrt depressive Verstimmungen gefunden wurden (Ladurner et al., 1982), ist banal. Ein entscheidender Fehlschluß liegt aber vor, wenn aus dem psychischen Befund *in der Krankheit* auf die *prämorbide Persönlichkeitsstruktur* geschlossen wird. Selbstverständlich spielt die prämorbide Persönlichkeitsstruktur in der Verarbeitung von Wirbelsäulenerkrankungen eine herausragende Rolle. Dies zeigen Untersuchungen über die Verarbeitung des Querschnittssyndroms (Pampus, 1966). Dennoch erfährt das Erleben in jedem Falle in der Krankheit einen Wandel, der sich auch im psychischen Befund niederschlägt. Hinzu kommen Beeinträchtigungen durch Schmerzmittel bis hin zur Abhängigkeit.

Psychische Veränderungen bei Erkrankungen der Lendenwirbelsäule aus einer besonderen Erlebnisweise dieser Körperregion abzuleiten, die sich schon aus dem Begriff „Kreuz" ergäben, erscheint wenig überzeugend. Gerade in psychodynamisch orientierten Publikationen wird häufig hierauf hingewiesen. „Kreuz" wird im Deutschen in Anlehnung an biblische Inhalte auch für „Leid, Qual, Mühsal" verwendet. Daß diese Inhalte auch bei der Benennung der unteren LWS-Region gemeint sind, ist zumindest nicht erwiesen. Vielmehr wird hier mit „Kreuz" nur die Form beschrieben, ähnlich wie in der Kartenfarbe „Kreuz", dem Andreaskreuz vor Bahnübergängen, dem Fenster-, dem Notenkreuz, aber auch den Kreuzbändern des Kniegelenkes (Etymologie-Duden, 1963). Auch die Bezeichnung „os sacrum" als Beleg für die besondere Bedeutung dieser Region anzuführen, ist ungeeignet. Frühere Autoren nahmen einen Übersetzungsfehler des griechischen Adjektives „hieros" an, welches zwar heilig, aber auch groß bedeuten kann. Wahrscheinlicher aber ist die Bezeichnung „hieron osteon" schon sehr alt und beruht wohl auf der Tatsache, daß dieser Knochen tatsächlich ursprünglich als heilig galt, daß man ihn als Sitz besonderer Eigenschaften und Kräfte ansah. Dies äußerte sich auch in Opferbräuchen von Tieren. Insofern ist die Übersetzung „os sacrum" korrekt. Die lateinische oder griechische Bezeichnung des Kreuzes steht aber nicht im Zusammenhang mit einer besonderen Erlebnisweise von Erkrankungen dieser Region (Skinner, 1970; Kudlien, 1976).*

Unter den traumatischen Wirbelsäulenerkrankungen ist besonders das Schleudertrauma problematisch. Nach Erdmann (1983) ist zwischen einem *Schleudertrauma*, das bei einer Gewalteinwirkung von hinten, meist einem fremden Auffahrer, und einer *Abknickverletzung*, das bei eigenem Auffahren in typischer Weise entsteht, zu unterscheiden. Halswirbelsäulenverletzungen entstehen nicht nur bei Auffahrunfällen, sondern auch beim Kopfsprung in flache Gewässer. Sie können aber auch beim Aufprall auf die Steißregion entstehen. Krämer und Hopf (1981) schlagen für Halswirbelsäulenverletzungen mit zusätzlicher Gehirnbeteiligung den Begriff „zerviko-zephales Syndrom" vor. Dies äußere sich in folgenden Symptomen (siehe Tabelle 2).

Tabelle 2. Psychische Beschwerden nach sog. zervikozephalem Beschleunigungstrauma (aus Krämer und Hopf, 1981)

Kopfschmerzen	„Nervosität"
Schwindel	Vergeßlichkeit
Reizbarkeit	Libido- bzw. Potenzverlust
Konzentrationsstörung	Ängstlichkeit
Ermüdbarkeit	u.a.m
Schlafstörungen	

---

* Frau Dr. Hofmann, Institut für Geschichte der Medizin der Universität Erlangen/Nürnberg, möchte ich für Beratung und Hilfe danken.

Es fällt auf, daß es sich überwiegend um vegetative, also unspezifische Symptome handelt.

Beim Nach-Vorne-Schlagen des Kopfes kann es zu einem Anprall kommen, meist verbunden mit einer äußeren Prellmarke. Durch die Computertomographie gelingt es heute leicht, hämorrhagische Kontusionen nachzuweisen. Da besonders frontale Kontusionen vorkommen, auch wenn die Patienten nur kurze initiale Bewußtseinsbeeinträchtigungen beklagen, sollte eine Computer-Tomographie regelmäßig bei diesen Patienten durchgeführt werden (siehe Abb. 1).

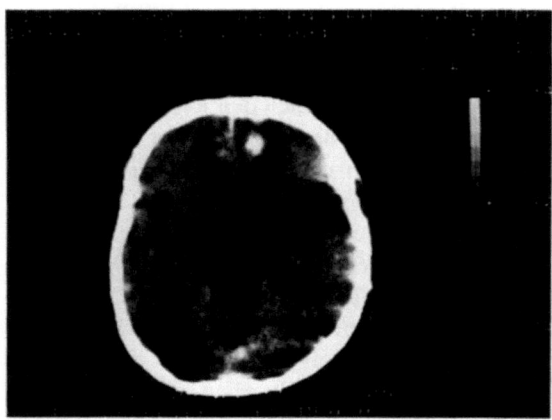

Abb. 1. Kraniales CT eines Patienten mit einer bifrontalen hämorrhagischen Hirnkontusion. Patient war nach Unfall nicht bewußtlos, sondern nur wenige Minuten benommen, seither Kopfschmerzen und Beeinträchtigung der Leistungsfähigkeit

Wiesner und Mumenthaler (1975) konnten zeigen, daß gerade beim sogenannten Schleudertrauma auch ohne unmittelbare Gewalteinwirkung am Kopf initiale Bewußtseinsveränderungen mit Sicherheit vorkommen, sogar in einem erstaunlich hohen Maße und sogar bei leichten bis mittelschweren Unfällen. Die Angaben in der Literatur über die Häufigkeit des sogenannten zerviko-zephalen Syndroms schwanken zwischen 30 und 74%, Wiesner und Mumenthaler fanden Bewußtseinsbeeinträchtigungen in gut einem Drittel der reinen Schleudertraumata und etwa der Hälfte der Frontalkollisionen.

Bei Patienten mit Wirbelsäulen-, insbesondere Halswirbelsäulenverletzungen, bei denen auch lange nach dem Trauma noch Einbußen der geistigen Leistungsfähigkeit geklagt werden und vegetative Störungen gefunden werden, werden Hirnstammläsionen vermutet, wenn die Computertomographie keine sonstigen Traumafolgen erbringt. Unterharnscheidt (1980) hält unmittelbare Hirnstammkontusionen, die überlebt werden, bei Menschen für nicht möglich. (Wir selbst haben allerdings 2 eindeutig traumatisch bedingte internukleäre Ophthalmoplegien bei normalem CT beobachten können, Hillemacher und Kügelgen, unveröffentlicht.) Gesichert sind allerdings traumatisch bedingte Gefäßschäden und Einblutungen im Hirnstamm. Auch tierexperimentell lassen sich solche Läsionen setzen (Ommaya et al., 1969). Die Annahme einer Hirnstammläsion wird wesentlich gestützt durch pathologische elektrophysiologische Befunde, nämlich EEG-Veränderungen, pathologische akustisch evozierte Potentiale und ein pathologisches Elektronystagmogramm (Krämer und Hopf, 1981). Diese Befunde sind zweifelsfrei eindrucksvoll, jedoch ist bemerkenswert, daß pathologische Computertomographie-Befunde, die auch kleine Einblutungen schon erbringen würden, bei diesen Patienten fehlen. Auch ist verwunderlich, daß gerade bei Hirnstamm-Läsionen – also in einem Bereich mit vielfältigen neurologischen Funktionen – eine eintönige, nicht für diesen Bereich typische *psychiatrische* Symptomatik regelmäßig zu beobachten wäre. Andererseits sind bekannte psychiatrische Auffälligkeiten infolge ausgedehnter Hirnstammalteration gerade nicht bei diesen Patienten zu beobachten wie Zwangsweinen oder Zwangslachen, wie wir sie bei Patienten mit beidseitiger Pseudobulbärparalyse beobachten können. Auch eine transitorisch globale Amnesie wäre ein psychiatrisches Syndrom aufgrund einer Mangelversorgung im Bereich des vertebro-basilären Versorgungsgebietes, auch dies wird nicht beschrieben.

Für die Beurteilung dieser Patienten mit fraglichem zerviko-zephalen Syndrom erscheint uns wichtig, initiale Bewußtseinsveränderungen genau zu erfragen, Fremdanamnese, insbesondere aber die eigene Erinnerungsfähigkeit unmittelbar nach dem Unfall sind hierfür sehr hilfreich. Je nach Dauer dieser Bewußtseinsbeeinträchtigung ist zu prüfen, ob die geschilderten Beschwerden einer Commotio cerebri mit ihren Folgen zugerechnet werden können. Nicht für eine traumatische Hirnschädigung sprechen von der oberen Halswirbelsäule in den Hinterkopf ausstrahlende Schmerzen. Die bei diesen Patienten zu beobachtenden vegetativen Störungen mit psychischen Entgleisungen würde ich auf keinen Fall als beweisend für ein zerviko-zephales Syndrom halten, sondern unverbindlicher und bescheidener einer psychovegetativen Allgemeinstörung zurechnen. Dies ist auch für die anerkanntermaßen einzig hilfreiche Therapie, nämlich die vegetative Stabilisierung und allgemeine Roborierung, wegweisend und vermeidet eine iatrogene Fixierung. Bemerkenswert ist die Beobachtung von Wolf (1983), daß mit erfolgreicher Manualtherapie die psychischen Störungen rasch verschwinden. Dies enspricht auch den eigenen Beobachtungen bei erfolgreicher konservativer Behandlung dieser Patienten.

Es kann also infolge Halswirbelsäulenverletzung mit oder ohne Anprall zu einer Commotio cerebri kommen. Wichtigstes Kriterium ist die initiale Bewußtseinsbeeinträchtigung nach dem Unfall. Anhaltende Beschwerden und vegetative Symptome alleine beweisen nicht eine zerebrale Mitbeteiligung, sondern sollten zurückhaltender einer vegetativen Entgleisung nach HWS-Trauma zugeschrieben werden. Die Beschwerden und Symptome einer Hirnstammläsion zuzuordnen, erscheint wenigstens derzeit nicht überzeugend. Dennoch bedürfen die beschriebenen elektrophysiologischen Befunde der weiteren Beobachtung.

Gerade die erheblichen Beeinträchtigungen des Wohlbefindens infolge von Schmerzen und Schlafmangel sowie Einschränkung des Bewegungsdranges führt bei vielen Patienten zu Alkohol-, Schmerzmittel- und Schlafmittelmißbrauch bis zur Abhängigkeit. Wenn an diese Möglichkeiten gedacht wird, so ist die Diagnose durch Fremdanamnese und Laboruntersuchungen zu erhärten.

Kehren wir zurück zu den nicht-psychotischen psychischen Veränderungen infolge Wirbelsäulenerkrankungen. Es wurde bereits betont, daß mit Schmerzen einhergehende und die Bewegung behindernde Erkrankungen bei *jedem Patienten* eine Beeinträchtigung des Wohlbefindens verursacht, daß dies auch bei Erhebung des psychischen Befundes dann festgestellt werden kann und daß aus diesen Veränderungen nicht zwanglos auf eine auffällige *prämorbide* Persönlichkeitsstruktur geschlossen werden kann, daß aber andererseits die Persönlichkeitsstruktur wesentlich in die Verarbeitung der Erkrankung eingreift. Dies ist für operativ tätige Ärzte von erheblicher Bedeutung. Gerade die sogenannte *relative Operationsindikation* gründet sich auf Beschwerden und vom Patienten angegebene Therapieresistenz. Ist der somatische Befund regelrecht, so kommt dem psychischen Befund und der Fremdanamnese bei der relativen Operationsindikation eine erhebliche Bedeutung zu. Wenn die Persönlichkeitsstruktur bereits prämorbid sehr auffällig war und die angegebenen Beschwerden noch dazu nicht charakteristisch sind, sollte man sich nicht zu einer solchen relativen Operationsindikation vom Patienten drängen lassen. Ein operativer Eingriff an einer organisch gesunden Wirbelsäule, die bei einer psychischen Auffälligkeit Manifestations- und Ausdrucksorgan für vielfältige Beschwerden sein kann (Winzenried, 1966), bedeutet eine *unspezifische psychotherapeutische Maßnahme,* über deren Erfolg keine Vorhersage möglich ist. Leider wirkt sich bei der Mehrzahl dieser Patienten auch postoperativ die Persönlichkeitszuspitzung ungünstig aus, die mit der Operation einhergehenden Belastungen verschlimmern die Situation nicht selten.

Bei regelrechtem Wirbelsäulenbefund und auffälligem psychischen Befund prüfe man, was Ursache und was Wirkung ist, sonst läuft man Gefahr, bei psychischer Erkrankung mit dem Ausdrucksorgan Wirbelsäule an einer gesunden Wirbelsäule vergebliche operative Maßnahmen durchzuführen.

Nicht nur bei HWS-Traumen, sondern auch bei *degenerativen HWS-Veränderungen* werden psychische Veränderungen infolge Halswirbelsäulenerkrankungen für möglich gehalten, pathogenetisches Zwischenglied soll die Arteria vertebralis sein. Tatsächlich bietet das *Syndrom der Arteria vertebralis-basilaris-Insuffizienz* noch viele offene Fragen. Dennoch fällt die unterschiedliche Beurteilung zwischen Neurologen und Neurochirurgen auf. Liest man dieses Kapitel bei Scheid, dessen Lehrbuch sich wohl auf die größte klinische Erfahrung stützen kann, nach und vergleicht dies mit neurochirurgischen Darstellungen (Lang und Kehr, 1983), so findet sich fast keine Gemeinsamkeit. Engagiertes Verfechten von Meinungen ist wenig hilfreich, eine klarere Definition der obligaten klinischen Symptomatik dringend erforderlich. „Depression, Psychasthenie, Sinistrose" als typische psychische Symptome zu beschreiben, vermag nicht zu überzeugen. Auch der röntgenologische Nachweis der degenerativen HWS-Veränderungen sowie angiographische Besonderheiten der Arteria vertebralis sind allenfalls Voraussetzungen, aber keinesfalls Bestandteile des Syndroms. Es bleiben dann nur vage klinische Angaben (Schwindel, Kopfschmerzen, Unsicherheitsgefühl), die sehr weit verbreitet sind und für sich alleine auf keinen Fall für die Annahme eines solchen Syndromes ausreichen dürften. Die typischen Symptome bei Mangelversorgung im Bereich der Arteria vertebralis-basilaris sind dem Neurologen bestens bekannt, kaum eine andere Region ist mit solcher Akribie von neurologischer Seite beschrieben worden. Gerade diese Symptome haben wir aber bei keinem der 112 von uns untersuchten Patienten mit chronisch zervikaler Myelopathie finden können (Kügelgen, 1983).

Auch die intermittierende Insuffizienz der Arteria vertebralis-basilaris, den transitorisch-ischämischen Attacken der Arteria carotis vergleichbar, haben wir bei keinem dieser Patienten finden können. Allerdings haben wir hierfür gefordert: transitorisch-globale Amnesie, Sehstörungen, provozierbarer Schwindel oder provozierbarer Nystagmus, typische Drop attacks, typische Symptome vonseiten der langen

Bahnen mit Befall beider Körperhälften. Es scheint also keine Parallelität zwischen Ausmaß der degenerativen Veränderungen und der Neigung zu intermittierender Insuffizienz im Versorgungsbereich der Arteria vertebralis-basilaris bestehen. Dem entspricht die klinische Erfahrung, daß etwa das Syndrom der transitorisch globalen Amnesie selten rezidiviert, zudem auch jüngere Menschen befallen kann. Es muß aber eingeräumt werden, daß es nicht ganz klar ist, warum bei den flüchtigen Versorgungsstörungen es zu einer solch deutlichen psychischen Beeinträchtigung kommt, während selbst bei einem Verschluß der Arteria basilaris und schwersten neurologischen Ausfällen der psychische Befund normal bleiben bzw. nur gering beeinträchtigt sein kann (Locked-in-Syndrom, Flügel et al., 1977). Als Schlußfolgerung entsprechend dem heutigen Wissensstand scheint es uns dringend geboten, die Definition dieses Syndroms zu vereinheitlichen und obligate Symptome zu fordern. Am eindeutigsten erscheinen uns durch extreme Halswirbelsäulenbewegungen hervorrufbare und objektivierbare typische Hirnstammsyndrome. Nur bei diesen Patienten stellt sich die Frage der weiteren diagnostischen Abklärung. Patienten mit vagen Beschwerden einer Vertebralis-Angiographie zu unterziehen, würden wir nicht für gerechtfertigt halten, zumal dies nicht frei von Risiko ist aufgrund der Empfindlichkeit dieses Gefäßes und der sich nicht daraus ergebenden therapeutischen Konsequenzen. Denn auch für die Beurteilung des Operationserfolges nach Freilegung der Arteria vertebralis zählen nicht eindrucksvolle Schilderungen über das Verhalten des Gefäßes nach Freilegung, sondern nur verändertes Beschwerdebild und besonders veränderter neuro-psychiatrischer Befund.

Wirbelsäulenerkrankungen können zu psychischen Störungen führen. Hierfür sind nicht nur die häufig auftretende Einschränkung der Bewegungsfreiheit anzuschuldigen, sondern häufig findet sich auch eine Veränderung des Wohlbefindens infolge Mißempfindungen, Schmerzen, Schlaflosigkeit. Durch die oft langwierige Immobilisation wird zudem die Geduld vieler Patienten auf die Probe gestellt. Hier kann medikamentöse Hilfe wesentliche Erleichterung bringen. Neben den bekannten und auch neueren antispastischen Medikamenten sind besonders die neueren Benzodiazepin-Derivate erwähnenswert, deren Wirkungsprofil eine besondere Muskelrelaxation aufweist, wie z. B. Tetrazepam (Musaril). Diese Substanz hat zusätzlich auch noch antispastische Wirkung. Neben der Muskelrelaxation und der damit einhergehenden unmittelbaren Schmerzlinderung wirkt sich auch noch ein gewisser tranquilizierender Effekt mit Schmerzdistanzierung vorteilhaft aus. Hinzu kommt, daß durch eine geringe Dosiserhöhung die gleiche Substanz abends zur Schlafinduktion eingesetzt werden kann.

Wirbelsäulenerkrankungen infolge psychischer Störungen

Inwieweit psychische Veränderungen überhaupt zu Wirbelsäulenerkrankungen führen können, ist Gegenstand weitester Diskussionen. Hierin mündet ein die nach wie vor geteilte Meinung über die Bedeutung der Psychosomatik. Zweifelsfrei ist, daß psychische Veränderungen zu *funktionellen Wirbelsäulenbeeinträchtigungen* führen können, am einfachsten erkennbar in Veränderungen der Haltung. Eßgewohnheiten beeinträchtigen die Wirbelsäulenfunktion, eindrucksvoll zu beobachten infolge Adipositas, aber auch bei längerem Fasten. Ob dagegen bestimmte Persönlichkeitsstrukturen oder bestimmte Konflikte und deren Verarbeitung zu organischen Krankheitsbildern führen können, ist zumindest nicht schlüssig bewiesen in dem Sinne, daß dies reproduzierbar ist und auch durch entsprechende psychotherapeutische Maßnahmen die organische Erkrankung geheilt werden könne. Es ist bisher in keiner sorgfältigen Untersuchung erwiesen worden, daß die angenommene bestimmte Persönlichkeitsstruktur für eine Bandscheibenerkrankung sich *prämorbid* nachweisen ließ. Es sei hier nochmals darauf hingewiesen, daß aus Besonderheiten des psychischen Befundes *in der Krankheit* nicht auf eine besondere Persönlichkeitsstruktur *prämorbid* geschlossen werden darf. Diese Annahme liegt der Vorstellung von einem bestimmten „Bandscheibentyp" zugrunde, dessen Register zur Verarbeitung von Konflikten eben auch die Flucht in den Bandscheibenvorfall beinhalte. Es ist bekannt, daß bei vielen Organerkrankungen die Wirbelsäule entweder tatsächlich miterkrankt (Übersicht bei Kunert, 1975) oder aber es auch zu Vortäuschungen von Wirbelsäulenerkrankungen kommen kann, besonders radikulären Syndromen infolge Innervationsbesonderheiten (C_8-Syndrom bei pektanginösen Beschwerden, C_4-Syndrom rechts bei Gallenblasen-Erkrankungen). Andererseits kann die Wirbelsäule aber auch Ausdrucksorgan psychischer Störungen sein (Winzenried, 1966; Venzlaff, 1975). Den Kreuzschmerzen der Frau (Richter, 1976; Weintraub, 1977a u. b) können alle 3 Möglichkeiten zugrunde liegen: Die Wirbelsäule kann tatsächlich von einem Prozeß im kleinen Becken mitbefallen sein, es kann durch Schmerzausstrahlung ein Wirbelsäulensyndrom vorgetäuscht werden und die Wirbelsäule kann Ausdrucksorgan einer psychischen Störung sein. Die im Einzelfall vorliegenden Zusammenhänge gilt es durch den kunstvoll erhobenen somatischen und psychischen Befund auszuschließen oder wahrscheinlich zu machen. Dem stehen die einem durchaus nicht nur somatisch orientierten Arzt, der sich mit Wirbelsäulenkranken beschäftigt, nicht ganz geläufigen Deutungen der Psychodynamik gegenüber. Sie sind sicher ingeniöse Forschungsansätze: die Polyarthritis soll auf einem heroischen Altruismus, der M. Bechterew auf einer narzistischen Distorsion beruhen, Zervikal- und Lumbalsyndrom seien eine Organsprache, das Zervikalsyndrom beruhe auf einer gehemmten Aggression (Faust in der Tasche = psychosomatische Brachialgie), das Lumbalsyndrom beruhe auf psychischer Überlastung, Frustration und gestörter Sexualität sowie einem zwanghaften Helfen-wollen, wie schon die Sitzhaltung des sich ständig auf dem Sprung befindlichen Patienten zeige. Die kritischen Darlegungen von Hinz und Pohl (1977) sind eine empfehlenswerte Lektüre hierzu.

Es sei wiederholt: auch für den nicht nur somatisch denkenden Arzt sind diese Interpretationen nicht ganz zwanglos nachvollziehbar, dennoch lebt die Forschung gerade vom ungewöhnlichen Denkansatz mit ungewöhnlichen Hypothesen. Aber: in den meisten dieser Publikationen fehlt der neurologische und der psychiatrische Befund, vielmehr finden sich umfangreichste biographische Angaben. Dies erscheint weniger verzeihlich. Nachuntersuchungen von Baumhackl (1978) an nichtoperierten Bandscheibenpatienten, die durch die Operation beschwerdefrei wurden, ergaben bei einem Drittel dieser Patienten eine endogene Depression. (Typische Symptome der endogenen Depression siehe Tabelle 3.)

Der Autor räumt ein, daß die Entwicklung der Beschwerden bei diesen Patienten nicht charakteristisch war, auch der somatische Befund war nicht operationswürdig. Auch Friedrich und Tilscher (1980) beschrieben in ihrer umfangreichen Differentialdiagnose von Lumbalsyndromen nach Bandscheibenoperation, daß bei

Tabelle 3. Hinweise auf endogene Depression

– Verstimmung	– Tagesschwankungen
– Affektstörung	– phasenhafter Verlauf
– Elanreduktion	– frühere depressive Phasen
– leibliche Mißempfindungen	– frühere manische Phasen
– vegetative Entgleisungen	– familiäre Belastung

psychogenen, nicht somatisch bedingten Wirbelsäulenbeschwerden diffuse Schmerzangaben, eine sogenannte „Panalgesie", zu finden war. Durch die Einführung des Begriffes „Larvierte Depression", das ist eine Depression mit vorwiegend somatischen Symptomen ohne deutliche Verstimmung, ist keinesfalls die Grenze zwischen reaktiver und endogen psychotisch bedingter Depression aufgehoben worden. Mag dies im Einzelfall nicht immer mit letzter Sicherheit zu trennen sein, so handelt es sich doch um ganz verschiedene Krankheitsbilder mit unterschiedlicher Behandlung.

Die nicht-psychotisch bedingten psychischen Auffälligkeiten, die sich in nicht objektivierbaren Wirbelsäulenbeschwerden äußern und etwas wechselnd mit „Psychoneurose" oder „psychosomatischem Wirbelsäulensyndrom" etikettiert werden (Eder und Tilscher sprechen gar von einem „psychovertebralen Syndrom", wenn die Wirbelsäule Manifestationsorgan seelischer Störungen ist), sprechen nach übereinstimmenden Angaben in der einschlägigen Literatur schlecht auf umfangreiche psychotherapeutische Maßnahmen, insbesondere die psychoanalytisch orientierten Verfahren, an. Vielmehr werden einer guten Gesprächstechnik, der Gruppentherapie, evtl. dem autogenen Training, die größten Heilungschancen zugesprochen, eine iatrogene Verfestigung durch Demonstrationen nicht relevanter Röntgenbefunde sei unbedingt zu vermeiden, zusätzlich sei gute ärztliche Führung dringend erforderlich. Hier offenbart sich in der Therapie Gemeinsames trotz unterschiedlicher Ansichten des somatisch orientierten und mehr psychodynamisch orientierten Arztes. – Man mache sich in jedem Fall frei von der Vorstellung, daß
1. all diesen Patienten rasch geholfen werden kann;
2. dies die analytische Psychotherapie leisten kann.

Zufällig gleichzeitig auftretende Störungen im Bereich von Wirbelsäule und Rückenmark sowie psychische Veränderungen

Wegen ihrer Häufigkeit müssen beide Syndrome besonders im Alter bedacht werden. Es ist unkritisch, ein pathogenetisches Prinzip zu verallgemeinern, wie am Beispiel der vaskulären Myelopathie oben erörtert wurde, oder aus einem zeitlichen einen kausalen Zusammenhang zu konstruieren, dies wurde für die sicher zu häufig diagnostizierte Vertebralis-Insuffizienz dargelegt.

Diskussion

Spino-vertebrale und psychische Syndrome treten gar nicht so selten gemeinsam auf. Die Differentialdiagnose ist recht umfangreich, daher ist es besonders wichtig, sowohl den neuroorthopädischen wie auch den psychischen Befund genau zu erheben. Dies ergibt nämlich die Literatur-Durchsicht: Es ist leider die Ausnahme, daß sowohl ein gründlicher neuroorthopädischer und psychischer Befund beschrieben wird.

„Neuroorthopädie" will wissenschaftliches interdisziplinäres Gespräch fördern. Das bedeutet aber nicht nur, daß Nervenärzten von Orthopäden und Neurochirurgen Einblick in die operative Kunst gewährt wird, sondern auch, daß Nervenärzte zum Verständnis neurologischer und psychiatrischer Symptome bei den gemeinsamen Patienten beizutragen versuchen. Gewiß gibt es überwiegend somatisch orientierte Ärzte, die Beschwerden von Kranken bereits dann mit einer psychiatrischen Diagnose belegen, wenn kein pathologischer klinischer oder apparativer Befund zu erheben ist. Dies ist ein nicht akzeptables diagnostisches Vorgehen, die Psychogenie per exclusionen zu diagnostizieren, wird aber nun gerade durch die Interpretationsfreudigkeit mancher psychodynamisch orientierter Autoren gefördert. Als hypothetischer Ansatz für weitere Untersuchungen ist manche Deutung sicher legitim und vielleicht sogar nützlich, für die unmittelbare Behandlung der Kranken aber wenig hilfreich, zumal die aufwendigen psychotherapeutischen Verfahren von den Kennern bei dieser Indikation als nicht besonders erfolgreich beschrieben werden. Der psychische Befund ist von großer Bedeutung. Es muß nach den Symptomen einer organischen Hirnerkrankung gefahndet werden: besonders Orientierungsstörungen, sehr frühzeitig schon Gedächtnisstörungen und Verlangsamungen sowie Affektstörungen. Die Möglichkeit einer kausalen Therapie ist zu prüfen. – In gleicher Weise müssen Anamnese und psychischer Befund im Hinblick auf eine endogene Depression erhoben werden, für die die thymoleptische Behandlung die wichtigste Therapie bedeutet. Sind körperlich begründbare und endogene Psychosen aufgrund von Anamnese und psychischem Befund nicht wahrscheinlich, so ist ein psychogenes Wirbelsäulensyndrom zu diskutieren. Dies ist wahrscheinlich, wenn der somatische Befund normal ist, das Beschwerdebild nicht typisch und ein entsprechender psychischer Befund erhoben werden kann. Umgekehrt ist die somatische Erkrankung wahrscheinlicher bei einem unauffälligen prämorbiden psychischen Befund, einfühlbaren reaktiven Veränderungen in der Krankheit, typischer Anamnese und erst recht bei einem charakteristischen somatischen Befund. Entschließt man sich zur Diagnose eines psychogenen Wirbelsäulenbeschwerdekomplexes, so sind psychodynamische Spekulationen zwar interessant, aber für die Therapie nicht wegweisend. Aufwendige psychoanalytische Verfahren sind wenig erfolgversprechend. Das ausführliche therapeutische Gespräch, autogenes Training, Gruppenbehandlungen werden auch von psychodynamischen Autoren als noch die beste Behandlung empfohlen, vor einer iatrogenen Verstärkung des Beschwerdebildes wird gewarnt. Das heißt dann aber auch, daß bei den meisten dieser Patienten die gekonnte krankengymnastische Behandlung mit guter psychischer Führung der Kranken – eventuell in der Gruppe – eine sehr wirksame Behandlung darstellt. Wir sollten gerade diese Therapie bei diesen Patienten ausnützen.

Wichtigste Voraussetzung ist, daß die in Frage kommenden, sehr weitgespannten Differentialdiagnosen von der Psychiatrie über die Neurologie und Neurochirurgie bis zur Orthopädie und der Manualtherapie dem Untersucher bekannt sind und die vielfältigen Untersuchungstechniken von der psychiatrischen Exploration bis zur neuroorthopädischen Untersuchung beherrscht werden. Die ist eine sehr hohe Forderung.

Literatur

Baumhackl E, Oberhummer J, Sunder-Plassmann M, Zapotoczky HG, Zaunbauer F (1978) Psychische Störungen bei zervikalen Bandscheibenschäden und Osteochondrosen. Psychiatr Clin (Basel) 11:163–169
Braun W (1969) Ursachen des lumbalen Bandscheibenvorfalls. In: Junghanns H (Hrsg) Die Wirbelsäule in Forschung und Praxis Bd 43. Hippokrates, Stuttgart
Dreyfus P, Dorfmann H (1972) Komplikationen im Schädel-Hals-Bereich bei Autounfällen. Münch Med Wochenschr 114:614–616
Duden Bd 7 (1963) Das Herkunftswörterbuch. Die Etymologie der deutschen Sprache. Bibliographisches Institut Mannheim, Wien, Zürich
Eder M, Tilscher H (1982) Schmerzsyndrome der Wirbelsäule – Grundlage, Diagnostik, Therapie. In: Junghanns H (Hrsg) Die Wirbelsäule in Forschung und Praxis Bd 81, 2. Aufl. Hippokrates, Stuttgart
Erdmann H (1983) Versicherungsrechtliche Bewertung des Schleudertraumas. In: Hohmann D, Kügelgen B, Liebig K, Schirmer M (Hrsg) Neuroorthopädie 1: Halswirbelsäulenerkrankungen mit Beteiligung des Nervensystems. Springer, Berlin Heidelberg New York
Flügel KA, Fuchs HH, Durschky K-F (1977) Das „Locked-in"-Syndrom: Pseudokoma bei Basilaristhrombose. Dtsch Med Wochenschr 102:465–470
Friedrich M, Tilscher H (1980) Ursachen für Lumbalsyndrome nach Bandscheibenoperationen. Wien Klin Wochenschr [Suppl] 92 (107):27–31
Godt P, Malin J-P, Witterborg A (1981) Das Schulter-Arm-Syndrom. Thieme, Stuttgart
Hinz G, Pohl W (1972) Kritische Betrachtungen zur Psychogenese rheumatischer Erkrankungen. Med Welt 28:1830–1833
Isermann H (1972) Das lumbale Wurzelreizsyndrom als psychosomatisches Problem. Psychiatr Neurol Med Psychol (Leipz) 24:153–159
Jörg J (1976) Die Beurteilung traumatischer Schäden an Rückenmark und Wirbelsäule. Med Welt 27:603–610
Krämer G (1980) Das zerviko-zephale Beschleunigungstrauma („HWS-Schleudertraumen") in der Begutachtung. Unter besonderer Berücksichtigung zentralnervöser und psychischer Störungen. Akt Neurol 7:211–230
Krämer G, Hopf HC (1981) Zerebrale Störungen nach isolierten „HWS-Schleudertraumen" (zerviko-zephalem Beschleunigungstraumen). Akt Traumatol 11:114–119
Krämer G (1983) Diagnostik neurologischer Störungen nach Schleudertrauma der Halswirbelsäule. Dtsch Med Wochenschr 108:586–588
Krämer G (1983) Therapie neurologischer Störungen nach Schleudertraumen der Halswirbelsäule. Dtsch Med Wochenschr 108:589–590
Kudlien F (1976) Os sacrum. Gesnerus 33:183–187
Kügelgen B (1983) Die zervikale Myelopathie – Krankheitsbild und Operationsindikation. In: Hohmann D, Kügelgen B, Liebig K, Schirmer M (Hrsg) Neuroorthopädie 1: Halswirbelsäulenerkrankungen mit Beteiligung des Nervensystems. Springer, Berlin Heidelberg New York
Kunert W (1975) Wirbelsäule und Innere Medizin. 2. Aufl. Enke, Stuttgart
Ladurner G, Jeundl E, Auer L, Justich E, Lechner H (1982) Verlauf und depressive Verstimmung in der Langzeitprognose des lumbalen Diskusprolaps. Nervenarzt 53:442–444
Lang G, Kehr P (1983) Vertebragene Insuffizienz der Arteria vertebralis. In: Hohmann D, Kügelgen B, Liebig K, Schirmer M (Hrsg) Neuroorthopädie 1: Halswirbelsäulenerkrankungen mit Beteiligung des Nervensystems. Springer, Berlin Heidelberg New York Tokyo
Müller E (1966) Das Schleudertrauma der Halswirbelsäule und seine verschiedenen Folgen. Dtsch Med Wochenschr 91:588–593
Mumenthaler M (1980) (Hrsg) Der Schulter-Arm-Schmerz. Huber, Bern Stuttgart Wien
Mumenthaler M (1982) Neurologie. 7. Aufl. Thieme, Stuttgart
Neumayer E (1967) Die vasculäre Myelopathie. Springer, Wien New York
Neumayer E (1972) Wirbelsäule, Nervensystem und Psyche. Wiener Med Wochenschr 124:651–655
Ommaya AK, Yarnell P (1969) Subdural haematoma after whiplash injury. Lancet II:237–239

Pampus I (1966) Zur psychologischen Situation des Querschnittsgelähmten. Fortschr Neurol Psychiatr 34:305–330
Poeck K (1970) Fehldiagnose „Bandscheibenschaden". Med Welt 17:767–772
Pongartz J (1980) Leitsymptom: Wirbelsäulenschmerzen – Eine psychosomatische Studie. Z Psychsom Med Psychoanal 12:26–39
Prill H-J (1965) Der Kreuzschmerz in psychosomatischer Sicht. Zentralbl Gynaekol 87:1337–1341
Richter K (1980) Kreuzschmerz aus der Sicht des Gynäkologen. Wien Klin Wochenschr 92:335–342
Scheid W (1980) Lehrbuch der Neurologie. 4. Aufl. Thieme, Stuttgart
Skinner HE (1970) The origin of medical terms. Hafner, New York
Unterharnscheidt F (1980) Neurotraumatologie: Biomechanik, Pathomorphologie und Pathophysiologie. In: Wieck (Hrsg) Neurotraumatologie. Thieme, Stuttgart
Venzlaff H (1975) Ausdrucksorgan Wirbelsäule. Ärztliche Praxis 2249–2251
Weber H (1978) Lumbar disc herniation. J Oslo City Hosp 28:89–120
Weintraub A (1977a) Die Grenzen der psychosomatischen Kreuzschmerzanalyse. Med Welt 28:948–952
Weintraub A (1977b) Beitrag zur Psychosomatik des Kreuzschmerzes. Praxis 56:1130–1132
Wieck HH, Herklotz B (1972) Vitamin-B_{12}-Mangelzustände aus neuropsychiatrischer Sicht. Med Monatsschr 26:7–10
Wiesner H, Mumenthaler M (1975) Schleuderverletzungen der Halswirbelsäule. Eine katamnestische Studie. Arch Orthop Unfallchir 81:13–36
Winzenried FJM (1964) Die Wirbelsäule als psychiatrisches Krankheitspotential. In: Bürger-Prinz H, Winzenried FJM (Hrsg) Befinden und Symptom. Schattauer, Stuttgart
Wörz R, Gross D (Hrsg) (1978) Kreuzschmerz. Fischer, Stuttgart New York
Wolf HD (1983) Manual-medizinische Erfahrungen bei Weichteilverletzungen der Halswirbelsäule. In: Hohmann D, Kügelgen B, Liebig K, Schirmer M (Hrsg) Neuroorthopädie 1: Halswirbelsäulenerkrankungen mit Beteiligung des Nervensystems. Springer, Berlin Heidelberg New York Tokyo

Zur Psychosomatik des Lumbalsyndroms

H. ISERMANN

Lumbalsyndrome können als Lumbago ohne Beeinträchtigung der Nervenwurzeln und als Lumboischialgie mit Irritation oder Schädigung der Nervenwurzeln in Erscheinung treten. Dabei wird der Schmerz der Lumbago als diffus, ungenau lokalisierbar und drückend empfunden; er ist dem viszeralen oder Tiefen-Schmerz der langsam leitenden marklosen Schmerzfasern der Gruppe IV (früher C-Fasern) ähnlich. Der Schmerz der Lumboischialgie, der Wurzelschmerz, dagegen ist gut lokalisierbar, reißend, ziehend und äußerst unangenehm; er wird in den schnell leitenden markhaltigen Schmerzfasern der Gruppe III (früher A-delta-Fasern) zum Rückenmark geleitet.

Dieser Hinweis auf die unterschiedliche Schmerzempfindung erscheint mir wichtig, weil der von den Gelenken und Muskeln ausgehende Tiefenschmerz polysynaptisch über den palaeo-spinothalamischen Trakt mit seinen langsam leitenden Bahnen Verbindungen zur Formatio retikularis, zum Hypothalamus und zum limbischen System eingeht. Damit kann besonders der Tiefenschmerz affektiv und vegetativ beeinflußt werden und gefühlsbetont in Erscheinung treten (Struppler u. Hiedl [10], Hassler [4]).

Hier ist eine Beziehung zwischen einem somatischen Reizzustand der Wirbelsäule und der Psyche als Schmerzerlebnis im Sinne eines somatopsychischen Geschehens erkennbar.

Umgekehrt läßt diese enge Beziehung zwischen Psyche und körperlicher Störung die Frage aufkommen, ob durch psychische Belastungen körperliche Beschwerden auch an der Lendenwirbelsäule im Sinne eines psychosomatischen Geschehens auftreten können.

Diese Frage scheint man ohne Bedenken bejahen zu können, wenn man die Wirbelsäule als Ausdrucksorgan der inneren Haltung betrachtet. Vielfältig sind Redewendungen, die diese Annahme stützen. So läßt der bedrückte und mutlose Mensch eine gebeugte, der erfolgreiche und dynamische Mensch eine aufrechte Haltung erkennen. Derjenige, der sich durchsetzen kann, läßt die Probleme den „Buckel runterrutschen", und derjenige, der sich geschlagen gibt, ist „aufs Kreuz gefallen". Ferner sind Ausdrücke wie „ducken", „katzbuckeln" und „beugen" zu nennen.

Wenn wir den pathophysiologischen Vorgang bei der Lumbago betrachten, kommt es häufig über eine Fehlhaltung oder eine Fehlbelastung der Wirbelsäule nach langem Stehen, Sitzen oder Bücken zu einer Überanstrengung und Ermüdung der Rückenmuskulatur (Exner) [3]. Diese muskuläre Insuffizienz bedingt eine Gefügelockerung vorwiegend in den beiden unteren lumbalen Bewegungssegmenten. Dadurch kann die physiologische Bandscheibendegeneration beschleunigt und die Entwicklung zum chronischen Bandscheibenschaden eingeleitet werden.

Auf diese Insuffizienz der Rückenmuskulatur mit schlechter Körperhaltung können seelische Belastungen und Konflikte über das vegetative Nervensystem derart Einfluß nehmen, daß es ebenso wie bei der mechanischen Überlastung der Muskulatur zu einer Gefügelockerung der Bewegungssegmente und schließlich zu einer Lumbago kommt.

Bei diesem psychosomatischen Geschehen handelt es sich im Sinne von Alexander [1] um konfliktbedingte feindselige Antriebe, die gehemmt und in die Muskulatur verdrängt werden. Die Muskulatur reagiert mit vermehrter Anspannung und Kontraktion. Umgekehrt kann ich mir aber auch unter seelischer Belastung ein „Sich-Hängenlassen" in der Resignation vorstellen, das zu einer schlaffen und schlechten Körperhaltung mit ausgeprägter Lendenlordose und schließlich zum Lumbalsyndrom führt.

Psychoanalytiker haben hier ein weites Feld vor sich, die verschiedenen von einer Lumbago betroffenen Persönlichkeiten und deren Konfliktkonstellationen zu durchleuchten. So beschrieb Cremerius [2] ein anal-retentives Antriebserleben, und Schellack [9] fand bereits in der frühmotorischen Phase der kindlichen Entwicklung eine Hemmung und Einengung infolge einer starken Überichbildung.

Berücksichtigt man aber die vielen Menschen mit Lumbalgien und die in der orthopädischen Literatur überzeugende Darstellung statisch-mechanischer Faktoren für die Entstehung von Lumbalgien, so habe ich Zweifel, ob tiefenpsychologisch feststellbare Bedingungen überhaupt einen wesentlichen pathogenetischen Einfluß haben.

Um Hinweise auf Art und Häufigkeit psychischer Störungen bei Lumbalsyndromen zu erhalten, habe ich die Krankengeschichten von 74 Patienten durchgesehen, die 1982 in der Neurologischen Abteilung unserer Klinik wegen einer Lumbago, einer Lumboischialgie und eines Bandscheibenvorfalles behandelt wurden. Die psychiatrische Untersuchung erfolgte in konventioneller Weise ohne testpsychologische Methoden.

Unter 74 Patienten mit einem Lumbalsyndrom fanden wir 45, das sind 61%, deren psychischer Befund als unauffällig zu bezeichnen war. Ein unauffälliger psychischer Befund besagt, daß insbesondere Affektivität, Verhalten und Krankheitserleben nicht krankhaft gestört sind. Von den 45 psychisch unauffällig erscheinenden Kranken machten 36 einen besonders sachlichen (28 Patienten) und einige auch einen freundlichen (8 Patienten) Eindruck. Bei den 14 sonstig psychisch auffälligen Patienten handelt es sich überwiegend um ältere mit einem hirnorganischen Psychosyndrom. Ein depressiv-ängstliches Syndrom fanden wir bei 12 Patienten, von denen ein Teil auf Involutionsdepressionen und Suchtleiden zurückzuführen ist. Nur 3 Patienten ließen eine sogenannte psychische Überlagerung erkennen, die als deutliche Überbewertung des Krankheitsbildes mit zweckgerichteten Tendenzen zu erkennen war (Tabelle 1).

Die Zahlen sind gering und auch nicht exakt wissenschaftlich ermittelt. Sie erlauben aber doch einen Eindruck des psychischen Geschehens bei Kranken mit einem Lumbalsyndrom. Auf die Sachlichkeit der Beschwerdeschilderung haben wir im Hinblick auf eine mögliche psychische Überlagerung besonders geachtet.

Interessant ist zum Vergleich eine ähnliche Untersuchung aus dem Jahre 1971. Damals habe ich in ähnlicher Weise 78 Krankengeschichten von Patienten mit Lumbalsyndromen aus 5 zurückliegenden Jahren durchgesehen. 48 von diesen 78

Tabelle 1. Psychischer Befund bei Lumbalsyndromen

1982	Anzahl	sachlich	unauf-fällig	depressiv	sonstige	psych. Überlag.
Lumbago	13	3	5	1	4	
Lumbago nach Bandscheiben-Operation	9	5	1	2		1
Lumboischialgie	20	7	1	5	6	1
Bandscheibenvorfall	24	13	6	3	1	1
sonstige Prozesse	8		4	1	3	
	74	28 zus. 45	17 = 61%	12	14	3
1967–1971 Lumbalsyndrom	78	9 zus. 48	39 = 62%	10	10	10

Patienten hatten ebenfalls einen unauffälligen psychischen Befund; das waren 62%, fast genau so viele wie in der neuen Studie. 9 von ihnen waren als sachlich bezeichnet worden. Der geringere Anteil sachlicher Patienten in der älteren Studie hängt damit zusammen, daß wir in den letzten Jahren mehr auf das Ausdrucksverhalten der Patienten geachtet haben. In der älteren Untersuchung fanden wir unter den 78 Patienten 10 mit einer sogenannten psychischen Überlagerung.

Aus unserer kleinen Studie geht hervor, daß es sich bei Kranken mit einem Lumbalsyndrom weit überwiegend um psychisch unauffällige Patienten handelt. In knapp 2/3 der untersuchten Fälle war der psychische Befund unauffällig. Über die psychisch auffälligen Patienten mit einem Lumbalsyndrom berichten Kröber und Dohrn-van Rossum im gleichen Tagungsband.

Auf dem Hintergrund dieser Darstellung möchte ich davor warnen, von einer „psychosomatischen Lumbalgie" zu sprechen, wie es Weintraub [11] getan hat. Wir alle kennen Lumbagokranke mit unauffälligem neurologischen Befund, bei denen die Myelographie einen Bandscheibenvorfall ergab oder Kranke, bei denen sich erst nach eingehender Röntgendiagnostik eine Wirbelmetastase fand oder die Liquoruntersuchung und Elektromyographie eine Polyradikulitis aufdeckten.

Ein psychosomatisches Geschehen darf erst angenommen werden, wenn durch vielfältige und mehrfache Untersuchungen ein organisches Leiden ausgeschlossen und das psychosomatische Leiden direkt nachgewiesen werden kann.

Im Gegensatz zur Lumbago, bei der eine Beeinträchtigung der Nervenwurzeln nicht vorliegt, stellt das lumbosakrale Wurzelreizsyndrom eine Irritation oder Schädigung der unmittelbar am Rückenmark einmündenden oder austretenden Nervenfasern dar. Neben dem Hauptsymptom Schmerz können Lähmungen und Atrophien der Muskeln, Reflex-, Sensibilitäts- und vegetative Störungen auftreten. Diese Störungen sind nur durch eine mechanische Beeinträchtigung der Nervenwurzeln durch Erkrankung der Bandscheiben oder der Wirbelkörper zu verstehen. Ein direktes psychosomatisches Geschehen scheidet hier aus. Allerdings können psychische Faktoren über eine Muskelverspannung und die damit verbundene Lumbago zu einer beschleunigten Degeneration der Bandscheiben und zum wurzelbeengenden Prozeß führen.

Aber dieser auf eine psychisch bedingte Muskelverspannung zurückreichende Entstehungsmechanismus eines Wurzelreizsyndroms ist sehr kritisch zu bewerten. Man neigt zu dieser Annahme, wenn Untersuchungen keine belangvollen körperlichen Ursachen nachweisen können. Wir haben gerade in den letzten Jahren erfahren, daß trotz einer unauffälligen Myelographie ein Bandscheibenvorfall vorliegen kann, der nur durch eine Diskographie oder die Computertomographie sichtbar gemacht werden konnte. Gerade bei lateral gelegenen Bandscheibenvorfällen ist dies nicht selten der Fall.

Die beiden Studien aus den Jahren 1971 und 1982 zeigen, daß psychische Faktoren das Lumbalsyndrom nicht besonders häufig zu beeinflussen scheinen. Die Kranken waren zu einem großen Teil ausgesprochen sachlich und auch freundlich. Dieses Verhalten könnte dem in der modernen Psychosomatik herausgestellten Erscheinungsbild der Alexithymie entsprechen. Alexithymie stellt die Unfähigkeit des Patienten dar, Gefühle zu entwickeln und auszudrücken. Sie äußern eher undifferenzierte körperliche Sensationen, hängen am Gegenständlich-Konkreten im Denken und Handeln, wirken manchmal einfallsarm und unsicher (v. Rad) [7]. Doch ist diese Theorie der psychisch unauffällig wirkenden psychosomatischen Kranken noch umstritten.

Meine Ausführungen lassen erkennen, daß es die enge Beziehung zwischen seelischer Störung und dem Auftreten eines Lumbalsyndroms im Sinne einer psychosomatischen Erkrankung nicht gibt. Konversionsneurotische Mechanismen oder sogenannte psychogene Überlagerungen kommen beim Kranken mit einem Lumbalsyndrom nicht besonders häufig vor. Im Vordergrund der Lumbago und insbesondere der Lumbago mit einer Wurzelirritation oder Wurzelschädigung stehen statisch-mechanische Faktoren. Diese können in der Entwicklung aber durch seelische Konflikte und eine damit verbundene Insuffizienz der Rückenmuskulatur ungünstig beeinflußt werden. Der Schmerz selbst, insbesondere der sogenannte Tiefenschmerz der Lumbago, wird in seiner Ausgestaltung von Einflüssen des Großhirns über das limbische System mitgestaltet. Es finden also wohl Wechselwirkungen zwischen Psyche und somatischen Störungen der unteren Wirbelsäule statt, doch sind diese Beziehungen nicht als eine psychosomatische Erkrankung im engeren Sinne zu verstehen.

Literatur

1. Alexander F (1971) Psychosomatische Medizin. de Gruyter, Berlin New York
2. Cremerius J (1954) Rheumatische Gelenks- und Muskelerkrankungen als funktionelles Geschehen. Z Psychosom Med Psychoanal 1:173–181
3. Exner G (1980) Leitsymptom Kreuzschmerz. Dtsch Ärzteblatt 13:815–822
4. Hassler R (1971) Welche zentralen Neuronensysteme sind für die Entstehung psychosomatischer Krankheiten bedeutungsvoll? In: Hypnose und Autogenes Training in der Psychosomatischen Medizin. Hippokrates, Stuttgart, p 11–34
5. Isermann H (1972) Das lumbosakrale Wurzelreizsyndrom als psychosomatisches Problem. Psychiatr Neurol Med Psychol (Leipz) 24:153–159

6. Otte P (1968) Zur Problematik psychogener Phänomene in der Orthopädie. In: Kranksein in seiner organischen und psychischen Dimension. Hoffman-La Roche AG, Grenzach, p 223–229
7. v. Rad M (1980) Psychoanalytische Konzepte psychosomatischer Symptombildungen. Nervenarzt 51:512–518
8. Scheier HJG (1972) Klinische Untersuchung bei Kreuzschmerzen. Orthopäde 1:130–137
9. Schellack D (1954) Psychische Faktoren bei Muskel- und Gelenkserkrankungen. Z Psychosomat Med 1:173–181
10. Struppler A, Hiedl P (1977) Anatomie der schmerzleitenden und schmerzverarbeitenden Systeme des Menschen. In: Frey R, Gerbershagen HU (Hrsg) Schmerz und Schmerzbehandlung heute. Fischer, Stuttgart New York, p 1–10
11. Weintraub A (1979) Psychosomatik der menschlichen Haltung. In: Rizzi MA (Hrsg) Die menschliche Haltung und die Wirbelsäule. Hippokrates, Stuttgart p 101–108

Gibt es einen „Bandscheibentyp"?

H. L. KRÖBER

In der großen Schar derer, die wegen Kreuzschmerzen oder lumbalen Wurzelreizsyndromen in Behandlung kommen, scheinen bei einigen Patienten psychische Faktoren wesentlich für die Ausgestaltung des Krankheitsbildes und für den Verlauf der Krankheit zu sein. Es drängt sich bei einigen auch der Eindruck auf, daß für die völlige Therapieresistenz nicht das Ausmaß der körperlichen Schädigung oder diagnostische Mängel verantwortlich sind, sondern seelische Störungen.

Wir können hier keine Aussage darüber machen, wie groß der Anteil dieser Patienten an allen Lumbalgien und Lumboischialgien einschließlich Bandscheibenvorfällen ist, da das Gros aller Erkrankten gar nicht mehr in eine neurologische Klinik gelangt. Doch selbst wenn es nur wenige Prozent sein sollten, handelt es sich jährlich um Hunderte in den Kliniken und Tausende in den Praxen (vergl. Schramm et al. 1978).

Uns interessieren hier also nicht Mengenverhältnisse und Prozentanteile. Wir wollen vielmehr prüfen, ob sich die Lumbalgie/Lumboischialgie-Patienten in psychischer Hinsicht durch *besondere Merkmale* auszeichnen.

Unsere Fragen waren im einzelnen:

- Weisen alle Lumb(oischi)algie-Patienten, gleich ob sie uns in der Klinik psychisch auffällig oder unauffällig erscheinen, typische *gemeinsame* Merkmale auf, so daß man die Lumbalgie als die typische Erkrankung eines bestimmten Persönlichkeitstypus ansehen könnte – so, wie es beispielsweise für Herzinfarktpatienten diskutiert wurde?
- Was ist das Auffällige an den primär auffällig Erscheinenden?
- Worin unterscheiden sich die psychisch auffälligen von den unauffälligen Patienten?
- Sind die psychisch Auffälligen eine einheitliche, pathogenetisch definierbare Gruppe?
- Und: Unterscheiden sich die Behandlungserfolge in diesen beiden Gruppen?

Wir sind folgendermaßen vorgegangen. Als Ausgangsgruppe nahmen wir alle 80 Patienten, die seit April 82 wegen Kreuz- oder lumbalen Wurzelreizschmerzen stationär eingewiesen wurden. Zur Vergrößerung des Anteils psychisch Auffälliger nahmen wir 20 Patienten hinzu, die wegen gleicher Beschwerden für das Sozialgericht begutachtet wurden. Diese 100 Patienten haben wir nach dem neurologischen und psychischen Befund in drei Gruppen unterteilt:

Die *Gruppe A* der *psychisch unauffälligen* Patienten, mit geringem bis schwerstem körperlichen Befund. Dieser Gruppe zugeordnet wurden auch jene Kranke, bei denen tatsächlich vorhandene psychische Auffälligkeiten allein durch die körperliche Erkrankung bedingt erschienen und mit ihr abklangen („algogenes Psychosyndrom", Wörz 1978).

Die *Gruppe B* umfaßt die Krankheitsbilder, bei denen uns die bestehenden funktionellen Störungen und Schmerzen *wesentlich psychisch bedingt* erschienen. Hier besteht bei allen ein krasses Mißverhältnis zwischen dem Ausmaß der Beschwerden und den nachweisbaren körperlichen Störungen. Auffällig ist ein oft zweckmäßiges Agieren mit der Krankheit, die nicht als ich-fremd erlebt wird, sondern in die Persönlichkeit integriert zum Zentrum der Kommunikation mit der Umwelt gemacht wird. In diese Gruppe fallen auch endogene Depressionen und hirnorganische Psychosen, sofern diese psychischen Erkrankungen das Bild der scheinbaren oder tatsächlichen Körperkrankheit wesentlich bedingen.

Die *Gruppe C* wurde für diejenigen Patienten geschaffen, bei denen endogene oder hirnorganische Psychosen bestanden, aber ohne daß sich Psychose und Kreuzschmerzsyndrom wesentlich gegenseitig beeinflußten. Es handelt sich hier also um die Gruppe der echten *Kombinationsfälle*.

Die Gruppenzuweisung wurde im weiteren Verlauf der Untersuchung nicht mehr geändert, sie erfolgte allein nach dem klinischen Bild.

12 Patienten schieden wegen Sprachschwierigkeiten oder Unerreichbarkeit für die weitere Untersuchung aus. Die verbleibenden 88 haben wir dann gebeten, den Testbogen des „Freiburger Persönlichkeitsinventar" (FPI) auszufüllen. 77 bereits entlassene Patienten wurden in einem Zusatzfragebogen nach ihren jetzigen körperlichen Beschwerden befragt.

Wir haben das Freiburger Persönlichkeitsinventar (FPI) in der Gesamtform als testpsychologisches Instrument gewählt, weil es standardisiert ist und besonders für die Abklärung psychosomatischer und neurotischer Beschwerden geeignet zu sein scheint (Fahrenberg et al. 1970).

Es antworteten insgesamt 63 Patienten, und zwar 24 aus der Gruppe A, 26 aus der Gruppe B und 13 aus der Gruppe C. Nach Durchschnittsalter (um 50 Jahre) und Krankheitsvorgeschichte (etwas länger als 4 Jahre) waren die Gruppen ebenso vergleichbar wie hinsichtlich der Offenheit in der Beantwortung des Fragebogens, die an einer Kontrollskala nachprüfbar ist. Allerdings ergab sich in Gruppe A eine 2/3 Mehrheit der Männer, in Gruppe B eine 2/3 Mehrheit der Frauen.

Die Auswertung der Fragebögen brachte folgende Ergebnisse:

1. Die Gruppe A der „psychisch Unauffälligen" ist auch in der Selbstschilderung mittels FPI-Test praktisch unauffällig und unterscheidet sich kaum von der gesunden Normalbevölkerung. Statistisch signifikante Unterschiede fanden wir im Merkmal „Gelassenheit": diese Kranken schildern sich toleranter, nachgiebiger, besonnener als die Normalbevölkerung, es besteht, in der Sprache der Psychologen, ein geringes „Dominanzstreben".

Außerdem schildern sich diese Patienten geselliger als die Norm, wobei unbefriedigte Kontaktbedürfnisse infolge der körperlichen Beeinträchtigung zu dem erhöhten Wert beitragen mögen.

Ansonsten fanden sich in keinem weiteren der 12 Persönlichkeitsmerkmale des FPI signifikante Abweichungen von der Verteilung in der Normalbevölkerung.

2. Die Gruppe B der „psychisch Auffälligen" unterscheidet sich dagegen auch in der Selbstschilderung mittels FPI ganz erheblich, nämlich in 6 von 12 Merkmalen, von der Normalbevölkerung. Sie unterscheidet sich noch krasser, nämlich in 9 Merkmalen, von der Gruppe A der psychisch Unauffälligen.

Hochsignifikant erhöht ist bei diesen Patienten das Merkmal „Nervosität", das die Neigung zu multiplen psychovegetativen Störungen umfaßt. Hochsignifikant erniedrigt ist der Wert auf der Skala „Maskulinität": die Patienten schildern sich als leicht enttäuscht, verzagt, mit wenig Selbstvertrauen und Zuversicht, als zurückhaltend, gehemmt und niedergedrückter Stimmung. Es besteht eine erhöhte emotionale Labilität sowie eine signifikant erhöhte Introvertiertheit. Auch in den Einzelskalen erweisen sie sich als deutlich gehemmter, depressiver, gespannter und weniger kontaktfähig gegenüber dem normalen Verteilungsmuster.

3. Die Gruppe C der Kombinationsfälle tendiert *zwischen* den Gruppen A und B, was wir als Bestätigung dafür ansehen, daß A und B sich *wesentlich* unterscheiden. Auf weitere Ausführungen zu dieser interessanten Gruppe, in der wir vor allem hirnorganische Psychosyndrome sahen, müssen wir im engen Rahmen dieser Darlegung leider verzichten.

4. Von Gruppe A (Psychisch Unauffällige) gaben bei der Nachfrage nach Entlassung 72% eine wesentliche Besserung an, 6% Verschlechterung, 22% unveränderten Zustand.

5. Genau entgegengesetzt sind die Werte bei den als psychisch auffällig angesehenen Patienten der Gruppe B. Hier gaben nur 22% Besserung an, jedoch 61% einen unverändert schlechten Zustand und 17% eine weitere Verschlechterung. Bei den gebesserten Patienten handelt es sich mehrheitlich um endogen Depressive, die medikamentös behandelt wurden.

Angesichts dieser Daten kommen wir zu folgenden Schlußfolgerungen:

In psychischer Hinsicht gibt es keine Einheitlichkeit unter den Lumbalgie- bzw. Lumboischialgie-Patienten. Es ist somit sehr unwahrscheinlich, daß die Lumboischialgie selbst eine psychosomatische Krankheitseinheit darstellt. Vielmehr gibt es im Gesamt dieser Patienten eine recht trennscharf abgrenzbare Gruppe von Menschen, bei denen psychische Faktoren entscheidend für das Beschwerdebild und den Krankheitsverlauf sind. Die Mehrheit der Patienten unterscheidet sich dagegen seelisch nicht wesentlich von der Normalbevölkerung. Hinsichtlich beider Gruppen stimmen klinische Beurteilung und psychologische Testung recht gut überein.

Auch die Gruppe der psychisch Auffälligen war in sich nicht einheitlich. Etwa ein Drittel entfiel auf endogene und involutive Depressionen. Die restlichen zwei Drittel nichtpsychotischer seelischer Störungen ergaben keinen einheitlichen Persönlichkeitstypus oder eine spezifische Konfliktkonstellation. Dies widerspricht Annahmen, wie sie beispielsweise von Beck 1975 und Weintraub 1975 geäußert wurden und liegt eher auf der Linie von Übersichten wie denen von Alsen 1971, Kockott 1982 und Cohn 1983.

Gelernte Verhaltensweisen, auf die auch die beiden letztgenannten Autoren hinweisen, mögen jedoch bei der Syndrombildung eine Rolle spielen.

So waren die psychisch Auffälligen 5mal häufiger wegen nichtorthopädischer Erkrankungen operiert worden als die psychisch Unauffälligen. Es handelt sich dabei überwiegend um Unterleibs- und Abdominaloperationen. Angesichts dieser Häufung von Voroperationen bei den psychisch auffälligen Patienten vermuten wir, daß ein Teil von ihnen die Vorteile des „Kranken" und „Operierten" gegenüber Familie, Arbeitskollegen wie auch staatlichen Versorgungseinrichtungen schätzen gelernt hat.

Wir haben demnach Anhaltspunkte dafür, daß der primäre und sekundäre Krankheitsgewinn bei diesen bestimmten Menschen in einer bestimmten Lebens- und Konfliktsituation zu einer bestimmten Ausgestaltung und Konsolidierung des Krankheitsbildes geführt hat. Dabei können dann mehr zufällig Restbeschwerden anderweitiger Voroperationen oder Verschleißerscheinungen der Lendenwirbelsäule zu einer Beschwerdefixierung in dieser Region geführt haben.

Bei diesen Patienten stellt sich der eingehenden psychiatrischen Anamnese in jedem Einzelfall neu die Aufgabe, die konkrete Persönlichkeitsentwicklung und Konfliktkonstellation auszuleuchten, um Wege zur Hilfe erkennen zu können. Dabei sind – hinter allen körperlichen Beschwerdeschilderungen – die Patienten oft wesentlich gesprächsbereiter und gesprächsbedürftiger, als es der erste Eindruck ahnen läßt.

Literatur

Alsen V (1971) Erlebnisverarbeitung und Charakterstruktur psychosomatisch Kranker. In: Langen D (Hrsg) Hypnose und autogenes Training in der psychosomatischen Medizin. Hippokrates, Stuttgart, S 94–102

Beck D (1975) Die Persönlichkeitsstruktur bei psychosomatischen Schmerzzuständen am Bewegungsapparat. In: Weintraub A et al. (Hrsg) Psychosomatische Schmerzsyndrome des Bewegungsapparates. Schwabe/Eular Publ, Basel Stuttgart, S 180–186

Cohn N (1983) Psychologische Faktoren und Prozesse bei der Entstehung und dem Verlauf von psychogenem Schmerz. Psychother Med Psychol 33:13–19

Fahrenberg J, Selg H (1970) Das Freiburger Persönlichkeitsinventar FPI. Hogrefe, Göttingen.

Kockott G (1982) Psychiatrische Aspekte bei der Entstehung und Behandlung chronischer Schmerzzustände. Nervenarzt 53:355–376

Schramm J, Oppel F, Umbach W, Wüllenweber R (1978) Komplizierte Verläufe nach lumbalen Bandscheibenoperationen. Nervenarzt 49:26–33

Weintraub A (1975) Psychosomatische Schmerzsyndrome des Bewegungsapparates und ihre Konfliktspezifität. In: Weintraub A et al. (Hrsg) Psychosomatische Schmerzsyndrome des Bewegungsapparates. Schwabe/Eular Publ, Basel Stuttgart, S 153–165

Wörz R (1978) Psychiatrische Aspekte des Kreuzschmerzes. In: Wörz R et al. (Hrsg) Kreuzschmerz. Fischer, Stuttgart New York, S 122–132

Die Bedeutung des psychischen Befundes bei Patienten mit lumbaler Bandscheibenerkrankung

F. Danke

Für eine Bandscheibenerkrankung ist der klinische Befund entscheidend. Diesen Befund bestimmen neurologische Ausfallserscheinungen und typischer Verlauf der akuten Bandscheibenerkrankung. Bei einer chronischen Bandscheibenerkrankung gewinnen zunehmend psychischer Befund und Schmerz an Bedeutung. Der Schmerz ist dabei eine Art psychosomatisches Bindeglied.

Mit dem Schmerz kommt es zu Stimmungs- und Antriebsänderung. Damit treten psychische Funktionsstörungen in den Vordergrund. Kommen außerdem Bückunfähigkeit, Nachziehen eines Beines oder groteske Fehlhaltung hinzu, sind neue diagnostische Erwägungen jetzt auch wegen des mehrdeutigen psychischen Befundes notwendig.

Der psychische Befund steht gleichrangig neben anderen klinischen Befunden. Er ist wie sie differentialdiagnostischer Baustein. Er wird aber häufig verschätzt. Ärztliche Kunst ist es, die Bedeutung des psychischen Befundes für klinische Krankheit zu erfassen.

Wir müssen wissen, ob der psychische Befund Krankheitswert besitzt. Tut er dies, dann ist von Bedeutung, ob die psychische Veränderung Folge einer Krankheit oder Krankheit selbst ist.

In der Beurteilung der Bedeutung der psychischen Befunde bei lumbaler Bandscheibenerkrankung muß es eingehende differentialdiagnostische Überlegungen geben, die nicht nur die klassischen psychischen Krankheiten wie endogene Psychosen, symptomatische Psychosen und psychoreaktive Störungen sondern auch deren Randgebiete wie larvierte Depression und algogenes Psychosyndrom (Wörz 1977) einbeziehen.

Jede Bandscheibenerkrankung führt zu einer Gefügeänderung mit Schwächung der Wirbelsäule. Schmerzen sind die Regel. Operative Eingriffe können additiv wirken.

Venzlaff bezeichnete 1975 die Wirbelsäule als Ausdrucksorgan. An ihr sind nicht nur somatische sondern auch psychische Störungen erkennbar. Jede Fehlhaltung kann dafür Ausdruck sein.

Im gleichen Jahr wies Straube darauf hin, daß schon Wirbelsäulenfehlhaltungen häufig als psychogene Erkrankungen verkannt würden. Er sah die Gefahr, daß diagnostische Maßnahmen bei manchen Patienten ihre Fehlhaltung, im wahrsten Sinne des Wortes, psychisch und somatisch, nur verstärken. Hinter einer vordergründigen psychischen Fehlhaltung können sich depressive Erkrankungen, nicht manifeste hirnorganische Komplikationen ebenso wie endogene vitale Verstimmungen verbergen.

Ausgleichende Mechanismen der muskulären Verspannung und Schonhaltung führen für sich zu einer somatischen Haltungsänderung. Sie schließen aber auch den Kreis, der von Beschwerden zu Haltungsänderung und wiederum zu Schmerzen führt. Rückenschmerz gehört zur lumbalen Bandscheibenerkrankung.

H.H. Wieck hat 1977 in einer Zusammenstellung die Lokalisation und Häufigkeit körperlicher Mißempfindungen bei der endogenen Depression geordnet. Immerhin 7% der Kranken gaben den Rücken als Ort ihrer Beschwerden an.

Wesentlich ist die Schmerzanalyse (Refior 1976). Neben der Signalfunktion, die Beschwerden wie Schmerzen haben, findet unverstanden gebliebene Schmerzäußerung häufig in einer veränderten Haltung ihre besondere Gestalt. Dann ist aber erst recht kein Verständnis mehr für eine somatische Grundstörung zu erwarten. Der Schmerzkranke hat oft nur den Ausweg über Phänomene der Psychomotorik sein Leiden auszudrücken.

Auf der anderen Seite treten etwa Rückenschmerzen, stellvertretend für andere Beschwerden, im Zustand desintegrierter psychischer Funktionen wesentlich eher und manchmal überhaupt erst zutage als im meist unbeachteten Stadium der Kompensation und Anpassung.

Es liegt auf der Hand, daß für die diagnostische Entschlüsselung der Chiffren Fehlhaltung und Rückenschmerz komplizierend ist, wenn mit psychischen Störungen oder Verdeutlichungstendenzen die Möglichkeit einer sekundären psychischen Erkrankung ins Bild tritt.

Eindringlich warnen wir davor, eine scheinbar eigenständige psychische Erkrankung vorschnell als eigentliche Grunderkrankung anzusehen und zu behandeln. Vor allem die Möglichkeit der Verschleppung einer somatischen Erkrankung muß uns davon abhalten.

Alle Beschwerdesyndrome, einschließlich psychischer, sind subjektive Erlebensrealität. Verformung durch Multimorbidität oder Lebensalter, prae- oder postoperative Situation, unter einer Medikamentendecke oder eben durch psychische Störungen ist eher die Regel als die Ausnahme. Entsprechend schwierig ist die Diagnostik.

Die Bedeutung psychischer Befunde zeigen allgemeine Beobachtungen aus unserer Kasuistik.

Es gibt Patienten mit Rückenschmerzen, die wegen ihrer unklaren Schmerzäußerungen in die psychiatrische Klinik geschickt werden. Wenn dann myelographische Untersuchungen positive Befunde ergeben, schwindet die Bedeutung psychischer Befunde.

Anders steht es mit Patienten, bei denen von Voruntersuchern Auffälligkeiten des psychischen Befundes für so bedeutsam gehalten werden, daß ein somatisches Leiden nicht mehr verfolgt wird. Später wird sich ihre echte Bedeutung erweisen.

Schließlich gibt es psychische Befunde, die bestimmend sind.

Leitsymptome beim Konsilium im Grenzgebiet der Neuroorthopädie, auch bei lumbaler Bandscheibenerkrankung, sind Schmerz und psychische Veränderung. Aufgabe der Konsiliararzttätigkeit ist es, fachfremde Erlebensweisen, die Beschwerdechiffren sind, zu übersetzen. Weichen für eine diagnostische Kurskorrektur können gestellt werden.

4% von über 450 Einzelfällen aus 10 Jahren Konsiliartätigkeit mit 2 anderen Kollegen einer Nervenklinik kommen aus der Orthopädie. Organische Psychosen, Schmerzsyndrome und delirante exogene Syndrome bestimmten die Kasuistik. Chronischer Schmerz und psychische Veränderungen sind häufigste Symptome, die wegen ihrer Bedeutung die oft eigengesetzlich laufenden diagnostisch-therapeutischen Fließbänder anhalten.

Aus unseren Konsiliarbesuchen können wir nur eine kleine Kasuistik von 8 Patienten mit typischem klinischen Syndrom einer lumbalen Bandscheibenerkrankung vorstellen. Sie erscheint uns typisch, wenn auch nicht repräsentativ.

Der psychische Befund dieser Gruppe zeigte auffällige Klagsamkeit, Affektlabilität, depressive Stimmungsänderung, Deliranz, Verwirrtheit oder auch Hinweise auf eine Persönlichkeitsstörung. Unspezifische psychische Störungen kennzeichnen diese Patienten-Gruppe. Es gibt keine typischen psychischen Befunde bei lumbaler Bandscheibenerkrankung.

Illustrativ erscheinen uns folgende Beispiele:

An einem typischen Bandscheibenvorfall mit 39 Jahren operiert – innerhalb 8 Wochen zweimal – mußte bei einem Patienten 17 Jahre später erneut ein Rezidiv operativ bestätigt werden. Kaum 2 Tage nach dem letzten Eingriff kam es zu Verkennungen und delirantem Syndrom. Das Vollbild eines Delirs zwang dazu, vorrangig das exogen-psychotische Syndrom zu behandeln. Mit dessen Abklingen verblaßten psychische Symptome. Nur passager hatten sie Bedeutung.

Wir hatten einen anderen Patienten, als Ausländer überdies mit sprachlichen Kommunikationsstörungen belastet, bei dem ein eindeutiges Myelogramm, in der Psychiatrie entziffert, zu einem erfolgreichen neurochirurgischen Eingriff bei typischem Bandscheibenvorfall führte. Der gleiche Patient wurde mit anhaltendem Schmerzsyndrom, nachdem er noch einmal aus einer Orthopädischen Klinik wegen Aggravationstendenzen zu uns geschickt wurde, nach einer Remyelographie an einem Rezidivprolaps und Narben erneut operiert. Hier trat im Laufe der Beurteilung die Bedeutung des psychischen Befundes immer mehr zurück.

Besonders eindrucksvoll demonstrierte der Verlauf einer 20jährigen Patientin mit atypischem lumbalen Wurzelreizsyndrom und vielfältigen Partnerkonflikten die Bedeutung der Beurteilung des psychischen Befundes in einem neuroorthopädischen Grenzbereich. Überdimensioniert und dankbar aufgegriffen waren Partnerkonflikte zunächst Zentrum der Behandlung. Später rückten bei erkennbarem klinisch-neurologischen Befund somatische Anomalien und anhaltendes Beschwerdesyndrom wieder in den Vordergrund und blieben bestimmend.

Die Bedeutung des psychischen Befundes nimmt mit der Eindeutigkeit somatischer Befunde, mit der Akuität des Syndroms ab.

Je konfigurierter und prägnanter ein psychischer Befund ist, desto eher bestimmt er das Krankheitsbild. Bei unklaren, atypischen und zunächst vieldeutigen Symptomen des psychischen oder somatischen Befundspektrums kommt auch dem psychischen Befund keine entscheidende Funktion oder gar Schiedsrichterrolle zu.

Es hat sich gezeigt, daß viel zu häufig psychische Krankheit oder Störung als Alibi-Diagnose herhalten muß, weil noch ungeklärte Syndrome lieber mit attraktiver Diagnose aus dem psychiatrisch-psychologischen Fachgebiet etikettiert werden. Sie verschwinden damit aus dem Blickfeld somatischer Überlegungen. Allein schon die namentliche Einordnung ins psychiatrische Nosologieschema hat Aufforderungscharakter. Das wiederum hat häufig eine Scheinaktivierung ärztlich-diagnostischer Überlegungen auf dem anderen Fachgebiet zur Folge und kann allzuleicht in die Irre führen. Die Psychiatrie darf nicht zum Abstellplatz ungeklärter Krankheitssyndrome werden.

Vor ärztlichen Irrwegen dieser Art schützt die zurückhaltende Diagnosezuordnung ebenso wie die am Verlauf orientierte und wiederholte psychiatrische Querschnittsdiagnostik. Sie versucht zusätzlich im Längsschnitt des Syndromablaufs abzulesen, welche aktuelle Bedeutung psychische Befunde und Syndrome haben.

Es gibt psychische Symptome, die das Krankheitsbild bestimmen. Es gibt andere, die nur zeitweise die Führung der Syndromgestaltung übernehmen und es gibt schließlich psychische Symptome, die bedeutungslos sind oder werden.

Literatur

Refior HJ, Schattenkirchner M (1976) Erkrankungen der Wirbelsäule. Ärztl Praxis XXVIII 55:2265–2269

Straube W (1975) Erkrankungen der Wirbelsäule aus neurologischer Sicht. Ärztl Praxis XXVII 3:68–69

Venzlaff U (1975) Ausdrucksorgan Wirbelsäule. Ärztl Praxis XXVII 51:2249–2251

Wieck HH (1977) Lehrbuch der Psychiatrie. Schattauer, Stuttgart New York, 2. Auflage, S 250

Wörz R (1977) Psychiatrische Aspekte des Kreuzschmerzes. Münch Med Wochenschr 36:1153–1156

Diagnostische Treffsicherheit der spinalen Computertomographie beim lumbalen Bandscheibenvorfall

H. WENKER, F. REUTER und T. GRUMME

Die Bedeutung der Computertomographie in der Diagnostik des Bandscheibenprolapses wurde in einem der vorangegangenen Vorträge bereits gewürdigt. Auch wir können anhand unserer Erfahrungen mit 380 Patienten, welche vor der operativen Behandlung eines Bandscheibenvorfalles computertomographisch untersucht wurden, den großen diagnostischen Wert dieser modernen Untersuchungsmethode bestätigen.

Die Untersuchungen erfolgen teils in der Neurochirurgischen Abteilung des Krankenhauses Neukölln, teils in der Neurochirurgie des Klinikum Charlottenburg in Berlin. Im Neuköllner Krankenhaus wurden die Untersuchungen mit dem CT/T 8800 der Fa. General Electric in 2 mm überlappenden 5 mm Schichten, im Klinikum Charlottenburg mit dem Somatom I der Firma Siemens in 2 mm Schichten angefertigt.

Bei den ersten 220 untersuchten und anschließend operierten Patienten – diese Ergebnisse wurden im November 1982 bereits publiziert – fand sich eine Übereinstimmung zwischen CT- und Operationsbefunden in 85,3% in den Fällen, bei denen es sich um eine Erstoperation handelte. Inzwischen können wir bei isolierter Betrachtung der zuvor nicht bandscheibenoperierten Patienten über eine Treffsicherheit der spinalen Computertomographie von etwas über 90% berichten, was sicher auf eine erfahrungsbedingte bessere Interpretation der computertomographischen Bilder zurückzuführen ist. Damit ist der diagnostische Wert der spinalen Computertomographie derjenigen der lumbalen Myelographie gleichzusetzen, wenn nicht sogar überlegen (Abb. 1–3).

Die spinale Computertomographie bietet unseres Erachtens gegenüber der Myelographie fünf unübersehbare Vorteile:

1. Lumbale Bandscheiben und prolabiertes Bandscheibengewebe lassen sich computertomographisch direkt nachweisen.
2. Alle für die Diagnostik wichtigen knöchernen Strukturen werden dargestellt.
3. Duralschlauch, Nervenwurzeln und epidurales Fettgewebe sind ohne Verwendung von Kontrastmitteln nachweisbar. Die Lumbalpunktion kann daher unterbleiben.
4. Es handelt sich um eine nicht invasive Diagnostik ohne Risiken und Nebenwirkungen.
5. Computertomographische Untersuchungen lassen sich ambulant und daher kostengünstig durchführen.

Diese Vorteile der CT-Diagnostik haben bei uns in der Zwischenzeit dazu geführt, daß die Zahl der präoperativen lumbalen Myelographien zur Ergänzung der neurologischen Untersuchung um etwa 80% zurückgegangen ist, wobei eine weitere

Diagnostische Treffsicherheit der spiralen Computertomographie 357

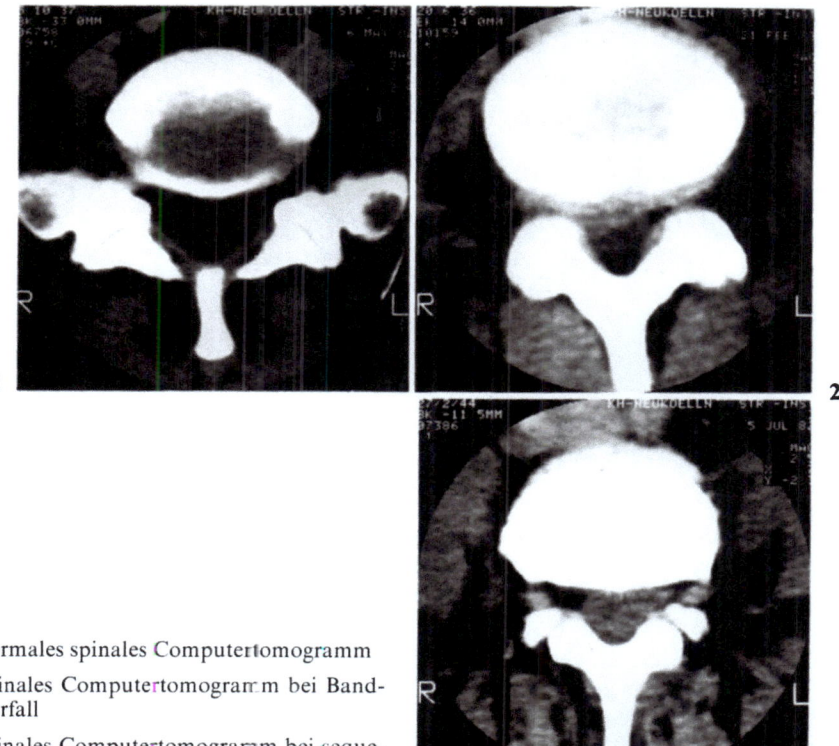

Abb. 1. Normales spinales Computertomogramm

Abb. 2. Spinales Computertomogramm bei Bandscheibenvorfall

Abb. 3. Spinales Computertomogramm bei sequestriertem Bandscheibenvorfall

Verschiebung zugunsten der CT-Diagnostik möglich wäre, wenn dieses die Kapazität unserer Computertomographen zulassen würde.

Für das Versagen der spinalen CT-Diagnostik bei knapp 10% der Erstoperierten fanden sich folgende Ursachen:

1. Untersuchung in falscher Etage.
2. Befund außerhalb der untersuchten Schichten.
3. Prolaps nicht erkannt.
4. Falsche Interpretation des CT-Befundes.
5. Mißbildungen, bzw. hochgradige knöcherne Veränderungen. (Abb. 4 und 5).

Die bisherigen Ausführungen zusammenfassend kann heute postuliert werden: Die myelographische Diagnostik beim lumbalen Bandscheibenvorfall ist zwar noch nicht überholt, wird aber weitgehend durch die nicht invasive CT-Diagnostik ersetzt. Unverzichtbar aber, und für eine Operationsindikation bestimmend, ist und bleibt neben der Bewertung der subjektiven Beschwerden eines Patienten der neurologische Untersuchungsbefund; eine Aussage, auf welche wir den allergrößten Wert legen.

Problematischer als die CT-Diagnostik des noch nicht operierten Bandscheibenvorfalles ist die postoperative CT-Diagnostik bei rezidivierender Lumboischialgie,

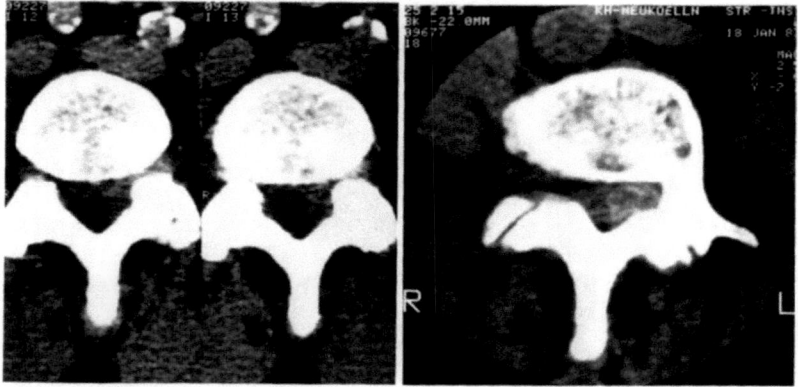

Abb. 4. Spinales Computertomogramm bei spontanem epiduralen Hämatom

Abb. 5. Spinales Computertomogramm bei intraspinalem Rheumaknoten

welche Folge einer narbigen bzw. ossären Wurzelkompression oder eines Rezidivprolapses sein kann. Auch dieses Thema wurde heute bereits erörtert.

In einer früheren Publikation haben wir mitgeteilt, daß beim eigenen Krankengut nur bei 32% aller Untersuchten eine Übereinstimmung zwischen dem Operationsbefund einer Nachoperation und der präoperativen CT-Diagnose bestand; ein Ergebnis, welches gegenüber den Myelographiebefunden in solchen Fällen keine Verbesserung erkennen ließ, so daß wir zu der Aussage kamen: Durch zusätzliche Maßnahmen, wie Dichtemessung bzw. Absorptionsanalyse des Gewebes, aber auch durch intrathekale Gabe von wasserlöslichem Kontrastmittel besserten sich die Ergebnisse der CT-Diagnostik nicht.

Zwischenzeitlich haben wir bei 60 Patienten mit postoperativ verbliebener oder neu aufgetretener radikulärer Symptomatik computertomographische Kontrolluntersuchungen nach intravenöser Kontrastmittelgabe (Telebrix) durchgeführt. Die Untersuchungsergebnisse werden z. Zt. ausgewertet und in Kürze veröffentlicht. Nach der ersten Analyse scheint uns diese Untersuchungstechnik eine erstaunlich gute Information über die postoperativen pathologischen Verhältnisse im Opera-

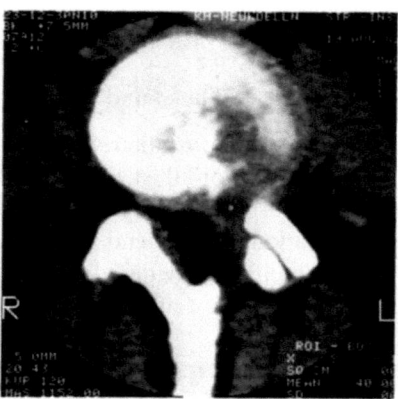

Abb. 6. Postoperatives spinales Computertomogramm nach intravenöser Kontrastmittelinjektion bei erneutem Bandscheibensequester im Narbengewebe

tionsbereich zu vermitteln. In etwa 80% der untersuchten Fälle ließen sich ausschließliche, kontrastmittelaufnehmende Narben von im Narbengewebe eingebetteten Rezidivsequestern, die als hypodense Areale in hyperdensen Bezirken erkennbar waren, abgrenzen, selbst dann, wenn die Erstoperationen schon Monate oder Jahre zurücklagen (Abb. 6). Sollten sich diese Ergebnisse sicher bestätigen lassen, so würde das einen ungeheuren Fortschritt in der Diagnostik postoperativer Lumbalnervenwurzel-Kompressionssyndrome bedeuten.

Herrn Prof. Dr. P. Schaefer, Leiter der Radiologischen Abteilung des Krankenhauses Neukölln, danken wir für die Überlassung der Computertomogramme.

Literatur

1. Claussen C, Grumme TH, Treisch J, Lochner B, Kazner E (1982) Die Diagnostik des lumbalen Bandscheibenvorfalls. Fortschr Roentgenstr 136.1:1–8
2. Lackner K, Schroeder S (1980) Computertomographie der Lendenwirbelsäule. Fortschr Roentgenstr 133.2:124–131
3. Williams AA, Haughton VM, Syvertson A (1980) Computed tomography in the diagnosis of herniated nucleus pulposus. Radiology 135:95–99
4. Schubiger O, Valavanis A (1982) CT Differentiation between recurrent disk herniation and postoperative scar formation: The value of contrast enhancement. Neuroradiology, 22:251–254
5. Reuter F, Claussen C, Grumme TH, Kazner E, Schäfer P, Wenker H (1982) Spinale Computertomographie beim lumbalen Bandscheibenvorfall. Mitteilungsblatt der Ärztekammer Berlin 11:975–980

Die Wertigkeit des spinalen Computertomogramms in der präoperativen Diagnostik des lumbalen Bandscheibenvorfalls

W. Sachsenheimer, J. Hamer und B. Kober

Mit der Einführung der hochauflösenden Computertomographie war es naheliegend, im Rahmen der Ganzkörpertomographie diese Untersuchungsmethode auf die Wirbelsäule auszudehnen. Hier hat sich gezeigt, daß zur Erkennung von Lumbalstenosen, Erkrankungen der Gelenkfortsätze, Wirbelkörpermetastasen, das spinale Computertomogramm den Wirbelsäulennativaufnahmen und auch der Myelographie überlegen ist [1, 2].

Das größte spinale Patientengut für den Neurochirurgen sind die lumbalen Bandscheibenvorfälle. Es bot sich daher an, das Computertomogramm gegenüber der mit Risiken behafteten Myelographie routinemäßig anzuwenden [7]. Ein lumbaler Bandscheibenvorfall kann, eine Reihe von Arbeiten haben dies eindeutig dokumentiert, im spinalen CT nachgewiesen werden [3, 5, 6, 8, 9] (Abb. 1 und 2).

Im Rahmen der präoperativen neurochirurgischen Diagnostik erweist sich eine genaue Lokalisation des Bandscheibenvorfalles notwendig. Topische Kriterien des Bandscheibenvorfalls erscheinen besonders unter dem Aspekt des mikroneurochirurgischen monosegmentalen Zugangsweges wertvoll. Als wichtigste Kriterien gelten eine exakte Höhenbestimmung des Bandscheibenvorfalles, eine mediale bzw. mediolaterale oder rein laterale Lokalisation, eine Unterscheidung zwischen Protrusion und freiem Sequester und eine Verlagerung des sequestrierten Bandscheibengewebes in bezug auf den Intervertebralraum. Von praktischer Bedeutung ist die Frage,

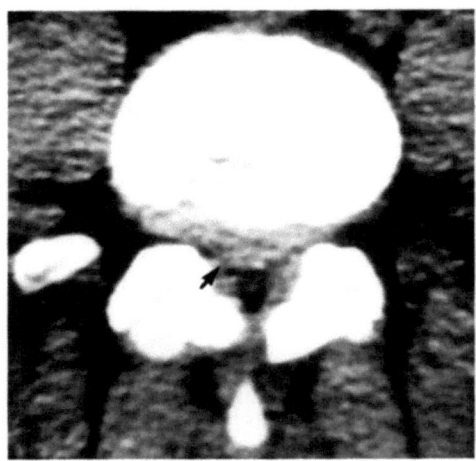
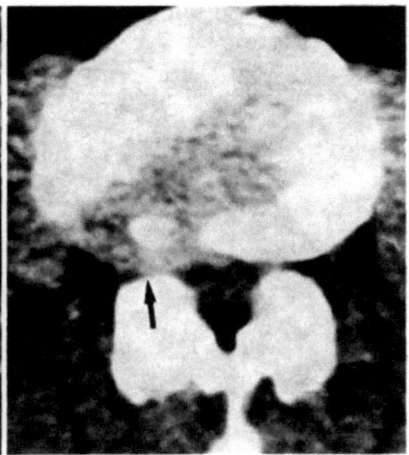

Abb. 1. Medialer Bandscheibenvorfall L_4/L_5

Abb. 2. Lateraler Bandscheibenvorfall L_5/S_1

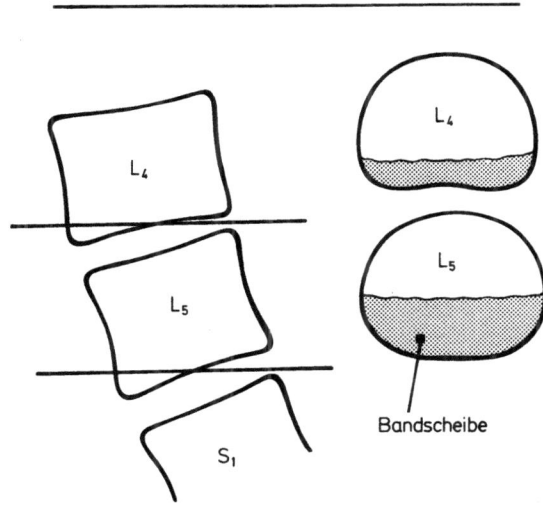

Abb. 3. Abwinkelung der Bandscheibenebene gegenüber der computertomographierten Schnittebene nach kaudal

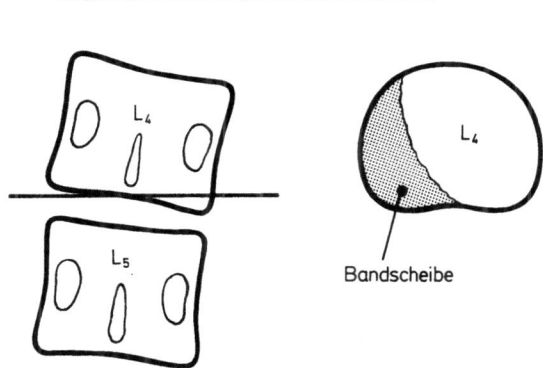

Abb. 4. Abwinkelung der Bandscheibenebene gegenüber der computertomographischen Schnittebene nach lateral

ob die diagnostische Aussagekraft des CTs hinsichtlich dieser Kriterien die des Myelogramms erreicht. Die vorliegende Studie soll deshalb einen Beitrag zu dieser Frage liefern.

Die Untersuchung stützt sich auf 65 Patienten mit einem operativ bestätigten lumbalen Bandscheibenvorfall. Präoperativ wurde nach der sorgfältigen klinisch-neurologischen Untersuchung in der Regel zunächst die spinale computertomographische Untersuchung, dann die lumbale Myelographie mit Amipaque vorgenommen. Vor Durchführung des CTs sollte durch die klinisch-neurologische Untersuchung die Anzahl der zu untersuchenden Segmente auf zwei, in Ausnahmefällen auf drei beschränkt sein. In der Praxis ist dies bei Patienten mit lumbalen Bandscheibenvorfällen fast immer möglich. Einerseits wird dadurch die Strahlenbelastung auf das Notwendigste beschränkt (4–5 rad), gleichzeitig ergeben sich Untersuchungszeiten, die im Durchschnitt 20–30 Minuten betragen. Die Untersuchung wird auch vom schmerzgequälten Patienten in der Regel gut toleriert. An den technischen Standard des Gerätes werden bestimmte Anforderungen gestellt, wie sie von den Computertomographen der dritten Generation erfüllt werden. Durch Schnittartefakte (Abb. 3, 4) werden gelegentlich kleine Protrusionen, besonders in der Etage L_5/S_1 hervorgerufen. Durch Einbeziehung benachbarter Querschnittsbilder und durch die sagittale Rekonstruktion kann in der Regel ein Schnittartefakt ausgeschlossen werden [6]. Gewöhnlich läßt sich aus diesen Rekonstruktionen erkennen, ob der Bandscheibensequester nach oben oder unten verlagert ist.

Der Vergleich der diagnostischen Wertigkeit von Computertomogramm und Myelogramm bezieht sich auf vier folgende topographische Kriterien:

1. Die Bestimmung einer exakten Höhenlokalisation des Bandscheibenvorfalls (Abb. 5). Die Treffsicherheit des Computertomogramms ist sicher größer als die des Myelogramms.
2. Anhand des Computertomogramms läßt sich auch eine bessere Unterscheidung hinsichtlich der mehr medial bzw. mediolateral oder rein lateralen Lokalisation der Diskushernie treffen (Abb. 6).
3. Ob eine Protrusion oder ein freier Sequester vorliegt, läßt sich im CT nicht immer sicher entscheiden, jedoch eher als dies anhand des Myelogrammes möglich ist (Abb. 7).
4. Eine Verlagerung des sequestrierten Bandscheibengewebes in bezug auf den Intervertebralraum kann mit höherer Genauigkeit im CT als im Myelogramm erkannt werden (Abb. 8).

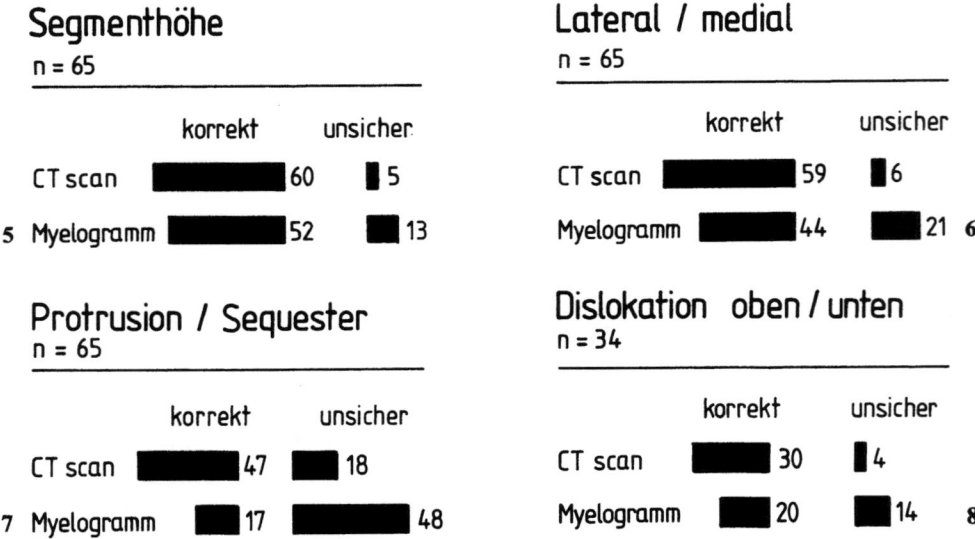

Abb. 5. Höhenlokalisation der Bandscheibe

Abb. 6. Verlagerung der Bandscheibe nach lateral bzw. medial

Abb. 7. Identifikation einer frei sequestrierten Bandscheibe oder einer Bandscheibenprotrusion

Abb. 8. Verlagerung des Bandscheibensequesters in bezug auf den zugehörigen Intervertebralraum

Im Rahmen der neuroradiologischen Diagnostik des lumbalen Bandscheibenvorfalles liefert das Computertomogramm nach unserer Erfahrung eine zur Operation benötigte hinreichend genaue Information. Hinsichtlich der Beurteilbarkeit einer Kompression der Cauda equina oder Spinalwurzel ist es dem Myelogramm überlegen.

Ein Gesichtspunkt scheint entscheidend zu sein. *Voraussetzung für den rationellen Einsatz der spinalen Computertomographie ist eine exakte neurologische Verdachtsdiagnose.* In die vorliegende Untersuchung wurden, um die neuro-radiologische Diagnose sicher bestätigen zu können, nur Patienten einbezogen, die auch operiert wurden, d. h. insbesondere das klinische Bild sprach für einen lumbalen Bandscheibenvorfall. Umgekehrt bedeutet das, daß in der alltäglichen neurologisch-neurochirurgischen Ambulanz unter zahlreichen Fällen mit klinisch unklaren Lumboischialgien die Computertomographie möglicherweise geringere diagnostische Sicherheit gibt. Als Screeningmethode dürfte sich das spinale Computertomogramm nicht eignen.

Literatur

1. Baleriaux-Waha D, Soer M, Stacnik T, Dupont M, Jeanmart C (1980) Computerized Tomography in Lumbar Spinal Stenosis. In: Wackenheim A, Babin E (eds) The Narrow Lumbar Canal. Springer, Berlin Heidelberg New York, 1st Ed, pp 83–90
2. Carrera GF, Haughton VM, Syvertsen A, Williams AL (1980) Computed tomography of the lumbar facet joints. Radiology 134:145–148
3. Carrera GF, Williams AL, Haughton VM (1980) Computed tomography in sciatica. Radiology 137:433–437
4. Hammerschlag SB, Wolpert SM, Carter BL (1976) Computed tomography of the spinal canal. Radiology 121:361–367
5. Meyer GA, Haughton VM, Williams AL (1979) Diagnosis of herniated lumbar disk with computed tomography. N Engl J Med 301:1166–1167
6. Müller HA, Sachsenheimer W, van Kaick G (1981) Die Wertigkeit der Computertomographie bei der präoperativen Diagnostik von Bandscheibenvorfällen. Fortschr Roentgenstr 135, 5:535–540
7. Resjö M, Harwood-Nash DC, Fitz CR, Chuang S (1979) CT metrizamide myelography for intraspinal and paraspinal neoplasms in infants and children. AJR 132:367–372
8. Sachsenheimer W, Hamer J, Müller HA (1982) The value of spinal computed tomography in diagnosis of herniated lumbar discs. Acta Neurochirurgica 60:107–114. Springer, Berlin Heidelberg New York
9. Williams AL, Haughton VM, Syvertsen A (1980) Computed tomography in the diagnosis of herniated nucleus pulposus. Radiology 135:95–99

Die perkutane Nukleotomie und die Diskoskopie in der Diagnostik lumbaler Diskushernien

Y. Suezawa, B. Rüttimann, D. T. Blasbalg und J. E. Brandenberg

Einleitung

Seit Oktober 1979 führen wir an der Orthopädischen Universitätsklinik Balgrist in Zürich die lumbale perkutane Nukleotomie zur Behandlung lumbaler Diskushernien durch. Der Nucleus pulposus der vorgewölbten Bandscheibe wird vom dorsolateralen Zugang her durch verschiedene Kanülen mit einem Durchmesser von 3–5 mm mit verschiedenen speziellen Rongeurs unter Lokal- oder Allgemeinnarkose entfernt. Dadurch erreicht man eine Volumenverminderung der Bandscheibe, was zu einer Entlastung der gereizten Nervenwurzel führen kann. Die Originalmethode macht uns etwas Probleme, vor allem wegen der ungenügenden Menge der entfernten Bandscheibe, weshalb es zu einem Wiederauftreten der Beschwerden kommen kann. Durch die Verbesserung des Originalinstrumentariums sowie die Einführung der Optik von Kniearthroskopen – wir möchten dieses Vorgehen vorläufig Diskoskopie nennen – konnte der Nachteil der Originalmethode weitgehend behoben werden.

Dieses Vorgehen bietet nicht nur die Möglichkeit, das Innere der Bandscheibe zu inspizieren, sondern bewirkt in den meisten Fällen eine Beschwerdelinderung und bietet damit Hinweise auf die Lokalisation und für die Beurteilung des geschädigten Substrats. Somit empfiehlt sich die perkutane Nukleotomie unter gleichzeitiger Diskoskopie für diagnostische Bedürfnisse ebenso wie für den therapeutischen Schritt, insbesondere bei Vorliegen mehrfacher Lumbalgie-Ursachen.

Wir berichten über eine erste Serie von 33 Patienten, bei denen Diskushernien durch diesen sehr einfachen und schonenden operativen Eingriff angegangen wurden.

Operationsmethode und -Technik

Als Operationsinstrumentarium verwendet man eine 20 cm lange Zielnadel, geführt in einem feinen Außenrohr, 3 weiterlumige kürzere Rohre und einen Rongeur, für den nur das weiteste Rohr durchgängig ist. Dieses Originalinstrumentarium ergänzten wir mit drei dickeren Rohren und zwei größeren Rongeurs, mit deren Hilfe der ganze Operationsverlauf vereinfacht und verkürzt werden konnte (Abb. 1). Unter dem Bildverstärker wird in Lokalanästhesie die erste, dünnste Zielnadel durch einen dorsolateralen Zugang in den betroffenen interkorporellen Raum eingeführt. Die Zentrierung der Nadel läßt sich durch Einspritzen eines Kontrastmittels (Dimer X, wasserlösliches Jodkontrastmittel) verifizieren. Gleichzeitig kann Indigocarmin in den Nucleus pulposus injiziert werden, womit dessen Abgrenzung vom Anulus

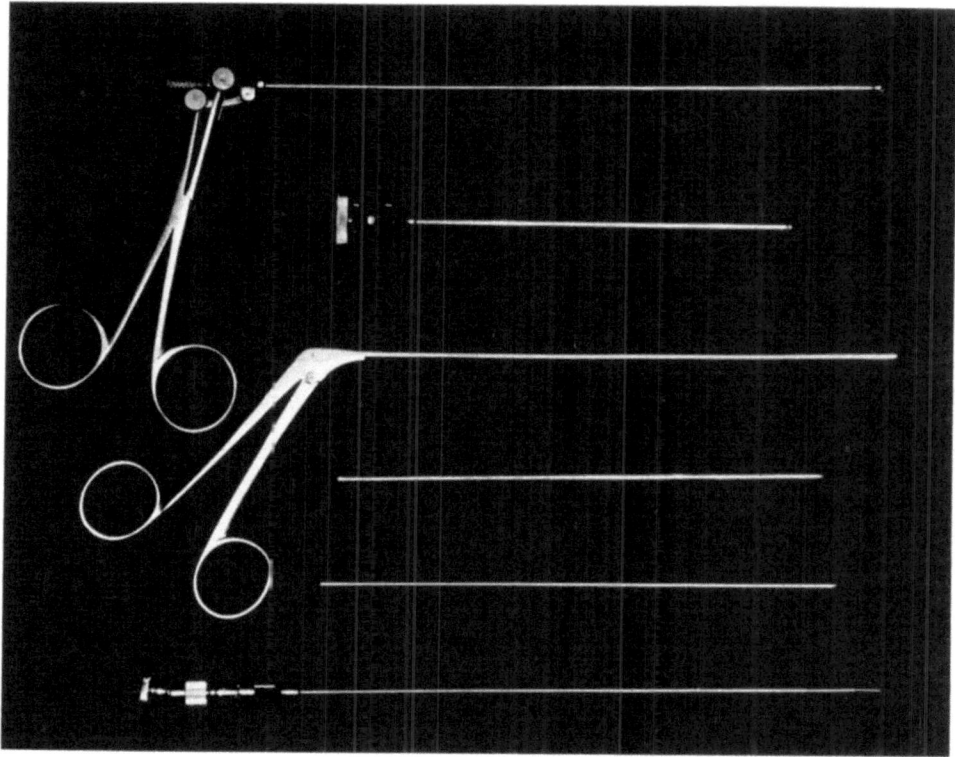

Abb. 1. Instrumentarium der lumbalen perkutanen Nukleotomie (s. Text)

fibrosus leichter fällt. Der Eingriff wird in Seiten- oder Bauchlage vorgenommen. Gelegentlich ist der Zugang L_5/S_1 durch den Beckenkamm erschwert. Die Seitenlage mit aufgeklappter Flanke erleichtert das Einsetzen der Nadel.

Um den intradiskalen Druck während des Eingriffes nicht zu erhöhen, was zu einer Luxation der Diskushernie in den Wirbelkanal führen kann, soll der Nucleus pulposus mit dem dünnsten Rongeur (3 mm Durchmesser) durch die dickste Originalkanüle schon möglichst weitgehend entfernt werden. Danach kann diese gegen die Kanüle mit dem dicksten Durchmesser (5 mm) ausgewechselt werden. Anfänglich soll die Diskoskopie aus dem gleichen Grund nur durch diese eine Kanüle erfolgen. Nach weiterer Entfernung von Bandscheibenmaterial darf man auch Kanülen von der Gegenseite her einsetzen (Abb. 2).

Verlauf und Nachbehandlung

Bis jetzt behielten wir die Patienten nach dem Eingriff zur Durchführung einer konsequenten Rückengymnastik unter schmerzfreien Verhältnissen stationär für 3–4 Wochen in der Klinik. Wie im „cirquit training" des Sportlers wird die erlernte Rük-

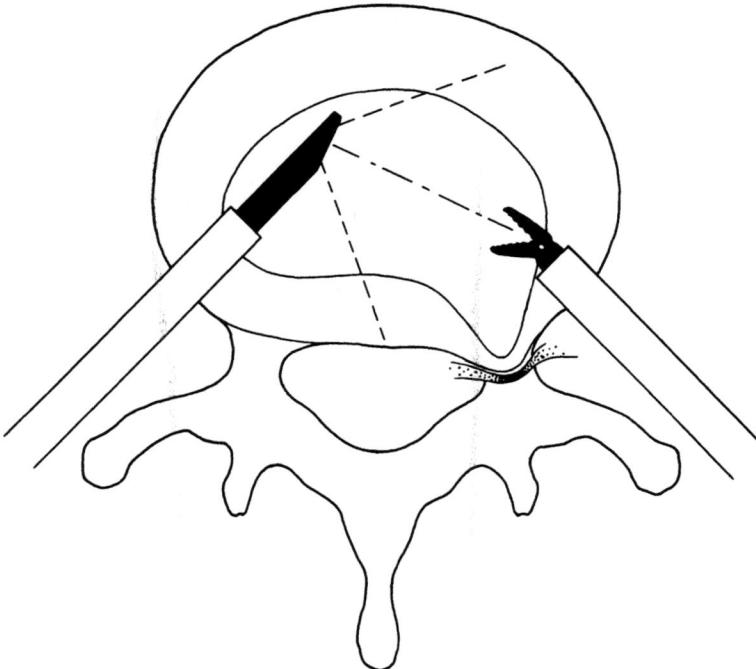

Abb. 2. Unter direkter Sicht des von der Gegenseite (wie auf dieser Abbildung) oder von der gleichen Seite der Diskushernie eingeführten Diskoskops wird die Diskushernie durch den von dorsolateral her eingesetzten Rongeur entfernt

kengymnastik nach Spitalaustritt regelmäßig und mehrmals täglich vom Patienten selbständig durchgeführt. Die Wiedereingliederung in den früheren Beruf gleicht vorläufig derjenigen nach herkömmlicher Diskushernienoperation. Eine Bürotätigkeit – sofern nicht ununterbrochen in sitzender Position gearbeitet wird – ist 2 Monate postoperativ wieder vollumfänglich gestattet.

Indikation

Gegenwärtig grenzen wir die Anzeigestellung für die perkutane Nukleotomie folgendermaßen ab:
1. Der Eingriff eignet sich für hartnäckige, allen konservativen Behandlungsmaßnahmen trotzenden Lumboischialgien bei Vorliegen einer Diskushernie kleiner oder mittlerer Größe, ohne subtotalen Stop des Kontrastmittels in der Myelographie, ohne Luxation in den Wirbelkanal und ohne Prolabierung über die entsprechende Bandscheibenhöhe hinaus.
2. Weitere Indikationen ergeben sich aus Bedenken gegen die herkömmliche Hemilaminotomie, beispielsweise bei Vorliegen einer medialen Diskushernie, bei Diskushernien auf mehreren Etagen, bei Rezidiv einer bereits operierten Diskushernie oder bei zusätzlicher Diskopathie des sogenannten Baloon-Discus, bei Lumbalgien im Verein mit Spondylolyse oder -olisthesis, mit schwerer instabiler Osteochondrose mit Spondylarthrose oder engem Spinalkanal.

Klinische Ergebnisse

An der Orthopädischen Universitätsklinik Balgrist in Zürich wurde die lumbale perkutane Nukleotomie vom Oktober 1979 bis Dezember 1982 bei 33 Patienten, davon 17 Männern, durchgeführt. Das Alter der Patienten betrug beim Eingriff 20–71, durchschnittlich 39,9 Jahre. Der Kontrollzeitraum erstreckte sich auf 3 Monate bis 3½ Jahre, durchschnittlich 1¾ Jahre.

Lokalisation der Diskushernie und Nebendiagnosen

Bei allen Patienten war eine Diskushernie mit Nervenwurzelamputation myelographisch nachweisbar. Auf Höhe L_5–S_1 traf man sie bei 6 Patienten, auf L_4–L_5 bei 16 Patienten, auf L_3–L_4 bei 1, auf L_2–L_3 ebenfalls bei 1 und auf mehreren Etagen bei 9 Patienten (siebenmal auf L_3–L_4 und L_4–L_5, zweimal auf L_4–L_5 und L_5–S_1) an.

Die Nebendiagnose einer Spondylolisthesis und/oder -lyse lagen bei 7 Patienten, eines relativ engen Spinalkanals bei 6 und eines Diskushernien-Rezidivs bei 6 Patienten vor. Eine mediale Diskushernie war bei 4 Patienten zu beobachten; die übrigen litten an mediolateralen Diskushernien. Bei 7 Patienten sahen wir myelographisch ein Luxat, das außerhalb der entsprechenden Bandscheibenhöhe lokalisiert war. In 6 dieser Fälle wurde der Befund durch eine später noch benötigte herkömmliche Hemilaminotomie bestätigt.

Klinische Symptomatik

Die präoperativen Beschwerden manifestierten sich bei allen Patienten in Form von ausgesprochen bewegungs- und belastungsabhängigen Lumboischialgien. Alle zeigten eine Ausweichskoliose (antalgische Zwangshaltung), 26 Patienten Sensibilitätsstörungen, 19 Patienten Motorikausfälle, 11 Patienten eine ASR-Abschwächung und 3 Patienten eine fragliche Claudicatio intermittens.

Zur Wertung des klinischen Resultats bedienten wir uns mit Bezug auf die nachfolgend angeführten Faktoren eines Punktesystems (0 Punkte = schlecht, 1 = mittelmäßig, 2 = gut). Gesamtnoten von 16–14 Punkten wurden als sehr gut, von 13–11 als gut, von 10–8 als befriedigend und unter 8 als unzulänglich interpretiert. Zur Bewertung wurden folgende Faktoren herangezogen: Schmerzen, Beweglichkeit, Belastbarkeit (wie lange die gleiche Gewohnheitshaltung eingenommen werden kann), Notwendigkeit eines Behelfes, radikuläre Zeichen (Motorik, Sensibilität und Reflexe), lokale Symptomatik (Muskulatur, Reizsyndrom des Wirbels oer Wirbelgelenkes usw.), Bedarf an Medikamenten und Arbeitsfähigkeit. Auf diese 8 Faktoren wurde das 0 – 1 – 2 Punktesystem angewendet; die Gesamtnote steht zusammenfassend für das klinische Ergebnis.

Als sehr gut war dieses bei 9 Patienten, als gut bei 10, als befriedigend bei 8 und als unbefriedigend bei 6 Patienten zu bezeichnen.

Die präoperative klinische Symptomatik wurde durch den Eingriff folgendermaßen beeinflußt: Eine eindeutige Schmerzlinderung erfuhren 28 von 33 Patienten sofort nach der Operation. Durchschnittlich 5-7 Tage nach der Nukleotomie verspürten 15 Patienten auf der betroffenen Seite ein ziehendes Gefühl oder leichte Schmerzen im Bein, die sich jedoch wieder besserten. Radikuläre Zeichen, vor allem Sensibilitätsstörungen und motorische Ausfälle waren postoperativ bei 19 von 26 Patienten, resp. bei 13 von 16 Patienten behoben. Eine Verbesserung der Beweglichkeit, der Belastungsfähigkeit und der lokalen Symptomatik gaben 21 Patienten an.

Im Zeitpunkt der Nachkontrolle waren 29 Patienten bereits wieder eingegliedert, 2 bedurften der Umschulung in eine körperlich nicht belastende Tätigkeit, 2 weitere Patienten beziehen eine Invalidenrente, bei den übrigen war die Wiedereingliederung noch im Gang.

Reoperationen

Eine herkömmliche Hemilaminotomie erwies sich bei 10 Patienten wegen unbefriedigender Besserung der subjektiven Beschwerden und der klinischen Symptomatik infolge eines Diskushernienluxates oder ungenügender Dekompression als notwendig. Das klinische Resultat der Hemilaminotomie war bei 6 Patienten gut, bei weiteren 3 Patienten blieb das Zustandsbild unverändert.

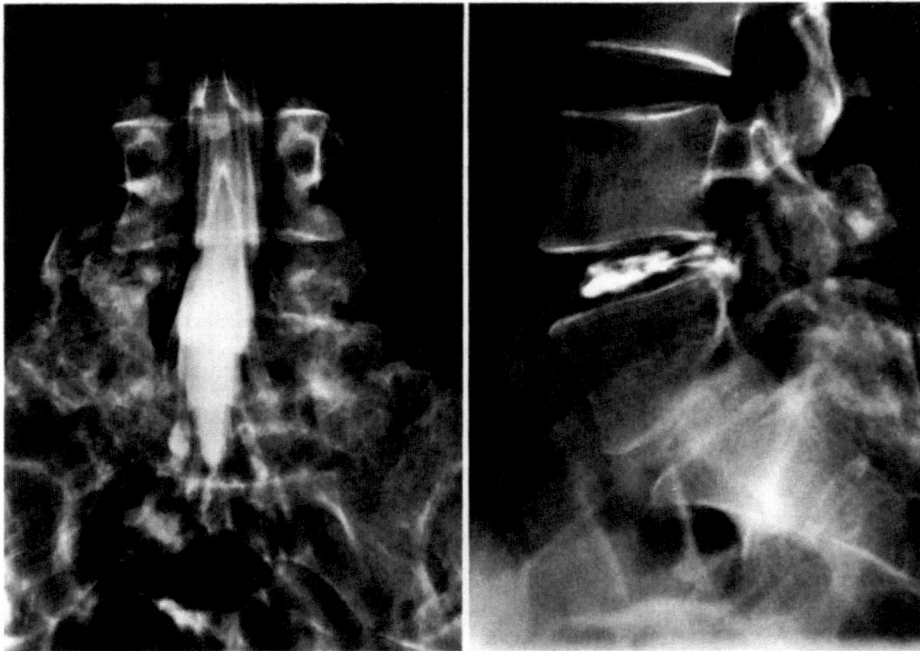

Abb. 3 a, b. 267 072, M.M., weibl. 1956: Status nach Wirbelbogenresektion mit dorsolateraler und interkorporeller Spondylodese L_5/S_1. Wegen erneuter Ischialgien rechts wurde eine neue Myelographie durchgeführt, die nur eine leichte Einengung des lateralen Rezessus zeigte. Die lumbale Diskographie ergab eine mobile Diskusprotrusion L_4/L_5. (s. Text)

Kasuistik

267 072, M.M., weibl. 1956: (Abb. 3).
Wegen therapieresistenter rechtsseitiger Lumboischialgien bei Spondylolisthesis von L_5 war eine dorsolaterale und interkorporelle Spondylodese lumbosakral erfolgreich durchgeführt worden. Trotz schönen ossären Durchbaus nahmen die Ischialgien ein Jahr nach dem Eingriff auf der rechten Seite wieder stark zu. Radikuläre Zeichen waren nicht nachweisbar. Leichte Abdrängung des Duralsacks auf Höhe L_4–L_5 rechts in der Myelographie ohne weitere, eindeutig pathologische Befunde. Auch die Computertomographie fiel normal aus. Die Diskographie oberhalb der Spondylodese zeigte eine mobile Diskusprotrusion, doch eine Lumboischialgie ließ sich nicht hervorrufen. Durch perkutane Nukleotomie auf Höhe L_4/L_5 eindeutige Beschwerdelinderung. Eine Woche nach diesem Eingriff traten die Beschwerden wiederum auf, zurückzuführen auf eine erneute Zunahme des Bandscheibenvolumens. In diesem Fall war die perkutane Nukleotomie von diagnostischer Bedeutung.

281 606, C.C., männl. 1957: (Abb. 4).
Der Patient hatte therapieresistente Lumboischialgien rechts mit radikulären Zeichen L_5/S_1 rechts bei mediolateraler Diskushernie L_4/L_5 und L_5/S_1, die in der Computertomographie (L_5/S_1) sowie Myelographie (L_4/L_5) zum Nachweis gelangten. Hier wurde die perkutane Nukleotomie L_4/L_5 und L_5/S_1 unter Allgemeinnarkose vorgenommen. Der entfernte Nucleus pulposus L_4/L_5 wog 10 gr., derjenige von L_5/S_1 12 gr. Sofortige Linderung der Beschwerden sowie Verbesserung des neurologischen Befundes ließen sich nach Erwachen des Patienten feststellen. Heute, 6 Monate postoperativ, ist der Patient völlig beschwerdefrei und voll arbeitsfähig in körperlich mittelstark belasteter Tätigkeit.

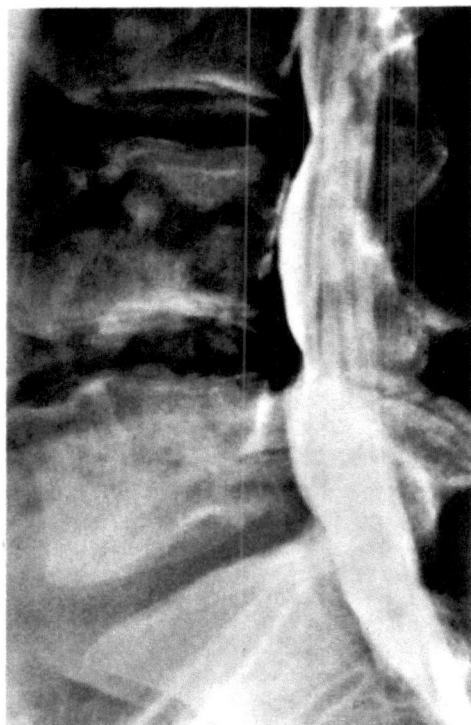
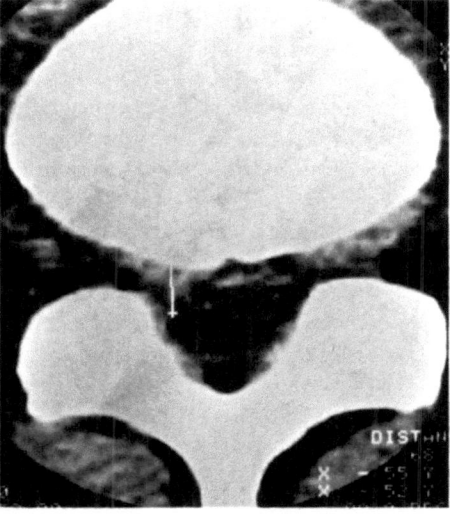

Abb. 4. 281 606, C.C., männl. 1957: Lumboischialgien rechts mit klinischer Symptomatik L_5 rechts. Computertomographisch und myelographisch ließ sich eine große Diskushernie L_4/L_5 rechts nachweisen (s. Text)

Diskussion

Der herkömmliche, zweifelsohne bewährte operative Zugang zur Diskushernie in all seinen Varianten ist folgerichtig durchdacht und therapeutisch zielgerichtet, aber auch aufwendig und nicht frei von Komplikationen oder Weiterungen. Alternative Behandlungsmethoden wechselten den therapeutischen Ansatz, brachten neue Erkenntnisse und bereicherten die technischen Möglichkeiten.

Im Zentrum dieser Überlegungen steht die Idee der *Volumenverminderung der Bandscheibe*.

Unabhängig voneinander bedienten sich 1950 Hult und Olsson der Fenestration des Anulus fibrosus im ventralen Zugang, Olsson an Hunden mit Diskushernien, Hult mit gutem Erfolg bei 22 von 30 Lumboischialgie-Patienten.

Doch verlockend mußte es sein, den Bandscheibenvorfall ohne operativen Eingriff anzugehen. So berichtete Feffer 1956 erstmals über seine Ergebnisse der intradiskalen Spritzung mit Kortikosteroid-Präparaten. Smith führte 1963 die Einspritzung von Chymopapain in den Nucleus pulposus durch. Seine Chemonukleolyse blieb aber nicht unumstritten, da austretendes Chymopapain das zentrale Nervensystem irritiert. Verschiedene Untersuchungen, vor allem Tierversuche zeigten, daß Chymopapain subarachnoidale Blutungen oder Nervenschädigungen hervorruft; es wurde über Fälle von anaphylaktischem Schock berichtet, eine Nebenwirkung, die Chymopapain generell angelastet wird. Die Wirkung der Chemonukleolyse liegt vor allem darin, daß das Volumen der Bandscheibe etwas vermindert wird, während der Kortikosteroid-Effekt in der Bandscheibe noch nicht abschließend geklärt ist. Zahlreiche Veröffentlichungen nennen widersprüchliche klinische Resultate, und Doppelblindstudien ergaben keine wesentlichen Unterschiede hinsichtlich der Wirksamkeit.

Krämmer setzte 1975 eine geeignete Substanz (Trasylolpolypeptid) ein, die keine derartigen Nebenwirkungen verursacht. Das Trasylol neutralisiert die Polysaccharide und führt damit zu einer Verminderung des intradiskalen onkotischen Drucks. Mit dieser Behandlung erreichte Krämmer eine Beschwerdelinderung bei 57% seiner 288 Patienten; eine Reoperation war in 24 Fällen notwendig. Als häufigste Nebenwirkungen waren in 10% Kopfschmerzen, teilweise verbunden mit Nausea, zu verzeichnen; als Kontraindikationen gelten Diskusprolaps oder Perforation. Der Eingriff soll nur bei intaktem Bandscheibenring erfolgen.

Nachdem sich 1974 (Hijikata) die Absaugung der Diskushernie als Mißerfolg erwiesen hatte, ging er 1975 darauf über, den Nucleus pulposus durch Röhrchen hindurch mit einer kleinen Zange zu entfernen – die perkutane Nukleotomie. Er wies darauf hin, daß Volumenschwankungen der Diskushernie sowie intradiskale Druckänderungen die zugeordneten Schmerzrezeptoren irritieren. Umgekehrt gilt auch, daß langsam gewachsene, harte Diskushernien oder Spondylophyten häufig bedeutend weniger problematische Beschwerden auslösen. Volumen- und Druckschwankungen werden durch die Reduktion des Nucleus pulposus um einige Gramm sowie durch die gleichzeitige Schaffung eines Durchlasses durch den Anulus fibrosus vermindert, was die doppelte Wirkung der perkutanen Nukleotomie erklärt; Tatsächlich konnte austretendes Kontrastmittel durch den Anulus fibrosus im dorsolateralen Abschnitt diskographisch auch mehrere Monate nach erfolgter perkutaner Nukleotomie nachgewiesen werden (Hijikata 1979). Die Persistenz eines solchen Lo-

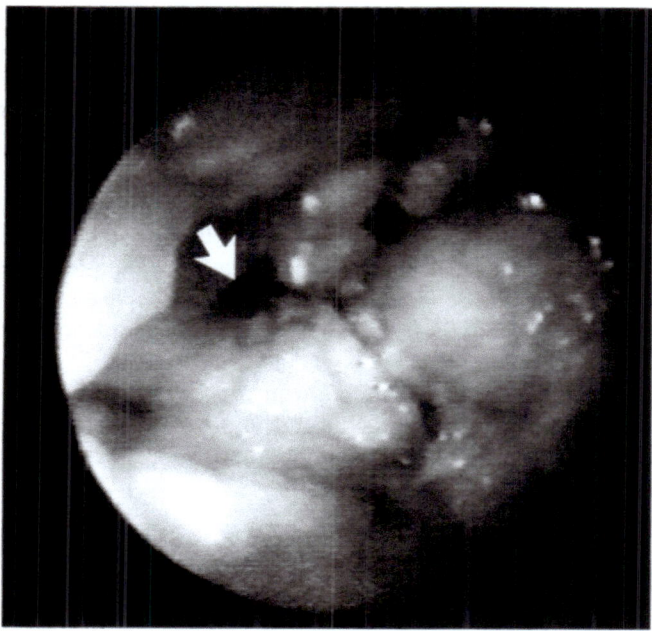

Abb. 5. Innenseite der lumbalen Bandscheibe durch das Diskoskop. Der Pfeil zeigt den Eingang des Operationsinstrumentariums. Rechts oben befindet sich die Hernienstelle

ches vermindert den intradiskalen Druck oder hebt ihn sogar gänzlich auf. Die erzielte Druckverminderung erschwert auch ein Rezidiv der Diskushernie, und zwar nicht nur das Herausspringen fragmentierter Bandscheibenstücke, sondern gleichfalls eine neuerliche Größenzunahme der protrudierten Bandscheibe infolge starker Belastung. Die Schaffung einer Pforte im Anulus fibrosus – außerhalb des Wirbelkanals gelegen – erweist sich gerade deshalb als besonders günstig für die fernere Prognose.

Unter direkter Sicht mit dem Diskoskop kann die Diskushernienstelle von innen betrachtet werden (Abb. 5). Die Verwendung einer zusätzlichen Optik ermöglicht eventuell sogar die Entfernung der Diskushernie, kann aber auch ihre Luxation in den Wirbelkanal oder eine weitergehende Schwächung und Dehnung des bereits geschädigten Anulus fibrosus verursachen, was Prognose und Resultat der perkutanen Nukleotomie ungünstig beeinflußt. Deshalb sind vorgängige Entfernung des Nucleus pulposus vor Einführen eines zweiten Rohres auf der Gegenseite sowie äußerste Sorgfalt bei der Handhabung des Instrumentariums unerläßlich.

Eindrücklich bestätigt sich der Effekt der Bandscheiben-Volumenverminderung in Betracht der subjektiven Beschwerden und der objektiv zu erhebenden Befunde. In der Tat wiesen 28 unserer 33 Patienten eine positive neurologische Symptomatik mit Lendensteifigkeit und 5 Patienten eine ausgeprägte Lendensteifigkeit ohne nennenswerte neurologische Symptomatik auf; Besserung dieses klinischen Bildes war bei 20 von 28 Patienten zu beobachten. Das will doch besagen, daß die Volumenverminderung der gesamten Bandscheibe durch die perkutane Nukleotomie zur Entlastung der gereizten Nervenwurzel ausreicht.

Unseres Erachtens soll die perkutane Nukleotomie aus diesem Grund – diagnostisch wie therapeutisch – vor allem bei Vorliegen komplexer, multifaktorieller Lumbalgie-Ursachen Anwendung finden. Zudem verspricht die direkte Inspektion der Diskus-Innenseite nach ersten Erfahrungen mit mehreren Fällen neue diagnostische Erkenntnisse und weiterführende Beobachtungen. Der Diskographie ist die Diskoskopie nicht nur dank direkter Beurteilungsmöglichkeiten hauptsächlich im Bereich des hinteren Abschnittes des Anulus fibrosus überlegen, sondern auch, weil sie histologische Untersuchungen durch Biopsie und bakteriologische Untersuchungen durch Bandscheiben-Aspiration erlaubt; zudem führt sie zu Schmerzlinderung.

Zusammenfassend erweist sich die Diskoskopie als
1. besonders wertvoll für diagnostische Belange in Kombination mit der perkutanen Nukleotomie,
2. sehr hilfreich in der Durchführung der perkutanen Nukleotomie. Sie gestattet die gezielte Entfernung des Nucleus pulposus oder gar der Diskushernie selber unter geringerer Röntgen-Strahlenbelastung.

Literatur

Feffer HL (1956) Treatment of low back and sciatic pain by the injection of hydrocortisone into degenerated intervertebral discs. J Bone Joint Surg [Am] 38:585

Hijikata S (1975) Percutane Nucleotomie – neue Behandlung der Diskushernie. J Toden Hosp 5:39

Hijikata S, Nakayama K, Yamagishi M, Ichihara S (1979) Percutaneus Nucleotomie. Orthopedics Book 11:246

Hult L (1950) Retroperitoneal disc fenestration in low back pain and sciatica. Acta Orthop Scand 20:342

Kramer J, Laturnus H (1975) Intradiscale Instillationstherpie mit quelldruckreduzierenden Substanzen beim lumbalen Bandscheibensyndrom. Z Orthop 113:1013

Olsson SE (1950) Observations concerning disc fenestration in dogs. Acta Orthop Scand 20:349

Smith L, Garvin PS, Gesler RM, Jennings RB (1963) Enzyme dissolution of the nucleus pulposus. Nature 198:1311

Probleme der Höhenlokalisation bei der Operation des lumbalen Bandscheibenvorfalls

R. Fahlbusch, T. v. Poschinger und W. Lanksch

Dieser Beitrag soll die Schwierigkeiten verdeutlichen, die sich bei der intraoperativen Höhenlokalisation von lumbalen Bandscheibenvorfällen ergeben. Das Problem liegt in der Übertragung der Lokalisation eines gesicherten, raumfordernden Prozesses im Spinalkanal vom Myelogramm oder Computertomogramm auf den Operationssitus des Patienten.

Die Unsicherheit bei der Lokalisation beruht auf unzureichenden anatomischen Landmarken, die sich aber unter Zuhilfenahme einfacher radiologischer Markierungen vermeiden läßt.

Krankengut

Anhand von 13 Patienten der Neurochirurgischen Klinik der Universität München soll die Schwierigkeit der richtigen Höhenlokalisation dargestellt werden. Bei diesen Patienten, deren Symptomatik nach der ersten Operation gleich blieb oder sich zumindest nicht dauerhaft besserte, wurde eine Reoperation notwendig. Dabei stellte sich heraus, daß beim erstenmal in der falschen Höhe operiert worden war (Tabelle 1). Auffällig ist, daß der stets nachweisbare myelographische Befund in Höhe von LW4/5 bei L_5 – Symptomatik anläßlich der ersten Operation auf LW3/4 übertragen wurde.

Ein Patient hatte einen überzähligen, lumbalisierten Sakralwirbel.

Bemerkenswert ist auch, daß sich in den postoperativen Tagen sogar bei 4 Patienten (Nr. 5–8) eine solche klinische Besserung der radikulären Symptomatik einstellte, daß sie nach Hause entlassen wurden.

Diese 13 Patienten hatten nicht etwa ein klares negatives Ergebnis bei der ersten Operation, sondern der Operateur hatte sich nach Entfernen einer Protrusion sogar eines Prolapses mit der Fensterung in der einen, aber falschen Etage zufrieden gegeben. Verfänglich war der Fall Nr. 12, bei dem der Operateur in der Etage LW3/4 einen Teilsequester entfernte, der ihm von der eigentlichen Etage LW4/5 nach kranial, der „falschen Höhe" entgegengerutscht war. Die 2. Operation in der myelographisch gesicherten Höhe wurde mit Ausnahme von 4 Patienten anläßlich des ersten stationären Aufenthaltes vorgenommen und führte jeweils zur Beschwerdefreiheit. Zwei der erst später operierten Patienten (Nr. 5–8) wurden in einer auswärtigen Klinik operiert.

Tabelle 1. 13 Patienten bei denen wegen falscher Höhenlokalisation bei der ersten Operation eine Nachoperation (2. OP) erforderlich war. Bemerkenswert ist, daß bei der ersten Operation immer eine Etage zu hoch operiert worden war. Abkürzungen: Protr. = Bandscheiben-Protrusion; oss = ossäre Einengung des Duralsackes und der Wurzel

| Patient | | | LW-Höhe | | OP-Befund | Verlauf | 2. OP | LW-Höhe |
Nr.	Geschl.	Alter	Myelogramm	1. OP		1. Woche später	Interval	
1.	M.	39 J.	4/5	3/4	(Epid. varicos.)	=	6 Tg.	4/5
2.	W.	27 J.	4/5	3/4	(Epid. varicos.)	=	6 Tg.	4/5
3.	W.	32 J.	4/5	3/4	(Epid. varicos. + Protr.)	=	11 Tg.	4/5
4.	M.	46 J.	4/5	3/4	(Epid. varicos. + Protr. + oss.)	= (Parese).	11 Tg.	4/5
5.	M.	47 J.	4/5	3/4	(Epid. + Protr.)	besser	11 Mon.	4/5
6.	M.	44 J.	4/5	3/4	Protrusion	besser	4 Mon.	4/5
7.	W.	41 J.	4/5	3/4	Protrusion	besser	4 Mon.	4/5
8.	M.	51 J.	4/5	3/4	Protrusion	besser	6 Mon.	4/5
9.	M.	41 J.	4/5	3/4	Protusion	=	7 Tg.	4/5
10.	M.	48 J.	4/5	3/4	Protrusion + oss.	=	11 Tg.	4/5
11.	M.	49 J.	4/5	3/4	Prolaps	=	1 Tg.	4/5
12.	W.	69 J.	4/5	3/4	Teil-Sequester	=	3 Tg.	4/5
13.	W.	39 J.	LW5/SW1*	5/6	Prolaps	=	10 Tg.	LW6/SW1

* Lumbalisierter Sakralwirbel

Möglichkeiten zur intra-operativen exakten Höhenlokalisation

Die negative Exploration eines Zwischenwirbelraums gibt nicht die Gewähr, daß man sich in einer falschen Etage befindet. Für die negative Exploration werden anatomische Schwierigkeiten von seiten des Prolapses und der LWS angeführt, aber auch chirurgische Unzulänglichkeiten, („Fensterung im falschen Segment, s. Tabelle 2). Zur Häufigkeit wird in der uns zugänglichen Literatur nicht Stellung genommen. Das betrifft die Sammelstudien neurochirurgisch operierter Patienten, die von Schramm und Oppel (1979) sowie von Thomalske (1977) vorgelegt wurden.

Auch von orthopädischer Seite wird dazu selbst in neuester Literatur nicht Stellung genommen, große retrospektive Studien wie die von P. Schuler (1983) eingeschlossen. Auch die 13 hier angeführten Patienten aus der Münchener Klinik erlauben nur schwerlich Rückschlüsse auf die Häufigkeit (s. unten).

Diese Unsicherheit in der Höhenlokalisation besteht unserer Ansicht nach in der Variationsbreite der anatomischen Landmarken, die am häufigsten zur Höhenlokalisation bei Operationen im LWS-Bereich herangezogen werden (Tabelle 3). Diese 3 Landmarken sind palpatorischer Art. Der Schnittpunkt der Cristae iliacae mit den Dornfortsätzen des 4. LWK soll sich auf den Zwischenwirbelraum LW4/5 projizieren; er wird als Orientierung für den Einstich zur Lumbalpunktion angegeben (Hackenbroch u. Witt 1974).

Tabelle 2. Ursachen negativer Explorationen bei lumbalen Bandscheibenoperationen (nach Schramm und Oppel 1979)

1. Inadäquate chirurgische Technik
    a) insuffiziente Fensterung, besonders nach lateral
    b) versäumte Kontrolle des Foramen intervertebrale
    c) Fensterung im falschen Segment
    d) versäumte Exploration des Recessus lateralis
    e) Sichtbehinderung durch Blutung

2. Atypische oder außergewöhnlich schwierige anatomische Situation
    a) versteckter Prolaps
    b) gewanderter Sequester
    c) extraforaminaler lateraler Prolaps
    d) intraduraler Sequester
    e) Lumbalisation des 1. Kreuzbeinsegments

Tabelle 3. Anatomische Landmarken, die palpatorisch zur Höhenlokalisation ermittelt werden können

Palpatorisch
1. Crista iliaca
2. (Kaudale) Halbbogenkante von LW5
3. Lumbo-sakraler Übergangsbereich

Radiologisch
4. (Prä-) operative Markierung des Halbbogens
5. Intraoperative Markierung des Intervertebralraumes

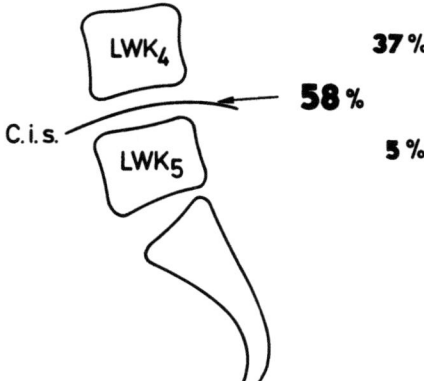

Abb. 1. Die Crista iliaca superior (C.i.s.) projiziert sich nur in 58 von 100 Fällen auf den IVR LW 4/5

Eine eigene Untersuchung an LWS-Übersichts- und Beckenaufnahmen einer Serie von 100 Patienten zeigte, daß sich diese aber nur in 58% der Patienten auf LW4/5 projizierte. Mehr als 1/3 der Patienten hatten eine Projektion des Beckenkammes darüber (Abb. 1). Waren uns für die Projektionshöhe des Beckenkammes schon keine Zahlenangaben zugänglich, so noch weniger für die Scharfkantigkeit des 5. Halbbogens, der gern zur Orientierung genommen wird.

Auch der lumbosakrale Winkel nach Junghanns (1929) ist keine verläßliche Marke für diese Etage. Zeigt sich doch, daß dieser Winkel, der nach Schmorl (1932) durchschnittlich 143° beträgt, je nach Lagerung des Patienten mehr oder weniger abflacht.

Die unterschiedliche Dicke der gesunden, aber auch der degenerierten Bandscheibe L_5/S_1 und anatomische Varianten des 5. LWK sowie überzählige Wirbelkörper bilden eine zusätzliche Fehlerquelle. Diese anatomische Variation wird von v. Lanz und Wachsmuth (1982) an Hand einer Literaturübersicht für die Sakralisation mit einer Häufigkeit von 2,8–12% und für die Lumbalisation mit einer Häufigkeit von 2,2–8% angegeben.

Wie unzulänglich die Anwendung dieser Kriterien allein zur exakten Etagendiagnostik sind, konnten wir durch regelmäßig angefertigte LWS-Aufnahmen Tage nach lumbalen Bandscheiben-Operationen bestätigen. An Hand einer Serie von 792 an Bandscheibenvorfällen operierten Patienten der Münchner Neurochirurgischen Klinik ließ sich demonstrieren, daß bei fast 6 von 100 Patienten die vermeintliche Höhe nicht mit der operierten Höhe übereinstimmte.

Ähnliche Schwierigkeiten ergaben sich in anderen Kliniken, besonders seit Einführung mikrochirurgischer Operationstechniken vor etwa 7 Jahren. Hier muß bei sehr kleinem Hautschnitt auf die oben angeführten Lokalisationshilfen z. T. verzichtet werden (Caspar 1983, Gilsbach 1983). Eine zuverlässige Höhenlokalisation ließ sich dann an den genannten neurochirurgischen Kliniken durch radiologische Markierung zu Operationsbeginn (Seeger 1982) oder im weiteren Operationsverlauf erreichen.

Die Erfahrung lehrt:
1. Die Nadelmarkierung des Halbbogens unter Bildwandlerkontrolle nach Lagerung der Patienten zu Op.-Beginn ist nicht sicher genug (Abb. 2). Der Grund dafür ist der zu enge Winkel von 20–25°, der sich ergibt, wenn man die Stelle der

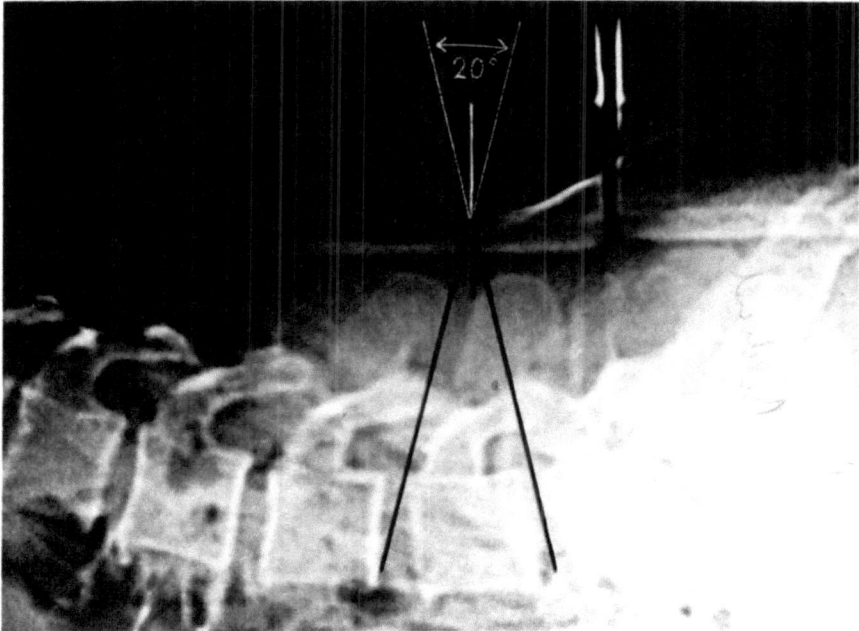

Abb. 2. Perkutane Nadelmarkierung *des Halbbogens* unter Bildwandlerkontrolle nach Lagerung des Patienten. Aufgrund des zu engen Winkels von 20–30° ist intraoperativ der zu lokalisierende Discus intervertebralis nicht immer eindeutig bestimmbar

Hautinjektion mit dem jeweiligen Intervertebralraum 3/4 und 4/5 verbindet. Dieses sind aber gerade jene Etagen, deren Etagen-Diagnostik die größten Schwierigkeiten bereitet (s. oben).

2. Eine sichere Identifizierung kann unserer Meinung nach nur durch *Markierung des Intervertebralraums intra operationem* und gleichzeitiger Bildwandlerkontrolle erfolgen. Eine Orienierung gewährt schon vor der Fensterung die Nadelinjektion durch das Lig. flavum auf den Intervertebralraum zu. Am zuverlässigsten ist die Markierung unter Sicht zum Zeitpunkt der Freilegung des Discus bzw. nach Ausräumung des Prolapses. Mit Hilfe dieser Markierung konnten wir in den Jahren 1981 und 1932 stets eine exakte Höhenlokalisation vornehmen. Auf diese Weise lassen sich auch forensische Probleme angesichts einer erneut erforderlich werdenden Operation vermeiden.

Literatur

Caspar W (1983) Mündliche Mitteilung
Gilsbach J (1983) Mündliche Mitteilung
Hackenbroch M, Witt AN (1974) Orthopädisch-chirurgischer Operationsatlas. Thieme, Stuttgart, Bd III, S 162
Junghanns, H (1929) Der Lumbosacralwinkel. Dtsch Z Chir 213:322
v Lanz T, Wachsmuth W (1982) Praktische Anatomie. Bd II, 7, Rücken, S 220, Tab. 22. Springer, Berlin Heidelberg New York

Schmorl G (1932) Die gesunde und kranke Wirbelsäule im Röntgenbild. Thieme, Stuttgart, S 173
Schramm J, Oppel F (1979) Negative exploration for lumbar disc prolapse-findings and possible causes. Acta Neurochir (Wien) 46:267–280
Schuler P, Clemens D, Rossak K (1983) Nachuntersuchungsergebnisse nach lumbalen Bandscheibenoperationen. Orthop Praxis 3:179–183
Schuler P, Clemens D, Rossak K (1983) Komplikationen bei 2000 Fällen lumbaler Bandscheibenläsionen. Orthop Praxis 3:184–188
Seeger W (1982) Microsurgery of the spinal cord and surrounding structurs, Fig. 161–164, Springer, Wien New York
Thomalske G, Galow W, Ploke G (1977) Operationsergenisse bei 2000 Fällen lumbaler Bandscheibenläsionen. Münch med Wochenschr 36:119

Der laterale, lumbale Bandscheibenvorfall

U. EBELING, P. STOETER und H. J. REULEN

Einleitung

Der laterale, lumbale Bandscheibenvorfall ist durch eine Wurzelkompressionssymptomatik mit oft negativem oder diagnostisch zweifelhaftem Myelogramm gekennzeichnet. Er liegt im Recessus lateralis oder Foramen intervertebrale. Seine klinische Bedeutung liegt in der Ursache für persistierende Beschwerden nach einer lumbalen Bandscheibenoperation, bei der er übersehen wurde, und den diagnostischen Problemen seines Nachweises. In der Literatur wird die Häufigkeit des lateralen lumbalen Bandscheibenvorfalles zwischen 2,6 und 11,7% angegeben (Abdullah et al., 1974; Gangolfi, 1966; Patrick, 1975; Postachini und Montanaro, 1979).

Methode

Innerhalb von 13 Monaten wurden bei uns 17 Patienten an einem lateralen, lumbalen Bandscheibenvorfall operiert, was einer Häufigkeit von 3,9% bei 439 operierten Patienten mit einem lumbalen Bandscheibenvorfall entspricht. Diese Patientengruppe wurde gesondert bezüglich der Anamnese, dem neurologischen Befund und den diagnostischen und operativen Problemen und Möglichkeiten ausgewertet. Eingang in die Untersuchung fanden nur Patienten mit einer durch einen Bandscheibenvorfall hervorgerufenen Wurzelkompression entweder im Rec. lateralis und/oder Foramen intervertebrale.

Pathomechanismus

Ein im Rec. lateralis oder im Foramen intervertebrale gelegener Vorfall preßt die Nervenwurzel entweder gegen die dorsale Begrenzung des Rec. lateralis oder das Foramen intervertebralis, d.h. gegen die Gelenkfortsätze des entsprechenden Wirbelgelenkes (Lindblom, 1941; Lindblom, 1948). Die Ausweichmöglichkeiten für die Nervenwurzel oder das Spinalganglion sind gering, wie das Schema der Abbildung 1 zeigt. Kleine, frei perforierte, im Foramen intervertebrale gelegene Sequester führen zu einem eindeutigen Wurzelkompressionssyndrom.

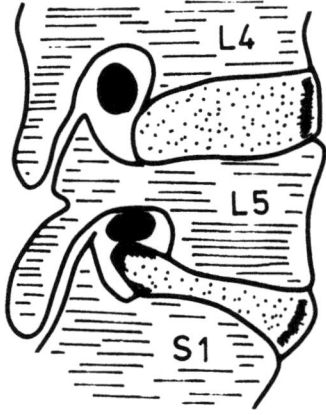

Abb. 1. Schematische, seitliche Ansicht eines im Foramen intervertebral gelegenen Vorfalles, der die Nervenwurzel gegen die dorsale Begrenzung des Foramens anpreßt

Diagnostik

Der im Rec. lateralis gelegene Vorfall zeichnet sich im Myelogramm durch eine Wurzelamputation aus. Er ist mit dem Myelogramm und dem Computertomogramm nachweisbar. Ein falsch negatives Myelogramm bei einem im Foramen intervertebralis liegenden Vorfall findet sich in 2,1 bis 10,2% (Amundsen, 1963; Moringlane, 1977; Schäfer, 1976).

Der extrem laterale Vorfall im Foramen intervertebrale entzieht sich dem myelographischen Nachweis, da er jenseits des mit Kontrastmittel darstellbaren Cavum subarachnoidale liegt. Sein Nachweis gelang früher mit Hilfe der Diskographie und

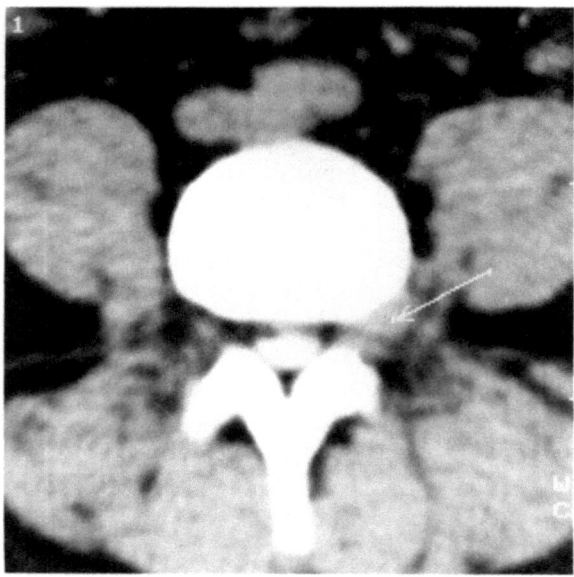

Abb. 2. Computertomographischer Befund eines lateralen, lumbalen Bandscheibenvorfalles

der lumbalen Phlebographie. Er ist jetzt eine Domäne des CTs geworden (Ebeling, 1981; Jama, 1982; Kazner, 1981). Im lumbalen Computertomogramm verdrängt der Diskusprolaps im Foramen das epidurale Fettgewebe, so daß sich im Foramen intervertebrale bandscheibendichtes Material findet (Abb. 2). Wir führen deshalb bei Patienten mit eindeutiger Wurzelkompressionssymptomatik und negativem Myelogramm routinemäßig ein lumbales CT durch.

Operationsmethode

Zwei operative Zugänge kommen in Frage (Abb. 3), (Abdullah, 1974; Patrick, 1975; Osgood, 1976; Scoville, 1966; Postachini, 1979). Die interlaminäre Fensterung kommt routinemäßig zur Anwendung und erlaubt die Ausräumung des Zwischenwirbelraumes und die Entfernung des Vorfalles im Rec. lateralis und Foramen intervertebrale von medial her. Entscheidend ist, daß das auf der Höhe der Bandscheibe gelegene Foramen inspiziert und die Fensterung nach kranio-lateral ausreichend ausgedehnt wird. Der von Scoville (1966) und Osgood (1976) beschriebene Zugang zur mikrochirurgischen Gangliektomie kann gewählt werden, wenn der Vorfall sehr weit lateral im Foramen liegt und die interlaminäre Fensterung nicht ausreicht. Das Intervertebralgelenk wird von lateral dargestellt und die lateralen Anteile des Daches des Foramen intervertebrales werden reseziert. Eine Ausräumung des betreffenden Zwischenwirbelraumes ist mit diesem Zugang nicht möglich. In der weitaus überwiegenden Mehrzahl der Patienten wurde die interlaminäre Fensterung ausgeführt (Tabelle 1).

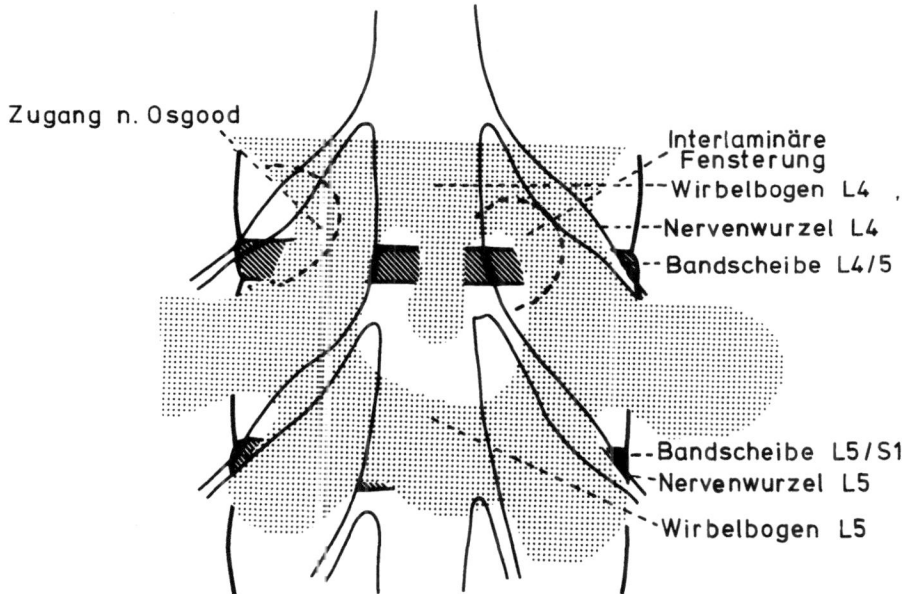

Abb. 3. Schematische Darstellung der operativen Zugänge. Links ist der von Osgood und Scoville, rechts die ausgedehnte interlaminäre Fensterung eingezeichnet

Tabelle 1. Häufigkeit der verschiedenen Operationsmethoden

Art des operativen Zuganges	Häufigkeit (n = 17)
Interlaminäre Fensterung	15
Zugang nach Osgood	1
Hemilaminektomie	1

Darstellung des eigenen Patientengutes

Im folgenden Abschnitt werden die 17 an einem lateralen oder extrem lateralen Bandscheibenvorfall operierten Patienten aufgeschlüsselt. Bei 5 Patienten konnte ein im Foramen intervertebrale gelegener extrem lateraler NPP entfernt werden. Bei den übrigen Patienten fanden sich laterale Bandscheibenvorfälle, die im Rec. lateralis und im Foramen intervertebrale lagen. Die Tabelle 2 zeigt, daß der laterale, lumbale NPP hauptsächlich bei L_4/L_5 und L_5/S_1 gefunden wird. Eine monoradikuläre Symptomatik bestand bei 8 Patienten und bei 9 Patienten waren 2 Wurzeln komprimiert. Bei der lateralen Herniation im Foramen war – wie zu erwarten – häufig die nächsthöhere Wurzel tangiert oder die auf der gleichen Höhe aus dem Duralsack abgehende in Kombination mit der nächsthöheren Wurzel.

Tabelle 2. Höhe des lateralen, lumbalen Bandscheibenvorfalles mit der entsprechenden Wurzelkompressionssymptomatik

Höhe des Vorfalles	(n)	Betroffene Wurzel	(n)
L_3/L_4	2	L_3	0
		L_4	0
		$L_3 + L_4$	2
L_4/L_5	8	L_4	3
		L_5	3
		$L_4 + L_5$	2
L_5/S_1	7	L_5	2
		S_1	0
		$L_5 + S_1$	5

Tabelle 3. Symptome und neurologischer Befund des lateralen, lumbalen Bandscheibenvorfalles

Symptom	Häufigkeit (n = 17)
Ischialgie	17
Lumbago	14
Hypästhesie	14
Positiver Lasèque	14
Parese	13

Eine isolierte Kompression der auf der gleichen Höhe aus dem Duralsack abgehenden Nervenwurzel durch einen Bandscheibenvorfall fand sich bei 3 Patienten.

Alle Patienten klagten über heftige Ischialgien und in 14 Fällen wurden gleichzeitig Lumbalgien angegeben. Der neurologische Befund und die Schmerzsymptomatik ist in Tabelle 3 aufgeschlüsselt.

Ergebnisse

Zum Zeitpunkt der Entlassung fand sich bei 16 der 17 Patienten ein gutes Ergebnis. In 14 Fällen bildeten sich die sensiblen und in 11 Fällen die motorischen Ausfälle zurück. Postachini berichtet über gute postoperative Ergebnisse nach lumbalen, lateralen Bandscheibenvorfällen in 2/3 seiner Patienten (Postachini, 1979).

Literatur

Abdullah AF, Edward MD, Ditto W et al. (1974) Extreme-lateral lumbar disc herniations. Clinical syndrome and special problems of diagnosis. J Neurosurg 41:229–234
Amundsen P, Helsingen P, Kristiansen K (1963) Evaluation of lumbar radiculography (Myelography) with watersluble contrast media. Acta Radiol [Diagn] (Stockh) 1:659–665
Bernard S, Patrick MD (1973) Lumbar Discography. A Five Year Study. Surg Neurol 1:267–273
Bernard S, Patrick MD (1975) Extreme lateral ruptures of lumbar intervertebral discs. Surg Neurol 3:301–304
Carroll P, Osgood MD et al. (1976) Microsurgical ganglionectomy for chronic pain syndromes. Technical not. J Neurosurg 45:113–115
Ebeling U, Reulen HJ, Stoeter P (1983) Zur Diagnostik und Therapie lateraler Bandscheibenvorfälle. II. Einteilung, Pathomechanismus und Entstehung, Radiologischer Nachweis und Chirurgische Zugangswege. Neurochirurgia (Stuttg) 26:31–35, 80–85
Gangolfi M (1976) Clinica e terapia delle protrusioni posteriori dei disci intervertebrali lombari. Relaz. LI Congres. SIOT Bologna
Kazner E (1981) Auswirkungen der Computertomographie auf die Diagnostik neurologischer und neurochirurgischer Erkrankungen. Munch Med Wochenschr 123:568–572
Lindblom K (1941) Eine anatomische Studie über lumbale Zwischenwirbelscheibenprotrusionen und Zwischenwirbelscheibenbrüche in die Foramina intervertebralis hinein. Acta Radiol [Diagn] (Stockh) 22:711–721
Lindblom K, Bror Rexed ME (1943) Spinal nerve in dorsolateral protrusion of lumbar discs. J Neurosurg 5:423–432
Moringlane JR, Boigt K, Seeger W (1977) Vergleich myelographischer und intraoperativer Befunde beim lumbalen Bandscheibenvorfall. Neurochirurgia (Stuttg) 20:199–208
Osgood CP, Dujovny M (1976) Microsurgical lumbosacral ganglionectomy Anatomic Rationale and Surgical results. Acta Neurochir (Wien) 35:197–204
Postachini MD, Montanaro A (1979) Extreme lateral herniations of lumbar discs. Clin Orthop 138:222–227
Schäfer M, Riebling H, Hacker H (1976) Falsch negative Myelogramme bei operativ bestätigtem lumbalem Bandscheibenvorfall. Neurochirurgia (Stuttg) 19:201–207
Scoville WB (1966) Extradural spinal sensory rhizotomy. J Neurosurg 25:94–95

Die Verminderung der Narbenbildung im Laminektomiebereich durch freie Fetttransplantate[*]
– eine experimentelle computertomographische und histologische Untersuchung –

S. SCHROEDER, K. J. MÜNZENBERG, M. VEIT, W. EICHELKRAUT und K. LACKNER

Bei ca 10% aller Patienten, die wegen eines bandscheibenbedingten oder ossärbedingten Kompressionssyndroms im lumbalen Wirbelsäulenbereich operiert werden, schließt sich wegen persistierender Beschwerden eine Reoperation an (Thomalske).

Postoperative peridurale und intradurale Narbenbildung gilt als Hauptursache des Postnukleotomiesyndroms. Während die peridurale Narbenbildung vorwiegend als Operationsfolge gewertet werden muß [2], ist die intradurale Narbenbildung als Folge eines chronischen Reizzustandes zu sehen. Autoimmunchemische Ursachen spielen hierbei wahrscheinlich eine erhebliche Rolle [7]. Bei Reoperationen wird häufig als Ursache für die Rezidivbeschwerden eine ausgeprägte Narbenbildung zwischen Dura und benachbarter Rückenstreckmuskulatur angegeben [3].

Die Ausbildung der extraduralen Narbenbildung nach Bandscheibenoperationen ist vom Ausmaß der operativen Traumatisierung des ortsständigen Fettkörpers abhängig. Ebenso soll im Operationsgebiet verbleibendes Blut zur Ausbildung einer Narbenplatte führen [12]. Die bei einer Bandscheibenoperation erfolgte Zerstörung des peridural gelegenen Gleit-Fettgewebes läßt die Rekonstruktion dieses Gleitlagers mit autologem Fettgewebe sinnvoll erscheinen. Die Anwendung von freien Fettgewebstransplantaten wurde seit der Jahrhundertwende in vielen Bereichen der operativen Medizin beschrieben [13, 14].

Zur Unterdrückung der Narbenbildung im Laminektomiebereich wurden bereits vielfältige Versuche durchgeführt (s. Tabelle 1). Freie sowie gestielte Fetttransplantate im Laminektomiebereich wurden erstmalig 1960 von Langenskiöld und später von Kiviluoto beschrieben. Sie fanden bei ihren Kaninchenversuchen in fast allen Fällen ein reaktionsloses Einwachsen des transplantierten Fettgewebes.

Die Schwierigkeiten bei der Kontrolle der Spätergebnisse sowie die teilweise vermutete vermehrte Narbenbildung nach Absterben eines Fetttransplantates ließen viele Operateure von der Verwendung autologen Fettgewebes Abstand nehmen.

Die Möglichkeit zur Darstellung von lebendem Fettgewebe in einem bildgebenden Röntgenverfahren, der Computertomographie, veranlaßte uns, im Tierversuch zu prüfen, ob frei transplantiertes Fettgewebe im Laminektomiebereich überlebt. Aufgrund der niedrigen spezifischen Dichte von Fettgewebe (–80 bis –120 Hounsfield Einheiten, H.E.) kann computertomographisch zwischen Fettgewebe und Narbengewebe (+30 bis +50 Hounsfield Einheiten, H.E.) unterschieden werden. Damit ist computertomographisch in vivo zu klären, ob das Transplantat eingeheilt ist

Tabelle 1. Narbenverminderung im Laminektomiebereich

1954	Jones	Kortison (lokal)
1960–1976	Langenskiöld	Freie Fetttransplantate
	Kiviluoto	Kortison
1972	LaRocca	Gelfoam
	MacNab	Silastic
1978	Keller et al	Freie Fetttransplantate
1979	Gill	Gestielte Fettlappen
1980	Yong-Hing	Freie Fetttransplantate
	Kirkaldy-Willis	
1978–1980	Feild	Lumbar shield (Silastic)
1980	Krämer, Klein	Gestielte Fettlappen
1980	Jacobs	Gelfoam, Avitene
1980	Benoist	Colchicin (oral)
1982	Burton	Freie Fetttransplantate

und die Ausbildung einer größeren Narbe verhindert werden konnte (Schroeder et al).

Methode

Bei 7 Göttinger Minischweinen wurde eine einseitige Hemilaminektomie durchgeführt. Es handelte sich in allen Fällen um kastrierte männliche Tiere. Das Durchschnittsalter zum Zeitpunkt der Operation betrug 12 Monate bei einem Durchschnittsgewicht von 50 kg.

Operationstechnik

Die Operation wurde entsprechend den Sterilitätskautelen in der Humanmedizin durchgeführt. Das operative Vorgehen entsprach dem einer humanen Hemilaminektomie. Da der Bandscheibenraum beim Minischwein extrem schmal ist, haben wir auf eine Ausräumung verzichtet und unser operatives Vorgehen auf eine Hemilaminektomie mit Zerstörung des epiduralen Fettkörpers beschränkt. Duralsack und abzweigende Wurzeltaschen wurden von dem ortsständigen Fettgewebe völlig befreit. Die Hemilaminektomiegröße variierte bei einem durchschnittlichen Ausmaß von 2,0 cm × 0,5 cm. Zur Deckung des Knochendefektes wurde ein Stück Fettgewebe aus der Subkutis des Rückens entnommen, wobei deren Größe sich nach der Größe des Knochendefektes richtete. Das Fettgewebe wurde so eingebracht, daß es direkt auf den Duralsack zu liegen kam. Die Höhe des Transplantates betrug durchschnittlich 1,5 bis 2 cm (s. Abb. 1). Eine Fixierung des Transplantates mit Nahtmaterial über dem Laminektomiebereich wurde nicht vorgenommen.

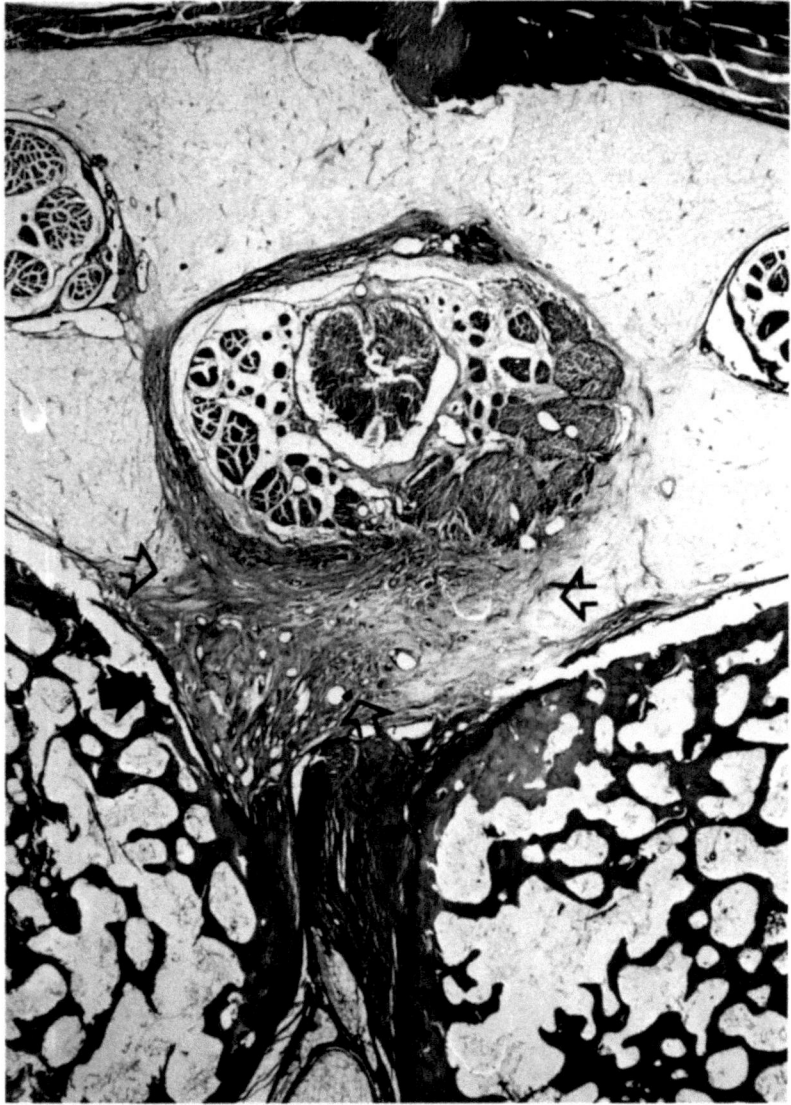

Abb. 1. Das histologische Bild zeigt eine flächenhafte breite Narbenplatte im Laminektomiebereich. Die Caudafasern sind filzartig mit dem Duralsack verwachsen. ×4

Beim ersten Versuchstier wurde in zwei Etagen hemilaminektomiert, um die Narbenbildung mit und ohne Fetttransplantat zu studieren (Abb. 1 u. 2). Dieser Zwei-Etageneingriff belastete das Tier in der postoperativen Phase erheblich. Aus diesem Grunde haben wir bei den weiteren Tieren darauf verzichtet, ein zweites Kontrollsegment zum Studium der natürlichen Narbenbildung zu eröffnen. 6 bis 12 Monate nach der durchgeführten Operation wurde vor Tötung der Tiere eine Com-

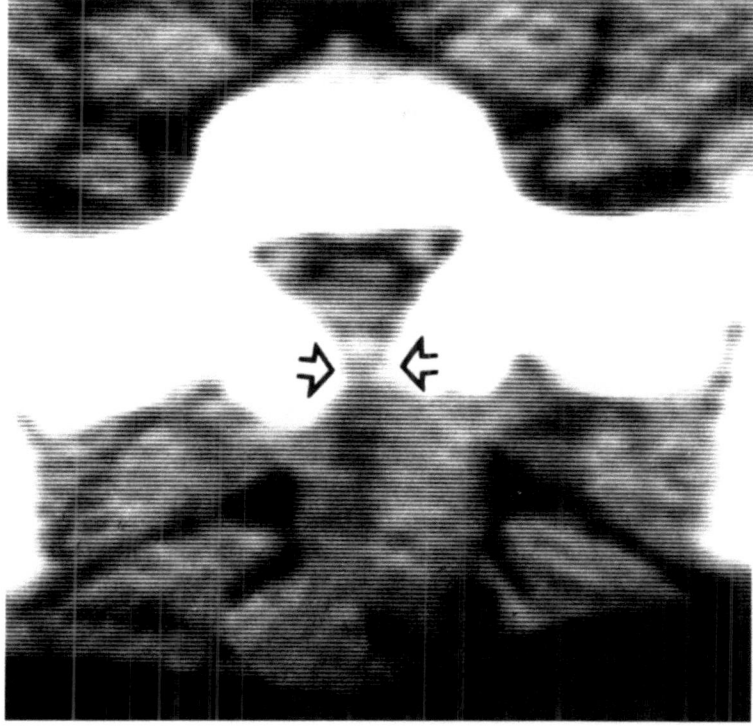

Abb. 2. Das Computertomogramm zeigt eine schmale Laminektomie im Bereich L_5/S_1. Der Duralsack ist breitflächig mit dem Narbengewebe verwachsen. (▶ ◀ +40 Hounsfield-Einheiten)

putertomographie der Lendenwirbelsäule durchgeführt. Zur Darstellung der arteriellen Versorgung des Transplantates haben wir bei den Tieren nach der Tötung eine Gefäßinfusion vorgenommen. Nach Eintritt des Todes wurde die Abdominalaorta sowie die Vena cava inferior kanüliert. Mit Hilfe einer Blutpumpe (Fresenius BP 742) wurde intraarteriell eine Gelantine-Menninge-Flüssigkeit infundiert. Die Fusion wurde beendet, wenn aus der Vena cava verdünntes Kontrastmittel abfloß.

Die Tiere wurden anschließend für 24 Stunden zur Abkühlung mit Eis umgeben. Bei der anschließenden Sektion war die intraarteriell applizierte kontrastmittelgebende Flüssigkeit erstarrt. Die Lendenwirbelsäule wurde in einem Block von S_1 bis L_2 herauspräpariert. Danach erfolgte die histologische Aufarbeitung.

Ergebnisse

Alle sieben Tiere überlebten den Versuch. Bei einem Tier trat infolge einer intraoperativ erfolgten Wurzelläsion eine Parese am Hinterlauf ein. Oberflächliche oder tiefe Infektionen stellten sich nicht ein. Neurologische Ausfallserscheinungen konnten wir bei den restlichen Tieren nicht beobachten.

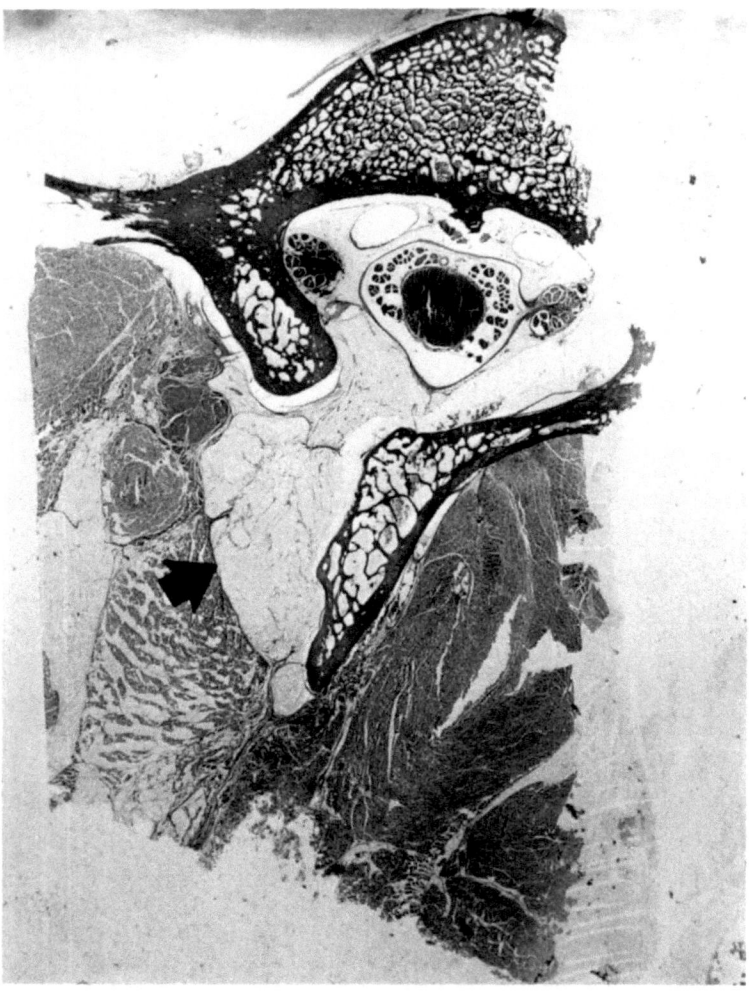

Abb. 3. Das Übersichtsbild zeigt eine mäßige Impression des Duralsackes durch das transplantierte Fettgewebe (➡). Die Cauda equina wird jedoch nicht verdrängt. ×2

Bei fünf Tieren trat eine reaktionslose Einheilung des Transplantes ein (Abb. 3). Die Narbenbildung an der Grenzschicht Rückenmuskulatur/Duralsack war unerheblich (Abb. 4). Bei zwei Tieren kam es zu mäßiger Ausbildung einer Narbenplatte. Dabei waren die transplantierten Fettgewebsanteile bindegewebig durchwachsen. Der Duralsack war mit der Rückenmuskulatur mäßig verbacken. Das Ausmaß der Narbenbildung war jedoch deutlich geringer als bei dem Kontrolltier.

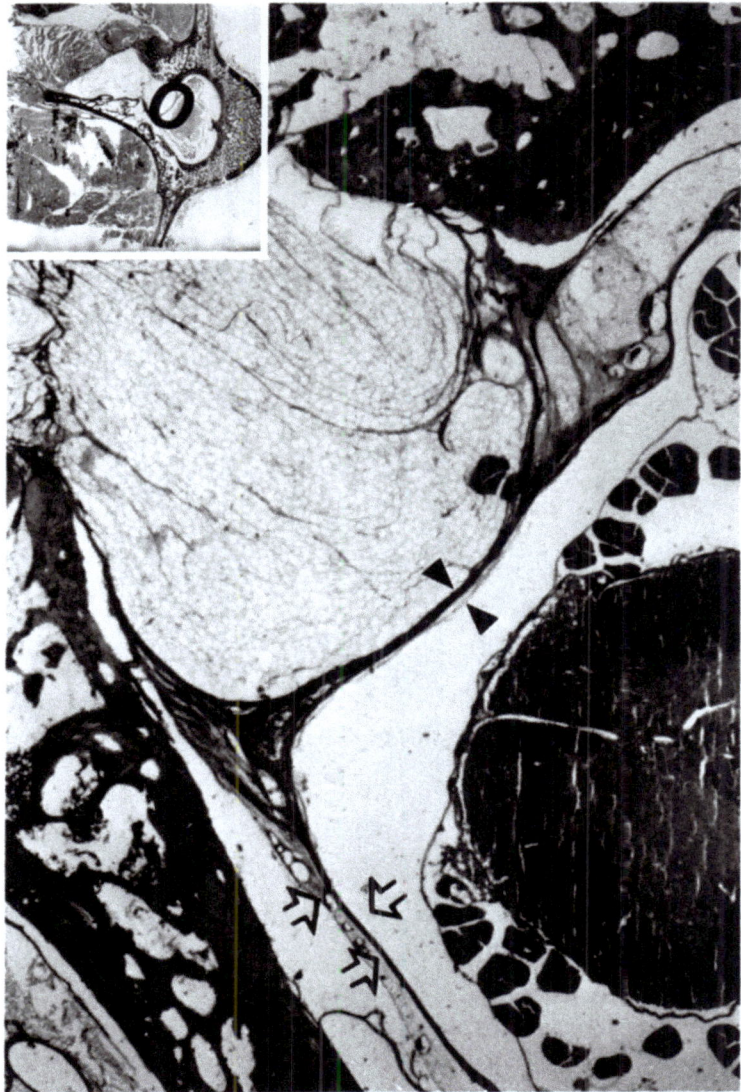

Abb. 4. Die Fettgewebsplastik zeigt keinerlei Abbauprozesse. Die Grenzschicht Duralsack/ Fett-Transplantat ist minimal (▶ ◀) verdickt. Beachte die Dicke der Dura im nicht operierten Bereich (⇒). ×9

Computertomographisch stellt sich die eingewachsene Fettplastik dem histologischen Bild entsprechend dar (Abb. 5). Bei Kenntnis des Aussehens einer ausgeprägten Narbenbildung im Computertomogramm läßt sich eine mäßige Narbenbildung, wie wir sie in zwei Fällen fanden, deutlich von einer ausgeprägten Narbenbildung abgrenzen.

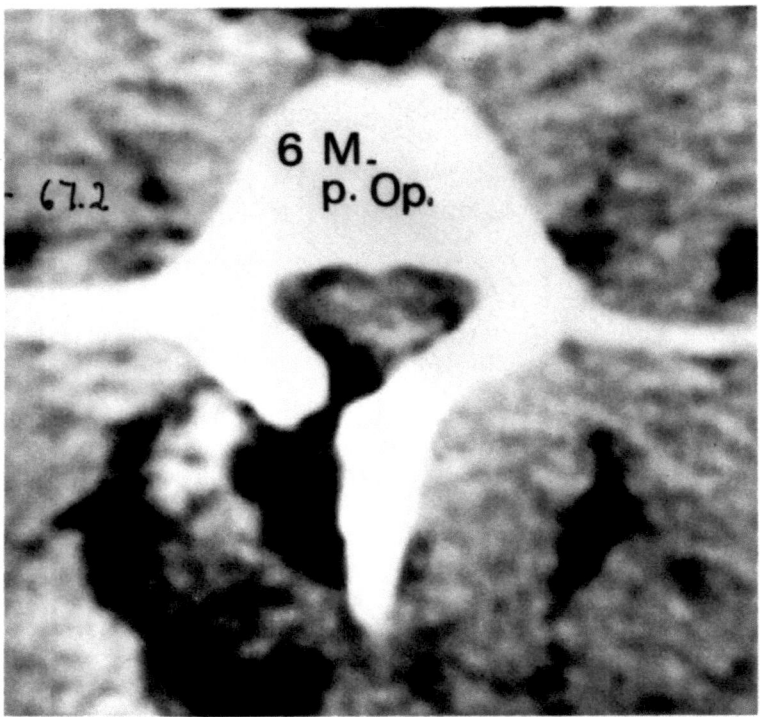

Abb. 5. Das Computertomogramm zeigt die Ausbreitung des implantierten Fettgewebes durch den Hemilaminektomiespalt in den Spinalkanal hinein

Diskussion

Die peridurale Narbenbildung wird von vielen Autoren als mögliche Ursache für ein Postnukleotomiesyndrom betrachtet. Die Ausbildung von Narben im Hemilaminektomiebereich wurde in vielen tierexperimentellen Veröffentlichungen gezeigt. Durch die Ausbildung einer starren narbigen Verbindung zwischen Duralsack und Rückenstreckmuskulatur (laminectomy-membrane) kann es postoperativ zu erheblichen Beschwerden kommen. Patienten mit einem durch Narbenbildung entstehenden Schmerzsyndrom sind postoperativ zunächst beschwerdefrei. Im Verlauf einiger Wochen bis Monate setzt ein ischialgiformer Rezidivschmerz ein. Dieser Rezidivschmerz wird durch Narbenzug im Dura-Wurzelbereich erklärt.

Die tierexperimentellen Arbeiten von Langenskiöld und Kiviluoto aus dem Jahre 1975 zeigten, daß autologes Fettgewebe reaktionslos im Laminektomiebereich einheilt. Der bei Operationen zerstörte peridural gelegene Fettkörper kann durch ein autologes Fetttransplantat nachgebildet werden.

Kontrollierte Nachuntersuchungen über die Effektivität der Fettgewebsplastik scheiterten bisher an der Unmöglichkeit, die Vitalität des transplantierten Fettgewebes nachzuweisen. Mangelhafte Kontrollierbarkeit der Spätergebnisse sowie zu Un-

Die Verminderung der Narbenbildung im Laminektomiebereich

recht bestehende Furcht vor vermehrter Narbenbildung nach Absterben des Transplantates ließ viele Operateure von der Verwendung eines autologen Fetttransplantates Abstand nehmen.

Durch die Computertomographie ist es möglich, Narbengewebe von Fettgewebe zu unterscheiden. Es besteht somit für den Operator die Möglichkeit, durch eine computertomographische Untersuchung festzustellen, ob das von ihm eingebrachte Transplantat einwächst oder abstirbt. Bei günstigem Verlauf wird die zwischen Duralsack und Muskulatur gelegene Verschiebeschicht aus vitalem Fettgewebe bestehen. Bei ungünstigem Verlauf wird sich mit Absterben des Fettgewebes eine starre narbige Verwachsung entwickeln.

Unsere vergleichende histologische und computertomographische Untersuchung hat gezeigt, daß das computertomographische Bild Rückschlüsse auf Größe, Form und Struktur des Fetttransplantates zuläßt. Die Einteilung in „keine Narbe", „mäßige Narbe" und „erhebliche Narbe" ist computertomographisch möglich. Durch die quantitative Beurteilung der Narbenverhältnisse im Laminektomierbereich werden somit kontrollierte Studien möglich. Es kann geprüft werden, ob ein narbenbedingtes Postnukleotomiesyndrom existiert und ob es sich durch eine freie Fettplastik verhindern läßt.

Unsere histologischen Untersuchungen zeigen, daß transplantiertes Fettgewebe im Laminektomiebereich vital bleibt.

Die Revaskularisation des freien Fetttransplantates haben wir durch die arterielle Kontrastmitteldarstellung nachweisen können (Abb. 6). Bei fünf Tieren hat das freie Fetttransplantat eine Narbenbildung im Bereich des Duralsackes und der abgehenden Wurzel völlig verhindern können. Die mäßige Narbenbildung bei zwei

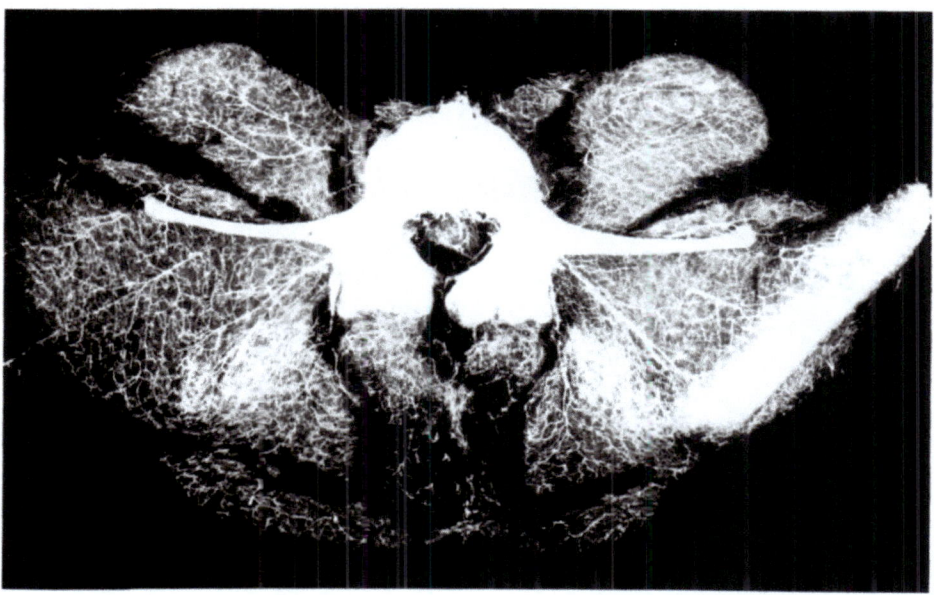

Abb. 6. Die arterielle Kontrastmitteldarstellung mit einer Gelatine-Menninge-Flüssigkeit zeigt die Vaskularisation des median gelegenen freien Fetttransplantates

Tieren führten wir bei einem der Tiere auf ein Verrutschen des Transplantates zurück. Es muß sich zwischen Duralsack und Transplantat ein blutgefüllter Zwischenraum gebildet haben. Bei dem zweiten Tier glauben wir, daß es infolge einer Vaskularisationsstörung im Transplantationsbett zu einem teilweise bindegewebigen Ersatz des Fettgewebes gekommen ist. Eine arterielle Minderversorgung der Grenzschicht Muskulatur/Fetttransplantat wird immer dann eintreten, wenn infolge vermehrter Blutung eine vermehrte Elektrokoagulation (Verkohlung) des Wundbettes ausgeführt werden muß. In beiden Fällen war jedoch die Narbenbildung weitaus geringer als bei dem Kontrolltier. Bei einem Tier fanden wir eine erhebliche Bedrängung des Duralsackes durch das Fetttransplantat (s. Abb. 6a). Ob dies durch ein Dickenwachstum oder durch eine primäre Verlagerung des Transplantates in den Kanal zustande gekommen ist, läßt sich nicht beurteilen.

Erste klinische Eindrücke über die Verwendung von freien Fettgewebstransplantationen

Bei 28 Patienten, die bei uns in der Klinik wegen des Wurzelkompressionssyndromes hemilaminektomiert wurden, haben wir anschließend den Hemilaminektomiedefekt mit einem Fettgewebstransplantat verschlossen. Computertomographische Untersuchungen nach 6 Monaten zeigten in 26 Fällen die Vitalität des Fettgewebes an. In 2 Fällen trat postoperativ eine erhebliche Komplikation ein. In beiden Fällen war in-

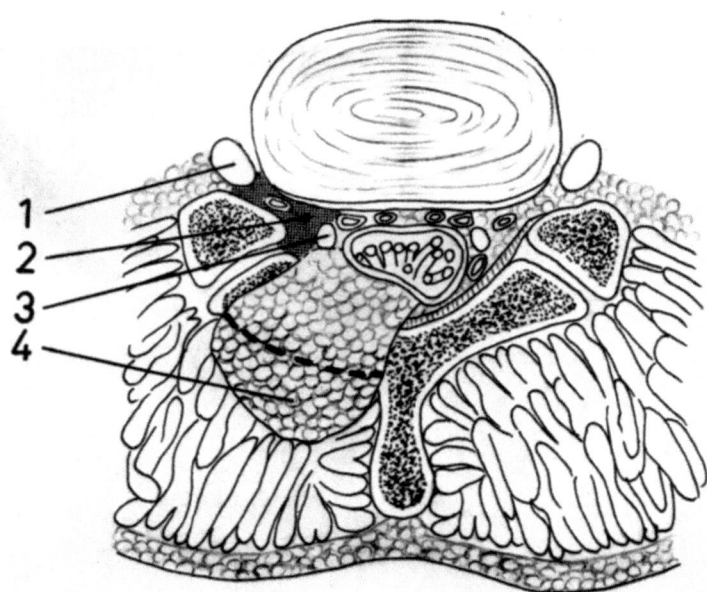

Abb. 7. Das freie Fetttransplantat *4* ist zu groß. Der paraspinale Muskeldruck verlagert das Transplantat in den Wirbelkanal, wodurch es zur Kompression der Cauda equina kommt. *1* u. *3* Nervenwurzeln die von Narbengewebe *2* umgeben sind

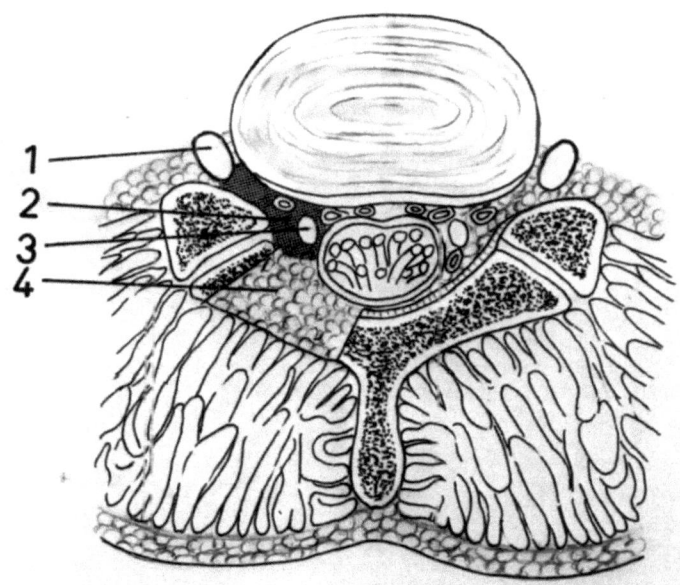

Abb. 8. Das freie Fetttransplantat überragt nicht den knöchernen Laminektomiebereich. Eine Impression des Duralsackes wird dadurch vermieden

nerhalb der ersten 48 Stunden eine Luxation des Transplantates in den Spinalkanal hinein erfolgt. Erhebliche Schmerzen und sich neu einstellende neurologische Ausfälle zwangen uns, das Transplantat notfallmäßig operativ zu entfernen.

In beiden Fällen war das transplantierte Fettstück erheblich größer als der Laminektomiedefekt gewesen. Wir nehmen an, daß der paraspinale Druck auf das Transplantat die Verlagerung bewirkt hat (Abb. 7). Dieses hat uns veranlaßt, die Höhe des Transplantates jetzt so zu wählen, daß die Dorsalbegrenzung der Laminae nicht überschritten wird (Abb. 8). Bei dieser Transplantationsdicke ist es in keinem weiteren Fall zu einer Verlegung des Spinalkanals gekommen. Durch die Schließung des Laminektomiedefektes mit einem autologen Fettgewebstransplantat wird der operative Eingriff nur unwesentlich verlängert. Da das Fettgewebe im Operationsbereich häufig durch Druck und Zug verletzt ist, empfehlen wir, das Transplantat von einem zweiten Hautschnitt über der Crista iliaca dorsalis zu entnehmen. Die bei uns durchgeführten computertomographischen Kontrollen zeigen, daß auch beim Menschen das transplantierte Fettgewebe vital bleibt.

Danksagung: Herrn Dr. B. Karhoff danken wir für die Beratung bei der Aufarbeitung und Befundung der histologischen Präparate.

Die Autoren bedanken sich bei Frau Ch. Behrendt für die Erstellung der fotografischen Abbildungen und bei Frau M. Bauer für die Abfassung des Manuskriptes.

Die technische Durchführung der CT-Untersuchung oblag Frau A. Lützler und Frau A. Jünemann.

Herr H. Brieden machte die Durchführung der postmortalen Kontrastmitteldarstellungen möglich.

Nicht zuletzt möchten wir Herrn K. Sehlbach danken, der die Tiere pflegte und somit zum Gelingen dieses Versuches beitrug.

Literatur

1. Benoist M, Ficat Ch, Baraf P, Cauchoix J (1980) Postoperative lumbar epiduro-arachnoiditis. Spine 5
2. Bertrand G (1975) The "battered" root problem. Clin Orthop 6:305-310
3. Brodsky AE (1976) Post-laminectomy and post-fusion stenosis of the lumbar spine. Clin Orthop 115
4. Burton Ch (1982) International Society for research of lumbar spine. (Vortrag), Toronto
5. Feild JR, McHenry H (1980) The lumbar shield. Spine 5:264
6. Gertzbein StD, Tile M, Gross A, Falk R (1975) Autoimmunity in degenerative disc. Disease of the lumbar spine. Orthop Clin North Am, 6:67-73
7. Gill GG, Sakovich L, Thompson E (1979) Pedicle fat grafts for the prevention of scar formation after laminectomy. An experimental study in dogs. Spine 4:176-186
8. Hansen HH, Stelzner F (1975) Zur chirurgischen Anatomie der Arterienversorgung der Dickdarmwand. Langenbecks Arch Chir 340:63-74
9. Jacobs RR, McClain O, Neff J (1980) Control of postlaminectomy scar formation. Spine 5:233
10. Jones KG, Barnett HC (1955) The use of hydrocortisone in spinal surgery. South Med J 48:617-623
11. Keller JT, Dunsker SB, McWorther JM et al. (1978) The fate of autogenous grafts to the spinal dura. An experimental study. J Neurosurg 49:412-418
12. Langenskiöld A, Kiviluoto O (1976) Prevention of epidural scar formation after operations on the lumbar spine by means of free fat transplants. A. preliminary report. Clin Orthop 115:92-95
13. LaRocca H, McNab I (1974) The laminectomy membrane. Studies in its evolution characteristics, effects and prophylaxis in dogs. J Bone Joint Surg [Br] 56:545-550
14. Lexer E (1910) Freie Fetttransplantation. Dtsch Med Wochenschr 36:640
15. Peer LA (1956) The neglected "free fat grafts" its behavior and clinical use. Am J Surg 92:40-46
16. Thomalske G, König UD, Mohr G (1973) Klinik und Ergebnisse operativer Therapie von lumbalen Bandscheibenläsionen bei 1000 Patienten unter besonderer Berücksichtigung der radikulographischen Befunde und der Operationsindikation. Therapiewoche 37:3230-3238
17. Yong-Hing K, Reilly J, de Korompay V, Kirkaldy-Willis WH (1980) Prevention of nerve root adhesions after laminectomy. Spine 5:59

Mikrochirurgie lumbaler Bandscheibenvorfälle

B. Bingas, H. Kusch und F. Golestan

Nach weit verbreiteter Anwendung des Operationsmikroskopes auch bei lumbalen Bandscheibenoperationen wurde bisher eine Reihe von Arbeiten veröffentlicht, die sich mit Operationstechnik und Ergebnissen befassen.

Auf Grund anatomischer Gegebenheiten und entsprechender Untersuchungsbefunde werden die meisten Nukleotomien hauptsächlich im Bereich L_5/S_1 und L_4/L_5 bei unterschiedlichem intraoperativem Vorgehen durchgeführt.

Um über eine exakte Überprüfbarkeit der Ergebnisse zu verfügen, erarbeiteten wir eine Reihe präoperativer Kriterien:
1. Alle Patienten hatten klinische objektiv einen eindeutigen Befund und waren nicht voroperiert.
2. Der Befund der apparativen Diagnostik war eindeutig und monosegmental.
3. Alle Operationen wurden von demselben Operateur durchgeführt, der auch die Nachuntersuchungen vornahm.
4. In der Regel eigneten sich die anatomischen Verhältnisse für ein mikrochirurgisches Vorgehen.

Die unter diesen Aspekten operierte und nachuntersuchte Patientengruppe setzte sich aus 61 Frauen und 39 Männern mit einem durchschnittlichen Alter von 36 Jahren zusammen (18 Jahre bis 67 Jahre) (Tabelle 1).

Eine größere Anzahl wurde nicht nachuntersucht, da sie o. g. Kriterien nicht erfüllte und somit für diese Studie nicht in Frage kam.

Die Hälfte übte körperlich schwere, etwa ein Viertel körperlich leichte bis mittelschwere und etwa ein Viertel körperlich kaum belastende Tätigkeiten aus.

Alle Patienten klagten präoperativ über mindestens drei Wochen, höchstens aber ein halbes Jahr andauernde therapieresistente Lumboischialgien mit radikulärer Kompressionssymptomatik.

Nach entsprechender Diagnostik (Myelographie, Computertomographie, Elektromyographie) wurde auch nur dann die Indikation zur Mikronukleotomie gestellt,

Tabelle 1. Altersverteilung

n = 100 Alter	♂	♀	Σ
18–20 J.	1	2	3
20–30 J.	14	25	39
30–40 J.	12	19	31
40–50 J.	9	10	19
50–67 J.	3	5	8
Σ	39	61	100

wenn der Befund der apparativen Diagnostik auf einen eindeutigen monosegmentalen Bandscheibenprolaps deutete und neoplastische Prozesse ausgeschlossen waren.

Die Operation erfolgte stets in Bauchlage mit Höhenlokalisation durch den Röntgenbildwandler.

Bis zur Darstellung des Ligamentum Flavum wurde makroskopisch vorgegangen, die Exzision desselben und das weitere Vorgehen erfolgte mikroskopisch. Das Operationsmikroskop gestattet eine genaue Übersicht des Operationssitus von lateral bis zum Foramen und bis nach medial und oberhalb der Bandscheibe, bessere Übersicht der einzelnen Strukturen und des Bandscheibenprolapses und dessen Ausräumung. Von entscheidender Bedeutung ist u. E. die Schonung der wurzelversorgenden Gefäße, des venösen Plexus und des epiduralen bzw. Wurzelfettgewebes.

Das weitere Vorgehen gestaltet sich nach den anatomischen Gegebenheiten. Bei einem freien Sequester mit Perforation des Ringes und/oder des Längsbandes erfolgt keine Inzision des Längsbandes. Die Bandscheibe wird durch den Perforationsdefekt ausgeräumt. In den übrigen Fällen wird der Anulus fibrosus und das Band inzidiert, der Prolaps und der Intervertebralraum unter Sicht ausgeräumt, da das Mikroskop den Einblick in den Intervertebralraum weit nach medial gewährt. Abschließend wird der Spinalkanal und das Foramen sorgfältig inspiziert, um evtl. luxierte Sequester zu erfassen und zu entfernen. Erst wenn Dura und Wurzel entlastet und mobil erscheinen, wird der Eingriff nach subtiler Blutstillung (durch Kompression oder bipolar) beendet. (Durchschnittliche Operationsdauer: 37 Minuten.)

Im Vergleich zur konventionellen Technik liegen die Vorteile der Mikronukleotomie in einer nur gering ausgeprägten operativ und instrumentell bedingten Traumatisierung, besserer Übersichtlichkeit des Operationsbereiches, Schonung der einzelnen Strukturen: – Muskeln – Bogen, Gelenk – Nervenwurzel – Dura – Gefäße – sogenannte Gleitschicht –, sorgfältigen Ausräumung des Prolapses, sowie einer subtilen Blutstillung (s. Tabelle 2).

Dieses Vorgehen sollte u. a. der Entstehung von bindegewebigen Vernarbungen und einem Rezidiv entgegenwirken.

Alle Patienten berichteten postoperativ von einem erstaunlich schnellen Rückgang der lokalen Schmerzen, so daß die baldige Mobilisierung außerhalb des Bettes keine Schwierigkeiten bereitete.

Nach Ablauf der ersten Woche waren 82 Patienten schmerzfrei, 18 klagten teils über geringe lokale, teils über meist bewegungsabhängige radikuläre Beschwerden. Bei 89 Patienten hatte sich die präoperative neurologische Ausfallssymptomatik fast vollständig zurückgebildet (s. Tabelle 3).

Die zweite Untersuchung erfolgt am Ende der zweiten postoperativen Woche (teils noch stationär, teils ambulant): 87 Patienten waren vollständig beschwerdefrei, 13 hatten noch lokale, teils radikuläre und 7 davon weiterhin nachweisbar neurologische Ausfälle, allerdings mit Rückbildungstendenz gegenüber präoperativ.

Dritte Nachuntersuchung nach drei Monaten: Zu diesem Zeitpunkt hatten 82% ihre Tätigkeit wieder aufgenommen, 93% der Patienten waren beschwerdefrei, 7% mit gelegentlichen Schmerzen, und bei 6% bestanden noch neurologische Ausfälle unterschiedlichen Schweregrades.

Die vorerst letzte Nachuntersuchung erfolgte zwei Jahre nach der Operation: 94 Patienten waren schmerzfrei, 4 klagten über lumbale und radikuläre Schmerzen, 2

Tabelle 2. Vorteile der Mikronukleotomie

1. gering ausgeprägte operative und instrumentell bedingte Traumatisierung
2. bessere Übersichtlichkeit des Operationsbereiches
3. Schonung der einzelnen Strukturen:
    a) kleiner Hautschnitt
    b) Muskel
    c) Bogen, Gelenk
    d) Nervenwurzel
    e) Dura
    f) Gefäße
    g) epidurales Fett
    h) sogenannte Gleitschicht
4. sorgfältige Ausräumung des Prolapses
5. gezielte Blutstillung

Tabelle 3. Operationsergebnisse

n = 100	schmerzfrei	lumbale und radikuläre Beschwerden	neurologische Ausfälle
	1 Woche postoperativ		
	82	18	11
	2 Wochen postoperativ		
	87	13	7

Tabelle 4. Letzte Nachuntersuchung nach 2 Jahren

	beschwerdefrei	lumbale und radikuläre Beschwerden	Beschwerden auf der Gegenseite	neurologische Ausfälle
n = 100	94	4	2	6

Zu diesem Zeitpunkt gingen 89 Patienten ihrer präoperativ ausgeübten Tätigkeit nach

Tabelle 5. Ergebnisse nach zwei Jahren postoperativ

94 Patienten beschwerdefrei, davon 89 im alten Beruf tätig!
 6 Patienten mit unterschiedlichen Beschwerden und Ausfällen, die apparativ untersucht und operiert wurden
 2 Lokalrezidive
 2 Prolapse auf der Gegenseite
 2 Arachnopathien
    (Mehr oder minder ausgeprägte epidurale Verwachsungen bei allen sechs letztgenannten Patienten)

Patienten hatten Schmerzen auf der Gegenseite, bei 6 bestanden weiterhin neurologische Ausfälle unterschiedlichen Schweregrades (s. Tabelle 4).

Sechs der Patienten, die neben dem neurologischen Syndrom auch therapieresistente radikuläre Schmerzen aufwiesen, wurden remyelographiert, fünf zusätzlich computertomographiert. Bei drei Patienten wurde der Verdacht auf ein Prolapsrezidiv, bei zwei auf einen Prolaps der Gegenseite geäußert, nur bei einem Patienten wurde die Diagnose Arachnopathie gestellt, wobei bei allen mehr oder weniger Verwachsungen vorhanden waren.

Drei Patienten, zwei mit Verdacht auf Rezidiv, einer mit Befund auf der Gegenseite, wurden in unserer Klinik erneut operiert. Ein Patient bot ein Lokalrezidiv, ein Patient eine deutliche Arachnopathie, der Prolaps auf der Gegenseite konnte ebenfalls bestätigt werden.

Die übrigen drei Patienten wurden in anderen Kliniken operiert. Dabei fand sich ein Prolaps der Gegenseite, ein Lokalrezidiv und eine Arachnopathie. Somit boten zwei von hundert Patienten ein Lokalrezidiv.

Insgesamt können wir innerhalb eines Zeitraumes von zwei Jahren auf ein sehr gutes Ergebnis von erfolgreich operierten Patienten verweisen (s. Tablle 5). Bei entsprechender Auswahl des Patientengutes und der Indikationsstellung nach den oben genannten Kriterien ist u. E. die Mikronukleotomie der konventionellen Technik deutlich überlegen. Hervorzuheben ist die prozentual hohe Wiedereingliederung in den alten Beruf.

Ergebnisse der mikrochirurgischen lumbalen Bandscheibenoperation

Auswertung von 485 Patienten

U. EBELING, W. REICHENBACH und H. J. REULEN

Seit Oktober 1977 führen wir die von Caspar und Loew beschriebene mikrochirurgische lumbale Bandscheibenoperation bei ca. 300 Patienten pro Jahr durch. Nach diesen Autoren soll der Umfang des mikrochirurgischen Eingriffes kleiner und die Ausräumung des Vorfalles unter guter Ausleuchtung und optischer Vergrößerung sicherer und schonender sein. Wir haben die Ergebnisse, die Häufigkeit der Nachoperationen und der Komplikationen der mikrochirurgischen Methode mit denen der konventionellen Technik verglichen, wie sie in der Berliner Sammelstatistik anhand von 3200 Patienten aus 15 neurochirurgischen Kliniken dargestellt sind (Oppel et al. 1977).

Methode

Gegenstand der Untersuchung waren alle Patienten, die zw. dem 1. Mai 1978 und 30. April 1980 erstmalig wegen eines Bandscheibenvorfalles mikrochirurgisch operiert wurden, d.h. der Zugang zum und die Ausräumung des Vorfalles erfolgte mikrochirurgisch. Das Patientengut wurde einerseits anhand der Krankenblattunterlagen und mit Hilfe eines Patientenfragebogens ausgewertet und die Ergebnisse ermittelt. 485 Patienten von 534 angeschriebenen Patienten sandten uns den Fragebogen zurück und wurden in die Untersuchung aufgenommen.

Umfang des chirurgischen Eingriffes

Mit Hilfe eines guten Myelogramms oder eines lumbalen Computertomogramms konnten wir uns in Verbindung mit dem neurologischen Befund in 84% der Patienten auf einen selektiven, monosegmentalen Zugang beschränken. Eine interlaminäre Fensterung auf 2 Höhen wurde in 16% und eine Hemilaminektomie in 2% durchgeführt. In der Mehrzahl der Fälle konnte das Wirbelgelenk geschont werden. Bei der konventionellen Methode wurde in 43% auf 2 Höhen gefenstert und in 27% hemilaminektomiert. Eine mikrochirurgische Ausräumung einer Bandscheibe erfolgte in 95% und in 2 Höhen in 5%. Nach konventioneller Technik wurden in 17% der Patienten 2 Bandscheiben ausgeräumt (Tabelle 1).

Die Zahlen zeigen, daß der Eingriff mit der mikrochirurgischen Methode tatsächlich kleiner ist, und das Trauma an der Muskulatur, Wirbelsäule und den Gelen-

Tabelle 1. Ausmaß der lumbalen Bandscheibenoperation

Eingriff	Mikrochirurgische Technik Reulen (n = 485)	Berliner Sammelstatistik Oppel et al. (n = 3232)
Interlaminäre Fensterung auf 1 Höhe	83,1%	50%
Interlaminäre Fensterung auf 2 Höhen	16,1%	43%
Laminektomie	0,2%	4,5%
Hemilaminektomie	1,9%	27,3%
Ausräumung 1 Höhe	95,3%	77,5%
Ausräumung 2 Höhen	4,5%	17,2%
Ausräumung 3 Höhen	0,0%	0,9%

ken reduziert werden kann. Der entscheidende Faktor für den geringeren Umfang der Operation ist das Ziel, monosegmental zu operieren, d.h. wenn möglich, sich auf eine Höhe zu beschränken.

Häufigkeit der Komplikationen

Das verfeinerte, von Caspar entwickelte Instrumentarium und das Operationsmikroskop mit der optimalen Ausleuchtung des Operationsfeldes und der optischen Vergrößerung erlaubt eine schonendere Behandlung und Darstellung der Nervenwurzel und Dura und erleichtert die Ausräumung des Vorfalles und des Zwischenwirbelraumes. Beides vermindert das Trauma der nervösen Strukturen. Es treten postoperativ nur wenig Schmerzen auf, und die Mobilisation, insbesondere alter Patienten, scheint früher möglich zu sein. Die Tabelle 2 zeigt, daß mit der mikrochirurgischen Methode die Anzahl neuer postoperativer Ausfälle, von kleinen Duraperforationen und Wundinfektionen und die Häufigkeit des Katheterismus gegenüber der konventionellen Methode gesenkt werden konnte.

Tabelle 2. Komplikationen

	Mikrochirurgische Technik Reulen et al. (485)	Konventionelle Methoden Durchschnitt
Diszitis	1,0%	1,5%
Wundinfektion	3,3%	8,1%
postoperativ neurologische Ausfälle	8,0%	15,8%
Duraeröffnung	2,9%	3,7%
Zystitis	4,0%	10,3%
Mortalität	0,0%	0,27%

Häufigkeit der Nachoperationen

Die Häufigkeit der Nachoperationen, bedingt durch echte Bandscheibenvorfallrezidive, narbige Verwachsungen oder Diskushernien auf einer anderen Höhe konnte durch die mikrochirurgische Methode nicht gesenkt werden (Tabelle 3). Echte Rezidive fanden sich in 5% und narbige Verwachsungen in 1% der Patienten.

Tabelle 3. Häufigkeit der Nachoperationen

	Technik	n	Gesamthäufigkeit der Nachoperation	Echtes Rezidiv	Vorfall auf einer anderen Höhe	Verwachsungen
Mikrochirurgische Technik	Williams	530	5,8%	2,3%	?	1,1%
	vorliegende Untersuchung	485	7,4%	4,7%	2,0%	0,7%
Konventionelle Technik	Durchschnitt (Literatur)	9600	7,4%	4,5%	3,2%	1,1%

Darstellung der eigenen Ergebnisse

In Anlehnung an LaMont beurteilen wir unsere Ergebnisse anhand der Schmerzsymptomatik und der Arbeitsfähigkeit (LaMont 1976). Das Ergebnis nach mikrochirurgischer lumbaler Bandscheibenoperation wurde 12–27 Monate postoperativ anhand der Krankenblattunterlagen und eines Patientenfragebogens entsprechend der in Tabelle 4 aufgeführten Kriterien ermittelt. In 73% war das Ergebnis sehr gut, d.h. die Patienten waren in ihrem alten Beruf arbeitsfähig und hatten gelegentlich leichte Restbeschwerden oder waren vollständig schmerzfrei.

Ein befriedigendes Ergebnis wurde in 19% ermittelt. Die Patienten waren meist in einem etwas leichteren Beruf arbeitsfähig und klagten über gebesserte, aber noch deutliche Restbeschwerden, so daß teilweise eine Medikamenteneinnahme notwendig war. In 8,5% der Patienten war das Ergebnis schlecht. 6% der Patienten waren arbeitsunfähig, aber ihre Schmerzen hatten sich leicht zurückgebildet. In 2% der Fälle waren die Schmerzen unverändert oder verstärkt und es bestand eine Arbeitsunfähigkeit (Tabelle 5).

Tabelle 4. Kriterien zur Beurteilung des Operationsergebnisses laut Patientenangaben

Sehr gut:	Arbeitsfähig in früherer Tätigkeit Völlige Beschwerdefreiheit Gelegentlich leichte Beschwerden
Gut:	Arbeitsfähig in früherer Tätigkeit Leichte Beschwerden (Lumbago und Ischialgie) Besserung der Lähmung, wenn vorhanden
Befriedigend:	Arbeitsfähig in leichterer Tätigkeit oder Umschulung Schmerzen besser Regelmäßige Medikamenteneinnahme Lähmung besser, wenn vorhanden
Unzureichend:	Nicht arbeitsfähig Schmerzen besser Regelmäßige Medikamenteneinnahme Lähmung unverändert
Schlecht:	Nicht arbeitsfähig Schmerzen unverändert oder schlechter Regelmäßige Medikamenteneinnahme Lähmung unverändert bzw. schlechter

Tabelle 5. Ergebnis der mikrochirurgischen, lumbalen Bandscheibenoperationen (n = 485)

Sehr gut →		39,2% →	
gut →	erfolgreich	33,6% →	91,6%
befriedigend →		18,8% →	
unzureichend →		6,2% →	
schlecht →	ohne Erfolg	2,3% →	8,5%

Vergleich der Ergebnisse nach mikrochirurgischer und konventioneller Technik

Ein Vergleich der Ergebnisse nach lumaler Bandscheibenoperationen ist durch die unterschiedlichen, zugrundegelegten Kriterien der verschiedenen Autoren zur Beurteilung der Ergebnisse unmöglich oder zumindest sehr erschwert. Berücksichtigt man zur Beurteilung unserer Ergebnisse *ausschließlich* die Rückbildung der Schmerzen, so sind 98% der Patienten „erfolgreich operiert", wobei der wesentliche Faktor Arbeitsfähigkeit negiert wird. Legt man die Rückbildung der Schmerzen *und* die Arbeitsfähigkeit zugrunde bei der Beurteilung der Ergebnisse, so sind 92% der Patienten erfolgreich operiert worden.

Ein Vergleich der Ergebnisse beider Operationsverfahren (Tabelle 6) zeigt, wobei die Angaben mikrochirurgischer Operationsmethoden von Goald und Williams mitaufgeführt sind, daß es bei der mikrochirurgischen Methode etwas mehr gute

Tabelle 6. Vergleich der Ergebnisse nach lumbalen Bandscheibenoperationen

	Technik	n	Sehr gut, gut, befriedigend	unzureichend (teilweise gebessert)	schlecht
Mikrochirurgische Technik	Goedel et al.	147	96%	–	4,0%
	Williams	530	98%	–	2%
	vorliegende Untersuchung	485	91,6%	6,2%	2,3%
Konventionelle Technik	Durchschnitt (Literatur)	9600	67,5%	15,1%	17,4%

und weniger schlechte Ergebnisse gibt. Die Versagerquote der mikrochirurgischen Operationsmethode mit knapp 10% ist immer noch recht hoch.

Literatur

Caspar W (1977) A new surgical procedure for lumbar disc herniation causing less tissue damage through a microsurgical approach. Advances in Neurosurgery 4. Springer, Berlin Heidelberg New York, p 74–81

Goald HJ (1978) Microlumbar discectomy, follow-up of 147 patients. Spine 3 (2)

LaMont RL (1976) Comparison of disc excision and combined disc excision and spinal fusions for lumbar disc ruptures. Clin Orthop 121:212–216

Loew F (1969) Klinik und Behandlung der lumbalen Bandscheibenschäden. Handbuch der Neurochirurgie 7. Band, 1. Teil, Springer, Berlin Heidelberg New York p 164–238

Loew F, Caspar W (1978) Surgical approach to lumbar disc herniation. Advances and Technical Standards in Neurosurgery, Vol 5, pp 153–175

Oppel F, Schramm J, Schirmer M, Zeitner M (1977) Results and complicated course after surgery for lumbar disc herniation. Advances in Neurosurgery Vol. 4, Springer, Berlin Heidelberg New York p 36–52

Williams RW (1978) Microlumbar discectomy; a conservative surgical approach to the virgin herniated lumbar disc. Spine 3 (2):175–185

Erfolgsquoten nach mikrochirurgischen Bandscheibenoperationen mit exakter Höhenlokalisation und monosegmentalem Zugang

K. SCHMIDT, B. BULAU, E. M. MEYER und J. WILFART

Die Neurochirurgische Universitätsklinik Ulm in Günzburg übersieht ein relativ großes Patientengut mit mikrochirurgischer Operationstechnik behandelter, in der eigenen Abteilung diagnostizierter Bandscheibenvorfälle.

Seit Gründung der Neurochirurgischen Universitätsklinik Ulm im Bezirkskrankenhaus Günzburg am 1. 1. 1971 bis Ende 1982 wurden ausgeführt: 14 104 Myelographien, davon 5343 mit Amipaque/Solutrast, 8659 lumbale Bandscheibenoperationen, davon vom 1. 9. 1978 bis 31. 12. 1982 4287 mit mikrochirurgischer Technik, davon 742 eigenhändig (K. Schmidt) diagnostiziert, operiert und nachuntersucht.

Das eigene, nach einheitlichen Kriterien und Techniken selbst voruntersuchte, diagnostizierte, operierte und nachuntersuchte Patientengut wurde in zwei auswahlfreien Gruppen (1979/80 N=100 und 1980–1982) untersucht und z. T. mit früheren Ergebnissen des Verfassers aus der Neurochirurgischen Universitätsklinik Freiburg/Br. (N=264, 1964–1969) verglichen. Die Nachuntersuchungen erfolgten im Mittel zu 68% 1½–2 Monate und zu 32% bis 9 Monate postoperativ.

Entwicklung der klinischen Ergebnisse von lumbalen Bandscheibenoperationen 1964/69 (makroskopische Operation meist in mehreren Etagen ohne Myelographie)

Vertebragene Schmerzen		*Radikuläre Schmerzen*	
beschwerdefrei	54%	beschwerdefrei	49%
gebessert	28%	gebessert	29%
keine Besserung	6%	keine Besserung	7%
verschlechtert	12%	verschlechtert	15%

1964/69 wurden also nur etwa die Hälfte der Patienten beschwerdefrei, 18% bzw. 22% gaben keine Besserung oder sogar eine postopertive Verschlechterung an.

1979/80 (mikrochirurgisch meist monosegmentär mit Amipaque-Myelographie)

Vertebragene und radikuläre Schmerzen:

Alle Patienten beschwerdefrei oder gebessert, keine Verschlechterung gegenüber präoperativ.

Dauerschmerzen:	präoperativ	postoperativ
starke	29%	1%
leichte	61%	6%
keine	10%	93%
Belastungsschmerzen:		
starke	93%	2%
leichte	7%	34%
keine	0%	64%

1979/80 waren nur noch bei 1% bzw. 2% starke Dauer- oder Belastungsschmerzen vorhanden. Hierauf ist bei den „Rezidivoperationen" noch einzugehen. Die 34% leichten, die Lebensführung nicht beeinträchtigenden, meist vermeidbaren und nur bei bestimmten Bewegungen und Belastungen auftretenden ganz überwiegend vertebragenen Schmerzen sind für diese postoperative Frühphase typisch und pflegen in der Spätphase meist zu verschwinden.

Finger-Boden-Abstand 1979/80:	präoperativ	postoperativ
Distanz < 30 cm	42%	80%
Schmerz LWS	27%	11%
segmentär	56%	4%
starker	44%	0%
leichter	39%	15%
kein	17%	85%

80% der Patienten erreichten postoperativ einen Finger-Boden-Abstand von 30 cm, also eine gute Mobilität der Wirbelsäule; wobei meist endgradig nur noch 15% leichte Schmerzen – 11% lumbalgiform, 4% segmentär – angaben.

Lasèguesches Zeichen	1964/69	1979/80
präoperativ zu postoperativ		
schmerzfrei	34%	84%
gebessert	28%	16%
ungebessert	18%	0%
verschlechtert	20%	0%

Bei Prüfung des Dehnungsschmerzes (Lasèguesches Zeichen) waren 1964/69 noch 38% ungebessert oder verschlechtert und nur 34% schmerzfrei, 1979/80 dagegen kein Patient ungebessert oder verschlechtert, aber 84% schmerzfrei.

Motorik	1964/69	1979/80
normalisiert oder gebessert	64%	57%
verschlechtert	11%	0%
Sensibilität		
normalisiert oder gebessert	66%	61%
verschlechtert	12%	0%

Charakteristischerweise waren 1964/69 und 1979/80 in der postoperativen Frühphase nur etwa ⅔ der neurologischen Ausfälle normalisiert oder gebessert. Eine weitere Erholung der Nervenfunktion ist aber bekanntlich noch bis zu ½–1 Jahr möglich.

Wesentlich ist jedoch der Befund, daß 1964/69 noch 11% bzw. 12% postoperative neurologische Verschlechterungen 1979/80 jedoch 0% zu finden waren.

Eine gravierende Komplikation ist die Wundinfektion – epi- und subfasziale Infektion und bakterielle Diszitis (eine sog. aseptische Diszitis existiert nach unserer Erfahrung als Krankheitsbild nicht).

Wundheilungsstörungen	1964/69	1979/80
Sekundärheilungen	10%	0%
Serome	10%	0%

Waren 1964/69 noch 20% Sekundärheilungen und (infizierte) Serome zu beobachten, so fanden sich 1979/80 und im eigenhändig mikrochirurgisch operierten Patientengut 1978–1982 keine postoperativen Wundinfektionen. Bei 4000 nachuntersuchten mikrochirurgischen Bandscheibenoperationen des Gesamtpatientengutes waren 2 Patienten mit Wundinfektionen, jedoch keine Diszitis. Eine systemische Antibiotikaprophylaxe wird nicht angewendet. Operative Technik, Narkosetechnik und günstige Verhältnisse im Op-Trakt sind nach unserer Erfahrung entscheidend für dieses relativ gute Ergebnis.

Einige Faktoren, die unseres Erachtens für die in den letzten Jahren verbesserten Operationsergebnisse wesentlich sind, seien stichwortartig genannt:

Fortschritte in der operativen Behandlung von lumbalen Bandscheibenvorfällen
Indikationsstellung

Gezielte Anamnese und (neurologische) Untersuchung:
Vertebragene/radikuläre Symptomatik
Osteochondrose/intermitterende Lumbago, belastungsabhängige intermittierende oder permanente segmentäre Symptomatik, Schmerzen, sensibel/motorische vegetative Ausfälle, Permanenz/Progredienz
Myelographie mit nicht dissoziierendem wäßrigem Kontrastmittel (ap/seitl./schräg li und re) unter Bildwandlerkontrolle.

Operationstechnik

Lagerung und Narkosetechnik (Hochbauchlage, Intubationsnarkose mit Relaxation und Beatmung)
Mikrotechnik mit monosegmentärem Zugang (weitgehend atraumatisch und gezielt)
Operationsmikroskop (Licht und Sicht)
Spezielles Instrumentarium
Bildwandlerröntgengerät
Tantalpuderkennzeichnung
Resorbierbares Nahtmaterial
Peroperative Antibiotikaprophylaxe (lokal)
Ausreichende Übung und Erfahrung

Postoperative Behandlung

Thromboseprophylaxe (DHE + Heparin, Stützstrümpfe, Frühmobilisierung)
Frühmobilisierung und Übungsbehandlung ab 1. postop. Tag für 3 Wochen (Reha)
Frühoperation bei klarer Indikation
Früherkennen und Frühoperation bei Rezidiven (postop. Aufklärung u. Betreuung)
Gesamtkomplikationsrate bei etwa 1‰.

Im ganzen betrachtet sind die hier nur mit einigen Untersuchungen belegten Ergebnisse bei mikrochirurgischer Operationstechnik, exakter Höhenlokalisation und monosegmentärem Zugang deutlich besser als die Ergebnisse nach makrochirurgischer Operationstechnik ohne exakte Höhenlokalisation und mit meist multisegmentärem Zugang. Dabei steht die Verringerung der postoperativen Verschlechterungen des Befundes und die Verminderung der Komplikationen, weniger die Verbesserung der Anzahl der guten postoperativen Ergebnisse im Vordergrund. Es bleibt aber auch heute noch ein Rest an unbefriedigenden Ergebnissen, auf die anhand von 80 Zweit- und Rezidivoperationen (1980–1982) eingegangen werden soll.

Eigenhändige mikrochirurgische Bandscheibenoperationen 1980–1982:
428 insgesamt, davon 80 Reoperationen, davon 67 Reoperationen, letzte zur vorletzten Operation ausgewertet.

Von 67 Reoperationen, letzte zu vorletzter Operation waren:
50 echte Rezidive, gleiche Seite, gleiche Höhe
32 mit myelographisch nachgewiesenem Vorfall
18 mit entsprechend fehlender Nervenwurzeldarstellung ohne Vorfall bei Narbenbildung, Osteochondrose/Spondylosis deformans, engem Spinalkanal u.ä.:
1 Hämatom, 1 Kaudafasereinklemmung, operativ: Neurolysen, Dekompressionen.

Nach den 50 Rezidivoperationen waren bei Nachuntersuchungen (68% 1½–2 Monate, 32% bis 9 Monate postoperativ) beschwerdefrei oder annähernd beschwerdefrei
39 Patienten
2 Patienten hatten unveränderte Schmerzen
9 Patienten kamen nicht mehr zur Nachuntersuchung.

Schmerzkriterien: Spontanschmerz, Bückschmerz, Belastungsschmerz, Laseguesches Zeichen.

Von den 39 Patienten wurden bei lokalen Restschmerzen im Wundbereich nach lokaler Infiltration mit 30 ml Scandicain und 20 mg Decadron beschwerdefrei = 5 Patienten.

Diese 5 Patienten hatten Spontanschmerzen und/oder Druck- und Bewegungsschmerzen im Op-Bereich geklagt. Es handelt sich nicht um segmentäre oder vertebragene, sondern um verselbständigte „pseudoradikuläre" Schmerzen im Operationsbereich (Narbe, Faszie, Ligamente und Periost), die z.T. sehr quälend sein können, auf gut plazierte, schnelle, voluminöse Infiltration aber gut ansprechen.

Von den 50 wegen eines Rezidivs operierten Patienten waren bereits
zweimal voroperiert = 9 Patienten
dreimal voroperiert = 2 Patienten
in gleicher Höhe, gleiche Seite = 10 Patienten.
Von diesen 11 mehrfach operierten Patienten waren 4 Patienten beschwerdefrei/annähernd beschwerdefrei, 3 Patienten nicht nachuntersucht, 2 Patienten hatten unveränderte Schmerzen.

Zweitoperationen: 8 Patienten andere Seite, gleiche Höhe, 8 Patienten andere Höhe (1 Patient Narbenexzision im Wundbereich) davon 7 Patienten beschwerdefrei/annähernd beschwerdefrei, 9 Patienten nicht zur Nachuntersuchung gekommen.

Die 50 Rezidivoperationen fanden statt bis:
7 Tage postop. = 5 Patienten
1 Monat postop. = 3 Patienten
1 Jahr postop. = 11 Patienten
> 1 Jahr postop. = 31 Patienten.
Wichtig erscheint der nicht kleine Anteil von echten Frührezidiven (8 Patienten) innerhalb eines Monats postoperativ.

Die Zweitoperationen fanden statt bis:

	andere Seite/gleiche Höhe	andere Höhe
7 Tage postop.	–	– Patienten
1 Monat postop.	–	– Patienten
1 Jahr postop.	3	1 Patient
> 1 Jahr postop.	5	7 Patienten

Die 50 Rezidivoperationen wurden ausgeführt bei:
30 Patienten nach eigenhändiger mikrochirurgischer Voroperation
5 Patienten nach eigenhändiger makrochirurgischer Voroperation
3 Patienten nach auswärtiger mikrochirurgischer Voroperation
12 Patienten nach auswärtiger makrochirurgischer Voroperation.

Die 50 Rezidivoperationen gliedern sich nach zeitlichem Abstand Voroperation/Rezidivoperation (alles eigenhändige mikrochirurgische Operationen):

Voroperation 1979
Reoperation 1980: 4 Patienten
Reoperation 1981: 2 Patienten
Reoperation 1982: 1 Patient

Voroperation 1980
Reoperation 1980: 4 Patienten
Reoperation 1981: 6 Patienten
Reoperation 1982: 4 Patienten

Voroperation 1981
Reoperation 1981: 3 Patienten
Reoperation 1982: 4 Patienten

Voroperation 1982
Reoperation 1982: 4 Patienten

Rezidivquote eigenhändiger mikrochirurgischer Vor- und Nachoperationen bezogen auf das Kollektiv des Jahrganges demnach:

Eigenhändige Operationen	Rezidivhäufigkeit in %			
	gleiches	nächstes	übernächstes	4. Jahr
1979 = 120	–	3,2	1,7	0,8
1980 = 131	3,0	4,5	3,0	–
1981 = 143	2,0	2,8	–	–
1982 = 153	2,6	–	–	–
im Mittel%	2,5	3,5	2,3	0,8

Zusammengefaßt muß nach mikrochirurgischer lumbaler Bandscheibenoperation mit rund 3% Rezidiven pro Jahr nach der Voroperation mit vermutlich fallender Tendenz in den folgenden Jahren gerechnet werden.

Vorteile der mikrochirurgischen monosegmentären Operationstechnik mit klinisch und myelographisch genauer Höhenlokalisation:

Hohe Treffsicherheit und Vermeiden klinisch nicht relevanter Bandscheibenrevisionen und Ausräumungen, niedrige Komplikationsrate durch atraumatisches Operieren mit guter Sicht und gutem Licht (Infektionen, Blutungen, Verletzungen der nervalen Strukturen, Verwachsungen, radikale Ausräumung, Frühmobilisierung).

Postoperative Beschwerdefreiheit oder annähernde Beschwerdefreiheit 1½ bis 9 Monate postoperativ: nach Erstoperationen: 91,3%; nach Rezidivoperationen: 95,0%. Etwa ⅓ der Patienten klagen geringe Restbeschwerden in der Frühphase.

Literatur

1. Meyer, EM (1974) Ergebnisse der operativen Behandlung lumbaler Bandscheibenvorfälle. Inaugural-Dissertation. Universität Freiburg/Br.
2. Bulau B (1983) Ergebnisse der mikrochirurgischen Behandlung lumbaler Bandscheibenvorfälle. Inaugural-Dissertation. Universität Ulm/D.
3. Wilfart J (1983) Zweit- und Rezidivoperationen nach lumbalen Bandscheibenoperationen. Inaugural-Dissertation. Universität Ulm/D.

Epikritische Langzeitergebnisstudie nach lumbalen Bandscheibenoperationen
(Bericht über 1550 Fälle mit 625 Nachuntersuchungen)

O. Schmitt, E. Fritsch, M. Hassinger und E. Schmitt

Seit Beginn dieses Jahrhunderts werden anfangs seltener (Krause, 1909; Adson, 1922) später insbesondere nach ausführlicher Beschreibung der pathogenetischen Zusammenhänge durch Mixter u. Barr (1934) zunehmend häufiger Bandscheibenoperationen durchgeführt. Es liegen zahlreiche Mitteilungen über Behandlungsergebnisse vor (Biehl, 1974; Krämer, 1978; Kuhn, 1979), seltener wird jedoch über Untersuchungsergebnisse mit umfassender klinischer und gleichzeitiger röntgenologischer Nachuntersuchung unter Berücksichtigung eines postoperativen Zeitraumes von mehr als 5 Jahren berichtet.

Im folgenden werden die Ergebnisse einer retrospektiven Studie mit postoperativer klinischer und röntgenologischer Nachuntersuchung bis zu 17 Jahren mitgeteilt. Insbesondere werden die Auswirkungen verschiedener Einflußgrößen (Ausmaß der

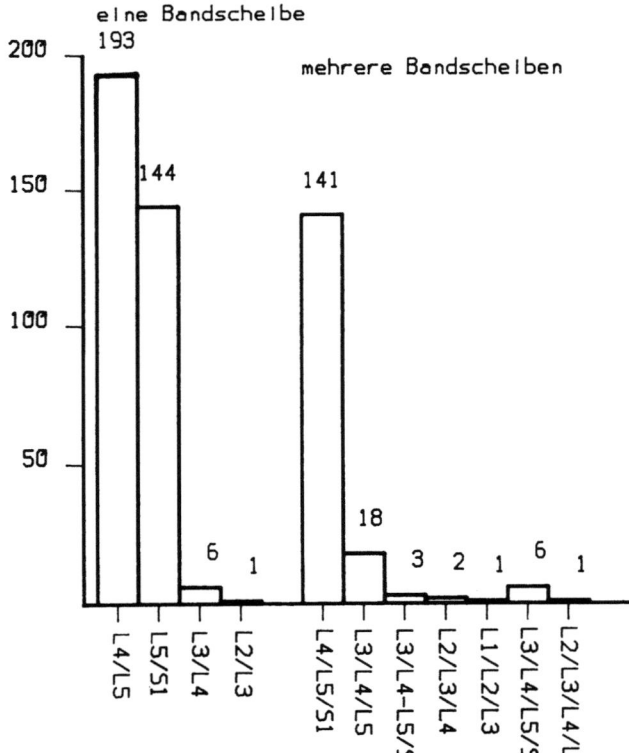

Abb. 1. Lokalisation der Nukleotomien

Bogenresektion, klinische Restbeschwerden, röntgenologische Besonderheiten) auf das Operationsergebnis geprüft.

Kasuistik

An unserer Klinik wurden in den Jahren 1965–1979 bei insgesamt 1550 Patienten lumbale Bandscheibenoperationen durchgeführt. 625 Patienten konnten nachuntersucht werden (32% weiblich, 68% männlich). Das Operationsalter lag zwischen 14 und 71 Jahren bei einem Durchschnittsalter von 42 Jahren. Am häufigsten waren die Bandscheibe L_4/L_5 (53,4%) bzw. L_5/S_1 (45,6%) betroffen (Abb. 1). Monosegmentale Eingriffe wurden in 55,5% der Fälle durchgeführt, in den übrigen Fällen erfolgte die Nukleotomie polysegmental.

Die Nukleotomie erfolgte in der Regel nach vollständiger (57,6%) bzw. partieller (31,7%) Hemilaminektomie. Seltener war lediglich die Flavectomie erfolgt (5,5%). In einigen Ausnahmefällen (z. B. bei engem Spinalkanal) war eine vollständige Laminektomie erforderlich gewesen (5,2%). Eine Renukleotomie erfolgte in 4,1%.

Methode

Zur Ergebnisbeurteilung erfolgte eine sozialanamnestische Erhebung, sowie eine klinische und röntgenologische Untersuchung unter Berücksichtigung verschiedener postoperativer Zeiträume. Die Analyse der Ergebnisse erfolgte mit Hilfe der elektronischen Datenverarbeitung am Rechenzentrum der Universität des Saarlandes.

Ergebnisse

Die Ermittlung der *Sozialanamnese* ergab, daß 76% der Nachuntersuchten noch berufstätig waren. Bei den übrigen handelte es sich zum Operationszeitpunkt um Rentenempfänger (21%) bzw. Arbeitslose (3%). Postoperativ hatten 51,7% der Patienten ihre ursprüngliche berufliche Tätigkeit beibehalten können, 22% mußten ihren Beruf wechseln. 12% wurden postoperativ berentet.

Die Dauer der *Arbeitsunfähigkeit* nach der Operation betrug durchschnittlich 5¾ Monate. Sie reichte von 1 Woche bis zu 4 Jahren.

Die *subjektive Beurteilung des Operationsergebnisses* zeigte nach über 10 Jahren in 91% völlige Beschwerdefreiheit bis zufriedenstellende Besserung, wobei die Patienten mit Ausstrahlschmerzen („pseudoradikuläre Beschwerden") ohne typische Ischialgien mitberücksichtigt sind (Abb. 2).

Der Vergleich der klinisch nachuntersuchten Patienten mit denen, die nur den Fragebogen zugeschickt hatten, zeigte, daß es sich bei den Nachuntersuchten um eine Negativauslese von Patienten mit schlechterem Behandlungsergebnis handelte, so daß bei der Gesamtbeurteilung in den einzelnen Ergebnisgruppen statistisch 5–15% bessere Ergebnisse erwartet werden können.

Bei der Prüfung der *Abhängigkeit noch vorhandener Restbeschwerden zum postoperativen Untersuchungszeitraum* zeigte sich, daß z. B. der Anteil der zufriedenstellenden Ergebnisse (weniger als 30% der präoperativen Restbeschwerden) von anfangs 50% nach 5 Jahren, nach 10 Jahren auf 58% angestiegen war (s. Abb. 2).

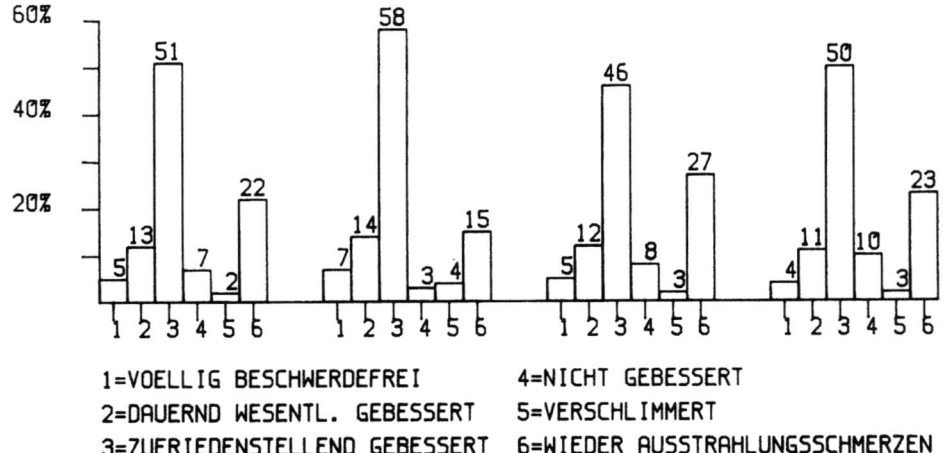

Abb. 2. Subjektive Ergebnisse nach Bandscheibenoperationen zu verschiedenen postoperativen Zeiträumen

Die *klinische Untersuchung* ergab noch bei 56% der Patienten *Ausstrahlschmerzen* (beseitigt: 43%; geblieben: 55%). Dabei handelte es sich bei 95,4% aller Ausstrahlschmerzen um „pseudoradikuläre Ausstrahlung". *Sensibilitätsstörungen* lagen bei 52% vor (beseitigt: 34,6%; geblieben: 37,5%; neu hinzugekommen: 10,3%).

Rückenschmerzen fanden sich bei 73% der Patienten (beseitigt: 12%; geblieben: 42%; hinzugekommen: 31%).

Motorische Innervationsschwäche fanden sich bei 26,5% (beseitigt: 35%; geblieben: 17,6%; hinzugekommen: 8,9%). Eine vollständige Fußheberparese war in 0,5% der Patienten postoperativ aufgetreten.

Die jeweiligen Innervationsstörungen bezogen sich in 70–80% auf das operierte Segment. Der restliche Anteil betraf zusätzlich Nachbarsegmente.

Der Vergleich der *Lendenwirbelsäulenbeweglichkeit* mit der Zahl der operierten Segmente bzw. dem Ausmaß der Bogenresektion ergab bei Mehretagenoperationen eine stärkere Bewegungseinschränkung. Bei den Bogenresektionen hatte lediglich die vollständige Laminektomie einen Einfluß auf die Bewegungseinschränkung.

Die Korrelation der *subjektiven Ergebniseinschätzung in Abhängigkeit zu verschiedenen Einflußgrößen* zeigte, daß das Operationsalter lediglich bei den unter 20jährigen einen deutlichen Einfluß auf das Gesamtergebnis hatte. Von diesen Patienten klagt ein relativ hoher Prozentsatz (30%) über unveränderte Rückenschmerzen. Auffallend war, daß in dieser Altersgruppe später keine Ausstrahlschmerzen hinzugekommen waren.

Das *prozentuale Übergewicht* beeinflußte das Operationsergebnis deutlich (Abb. 3). Bei völliger Beschwerdefreiheit betrug das prozentuale Übergewicht durchschnittlich 4%, bei unveränderten Beschwerden bzw. Beschwerdezunahme 20–25%.

Die *Dauer der präoperativen Schmerzbeschwerden* hatte einen gewissen Einfluß auf das Gesamtergebnis. Akut aufgetretene Ischialgien waren bei den guten Ergebnissen häufiger (21,7%) als bei den schlechten Ergebnissen (10,4%).

Das *Ausmaß der präoperativen Schmerzbeschwerden* bzw. neurologischen Ausfallserscheinungen beeinflußte das Gesamtergebnis nicht wesentlich.

Das *Ausmaß der Hemilaminektomie* (partiell bzw. komplett) hatte ebenfalls keinen entscheidenden Einfluß auf das Gesamtergebnis (Abb. 4). Die *Zahl der operierten Bandscheiben* beeinflußte dagegen das Gesamtergebnis deutlich. Der Anteil der Mehretagenoperation lag bei den schlechten Ergebnissen deutlich höher (62%) als bei den guten Ergebnissen (45%) (Abb. 5).

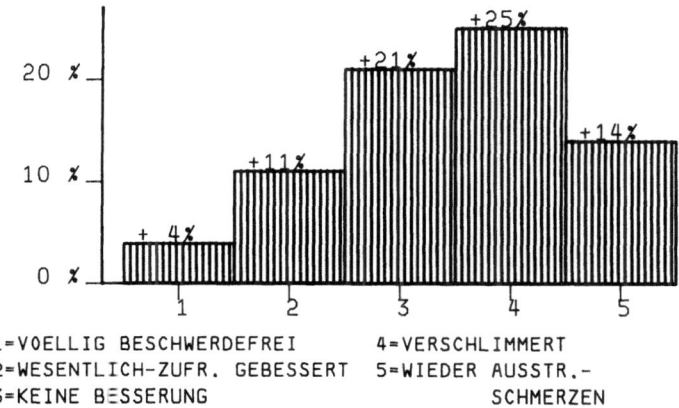

Abb. 3. Der Einfluß von Übergewicht (Abweichung in % vom Normalgewicht) auf das Operationsergebnis

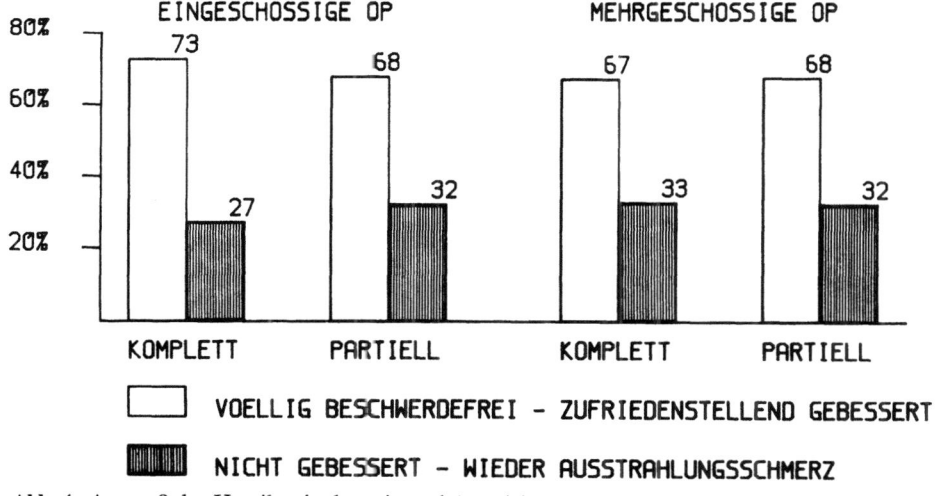

Abb. 4. Ausmaß der Hemilaminektomie und Auswirkung auf das Operationsergebnis

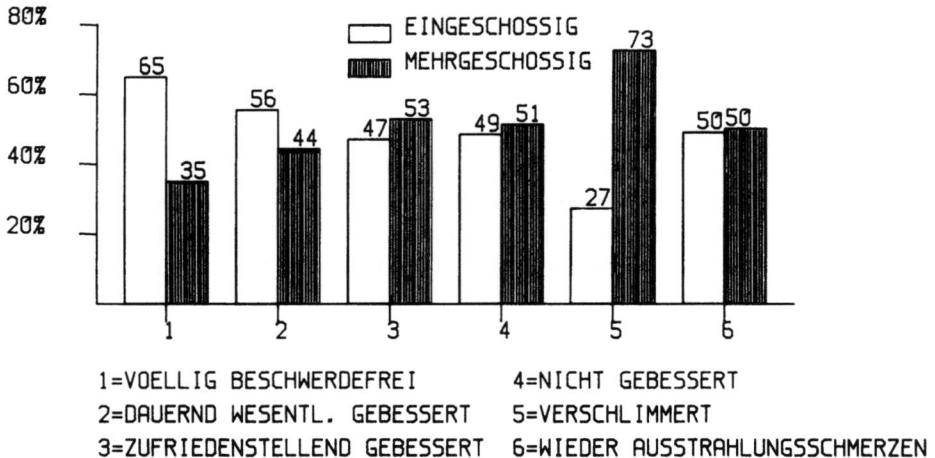

Abb. 5. Operationsergebnis bei Ein- bzw. Mehretagenoperationen

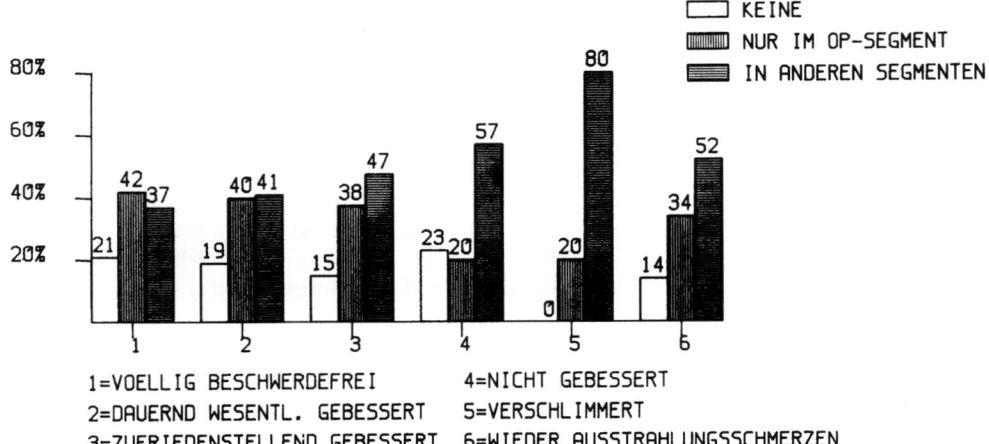

Abb. 6. Die Auswirkungen der postoperativen Höhenminderung im Bereich des operierten Zwischenwirbelraumes auf das Operationsergebnis

Die *intraoperativen Komplikationen* wirkten sich insgesamt negativ auf das Ergebnis aus. Duraperforationen waren bei den schlechten Ergebnissen häufiger anzutreffen (8,8%) als bei den guten Ergebnissen (3,1%). Ebenso waren verstärkte Blutungen bei den schlechten Ergebnissen häufiger anzutreffen (15%) als bei den guten Ergebnissen (9%).

Wirbelsäulenfehlhaltungen beeinflußten das Ergebnis nur geringfügig. Lediglich hochgradige Skoliosen waren bei den schlechten Ergebnissen häufiger anzutreffen. Demgegenüber hatte ein Abflachung bzw. Verstärkung der Lumballordose keinen Einfluß auf das Gesamtergebnis.

Das Ausmaß der *Höhenminderung des operierten Zwischenwirbelraumes* hatte keinen entscheidenden Einfluß auf das Gesamtergebnis (Abb. 6).

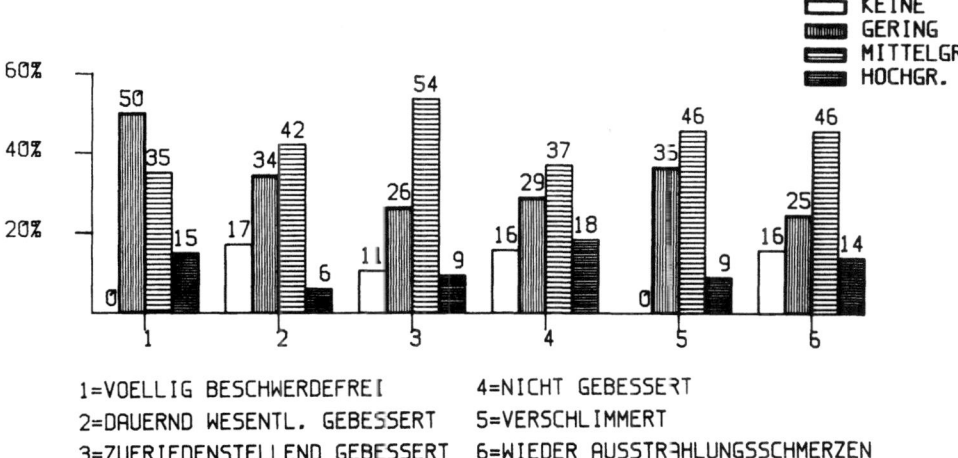

Abb. 7. Auswirkungen der Spondylose im operierten Segment bzw. in Nachbarsegmenten auf das Operationsergebnis

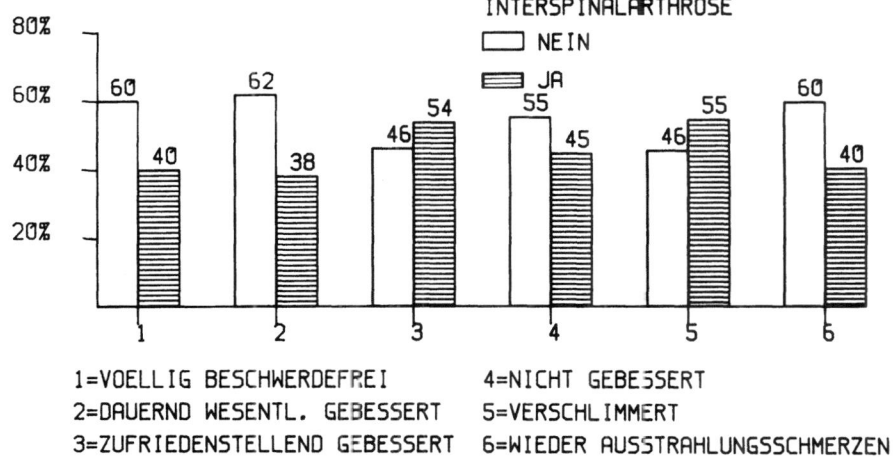

Abb. 8. Auswirkungen der Interspinalarthrose auf das postoperative Ergebnis

Der Anteil der *Sklerosierung im Deck- bzw. Bodenplattenbereich* des operierten Zwischenwirbelraumes war bei den schlechten Ergebnissen nur geringfügig niedriger.

Das Ausmaß der *spondylotischen Veränderungen* hatte dagegen einen deutlicheren Einfluß auf das Gesamtergebnis. Bei den schlechten Ergebnissen waren spondylotische Veränderungen in 68,5% im Bereich der Nachbarsegmente festzustellen. Bei den guten Ergebnissen lediglich in 44%.

Das Ausmaß der *Spondylarthrose* hatte dagegen keinen derart deutlichen Einfluß. Sie war sowohl bei den guten Ergebnissen (48,9%) als auch bei den schlechten Ergebnissen (51,1%) etwa gleichhäufig im Bereich der Nachbarsegmente anzutreffen.

Eine spontan aufgetretene *Wirbelkörperfusion* hatte einen positiven Einfluß auf das Operationsergebnis.

Eine Interspinalarthrose beeinflußte demgegenüber das Ergebnis nicht. Ebensowenig hatte eine Retro- bzw. Pseudospondylolisthesis einen Einfluß auf das Operationsergebnis.

Diskussion

Durch die Nukleotomie konnten somit an unserem Krankengut in einem hohen Prozentsatz gute bis zufriedenstellende Ergebnisse erzielt werden (91%). Für die weniger zufriedenstellenden bzw. schlechten Ergebnisse waren überwiegend Rückenschmerzen (73%) sowie typische Ischialgien (4,6%) verantwortlich. „Pseudoradikuläre Ausstrahlungen" (56,4%) sowie Parästhesien (51,6%) hatten keinen entscheidenden Einfluß auf die subjektive Einschätzung des Gesamtergebnisses.

Die Auswertung zeigte, daß die lokalen- bzw. Ausstrahlbeschwerden sowie die neurologischen Innervationsstörungen in 20–30% aus Nachbarsegmenten entstammten, die nicht operiert wurden. Entsprechend fanden sich röntgenologisch feststellbare degenerative Veränderungen bei 30–37% der Nachuntersuchten außerhalb des Operationsgebietes. Man muß daher annehmen, daß ein relativ hoher Prozentsatz von noch vorhandenen „Restbeschwerden" auf degenerative Veränderungen im Bereich der Nachbarsegmente zurückzuführen ist. Fehlhaltung bzw. Wirbelkörperverschiebungen gegeneinander scheinen demgegenüber einen relativ geringen Einfluß auf das Gesamtergebnis zu haben.

Literatur

Adson AW (1922) zit. n. Jochheim KA, Loew F, Rütt A (1961) Lumbaler Bandscheibenvorfall, konservative und operative Behandlung. Springer, Berlin Göttingen Heidelberg

Biehl G (1974) Subjektive Ergebnisbeurteilung bei 640 Bandscheibenoperationen aufgrund einer Fragebogenaktion. Z Orthop 112:825–827

Krämer J (1978) Bandscheibenbedingte Erkrankung, Ursache, Diagnose, Behandlung, Vorbeugung, Begutachtung. Thieme, Stuttgart

Kuhn F (1979) Der lumbale Bandscheibenvorfall, eine computergestützte Analyse von 2000 Patienten. Inaug. Diss. Tübingen

Mixter WJ, Barr JS (1934) Rupture of intervertebral disc with involvement of spinal canal. N Engl J Med 211:210–215

Katamnestische Untersuchungen bei 55 Patienten nach einer lumbalen Bandscheibenoperation. Mißerfolge in Abhängigkeit von psychogenen Einflüssen

W. v. Tempelhoff und H. Maxion

Fragestellung

In der uns bekannten Literatur werden nach lumbalen Bandscheibenoperationen in etwa 70–90% der Fälle zufriedenstellende bis gute Ergebnisse berichtet. Da in den vergangenen Jahren uns häufig Patienten nach lumbalen Bandscheibenoperationen mit erheblichen subjektiven und/oder erheblichen neurologischen Ausfällen aufsuchten, gingen wir in einer systematischen Nachuntersuchung den Faktoren nach, die für einen unbefriedigenden Erfolg lumbaler Bandscheibenoperationen verantwortlich zu machen sind.

Untersuchungsgut und Methodik

Erfaßt und nachuntersucht wurden alle Patienten, die sich in unserer Klinik in der Zeit von August 1978 bis August 1982 entweder im Rahmen von Kontrolluntersuchungen oder wegen Beschwerden nach einer lumbalen Bandscheibenoperation vorstellten. In systematischer Form wurde die Vorgeschichte erhoben. Registriert wurden alle Angaben über organische und psychische Vorerkrankungen, präoperative Beschwerden und neurologische Ausfälle, Veränderungen des Sozialstatus, Neigung zum Medikamentenabusus oder Alkoholabusus und die Angaben zum jetzigen Befinden. Es folgte eine eingehende neuroorthopädische Untersuchung in Anlehnung an den Untersuchungsbogen von M. Schirmer.

Zur genaueren Abschätzung depressiver Verstimmungen benutzten wir die Selbstbeurteilungsskala nach Zung und zur Erfassung möglicher neurotischer Fehlhaltungen den GT-S Bogen des Giessen-Testes. Zur Abschätzung des Operationserfolges wurden die Patienten in 3 Gruppen eingeteilt:
1. Patienten *ohne* erhebliche subjektive *Beschwerden* und ohne gravierende neurologische Ausfälle.
2. Patienten mit *erheblichen* persistierenden oder postoperativ neu aufgetretenen *neurologischen Ausfällen,* z.B. ausgeprägte Paresen im Bereich eines Segmentes, mittlere Paresen im Bereich mehrerer Segmente und Cauda-Syndrom.
3. Patienten mit *erheblichen subjektiven Beschwerden* ohne gravierende neurologische Ausfälle.

Signifikante Unterschiede zwischen den Gruppen wurden mit Hilfe des CHI-Quadrat-Testes ermittelt.

Untersuchungsergebnisse

Untersucht wurden 29 Frauen und 26 Männer im Alter zwischen 25 und 73 Jahren. Die Altersverteilung bei Operation sowie die Beobachtungsdauer nach Operation ergeben sich aus den Tabellen 1 und 2. Die meisten Operationen wurden zwischen dem 40. und 50. Lebensjahr vorgenommen, die Beobachtungsdauer lag vorwiegend zwischen 2–5 Jahren. Betrachtet man in Tabelle 3 die „Erfolge" lumbaler Bandscheibenoperationen, so zeigen sich nur bei 25% keine wesentlichen Beschwerden oder deutliche neurologische Ausfälle. In 26% der Fälle ergeben sich erhebliche – meist persistierende – neurologische Ausfälle, in einem Fall zeigte sich postoperativ ein Cauda-Syndrom. Die weitaus größte Gruppe – 50% der Patienten – rekrutiert sich aus Patienten mit massiven subjektiven Beschwerden ohne korrelierende organische Befunde. Gleichzeitig ergibt sich, daß der Anteil persistierender neurologischer Ausfälle nach dem 50. Lebensjahr signifikant zunimmt. Entsprechende Befunde teilten Achslogh et al. 1979 und Schramm et al. 1978 mit. Betrachtet man den Operationserfolg in Abhängigkeit von den von den Patienten angegebenen präoperativen Beschwerden (Tabelle 4), dann ergibt sich, daß bei präoperativen motorischen Ausfällen der Anteil persistierender neurologischer Veränderungen recht hoch ist. Handelt es sich hingegen präoperativ um reine – oft chronische und atypische geschilderte – Schmerzsyndrome, so finden wir nur in 3 von 16 Fällen einen

Tabelle 1. Lumbale Bandscheibenoperationen. Alters- und Geschlechtsverteilung bei Operationen. N = 54

Alter bei Operation	– 30	– 40	– 50	– 60	über 60 Jahre
Männer	4	4	10	5	2
Frauen	4	5	11	5	4

Tabelle 2. Lumbale Bandscheibenoperationen. Beobachtungsdauer nach Operation. N = 54

Dauer in Jahren	– 1	– 2	– 5	über 5 Jahre
Männer	6	6	6	3
Frauen	8	11	10	4

Tabelle 3. „Erfolge" lumbaler Bandscheibenoperationen. N = 50

Operation im Alter	– 30	– 50	über 50 Jahre
1. Keine wesentlichen Beschwerden, keine neurologischen Ausfälle	6	6	2
2. Erhebliche neurologische Ausfälle	0	5	6
3. Erhebliche subjektive Beschwerden ohne wesentliche neurologische Ausfälle	2	16	7

Tabelle 4. „Erfolge" lumbaler Bandscheibenoperationen. Präoperative Beschwerden und Operationserfolg. N = 49

Präoperativ	Reine Schmerzsyndrome	Sensible Ausfälle	Motorische Ausfälle
Postoperativ			
1. Keine wesentlichen Beschwerden, keine neurolog. Ausfälle	3	3	7
2. Erhebliche neurolog. Ausfälle	3	1	10
3. Erhebliche subjektive Beschwerden, keine neurol. Ausfälle	10	6	6

Tabelle 5. „Erfolge" lumbaler Bandscheibenoperationen. Dauer präoperativer Beschwerden und Operationserfolg. N = 43

Dauer präoperativer Beschwerden	− 1 Jahr	über 1 Jahr
Postoperativ		
1. Keine wesentlichen Beschwerden, keine neurolog. Ausfälle	11	3
2. Erhebliche neurolog. Ausfälle	10	1
3. Erhebliche subjekt. Beschwerden, keine neurolog. Ausfälle	2	16

zufriedenstellenden Erfolg, die meisten Patienten haben massive Klagen ohne neuroorthopädische Ausfälle. Insbesondere bei den Patienten, die länger als ein Jahr vor der Operation über fast immer atypische Schmerzsyndrome klagten, sind die Operationserfolge äußerst ungünstig (Tabelle 5).

9 Patienten wurden mehrfach operiert: Nur einmal war das Operationsergebnis zufriedenstellend; 5 Patienten hatten erhebliche neurologische Ausfälle, 3 Patienten behielten ihre atypischen Beschwerden ohne neurologische Ausfälle bei. Auch Finnegan et al. 1979, Salenius et al. 1977 und Fager 1980 berichteten in ähnlicher Weise. 5 Patienten wurden ohne Myelographie operiert, alle behielten postoperativ erhebliche neurologische Ausfälle. Auch die psychischen Befunde mit Hilfe der Depressionsskala nach Zung (Tabelle 6) und des Giessen-Testes ergaben charakteristische Konstellationen. Allerdings war nur ein Teil der Patienten bereit, an diesen Untersuchungen teilzunehmen. Konstant zeigte sich in der Gruppe der Patienten mit erheblichen subjektiven Beschwerden ohne adäquate neurologische Ausfälle ein erheblich erhöhter Depressionswert (Tabelle 7). Der erheblich zeitaufwendigere Giessen-Test korrelierte dagegen nur gering zum postoperativen Erfolg (Tabelle 8). Aber auch hier war die Skala 4 (Depressionsskala) vor allem bei den Patienten mit erheblichen subjektiven Beschwerden ohne pathologischen neurologischen Befund erhöht. Die Patienten schilderten sich oft „überkontrolliert". Es ergibt sich häufig eine zwanghafte Ich-Struktur mit gehemmter Aggressionsentfaltung. Cashion 1979 und Wiltze 1978 berichteten mit Hilfe des MMPI über erhöhte Depressions-, Hypochondrie- und Hysterieskalen. Die Vorgeschichte ergänzt die Interpretation: Alle Patienten mit postoperativen erheblichen subjektiven Beschwerden ohne neurologische

Tabelle 6. Depressionsskala nach Zung

Selbstbeurteilungsskala, ausgewählte Fragen, Einstufung zwischen 1-4 Punkten

Frage Nr.:	
1	Ich fühle mich bedrückt, schwermütig und traurig
4	Ich kann nachts schlecht schlafen
6	Sex macht mir immer noch Freude
8	Ich leide an Verstopfung
12	Die Dinge gehen mir so leicht von der Hand wie immer
13	Ich bin unruhig und kann nicht stillhalten
14	Ich sehe voller Hoffnung in die Zukunft
15	Ich bin gereizter als gewöhnlich
20	Ich tue Dinge, die ich früher tat, immer noch gern

Tabelle 7. „Erfolge" lumbaler Bandscheibenoperationen. Depressionswerte nach Zung in Abhängigkeit vom postoperativen Erfolg. Punktwerte für die Fragen in Tabelle 6. N = 27; I = keine wesentlichen Beschwerden; II = Erhebliche neurologische Ausfälle; III = Erhebliche subjektive Beschwerden ohne neurologische Ausfälle

Gruppe	I	II	III
Punktwerte	N =	N =	N =
30-32	0	1	2
26-29	0	1	7
22-25	0	4	0
18-21	2	2	0
14-17	7	1	0

Tabelle 8. „Erfolge" lumbaler Bandscheibenoperationen. Veränderungen im Giessen-Persönlichkeits-Test und in der Depressionsskala nach Zung in Abhängigkeit vom Operationserfolg

Gruppeneinteilung nach Tabelle 7

Anzahl auffälliger Skalen im Giessen-Test	Punkte der Depressionsskala nach Zung								
	-30			-40			über 40		
	Gruppe I	II	III	I	II	III	I	II	III
5	0	0	0	0	0	0	0	0	1
4	0	0	0	1	0	0	0	1	3
3	0	0	1	1	0	0	0	1	3
2	2	0	0	3	0	1	0	1	1
bis 1	1	2	0	4	0	1	1	1	4

Ausfälle hatten vor der Operation keine segmentalen neurologischen Ausfälle, sondern chronische atypische Schmerzsyndrome. Hierzu gehört auch ein 28jähriger operierter Patient mit einer coenästhetischen Schizophrenie, der neben anderen Körperbeschwerden auch über Rückenschmerzen berichtete. 60% dieser Patienten – meist im Alter zwischen 50 und 60 Jahren – standen im Rentenkampf oder waren schon berentet. (Entsprechende Mitteilungen bei Tunturi et al. 1980 und Schramm et al. 1978) 85% von ihnen betrieben einen Medikamentenabusus, während in der Gruppe mit erheblichen neurologischen Ausfällen nur 44% einen erheblicheren Analgetikaverbrauch angaben. Die Ergebnisse stehen in guter Übereinstimmung mit Angaben anderer Autoren: Galaction-Nitelea et al. 1972, Woerz 1977, Spring et al. 1976, Frymoyer et al. 1978, Finnegan et al. 1979.

Literatur

Achslogh J, de Meeus A, Spiltoir G (1979) Le probleme de la hernie discale lombaire. Acta Orthop Belg 45:5–14

Cashion E, Lynch W (1979) Personality factors and results of lumbar disc surgery. Neurosurgery 4:141–145

Fager C, Freidberg S (1980) Analysis of failures and poor results of lumbar spine surgery. Spine 5:87–94

Finnegan W, Fenlin J, Marval J, Nardini R, Rothman R (1979) Results of surgical intervention in the symptomatic multiplyoperated back patient. Analysis of sixty-seven cases followed for three to seven years. J Bone Joint Surg (Am) 61:1077–1082

Frymoyer J, Hanley E, Howe J, Kuhlmann D, Matteri R (1978) Disc excision and spine fusion in the management of lumbar disc disease. A minimum ten-year followup. Spine 3:1–6

Galaction-Nitelea O, Dociu I, Murgu V (1972) L'avenir professionnel des operers pour hernie discale lombaire. Sem Hop Paris 48:2263–2267

Salenius P, Laurent L (1977) Results of operative treatment of lumbar disc hernation. A Survey of 886 patients. Acta Orthop Scand 48:630–634

Schramm J, Oppel F, Umbach W, Wuellenweber R (1978) Komplizierte Verläufe nach lumbalen Bandscheibenoperationen. Ergebnisse einer Sammelstatistik. Nervenarzt 49:26–33

Spring A, Wittek R, Woerz R (1976) Interdependence of low back pain and psychiatric symptomatology. In: Bonica JJ et al. (eds) Advances in pain research and therapy. Raven Press, New York p 943–947

Tunturi I, Paetiaelae H (1980) Social factors associated with lumbosacral fusion. Scand J Rehabil Med 12:17–23

Wiltse L (1978) Surgery for intervertebral disc disease of the lumbar spine. Clin Orthop 129:22–45

Woerz R (1978) Psychiatrische Aspekte des Kreuzschmerzes. Munch Med Wochenschr 119:1153–1156

Vertebrale Syndrome nach Bandscheibenoperationen – Ihre Beurteilung und Behandelbarkeit

H. P. Bischoff

Wenn man sich über Jahre mit der Nachbehandlung nach Bandscheibenoperationen und mit der erneuten konservativen Behandlung von nach ein- oder mehrmaliger Bandscheibenoperation nicht beschwerdefrei gewordenen Patienten in größerem Rahmen befaßt, muß man sich zwangsläufig mit einer Vielzahl lokaler radikulärer und pseudoradikulärer Krankheitsbilder auseinandersetzen; man muß versuchen, diese ursächlich einzuordnen und den jeweiligen Krankheitsbildern und ihren Ursachen gerecht werdende Behandlungsstrategien zu entwickeln.

Um hier nicht nur empirisch gewonnene subjektive Eindrücke wiederzugeben, sondern zahlenmäßig greifbares Material zu liefern, wurden 150 Krankengeschichten von Patienten, die sich 1982 zur direkten Anschlußheilbehandlung nach Bandscheibenoperationen in unserer Klinik aufhielten und 150 Krankengeschichten von Patienten, die im selben Jahr wegen persistierender Beschwerden mindestens 6 Monate nach der letzten Bandscheibenoperation stationär in unsere Klinik aufgenommen wurden, ausgewertet. Es liegt auf der Hand, daß die Problempatienten vor allem in der zweiten Gruppe zu suchen sind, bzw. in der ersten Gruppe bei den Patienten mit wiederholten Bandscheibenoperationen.

Schon die Beschwerdeangaben bei Aufnahmen in bzw. Entlassung aus der Klinik sprechen hier eine klare Sprache. Bei der Aufnahme in die Klinik gaben ca. 17% der AHB*-Patienten und 38% der Patienten der zweiten Gruppe an, die präoperativen Beschwerden im wesentlichen unverändert weiterhin zu haben.

Nach der Behandlung in unserer Klinik bezeichneten sich ca. 12% der AHB*- und ca. 25% der anderen Patienten als gegenüber dem Aufnahmebefund bei uns nicht gebessert. Diese Zahlen sprechen einmal für das AHB*-Verfahren und dokumentieren andererseits die „Negativauswahl" bei der zweiten Gruppe (Tabelle 1).

In den weitaus meisten Fällen gelang es uns, durch den Einsatz einer subtilen klinischen Diagnostik unter Einschluß auch aller technischen Möglichkeiten, die Schmerzursachen mit größter Wahrscheinlichkeit zu eruieren. Lediglich in zwei Fällen der AHB-Gruppe und drei Fällen der zweiten Gruppe gelang es uns nicht, eine Erklärung für die anhaltenden Beschwerden der Patienten zu finden.

Die Analyse der Schmerzursachen ergab deutliche Unterschiede hinsichtlich beider Gruppen. In beiden Gruppen fanden sich jeweils 28 Patienten mit Mehrfachoperationen, wobei sich kein signifikanter Unterschied zwischen der Notwendigkeit der Nachoperation im gleichen Segment (Rezidiv) – aus welchen Ursachen auch immer – und der Notwendigkeit der Operation im Nachbarsegment (Pseudorezidiv) ergab. Hinsichtlich der nicht zu einer erneuten Bandscheibenoperation führenden Schmerzursache geben die folgenden Tabellen Auskunft (Tabellen 2 und 3).

---

* Anschluß-Heilbehandlung

Die Rolle des Körpergewichtes als mitwirkender Faktor bei der Entstehung von Beschwerden ist nicht zu übersehen. Das Übergewicht, das sowohl als rein axiale wie auch, vor allem bei schwerem, schlaffem Leib, als Scherbelastung wirkt und auch das Untergewicht, das sich mit seinem meist ungenügend entwickelten Muskelkorsett, vor allem bei generalisierter Hypermobilität zu einer fast unüberwindlichen Schwierigkeit gestaltet, sind als pathogenetische Faktoren nicht zu übersehen. In unserem Therapiekonzept muß deshalb die Normalisierung des Körpergewichtes von beiden Seiten her einen festen Platz einnehmen. Dabei ist selbstverständlich

Tabelle 1. Subjektive Behandlungsergebnisse bei Entlassung

"Anschlußheilbehandlung"-Patienten (n = 150)		
beschwerdefrei	gebessert	nicht gebessert
39	93	18
Patienten mit länger zurückliegender Bandscheibenoperation		
beschwerdefrei	gebessert	nicht gebessert
25	86	39

Tabelle 2. Wiederholte Bandscheibenoperation

	gleiches Segment	Nachbarsegment
	31	25
davon AHB	15	13
nicht AHB	16	12

Tabelle 3. Ursächliche Faktoren für persistierende oder erneut aufgetretene lumbale Schmerzzustände nach Bandscheibenoperationen

	AHB-Patienten	Patienten mit länger zurückliegender Operation
Übergewicht	41	57
Blockierung	23	45
Hyperurikämie	27	30
Segmentale Instabilität	27	26
Nearthrosis interspinalis Baastrup	11	41
Untergewicht	25	22
Psychosomat. Syndrom einschl. Konversionsneurose u. endog. Depr.	19	32
Facettensyndrom	8	31
Generalisierte Hypermobilität	6	8
Fehlstatik	7	4
Diszitis	3	1
Spondylarthritis ankylopoetika	–	3
Polyneuropathie	1	2

auch die psychische Motivierung des Patienten zu berücksichtigen. Die Übersicht zeigt, daß wir bei den Untergewichtigen doch deutlich erfolgreicher sind. Sie sind in der Problemgruppe im Gegensatz zu den Übergewichtigen geringer vertreten. Es gelingt also hier im kombinierten Einsatz von diätetischen, medikamentösen, krankengymnastischen und – nicht zu vergessen – psychologischen Maßnahmen, das Körpergewicht zu normalisieren und ein ausreichendes Muskelkorsett aufzubauen. Bei den Übergewichtigen scheint die Neigung zur Rückfälligkeit größer zu sein, wie es sich auch bei der Wiederaufnahme von Patienten mit persistierenden oder erneut aufgetretenen Beschwerden zeigt.

Es kristallisiert sich besonders bei der Gruppe der Übergewichtigen als weitere Schmerzursache die Hyperurikämie heraus. Diese Patienten weisen neben der deutlich erhöhten Serum-Harnsäure auch meist eine erhöhte Blutsenkung auf, sie sprechen mit ihren Beschwerden auf nichtsteroidale Antiphlogistika gut an und brauchen diese Medikamente nach diätetisch oder medikamentös herbeigeführter Normalisierung des Harnsäurespiegels oft nicht mehr. Aber auch hier haben wir, wie die Rezidivquote zeigt, Schwierigkeiten mit den Lebensgewohnheiten unserer Patienten.

Von den seltener gefundenen Schmerzursachen überwogen in der AHB-Gruppe die Fälle mit einer bereits vorbestehenden bandscheibenunabhängigen Fehlstatik und die seltenen Diszitiden. In der Gruppe der Fehlstatik handelte es sich um Patienten mit Amputationsfolgen, fortgeschrittener Koaxarthrose, posttraumatischer Beinverkürzung, Skoliosen und unilateralem lumbosakralem Übergangswirbel. Die seltene Diszitis tritt meist noch während des Anschlußheilverfahrens auf, wenn auch in unserer Statistik ein Fall einer Spätdiszitis enthalten ist, bei dem erneut Beschwerden nach zunächst komplikationslosem Verlauf erst über 1 Jahr post operationem auftraten. Die in früheren Jahren hin und wieder beobachtete Arachnitis fand sich in unserem Krankengut des Jahres 1982 nicht.

Bei den Patienten mit vorbestehender Fehlstatik konnte durch die Einbeziehung dieser Ursachen in den Behandlungsplan durch krankengymnastische, orthopädietechnische und vorwiegend lokale medikamentöse Maßnahmen in der überwiegenden Zahl der Fälle mindestens eine deutliche Erleichterung erzielt werden, wobei sich die Fälle mit einer Nearthrosenbildung bei unilateralem Übergangswirbel vor allem hinsichtlich einer anhaltenden Besserung als besonders problematisch erwiesen.

Bei einer Reihe von Patienten der AHB-Gruppe fand sich aber auch eine ausgeprägte pseudoradikuläre Symptomatik, die nach Angaben der Patienten schon präoperativ bestanden hatte. Bei den Patienten, bei denen als Ursache für diese Symptomatik eine Nearthrosis interspinalis Baastrup (in der AHB-Gruppe in 11 Fällen) bzw. ein Facettensyndrom bei Spondylarthrose (in der AHB-Gruppe in 8 Fällen) eruiert wurde, darf man wohl annehmen, daß diese Symptomatik bereits präoperativ bestanden hatte. Es wird unsererseits hier die kritische Frage erlaubt sein, ob nicht in dem einen oder anderen Fall der festgestellte Nucleus-pulposus-Prolaps gar keinen so großen Anteil am Schmerzgeschehen hatte. Diese Frage stellt sich auch bei den psychosomatischen Syndromen mit Schmerzprojektionen im Lumbalbereich einschließlich ischialgiformer Schmerzausbreitung. Hier darf man die festgefahrenen Konversionsneurosen nach unseren Erfahrungen therapeutisch getrost abschreiben.

Ein wesentlicher Faktor für die Entstehung vertebraler Syndrome nach Bandscheibenoperationen ist auch die segmentale Instabilität. Durch die Wegnahme von Bandscheibengewebe, bzw. durch die immer wieder notwendige Ausräumung eines ganzen Zwischenwirbelraumes wird das segmentale Spannungsgleichgewicht nachhaltig gestört. Ansatz und Ursprung der Bänder im Segmentbereich und der kurzen autochthonen Rückenmuskeln werden einander genähert, woraus – auch im Verein mit der Stellungsänderung der Wirbelgelenke – eine mindestens vorübergehende Insuffizienz des Bewegungsleitsystems resultiert. Im lumbosakralen Übergangsbereich ist es hier vor allem die Insuffizienz der Ligamenta iliolumbalia.

Unser Bemühen muß hierbei zunächst durch gezielte krankengymnastische Maßnahmen darauf gerichtet sein, die erforderliche Stabilität zurückzugewinnen. Das kann bei Bedarf unterstützt werden durch lokale sklerosierende Injektionen oder ein möglichst kleines sog. „aktives Übungsmieder" wie z.B. den G u. H-Rückenstützgürtel.

Wirbelblockierungen als postoperative Schmerzursache fanden sich isoliert selten. Sie waren in der AHB-Gruppe meist mit anderen Störungen kombiniert. Therapeutisch wurden hier vor allem Lokalanästhetika, vorsichtige lokale krankengymnastische Mobilisationstechniken und nur in Ausnahmefällen die gezielte manuelle Therapie in der Technik der „sanften Manipulation" eingesetzt.

In der zweiten Gruppe fanden sich deutlich mehr ausgeprägte pseudoradikuläre Syndrome. Es fand sich besonders eine Steigerung hinsichtlich der Facettensyndrome, der von einer Nearthrosis interspinalis Baastrup ausgehenden Schmerzsyndrome, der blockierungsbedingten pseudoradikulären Syndrome und auch der psychosomatischen Syndrome. In letztere fließen allerdings auch Rentenantragssteller mit ganz klarer Zielsetzung ein. Als seltenere Ursachen fanden wir hier bei den persistierenden Beschwerden zwei Polyneuropathien mit überwiegender Ischiassymptomatik und bei erneut aufgetretenen Schmerzen drei Fälle von Spondylitis ankylopoetika, an die besonders bei jungen Patienten auch zu denken ist.

Das postoperative Zusammensintern des Zwischenwirbelraumes begünstigt unabhängig von der Entwicklung im Wirbelgelenk die Entstehung der Nearthrosis interspinalis Baastrup, die als Schmerzursache häufig unterschätzt wird. Wenn im Wettlauf der degenerativen Veränderungen nach Zwischenwirbelraumerniedrigung nicht die Spondylosis deformans, sondern die Spondylarthrose gewinnt, treten Facettensyndrome und blockierungsbedingte Irritationssyndrome, die auch kombiniert auftreten können, deutlich in den Vordergrund.

Hinsichtlich der operierten Segmente fiel auf, daß Männer mit vermehrter statischer Belastung im Beruf nach Operationen in Höhe L_4/L_5 besonders langwierige Beschwerden aufweisen und bei Kombination mit weiteren ungünstigen Faktoren zu wiederholten stationären Behandlungen Anlaß geben. Wir führen dies darauf zurück, daß das Wirbelgelenk L_4/L_5 nicht mehr durch den iliolumbalen Bandapparat stabilisiert wird und von unten her gesehen das erste Gelenk ist, das dem lumbalen Gelenktyp entspricht. Auch diesen Patienten verordnen wir gern ein „aktives Übungsmieder".

Die in der zweiten Gruppe deutlich auftretenden Wirbelgelenks- und Ileosakralgelenk-Blockierungen wurden in der Regel einer gezielten manuellen Therapie zugeführt. Bezüglich der Lokalisation dieser Blockierungen fiel uns eine Häufung von

Ileosakralgelenk-Blockierungen auf der Seite der Operation und Wirbelgelenksblockierungen zwei Segmente kranial des operierten Segmentes auf.

Wie aus der Gesamtzahl der festgestellten ursächlichen Faktoren hervorgeht, waren in den meisten Fällen mehrere Faktoren kombiniert. Es stellten sich zwei besonders ungünstige Faktorenkombinationen heraus:
1. die besonders undankbare Kombination: Untergewicht – Haltungsschwäche – psychosomatisches Syndrom – Mehrfachoperation – weiblich,
2. die zu langwierigen, aber deutlich besser beeinflußbaren Schmerzsyndromen neigende Faktorenkombination: Übergewicht – Hyperurikämie – Operation im Segment L_4/L_5 – männlich.

Die Auswertung unseres Krankengutes hat eine Reihe prädisponierender Faktoren für lumbale Schmerzsyndrome nach Bandscheibenoperationen herausgeschält, die bei nicht dringlicher Operationsindikation bereits präoperativ berücksichtigt werden sollten. Sie sind in Tabelle 4 zusammengefaßt.

Tabelle 4. Prädisponierende Faktoren für lumbale Schmerzsyndrome nach Bandscheibenoperationen

a) Deutliches Über- oder Untergewicht
b) Haltungsschwäche
c) Hyperurikämie
d) Nearthrosis interspinalis Baastrup
e) Psychosomatisches Syndrom mit Schmerzprojektion in den Rücken
f) Bandscheibenunfall L_4/L_5 mit vermehrter statischer Belastung im Beruf

Zusammenfassend kann als generelles Therapiekonzept gelten, daß es uns darauf ankommt, statische Fehlbelastungen, Stoffwechselbelastungen und psychosomatische Syndrome so weit als möglich abzubauen, sowie vor allem durch eine gezielte krankengymnastische Stabilisierungsbehandlung, die nur in Bedarfsfall durch lokale sklerosierende Injektionen oder Orthesen zu unterstützen ist, eine ausreichende segmentale Stabilität und ein genügend kräftiges Muskelkorsett wieder herzustellen.

Die medikamentöse Therapie beschränkt sich auf die Gabe von analgetisch und antiphlogistisch wirkenden Medikamenten bei den postoperativen Anschlußbehandlungen, bei der aktivierten Spondylarthrose und der Hyperurikämie. In der Gruppe 2 werden diese Medikamente im Bedarfsfall häufiger durch Myotonolytika zu ergänzen sein. Die Gabe stärker wirkender nichtstereoidaler Antiphlogistika ist auf die unbedingt notwendige Dauer zu beschränken.

In der physikalischen Therapie kommen bei den Anschlußheilbehandlungen vor allem absteigende Galvanisationen, Ultrareizstrombehandlungen, im weiteren Verlauf auch vorsichtige Perlsche oder Schrägbrettextensionen und lokale heiße Blitzgüsse infrage. Lokale Wärmeanwendungen sind genauso wie Massagen in der postoperativen Gruppe zu vermeiden. Bei den Patienten der zweiten Gruppe kommen bei chronischen Verlaufsformen auch lokale Wärmeanwendungn, detonisierende Massagen, diadynamische und Mittelfrequenzströme sowie die gesamte Palette der lokalen Injektionstechnik zur Anwendung.

Zur Vorhersage des sog. Postdiskotomiesyndroms

M. Weber und F. U. Niethard

Nachdem 1929 Dandy und 1934 Mixter und Barr über den Zusammenhang von Ischialgie und Bandscheibenvorfall sowie die erfolgreiche operative Behandlung des Krankheitsbildes durch Diskotomie berichtet haben, gilt der Kausalzusammenhang zwischen Bandscheibenvorfall und Wurzelreizsyndrom als gesichert. In den letzten Jahrzehnten wurde versucht, beim Ischiassyndrom die Diagnostik immer weiter zu verfeinern und die Indikationen zur operativen Therapie zu erweitern. Über diesen Bemühungen wurden ganz offensichtlich die alten Hinweise, daß Wurzelreizsyndrome auch durch degenerative und entzündliche Wirbelsäulenveränderungen hervorgerufen werden können, vergessen oder nicht mehr entsprechend gewürdigt. Es ist so nicht verwunderlich, daß nach den Untersuchungen von Friberg (1946), Barr (1967), Spangfort (1972) und Frymoyer (1978) zwischen 20 und 60% der wegen eines nachgewiesenen Bandscheibenvorfalls operierten Patienten über sogenannte Rezidivbeschwerden klagen.

Unter den unterschiedlichen Untersuchungsmethoden wird der sogenannten lumbalen Myelographie und der Computertomographie eine außerordentlich hohe Treffsicherheit für die Prolapsdiagnostik zugesprochen. Nach den Untersuchungen von Nachemson (1976), Brussatis (1979), Irstam (1978) und Bingas et al. (1982) schwankt die Treffsicherheit zwischen 80 und 95%. Somit erhebt sich die Frage nach der Spezifität der im Myelogramm bzw. im Computertomogramm gefundenen Veränderungen. In diesem Zusammenhang sind die Untersuchungen von MacRae (1956) und von Hitselberger und Witten (1968) von besonderer Bedeutung. Diese Autoren stellten fest, daß bei klinisch völlig gesunden Personen bei fast 40% falschpositive lumbale Myelogramme gefunden werden können. Es muß also davon ausgegangen werden, daß die röntgenologisch nachgewiesenen Veränderungen im Spinalkanal bei Patienten mit Wurzelreizsyndromen nicht ohne weiteres als Bandscheibenprolaps interpretiert werden können, oder daß der röntgenologisch nachgewiesene und operativ sogar bestätigte Prolaps nicht Ursache der Schmerzsymptomatik war. Bevor die Frage nach der Ätiologie und Vorhersage des Frührezidivs beantwortet wird, muß der Begriff des Rezidivs überhaupt bzw. der des Postdiskotomiesyndromes (Burton) definiert werden. Nach den Untersuchungen von Mattmann (1969) und Spangfort (1972) sind echte Rezidive, also neuerliche Prolapse im gleichen oder benachbarten Bewegungssegment, außerordentlich selten. Es kann sich also bei den Rezidivbeschwerden nur um sogenannte Pseudorezidive handeln. Das heißt, daß die Schmerzzustände nicht prolapsbedingt waren und prä- und postoperativ in gleicher Weise vorhanden waren und falsch diagnostisch eingeordnet wurden. Wir sprechen dann von einem Frührezidiv, wenn die Ischialgien in den ersten vier postoperativen Wochen wieder auftreten oder in dieser Zeit unverändert fortbestehen. Das Frührezidiv kann so von zeitabhängigen Spätfolgen der Diskotomie mit degenerativen Veränderungen im Bewegungssegment und den möglichen entzündlichen Folgen einer Arachnoiditis und Diszitis abgegrenzt werden. Nach den Untersuchungen von Verbiest (1954), Epstein (1962, 1973), Ehni (1977) sowie MacNab (1971) und Benini (1976) führt nicht nur und ausschließlich der Bandscheibenvorfall zu Wurzelreizsyndromen, sondern die gleichen Krankheitsbilder werden auch durch degenerative Veränderungen im Bewegungssegment mit Stenosierung des Spinalkanals hervorgerufen. Von den echten radikulären, nicht prolapsbedingten Syndromen sind die sogenannten pseudoradikulären Syndrome nach Brügger (1960) zu unterscheiden. Auch sie sind nicht prolapsbedingt, sondern durch die Arthrosen der kleinen Wirbelgelenke verursacht.

Bei der präoperativen Diagnostik kommt es darauf an, diese nicht prolapsbedingten radikulären und pseudoradikulären Syndrome zu erfassen und bei den therapeutischen Erwägungen zu berücksichtigen. Durch unsere Untersuchungen konnten wir feststellen, daß lediglich die Korrelation der Schmerzanamnese, der klinischen und neurologischen Symptomatik sowie der röntgenologischen Symptomatik einschließlich Myelographie eindeutige prognostische Aussagen über den postoperativen Verlauf zuläßt und eine zuverlässige Abgrenzung von prolapsbedingten und nichtprolapsbedingten Wurzelreizsyndromen gestattet. Wir überprüften bei 120 Patienten, die präoperativ myelographiert und dann nukleotomiert worden waren, die prä- und postoperative Befundentwicklung. Es stellte sich heraus, daß die Patienten die günstigste Prognose haben, bei denen die sensiblen und motorischen Ausfallserscheinungen mit dem myelographischen Befund übereinstimmen. Umgekehrt haben die Patienten die ungünstigste Prognose, die anamnestisch oder klinisch keine eindeutige neurologische Symptomatik bieten und anamnestisch eine politope Schmerzlokalisation, vor allem mit Ausstrahlung in das Gesäß, angeben. Ein weiteres typisches Kennzeichen von Pseudorezidivpatienten ist das Vorhandensein von sensiblen Ausfallserscheinungen ohne motorische Lähmungen. Patienten mit einem fraglichen oder negativen Myelogramm und einer politopen Schmerzlokalisation weisen ebenfalls eine signifikante Erhöhung der Frührezidivrate auf. Bei eindeutiger klinischer Symptomatik sind die fraglichen Myelographiebefunde in der Gruppe der Frührezidive nicht häufiger vertreten.

Auffällig war, daß sich im Segment L_4/L_5 in der Gruppe der Frührezidive häufiger positive myelographische Befunde fanden, während im Segment L_5/S_1 die negativen Myelographiebefunde häufiger waren. Es stellt sich deswegen die Frage, ob segmentspezifische Schwierigkeiten bei der Interpretation von myelographischen Befunden vorhanden sind, die für die Indikationsfehler verantwortlich gemacht werden können.

Aus diesem Grunde wurde segmentbezogen der neurologische mit dem myelographischen Befund bzw. der myelographische Befund mit dem Operationsbefund korreliert (Abb. 1). Hierbei ist generell die Diskrepanz zwischen neurologischen Ausfällen und myelographischem Befund auffällig. Geht man von der Voraussetzung aus, daß eine myelographisch diagnostizierte Stenosierung des Spinalkanales zu bestimmten neurologischen Symptomen führen kann, so liegt zum Beispiel im Segment L_4/L_5 nach neurologischen Gesichtspunkten bezogen auf motorische Störungen ein falschpositives Myelogramm in 44% vor, bezogen auf sensible Störungen sogar in 54%. In diesen Fällen ist also ein pathologischer Myelographiebefund zu erheben, ohne daß eine zugehörige radikuläre Symptomatik vorliegt. Die falschnegativen Befunde sind im Segment L_4/L_5 viel seltener vertreten. Nur in 14% war bei

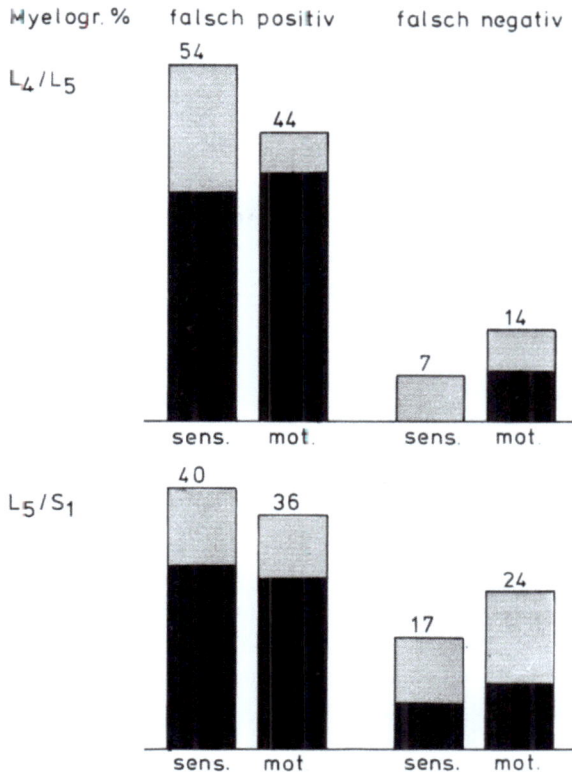

Abb. 1. Segmentbezogener Vergleich zwischen neurologischem und myelographischem Befund

segmentspezifischen motorischen Ausfällen kein Myelographiebefund festzustellen. Im Segment L_5/S_1 sind die falschpositiven Myelographien mit 36% bzw. 40% seltener. Allerdings häufen sich hier die falschnegativen Befunde. Bei der Korrelation zwischen neurologischem und myelographischem Befund ist also im Segment L_4/L_5 das Myelogramm häufiger falschpositiv, im Segment L_5/S_1 häufiger falschnegativ. Vergleicht man die myelographischen mit den intraoperativ erhobenen Befunden (Abb. 2), so läßt sich generell eine wesentlich bessere Korrelation feststellen. Allerdings ist im Segment L_4/L_5 die falschpositive Aussage häufiger vertreten und im Segment L_5/S_1 die falschnegative Aussage gleich häufig wie die falschpositive.

Die Ursache für die segmentspezifischen Unterschiede sind vielschichtig. Die bessere Zuordnung von Myelographie- und Operationsbefund als Myelographie und Neurologie scheint darauf hinzuweisen, daß die Interpretation des Operationsbefundes zumindest teilweise an der des Myelographiebefundes orientiert ist. Das bedeutet, daß der Operateur zwar den Befund findet, der ihm röntgenologischerseits angekündigt wurde, der Patient aber nicht die Besserung erfährt, die er vom Operateur erwartet hat.

Es sind nicht nur myelographische und komplexe klinische Symptome, die gemeinsam bei der Operationsindikation berücksichtigt werden müssen, sondern auch andere röntgenologische Symptome an den lumbalen Bewegungssegmenten, die die

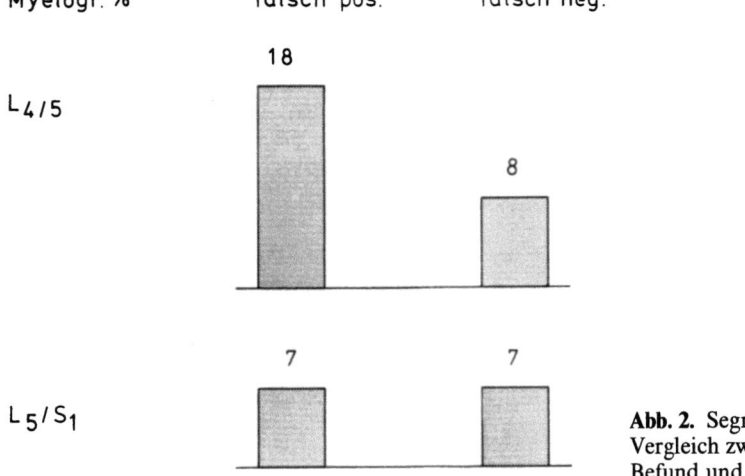

Abb. 2. Segmentbezogener Vergleich zwischen operativem Befund und Myelographie

Vorhersage eines sogenannten Postdiskotomiesyndromes zulassen. Im Kollektiv der Patienten mit einem Frührezidiv war die Spondylarthrosenrate bei L_5/S_1 signifikant erhöht. Im Segment L_4/L_5 fanden sich bei den Frührezidiven doppelt so häufig Retrospondylolisthesen und Pseudospondylolisthesen als Hinweis für eine Segmentinstabilität im Sinne von Junghanns und funktionelle Stenose des Spinalkanales. Dennoch konnte keine Korrelation zwischen Frührezidivrate und dem sogenannten engen Spinalkanal gefunden werden. Auch die erwartete Abhängigkeit der Frührezidivrate vom Lebensalter zum Zeitpunkt der Operation konnte nicht festgestellt werden, obwohl Spangfort nachgewiesen hat, daß jenseits des 57. Lebensjahres die Rate der falschpositiven Myelographiebefunde sprunghaft ansteigt. Obwohl in der Gruppe der Patienten mit Frührezidiv die klinischen Lendenwirbelsäulensymptome geringer ausgeprägt sind als beim Vergleichskollektiv ohne Rezidiv, so fiel auf, daß röntgenologisch lumbale skoliotische Fehlhaltungen bei den Patienten mit einem Rezidiv präoperativ gehäuft nachgewiesen werden konnten.

Nach unseren Untersuchungen ist in 14% der Diskotomien mit therapeutischen Fehlschlägen im Sinne eines Frührezidivs zu rechnen. Da auch bei tatsächlichen Bandscheibenvorfällen diese Frührezidive, wenngleich in geringerem Ausmaß als bei den sogenannten Protrusionen oder gar negativen Explorationen auftreten, muß das Ziel der diagnostischen Bemühungen sein, diese Fälle durch die angesprochenen diagnostischen Überlegungen präoperativ zu ermitteln. Nur die Kenntnis der Bedeutung der klinischen und röntgenologischen Befunde bewahrt Patient und Operateur vor unnötigen oder prognostisch ungünstigen operativen Interventionen. Die Treffsicherheit der radiologischen Untersuchungsmethoden darf nicht mehr wie bisher ausschließlich am intraoperativen Befund gemessen werden, sondern nur am postoperativen Verlauf. Das lumbale Myelogramm oder das Computertomogramm bestimmt nicht die Operationsindikation, sondern nur die Operationstaktik. Nur die strengere Indikationsstellung und die Modifikation der therapeutischen Maßnahmen kann die Anzahl der unnötigen Bandscheibenoperationen und die Zahl der schlechten Operationsergebnisse senken.

Literatur

Barr JS et al. (1967) Evaluation of end results in treatment of ruptured lumbar intervertebral discs with protrusion of the nucleus pulposus. Surg Gynecol Obstet 125:250
Benini A (1976) Ischias ohne Bandscheibenvorfall. Schweiz Med Wochenschr 106:165
Bingas B et al. (1982) Die Bedeutung der Computertomographie in der Diagnostik des lumbalen Bandscheibenvorfalls. Deutsches Ärzteblatt 46:29
Brügger A (1960) Vertebrale radikuläre und pseudoradikuläre Syndrome. Acta Rheumatol 18
Brussatis F, Puls P (1979) Der Wert der Myelographie mit wasserlöslichen Kontrastmitteln im Lumbalabschnitt der Wirbelsäule. Die Wirbelsäule in Forschung und Praxis 83:67
Burton C et al. (1977) Round table on arachnoiditis. 4th. Meeting of Intern. Soc. Lumbar Spine, Utrecht
Dandy WE (1929) Loose cartilage from intervertebral disc simulating tumor of the spinal cord. Arch Surg 19:660
Ehni G (1977) Surgical treatment of spondylotic caudal radiculopathy. In: Weinstein PhR (ed) Lumbar Spondylosis. p 146
Epstein BS et al. (1962) Nerve root compression associated with narrowness of the lumbar spine. J Neurosurg 25:155
Epstein JA et al. (1973) Lumbar nerve root compression at the intervertebral foramina causes by arthritis of the posterior facets. J Neurosurg 39:362
Friberg S, Hirsch C (1946) On late results of operative treatment for intervertebral disc prolapse in lumbar region. Acta Chir Scand 93:161
Frymoyer J et al. (1978) Failed lumbar disc surgery requiring second operation. Spine 3:1
Hitselberger WE, Witten RM (1968) Abnormal myelograms in asymptomatic patients. J Neurosurg 28:204
Irstam L (1978) Lumbar myelography with Amipaque. Spine 3:70
MacNab J (1971) Negative disc exploration. J Bone Joint Surg [Am] 53:891; Asymptomatic inadvertible disc protrusions. Acta Radiol [Diagn] (Stockh) 46:9
Mattmann E (1969) Reoperationen bei lumbaler Diskushernie. Schweiz Med Wochenschr 99:43
Mixter WJ, Barr JS (1934) Rupture of the intervertebral disc with involvment of the spinal canal. N Engl J Med 211:210
Nachemson A (1976) The lumbar spine. Spine 1:59
Spangfort E (1972) The lumbar disc herniation. A computer aided analysis of 2504 operations. Acta Orthop Scand [Suppl] 142:1
Verbiest H (1954) A radicular syndrome from developmental narrowness of the lumbar vertebral canal. J Bone Joint Surg [Br] 36:230

Das Rezidivproblem nach lumbalen Bandscheibenoperationen

M. Schirmer

Das Problem der Definition

Nach sehr unterschiedlichen Angaben im Schrifttum sind nach etwa 5 bis 10% aller lumbalen Bandscheibenoperationen erneute Eingriffe erforderlich. In sprachlicher Ungenauigkeit werden diese vielfach als Rezidivoperationen bezeichnet, auch wenn gar kein echtes Rezidiv im strengen Sinn vorliegt. „Echte" Rezidive sind erneute Prolapse der bereits operierten Bandscheibe, wobei eine definitorische Einengung auf den erneuten Vorfall der gleichen Seite zusätzlich möglich ist. Es dürfte aber auch angehen, als „echtes" Rezidiv den erneuten Prolaps einer bereits operierten Bandscheibe unabhängig von der Seite zu bezeichnen. Kein Rezidiv, sondern eine Komplikation stellen Verwachsungen im Bereich operierter Bandscheiben dar, die zu rezidivierenden Beschwerden führen. Mit dem unglücklichen Begriff des „Pseudorezidivs" werden schließlich sowohl Prolapse anderer als der voroperierten Bandscheibe als auch Vorfälle auf der Gegenseite charakterisiert. Insgesamt begünstigt also eine laxe Ausdrucksweise die falsche Einschätzung erneut auftretender Beschwerden nach lumbalen Bandscheibenoperationen.

Der Begriff des Rezidivs muß dem erneuten Prolaps einer voroperierten Bandscheibe vorbehalten bleiben, auch wenn bei Verwachsungen Beschwerden anhalten oder beim Vorfall einer anderen Bandscheibe wiederkehren.

Das Problem der Anamnese

Nach Bandscheibenoperationen anhaltende oder wiederkehrende Beschwerden müssen genauestens analysiert werden, um psychisch fixierte von organisch bedingten zu differenzieren. Die subtile Befragung des Patienten nach dem Wann, Wie und Wo der erneuten oder gebliebenen Beschwerden kann viel zur Beantwortung der Frage beitragen, ob ein Rezidiv, Verwachsungen oder ein Prolaps in einem anderen Segment vorliegen (Tabelle 1).

Anhaltende, den präoperativen ähnliche oder gleiche Beschwerden müssen daran denken lassen, daß intraoperativ z. B. ein Sequester übersehen oder das falsche Segment operiert wurde.

Nach einem beschwerdefreien postoperativen Intervall auftretende (Lumbo-)ischialgien sind möglich durch einen erneuten Prolaps: Sind die Beschwerden denen vor der ersten Operation in ihrer lokalen Verteilung ähnlich, kann ein echtes Rezidiv vorliegen, entspricht die Schmerzausstrahlung aber nicht der – oftmals schwer erinnerlichen! – *vor* der Bandscheibenoperation, so ist eher ein Prolaps einer anderen Bandscheibe möglich. Anhaltende Kreuzschmerzen ohne segmentale

Tabelle 1. Organische Ursachen bleibender oder wiederkehrender Beschwerden nach lumbalen Bandscheibenoperationen (nach Armstrong)

a) Übersehen des Prolapses bei der Operation
b) Übersehen eines 2. Prolapses in einem anderen Segment
c) Übersehen eines bilateralen Prolapses
d) Nachrutschen nicht ausgeräumten Bandscheibengewebes
e) Verletzung einer Nervenwurzel
f) Verwachsungen
g) Prolaps einer zum Zeitpunkt der Operation noch intakten Bandscheibe
h) Bleibende Veränderungen an der Nervenwurzel
i) Beschädigung der Facetten der Articulationes intervertebrales
j) Arthrose der Articulationes intervertebrales
k) Postoperative Infektionen
l) Verletzungen der Dura mater
m) Verletzungen von Caudafasern

Schmerzausstrahlung sprechen für eine Spondylarthrosis deformans oder ein Facettensyndrom (vgl. S. 543 ff.), können aber auch – bei gleichzeitiger Beschleunigung der Blutsenkungsgeschwindigkeit – Ausdruck einer sogenannten Diszitis sein.

Heterogen und anamnestisch schwierig erfaßbar sind die bei Verwachsungen möglichen Leiden. In den meisten Fällen werden die Patienten postoperativ schon nicht beschwerdefrei bis sich langsam zunehmende erneute Schmerzen einstellen, die zuweilen brennenden Charakter haben. Die Abgrenzung verwachsungsbedingter von psychisch fixierten oder auf einem Rentenbegehren beruhenden Beschwerden kann aufgrund der Anamnese unmöglich sein.

Das Problem der klinischen Befunde

Patienten mit anhaltenden, wiederkehrenden oder verstärkten Beschwerden nach lumbalen Bandscheibenoperationen wechseln verschiedentlich ihren Arzt. Klinische Befunde können aber in solchen Fällen nur richtig interpretiert werden, wenn entsprechende Befund- und Operationsberichte verfügbar sind, da anamnestische Angaben der Patienten über die erfolgte Bandscheibenoperation oft nicht weiterhelfen. Auch die Inspektion der Operationsnarbe läßt keinerlei Schluß auf das operierte Segment oder gar die Seite zu. Nur im Vergleich mit prä- und postoperativen Vorbefunden ist eine angemessene klinische Beurteilung möglich.

Die Untersuchung der Wirbelsäule hat beim voroperierten Patienten mit anhaltenden oder erneuten Beschwerden erhebliche Bedeutung in der differentialdiagnostischen Abgrenzung gegenüber einem Facettensyndrom, einer lumbalen Instabilität oder einer Diszitis. Ähnliches gilt für die Prüfung der Hüftgelenke und der Fußpulse. Das *Lasèguesche* Zeichen ist zwar ein praktischer Gradmesser einer Ischialgie, in seiner Zuverlässigkeit aber eingeschränkt: Die Patienten kennen diese Untersuchung und geben zum Teil aus Angst, zum Teil im Rahmen einer Aggravation frühzeitig Schmerzen an. Paresen und Atrophien einzelner Muskeln sind ebenso wie Sensibilitätsstörungen nur bei Kenntnis der Vorbefunde echt verwertbar, sollten aber – wenn sie erkennbar frisch aufgetreten sind – Anlaß zu weiterer Diagno-

Untersuchungsbogen bei Lumboischialgie

Name: _____ Alter: _____ Jahre

Größe: _____ cm   Gewicht: _____ kg   Untersucher: _____ Datum: _____

HWS: _____

BWS: _____

LWS: _____

    Steilstellung: _____ paravertebraler Hartspann: _____

    Beckenstellung: _____ Skoliose: _____

    Klopfschmerz: _____ Druckschmerz: _____ Stauchungsschmerz: _____

    Beweglichkeit: _____ Finger-Fußboden-Abstand: _____ cm

    Schober-Index: ____ / ____ cm   Ileosakralgelenke: _____

	rechts	links
Valleixsche Punkte		
Laséguesches Zeichen		
Bragardsches Zeichen		
Femoralisdehnungsschmerz		
Hüftgelenk		
Knie		
Reflexe BSR		
BRR		
TSR		
BHR		
BHR		
Cremaster		
AdR		
PSR		
TpR		
ASR		
Kloni		
Babinskisches Zeichen		
Mm. glutaei medius et minimus		
M. glutaeus maximus		
Adduktoren		
M. quadriceps femoris		
M. tibialis anterior		
M. extensor hallucis longus		
M. triceps surae		
Zehenspitzengang		
Hackengang		
Umfang Oberschenkelmitte cm		
Wade cm		
Pulse A. femoralis		
A. poplitea		
A. dorsalis pedis		
Varikose		

Gang: _____

Sensibilität:

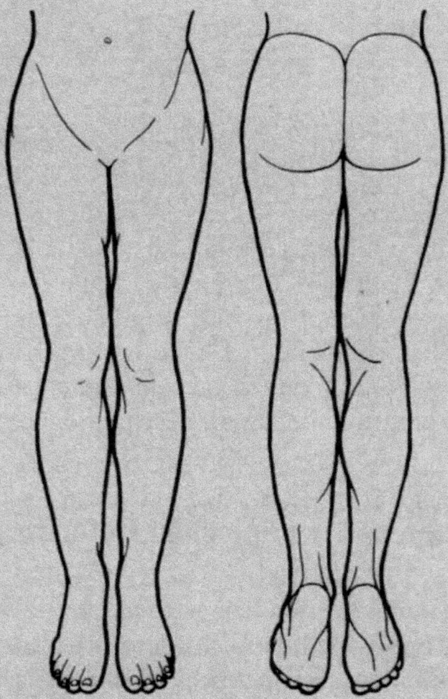

Schmerzausstrahlung   Paraesthesien

Hypalgesie   Hypaesthesie   Hyperaesthesie

Besonderheiten: _____
_____
_____
_____

Diagnose: _____

Abb. 1. Untersuchungsbogen bei Lumboischialgie

stik sein. Infolge von Bandscheibenvorfällen bleiben die Muskeleigenreflexe, vorzugsweise der Achilles-Sehnen-Reflex, dauerhaft nicht auslösbar, auch wenn eine Operation erfolgte, so daß nur ein zusätzlich ausgefallener oder abgeschwächter Reflex diagnostisch weiterhilft. Sinn und Ziel der klinischen Untersuchung muß es sein, die Weichen für den weiteren diagnostischen und therapeutischen Weg zu stellen, wobei eine genaue Dokumentation der Vorbefunde (Abb. 1) von unschätzbarem Wert ist.

Das Problem der weiterführenden Diagnostik

Sind keine verläßlichen Angaben über das operierte Segment zu erhalten, oder bestehen Zweifel, ob das richtige Segment operiert wurde, können *Röntgen-Nativaufnahmen* der Lendenwirbelsäule weiterhelfen, die z. B. bei einer in den Wirbelbogen hinein erweiterten interlaminären Fensterung die operierte Bandscheibe feststellen helfen. Schwieriger ist die Beurteilung, wenn keine erweiterte Fensterung erfolgte; die Verschmälerung eines Zwischenwirbelraumes kann – mit einer gewissen Zurückhaltung – als Zeichen einer Bandscheibenausräumung gewertet werden; das gleiche gilt im Prinzip auch, wenn eine Hemilaminektomie erfolgte – mit dem Vorteil einer eindeutigen Seitenlokalisation. Der röntgenologische Nachweis einer Laminektomie darf eine intraoperative Komplikation vermuten lassen.

Mit Hilfe von Röntgen-Nativaufnahmen ist ferner der Nachweis bzw. Ausschluß einer Diszitis, Spondylitis, Spondylolisthese und Spondylarthrosis deformans möglich, die zu anhaltenden bzw. wiederkehrenden Beschwerden führen können.

Wie in der radiologischen Diagnostik des einfachen Bandscheibenvorfalls wird auch beim Rezidiv, dem erneuten Prolaps in einem anderen Segment und bei epiduraler Narbenbildung die Myelographie von der Computertomographie abgelöst. Mit den neuen hoch auflösenden Computertomographen ist in entsprechend gelegten, dünnen Schichten eine Abgrenzung von Narbengewebe gegenüber einem Rezidivsequester möglich, da sich die Narbe gegenüber dem Bandscheibengewebe nach intravenöser Kontrastmittelgabe deutlich hyperdens darstellt (vgl. Abb. 6, S. 358). Lediglich arachnopathische Veränderung auf längere Strecken lassen sich einfacher myelographisch nachweisen, sind aber im Computertomogramm u. U. nach intrathekaler Kontrastmittelapplikation durchaus ebenfalls erkennbar.

Die *Knochenszintigraphie* ergibt außer bei der Diszitis und Spondylitis in der Regel keinen wegweisenden Befund. Bei der Untersuchung des Liquor cerebrospinalis zeigen sich meistens allenfalls geringe Eiweißerhöhungen ohne diagnostischen Aussagewert, so daß man darauf verzichten sollte.

Die *Elektromyographie* erlaubt die Abgrenzung alter von frischen Paresen und kann beim Nachweis einer Aggravation behilflich sein.

Das Problem der Behandlung

Sofern sich nicht bereits nach Erhebung der Anamnese und des klinischen Befundes die Einleitung bzw. Fortführung einer konsequenten konservativen Therapie als angemessen erwiesen hat, sollte eine solche immer auch dann erfolgen, wenn die Zusatzuntersuchungen keinen Anhalt für ein erneutes Prolapsgeschehen ergeben haben. In seltenen Fällen wird man bei ausgeprägter lumbaler Instabilität nicht mit einer kombinierten krankengymnastischen und Miederbehandlung eine Besserung erzielen, sondern eine Spondylodese vornehmen müssen.

Bei den Indikationen zum Zweiteingriff nach lumbaler Bandscheibenoperationen können wir – wie bei der Erstoperation – eine dringliche, eine absolute und eine relative unterscheiden.

Als *dringliche Indikation* zur Nachoperation ist wie für die Erstoperation eine plötzlich wiederkehrende oder eventuell nach einer Operation auftretende Blasen- und Mastdarmlähmung anzusehen, die im ersten Fall durch einen Prolaps einer anderen Etage oder das Nachbröckeln nicht ausgeräumten Bandscheibengewebes bedingt sein kann. Im Falle eines direkten postoperativen Auftretens ist an eine raumfordernde Blutung oder nicht gefundenes Bandscheibengewebe zu denken, ferner auch an einen übersehen freien Sequester im Spinalkanal und letztlich auch daran, daß im falschen Segment operiert wurde.

Eine *absolute Indikation* zur erneuten Operation besteht dann, wenn es durch Nachbrechen nicht ausgeräumten Bandscheibengewebes zu einem echten Rezidiv an der voroperierten Stellen gekommen ist, das im allgemeinen praktisch die gleichen Symptome wie vor der ersten Operation verursacht. Ähnliches gilt für die Vorfälle an einer anderen Bandscheibe, die jedoch in ihrer klinischen Symptomatik meist etwas unterschiedlich sind (s. o.). Die absolute Indikationsstellung zur Nachoperation wird daneben gestützt von deutlichen neurologischen Ausfallserscheinungen und computertomo- bzw. myelographischen Veränderungen.

Größere Schwierigkeiten ergeben sich in der Definition der *relativen Indikation* zu einer Nachoperation. Hier müssen Fälle erwähnt werden, bei denen es durch Auftreten von Verwachsungen sowohl extra- als auch intradural zu meist mit der Zeit sich verschlimmernden Beschwerden gekommen ist, oder bei denen trotz langdauernder konsequenter Therapie keine Beschwerdefreiheit zu erzielen war. Im letzten Fall wird man sich bei Vorliegen eines Computertomogramms oder Myelogramms, das für einen raumfordernden Prozeß spricht, zu einer Nachoperation entschließen, wenn mit hinreichender Sicherheit ein noch bestehender raumfordernder Prozeß die Beschwerden unterhalten kann.

Kritischer ist die Beurteilung sogenannter Verwachsungsmyelogramme. Hier muß die Indikation zu einer Nachoperation sehr genau überlegt werden, da erfahrungsgemäß der Rezidiveingriff selbst bei erheblicher Erweiterung des Operationsgebietes – manchmal bis zur Laminektomie und duraerweiternden Plastik – ein Wiederauftreten von Verwachsungen nicht verhindern kann. Besonderer Erwähnung bedarf die Tatsache, daß das Ausmaß der extraduralen Verwachsung, das man im Myelogramm nicht sicher abschätzen kann, in keinem Zusammenhang mit den tatsächlichen Beschwerden zu stehen braucht: So findet man bei Nachoperationen wegen eines Prolapses einer anderen Etage im voroperierten Gebiet oft eine massive narbige Ummauerung der Nervenwurzel ohne klinisches Beschwerdebild. Offensichtlich spielen bei dieser Problematik nicht die extra-, sondern die intraduralen Verwachsungen eine erhebliche Rolle. Manchmal können sie auf die Operationstechnik der Erstoperation zurückgeführt werden; so kommt es beispielsweise bei Verletzungen der Dura mater zu signifikant schlechteren Heilverläufen. Auch sind Verwachsungen nach Erstoperationen aus relativer Indikation häufiger zu beobachten. Als Ursache müssen wahrscheinlich länger anhaltende Wurzelreizzustände angesehen werden, die an den Nervenwurzeln eine entzündungsähnliche Reaktion auslösen.

In den angeführten Fällen der relativen Indikation wird man sich manchmal in anscheinend aussichtslosen Fällen zu einer Nachoperation entschließen, um wirklich jede Möglichkeit ausgeschöpft zu haben; es ist aber zu fordern, daß die Eingriffe nur von Operateuren vorgenommen werden, die über weitreichende Erfahrungen verfügen.

Die Technik der Nachoperation unterscheidet sich im Prinzip nicht wesentlich vom Ersteingriff, doch erschweren Verwachsungsvorgänge sowohl in der Muskulatur als auch um Dura und Nervenwurzel häufig die Klärung der anatomischen Gegebenheiten. Die Erfahrung hat gezeigt, daß ein Eröffnen der Dura mater zur Inspektion des intraduralen Raumes bei Ersteingriffen an lumbalen Bandscheiben – wenn nicht die außerordentliche Rarität eines intraduralen Sequesters vorliegt – nicht erforderlich ist. Bei Nachoperationen erscheint die Inspektion des intraduralen Raumes mitunter gerechtfertigt; doch sollte sie wegen der sich daraus ergebenden Gefahr weiterer Verwachsungen im Bereich der Arachnoidea und der Caudafasern nur dann erfolgen, wenn der negative extradurale Befund in Verbindung mit dem Computertomo- oder Myelogramm eine intradurale Raumforderung wahrscheinlich macht. Verschiedentlich wurden unter dem Operationsmikroskop Neurolysen von mit der Arachnoidea verbackenen Nervenwurzelfasern durchgeführt: Der Aufwand eines solchen Eingriffes steht nach unserer Erfahrung in keinem Verhältnis zum geringen Nutzen, den er bei einer Verwachsungsneigung bringt. In den wenigen Fällen, bei denen es durch massive intradurale Verwachsungen im Sinne der Arachnopathie zu anhaltenden Schmerzzuständen gekommen ist, sind Eingriffe wie eine Nervenwurzeldurchschneidung im extraduralen Bereich nicht erfolgversprechend. Nachdem bekannt ist, daß die perkutane und auch die offene Chordotomie zur Durchtrennung des Tractus spinothalamicus in der Mehrzahl der Fälle nach wenigen Jahren eine Wiederkehr der Schmerzen doch nicht verhindern können, bleibt nur eine analgetische medikamentöse Therapie übrig, wobei man tunlichst die Möglichkeiten der Veränderung der Schmerzschwelle mit Levomepromazin (Neurocil), Chlorprothixen (Truxal) oder auch Carbamazepin (Tegretal) abwägen sollte. Sofern nicht eine psychische Fixierung oder eine organische Ursache für das Fortbestehen von Beschwerden nach lumbalen Bandscheibenoperationen übersehen, und die Indikation zum Zweiteingriff abgesichert wurde, können dadurch bis zu 80% der Patienten deutlich gebessert werden.

Literatur

Armstrong JR (1951) The causes of unsatisfactory results from the operative treatment of lumbar disc lesions. J Bone Joint Surg [Br] 33:31
Dahmen G (1980) Rezidivoperationen nach Nukleotomie. Orthop Praxis 16:1
Meltzer M (1983) Persönliche Mitteilung
Oppel F, Schramm J, Schirmer M, Zeitner M (1977) Results and complicated course after surgery for lumbar disc herniation. Adv Neurosurg 4:36
Schirmer M (1981) Indikationen zur Nachoperation nach lumbalen Bandscheibenoperationen. Dtsch Med Wochenschr 106:373
Wenker H, Schirmer M (1979) Lumbaler Bandscheibenvorfall und Lumboischialgie. Huber, Bern Stuttgart Wien

Der lumbale Massenprolaps mit totalem Kontrastmittelstop

W. Hillesheimer und U. Thoden

Radiologisch gesicherte Massenvorfälle im lumbalen Bereich treten nach klinischer Erfahrung erstaunlich häufig ohne manifeste Störungen lumbaler Wurzeln auf. Ein voll ausgeprägtes Cauda equina-Syndrom mit schlaffer Paraparese, Reithosenanästhesie und Blasenstörungen ist eher eine Ausnahme. Da komplette lumbale Vorfälle auch unter jüngeren Patienten häufig vorkommen, ist ein Zusammenhang mit dem Vorliegen eines engen Spinalkanales zu diskutieren. Im Folgenden werden anhand einer eigenen Serie von 33 Patienten mit kompletten Kontrastmittelstops radiologische Parameter und klinische Ausfälle beschrieben.

Unter 661 Radikulographien (Dimer-X, Amipaque, Solutrast) der vergangenen 5 Jahre wurden 33 totale Kontrastmittelstops durch Bandscheibenvorfälle gefunden. Hierzu zählen auch solche Massenvorfälle, die noch eine geringe Kontrastmittelpassage nach längerer Kyphosierung der LWS aufwiesen (Abb. 1). Das Alter der 6 weiblichen und 27 männlichen Patienten lag zwischen 22 und 78 Jahren ($\bar{x}$ 53,3 Jahre).

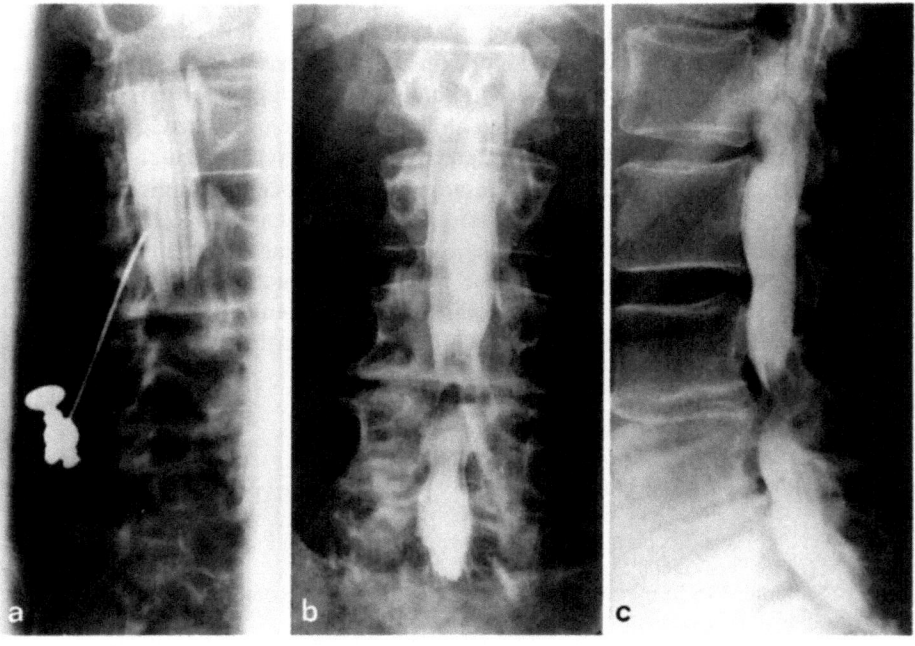

Abb. 1a–c. Totaler Kontrastmittelstop LWK 3/4 unmittelbar nach Injektion **a**, Durchtritt nach kaudal nach Kyphosierung **b, c**

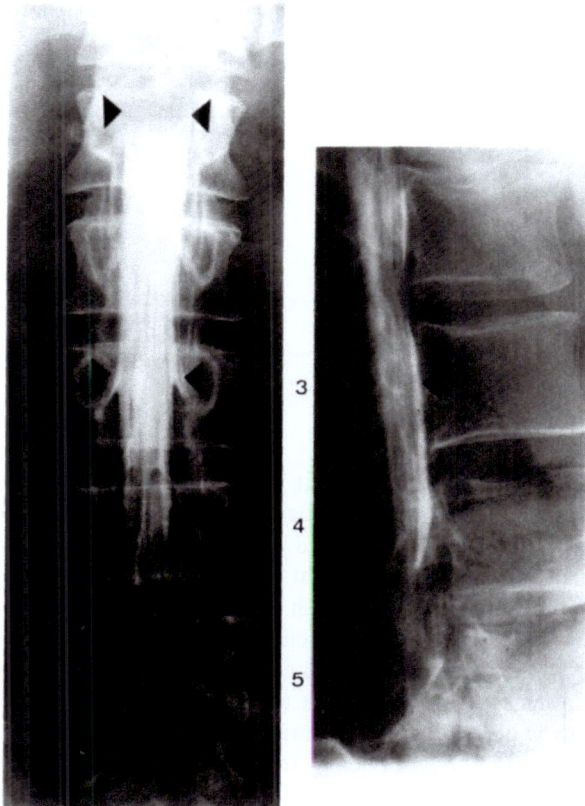

Abb. 2. Totaler Kontrastmittelstop LWK 4/5 bei engem Spinalkanal. Die knöcherne Begrenzung ist markiert

Die auswertbaren Röntgenaufnahmen von 28 Patienten zeigten bereits in 11 Fällen Kriterien eines habituell engen knöchernen Spinalkanales.

Zur Bestimmung der Weite des Spinalkanals wurde der sagittale Durchmesser sowie der Querdurchmesser (interpedunkulärer Abstand) in Höhe LWK 1, 3 und 5 gemessen. Den Angaben von Verbiest [7, 8] und Epstein et al. [2, 3] folgend wurde eine Einengung des sagittalen Durchmessers unter 15 mm in wenigstens einer Höhe sowie des Querdurchmessers unter 22 mm in wenigstens 2 Etagen als Kriterium für die Diagnose eines engen Spinalkanales gewertet. Berücksichtigt wurde außerdem die typische Steilstellung der zusammengerückten Facettengelenke mit sagittal gestellten Gelenkflächen und eine Verjüngung des Spinalkanales nach kaudal [1, 8]. Eine zuverlässige Bestimmung der Weite das Spinalkanals als tatsächlich vorhandenem retro-vertebralem Raum ist heute computertomographisch besser möglich, war jedoch in unserem Patientengut nur in Einzelfällen durchgeführt worden.

In der Radikulographie galten als weitere Kriterien neben dem deutlich verschmälerten Duralsack [1] dessen wellenförmige, der Hinterkante der Wirbelsäule streng anliegende ventrale Begrenzung und eine Bündelung der überdeutlich sichtbaren eng gepackten Wurzeln [1, 8]. 4 weitere Patienten ohne eindeutige knöcherne Einengung zeigten diesen Befund in der Radikulographie (Abb. 2).

Tabelle 1. Segment des Bandscheibenvorfalles bei Patienten mit und ohne engen Spinalkanal

Bandscheibenvorfall	Anzahl	mit engem Spinalkanal	ohne engen Spinalkanal	keine Angaben
BWK 12/LWK 1	1	0	1	0
LWK 1/2	0	0	0	0
LWK 2/3	6	3	3	0
LWK 3/4	9	4	3	2
LWK 4/5	16	8	5	3
LWK 5/SKW 1	1	0	1	0
gesamt	33	15	13	5

Insgesamt hatten somit 15 von 28 Patienten Zeichen eines engen lumbalen Spinalkanals, was vor allem bei Jüngeren eine wichtige Rolle in der Genese des totalen Stops spielt (Abb. 3). Eine Bevorzugung einer Etage des Prolapses bei engem Spinalkanal findet sich nicht. Wie bei der Verteilung der mediolateralen Vorfälle nimmt die Häufigkeit nach kaudal zu, totale Kontrastmittelstops zwischen LWK 5/SWK 1 sind jedoch auffallend selten (Tab. 1).

Die klinischen Unterlagen von 31 Patienten konnten ausgewertet werden, von diesen wurden 30 operiert und der Vorfall bestätigt. Bei der einzigen nicht operierten Patientin hatten sich zwischen erster Myelographie 1977 und der zweiten Myelographie 1982 – bei einem Intervall mit nur geringen rezidivierenden Lumbalgien – die Protrusionen einschl. des subtotalen Stops deutlich zurückgebildet (Abb. 4).

Die Dauer der geklagten Beschwerden betrug im Durchschnitt 4 Jahre (1 Monat bis 20 Jahre). Die wesentlichen klinischen Befunde zeigt Abb. 6. Hervorzuheben ist, daß beiderseitige Schmerzen oder ein deutliches Lasèguesches Dehnungszeichen (unter 70°) nur von weniger als der Hälfte der Patienten angegeben wurde.

Eine typische Schilderung war die Haltungsabhängigkeit der Beschwerden, insbesondere mit Zunahme bei Lordosierung, wie bei längerem Gehen, sowie eine Besserung in anschließender Kyphosierung (Sitzen, Bücken, Radfahren).

22 Patienten hatten segmentale sensible Ausfälle, davon nur 8 beiderseits und nur 4 hatten typische Reithosenstörungen. Bei 3 Patienten wurden die sensiblen Störungen strumpfförmig angegeben. Die insgesamt 13mal gefundenen beiderseitigen Pallhypästhesien können wohl nicht gewertet werden, da sie in unserem Kollektiv erst jenseits des 48. Lebensjahres vorkommen und ebensogut Ausdruck einer Altersneuropathie sein könnten. Ähnliches scheint für den beiderseitigen Ausfall des Achillessehnenreflexes zu gelten (16 Patienten). In 19 Fällen bestanden Paresen, jedoch nie ein komplettes Cauda-Syndrom. Alle Patienten waren allein gehfähig. Die Blasenstörungen bei 9 Patienten ließen sich keiner bestimmten Höhe des Vorfalles zuordnen.

Hervorzuheben ist, daß bei 6 Patienten, hierunter 4 mit beiderseitigem Ausfall des Achillessehnenreflexes, keine weiteren neurologischen Störungen vorlagen. Auch das Elektromyogramm mit paravertebralen Muskelableitungen kann hierbei unauffällig sein.

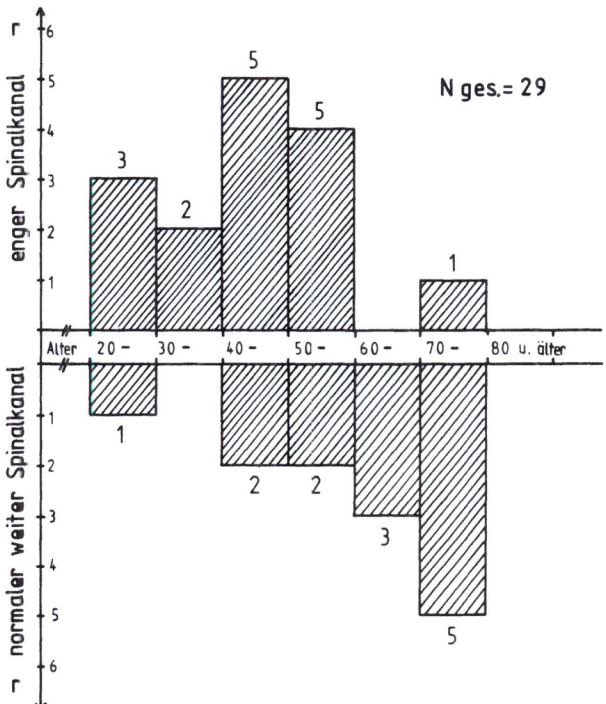

Abb. 3. Häufigkeit der Massenvorfälle bei Patienten mit und ohne engen Spinalkanal nach Altersgruppen

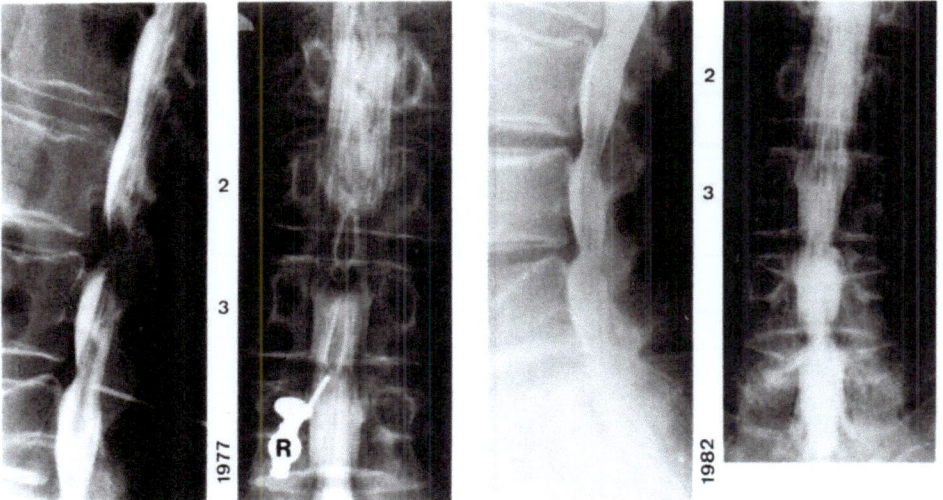

Abb. 4. Medialer Bandscheibenvorfall LWK 2/3 mit subtotalem Stop bei Radikulographie 1977, spontane Rückbildung bei Kontrolle 1982

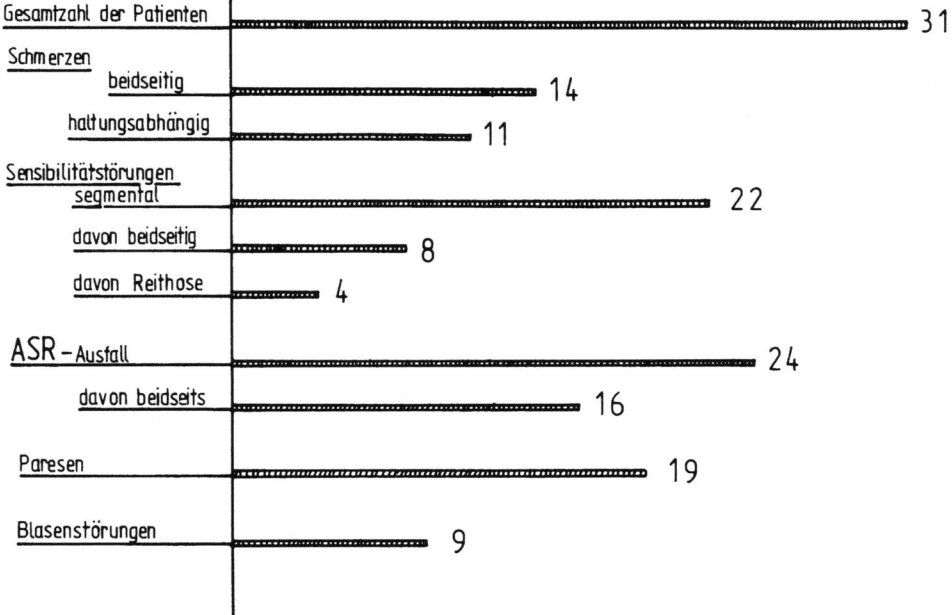

Abb. 5. Häufigkeit neurologischer Symptome. Klinischer Befund bei Aufnahme

	Höchstes klinisch betroffenes Segment (≙ komprimierte Wurzel)															
	Schmerz, Sensibilität								Motorik, Reflexe							
Vorfall	L_1	L_2	L_3	L_4	L_5	S_1	S_2+	keine Ausfälle	L_1	L_2	L_3	L_4	L_5	S_1	S_2+	keine Ausfälle
BWK 12/ LWK 1						1										
LWK 1/2																
LWK 2/3				1	1	2		2				1	1	3		1
LWK 3/4				2	2	2	1	2				2	5	2		
LWK 4/5				2	5	6		1				3	3	6		2
LWK 5/ SWK 1						1								1		

Abb. 6. Höhe der Bandscheibenvorfälle im Bezug zur klinisch gefundenen höchsten Wurzelschädigung. Die einem Vorfall entsprechende Höhe der Wurzelschädigung ist markiert

Für die klinische Diagnostik ist wesentlich, daß das Segment der neurologischen Störungen nur unscharf zur Höhe des Vorfalles korreliert (Abb. 6). Insbesondere bei den höheren Vorfällen muß man nach den klinischen Befunden eine wesentlich tiefer gelegene Kompression vermuten.

Diskussion

Für den Kliniker ist das wohl erstaunlichste Ergebnis dieser Untersuchung das gehäufte Vorkommen von kompletten Massenprolapsen ohne begleitende neurologische Ausfälle. Diese Beobachtung wurde auch von anderer Seite mitgeteilt, teilweise sogar mit noch größerer Häufigkeit [4, 5, 6]. Auch bei faßbaren neurologischen Abweichungen sind diese sehr variabel und teilweise untypisch. Viele Patienten hatten langjährige Anamnesen mit wechselnden Diagnosen. Bei fehlenden neurologischen Ausfällen waren die Beschwerden oft voreilig als psychogener Natur gedeutet worden.

Als typische Leitsymptome können nur die Beidseitigkeit von Beschwerden oder neurologischen Störungen gelten, ferner ihr Auftreten bei längerer Lordosierung sowie die Rückbildung in Kyphose. Zusätzliche diagnostische Hinweise sind bei Jüngeren Zeichen eines knöchern engen Spinalkanals.

Auch wenn sichere segmentale Störungen fehlen, sollte bei Verdacht myelographiert werden, da die Beschwerden sonst über Jahre hinaus nicht erkannt werden und bei progredienter Kompression doch schwere Ausfälle der Kauda mit Blasenstörungen möglich sind.

Bei der schlechten Korrelation von Höhe des klinisch betroffenen Segmentes und der Etage des Vorfalls ist als Suchmethode eine Radikulographie dem Computertomogramm vorzuziehen.

Literatur

1. Capesius P, Babin E (1978) Radiculosaccography with Watersoluble Contrast Media. Springer, Berlin Heidelberg New York
2. Epstein BS, Epstein JA, Jones MD (1977) Lumbar Spinal Stenosis. Radiol Clin North Am XV/2:227–238
3. Epstein BS, Epstein JA, Lavine L (1964) The effect of anatomic variations in the lumbar vertebrae and spinal canal on cauda equina and nerve root syndromes. Am J Roentgenol 91:1055–1063
4. Jennet WB (1956) A study of 25 cases of compression of the cauda equina by prolapsed intervertebral discs. Neurol Neurosurg Psychiat 19:109–116
5. Robinson PR (1965) Massive protrusion of lumbar discs. Br J Surg 52:858–865
6. Thron A, Thoden U, Oepen G, Weitbrecht W-U (1979) Das Kaudakompressionssyndrom bei myelographisch totalem Kontrastmittelstop durch Massenprolapse und andere spinale Raumforderungen. Arch Psychiatr Nervenkr 226:291–298
7. Verbiest H (1955) Further experiences on the pathological influence of a developmental narrowness of the bony lumbar vertebral canal. J Bone Joint Surg [Br] 37:576
8. Verbiest, H (1976) Neurologic intermittent claudication – lesions of the spinal cord and cauda equina, stenosis of the vertebral canal, narrowing of intervertebral formina and entrapment of peripheral nerves. Handbook of Clinical Neurology. In: Vinken PJ, Bruyn GW (eds) Vol XX, pp 611–807

Verlaufsbeobachtungen bei operierten und nicht operierten nachgewiesenen lumbalen Bandscheibenläsionen

F. LEBLHUBER, A. WITZMANN und F. REISECKER

Die Häufigkeit der lumbalen Diskushernien (Mumenthaler, M. und Schliack, H., 1977; Rosenberg, R. N., 1980; Vinken, P. J. und Bruyn, G. W., 1976) und die Problematik des Einsatzes konservativer bzw. operierter Maßnahmen (Biel, G., Peters, G., 1971) bei diesem Krankengut veranlaßte uns, in einer retrospektiven Studie bei gleichermaßen gegebener Operationsindikation stichprobenweise eine Gruppe operierter Patienten mit einer ähnlich großen nicht operierter zu vergleichen, die beiden Gruppen waren auch bezüglich neurologischer Symptomatik und myelographischem Befund vergleichbar; neben der beruflichen Belastbarkeit nach erfolgter operativer bzw. konservativer Behandlung und dem verbliebenen neurologischen Defizit fragten wir auch nach der Häufigkeit rezidivierender Schmerzsymptomatik und den etwaigen komplizierenden psychogenen Faktoren.

Tabelle 1. Aufschlüsselung des untersuchten Krankengutes nach Geschlecht und Segmenthöhe der nachgewiesenen Bandscheibenhernien

	N	♂	♀	L_4/L_5	L_5/S_1
Konservativ	19	14	5	4	12
Operativ	26	17	9	12	10

Methode und Krankengut

Wir untersuchten insgesamt 45 Patienten; von diesen waren 26 (17 m, 9 w) ca. 1 Jahr vor erfolgter Nachuntersuchung an einem Diskusprolaps akut operiert worden, 19 (14 m, 5 w) wurden ausschließlich mit konservativen Maßnahmen behandelt, das durchschnittliche Lebensalter lag beim operierten Klientel bei 47,2 a, bei der konservativ behandelten Gruppe bei 44,8 a, dies entspricht im wesentlichen anderen Altersangaben in der Literatur (Raaf, J., 1959).

Patienten mit dringlicher Operationsindikation wurden in diese Studie nicht aufgenommen, es war jeweils eine interarcuäre Diskusrevision vorgenommen worden, mikrochirurgische Techniken kamen nicht zur Anwendung. 19 Patienten, die bei gleichartiger Beratung einer operativen Intervention primär abweisend gegenüberstanden, wurden in üblicher Art und Weise konservativ behandelt (Biel, G. und Peters, G., 1971).

Die Altersverteilung, der myelographische Befund, die Höhenlokalisation des Vorfalles und das Vorhandensein und die Rückbildung von Paresen waren in bei-

Tabelle 2. Verteilung des motorischen Defizits in den beiden untersuchten Gruppen zu Behandlungsbeginn und bei der Kontrolluntersuchung

	Motorisches Defizit	
	Konservativ	Operativ
Erstbefund	11	11
Kontrolle	4	5

den untersuchten Gruppen ohne nennenswerte Unterschiede, die Schmerzsymptomatik wurde nach den Kriterien der Häufigkeit des Wiederauftretens und der Intensität und der Schmerzverstärkung beurteilt, alle Patienten wurden auch hinsichtlich des Vorliegens einer depressiven Symptomatik untersucht, im vorliegenden Patientengut waren ausschließlich die Disci zwischen L_4 und L_5, sowie zwischen L_5 und S_1 betroffen (Raaf, J., 1959; Mumenthaler, M. und Schliack, H., 1977), in 4 der operierten und 3 der konservativ behandelten Fälle waren beide Höhen betroffen oder es lagen multiple Protrusionen vor; Patienten mit motorischem Defizit waren in beiden Patientengruppen in gleicher Anzahl (11mal) anzutreffen.

Ergebnisse

Bei der Kontrolluntersuchung wies die Gruppe operierter Patienten noch 5 Restparesen auf, 2mal kam es erst postoperativ zum Auftreten einer Parese. Es mußten 4 Re-Operationen durchgeführt werden, 2mal wegen eines Rezidivs, 1mal wegen einer Bandscheibenhernie in einem höher liegenden Segment, 1mal wegen Liquorrhoe, bei der operierten Patientengruppe lag die Zahl der abgeschwächten oder fehlenden Muskeldehnungsreflexe bei der Nachuntersuchung deutlich über dem Vorbefund. In der Gruppe der konservativ Behandelten waren 4 Restparesen aufzufinden, 1mal kam es erst nach erfolgter Behandlung zur Ausbildung einer Parese, einer der konservativ behandelten Patienten mußte bisher erneut in stationäre Behandlung genommen werden.

In 9 der operierten Fälle konnte bei der Nachuntersuchung ein depressives Syndrom (Ladurner et al., 1982) mit Vorliegen entsprechender vegetativer Symptome (besonders Schlafstörungen), depressiver Verstimmung und Befindlichkeitsstörungen sowie Antriebs- und Interessenverlust exploriert werden, bei der konservativ behandelten Gruppe war 11mal eine depressive Symptomatik eruierbar, in einem dieser Fälle war je eine stationäre psychiatrische Behandlung wegen endoreaktiver Depression und nach SMV vorausgegangen, in 5 dieser Fälle erbrachte die Medikation von antidepressiv wirkenden Substanzen eine merkliche Erleichterung der Beschwerden, in der konservativ behandelten, sowie in der Gruppe Operierter befand sich je ein Patient mit latenter suizidaler Einengung als Folge der entstandenen krankheitsbedingten Situation.

Nach erfolgter konservativer Behandlung konnten 6 der Patienten nicht mehr der gewohnten Arbeitsbelastung standhalten und hatten ihren Arbeitsplatz gewech-

Tabelle 3. Aufschlüsselung des untersuchten Krankengutes hinsichtlich beruflicher Rehabilitation innerhalb der bisherigen Beobachtungsdauer

Berufliche Belastbarkeit nach Behandlung	Konservativ	Operativ
Voll	13	16
Anders/nicht	6	10

selt bzw. waren innerhalb der Beobachtungsdauer von einem Jahr nicht mehr berufstätig, nach erfolgter Operation konnten sich 10 Patienten nicht mehr ins ursprüngliche Berufsleben integrieren oder waren bisher überhaupt nicht mehr berufstätig, die Zahl längerfristiger Krankenurlaube (4–8 Wochen bzw. über 8 Wochen pro Jahr) war in der Gruppe der Operierten deutlich erhöht. Ein konservativ behandelter Patient und zwei der Operierten wiesen Schmerzfreiheit auf, die Patientengruppe mit häufig rezidivierenden mittelgradigen bzw. starken Schmerzen war in der Gruppe der operativ Behandelten erhöht, beide Gruppen erhielten während der Beobachtungszeit gleichermaßen physikotherapeutische und/oder medikamentöse Weiterbehandlung.

Diskussion

Bei der ambulanten Nachuntersuchung von Patienten mit myelographisch nachgewiesenem lumbalen Bandscheibenprolaps war die subjektive Schmerzsymptomatik nach erfolgter Behandlung bei der Gruppe operierter Patienten innerhalb der einjährigen Beobachtungszeit größer als die Gruppe konservativ Behandelter, der Depressionsscore lag hingegen bei der nicht operierten Patientengruppe höher, eine sichere Verknüpfung dieser beiden Scores ist in unserem Material bei dieser Beobachtungsdauer nicht in diesem Ausmaß wie bei anderen Autoren gegeben (Ladurner et al., 1982; Pearce und Moll, 1967), dies steht vielleicht mit der unterschiedlichen Beobachtungsdauer in Zusammenhang. Bezüglich des motorischen Defizites fand sich in beiden untersuchten Gruppen kein Unterschied, auch die berufliche Reintegrationsrate war in beiden Gruppen annähernd gleich, somit erscheinen diese Behandlungsergebnisse in beiden untersuchten Gruppen insgesamt annähernd gleich, woraus wir schließen wollen, daß die Operationsindikation bei nachgewiesenen lumbalen Bandscheibenvorfällen besonders streng gestellt werden sollte (Pearce, J., Moll, J. N. H., 1967; Ladurner et al., 1982).

Literatur

Biel G, Peters G (1971) Behandlungsergebnisse bei 450 Bandscheibenoperationen. Z Orthop 109:863–897

Ladurner G, Jeindl E, Auer L, Justich E, Gallhofer B, Lechner H (1982) Die Behandlung des lumbalen Diskusprolaps; ein Vergleich chirurgischer und konservativer Langzeitresultate. In: Gerstenbrand G, Berger H (Hrsg) Schmerz Fischer

Ladurner G, Jeindl E, Auer L, Justich E, Lechner H (1982) Schmerz und depressive Verstimmung in der Langzeitprognose des lumbalen Discusprolaps, Der Nervenarzt 53:442–444

Mumenthaler M, Schliack H (1977) Läsionen peripherer Nerven. Thieme, Stuttgart, pp 132–135

Pearce J, Moll JMH (1967) Conservative treatment and natural history of acute lumbar disc lesions. J Neurol Neurosurg Psychiatr 30:13–22

Raaf J (1959) Some Observations Regarding 905 patients Operated upon for Protruded Lumbar Intervertebral Disc. Am J Surg 97:388–399

Rosenberg RN (1980) Neurology, Vol. 5 of The Science of Practice of Clinical Medicine, Grune & Stratton, p 410

Vinken PJ, Bruyn GW (1976) Injuries of the spine and spinal cord, Part I, Handbook of Clinical Neurology, North-Holland Publishing Company, Vol. 25, pp 493–505

Zur konservativen Behandlung des lateralen lumbalen Bandscheibenvorfalles mit segmentalen motorischen Ausfällen

S. BIEDERT, R. REUTHER und R. WINTER

Die Kriterien für eine erfolgreiche operative Behandlung des lumbalen Bandscheibenvorfalles und die Ursachen für deren Mißerfolg sind in prospektiven (Weir 1979) und retrospektiven (Bösch 1974, Thomalske et al. 1977) Studien untersucht worden. Trotzdem hängt es auch heute noch im Einzelfall nicht selten von der klinischen Erfahrung des Arztes ab, ob und wann ein Patient mit Lumboischialgien zur Operation gelangt. Patienten mit Zeichen einer Wurzelkompression, die über bloßen Eigenreflexverlust hinausgehen, funktionell aber noch keine oder eine nur geringe Beeinträchtigung bedeuten, gehören zu den Grenzfällen, die den Arzt und den Patienten oft vor die Frage stellen, Operation ja oder nein.

Die vorliegende retrospektive Untersuchung soll einen Beitrag zu den Aussichten der konservativen Therapie in diesen Grenzfällen liefern. Sie umfaßt jedoch nicht ausschließlich Kranke mit Zeichen der Wurzelkompression und neurologischen Ausfällen ohne nennenswerte funktionelle Beeinträchtigung, sondern auch Patienten, die aufgrund der Schwere der Wurzelkompression eigentlich Kandidaten für eine Operation gewesen wären, den vorgeschlagenen operativen Eingriff aber ablehnten. Besonderes Augenmerk wurde auf die Rückbildung der motorischen Paresen gerichtet, alle Patienten mit segmentalen motorischen Ausfällen wurden nachuntersucht, die Lähmungen in 3 Paresegrade eingeteilt und wie folgt definiert: leicht ≙ durch Gegendruck soeben zu überwinden, mäßig ≙ durch Gegendruck leicht zu überwinden, schwer ≙ keine oder funktionell unbedeutende Restfunktion (Tabelle 1).

Im einzelnen handelte es sich um 24 Frauen und 24 Männer, im Durchschnittsalter von 50,6 Jahren mit klinischen Symptomen eines lateralen lumbalen Bandscheibenvorfalles und radikulären Ausfällen, die in den letzten 3 Jahren an der Neurologischen Universitätsklinik Heidelberg untersucht und konservativ behandelt worden sind. Röntgenübersichtsaufnahmen der Lendenwirbelsäule, Liquorbefund, Elektromyogramm und Laborwerte waren mit der Diagnose Wurzelkompression bei Bandscheibenvorfall vereinbar. Da eine Myelographie nur in 8 Fällen erfolgte, ist jedoch der zugrundeliegende Kompressionsmechanismus in der Mehrzahl der Fälle nicht bekannt.

Vor Beginn der stationären Behandlung hatten alle 48 Patienten ohne Ausnahme radikuläre Schmerzen und segmentale Sensibilitätsstörungen, 27 Kranke außer-

Tabelle 1. Paresegrade

schwer ≙ keine oder funktionell unbedeutende Restfunktion
mäßig ≙ durch Gegendruck leicht zu überwinden
leicht ≙ durch Gegendruck schwer zu überwinden

dem Paresen im entsprechenden Myotom. In 32 Fällen war nur eine Wurzel betroffen, 16mal lag eine Kompression von 2 Wurzeln vor. Das Ausmaß der motorischen Ausfälle ließ sich wegen der schmerzbedingten Innervationshemmung vor allen Dingen bei proximalen Paresen initial oft nicht genau beurteilen. Nach Abklingen der starken Schmerzen zeigte sich jedoch, daß 3 Patienten erhebliche Paresen der Fuß- und Zehenheber mit deutlicher Gangstörung hatten, in 14 Fällen mittelgradige Paresen hauptsächlich der von den Wurzeln L_5 und S_1 versorgten Muskeln bestanden und in 10 Fällen nur eine diskrete motorische Schwäche ohne nennenswerte Gangstörung vorlag. Die Symptome waren immer streng einseitig. Blasenstörungen bestanden in keinem Fall. 27mal waren eine oder mehrere Attacken einer Lumboischialgie vorausgegangen, 21mal die neurologischen Ausfälle nach einem Verhebetrauma aufgetreten. Subjektiv standen in der Regel die Schmerzen im Vordergrund.

Die Behandlung bestand in Applikation feuchter und trockener Wärme, Lagerung im Stufenbett, Schlingentisch, vereinzelt Extension und medikamentös in Verabreichung von Muskelrelaxantien, Antiphlogistika und initial Schmerzmitteln. Chiropraktische Maßnahmen, Paravertebralblockaden oder ähnliche Eingriffe wurden nicht angewendet.

Die durchschnittliche stationäre Behandlungsdauer betrug 16 Tage, die kürzeste 3 Tage, die längste 40 Tage.

Soweit die Krankenunterlagen hierüber Auskunft geben, hatten sich die Paresen bis zur Entlassung in 17 Fällen (63,0%) eindeutig, in 4 Fällen (14,8%) dagegen kaum gebessert. In den übrigen Fällen liegen für den Entlassungszeitpunkt hierüber keine Aufzeichnungen vor. Schmerzfrei waren bei der Entlassung etwa ⅔ der Patienten, 9 Kranke (18,8%) hatten weiterhin Schmerzen, in den übrigen 6 Fällen wurde eine funktionelle Ausgestaltung der Schmerzen angenommen.

Bei der Nachuntersuchung, die im Schnitt nach 22,6 Monaten erfolgte, frühestens nach 5, längstens nach 35 Monaten, gaben 14 Patienten (29,2%) ein oder mehrere Rezidive an, 8 in Form eines Lumbago, 6 als Lumboischialgie. Rezidive mit Verschlimmerung oder Neuauftreten neurologischer Ausfälle hatten sich nicht ereignet. Von den Berufstätigen hatte niemand seine Arbeitsstelle wechseln müssen.

Die Paresen waren zum Zeitpunkt der Nachuntersuchung in 23 Fällen (85,2%) gegenüber dem Aufnahmebefund eindeutig gebessert. 13 Patienten (48,15%), bei denen Paresen vorgelegen hatten, waren zum Zeitpunkt der Nachuntersuchung ohne Lähmungen, weitere 10 Fälle (37%), die zuvor in 8 Fällen mäßiggradige und in 1 Fall schwere Lähmungen gehabt hatten, zeigten nur noch leichte Paresen. Die Rückbildungstendenz war ausreichend und schloß mit einem befriedigenden funktionellen Resultat ab im Falle von zuvor mäßiggradigen oder leichten Paresen, während schwere Lähmungen sich nur schlecht zurückbildeten. Von 3 Fällen mit komplettem Ausfall der Wurzel L_5 blieb in zweien eine vollständige Lähmung der Fuß- und Zehenheber bestehen, in einem Fall kam es zu einer Teilrückbildung. Alle 3 Patienten hatten die Operation abgelehnt (Tabelle 2).

Wurzelschmerzen wurden bei der Nachuntersuchung nicht mehr angegeben, aber noch 20 Patienten (41,7%) wiesen Sensibilitätsstörungen auf (Tabelle 3).

Als Fazit dieser rein klinisch-neurologischen Untersuchung läßt sich zusammenfassen, daß die lumbale Wurzelkompression infolge eines klinisch zu vermutenden lateralen Bandscheibenvorfalles, auch wenn motorische Ausfälle damit verbunden

Tabelle 2. Besserung motorischer Ausfälle (Vergleich Aufnahmebefund-Kontrollunters.)

Paresegrad bei Aufnahme		Kontrolle			
		schwer	mäßig	leicht	keine
schwer	3	2	–	1	–
mäßig	14	–	2	8	4
leicht	10	–	–	1	9

Tabelle 3. Gesamtergebnis der konservativen Behandlung (n = 48)

Symptome	bei stat. Aufn.	bei Rezidiven	bei Nachunters. nach 5–35 Mon. ⌀ 22,6 Mon.
Wurzelschm.	48/100%	6/12,5%	–
Segm. Sens. Stg.	48/100%	–	20/41,7%
Segm. mot. Ausf.	27/56,3%	–	14/29,2%
schwer	3/ 6,3%	–	2/ 4,2%
mittelgradig	14/29,2%	–	2/ 4,2%
leicht	10/20,8%	–	10/20,8%
keine	21/43,7%	–	34/70,8%

(jeweils: Zahl der Pat./Anteil in %)

sind, nicht in allen Fällen eine Operationsindikation darstellt. Fälle mit leichten und mäßiggradigen Paresen haben auch unter konservativer Therapie eine gute Rückbildungstendenz, hauptsächlich in den ersten Wochen. Fälle mit schweren Paresen sollten jedoch vorrangig operiert werden, hier ist die Rückbildungstendenz unter konservativer Therapie unbefriedigend.

Literatur

Bösch J (1974) Indikationsstellung aus der Erfahrung von 1506 Bandscheibenoperationen. Z Orthop 112:796–797

Oppel F, Schramm J, Schirmer M, Zeitner M (1977) Results and complicated course after surgery for lumbar disc herniation. Adv Neurosurg 4:36–51

Thomalske G, Galow W, Ploke G (1977) Critical comments on a comparison of two series (1000 patients each) of lumbar disc surgery. Adv Neurosurg 4:22–27

Weir BKA (1979) Prospective study of 100 lumbosacral discectomies. J Neurosurg 50:283–289

Die Stufenbettlagerung als gezielte Behandlungsmethode bei Wirbelsäulenleiden

E. NÖH

Die meisten bandscheibenbedingten Schmerzzustände im Lumbalbereich beruhen auf den Folgen der axialen Belastung (Bandscheibensinterung, seitliches Hervortreten von Bandscheibenmaterial mit Nervenirritation) und erfordern Entlastung und Ruhigstellung in Form von Bettruhe. Lumbale Bandscheiben sind in der Horizontallagerung mit Abflachung der Lendenlordose durch Anwinkelung der Hüft- und Kniegelenke am wenigsten belastet. Der intradiskale Druck beträgt in dieser Lagerung 35 kp. Die Unterlage muß eben sein und darf sich bei Belastung nicht durchbiegen.

Das Ausmaß der Knie- und Hüftbeugung zur Erreichung einer größtmöglichen Entlastung bestimmt der Patient selbst mit. Die Einhaltung strenger Bettruhe in Rücken- oder Seitlage mit angewinkelten Hüft- und Kniegelenken über mehrere Tage und in schweren Fällen über Wochen stellt eines der wirksamsten konservativen Behandlungsmittel bei Beschwerdezuständen dar, die durch Verlagerung von Bandscheibengewebe hervorgerufen werden.

Die entlastende Lagerung muß konsequent und ausreichend lange erfolgen, um ein Schrumpfen der verlagerten Bandscheibenteile und vor allem eine Beruhigung der gereizten Nervenwurzel zu ermöglichen. Jedes Aufstehen, Bücken, Heben und Verdrehen kann den Reizzustand erneuern und die bis dahin erreichte Besserung zunichte machen.

Eine Behandlung mit Bettruhe unter kontinuierlicher entlastender Lagerung kann in dieser Konsequenz nur stationär durchgeführt werden.

Hirschberg (1974) berichtet in dem Buch „Bandscheibenbedingte Erkrankungen" von J. Krämer über die erfolgreiche Behandlung mit konsequenter Bettruhe bei mehreren Hundert Patienten mit bandscheibenbedingten Beschwerden im Lumbalbereich, die teilweise zur Operation anstanden. Er bewies an Hand zahlreicher Beispiele, daß nur die länger dauernde Reduktion des intradiskalen Druckes durch streng eingehaltene Bettruhe eine spürbare Remission des Krankheitsgeschehens bringt.

In der Orthopädischen Klinik Braunfels wurde die Grundidee des Bandscheiben-Entlastungshockers für die Stufenbett-Therapie klinikmäßig entwickelt. Stufenbettlagerungen sind seit Jahren üblich, ein universelles Gerät gab es jedoch bisher noch nicht.

Der jetzt verwendete Entlastungs-Hocker zur Stufenbettlagerung wurde mit einem Patienten unserer Klinik gemeinsam entwickelt, und er ist durch seine eigenen Erfahrungen (bandscheibenoperiert mit noch häufigen Schmerzen) zu einem Erfinder und Hersteller von Orthopädischen Behandlungsgeräten geworden.

Der Entlastungs-Hocker hat folgende Eigenschaften:
1. Individuelle Höhenverstellbarkeit: auf die Größe und Oberschenkellänge des Patienten bezogen.

2. Winkelverstellbarkeit: Um ein angenehmes Liegen zu ermöglichen, Berücksichtigung von Durchblutungsstörungen.
3. Anatomisch und körpergerechte Polsterung: Besonders zur Entlastung der Kniekehlen.
4. Gesäßausschnitt: Um die erwünschte Lagerung von etwa 100 Grad Hüftbeugung problemlos zu erreichen.
5. Seitliche Griffe: Zur einfacheren Handhabung für Personal und Patienten.
6. Bügel zur Fußentlastung.
7. Geringes Gewicht; geringer Platzbedarf; leichte Transportfähigkeit; Zerlegbarkeit.

Wir führten inzwischen bei 1227 Patienten stationär die Stufenbettlagerung durch. In der postoperativen Phase bei 436 und rein konservativ behandelt bei 791 Patienten.

Die Patienten liegen in der Akutphase bis zu 24 Stunden auf dem Stufenbett bei exakter Höheneinstellung bei medikamentöser Unterstützung (Infusionen oder oral mit Vitamin B-Komplex und Antirheumatikum).

Wir bevorzugen die sogenannte Fellinger-Infusion, die sich zusammensetzt aus: 1 Amp. Synacthen, 1 ml; 1 Amp. Tomanol, 5 ml; 1 Amp. Cedoxan, 5 ml; 1 Amp. BVK, 2 ml.

Diese Infusion wird zweimal wöchentlich langsam über einen Zeitraum von ca. einer Stunde gegeben und führt zu einer hervorragenden Schmerzlinderung. Physikalische Maßnahmen kommen erst später hinzu.

In Tabelle 1 sind die Zahlen der operativ und konservativ behandelten Patienten dargestellt.

Die rezidivierende Lumboischialgie stellt die häufigste Behandlungsindikation dar. Verursacht wird diese Erkrankung meist durch eine oder mehrere degenerativ veränderte Bandscheiben, welche zur Protrusion oder zum Prolaps neigen.

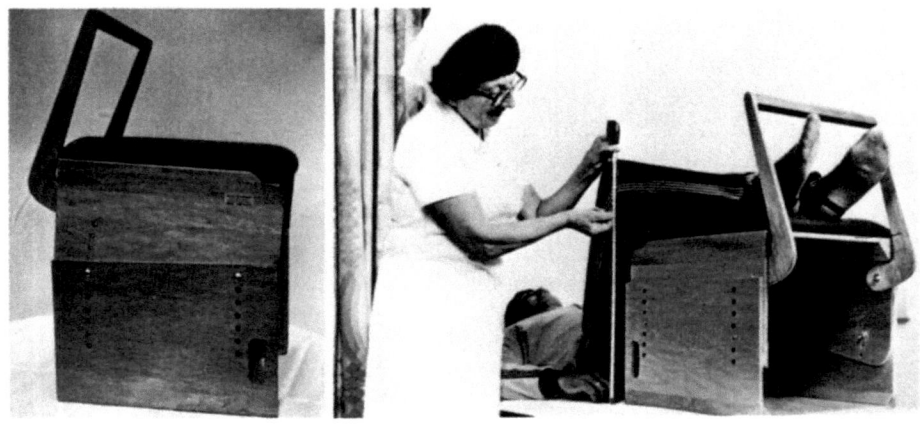

Abb. 1. Bandscheiben-Entlastungs-Hocker für Stufenbettlagerung mit Bügel zur Fußentlastung

Abb. 2. Stufenbettlagerung demonstriert an einem Patienten, mit individueller Höhen- und Winkelverstellbarkeit bei anatomisch und körpergerechter Polsterung

Tabelle 1. Behandlungsergebnisse

		Gut	Nicht befriedigend
Gesamt	1227	1214	13
Nach Operation	436	431	5
Rein konservativ	791	793	8

Die stationäre Behandlung ist der ambulanten Behandlung durch die ständige Kontrollmöglichkeit durch den Arzt weit überlegen. Sie ermöglicht bei strenger Einhaltung den Dauerausgleich der lumbalen Lordose.

Bei länger dauernder Stufenbettlagerung besteht die Möglichkeit, daß der Riß oder die schwache Stelle am Anulus fibrosus wieder verklebt oder vernarbt und es somit zu einer Ausheilung kommt. Ein operativer Eingriff kann somit häufig vermieden werden.

Die Hauptindikationen des Bandscheiben-Entlastungs-Hockers sind:
- die Bandscheibenprotrusion lumbal,
- die konservative Bandscheibenvorfallbehandlung,
- die Nachbehandlung nach Bandscheiben-Operationen mit noch bestehendem Lokalsyndrom oder der
- Rückbildungs-Lumboischialgie,
- der chronische Schmerzzustand, unterschiedlich verursacht, im Lumbalbereich.

Mittlerweile wird dieses Gerät auch von vielen Patienten, die es erworben haben, weiter zuhause für kurzfristige oder Dauertherapie benutzt.

Der Patient ist in der Lage, sich bei wiederauftretenden Beschwerden und eine Neigung dazu bleibt meist bestehen, schon frühzeitig zuhause die Behandlung selbst zu beginnen, ein stationärer Aufenthalt wird dadurch häufig vermieden, Medikamente und langdauernde Physikalische Maßnahmen werden eingespart.

Indikationen und Erfolgsaussichten der Manualtherapie lumbaler Syndrome

M. EDER

Um den Indikationsbereich der Manualtherapie und deren Erfolgschancen bei Lumbalsyndromen möglichst objektiv darstellen zu können, ist es erforderlich, primär diagnostische und therapeutische Gesichtspunkte zu trennen und herauszuarbeiten.
1. Welche Einzelsyndrome sind einer manuellen Therapie zugänglich und welche nicht?
2. Wo liegen die Angriffspunkte der verschiedenen manualmedizinischen Techniken?

Darauf basierend können die vorgestellten Fakten zueinander in Beziehung gesetzt werden und eine nachvollziehbare Aussage über die Effizienz der Manualtherapie bei lumbalen Schmerzsyndromen liefern.

ad 1.

Unter dem Sammelbegriff Lumbalsyndrom faßt man eine Reihe ätiopathogenetisch völlig differenter Schmerzzustände zusammen, deren Leitsymptome Lumbalgie und Lumboischialgie sind. Die herausgestellte ätiopathogenetische Vielschichtigkeit ist es nun, die alle weiteren diagnostischen und therapeutischen Überlegungen bestimmt, wobei als Störungsdonatoren folgende Strukturen besondere Beachtung verdienen.
– Die Wirbelgelenke
– Die Bandscheiben
– Die Ligamente
– Die Muskulatur

Funktionsstörungen der Wirbelbogengelenke können in zwei grundsätzlich verschiedenen Formen klinische Wertigkeit erreichen. Zum einen als Minusvariante, Hypomobilität oder Blockierung, zum anderen als Plusvariante, in Form der Hypermobilität und Instabilität. Thematisch vordergründig interessiert die Wirbelgelenksblockierung, als ursprünglicher Angriffspunkt der Manualtherapie. Resultierende Blockierungssyndrome der Lumbalregion gehören zu den häufigsten Schmerzverursachern, sowohl akuter, als auch chronischer Kreuzschmerzformen. Ihre Diagnostizierung bzw. differentialdiagnostische Trennung von den symptomähnlichen Hypermobilitätsbeschwerden gelingt praktisch nur mittels der manualmedizinischen Funktionsuntersuchung, womit eine erste, vorläufig nur diagnostische, Wertbestimmung der manuellen Medizin vorweggenommen wäre.

Bandscheibenbedingte Lumbalgien und Lumboischialgien mit Wurzelkompressionszeichen und radikulärer Kennsymptomatik sind als soweit gehend bekannt anzusehen, daß sich ein näheres Eingehen darauf erübrigt. Darüber hinaus gehören diskogene Syndrome, cum grano salis, nicht zum eigentlichen Einsatzbereich der Manualtherapie.

Ein ätiopathogenetisch heikel einzustufendes Krankheitsbild stellt die Coccygodynie dar. Ihre Bedeutung wird vielfach unterschätzt und Untersuchungen haben ergeben, daß 20% aller an Lumbalgien laborierender Patienten ein druckempfindliches Steißbein aufweisen, von diesen aber wiederum nur 20% über Steißbeinbeschwerden klagten. Vom Schmerzgeschehen her handelt es sich um einen Rezeptorenschmerz von pseudoradikulärem Charakter. Das Steißbein, als rudimentäres propriozeptives Steuerorgan, ist beim Menschen nicht mehr frei beweglich, jedoch ligamentär-muskulär mit dem Becken funktionsverbunden und auf diesem Wege störanfällig. Demzufolge kommen als Starter der Coccygodynie sowohl statisch dynamische Faktoren, Blockierungen der Wirbel und Iliosakralgelenke, aber auch viszerovertebrale Reflexabläufe (Beckenorgane) in Frage. Die Entscheidung über ein manualtherapeutisches Vorgehen wird demgemäß von der differenten Pathogenese bestimmt.

Ligamentäre Reizzustände mit Lumbalgiesymptomatik verdienen ebenfalls erhöhte Berücksichtigung, denn es ist damit zu rechnen, daß rund ein Fünftel aller Kreuzschmerzpatienten diesbezüglich belastet ist.

Ätiopathogenetisch wäre zu bemerken, daß Bänderschmerzen oft mit Hypermobilitäten vergesellschaftet sind und bei anatomischen Variationen, wie Übergangswirbeln und Spaltbildungen sowie beim sogenannten hohen Assimilationsbecken nach Erdmann, gehäuft angetroffen werden. Muskuläre Ballancestörungen der Stammuskulatur spielen eine weitere krankheitsbahnende Rolle. Vom Schmerzcharakter her besteht eine große Ähnlichkeit zu blockierungsbedingten Störungen, die einzusetzende Therapie ist jedoch grundverschieden. Die bei Blockierungssyndromen eindeutig dominierende Manualtherapie steht hier, abgesehen von Ausnahmefällen (Begleitblockierungen), im therapeutischen Abseits. Bestehende Hypermobilitäten und Instabilitäten stellen aus klar erscheinenden Gründen sogar eine relative Kontraindikation für Manipulationen dar.

Die Rolle der Muskulatur beim Zustandekommen vertebragener Schmerzsyndrome wurde eigentlich erst in den letzten Jahren mehr gewürdigt. Im Zuge des Erkennens, daß radikuläre Schmerzformen bei Wirbelsäulenerkrankungen eine eher untergeordnete Bedeutung besitzen, und das pseudoradikuläre Schmerzgeschehen diesbezüglich dominiert, fanden muskuläre Tonusstörungen und resultierende Myotendinosen verstärktes Interesse. Aufbauend auf verschiedenen klinischen Beobachtungen bei Reizungen von Gelenkskapseln, Ligamenten und Muskelinsertionen im Wirbelsäulenbereich, mit resultierenden Ausstrahlungsschmerzen, die trotz Blockaden zu verzeichnen waren (Taillard, 1955; Cloward, 1959) sowie auf Arbeiten von Brügger et al. (1965), läßt sich erkennen, daß dabei Schmerzmechanismen zum Zuge kamen, die nicht über eine radikuläre Reizung interpretierbar waren. Neurophysiologisch gesehen bietet sich dazu folgende Erklärung an: Nozizeptiven Signalen stehen nachdem sie im Hinterhornkomplex des Rückenmarks selektiert wurden, prinzipiell drei Varianten der Ausbreitung offen. Der eine Weg führt seitengekreuzt über den Tractus spinothalamicus zum Kortex, dient der Reizwahrnehmung und löst als kortikale Projektion den referred pain aus. Die zweite Variante läßt die Signale zu den vegetativen Zentren des Seitenhorns fließen und initiiert dort die schmerzverbundene vegetative Begleitsymptomatik. Die dritte und kürzeste Bahn schaltet unmittelbar zum motorischen Vorderhornkomplex durch und stimuliert hier direkt die Motoneurone des Alpha- und Gammatyps. Bei anhaltendem Reizgeschehen entgleisen vor allem die Regulationen und feedbacks dieser direkten Strekke und mithin auch die Servomechanismen der Gammaschleife, für die muskuläre Tonussteuerung. Daraus resultiert ein Weg, der vom Hartspann bis zum geweblichen Umbau in Form von Myotendinosen führt, die ihrerseits das Reizgeschehen weiter anheizen. Aus der plurisegmentalen Versorgung betroffener Muskelgruppen und ihrer funktionellen Bindung an Muskelkettenabläufe ergeben sich Ausbreitungsmechanismen, die in etwa radikulären Irradiationen entsprechen, wobei aber diesem Schmerzgeschehen echte radikuläre Kriterien fehlen. Aus der Gesamtheit der neurophysiologischen Gegebenheiten von Reiz und Reizbeantwortung heraus, wird ferner klar, daß vom Achsenorgan ausgehende Nozizeptionen, gleich welchen Ursprungs, alle die vorgestellten pseudoradikulären Pathomechanismen nachziehen.

Dem klinischen Bilde entsprechend werden demzufolge alle drei Einzelschaltungen der Reizbeantwortung, allerdings in variabler Wertigkeit, jedes vertebragene Schmerzsyndrom begleiten, wobei noch anzumerken wäre, daß auch bei der Krankheitsentwicklung der Einzelsyndrome, ein Wandel in der Dominanz der aufgezeigten Schmerzunterformen auftreten kann.

Die erweiterte Vorstellung der theoretischen Basis beim Anschneiden der Pathogenität der gestörten Muskulatur, geschah nicht von ungefähr, gestatten doch gerade diese Erkenntnisse auch eine manualtherapeutische Umsetzung. Mit den Muskeldehnungstechniken, die in der letzten Zeit zunehmend mehr Verwendung fanden, gelang es nämlich, über den Angriffspunkt Wirbelgelenk hinaus, die gestörte Muskulatur direkter und nachhaltiger zu erfassen. Im Bereiche der Lumbalsyndrome sind diesbezüglich das Piriformissyndrom und die Insertionsmyotendinopathien des M. glutaeus med. (D-Punkt nach Hackett) besonders hervorzuheben.

Ein in das eingangs herausgestellte strukturdiagnostische Schema von Fall zu Fall variabel einzufügendes Beschwerdebild liefert das sogenannte Postdiskotomiesyndrom, das aber nicht nur diagnostische, sondern auch erhebliche therapeutische Schwierigkeiten bereiten kann. Um die Einsatzmöglichkeit der manuellen Therapie diesbezüglich herauszuarbeiten, erscheint es notwendig, zuerst die differenten Verursachungsfaktoren abzuklären. Für die im Schnitt bei 30% liegenden unbefriedigenden Laminotomieergebnisse bieten sich zwei grundlegende Erklärungen an und zwar:

1. Die Fehlindikation zur Operation
2. Störfaktoren, die durch die an sich indizierte Operation nicht zu beseitigen waren.

Während zu Punkt 1 kein Kommentar erforderlich ist, führt Punkt 2 zu strukturdiagnostischen und neurophysiologischen Überlegungen zurück, wobei praktisch alle bereits vorgestellten Störmodalitäten und noch einige mehr, als zusätzliche pathogene Faktoren zu berücksichtigen sind.

Der Häufigkeit nach stehen Blockierungsbeschwerden, die ligamentäre Insuffizienz und pseudoradikuläre muskuläre Störungen mit ungefähr je 20% an der Spitze, gefolgt von einer Gruppe, die als diagnostisch unklar bezeichnet werden muß und schwer verifizierbare Zustände, wie eine Arachnitis lumbalis, Neuropathien verschiedener Genese und anderes mehr, umfaßt. Diese Sammelgruppe ergibt ebenfalls ca. 20%. Das restliche Fünftel setzt sich aus den Faktoren Psyche, Fokalgeschen und postischialgische Durchblutungsstörung zusammen. Dieser Verteilungsschlüssel geht aus einer Arbeit von Tilscher et al. (1980) hervor, die 105 laminotomierte und nicht beschwerdefreie Patienten nachuntersucht haben.

Eigene Aufzeichnungen konnten 42 Laminotomien berücksichtigen, wobei 29 Patienten sofort beschwerdefrei waren. Die restlichen 13 hatten postoperativ weiter Schmerzen und als gemeinsamen Faktor eine länger als 3 Monate andauernde präoperative Schmerzphase aufzuweisen, was die vielfach gemachte Erfahrung bestätigt, daß die Schmerzdauer die Operationsergebnisse mitbestimmt. Bei 3 von den 13 Patienten war eine zweite Laminotomie notwendig geworden, darüber hinaus bestimmten pseudoradikuläre muskuläre Schmerzbilder rezidivierende oder nicht lösbare Iliosakralgelenksblockierungen, instabilitätsbedingte ligamentäre Schmerzen und postischialgische Durchblutungsstörungen die Schmerzpermanenz. Die nachfolgende Tabelle bietet eine diesbezügliche zahlenmäßige Übersicht:

Tabelle 1. Laminotomieergebnisse (n = 42)

Postopertiv beschwerdefrei	29 (69%)
Postoperativ nicht beschwerdefrei	13 (31%)
Davon:	
Zweitoperation	3
Pseudoradikuläre Symptome	11
Blockierungen	7
Instabilität/Bänderschmerz	5
Postischialgische Durchblutungsstörung	3

Aus dieser Auflistung erscheint ohne weiteres mehr klar, daß praktisch immer mit dem Vorhandensein von zwei oder mehr Ursachen für postoperative Restbeschwerden gerechnet werden muß. Betrachtet man den Blockierungsfaktor und die muskulären Störungen als Einsatzgebiet der Manualtherapie, so läßt sich aus dem Zahlenmaterial schließen, daß 80% aller Postdiskotomiesyndrome auch einer manuellen Behandlung bedürfen.

Abschließend zur Vorstellung der einzelnen Lumbalsyndrome und ihrer Eignung für manualmedizinische Behandlungen, kann die nachfolgende Tabelle als Zusammenfassung dienen. Die Zahlen gehen auf ein eigenes Kollektiv von 115 im Jahre 1981 explorierten und behandelten Patienten mit Lumbalgien und Lumboischialgie zurück.

Tabelle 2. Lumbalgien/Lumboischialgien (n = 115)

Radikuläre Syndrome	41 (35,7%)	5 Laminotomien
Blockierungen	37 (32,2%)	Manualtherapie
Ligamentäre Insuffizienz (Instabilität)	25 (21,8%)	Infiltrationen, Gymnastik
Myotendinopathie (M. piriform., M. glut. med.)	6 (5,3%)	Manualtherapie, Infiltrationen
Coccygodynie	6 (5,3%)	Manualtherapie, Infiltrationen

Knapp die Hälfte der Lumbalsyndrome bedurfte demzufolge einer Manualtherapie.

ad 2.

Der Sammelbegriff Manualtherapie vereint eine Reihe differenter Techniken mit verschiedenen Einsatzindikationen. Um deren Anwendungsbereich einzelnen Lumbalsyndromen zuordnen zu können, sollen die prinzipiellen Behandlungsvarianten kurz vorgestellt werden.

Weichteiltechniken

Der Indikationsbereich dieser Techniken liegt bei muskulären Verspannungszuständen. Im Lumbalabschnitt kommt diesbezüglich hauptsächlich die Erektorenverspannung in Frage, die mittels einer Quermassage (Dehnungsbehandlung im rechten Winkel zum Muskelfaserverlauf), in Seitenlage behandelt wird.

Mobilisationen

Man versteht darunter ein passives rhythmisches Bewegen hypomobiler Gelenke, mit dem Ziel, die eingeschränkte Bewegungsrichtung zu rehabilitieren. Mobilisationen werden im Bereiche des willkürlichen und unwillkürlichen Bewegungsraumes des Gelenkes ausgeführt, das heißt, daß neben Bewegungsimpulsen im Sinne des normalen Gelenksspieles auch traktorische (extensorische) und translatorische (parallelverschiebende) Kräfte eingesetzt werden.

Bei der Behandlung von Lumbalsyndromen spielt diese Technikvariante, abgesehen von der Coccygodynie, eine untergeordnete Rolle.

Postisometrische Relaxation

Muskelenergietechnik, bzw. Isometrics sind weitere gebräuchliche Bezeichnungen für diese, in den letzten Jahren stark in den Vordergrund getretene, manuelle Behandlungsvariante. Wie schon der Name erkennen läßt, liegt der Angriffspunkt der Muskelenergietechniken in der Relaxationsphase des Muskels, wobei nach etwa 10 sec. einer geringfügigen Muskelaktivierung gegen Widerstand, in der Entspannungsphase der Muskel langsam und behutsam bis zu einem Punkt gedehnt wird, an dem neuerlich Widerstand und/oder Schmerz auftreten. Von der erreichten Position aus soll die Behandlung so oft wiederholt werden, bis die durch die muskuläre Verspannung bedingte Bewegungseinschränkung aufgehoben erscheint. Als zusätzliche fazilitierende Maßnahmen können, sowohl in der Anspannungs- als auch Relaxationsphase, Atmung und Blickrichtung zum Einsatz kommen. Dabei fazilitieren Inspiration und Blickwendung zur Widerstandsseite die Aktivierung, Expiration und Blick zur Dehnungsrichtung die Relaxation. Für die Lumbalregion haben sich die speziellen Techniken für die Mm. glutaeus med., piriformus und iliopsoas als therapeutisch besonders wirksam erwiesen.

Manipulationen

Das passive Bewegen eines Gelenkes über seinen physiologischen Bewegungsraum hinaus, erschließt vor dem Erreichen der traumatischen Grenze, einen schmalen therapeutisch nutzbaren Bereich, der als paraphysiologischer Bewegungsraum angesehen werden kann. Genau in diesem engen Rahmen liegt der Aktionsbereich der Manipulation, die ihre Effizienz durch das bekannte Knacksgeräusch offenbart. Es handelt sich dabei keineswegs um das Zurechtrücken verschobener Gelenksflächen, sondern vielmehr um die Wiederherstellung des freien Gelenksspieles auf reflektorischem Weg. Die derzeit dazu als gültig betrachtete Hypothese besagt, daß der in den paraphysiologischen Bewegungsraum des Gelenks gezielte Impuls pathologische Afferenzmuster der Gelenksrezeptoren löscht und so die Nozizeption und ihre Begleitreaktionen zum Abklingen bringt. Voraussetzung dafür ist, daß die Behandlung tatsächlich auf das funktionsgestörte Segment ausgerichtet wird und die Nachbarsegmente durch Verriegelungstechniken, oder manuelle Fixierung, geschützt bleiben. Die Reizintensität der Manipulation ist die höchste aller manuellen Techniken und dementsprechend müssen hier Kontraindikationen ganz besondere Beachtung finden. Im Bereiche der Lendenwirbelsäule und der Iliosakralgelenke stellen Manipulationen, bei Vorliegen von Blockierungen, die effizienteste manualtherapeutische Behandlungsform dar

Aus mehrfachen Gründen erscheint es aus der Situation der freien Praxis heraus schwierig, die Erfolgsaussichten der Manualtherapie in Zahlen zu deklarieren. Unter anderem macht die multifaktorielle Genese der meisten vertebralen Störungen in vielen Fällen eine gezielte Polypragmasie erforderlich. Bei Berücksichtigung der struktur- und aktualitätsdiagnostischer Gegebenheiten wird es deshalb meist notwendig sein, zumindest Infiltrationstechniken, Manualtherapie und Krankengymnastik sinnvoll zu kombinieren, um den notwendigen raschen Behandlungserfolg zu erreichen und gegen Rückfälle abzusichern. Die Effizienz der Manualtherapie an sich ist heute bereits unbestreitbar. Eine Reihe von veröffentlichten Untersuchungen hat über verschiedene Parameter (EMG, Mikrovibrationsmessungen, Ergometrie u.a.m.) die Wirksamkeit beweisen können und auch Vergleichsstudien zur Überlegung der indizierten Manualtherapie, gegenüber Behandlungen konventioneller Art, liegen vor, so daß einer allgemeinen Einbeziehung dieser Therapieform, bei bestimmten vertebralen Störungen, eigentlich nichts mehr im Wege stehen dürfte.

Literatur

Bergmann O, Eder M (1982) Funktionelle Pathologie und Klinik der Brustwirbelsäule. Fischer, Stuttgart
Brügger A, Rhonheimer Ch (1965) Pseudoradikuläre Syndrome des Stammes. Huber, Bern
Cloward RB (1959) Cervical discography, a evolution to the etiology and mechanism of neck-shoulder and arm pain. Ann Surg 150:1052
Eder M, Tilscher H (1982) Schmerzsyndrome der Wirbelsäule, 2. Aufl., Hippokrates, Stuttgart
Gutzeit K (1951) Wirbelsäule als Krankheitsfaktor. Dtsch Med Wochenschr 3:44
Hackett GS (1958) Ligament and tendon relaxation. Thomas, Springfield, Ill.

Taillard W (1955) Les lesions des petites articulations vertebrales dans le spondylolisthesis. Schweiz Med Wochenschr 85:971

Tilscher H et al. (1980) Rezidive nach lumbalen Bandscheibenoperationen. In: Schöllner D (Hrsg) Ursachen für rezidivierende Schmerzzustände nach lumbalen Bandscheibenoperationen, ML, Ülzen

Waller U (1975) Pathogenese des spondylogenen Reflexsyndroms. Schweiz Rdsch Med 42:1346

Wolff HD (1975) Neurophysiologische Aspekte der Manuellen Medizin. Eigenauflage, Trier

Krankengymnastische Behandlung bei lumbosakralen Syndromen

(Indikation, Methoden, Aufwand und Erfolgsaussichten)

H. S. REICHEL

Eine der wesentlichen Aufgaben der krankengymnastischen Behandlung ist das Aufspüren und Behandeln von motorischen Fehlsteuerungen, von falschen Bewegungsmustern, von muskulären Dysbalancen. Wenn es nämlich nicht gelingt, ungünstige motorische Stereotypen umzubauen, so führt auch die erfolgreiche Behandlung eines aktuellen Krankheitsbildes zwangsläufig zu Rezidiven. Um das Ziel der o.g. Aufgabe zu erreichen, ist es für den KG unerläßlich, eine eingehende Befunderhebung durchzuführen.

Entscheidend ist es, die Struktur zu finden, die für die Störung verantwortlich ist. Eine der häufigsten Störungen im Bereich der Lendenwirbelsäule ist die Verkürzung des erector trunci und des Iliopsoas, posturale Muskeln, die auf Grund ihrer Struktur von vornherein zur Verkürzung neigen. Die Folge daraus ist ein gekipptes Becken und Abschwächung der Bauch- und Gesäßmuskulatur. Bei der Aufforderung, sich aufzurichten, wird der Patient seine Knie durchdrücken im Sinne von genua recurvata und die Lordose in der Lendenwirbelsäule verstärken, wobei sich die Brustwirbelsäule kompensatorisch in vermehrter Kyphose einstellen wird. Aus eigener Kraft wird der Patient dieses falsche Bewegungsmuster nicht aufbrechen können, sondern immer verstärken, wodurch sich der Teufelskreis ständig selbst unterhält.

Ähnlich verhält es sich bei der Verkürzung des Ischiokruralen. Bei gestreckten Beinen im Langsitz ist der Patient nicht imstande, den kurzen Hebelarm Becken senkrecht zu stellen. Bei der Aufforderung, sich gerade zu setzen, wird nicht die Lendenwirbelsäule, die durch die Bänderdehnung fixiert ist, gestreckt werden, sondern der Patient wird an seinen ohnehin hypermobilen Stellen, dem thorakolumbalen Übergang versuchen auszuweichen.

Aus alledem ergeben sich 3 Hauptaufgaben für die krankengymnastische Behandlung:
1. Die entlastende Behandlung bei Bandscheibenprotrusionen, die noch einer konservativen Behandlung zugänglich erscheinen.
2. Die mobilisierende Behandlung bei Hypomobilität im Bewegungssegment bzw. im Iliosakralgelenk oder im Hüftgelenk. Hierher gehören auch die Dehntechniken bei verkürzten Muskeln.
3. Die stabilisierende Behandlung, die entweder im Anschluß an eine mobilisierende Maßnahme erfolgt, um die geschwächten Antagonisten zu kräftigen oder zur Behandlung von hypermobilen Segmenten dient. Sie ist angezeigt als kräftigende Übungsbehandlung bei Krankheitsbildern, die keine Mobilisierung erlauben oder als wünschenswert erscheinen lassen, wie z.B. nach Wirbelfrakturen oder nach Bandscheibenoperationen.

Betrachten wir zunächst den Punkt 1, die entlastenden Maßnahmen. Hier stehen dem Therapeuten mehrere Möglichkeiten offen. Wichtig ist, daß der Patient, der unter starken Schmerzen leidet und in einer Schonhaltung fixiert ist, schmerzfrei gelagert wird, z. B. über einen Würfel. Dies muß unter Berücksichtigung aller 3 Bewegungskomponenten geschehen, also dreidimensional. Aus dieser Lage heraus kann mit einer vorsichtigen Traktion begonnen werden. Der Therapeut kann das Gewicht der Beine des Patienten an den (Abb. 1) Schultern abfangen und aus dieser Position heraus mit Traktion und vorsichtiger Mobilisation beginnen. Möglich ist auch eine spezifische Traktion in der Seitenlage. Die LWS wird in Mittelstellung gelagert, der kranial liegende Dornfortsatz z. B. L_4 wird fixiert, der kaudal liegende Dornfortsatz von L_5 wird nach kaudal im Sinne einer Traktion mobilisiert.

Ein ideales Hilfsmittel für den Therapeuten ist der Schlingentisch (Abb. 2), der das Gewicht des Patienten abnimmt und eine sehr genaue Einstellung in schmerzfreier Lage erlaubt. Auf diese Weise ist ein Nachlassen der muskulären Abwehrspannung am ehesten gewährleistet. Aus dieser entlasteten Position heraus kann sodann mit Spannungsübungen begonnen werden, wobei zuletzt die instabile Ausgangsstellung im Schlingentisch dazu benutzt werden kann, intensive Haltearbeit durch den Patienten leisten zu lassen, der eine ganz bestimmte Stellung nicht verlassen darf bzw. sie gegen den Widerstand des Patienten verteidigen muß. Auch das Bewegungsbad ist bestens geeignet, die entlastende und entspannende Wirkung des Wassers therapeutisch auszunutzen. Hier besteht allerdings die Gefahr der Überdosierung, weil der Patient durch die schmerzfreie Lagerung im Wasser eine erhöhte Toleranzgrenze hat. Im weiteren Verlauf kann die Trägheit des Wassers zu Widerstandübungen gut mitgenutzt werden.

Was die mobilisierenden Maßnahmen anbelangt, so wenden wir uns zunächst den Bewegungssegmenten zu. Hier kann unspezifisch gearbeitet werden, indem man versucht, die gesamte Lendenwirbelsäule einschl. des lumbosakralen Überganges in Richtung Flexion bzw. Extension zu mobilisieren. Eine gute Möglichkeit stellt u. a. der Pezziball dar (Abb. 3). Der Patient sitzt in korrigierter Haltung auf dem Ball, kontrolliert sich selbst im Spiegel. Der Therapeut nimmt ihm etwas das Gewicht des Oberkörpers ab. Nun wird der Patient aufgefordert, mit seiner tubera ossis ischii den Ball im Sinne Flexion, Extension hin und her zu bewegen, ohne insgesamt die Senkrechte zu verlassen. Mit dieser Übung kann man entsprechend auch die Seitneigung schulen.

Für den Fall, daß eine Hypomobilität z. B. im Linne der Flexion festgestellt wird im Segment L_5/S_1 so ist eine spezifische Mobilisation möglich. Der Patient wird in Bauchlage mit dem Becken über eine Rolle gelagert, so daß er schon vorgedehnt wird; dann werden die Dornfortsätze von L_4 und L_5 fixiert und mit der anderen Hand wird das Sakrum nach kaudal und ventral mobilisiert (Abb. 4). Diese Technik kann entsprechend bei den übrigen Segmenten angewandt werden. Immer wird der obenliegende Dornfortsatz fixiert und der kaudal liegende mobilisiert.

Wenn eine Hypomobilität im Iliosakralgelenk vorliegt, so sind hier eine ganze Reihe von mobilisierenden Techniken denkbar. In erster Linie ist es wichtig, festzustellen, ob das Ilium nach ventral oder nach dorsal mobilisiert werden muß, oder das sakrum entsprechend behandelt werden muß. Die Abb. 5 zeigt die Behandlung des ilium nach dorsal-kaudal aus der Seitenlage. Das untere Bein des Patienten ist gestreckt, das obere angebeugt und am Therapeuten fixiert. Auf diese Weise entsteht bereits eine Vordehnung im obenliegenden ISG. Der Therapeut fixiert seine Hände am obenliegenden Ilium und mobilisiert es nach dorsal-kausal. Für das ISG

Krankengymnastische Behandlung bei lumbosakralen Syndromen

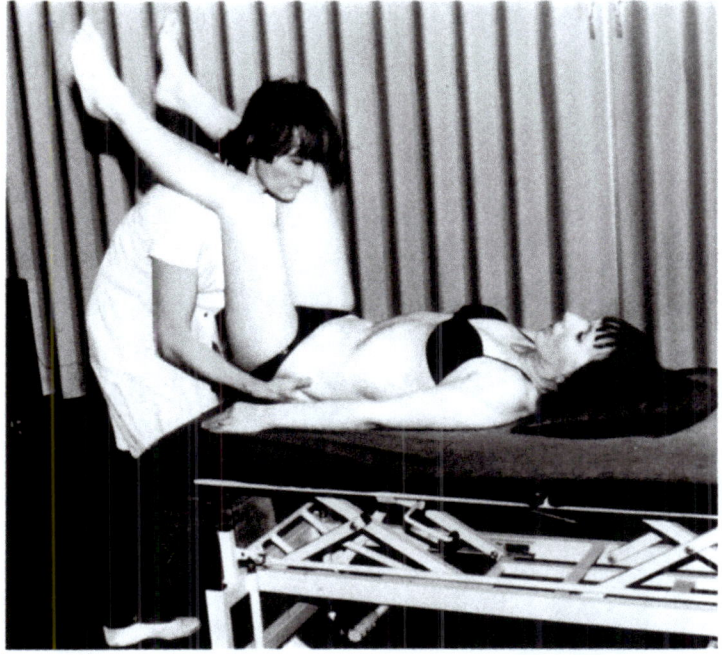

Abb. 1. Nach Abnahme des Körpergewichtes vorsichtige Traktion und Mobilisation

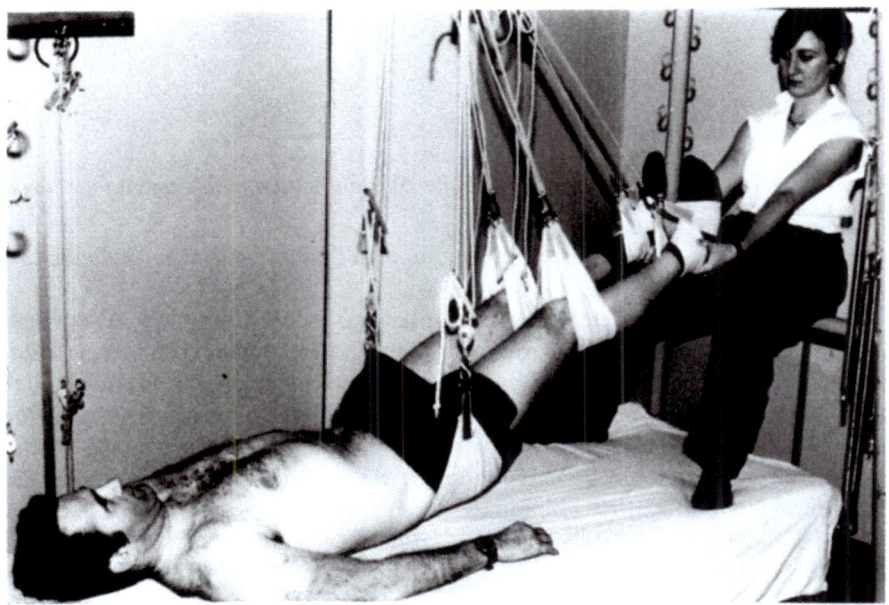

Abb. 2. Durch Abnahme des Eigengewichtes entlastende Behandlung im Schlingentisch

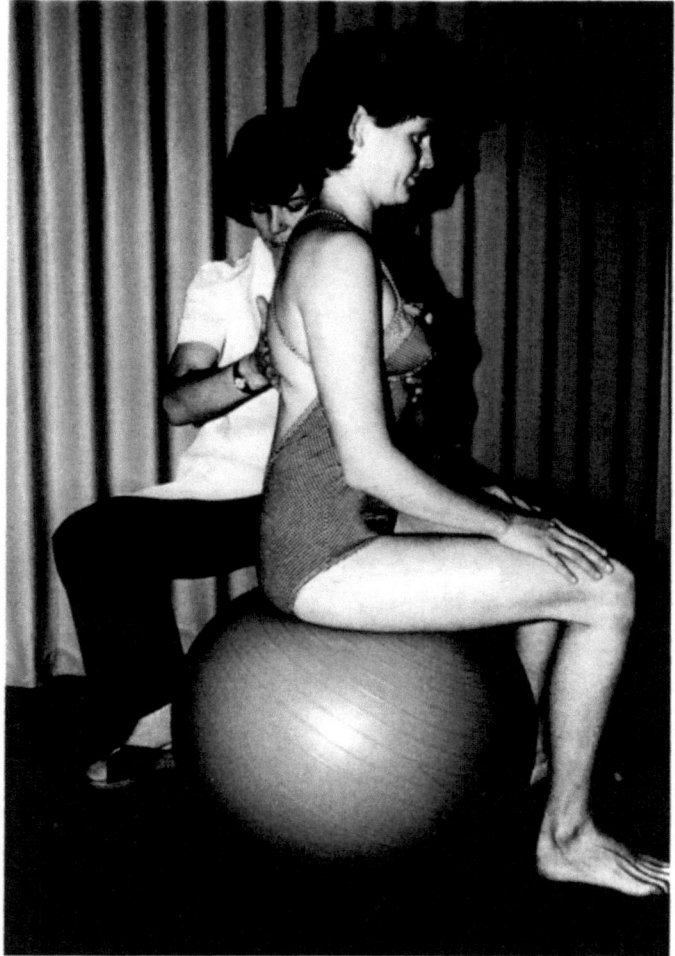

Abb. 3. Mobilisierende Behandlung auf dem Pezziball in Flexion und Extension der Lendenwirbelsäule

gibt es gute Automobilisationstechniken, die dem Patienten als Hausaufgabe mitgegeben werden.

Das Prinzip der Muskeldehnungstechniken ist es, Ursprung und Ansatz des zu dehnenden Muskels zunächst soweit wie möglich voneinander zu entfernen. Dabei werden neben seiner Hauptkomponente auch seine Nebenkomponenten mit berücksichtigt. Dann läßt man ihn all seine Funktionen anspannen, ohne eine Bewegung zuzulassen. In der auf die Anspannung folgende refraktären Pause wird der Muskel gedehnt. Dieser Vorgang wird einige Male wiederholt. Zur Verkürzung neigen die für die Haltearbeit bestimmten sogenannten posturalen Muskeln. Im Bereich der *Lendenwirbelsäule – Becken – Hüfte – Region* sind dies vor allem der m. erector trunci, der m. iliopsoas, der m. rectus femoris, der m. tensor fasciae latae, der m. piriformis, die Ischiokruralen, der quadratus lumborum. Wenn einige dieser Muskeln, die alle die Stellung der Lendenwirbelsäule und des Beckens beeinflussen,

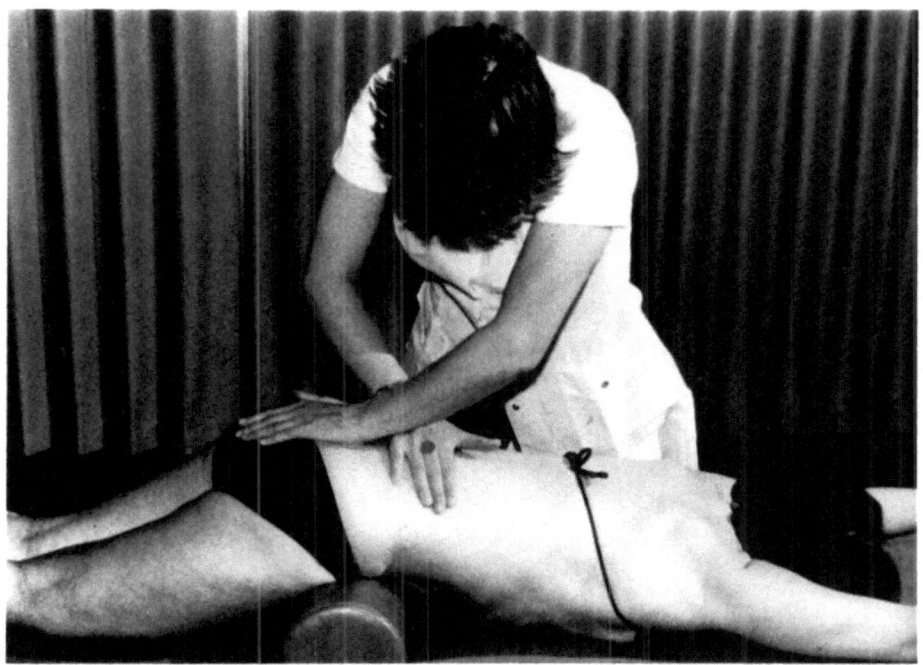

Abb. 4. Spezifische Mobilisation in Flexion L_5/S_1 Übergang

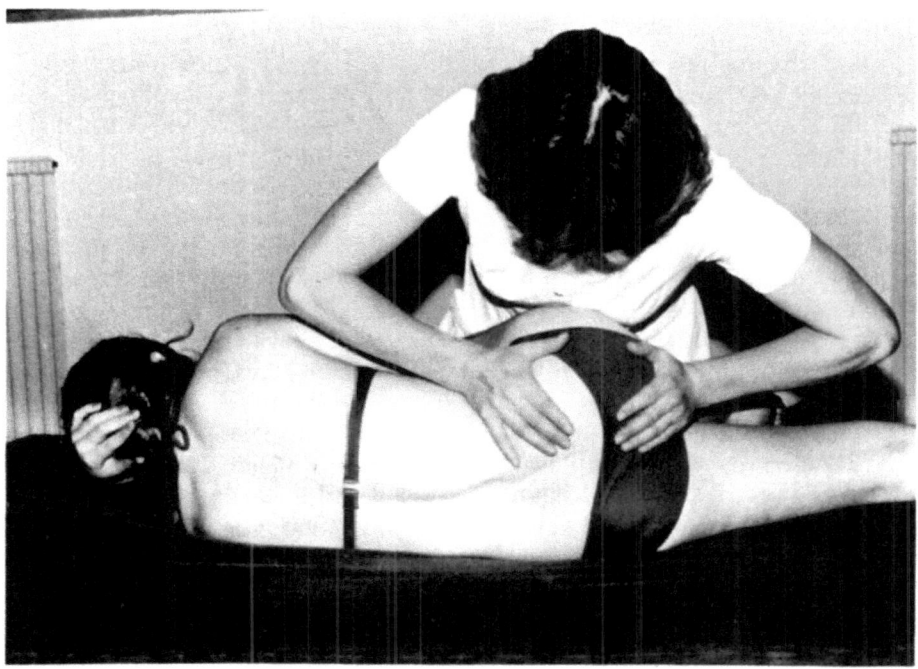

Abb. 5. Mobilisation von Ilium nach dorsal-kausal

verkürzt sind, wird jede vom Arzt behobene Blockierung z. B. im Iliosakralgelenk schnell rezidivieren, solange die Verkürzung nicht behoben wird und die Statik verbessert wird, sowie ggf. eingeschliffene falsche Bewegungsmuster umgebaut werden.

Die Abb. 6 zeigt die Dehnung des m. iliopsoas. Der Patient wird soweit am Bankrand gelagert, daß er sich mit einem Fuß am Boden verankern kann, um die Lordose der Lendenwirbelsäule auszugleichen. Der Therapeut dehnt den Muskel im Sinne der Hyperextension, Innenrotation und Abduktion.

Wird zusätzlich das Knie mehr flektiert, so wird der m. rectus femoris gedehnt. Entsprechende Dehntechniken bestehen für alle o. g. Muskeln. Nicht zu vergessen sind in diesem Zusammenhang natürlich alle flankierenden Maßnahmen, wie Wärme, Kälte und vor allem Massagegriffe, die wir auch als Weichmobilisationen bezeichnen können.

Wenn diese mobilisierenden und dehnenden Techniken abgeschlossen oder nicht angebracht sind, so greifen wir zu den kräftigenden Maßnahmen. Grundsätzlich sollte man unterscheiden zwischen den Übungen, die den Widerstand des Therapeuten erforderlich machen und denen, die der Patient aus sich selbst heraus bewerkstelligen kann.

Die Methode PNF = *p*roprioceptive *n*euromuskuläre *F*acilitation ist eine optimale Technik, um den Patienten in der ganzen Bewegungskette zu erfassen. Unter Ausnutzung der Diagonalen, der Rotation, durch Anwendung von Druck und Zug (Approximation und Stretch) und durch exakte Grifftechniken, so wie Kommando, werden Muskelketten optimal stimuliert. Geschwächte Muskeln werden in den Bewegungsablauf einbezogen und zu vermehrter Aktivität angeregt. Die Abb. 7 zeigt das Bewegungsmuster für die Kräftigung des Rückenstreckers. Entsprechend ist die Schulung der Bauchmuskulatur möglich.

Die Stemmführung nach Brunkow stellt eine optimale, isometrische Schulung der gesamten Rumpfmuskulatur dar (Abb. 8). Sie erleichtert den funktionellen Einsatz der gesamten, an der Aufrichtung und Stabilisation des Körpers beteiligten Muskulatur. Über phasische Muskelaktionen werden tonische Muskelaktionen = Stemmreaktionen ausgelöst und bewußt verstärkt. Durch Kokontraktion der antagonistischen Muskelgruppen wird eine symmetrische Tonisierung der gesamten aufrichtenden Muskulatur erreicht, so daß die Wirbelsäule gestreckt wird. Durch Variationen in der Stemmführung und Reduzierung der Unterstützungsfläche wird eine Intensivierung der Rumpfmuskelaktionen ausgelöst. Die Wirkung entsteht durch zwei gegenläufige Aktivitäten; der Patient wird aufgefordert, Hände und Füße in maximal Dorsalflexion zu bringen, dieser Impuls läuft in Richtung Achsenskelett, also zentripetal. Gleichzeitig muß er maximal in die Unterfläche und von sich weg stemmen, d. h. dieser Impuls verläuft zentrifugal. Eine Bewegung wird nicht zugelassen, die Arme werden in Innenrotation gehalten, Knie und Ellenbogengelenke in leichter Beugestellung, der Kopf leicht angehoben. Insgesamt entsteht durch diese Anspannung eine optimale aufrichtende Wirkung auf die gesamte Wirbelsäule mit intensivem isometrischem Anspannen der Rumpfmuskulatur. Bei entsprechender Schulung kann der Patient diese Übungen sehr gut zu Hause durchführen.

Für die Schulung der Muskulatur stehen uns selbstverständlich noch zahlreiche andere Möglichkeiten offen, wie z. B. das Training der Rückenmuskulatur mit Gewichten. Der Patient übt aus dem Überhang, um die Lordose in der Lendenwirbel-

Krankengymnastische Behandlung bei lumbosakralen Syndromen 467

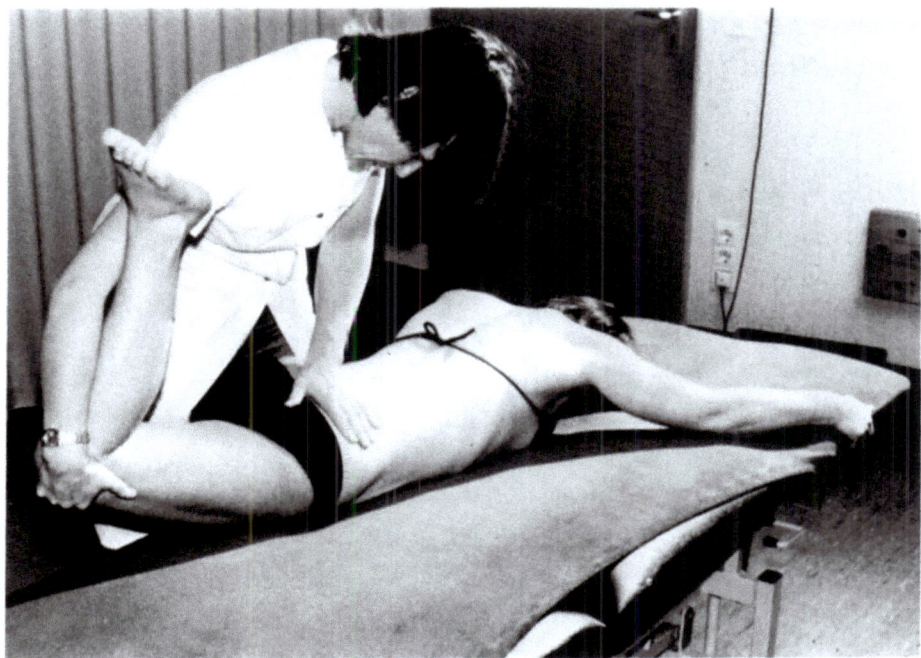

Abb. 6. Dehnung des m. iliopsoas

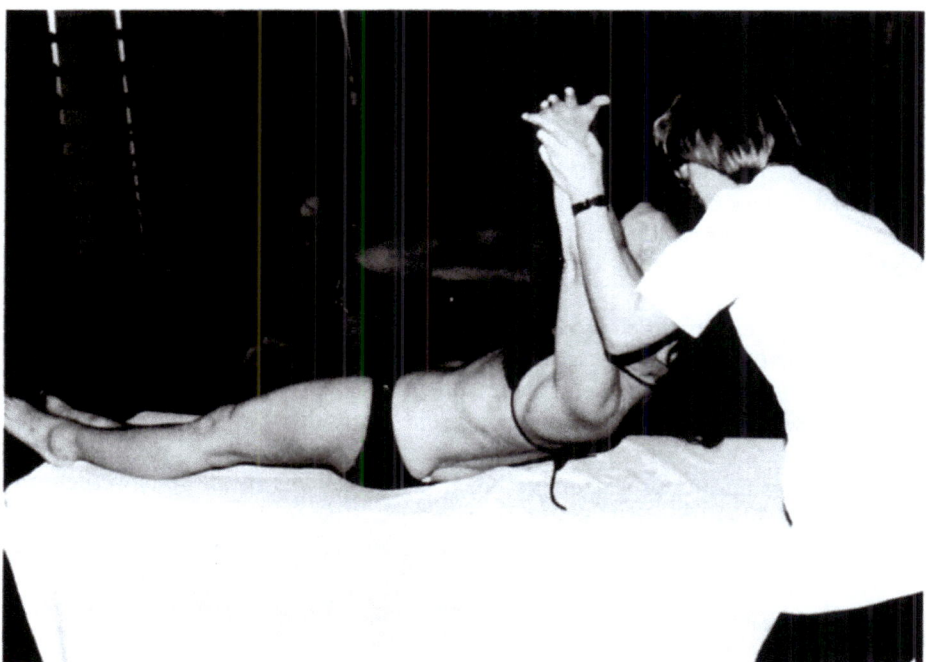

Abb. 7. Kräftigung der Rückenstrecker mit PNF

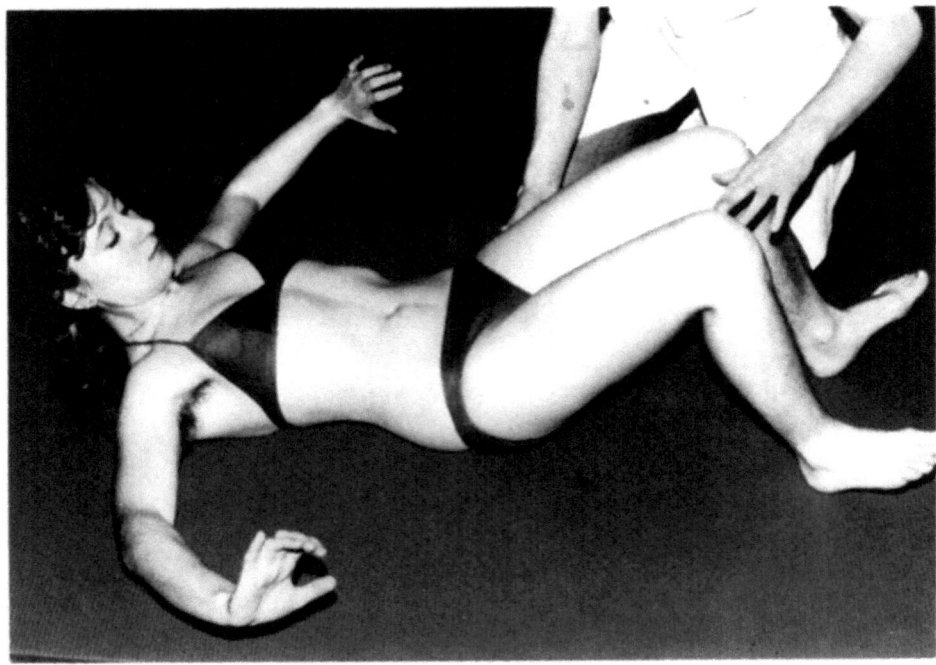

Abb. 8. Schulung der Rumpfmuskulatur mit Stemmübungen nach Brunkow

säule nicht zusätzlich zu verstärken. Durch die richtige Wahl des Drehpunktes können Segmente, die nicht belastet werden sollen, ausgeschaltet werden.

Der Patient soll natürlich Hinweise für den Alltag erhalten. Wir geben ihm Ratschläge, wie er tagsüber seine Wirbelsäule entlasten kann, indem er z. B. ein Bein auf einen Schemel stellt und mit den Händen sich am Knie abstützt. Dadurch fängt das Gewicht seines Oberkörpers ab und entlastet sein Kreuz.

Der Patient kann sich auch mit seinem Rücken zur Wand mit seiner Brustwirbelsäule abfangen und somit die Lendenwirbelsäule im Sinne einer Traktion entlasten.

Das richtige Sitzen auf einem Bürostuhl wird ihm erklärt: die Oberschenkel sollen ganz unterstützt sein und die Wirbelsäule in korrigierter Stellung im Bereich der Lendenwirbelsäule durch die Lehne unterstützt sein.

Der Aufwand für eine krankengymnastische Behandlung ist nicht leicht zu beschreiben. Wie schon das Obengesagte deutlich macht, muß der Krankengymnast über ein breites Leistungsspektrum verfügen, um Patienten, die an Beschwerden im Bereich des lumbosakralen Überganges leiden, kompetent behandeln zu können. Der Zeitaufwand, um sich all diese Kenntnisse über das übliche Schulwissen hinaus anzueignen, ist beträchtlich.

Der Zeitaufwand für eine krankengymnastische Behandlung dürfte zwischen 15–30 Minuten liegen. Über die Anzahl der nötigen Behandlung läßt sich nur schwer etwas aussagen, dies ist vom individuellen Krankheitsbild abhängig. Eine Regel läßt sich hier nicht aufstellen.

Die krankengymnastische Behandlung wird immer dann Erfolg haben, wo es sich um reversible Schäden am Bewegungsapparat handelt; wo Strukturen mobilisiert werden und wo geschwächte Muskeln gekräftigt werden können; wo es möglich ist, dem Patienten Haltungsgefühl zu vermitteln und falsch eingeschliffene Bewegungsabläufe wieder umzuprogrammieren. Hier kann der Krankengymnast einen guten Beitrag im Sinne der Rehabilitation und auch der Prophylaxe leisten.

Neue Möglichkeiten der Elektrotherapie bei schlaffen Lähmungen

D. WENZEL, K. STEHR, K. F. EICHHORN und G. HOSEMANN

Einleitung

Bei schlaffen Lähmungen durch erworbene oder angeborene Schädigung des zweiten peripheren Neurons bestehen bisher therapeutisch wenig Möglichkeiten, eine sekundäre Muskelatrophie zu verhindern (Dech E. 1970, Pinelli P. 1978).

Direkt damit verbunden ist eine ungenügende Trophik und bei Kindern eine Wachstumsminderung der betroffenen Extremitäten. Seit langem bestehen daher Bestrebungen, dem auch elektrotherapeutisch entgegenzuwirken. Die Degeneration der gelähmten Muskulatur läßt sich auch mit den als wirksam bekannten Dreiecksströmen nicht verhindern (Gillert O. 1974). Wir berichten über gut dreijährige Erfahrungen mit den neuen Möglichkeiten einer Elektrotherapie mit bidirektionalen Strömen bei Säuglingen und Kindern mit reversibler und irreversibler Schädigung des zweiten peripheren Neurons. Unsere Ergebnisse belegen, daß Folgeschäden nach Denervation teilweise vermeidbar sind.

Methodik

Behandelt werden 18 Kinder im Alter von sechs Wochen bis zu neun Jahren. Der Ausgangsbefund zeigt fünf Kinder mit kompletter Parese der Beine (ein Spinaltumor, vier Meningomyelozelen), vier Kinder mit inkompletter Parese der Beine (Meningomyelozelen), sowie neun Kinder mit unterschiedlich ausgeprägten einseitigen Erb-Klumpkeschen Paresen.

Die Patienten wurden mit eigens dazu entwickelten Heimgeräten (Eichhorn K.F. et al. 1983) versorgt, um eine tägliche Therapie zu Hause zu ermöglichen. Dazu wurden die Patienten bzw. die Eltern von Fachtherapeuten in der Handhabung der Geräte unterwiesen. Im Gegensatz zu den üblichen Dreiecks- oder Exponentialströmen werden bidirektionale Ströme (Abb. 1) appliziert.

Durch die relativ kurzen Puls- und Pausenzeiten lassen sich erstmals bei schlaffen Lähmungen nach kompletter Denervation Dauerkontraktionen auslösen. Unterstützt wird dies im weiteren durch eine geringe Ermüdbarkeit der Muskulatur und durch die niedrige Hautbelastung, die erst das Einbringen der Ströme in der notwendigen Stärke ermöglicht. Je nach neurologischem Befund, werden die zu behandelnden Muskelgruppen festgelegt. Die Elektroden werden möglichst so auf der Haut plaziert, daß der gesamte Muskelbauch in Faserrichtung durchströmt wird. Die Einstellung erfolgt nach dem allgemeinen Prinzip möglichst geringer Stromstärken und kürzester Pulsdauern. Dabei sollen deutliche Bewegungen ausgelöst wer-

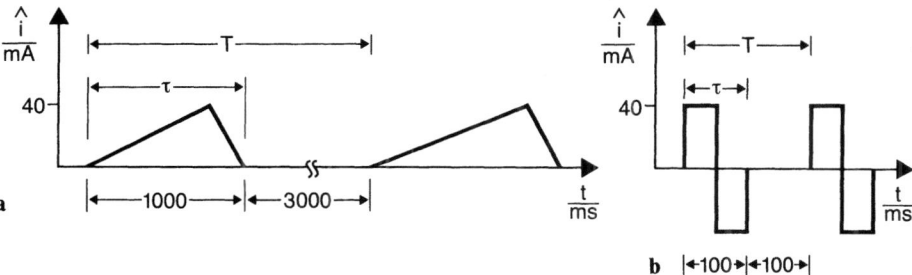

Abb. 1a, b. Reizstromformen. **a** Dreiecksströme, **b** bidirektionale Ströme

den. Die Therapie wird je nach klinischem Verlauf in individuell abgestimmten ambulanten Kontrollen den Erfordernissen angepaßt. Dabei werden die Pulsdauern immer wieder verkürzt, so daß die anfänglichen Einzelzuckungen in glatte Dauerkontraktionen übergehen. Beispielhafte Werte zu Beginn der Behandlung eines bereits degenerierten Muskels sind in Abb. 1 angegeben. Bei regelmäßigem Training läßt sich die Pulsdauer auf 10 bis 30 ms bei der gleichen bis dreifachen Pausendauer verkürzen. Die erforderliche Stromstärke hängt im wesentlichen nur davon ab, wie rechtzeitig mit der Behandlung begonnen wurde und ändert sich danach nur noch wenig. Die angegebenen Stromstärken verursachen bei normal oder teilweise sensiblen Patienten Stromschmerzen, weil freie Nervenenden unter der Haut gereizt werden. Die Stromschmerzen lassen sich durch geeignete Pausen zwischen den Pulsserien auf ein erträgliches Maß verringern. Die Therapie führen die eingewiesenen Eltern mehrfach täglich durch, gegebenenfalls kann dies auch durch die Patienten selbst geschehen. Die Behandlung wird in jedem Fall durch geeignete gymnastische Übungen ergänzt, um Muskeln und Gelenke gewissermaßen aktiv zu belasten.

Ergebnisse und Diskussion

Unsere Ergebnisse sind in Tabelle 1 zusammengefaßt und mit denen bei konventioneller Reizung verglichen.

Tabelle 1. Klinische Beobachtungen bei der Reizstrombehandlung schlaffer Paresen

	bidirektionale Reizung	exponentielle Reizung
Kontraktion	Dauertonus	Einzelzuckung
Ermüdbarkeit	gering (normal)	rasch
Hauptbelastung	niedrig	hoch
Muskelmasse	erhalten; Aufbau	Abbau
Durchblutung	verstärkt	kein Einfluß
Trophik	verbessert	kein Einfluß
Wachstumsminderung	verringert	kein Einfluß
komplexe Bewegungsmuster	möglich	nicht möglich

Auch bei schweren Entartungen lassen sich die Muskelzuckungen bereits nach einem einmonatigen Training in Dauerkontraktionen mit etwa 10 bis 30 ineinander verschmolzenen Zuckungen pro Sekunde überführen. Bei der üblichen Reizung mit Dreiecksströmen sind wegen der langen Pulsdauern grundsätzlich nur Einzelzuckungen möglich, da höchstens eine Kontraktion pro Sekunde ausgelöst werden kann (vgl. Abb. 1). Die auffällige Ermüdbarkeit begrenzt die Gesamtzahl der Einzelzuckungen auf zehn bis zwanzig. Im Gegensatz dazu ist die Ermüdbarkeit bei bidirektionaler Reizung gering und bei regelmäßiger Anwendung sogar mit der eines normal innervierten Muskels vergleichbar. Dauerkontraktionen lassen sich ohne weiteres über einige Minuten aufrechterhalten. Hautbelastungen können bei den verwendeten Stromdichten hauptsächlich durch Verätzungen und nicht durch Verbrennungen auftreten. Diese Verätzungen gehen vorwiegend auf Ionen zurück, die durch das Strömungsfeld aus den Elektroden gelöst werden und zur Haut gelangen. Im Falle der bidirektionalen Ströme wechselt die Stromrichtung regelmäßig; die Ionen rekombinieren oder werden von der Haut wegbewegt. Daher ist die Hautbelastung sehr viel geringer als bei den monodirektionalen Exponentialströmen. Aus

Kombinierte Erb-Klumpke-Parese links

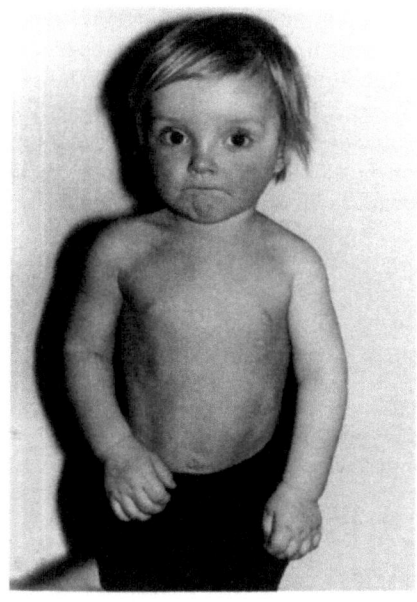 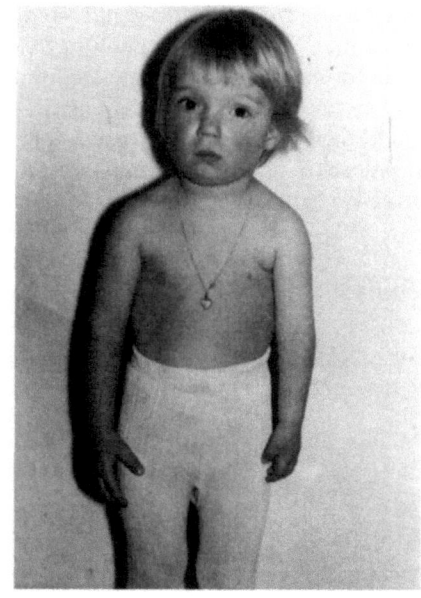

Alter:	21 Monate	25 Monate
Therapiebeginn:	mit 14 Tagen	keine E-Stimulation
Umfangsdifferenz: (re/li)	Oberarm: keine Unterarm: keine Hand: keine	Oberarm: 1.5 cm Unterarm: 2.2 cm Hand: 1.9 cm
Längendifferenz: (re/li)	Armlänge: keine	Schulter-Ellbogen: 1.0 cm Ellbogen-Finger: 3.0 cm

Abb. 2. Muskelmasse und Längenwachstum gelähmter Extremitäten (Wenzel et al. 1982)

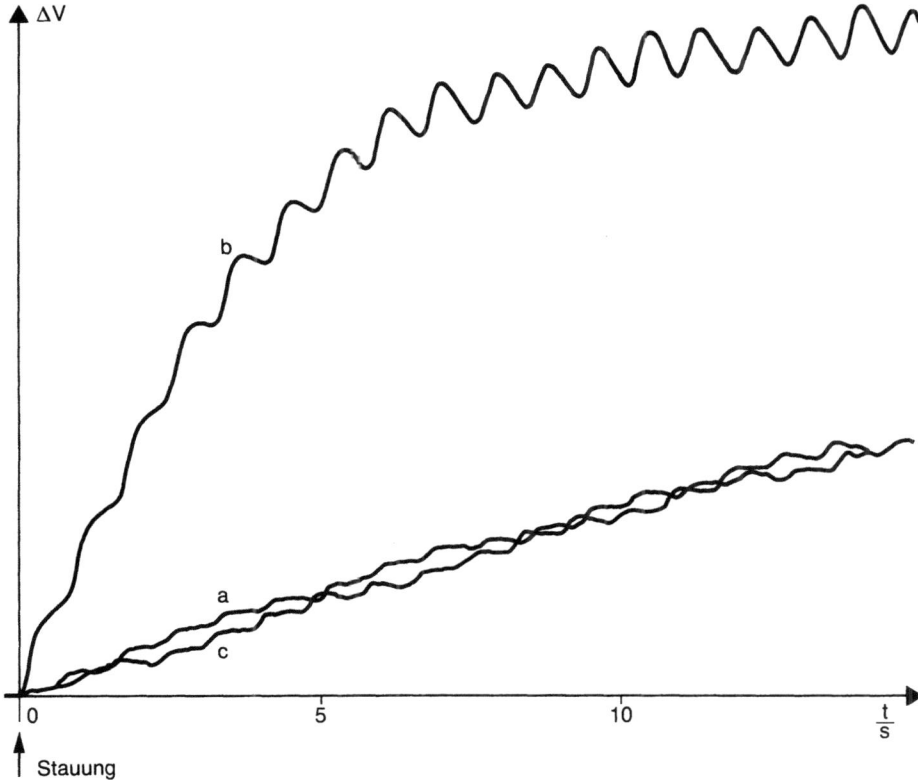

Abb. 3. Durchblutung eines Unterschenkels. *a* ohne, *b* nach bidirektionaler und *c* nach mittelfrequenter Reizung

diesen angeführten Gründen folgt, daß eine sekundäre Muskelatrophie mit Exponentialströmen nicht verhindert werden kann, da die wenigen Einzelzuckungen keinen Trainingseffekt auf die gelähmte Muskulatur ausüben können. Dadurch unterbleibt auch jeder positive Einfluß auf die Durchblutung und Trophik der betroffenen Extremitäten, sowie auf das eingeschränkte Wachstum. Dagegen ergeben sich bei allen von uns mit bidirektionaler Stimulation behandelten Kindern günstige Effekte. Die Muskelmasse läßt sich bei frühzeitigem Therapiebeginn erhalten bzw. bei späterem Therapiebeginn und bereits eingetretener Degeneration wieder aufbauen. In Abb. 2 ist dieser Effekt bei zwei vergleichbaren Kindern mit jeweils linksseitiger Erb-Klumpkescher Parese dargestellt. Bei dem Kind links wurde bereits im Alter von 2 Wochen mit der regelmäßigen Stimulation begonnen. Umfangs- oder Längendifferenzen zum gesunden rechten Arm sind nicht feststellbar, obwohl funktionell noch eine obere Plexusparese vorliegt. Eine vergleichbar ausgeprägte Plexusparese zeigt auch das rechts dargestellte Kind, bei dem keine Reizstromtherapie durchgeführt wurde. Dabei zeigt sich eine deutliche Umfangsdifferenz und ein auffälliges Wachstumsdefizit zuungunsten des linken Arms bzw. der linken Hand. Die Abb. 2 verdeutlicht sowohl die mögliche Erhaltung der Muskelmasse als auch die Verhinderung der sonst zu erwartenden Wachstumsminderung.

Zusammen mit diesem positiven Effekt auf Muskelmasse und Wachstum wird durch die Reizung mit bidirektionalen Strömen die Durchblutung objektiv gesteigert (Abb. 3). Mit Hilfe der Venenverschluß-Pletysmographie wurde die Volumenänderung ΔV im Unterschenkel mit und ohne Reizung gemessen. Dabei ist die Anfangssteigerung der Volumenänderung über die Zeit ein relatives Maß für die Durchblutung (Wetterer 1976). Die bidirektionale Reizung verursacht eine signifikante Steigerung der Durchblutung. Eine zum Vergleich durchgeführte mittelfrequente Reizung, die keine Kontraktion der schlaff gelähmten Muskulatur bewirkte, zeigte pletysmographisch keine Änderung der Durchblutung. Daraus darf gefolgert werden, daß eine globale Durchblutungssteigerung nur auf die mechanische Dauerkontraktion zurückzuführen ist.

Alle Patienten unter Dauertherapie zeigen eine verbesserte Hauttrophik und, dadurch bedingt, weniger häufig schlecht heilende Minimalverletzungen oder Dekubitus.

Dies ist sowohl auf die vermehrte Muskelmasse wie auf die verbesserte Durchblutung zurückzuführen. Diese guten Ergebnisse mit der bidirektionalen Reizung haben uns ermutigt, einen weiteren Schritt in Richtung komplexer Bewegungsmuster zu gehen. Dazu werden zunächst einfache Bewegungen zum intensiveren Training genutzt; später sollen damit orthetische Versorgungen unterstützt werden. Die Abbildungen 4 und 5 zeigen Prinzip und Anwendung. Als besonderer Vorteil der

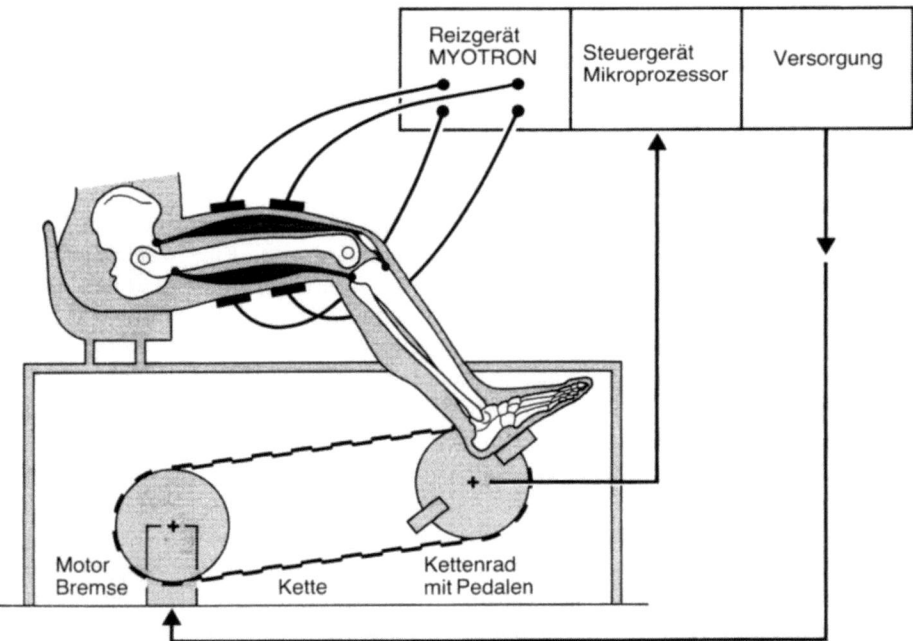

Abb. 4. Prinzip eines rechnergesteuerten mehrkanaligen Reizsystems (Eichhorn et al. 1983). Mit dem vierkanaligen Reizgerät werden die Beuger und Strecker der Oberschenkel abhängig von der Pedalstellung gereizt. Der Motor dient als gesteuerte Bremse und hilft gegebenenfalls Totpunkte zu überwinden

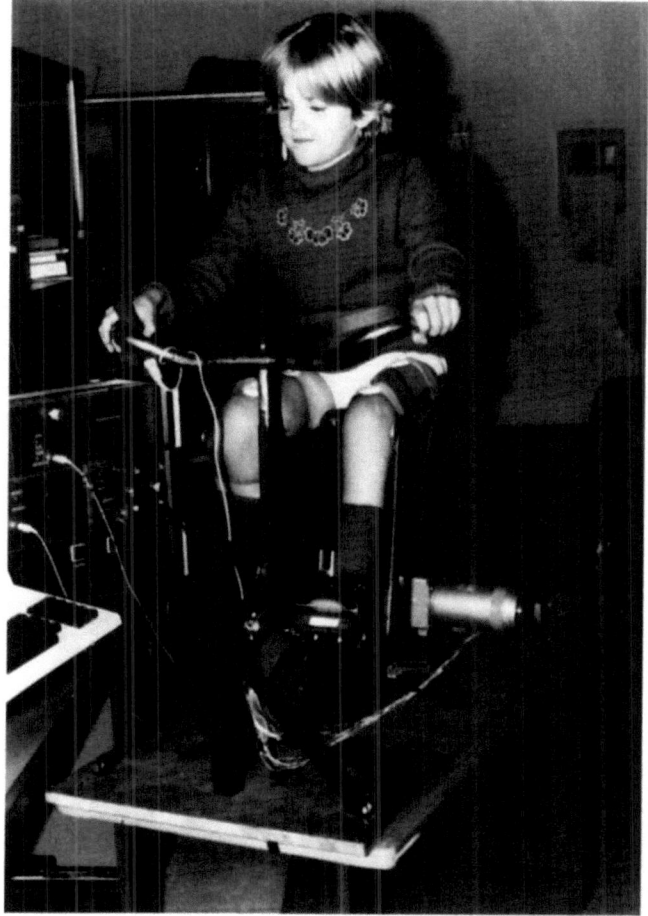

Abb. 5. Anwendung des rechnergesteuerten, mehrkanaligen Reizsystems (Eichhorn et al. 1983)

komplexen Bewegungsmuster erscheint uns der relativ natürliche Bewegungsablauf bei gleichzeitiger Stimulation verschiedener Muskelgruppen. Damit läßt sich auch die tägliche Behandlungszeit verkürzen und das Muskeltraining automatisieren.

Literatur

Dech E (1970) Histologische und planimetrische Untersuchung denervierter Muskeln nach Elektrotherapie. Inaugural-Dissertation Zürich

Eichhorn KFr et al. (1983) Reizstromtherapie bei schlaffen Lähmungen. Biomed Tech (Berlin) 28 im Druck

Gillert O (1974) Niederfrequente Reizströme in der therapeutischen Praxis. 9. Auflage, Richard-Pflaum, München

Pinelli P (1978) Workshop on the Electrotherapy on Denervated Muscles. Riv Patol Nerv Ment 99:87–96

Wenzel D et al. (1982) Neue Methoden der Elektrischen Stimulation zeitweilig und chronisch denervierter Muskulatur. Vortrag bei der 31. Tagung der Süddeutschen Kinderärzte, Würzburg

Wetterer E (1975) Bau und Funktion des Gefäßsystems. In Keidel W (Hrsg) Kurzgefaßtes Lehrbuch der Physiologie 4. Auflage. Thieme, Stuttgart

Wirkungen und Nebenwirkungen antiphlogistischer Analgetika: Pharmakologische und toxikologische Aspekte bei Bandscheibenerkrankungen

K. Brune

Einleitung

Chronisch entzündliche und degenerative Erkrankungen des menschlichen Bindegewebe- und Skelettsystems gehören zu den häufigsten Ursachen für die Konsultation des Arztes. Diese Erkrankungen können nur selten medikamentös geheilt werden; sie führen aber häufig zu lebenslanger Invalidität oder zu immer wiederkehrenden Beschwerden. Die persönlichen Leiden der Patienten, aber auch die Kosten dieser Krankheiten für die Allgemeinheit, sind beträchtlich. Es wäre daher besonders wünschenswert, die Pharmakotherapie dieser Erkrankungen zu verbessern; denn die Medikamente, die uns heute zur Verfügung stehen (Tabelle 1) heilen chronische Entzündungen nicht, sondern führen bestenfalls zu einer Linderung der akuten Beschwerden (z. B. bei Ischialgien) oder zu einer Verlangsamung des chronisch progredienten Prozesses (z. B. der chronischen Polyarthritis). Aber auch diese Wirkungen werden häufig mit erheblichen Nebenwirkungen erkauft, und es ist daher die Aufgabe des Arztes, die Inzidenz und Intensität dieser Nebenwirkungen durch den sachkundigen Einsatz dieser Pharmaka möglichst gering zu halten. Neue, wirksamere und nebenwirkungsärmere Pharmaka sind nämlich erst dann zu erwarten, wenn die Ursachen dieser Erkrankungen z. B. durch die immunologische Forschung aufgedeckt werden oder wenn die Ursachen der Wirkungen und Nebenwirkungen der bekannten antiphlogistischen Pharmaka zweifelsfrei aufgeklärt sind. Das ist aber bis heute nicht der Fall.

I. Die Rolle der Prostaglandine bei Entzündungen

Eine Erklärungshypothese hat in den vergangenen Jahren besonders viel Beachtung gefunden. Sie ist intensiv untersucht worden, und es scheint an der Zeit, einmal zu untersuchen, ob sie zur Erklärung der Wirksamkeit von antiphlogistischen Analgetika (Säuren) ausreicht. Diese Hypothese (Ferreira and Vane, 1974) besagt, daß bei jeder Form von Entzündung in entzündetem Gewebe Prostaglandine freigesetzt werden, daß diese Substanzen als Entzündungsmediatoren zur Ausbildung von Entzündungssymptomen führen und daß antiphlogistische Säuren, wie z. B. Azetylsalzylsäure, aber auch Glukokortikoide, die Bildung dieser Substanzen hemmen (Abb. 1). Diese Hypothese besagt außerdem, daß Prostaglandine physiologische Regulatoren der Magen- und Nierenfunktion sind. Die Blockierung ihrer Bildung in den genannten Organen kann daher zu Funktionsstörungen, wie z. B. Magenulzera aber auch Wasser- und Elektrolytretention, führen, d. h. zu den klassischen Neben-

Tabelle 1. Pharmaka mit gesicherter therapeutischer Wirkung bei chronischen Entzündungen

	I. Nichtsteroidale Antiphlogistika (Säuren)	II. Glukokortikoide	III. Zytostatika, gefunden durch klinische Beobachtungen	bei bei Tumortherapie
Pharmakongruppe				
Beispiele	Azetylsalizylsäure Phenylbutazon Indometacin	Hydrokortison Prednisolon Dexamethason	Goldverbindungen D-Penizillamin	Azathioperin Cyclophosphamid Chlorambuzil
Therapeutische Wirkung	Schmerzhemmung Abschwellung	Verminderung oder Hemmung bestimmter Komponenten der Bindegewebereaktion		
Nebenwirkungen	Schäden: des Magen-Darm-Traktes, der Niere, der Leber, des Knochenmarks	Cushing-Syndrom Infektionen, Psychosen	Schäden: des Knochenmarks, der Niere, der Leber, der Haut, des Nervensystems	Schäden an allen proliferierenden Zellsystemen; Tumoren, Infektionen
Wirkungsmechanismus (bei allen multifaktoriell)	Hemmung der: Prostaglandinsynthese, Leukozyteninvasion, Schmerzwahrnehmung und des Bindegewebsstoffwechsels	Hemmung der: Prostaglandinfreisetzung, Leukozytenfunktion und des Bindegewebsstoffwechsels	Hemmung der Bindegewebsreaktion (?)	Hemmung der Bindegewebsproliferation, Immunosuppression (?)

Diese Tabelle enthält nur die allerwichtigsten pharmakologischen Informationen. Sie enthält keine Angaben über Pharmakotherapeutika mit unbewiesener Wirkung wie z. B. Levamisol, Kupferverbindungen, Superoxyddismutasen usw.
K. Brune und K. D. Rainsford: "New trends in the understanding and development of anti-inflammatory drugs", in: Trends in Pharmacological Sciences – December 1979, Elsevier/North-Holland Biomedical Press, 1979.

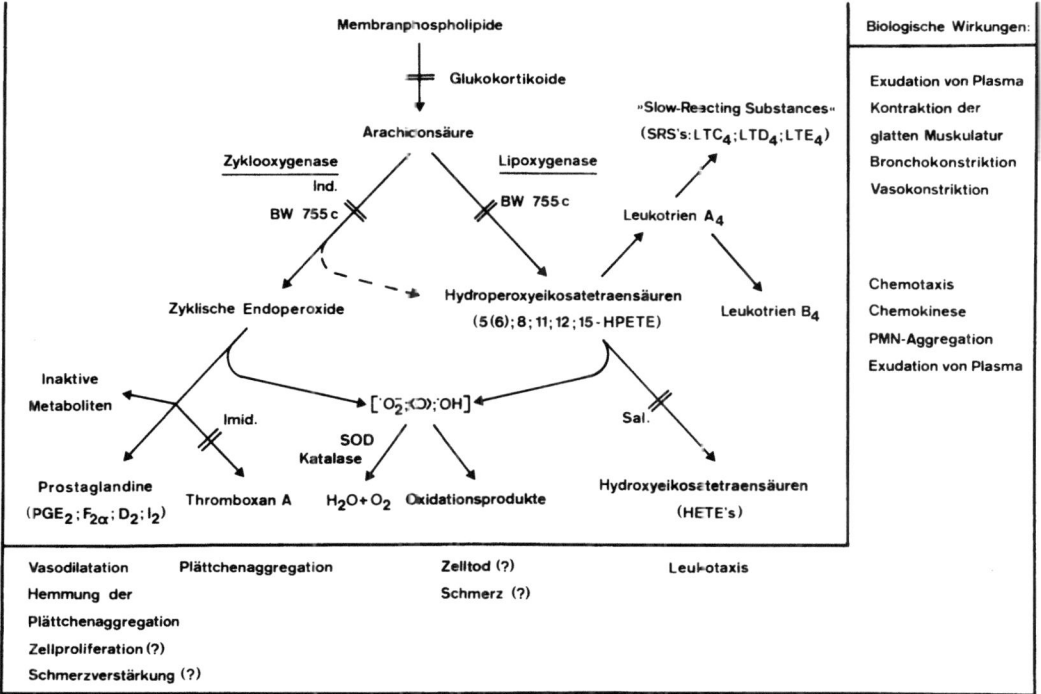

Abb. 1. Neuere Vorstellungen über die biologischen Wirkungen von Arachidonsäuremetaboliten und die Wirkung von Antiphlogistika (vgl. Lit. [16, 17, 18, 19]). Man weiß heute, daß neben den Prostaglandinen auch die „Slow Reacting Substance(s) of Anaphylaxis (SRS-A)" und Thromboxane gebildet werden. Ihre Bildung kann durch Imidazolderivate (Imid.) und durch experimentelle Pharmaka wie z. B. BW755c gehemmt werden. Außerdem entstehen leukotaktische Hydroxysäuren, deren Bildung durch antiphlogistische Analgetika und auch Salizylsäure (SAL) gehemmt wird. Zusätzlich wird reaktiver Sauerstoff in Form von O_2^-, $\langle O \rangle$ und HO gebildet, der Makromoleküle oxydieren kann, die eine Funktion bei der Entstehung von Entzündungen haben sollen. Dieser reaktive Sauerstoff kann vermutlich durch das Enzym Superoxyddismutase (SOD) „entgiftet" werden. SOD wird z. Zt. als Antiphlogistikum erprobt (Brune u. Lanz, 1982)

wirkungen aller antiphlogistischen Säuren und gelegentlich auch der Glukokortikoide.

Im Jahre 1929 hat nun Sir Henry Dale, der berühmte Physiologe und Nobelpreisträger, folgende Kriterien für die Klassierung einer Substanz als Entzündungsmediator aufgestellt (Dale, 1929) (vereinfacht):
1. Sie muß im entzündeten Gewebe gebildet bzw. freigesetzt werden.
2. Sie muß in der Lage sein, alle oder wesentliche Entzündungssymptome auszulösen.
3. Ihre Bildung, Freisetzung oder Wirkung muß durch Antiphlogistika gehemmt werden.

Wir wollen nun zunächst einmal untersuchen, ob Prostaglandine diese Kriterien erfüllen.

1. Werden Prostaglandine im entzündeten Gewebe freigesetzt? Higgs et al. (1974) zeigten, daß im Gelenkexsudat eines jungen Rheumatikers in den Tagen

nach Absetzen der Therapie mit Azetylsalizylsäure und Indometacin die Konzentration der Prostaglandine anstieg. Nach Neubeginn der Therapie fiel sie wieder ab. Der Konzentrationsverlauf der Prostaglandine folgte in groben Zügen dem Wiederauftauchen von Schmerz, Schwellung und Leukozyteninvasion ins Gelenk. Allerdings waren auch am Tag nach Wiederbeginn der Therapie noch hohe Prostaglandinkonzentrationen nachweisbar, obwohl die schmerzlindernde Wirkung von Indometacin bereits eines Stunde nach Einnahme dieses Medikaments deutlich ist, d. h. lange bevor bei diesem Patienten eine Abnahme der Prostaglandinkonzentration im Gelenk nachweisbar wurde. Allerdings mag die Bestimmung der Prostaglandinkonzentration im Jahre 1974 noch unbefriedigend gewesen sein. Daher ist ein weiterer Befund in diesem Zusammenhang von Bedeutung. Es ist möglich, Ratten mit einer Diät aufzuziehen, die fast keine mehrfach ungesättigten, essentiellen Fettsäuren enthält. Diese Tiere können, da ihnen die Vorstufen fehlen, praktisch keine Prostaglandine bilden. Sie sind aber durchaus in der Lage, Entzündungen zu entwickeln, die durch Antiphlogistika (Säuren) hemmbar sind (Bonta et al., 1976). Allerdings sind diese entzündlichen Reaktionen schwächer ausgeprägt als bei normal ernährten Kontrolltieren. Ob das Fehlen von Prostaglandinen zu dieser Verminderung der experimentellen Entzündung führt, bleibt offen; denn naturgemäß sind diese Tiere nicht „gesund", sondern durch Diät generell geschädigt.

2. Können Prostaglandine Entzündungen auslösen? Zahlreiche Untersuchungen der vergangenen Jahre haben gezeigt, daß die Injektion von Prostaglandinen (E_2, D_2, $F_{2\alpha}$, I_2) allein nur eine vermehrte Durchblutung des entzündeten Gewebes bewirkt. Diese Substanzen führen selbst in hohen Dosen nur zu den klassischen Symptomen „Erwärmung" und „Rötung". Die Symptome „Schwellung", „Schmerz" und „eingeschränkte Funktion" treten nur dann auf, wenn andere Entzündungsmediatoren wie Histamin oder Bradykinin zusätzlich zu den Prostaglandinen injiziert werden (Details in Weissmann et al., 1980 und Brune und Lanz, 1983). Prostaglandine sind also allein nur unbedeutende Auslöser von Entzündungssymptomen. Allerdings werden neben Prostaglandinen auch die Leukotriene aus der Arachidonsäure gebildet, und Leukotriene führen zur Ödembildung (Samuelsson, 1981).

3. Hemmen Antirheumatika die Prostaglandinfreisetzung bzw. deren Wirkung? Eigene Untersuchungen an Zellkulturen haben gezeigt, daß die Wirkungsstärke einer Reihe Antirheumatika recht gut mit der entzündungshemmenden Wirkung dieser Substanzen bei Versuchstieren korreliert (Abb. 2). Es bleibt jedoch anzumerken, daß es einige bemerkenswerte Ausnahmen gibt. Dexamethason und andere Glukokortikoide wirken antiphlogistisch in Konzentrationen, in denen sie beim Menschen noch keine meßbare Hemmung der sog. inflammatorischen Prostaglandine (PGE_2) bewirken (Bombardieri et al., 1981). Salizylsäure wirkt antiphlogistisch und analgetisch, obwohl diese Substanz in Konzentrationen, die auch in entzündetem Gewebe erreicht werden können, die Prostaglandinsynthese nicht hemmt (vgl. Smith, 1978 und Vane, 1978). Nichtsaure Pharmaka wie das Proquazon und die Pyrazolonderivate (z. B. Aminopyrin) sind ähnlich gute Hemmer der Prostaglandinsynthese in vitro wie das saure Phenylbutazon bzw. Indometacin; trotzdem wirken sie im Vergleich mit Indometacin bzw. Phenylbutazon bei Mensch und Tier nur sehr geringgradig entzündungshemmend (Brune et al., 1976).

Zusammenfassend muß man feststellen, daß die Prostaglandinhypothese so, wie sie von Vane vor etwa zwölf Jahren formuliert wurde (Vane, 1971), nicht ausreicht,

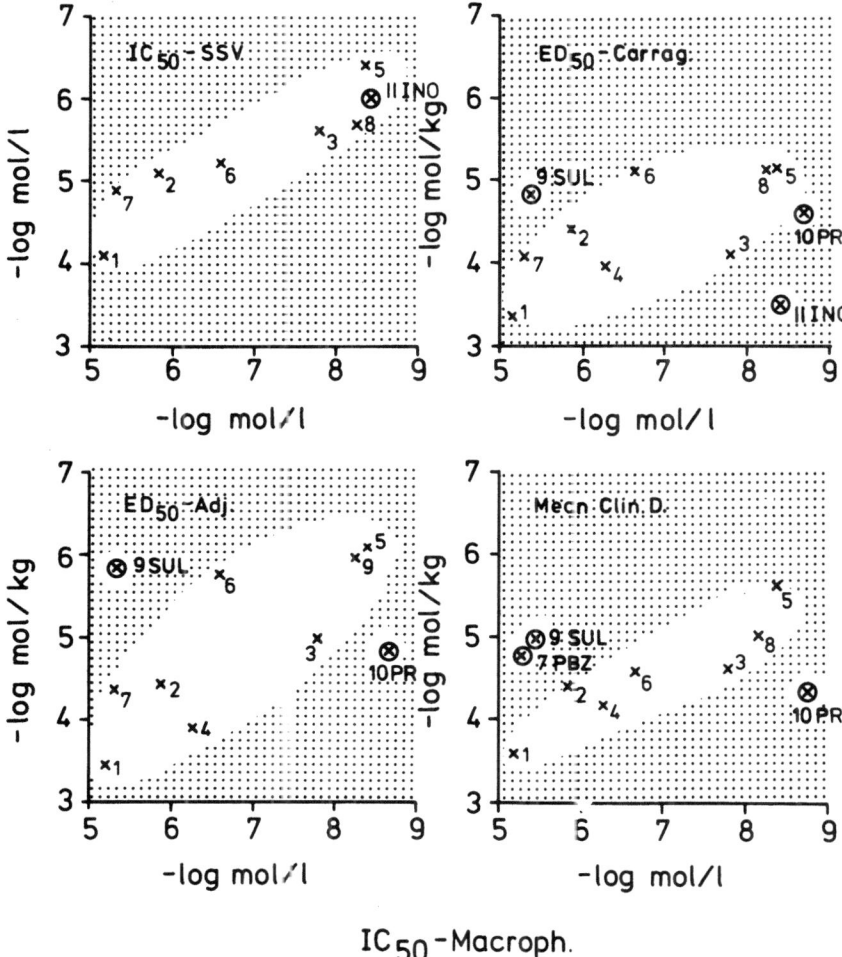

Abb. 2. Relation zwischen der mittleren klinischen Dosierung (Mean Clin. Dose) von sauren und nichtsauren Analgetika (Antiphlogistika) und der Wirksamkeit dieser Pharmaka als Hemmer der Prostaglandinsynthese in Zellkulturen (IC_{50}-Macroph.) oder Samenblasenpräparationen (IC_{50}-SSV) bzw. als Hemmer des experimentellen Pfotenödems der Ratte (ED_{50}-Carrag.; ED_{50}-Adj.). Es fällt auf, daß die 2 nichtsauren Antiphlogistika (Proquazon, PR; Indoxol, INO) potente Hemmer der Prostaglandinsynthese sind, aber in vivo nur eine geringe Wirksamkeit zeigen. Sulindac (SUL) ist in vitro praktisch unwirksam, aber in vivo effektiv. Es handelt sich um ein „Prodrug", das erst metabolisch aktiviert werden muß. Phenylbutazon (PBZ) ist in der Klinik besonders wirksam, vermutlich wegen seiner besonders langsamen Ausscheidung beim Menschen ($t_{50\%}$ = 72 h) (Daten in Brune et al., 1981)

den Wirkungsmechanismus antiphlogistischer Säuren oder der Glukokortikoide zu erklären. Es sind deshalb in letzter Zeit eine Reihe von Modifikationen dieser Hypothese vorgeschlagen worden, die in Abb. 1 bereits mit eingegangen sind. Der entscheidende Aspekt dieser erweiterten Hypothese ist, daß andere Metaboliten der Arachidonsäure neben den Prostaglandinen wesentliche Entzündungsmediatoren sein sollen. Die Bildung der Prostaglandine oder/und dieser Metaboliten (vgl. die

Hemmung der Bildung von leukotaktischen HETE-Säuren durch Salizylsäure, Abb. 1) soll nun entscheidend für die antiphlogistische Wirkung sein. Einige Wissenschaftler halten diese überarbeitete Hypothese für wissenschaftlich interessant, aber nicht ausreichend. Einerseits glauben wir, daß auch diese erweiterte Hypothese die folgenden Fragen zur Pharmakologie von Antiphlogistika nicht zu beantworten vermag:

a) Warum „überleben" nur saure Prostaglandin-Synthesehemmer in der Klinik?
b) Warum zeigen nur saure Prostaglandin-Synthesehemmer Nebenwirkungen in Magen und Niere?
   Nebenbei: Auch andere Säuren führen zur Magenirritation, obwohl sie keine Hemmer der Prostaglandinsynthese sind, z. B. Furosemid, Probenezid und Valproinsäure.
c) Warum sind saure Prostaglandin-Synthesehemmer um so wirksamer, je stärker sie an Plasmaeiweiße gebunden sind. Bei den meisten Pharmaka sind die Verhältnisse ja umgekehrt: Hohe Eiweißbildung geht einer mit geringer Wirksamkeit (Lit. in Brune et al., 1976).

Andererseits erscheint es wenig plausibel, daß ein so essentieller Abwehrmechanismus wie die Entzündung durch die Ausschaltung einer einzigen Mediatorengruppe hemmbar ist. Wir schlagen daher eine andere Erklärung vor, die im folgenden dargestellt werden soll. Ob diese Hypothese besser ist, muß weitere Forschung zeigen.

II. Eine alternative Erklärung der Wirkung antiphlogistischer Säuren

Unsere Hypothese besteht aus zwei Teilen. Beide werden im folgenden formuliert und zusammen mit einigen experimentellen Befunden dargestellt.

1. Antiphlogistische Säuren erreichen aufgrund ihrer physikochemischen Eigenschaften in bestimmten Körperregionen außerordentlich hohe Konzentrationen. Sie zeigen daher in diesen Körperregionen Wirkungen oder Nebenwirkungen.

In Tabelle 2 sind die physikochemischen und pharmakologischen Eigenschaften einiger klinisch wichtiger antiphlogistischer Säuren (Antirheumatika) zusammengestellt. Trotz großer chemischer Heterogenität sind alle diese Pharmaka unipolare Säuren (pK_a zwischen 3 und 5), die im Blut hochgradig an Plasmaeiweiß gebunden vorliegen. Das bedeutet, daß diese Substanzen bei oraler Applikation bereits im Magen in erheblichem Umfang resorbiert werden, in Zellen der Magenwand hohe Konzentrationen erreichen können und allein schon durch osmotische Effekte zu Läsionen der Magenschleimhaut führen können (Abb. 3). Für Salizylate konnte dieses Postulat inzwischen weitgehend belegt werden (Brune et al., 1979). Für viele andere Antiphlogistika ist ein ähnlicher Effekt wahrscheinlich, denn fast alle bekannten Antiphlogistika (Säuren) bewirken eine Schädigung der Magenwand. Einige neuere antiphlogistischen Säuren werden kaum im Magen resorbiert (z. B. Diflunisal), und sie scheinen weniger gastrale Nebenwirkungen zu haben.

Aufgrund ihres pK_a-Wertes und ihrer Bindung an Plasmaeiweiße darf man erwarten, daß alle diese Antiphlogistika nur sehr langsam ins Zentralnervensystem (ZNS) und in normales Bindegewebe eindringen, da eine geschlossene Endothelschicht (Abb. 4) die Diffusion der bei pH 7,4 praktisch vollkommen ionisierten und

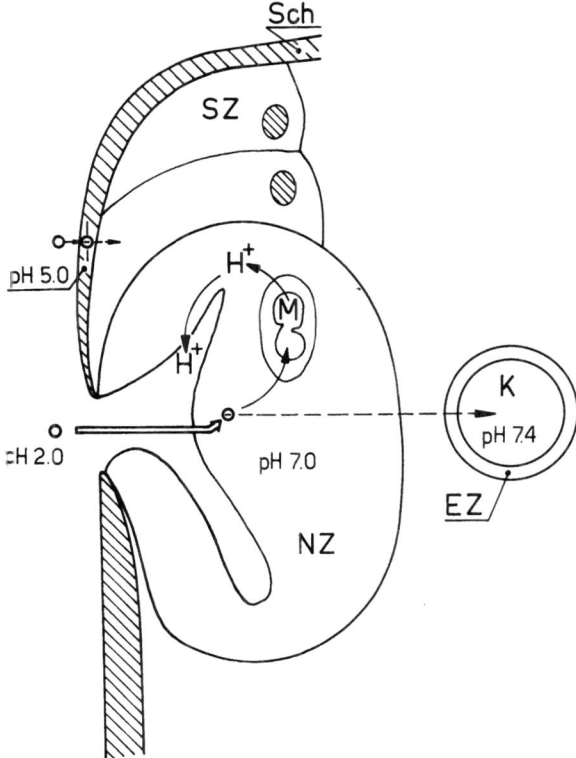

Abb. 3. Mögliche Ursachen der Schädigung von Nebenzellen im Magen durch antiphlogistische Analgetika (s. A.) bei oraler Applikation. Die schematische Darstellung eines Abschnitts eines Fundusdrüsenschlauchs soll zeigen, daß nichtionisierte s.-A.-Moleküle (○) in diese Zellen (fast) unbehindert hineindiffundieren können, da die Zellen in direktem Kontakt mit dem sauren Magensaft und den darin gelösten s.-A.-Molekülen stehen. Andere Magenzellen sind durch eine Schicht weniger sauren Schleims vom Magensaft getrennt. Im Schleim (*Sch*) liegen s. A. wegen ihres pK$_a$-Werts von etwa 4 überwiegend in der dissoziierten Form (⊖) vor. In dieser Form können sie kaum noch durch Zellmembranen diffundieren. Nach dem Eindringen von ○ in Nebenzellen (*N*) dissoziieren sie zu ⊖ (höheres intrazelluläres pH!) und können die Nebenzellen nur langsam verlassen. Gleichzeitig erhöhen sie den osmotischen Druck, senken das pH in diesen Zellen und führen unter Umständen auf diese Weise zum Zelltod (Brune, 1980).

an Plasmaeiweiße gebundenen Säuremoleküle behindert. In der Tat zeigen autoradiographische Untersuchungen mit allen uns in radioaktiv markierter Form zugänglichen antiphlogistischen Säuren Verteilungsbilder wie z.B. Phenylbutazon in Abb. 5. Diese Pharmaka erreichen zur Zeit ihrer maximalen antiphlogistischen Wirksamkeit nur vergleichsweise sehr niedrige Konzentrationen im ZNS und im nichtentzündeten Muskel und Bindegewebe. Im entzündeten Gewebe jedoch werden die Kapillarwände durchlässig für Makromoleküle, und gleichzeitig sinkt das extrazelluläre pH ab. Dementsprechend sollten eiweißgebundene und freie Antiphlogistikamoleküle schnell in dieses Gewebe übertreten (Abb. 6) und hohe Konzentrationen im Zellinneren erreichen (Abb. 7), d.h. an intrazellulären Strukturen, zu denen z.B. auch die Zyklooxygenase gehört. Abb. 5 zeigt, daß in der Tat beson-

Tabelle 2. Saure Analgetika (analgetische Säuren). Stoffeigenschaften. (Aus: K. Brune: Analgetika, Antiphlogistika. In: C. J. Estler (Ed.) Lehrbuch der allgemeinen und systematischen Pharmakologie, Schattauer, Stuttgart 1983)

Freiname	Handelsname	Struktur lipophiler Teil	hydrophiler Teil	pK_4 Eiweißbindung Resorption
		Salicylate		
Azetylsalizylsäure	Aspirin®		$-COO^-$ H_3C-C	3,5 > 75% schnell vollständig
Diflunisal	Fluniget®		$-COO^-$ $-OH$	3–4 ~99% vollständig
		Profene (Arylpropionsäuren)		
Ibuprofen	Brufen®	$CH_3-CH-CH_2-$ CH_3	CH_3 $CH-COO^-$	~5 ~99% vollständig
Ketoprofen	Alrheumun® Orudis®		CH_3 $CH-COO^-$	4–5 ~99% vollständig
Naproxen	Proxen®	CH_3-O-	CH_3 $CH-COO^-$	4–5 ~99% vollständig

ders hohe Konzentrationen von Phenylbutazon (andere antiphlogistische Säuren vgl. Rainsford et al., 1981) in entzündeten Geweben erreicht werden. Hohe Konzentrationen treten schließlich auch im Blut, im Knochenmark, in der Leber und der Niere auf (Abb. 5). Die offene Endothelstruktur und der Blutreichtum dieser Organe sind vermutlich dafür verantwortlich. Außerdem bedingen die Säuretransportmechanismen der Niere eine Anreicherung der antiphlogistischen Säuren im Tubuluslumen, von dem aus diese Säuren bei dem normalerweise sauren Urin-pH im distalen Tubulus in die Tubuluszellen zurückdiffundieren können, um dort, ähnlich wie im Magen, hohe Konzentrationen zu erreichen und Zellschädigungen auszulösen.

Tabelle 2. (Fortsetzung)

Freiname	Handelsname	Struktur lipophiler Teil / hydrophiler Teil	pK$_4$ Eiweißbindung Resorption
		Aryl- und Heteroarylessigsäuren	
Tolmetin	Tolectin®		4–5 ~99% vollständig
Diclofenac	Voltaren®		4–5 ~99% schnell vollständig
Indometacin	Amuno®		4–5 ~99% schnell vollständig
		Keto-Enolsäuren	
Piroxicam	Felden®		~5 ~99% vollständig
Phenylbutazon	Butazolidin®		4–5 ~99% vollständig

Diese besondere Verteilung der antiphlogistischen Säuren korreliert eindrücklich mit dem Befund, daß alle diese Pharmaka, im Gegensatz zu beispielsweise Opiaten, ihre analgetische Wirkung im traumatisierten (entzündeten) Gewebe entfalten (vgl. Abb. 8) und daß sie außerdem fast alle zu Magenulzera, Nierenschäden (rund 70% aller sezierten Rheumatiker zeigen morphologische Nierenveränderungen [Burry et al., 1976]) und zu einer Hemmung der Aggregierbarkeit von Blutplättchen führen (Tabelle 3). Die Hemmung der Plättchenaggregation ist besonders langdauernd nach der Einnahme von Azetylsalizylsäure (etwa fünf Tage). Wir konnten zeigen, daß der Azetylanteil der Azetylsalizylsäure dauerhaft in Zellen des Knochenmarks gebunden wird (Rainsford et al., 1983). Im Gegensatz zu den ande-

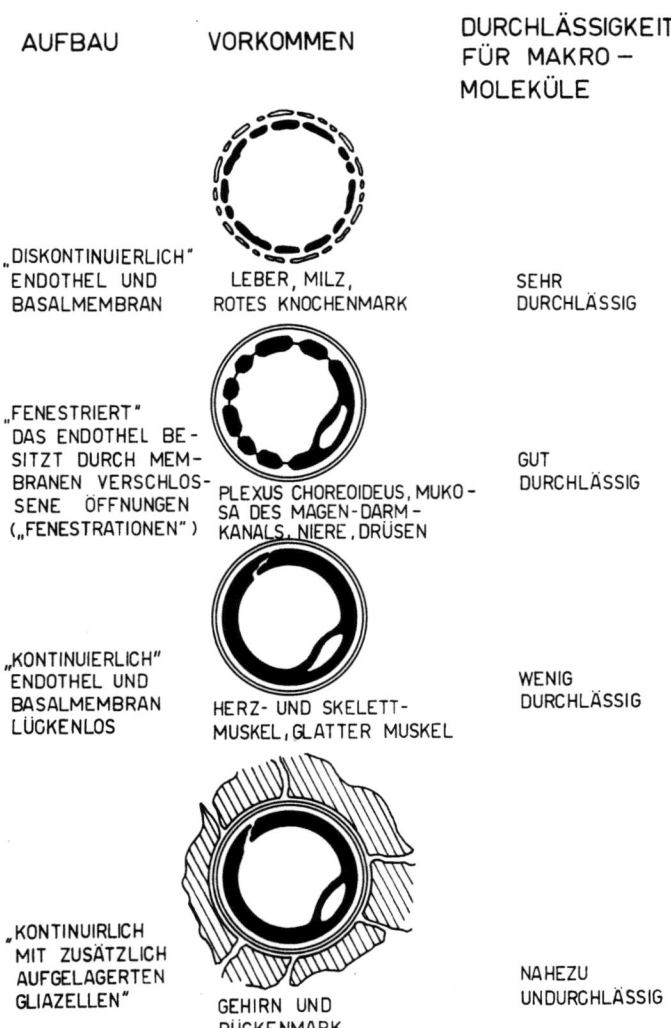

Abb. 4. Schematische Darstellung der Kapillarwand in verschiedenen Körperregionen. Nur in Leber, Milz und Knochenmark besteht ein unmittelbarer Kontakt zwischen den Plasmaraum und den gewerbespezifischen Zellen (nach Hammersen)

ren antirheumatischen Säuren (Tabelle 2) bewirkt Phenylbutazon beim Menschen gelegentlich Knochenmark- und Leberschäden. Interessanterweise hat dieses Pharmakon beim Menschen eine besonders lange Halbwertszeit (vgl. Tabelle 2) und ist beim Menschen im Vergleich zum Versuchstier auch besonders wirksam. Man kann davon ausgehen, daß das entzündete Gewebe, aber auch Leber, Niere und Knochenmark, über Tage hohen Konzentrationen von Phenylbutazon ausgesetzt sind, was dieses Pharmakon beim Menschen besonders wirksam und nebenwirkungsreich macht (Neuerdings werden auch von Piroxicam chronische Schäden berichtet. Auch Piroxicam hat eine sehr lange Halbwertszeit beim Menschen [ca. 40 h]). Schließlich

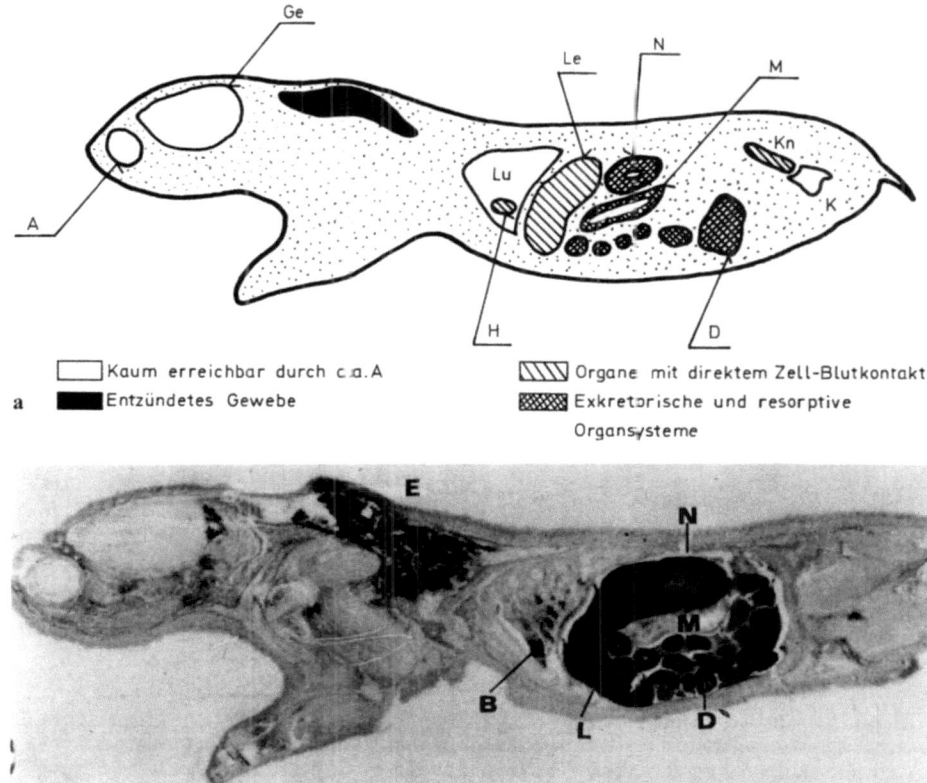

Abb. 5a, b. Querschnitt (a) und Autoradiographie (b) einer mit ^{14}C-Phenylbutazon behandelten Ratte. Eine junge Ratte (30 g KG) erhielt 100 µCi/kg (10 mg/kg) Phenylbutazon mit der Schlundsonde. Zur gleichen Zeit wurde eine entzündliche Reaktion im Nackenbereich durch die subkutane Injektion einer irritierenden Substanz ausgelöst. Fünf Stunden später wurde das Tier durch Entbluten getötet, tiefgefroren und auf einem Mikrotom in dünne Scheiben geschnitten. Diese Scheiben wurden auf Röntgenfilm aufgebracht und 8 Tage darauf gelassen. Nach Entwickeln und Kopieren ergaben sich Bilder wie das hier gezeigte. Der Grad der Schwärzung entspricht der im entsprechenden Gewebe vorhandenen Radioaktivität. Besonders hohe Konzentrationen finden sich im entzündeten Gewebe (E), in Nieren (N), Leber (L), Blut und Knochenmark. Bemerkenswert ist außerdem, daß das Magenlumen (M) frei von Aktivität ist, während die Magenwand deutlich geschwärzt ist. Im Darm (D) sind die Verhältnisse umgekehrt (Autoradiographie: Brune, 1975; Brune, 1980)

unterstützt eine weitere klinische Beobachtung die Bedeutung der Verteilung für die Wirkung von Antiphlogistika. Salizylate führen bei Kindern besonders leicht zu ZNS-Störungen (Koma) und Leberschäden. Kinder reagieren bei Überdosierung mit Salizylaten häufig mit einer Azidose. Diese Azidose bedingt eine generelle Umverteilung von Salizylsäure aus dem Blut und dem Extrazellulärraum ins Zellinnere (vgl. die Verteilung von Phenylbutazon im entzündeten Gewebe, Abb. 8) und löst dadurch zelluläre Funktionsstörungen aus. Eine Beseitigung der Azidose führt zur erneuten Umverteilung, nunmehr in den extrazellulären Raum. Dementsprechend können Kinder, die mit Salizylaten vergiftet sind, durch Beseitigung der Azi-

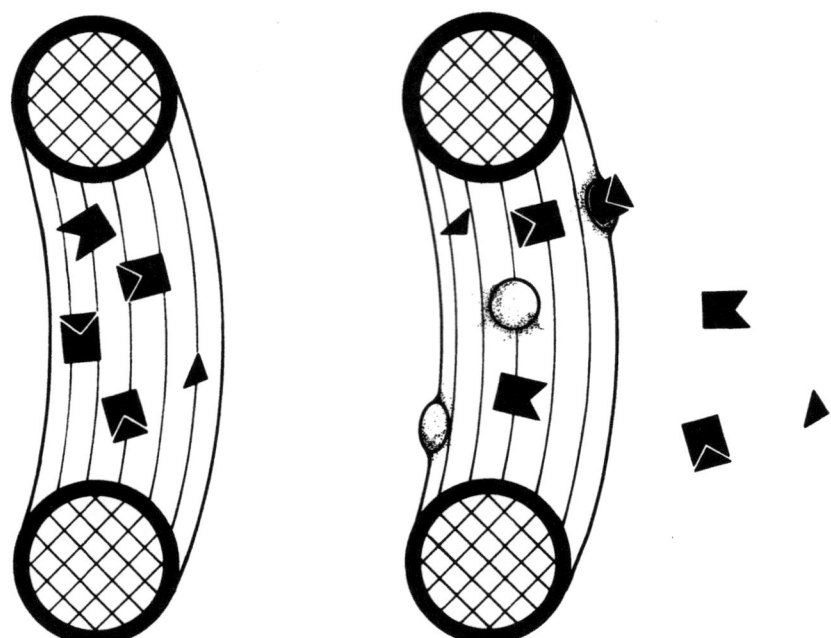

Abb. 6. Schematische Darstellung der veränderten Kapillarpermeabiltät im entzündlichen Gewebe. Das normalerweise für Makromoleküle ◣ und daran gebundene Pharmaka ▼ (z.B. Antirheumatika) kaum durchlässige Kapillarendothel wird im entzündeten Gewebe durch Porenbildung für Makromoleküle und darin gebundene Pharmaka durchlässig (Brune, 1980)

dose innerhalb kurzer Zeit aus dem Koma befreit werden (Oliver and Dyer, 1963). Leider ist bisher nicht bekannt, ob durch eine frühzeitige Verhinderung einer Azidose auch kindliche Leberschäden verhindert werden können.

Aufgrund all dieser Befunde glauben wir, daß der erste Teil unserer Hypothese recht gut gesichert ist. Der zweite Teil besagt nun folgendes:

2. Antirheumatische Säuren haben keinen spezifischen, molekular definierbaren Rezeptor. Ähnlich wie Lokalanästhetika und Inhalationsnarkotika können sie bei genügend hoher Konzentration die Funktionen von Makromolekülen (z.B. Enzymen) stören und hemmend in die vielfältigen zellulären Interaktionen im entzündeten Gewebe eingreifen.

Dieser Teil unserer Hypothese ist grundsätzlich schwer zu beweisen, denn das Fehlen von Spezifität ist nicht beweisbar, sondern kann nur wahrscheinlich bemacht werden.

Zum jetzigen Zeitpunkt scheint uns das Fehlen von Spezifität in der Tat wahrscheinlich, denn:

a) Antiphlogistische Säuren sind keine kompetitiven Inhibitoren z.B. der Zyklooxygenase, d.h. des Schlüsselenzyms der Prostaglandinsynthese (Flower, 1974).

„NORMALES" GEWEBE ENTZÜNDETES GEWEBE

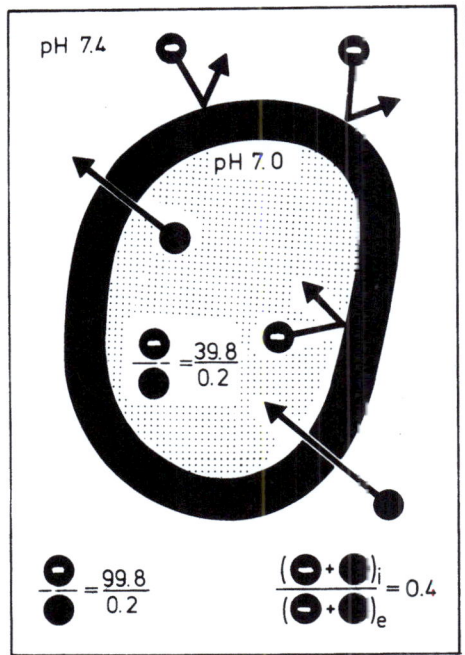
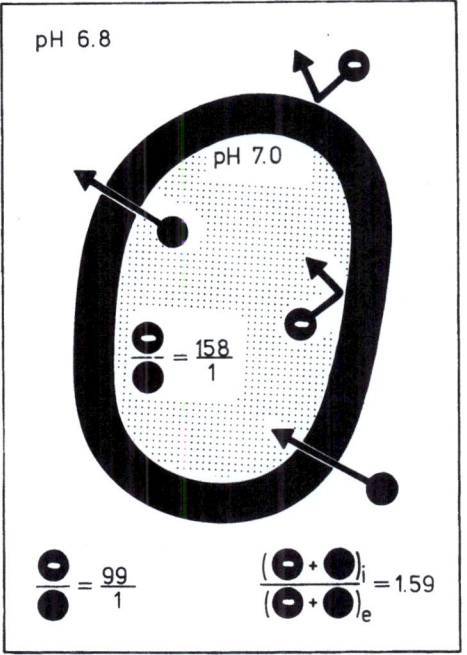

Abb. 7. Schematische Darstellung der Umverteilung von antiphlogistischen Analgetika (s.A.) (z.B. Phenylbutazon, pK_a 4,8) im entzündeten im Vergleich zu „normalem" Gewebe. Näherungsweise gilt, daß die Zellmembran undurchlässig für dissoziierte s.A. (○), aber durchlässig für undissoziierte s.A. (●) ist. Folglich ist die gleiche Konzentration von ● im Intra- und im Extrazellulärraum zu erwarten. Die Konzentration von ⊖ hingegen ist in beiden Räumen unterschiedlich, da der Dissoziationsgrad pH-abhängig ist. Aus didaktischen Gründen wird angenommen, daß die Gesamtkonzentration von freiem Phenylbutazon im Extrazellulärraum von entzündetem und „normalem" Gewebe gleich ist (In Wirklichkeit ist im entzündeten Gewebe erheblich mehr Phenylbutazon zu erwarten, siehe Abb. 6). Unter diesen Bedingungen bewirkt schon eine geringgradige Senkung des extrazellulären pH, wie sie bei Entzündungen auftreten kann, eine Vervierfachung der intrazellulären Phenylbutazonkonzentration (Brune, 1980)

b) Rezeptoren mit hoher Affinität zu Antiphlogistika konnten trotz intensiver Bemühungen nicht isoliert werden.
c) Die Geschichte zeigt, daß antiphlogistische Säuren auch die Freisetzung und/oder die Wirkung anderer Entzündungsmediatoren hemmen und komplexe Zellfunktionen beeinflussen können (Flower, 1974; Brune et al., 1976; Brune and Lanz, 1983).

Genaueres über die Haltbarkeit dieses Teils der Hypothese werden wir aber erst dann wissen, wenn es uns gelingt, die komplizierten Interaktionen im entzündeten Gewebe (Abb. 9) Schritt für Schritt unter den kontrollierbaren Bedingungen der Zellkultur nachzuvollziehen. Erst dann wird es möglich sein, die wichtigsten Aspekte der Wirkung von Antiphlogistika zu erfassen. Diese Forschung beginnt gerade erst. Sie wird langwierig und schwierig sein, denn wie Abb. 9 zeigt, sind die Verhält-

Tabelle 3. Nebenwirkungen von antiphlogistischen Analgetika

Nebenwirkungen	(Inzidenz ca.)	Kommentare
Magen-Darm-Trakt: Übelkeit, Schmerzen, Durchfälle, Verstopfung, Blutungen, Ulzerationen (bes. bei Azetylsalizylsäure)	(10%)	Bei vorbestehender Ulkuskrankheit sind analgetische Säuren nach Möglichkeit zu vermeiden.
Niere: H_2O and Salzretention: Selten: Papillenschäden und interstitielle Nephritiden	(5%)	Diese Schäden werden häufig nicht erkannt. Analgetische Säuren scheinen wesentlich mit zum Krankheitsbild der „Phenacetin-Niere" beizutragen (Kombinationen mit Phenacetin).
Blut: Hemmung der Plättchenaggregation bes. bei Azetylsalizylsäure	(100%)	Dieser Effekt ist praktisch nur für Azetylsalizylsäure relevant. Er kann zur Prophylaxe von Thrombosen ausgenützt werden.
Allergische Reaktionen: Pruritus, Rhinitis, Asthma	(5%)	Es gibt echte allergische Reaktionen (Antikörper nachweisbar) und pseudoallergische Reaktionen durch eine vermehrte Bildung und Freisetzung von Histamin und SRS-A.
Knochenmark und Leber: Agranulozytose, Leberzellschäden: Insgesamt selten		Hochdosierte Salizylattherapie beim Kind bedingt (reversible) Leberschäden. Knochenmarkschäden sind vor allem für Phenylbutazon beschrieben worden.
ZNS: a) bei Dauertherapie: Schwindel, Benommenheit, Kopfschmerzen bis zu Psychosen.		Besonders typisch für Indometacin.
b) bei Überdosierung (bes. Salizylate) Hör- und Sehstörungen, Fieber, Alkalose, Azidose, Koma (Salizylismus)		Unter Umständen durch Behandlung der Azidose schnell reversibel.
Bei Schwangerschaft und Geburt: Blutungen (bes. Azetylsalizylsäure) Verlängerte Geburt: Verschluß des Ductus arteriosus Botalli (Einzelfälle)		Kann zum Verschluß des Ductus therapeutisch ausgenützt werden.
Interaktionen mit: Antazida und anderen analgetischen Säuren, Vitamin-K-Antagonisten		Resorption eingeschränkt. Verdrängung aus EWB, verstärkte Wirkung.

Tabelle 3. (Fortsetzung)

Nebenwirkungen	(Inzidenz ca.)	Kommentare
Sulfonylharnstoffen, Herzglykosiden, Diuretika		Klinische Bedeutung sehr fraglich, verminderte Wirksamkeit.
		Diese Interaktionen sind quantitative Probleme. Je höher eine analgetische Säure dosiert werden muß, um so wahrscheinlicher sind Interaktionen.
B) Nichtsäuren		
Anilinderivate: Phenacetin: Methämoglobinbildung		Wird kaum noch klinisch verwendet. Nur beim Säugling und Kleinkind von Bedeutung
Nierenschäden (interstitielle Nephritis), Harnwegstumoren (?)		Kausalität nicht gesichert, da Phenacetin meist in Kombination mit anderen Analgetika verwendet wurde. Daß Anilinderivate zur Entstehung von Harnwegstumoren beitragen können, ist unbewiesen.
Paracetamol: Leber- und Nierenzellnekrosen (Dosen < 10 g) oder bei chronischen Abusus Nierenschäden (nicht gesichert)		Tritt praktisch nur bei Überdosierung (Suizid) auf. Kann verstärkt werden durch gleichzeitige Einnahme metabolismuspflichtiger Pharmaka (z. B. Salizylamid). Sofortige Gabe von N-Azetylzystein kannn lebensrettend wirken.
Pyrazolonderivate: Phenazon und Aminophenazon verschwinden aus dem Handel		
Propyphenazon: Alle Nebenwirkungen wie Metamizol (s. u.) Ausnahme: Die hypothetische karzinogene Wirkung		Propyphenazon trägt nicht zur Bildung von Nitrosaminen (Karzinogene) im Magen bei.
Metamizol: Agranulozytose		Die Inzidenz bleibt unklar, vermutlich etwa 1 Fall auf 500 000 Dosen.
Allergische Reaktionen (Hauteffloreszenz, Asthma usw.), Schock (Blutdruckabfall, Koma)		Vor allem bei i. v.-Applikation, aber auch (selten) bei p. o.-Applikation

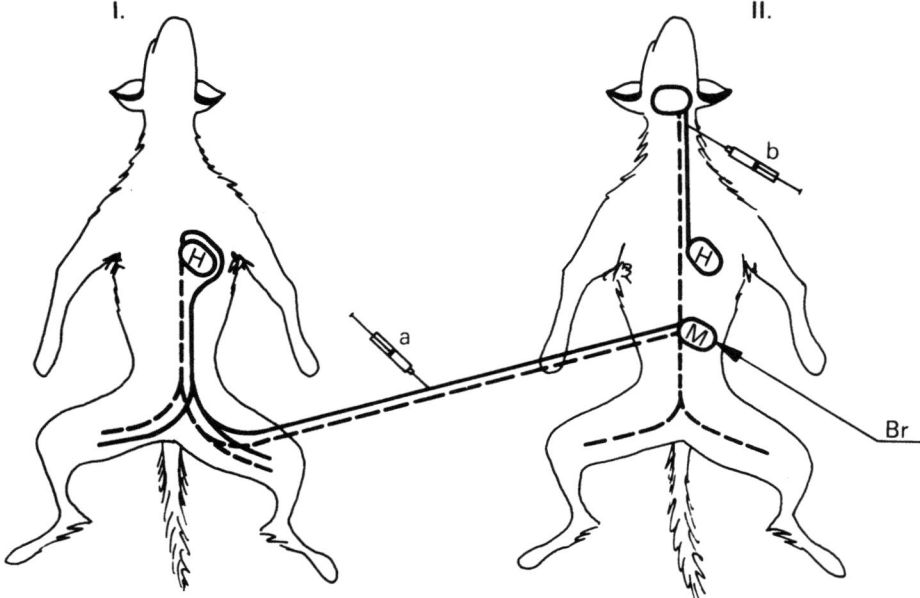

Abb. 8. Versuchsanordnungen zur Definition des Wirkungsortes von Analgetika. Die gegebene Versuchsanordnung zeigt zwei narkotisierte Hunde (I und II), die nebeneinander gelagert sind. Bei I sind Arteria und Vena femoralis kanüliert und die Kanülen mit Arteria und Vena lienalis der freipräparierten Milz (*M*) von II verbunden, d. h., die Durchblutung der Milz von II erfolgt durch den Blutkreislauf von I. Die Milznerven von II sind hingegen intakt und mit dem ZNS von II verbunden. Durch die Injektion von z. B. Bradykinin (*Br*) in der Milz kann eine nozizeptive Reaktion („Schmerz") bei II ausgelöst werden. Diese Reaktion wird unterdrückt, wenn Analgetika appliziert werden. Salizylate und andere antiphlogistische Analgetika (siehe Text) sowie Phenacetin und Aminophenazon wirken nur bei Injektion in den die Milz versorgenden Blutkreislauf (z. B. bei *a*), Morphin und andere narkotische Analgetika wirken nur, wenn sie das ZNS von II erreichen (nach Lim, Ann. Rev. Phys. 32 (1970))

nisse im entzündeten Gewebe kompliziert und die möglichen zellulären Interaktionen zahlreich. Es ist aber zu hoffen, daß die Ergebnisse dieser Forschung uns schließlich erlauben werden, selektiv in einen spezifischen Entzündungsprozeß wie z. B. die Arthritis rheumatica einzugreifen, und zwar durch spezifische, also nebenwirkungsärmere Pharmaka. Bis dahin aber müssen wir versuchen, aufgrund des vorhandenen Wissens die vermutlich insgesamt multifaktoriell wirksamen Antirheumatika (Säuren, Steroide und zytotoxische Substanzen, Tabelle 1) optimal einzusetzen und zu dosieren. Die hier dargestellten Erkenntnisse, z. B. über die Verteilung dieser Substanzen im Organismus, können aber schon heute das Verständnis des praktischen Arztes erweitern und dadurch seine Therapie mit Antiphlogistika verbessern.

So kann man z. B. aus pharmakologischer Sicht feststellen, daß prinzipiell alle antiphlogistischen analgetischen Säuren zur Therapie bei akuten Wurzelreizsymptomen bei Bandscheibenschäden geeignet sind. Die Auswahl muß der behandelnde Arzt nach folgenden Kriterien durchführen:

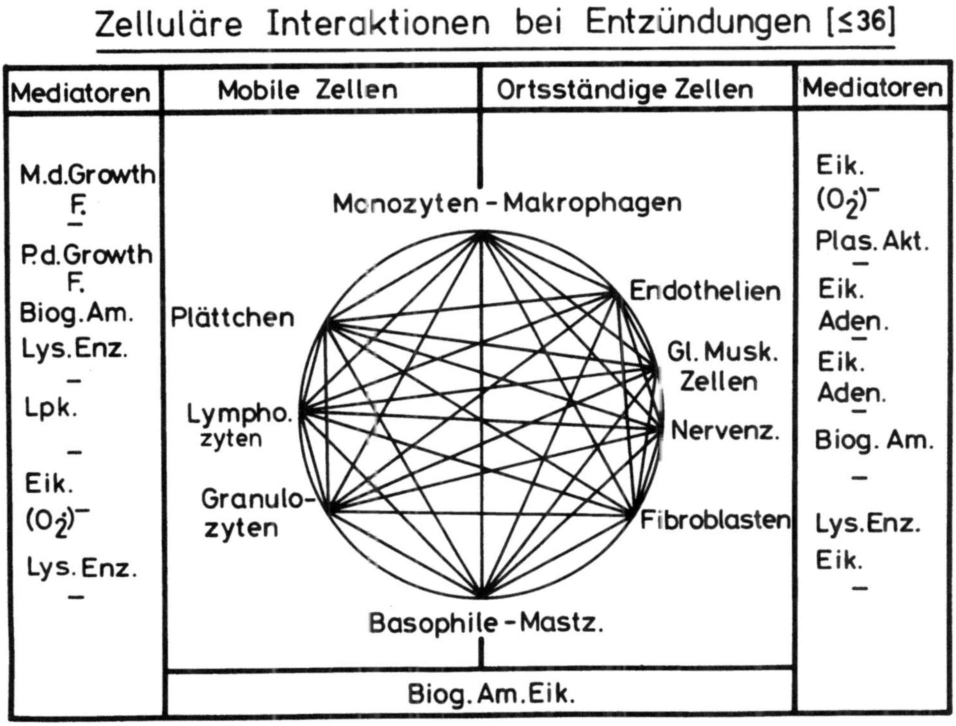

Zelluläre Interaktionen bei Entzündungen [≤36]

Mediatoren	Mobile Zellen	Ortsständige Zellen	Mediatoren
M.d.Growth F. P.d.Growth F. Biog.Am. Lys.Enz. — Lpk. — Eik. $(O_2^-)^-$ Lys.Enz. —	Monozyten – Makrophagen Plättchen Lympho. zyten Granulo- zyten Basophile – Mastz.	Endothelien Gl. Musk. Zellen Nervenz. Fibroblasten	Eik. $(O_2^-)^-$ Plas. Akt. — Eik. Aden. — Eik. Aden. — Biog. Am. Lys.Enz. Eik.
Biog. Am. Eik.			

Abb. 9. Versuch, die komplexen Interaktionen zwischen den verschiedenen Zelltypen im entzündeten Gewebe darzustellen. Alle Zellen beeinflussen sich durch die Freisetzung und Bildung von Übertragersubstanzen gegenseitig. Einige dieser Übertragersubstanzen (Mediatoren) sind bekannt. (*Eik.* = Metaboliten der Arachidonsäure; *Aden.* = Derivate des Adenosins; *Biog. am.* = biogene Amine: Histamin, Serotonin, Noradrenalin usw.; *Lys. Enz.* = lysosomale Enzyme; *Lpk.* = Lymphokine; *M.d. Growth* = Wachstumsfaktoren aus Makrophagen bzw. Blutplättchen (*P.d. Growth*) (Brune, 1980)

1. Besteht bei dem zu behandelnden Patienten ein besonderes Nebenwirkungsrisiko? So ist z. B. bei Patienten mit Blutgerinnungsstörungen Azetylsalizylsäure ungeeignet. Besteht eine deutlich eingeschränkte Nierenfunktion, sind alle Pharmaka dieser Gruppe nur sehr vorsichtig zu dosieren. Besonders sorgfältig muß aber der Einsatz der antiphlogistischen Analgetika erwogen werden, die sich durch eine besonders lange Halbwertszeit (z. B. Phenylbutazon, Piroxicam und Isoxicam) auszeichnen. Alle antiphlogistischen Analgetika sind ungeeignet, wenn floride Magen-Darm-Ulzera bestehen; denn auch die parenterale Applikation führt dazu, daß diese Pharmaka vom Blutweg aus mit der Galle in den Magen-Darm-Trakt hineingelangen und – wenn auch in vermindertem Umfang – ulzerogen wirken.

2. Besteht das Risiko von Arzneimittelinteraktionen? Viele ältere Patienten werden chronisch mit einer Vielzahl von Pharmaka behandelt. Wenn diese Patienten aufgrund einer akuten Wurzelreizsymptomatik mit antiphlogistischen Analgetika behandelt werden müßten, besteht das Risiko von Arzneimittelinteraktionen. Besonders gefährlich sind die Arzneimittelinteraktionen mit Vitamin-K-Antagonisten.

Hier sind es besonders die hochdosierten antiphlogistischen Säuren, wie Azetylsalizylsäure, Phenylbutazon, Diflunisal und Naproxen, von denen Interaktionen mit Vitamin-K-Antagonisten relativ häufig beschrieben worden sind. Grundsätzlich können aber alle antiphlogistischen Analgetika zu Interaktionen mit Vitamin-K-Antagonisten führen. Ähnliche Interaktionen, wenn auch weniger gravierend, können zwischen antiphlogistischen Säuren und oralen Antidiabetika auftreten. Im Vergleich zu diesen Interaktionen sind die beschriebenen Hemmungen der Wirksamkeit von Antiepileptika und Antihypertensiva (Diuretika) als gering einzustufen. Von einzelnen antiphlogistischen Säuren ist auch eine gelegentliche Verbesserung der Resorption von Herzglykosiden beobachtet worden. Diese anscheinend sehr seltene Nebenwirkung sollte ggf. in die therapeutischen Erwägung einfließen.

3. Sind bestimmte antiphlogistische Analgetika bei bestimmten Patienten mit einer bandscheibenbedingten Wurzelreizsymptomatik besonders geeignet? Diese Frage kann vom Pharmakologen nicht beantwortet werden. Sicher aber kennt der erfahrene Orthopäde seine Patienten und weiß, daß z.B. bei einem Patienten die Wurzelreizsymptomatik im allgemeinen bereits nach 2–4 Tagen verschwindet. Es erscheint fraglich, ob man bei diesen Patienten zu antiphlogistischen Säuren mit sehr lang anhaltender Verweildauer im Organismus (Phenylbutazon, Proxicam und Isoxicam) greifen sollte.

4. Gibt es bei der Bandscheibensymptomatik eine Indikation für die Injektion antiphlogistischer Gemische? Bei der Beantwortung dieser Frage wird der Pharmakologe vermutlich zu anderen Schlüssen kommen als der praktisch tätige Orthopäde. Die in Deutschland übliche intramuskuläre Applikation von Mischpräparaten, die typischerweise antiphlogistische Säuren, Glukokortikoide, Lokalanästhetika und ggf. noch Vitamine enthalten, erscheint mir persönlich wenig empfehlenswert. Die Gründe sind ganz knapp zusammengefaßt: Eine nachweisbare Wirkungs*potenzierung* durch diese Komponenten tritt m.E. nicht auf. Alle antiphlogistischen Bestandteile, d.h. die antiphlogistischen Säuren und die Glukokortikoide werden auch bei oraler Applikation schnell und vollständig resorbiert. Die parenterale Applikation bietet also keinen Vorteil. Auch die Verminderung der gastrointestinalen Irritation durch die antiphlogistischen Säuren bei parenteraler Gabe ist gering. Hingegen erlaubt die parenterale Applikation der Glukokortikoide nicht die heute allgemein als wichtig anerkannte zirkadiane Applikation. Die übrigen Inhaltsstoffe dienen nur dazu, die lokale Irritation weniger schmerzhaft zu machen (Lidocain) oder Arzt und Patienten das Gefühl zu geben, für den Organismus etwas gutes zu tun (Vitamine). Auf der anderen Seite führt die parenterale Applikation häufig zu gravierenden Nebenwirkungen, wie z.B. Abszessen, Muskelnekrosen, Nervenschädigungen, Mikroembolien und ähnlichem mehr.

Literatur

Bombardieri S, Cattani P, Ciabattoni G, Di Munno O, Pasero G, Patrono C, Pinca E, Pugliese F (1981) The Synovial Prostaglandin System in Chronic Inflammatory Arthritis: Differential Effects of Steroidal and Nonsteroidal Anti-inflammatory Drugs. Br J Pharmacol 73:893–901

Bonta IL, Bult H, v d Ven LLM, Noordhoek J (1976) Essential Fattay Acid Deficiency: A Condition to Discriminate Prostaglandin and Non-Prostaglandin Mediated Components of Inflammation. Agents and Actions 6:154–164

Brune K (1980) Antirheumatika, Prostaglandine und Entzündungen. Schweiz Rundschau Med 69:1888–1899

Brune K, Lanz R (1984) Non-opioid Analgesics. In: Kuhar MJ, Pasternak GW (eds) Analgesics: Neurochemical, Behavioral and Clinical Perspectives. Raven Press, New York

Brune K, Glatt M, Graf P (1976) Mechanism of Action of Anti-Inflammatory Drugs. Gen Pharmacol 7:27–33

Brune K, Gubler H, Schweitzer A (1979) Autoradiographic Methods for the Evaluation of Ulcerogenic Effects of Anti-Inflammatory Drugs. Pharmacol Ther [B] 5:199–207

Brune K, Peskar BA, Rainsford KD (1979) Prostaglandin Release from Macrophages: Modulation by Anti-Inflammatory Drugs. In: Rainsford KD, Ford-Hutchinson AW (eds) Prostaglandins and Inflammation. Agents and Actions Supplement 6, Birkhäuser Verlag, Basel, p 159–166

Brune K, Rainsford KD, Wagner K, Peskar BA (1981) Inhibition by Anti-Inflammatory Drugs of Prostaglandin Production in Cultured Macrophages. Naunyn-Schmiedebergs Arch Pharmacol 315:269–276

Burry HC, Dieppe PA, Bresnihan FB, Brown C (1976) Salicylates and Renal Function in Rheumatoid Athritis. Br Med J 13:613–615

Dale HH (1929) Some Chemical Factors in the Control of the Circulation. Croonian Lecture III. Lancet 1:1285–1290

Ferreira SH, Vane JR (1974) New aspects of the mode of action of nonsteroid anti-inflammatory drugs. Annu Rev Pharmacol Toxicol 14:57–73

Flower RJ (1974) Drugs which Inhibit Prostaglandin Biosynthesis. Pharmacol Rev 26:33–67

Higgs GA, Vane JR, Hart FD, Wojtulewski JA (1974) Effects of Anti-Inflammatory Drugs on Prostaglandins in Rheumatoid Arthritis. In: Robinson HJ, Vane JR (eds) Prostaglandin Synthetase Inhibitors. Raven Press, New York, p 165–173

Oliver TK, Dyer ME (1963) The Prompt Treatment of Salicylism with Sodium Bicarbonate. Am J Dis Child 99:553–565

Rainsford KD, Schweitzer A, Brune K (1981) Autoradiographic and Biochemical Observations on the Distribution of Non-Steroid Anti-Inflammatory Drugs. Arch Int Pharmacodyn Ther 250:180–194

Rainsford KD, Schweitzer A, Brune K (1983) Distribution of the Acetyl Compared with the Salicyl Moiety of Acetylsalicylic Acid. Biochem Pharmacol 32:1301–1308

Samuelsson B (1981) Leucotrienes: Mediators of Allergic Reactions and Inflammation. Int Arch Allergy Appl Immunol [Suppl 1] 66:98–106

Smith MJH (1978) Aspirin and Prostaglandins: Some Recent Developments. Agents and Actions 8:427–429

Vane JR (1971) Inhibition of Prostaglandin Synthesis as a Mechanism of Action for Aspirin-like Drugs. Nature 231:232–235

Vane JR (1978) The Mode of Action of Aspirin-like Drugs. Agents and Actions 8:430–431

Weissmann G, Smolen JE, Korchak H (1980) Prostaglandins and Inflammation: Receptor/Cyclase Coupling as an Explanation of Why PGEs and PGI_2 Inhibit Functions of Inflammatory Cells. In: Samuelsson B, Ramwell PW, Paolette R (eds) Advances in Prostaglandin and Thromboxane Research, vol 8. Raven Press, New York, p 1637–1653

Über den Wert der Anwendung von Dexamethasonphosphat in der konservativen Therapie der Lumboischialgie

B. Hofferberth, M. Gottschaldt und H. Grass

1. Einleitung

Die Inzidenz von Lumbago und Lumboischialgie wird von Kelsey (1978) mit 0,1 bis 0,5 pro Jahr in der Altersklasse von 20 bis 64 Jahren geschätzt. Nach Angaben von Knepel (1977) sucht jeder zehnte Patient in einer Allgemeinpraxis den Arzt wegen bandscheibenbedingter Erkrankungen auf. In einer orthopädischen Poliklinik ist es jeder dritte und beim niedergelassenen Orthopäden sogar jeder zweite Patient, der an einem Bandscheibensyndrom leidet und sich deswegen in eine spezielle Behandlung begibt.

Die konservative Therapie der Bandscheibenerkrankungen (Flügel 1978) gliedert sich in physikalische Maßnahmen und in analgetische Maßnahmen. Unter der Vorstellung, daß es bei wiederholter Reizung der Nervenwurzel zu einer Schwellung und aseptischen Entzündung kommt, werden in verschiedenen Kombinationspräparaten auch Kortisone angewandt.

Das Dexamethason gehört zu den hochwirksamen Kortikoiden, wie ein Vergleich der therapeutischen Equivalenzdosen verschiedener Kortikoide zeigt (Tabelle 1).

Tabelle 1. Therapeutische Äquivalenzdosen verschiedener Kortikoide (in mg)

Kortison	50
Kortisol	40
Prednison	10
Prednisolon	10
Triamcinolon	8
Dexamethason	2

Während ein Bericht von Green (1975) über den Einsatz von Dexamethasonphosphat bei sicheren Bandscheibenvorfällen und die durch diese Maßnahme herabgesetzte Operationsfrequenz vorliegt, galt es den Wert dieser Therapie bei der konservativen Behandlung der Lumboischialgie zu prüfen.

2. Material und Methode

Voraussetzung für die Aufnahme in die Studie war das Vorliegen einer Lumboischialgie und ein negativer Myelogrammbefund. Von den ursprünglich 100 in die Studie aufgenommenen Patienten waren von 91 Patienten die Protokolle auswert-

Tabelle 2. Verteilung von Verum- und Placebo-Injektionen in den vier therapeutischen Gruppen (siehe Text)

Gruppe	Verum	Placebo
1	12	30
2	12	6
3	8	12
4	6	5
	n = 38	n = 53

bar. Da die Abfüllung Verum gegen Placebo nach einem randomisierten Verfahren vorgenommen wurde, wurden von den 91 Patienten 38 mit Dexamethasonphosphat und 53 mit Placebo behandelt. Über 10 Tage wurden insgesamt 42 neutrale Ampullen intramuskulär injiziert, wobei entweder insgesamt 168 mg Dexamethasonphosphat oder Placebo gegeben wurde.

Um den Einfluß von Analgetika und physikalischen Maßnahmen wie Krankengymnastik, Wärmeanwendungen und Stufenbettlagerung mit zu erfassen, konnte der behandelnde Arzt bei Aufnahme in die Studie den Patienten in eine von vier Gruppen zuordnen:
1. Injektionsbehandlung, Analgetika, physikalische Maßnahmen
2. Injektionsbehandlung, Analgetika
3. Injektionsbehandlung, physikalische Maßnahmen
4. Injektionsbehandlungen

Die Zuordnung der Patienten zu den einzelnen Gruppen erfolgte wiederum zufällig (Tabelle 2).

Die Auswirkungen der durchgeführten Maßnahmen wurden mit Erhebung des neurologischen Untersuchungsbefundes am ersten und elften Tag, der Erhebung allgemeinklinischer Parameter am ersten, sechsten und elften Tag und der Erhebung eines Fragebogens über die psychischen Auswirkungen der Behandlung am ersten und elften Tag überwacht. Nachuntersuchungen fanden sechs Wochen und sechs Monate nach Therapiebeginn statt.

3. Ergebnisse

Betrachtet man die absolute und relative Häufigkeit der Symptome zum Zeitpunkt des Behandlungsbeginns, so sind diese in der Verum- und in der Placebogruppe annähernd gleich verteilt. Die Gruppen sind also miteinander vergleichbar (Tabelle 3).

Vergleicht man die Summe der Symptome am elften Behandlungstag zum ersten Behandlungstag, so läßt sich feststellen, daß in der ersten therapeutischen Gruppe und in der zweiten therapeutischen Gruppe der Therapieerfolg unter der Placebogruppe größer ist als unter der Verumgabe. In der dritten therapeutischen Gruppe und in der vierten therapeutischen Gruppe ergeben sich beim Vergleich zwischen dem ersten und elften Behandlungstag keine nennenswerten Unterschiede (Tabelle 4).

Tabelle 3. Angaben zur Vorgeschichte in % der Häufigkeit bezogen auf das Gesamt-Kollektiv (n = 91 ≙ 100%)

Schmerzen im LWS-Bereich	97
Ausstrahlung in das rechte Bein	54
Ausstrahlung in das linke Bein	49
Schmerzen langdauernd gleichmäßig	34
Schmerzen an- und abschwellend	66
Sitzende Tätigkeit	18
Stehende Tätigkeit	40
gemischt sitzende und stehende Tätigkeit	42
Heben schwerer Lasten	48

Tabelle 4. Absolute und relative Häufigkeit der Symptome zum Zeitpunkt der Erstuntersuchung in der Verum- und in der Placebo-Gruppe

	Verum		Placebo	
	n	%	n	%
Reflexausfälle	18	47	27	50
Sensibilitätsausfälle	18	47	35	66
Paresen	9	23	14	26
Vertebrale Symptomatik	34	89	50	94

Tabelle 5. Subjektive Bewertung des Therapieerfolgs durch den Patienten am 11. Tag

	Verum		Placebo	
	n	%	n	%
Vollständige Symptomenfreiheit	5	13	2	3
Beachtliche Besserung	22	58	27	51
Teilweise Besserung	10	26	18	34
Keine Wirkung	1	3	6	12
	38	100	53	100

Deutliche – wenn auch statistisch nicht signifikante – Unterschiede ergeben sich in der subjektiven Bewertung des Therapieerfolgs durch den Patienten am elften Tag. In der Verumgruppe wird häufiger eine vollständige Symptomenfreiheit angegeben und in der Placebogruppe wird häufiger angegeben, daß die Behandlung keine Wirkung gehabt habe (Tabelle 5).

Ein Vergleich der Skalenwerte der Fragebögen über die Grundstimmung, das affektive Verhalten und die Einstellung des Patienten zu seiner Krankheit wurde durchgeführt. Während eine Verschlechterung der Befindlichkeit in der Verum- und der Placebogruppe gleichhäufig angegeben werden, überwiegt die Verbesserung der Befindlichkeit in der Verumgruppe gering.

4. Diskussion

Als bemerkenswertes Ergebnis der Untersuchung erscheint die Tatsache, daß es in bezug auf die objektiv registrierbaren Symptome und die klinischen Parameter zwischen einer Placebo- und einer Verumgabe bei der konservativen Behandlung der Lumboischialgie keine signifikanten Unterschiede gibt. Der Therapieerfolg wird in der Verumgruppe subjektiv durch die Patienten besser eingeschätzt als in der Placebogruppe. Die Befindlichkeit wird durch die Gabe von Dexamethasonphosphat häufiger verbessert als durch eine Placebogabe. Die Ursache des scheinbaren Therapieerfolgs ist also in der positiven Auslenkung der Grundstimmung der mit Verum behandelten Patienten zu suchen. Der häufig auch beim Arzt bestehende Eindruck eines positiven Therapieeffekts des Kortikoids ist nicht durch meßbare Verbesserung der Symptomatik, sondern nur durch die psychotrope Wirkung des Präparats zu erklären.

Wegen der bekannten Nebenwirkungen der Kortikoidtherapie ist eine hochdosierte Dexamethontherapie, wie sie versuchsweise von uns durchgeführt wurde, nicht unproblematisch. Bei den 100 behandelten Patienten trat in einem Fall eine Kortison-Psychose auf, so daß die Behandlung abgebrochen werden mußte. Von den 91 Patienten, deren Protokolle am Ende des Versuchs auswertbar waren, gaben immerhin 13% epigastrische Beschwerden als Nebenwirkungen an. Da sich bis auf den positiven psychotropen Effekt unter Doppel-Blindbedingungen keine Wirkung der Kortikoid-Behandlung gezeigt hat, sollten diese Substanzen in der konservativen Behandlung der Lumboischialgie nicht mehr verwandt werden.

Literatur

1. Flügel KA (1978) Konservative Therapie der Bandscheibenerkrankung. In: Flügel KA (Hrsg) Neurologische und Psychiatrische Therapie. Perimed, Erlangen, pp 95–97
2. Green LN (1975) Dexamethasone in the management of symptoms due to herniated lumbar disc. J Neurol Neurosurg Psychiatry 38:1211–1217
3. Kelsey JL (1978) Epidemiology of radiculopathies. In: Schoenberg BS (ed) Advances in Neurology, vol 19. Raven Press, New York, pp 385–396
4. Knepel H (1977) Bedeutung und Häufigkeit bandscheibenbedingter Erkrankungen. Med Diss, Düsseldorf

Die Chemonukleolyse mit Chymopapain: Erfahrungen an 100 Fällen

F. Oppel, H. H. Goerge, G. Curio und M. Brock

Einleitung

Der Begriff Chemonukleolyse wurde 1964 von Smith für eine neue Behandlungsmethode des lumbalen Bandscheibenvorfalls geprägt, die darin besteht, das Enzym Chymopapain direkt in das Zentrum einer erkrankten Bandscheibe einzuspritzen. Das 1941 von Jansen und Balls aus der tropischen Papaya-Frucht isolierte Enzym spaltet die Eiweißmukopolysaccharidkomplexe des Nucleus pulposus durch Hydrolyse. Dies führt zu einer raschen Abnahme der Wasserbindungsfähigkeit und somit zur Reduktion von Volumen und Druck in der Bandscheibe und damit zur Entlastung der zuvor komprimierten Nervenwurzel. Die zerlegten Polysaccharidketten werden resorbiert und über die Niere ausgeschieden. Nach der Resorption kommt es zum „Kollaps" der Bandscheibe.

Die Chemonukleolyse schien eine akzeptable Alternative zur herkömmlichen interlaminären Fensterung bei Versagen konservativer Therapie zu sein. So wurden nahezu 20 Jahre nach Smith weltweit mehr als 40 000 Chemonukleolysen mit Chymopapain durchgeführt (MacNab et al. 1971, Schoedinger u. Ford 1971, Parkinson u. Shields 1973, Onofrio 1975, Wiltse et al. 1975, McCulloch 1977 u. 1980). Die Erfolgsquoten liegen zwischen 60 und 80%, Smith 1969 und Brown 1969 geben noch darüber hinausgehende an. Dennoch wurde die Anwendung des Chymopapains in den USA durch die Food and Drug Administration 1975 nach heftig geführten Diskussion auf Grund einer Reihe ungenau kontrollierter Studien und unkritischer Berichte verboten. Die Zulassung erfolgte erst 1982, was aber einem Durchbruch der Methode gleichzusetzen ist.

Chymopapain kann als körperfremdes Eiweiß als Allergen wirken und eine anaphylaktische Reaktion auslösen. Gesicherte lokale Nebenwirkungen sind bei Anwendung therapeutischer Dosen nicht bekannt. Bei intrathekaler Applikation, die bei korrekter Punktionstechnik nahezu ausgeschlossen ist, kann es zu vaskulären Permeabilitätsstörungen und zu Subarachnoidalblutungen kommen (Garvin et al. 1977). Die tolerierbare Dosis für den Menschen liegt beim 25–30fachen der therapeutischen Dosis. Hirnhäute und Nervengewebe werden durch Chymopapain nicht angegriffen.

Indikation und Kontraindikationen zur Chemonukleolyse

Grundsätzlich unterscheidet sich die Indikation zur Chemonukleolyse nicht von der zur interlaminären Fensterung. Folgende Kriterien sollten deshalb erfüllt sein:
1. Versagen konservativer Therapie;

2. klinisch-neurologische Zeichen einer Wurzelkompression bzw. Irritation (Hypästhesie/Hypalgesie, Kribbelparästhesie, leichte bis mittelschwere Paresen, Reflexdifferenzen);
3. positives Nervendehnungszeichen (Lasèque) unter 60°;
4. Überwiegen der radikulären Symptomatik über die vertebragene („Schmerzen im Bein mehr als im Rücken");
5. ein zum klinisch-neurologischen Befund passender Befund im spinalen Computertomogramm und/oder der lumbalen Myelographie;
6. zusätzliche Sicherung einer Bandscheibendegeneration bei liegender Nadel durch intradiskale Druck/Volumenmessung (s. u.) und gegebenenfalls durch Diskographie.

Kontraindiziert ist die Chemonukleolyse mit Chymopapain bei:
1. Allergie und Chymopapain;
2. schwerer bzw. rasch progredienter neurologischer Ausfallsymptomatik;
3. dem Cauda-Syndrom;
4. ossärer Wurzelkompression (schwere allgemeine Osteochondrose, enger Recessus lateralis, Spinalkanalstenose);
5. Verdacht auf Sequester im Computertomogramm oder Myelogramm;
6. spinaler Raumforderung (Tumor, Abszeß, Blutung);
7. Bandscheibenvorfälle außerhalb der lumbalen Region?
8. Schwangerschaft;
9. Diszitis;
10. Normalbefund bei den konventionellen Röntgenuntersuchungen, bei der Diskographie und bei der Bestimmung des intradiskalen Druck/Volumenverhältnisses;
11. Verkalkungen in der Bandscheibe;
12. Bandscheibenvorfallrezidiv nach erfolgter interlaminärer Fensterung in gleicher Höhe;
13. Spondylolisthesis und andere Formen der Instabilität;
14. Überwiegen der subjektiven Beschwerden über die neurologischen und myelographischen bzw. computertomographischen Befund.

Technik

Die Chemonukleolyse kann in Intubationsnarkose oder Lokalanästhesie durchgeführt werden. Die Entscheidung, welche Anästhesie zu bevorzugen ist, wird durch die Eigenschaften des Chymopapains als Allergen beeinflußt. Für den Fall einer anaphylaktischen Reaktion bietet die Allgemeinnarkose den Vorteil einer erleichterten Behandlung, abgesehen von der geringeren subjektiven Belastung des Patienten. Der Durchführung in Lokalanästhesie stand bisher die Tatsache entgegen, daß ein zuverlässiger Test zum Nachweis einer Sensibilisierung auf Chymopapain nicht vorlag. Nach ausreichender Erfahrung mit der Anwendung der Allgemeinnarkose sind wir dazu übergegangen, die Chemonukleolyse in Lokalanästhesie durchzuführen, wobei zuvor ein – bei uns in Erprobung stehender – Intrakutantest zur Ermittlung einer Chymopapain-Sensibilisierung durchgeführt wird. Die Patienten werden während des Eingriffs anästhesiologisch überwacht ("stand by"). Bei Hinweis auf Chymopapain-Allergie wenden wir die Kollagenase an. Bei Anwendung einer Allge-

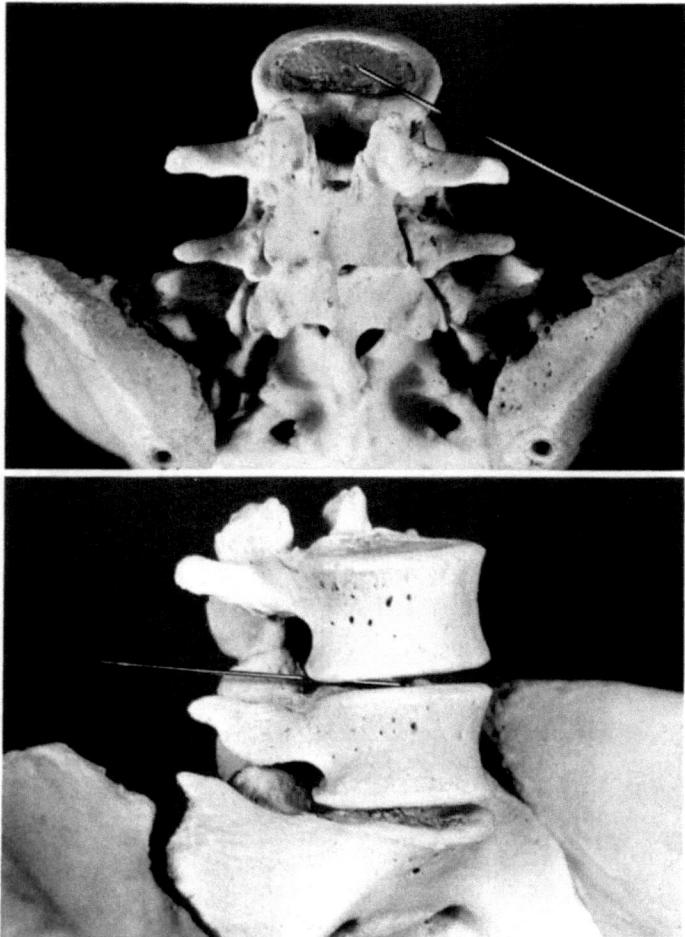

Abb. 1. Korrekte Nadellage im Zwischenwirbelraum am Modell

meinnarkose erfolgt die Prämedikation mit Parasympatholytika, Antihistaminika (H_1-, H_2-Blocker), Analgetika und Kortikoiden. Sie reduziert die Gefahr einer anaphylaktischen oder anaphylaktoiden Reaktion auf weniger als 1%. Die Behandlung dieser Reaktionen besteht im Abbruch der Antigenzufuhr, sofortiger Volumengabe, Applikation von Sympathikomimetika und Antihistaminika und gegebenenfalls von Kortikoiden.

Die Durchführung der Chemonukleolyse erfolgt im Operationssaal. Grundsätzlich gliedert sie die Methode in zwei Schritte:

1. Punktion des betroffenen Zwischenwirbelraumes (Abb. 1) in Links-Seitenlage des Patienten und Röntgenkontrolle über einen dorsolateralen Zugang unter sterilen Bedingungen. Die Punktionsstelle liegt ca. 10 cm rechts der dorsalen Mittellinie in Höhe der Crista iliaca. Die Punktionsrichtung beträgt mehr als 45° gegenüber der

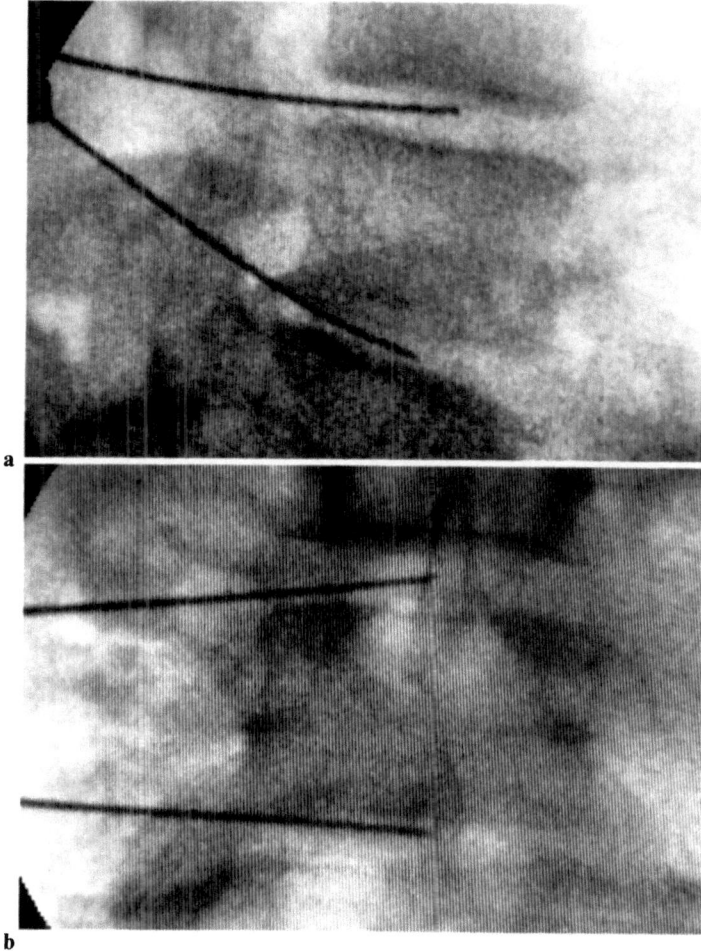

Abb. 2a, b. Röntgenkontrolle der Nadellage im seitlichen **a** und a.-p. **b** Strahlengang. Die Nadeln liegen zentral in den Zwischenwirbelräumen L_4/L_5 und L_5/S_1

Medianebene. Verwendet wird eine 18er-Nadel bzw. bei Schwierigkeiten, die bei der Punktion des Zwischenwirbelraumes L_5/S_1 anatomisch bedingt bei hochstehendem Darmbeinkamm und großer Breite des Processus transversus der LWK 5 bestehen können, eine Führungsnadel, über die eine zweite dünnere gebogene Nadel eingeführt werden kann. Angestrebt werden muß eine zentrale Lage der Nadelspitze im Zwischenwirbelraum, die röntgenologisch im anterio-posterioren und im seitlichen Strahlengang dokumentiert wird (Abb. 2).
2. Intraoperative Sicherung einer Degeneration einer punktierten Bandscheibe zunächst mit Hilfe der Messung des intradiskalen Druck/Volumenverhältnisses (Brock et al. 1983) (Abb. 3 u. 4) und gegebenenfalls der Diskographie. Der Wert der Messung des intradiskalen Druck/Volumenverhältnisses beruht auf der Tatsache, daß in einer gesunden Bandscheibe hohe Drucke herrschen, die nach In-

jektion von nur wenig Volumen bis auf 9000 mm Hg ansteigen. Bei Bandscheibendegeneration gelingt ein solcher Druckaufbau nicht. Brock et al. (1983) konnten bei einer hohen Signifikanz ($p \leq 0,01$) zeigen, daß bei raschem Eingeben von 0,3 ml Kochsalzlösung in die Bandscheibe es im Falle einer Degeneration zu einem initialen intradiskalen Druckabfall unter 600 mm Hg kommt (Abb. 4, Typ 2a–c), gefolgt von einem weiteren kontinuierlichen Druckabfall über eine gemessene Zeit von 2 Minuten. Sinkt der Druck innerhalb von 2 Minuten nicht unter

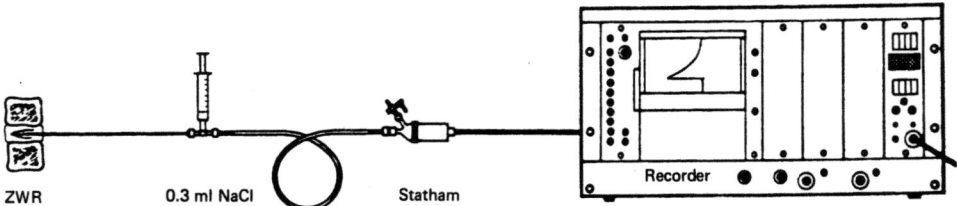

Abb. 3. Apparativer Aufbau zur Messung des Druck/Volumenverhältnisses. Über die im Zwischenwirbelraum *ZWR* liegende Nadel wird nach rascher Injektion von 0,3 ml NaCl das intradiskale Druckverhalten mit Hilfe eines Druckaufnehmers *Statham* aufgezeichnet *Recorder* (aus Brock et al. 1983)

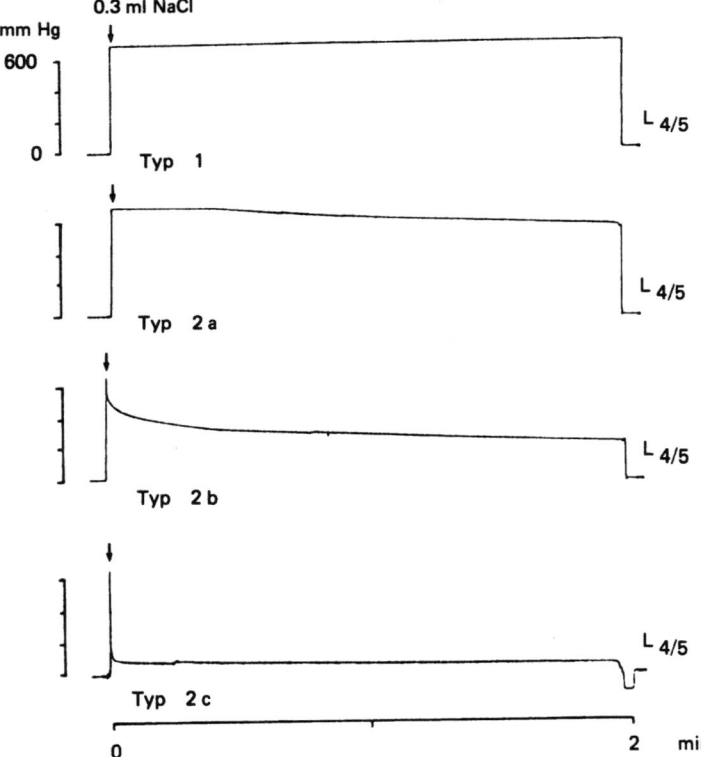

Abb. 4. Kurventypen nach intradiskaler Injektion von 0,3 ml NaCl für die Höhe L_4/L_5 über 2 Minuten (aus Brock et al. 1983)

600 mm Hg (Abb. 4, Typ 1), ist eine Aussage bezüglich einer Bandscheibendegeneration nicht mit Sicherheit möglich und es muß eine Diskographie angeschlossen werden, die mit einem ml Iopamidol durchgeführt wird. Liegt also eine durch die Bestimmung des Druck/Volumenverhältnisses nachgewiesene Bandscheibendegeneration vor, kann auf eine Diskographie verzichtet werden.

Daraus ergeben sich folgende Vorteile:
1. Keine zusätzliche Belastung des Patienten durch Kontrastmittelgabe,
2. keine zusätzliche intradiskale Volumenbelastung,
3. Verringerung der Gefahr einer Inaktivierung des Chymopapains durch Kontrastmittel und
4. Verkürzung der für den Eingriff benötigten Zeit.

Die Chemonukleolyse wird mit 2 ml Chymopapain (entsprechend 4000 I.E.) durchgeführt. Während der Injektion und den darauffolgenden zwei Stunden werden die Vitalfunktionen des Patienten überwacht.

Ergebnisse

In der Zeit zwischen dem 1., 2. und 15.07.83 wurden 100 Patienten unter Berücksichtigung der genannten Kriterien zur Indikationsstellung einer Chemonukleolyse mit Chymopapain unterzogen. Innerhalb eines Nachbeobachtungszeitraumes bis zum 31.08.83 wurden 19 Patienten nachoperiert, 11 davon noch während der stationären Behandlung. Das entspricht, bezogen auf die Zeit der Nachbeobachtung, einer Erfolgsquote von 81%. Die stationäre Verweildauer betrug 5 bis 7 Tage.

Das unmittelbare postoperative Ergebnis ist an der Schmerzsymptomatik des Patienten zu messen. Die meisten Patienten klagen im Anschluß an eine Chemonukleolyse über Lumbalgien unterschiedlichen Ausmaßes, die in wenigen Tagen, spätestens nach 4 bis 8 Wochen vollständig abklingen. Die Pathogenese dieser Lumbalgien ist noch nicht geklärt. Wenn die postoperative Lumbalgie sehr stark ist, wird sie durch Bettruhe, Analgetika, Antiphlogistika, evtl. Wärmeanwendung und Myotonolytika behandelt. Im Gegensatz zum Auftreten der Lumbalgie wird bei erfolgreicher Chemonukleolyse unmittelbar postoperativ ein Verschwinden, bzw. eine deutliche Besserung der vorbestehenden Ischialgie angegeben.

Die Patienten werden nach 1 und nach 3 Monaten poliklinisch nachuntersucht. Unter Ausschluß der nachoperierten Patienten liegt eine Einmonatskontrolle bei 63 und eine Dreimonatskontrolle bei 38 Patienten vor.

Nach einem Monat klagten noch 16 Patienten über unveränderte oder verschlechterte Lumbalgien, 11 über entsprechende Ischialgien und 39 waren noch nicht arbeitsfähig. Nach 3 Monaten bestanden unveränderte oder verschlechterte Lumbalgien nur noch bei 3 Patienten, ebenfalls bei 3 entsprechende Ischialgien und lediglich 4 Patienten waren nicht arbeitsfähig. Nach einen Monat zeigt die Röntgenaufnahme der LWS eine deutliche Verschmälerung der chemonukleolysierten Zwischenwirbelräume (Abb. 5). Der Nachweis der Wirkung des Chymopapains gelingt auch in der Computertomographie. Abbildung 6 zeigt die Normalisierung des CT-Befundes nach 3 Monaten.

Bei den 19 nachoperierten Patienten wurden in 9 Fällen ein freier Sequester gefunden, bei 5 Patienten große, zum Teil verknöcherte Protrusionen und bei 2 knö-

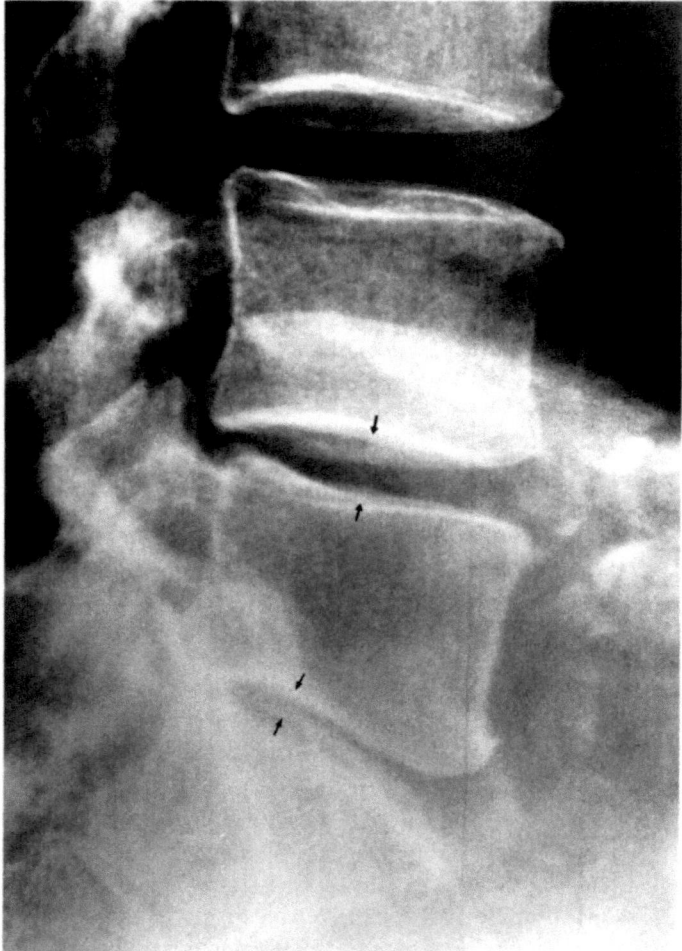

Abb. 5. Postoperative Röntgen-Nativkontrolle 1 Monat nach Behandlung der Höhen L_4/L_5 und L_5/S_1 mit Chymopapain. Eine deutliche Verschmälerung der behandelten Zwischwirbelräume ist erkennbar

Abb. 7a, b. Rasterelektromikroskopische Aufnahmen von degeneriertem Bandscheibengewebe a und nach Chemonukleolyse b. Nach Chemonukleolyse ist die Grundsubstanz ausgewaschen, es steht nur noch das kollagene Grundgerüst (aus Roggendorff et al. 1983)

Die Chemonukleolyse mit Chymopapain: Erfahrungen an 100 Fällen

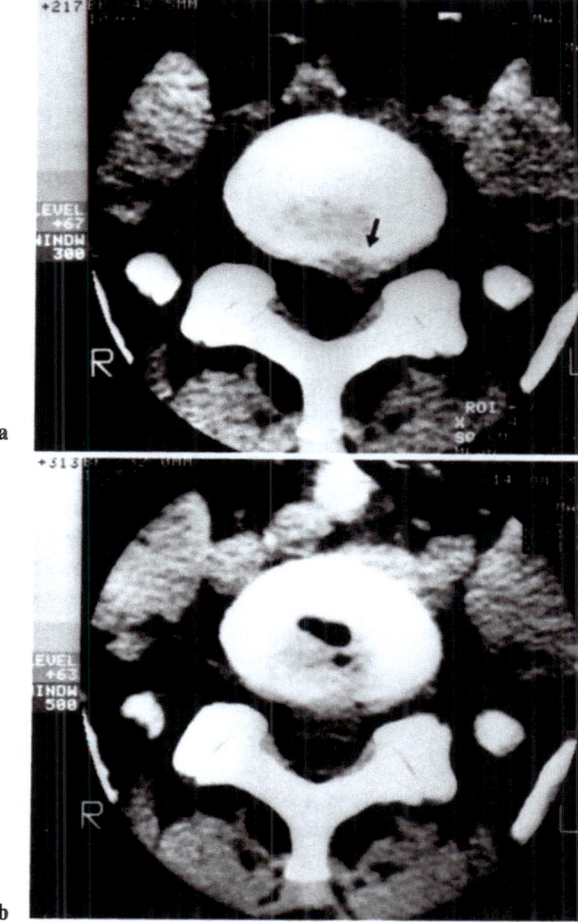

Abb. 6 a, b. Prä- **a** und 3 Monate postoperativer CT-Kontrollen nach Chemonukleolyse. Der präoperativ bestehende Bandscheibenvorfall *Pfeil* ist postoperativ **b** nicht mehr nachzuweisen

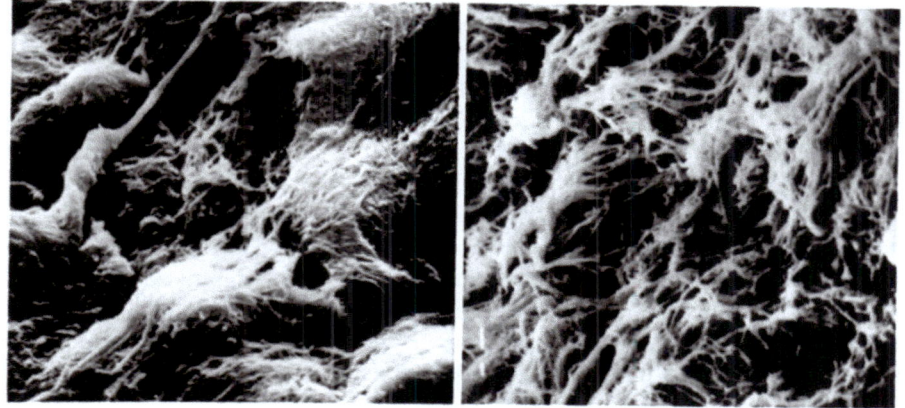

cherne Einengungen. 3 Patienten wurden auswärtig operiert. Die Ergebnisse liegen uns nicht vor. Die Ergebnisse der von uns nachoperierten und damit in unserer Kontrolle stehenden Patienten waren bis auf eine Ausnahme ausgezeichnet. Das mit Chymopapain behandelte Bandscheibengewebe wies eine stärkere Adhärenz auf. Die elektronenmikroskopische Untersuchung dieses Materials zeigt eine durch Chymopapain völlig ausgewaschene Grundsubstanz, so daß nur noch das Kollagengerüst übrigbleibt (Roggendorf et al. 1983) (Abb. 7).

Komplikationen

Eine für die Chemonukleolyse typische Komplikation, die bei den eigenen 100 Fällen bisher zweimal auftrat, ist die knöcherne Einengung des Foramens durch die Verschmälerung des Zwischenwirbelraumes. Dies kann zur erneuten Kompression der Nervenwurzel führen, bzw. zur Ausbildung eines sogenannten Facettensyndroms durch eine veränderte Stellung der kleinen Wirbelgelenke. An weiteren Komplikationen kam es bei 6 Patienten zu einer reversiblen Harnverhaltung und bei 2 traten vermehrte krampfartige Wadenschmerzen auf. An allergischen Reaktionen beobachteten wir zweimal einen Blutdruckabfall um 30 mm Hg für eine Minute. Bei einem Patienten trat zwei Stunden postoperativ ein kurzer allergischer Schock (RR 80/40, Übelkeit, Schweißausbruch) auf, der leicht beherrschbar war. Eine Diszitis haben wir bisher nicht beobachtet.

Diskussion

Die Chemonukleolyse mit Chymopapain stellt eine wirksame Methode zur Behandlung des lumbalen Bandscheibenvorfalls dar. Zwar sind die eigenen Erfahrungen wegen der Kürze der Nachbeobachtungszeit noch unvollständig, sie stimmen jedoch mit denjenigen des Schrifttums überein (Smith 1972, Bouillet 1976, Maroon 1976, McCulloch 1977 und 1980). Nicht die technische Durchführung sondern die Indikationsstellung zur Chemonukleolyse ist entscheidend für den Erfolg. Dabei ist der Ausschluß eines freien Sequesters erfahrungsgemäß nicht immer möglich. So fanden wir trotz sorgfältiger Indikationsstellung bei der Nachoperation immerhin bei 9 Patienten freie Sequester. Die Chemonukleolyse kann auch erfolglos bleiben, wenn infolge der durch sie verursachten Verschmälerung des Zwischenwirbelraumes ossäre Wurzelkompressionen entstehen, die der Nachoperation bedürfen. Die Zahl dieser Komplikationen kann nur durch ein ausgiebiges Studium oder Nativ-Röntgenaufnahmen des Patienten vermindert werden. Ein weiterer Grund für einen Fehlschlag der Chemonukleolyse könnte darin bestehen, daß ein kurz vor der Sequestrierung stehender Vorfall durch die Injektion von zusätzlichem Volumen in den Zwischenwirbelraum sequestriert wird und sich dem Angriff des Enzyms entzieht bzw. die Wurzelkompression verstärkt. In 20–30% der Fälle muß also mit der Notwendigkeit einer Nachoperation gerechnet werden. Die Chemonukleolyse sollte deshalb nur in Zentren Anwendung finden, die apparativ und operativ entsprechend ausgerüstet sind und sie sollte ausschließlich vom operativ Tätigen durchgeführt werden.

Der Zahl der Nachoperationen steht eine Erfolgsquote von 81% gegenüber. Dies bedeutet, daß 81 unserer ersten 100 Fälle, bei denen eine Chemonukleolylse durchgeführt wurde, bislang anhaltend gebessert wurden. Durch die Anwendung der Lokalanästhesie, die durch die vor dem Eingriff durchgeführte Allergietestung mit Hilfe des Intrakutan-Test ermöglicht wird, vermindert sich das Chemonukleolyse-Risiko weiter. Die Allergietestung erlaubt weiterhin die selektive Anwendung von Chymopapain oder im Falle der Chymopapain-Allergie von Kollagenase.

Die Chemonukleolyse ist ein sicheres, wenig invasives und relativ preiswertes Verfahren, das bei sorgfältiger Indikationsstellung unter strenger Beachtung der Kontraindikationen zunächst einer interlaminären Fensterung in der Behandlung des lumbalen Bandscheibenvorfalls vorzuziehen ist.

Literatur

Bouillet R (1976) Traitement des lumbosciatique par injection intradiscale des chymopapaine. Analyse comparative des resultats de la discectomie et de la chemonucleolyse. Acta Orthopaedica Belgica 42, 2:101

Brock M, Görge HH, Curio G (1984) The study of intradiscal pressure/volume response: Methodological contribution to chemonucleolysis. Preliminary results. J Neurosurg, accep.

Brown JE (1969) Clinical studies on chemonucleolysis. Clin Orthop and Rel Res 67:94

Garvin PJ, Jennings RB, Stern IJ (1977) Enzymatic digestion of the nucleus pulposus: A review of experimental studies with chymopapain. Orthop Clinics of North Am 8:27

Jansen EF, Balls AK (1941) Chymopapain: A new cristalline proteinase from papaya latex. J of Biol Chem 137:459

Maroon JC, Holst RA, Osgood CP (1976) Chymopapain in the treatment of ruptured lumbar discs. J of Neurol Neurosurg and Psychiat 39:508

MacNab I, McCulloch JA, Weiner DS et al. (1971) Chemonucleolysis. Can J of Surg 14:280

McCulloch JA (1977) Chemonucleolysis. J of Bone and Joint Surg 59 B:45

McCulloch JA (1980) Chemonucleolysis – experience with 2000 cases. Clin Orthop 146:128

Onofrio BM (1975) Injection of chymopapain into intervertebral discs. J Neurosurg 42:384

Parkinson D, Shields C (1973) Treatment of protruded lumbar intervertebral disc with chymopapain (Discase). J Neurosurg 39

Roggendorff W, Brock M, Görge HH, Curio G (1983) Morphological alterations of the degenerated disc following chymopa pain treatment (chemonucleolysis). J Neurosurgery, accep.

Schoedinger GR, Ford LT (1971) The use of chymopapain in ruptured lumbar discs. Southern Med J 64:333

Smith L (1964) Enzyme dissolution of the nucleus pulposus in humans. J of Am Med Ass 187:137

Smith L (1969) Chemonucleolysis. Clin Orth and Rel Res 67:72

Smith L (1972) Chemonucleolysis. In Proceedings J of Bone and Joint Surg 54 A:1795

Wiltse LL, Widell EH, Hansen AY (1975) Chymopapain chemonucleolysis in lumbar disc disease. J of Am Med Ass 231:474

Die Discolyse lumbaler Bandscheibenvorfälle mit Kollagenase*

Ein vorläufiger Ergebnisbericht

G. LENZ, J. W. BROMLEY und J. GOMEZ

Die als Chemonukleolyse bezeichnete Behandlungsart, Bandscheibenvorfälle durch intradiskale Instillation verschiedener Enzyme zu beseitigen, hat nicht nur in der Öffentlichkeit, sondern auch in Fachkreisen erstaunliche Aufmerksamkeit erregt. Das kann einerseits darin begründet liegen, daß es sich um ein nichtoperatives Vorgehen unter Lokalanästhesie handelt, zum anderen aber spielt sicherlich auch eine gewisse Zurückhaltung gegenüber Bandscheibenoperationen eine Rolle, deren Ergebnisse in Abhängigkeit von der Strenge der Indikationsstellung nicht immer zufriedenstellend ausfallen.

Die Chemonukleolyse verspricht hier zumindest eine Verminderung der verwachsungsbedingten Postdiskotomiesyndrome, die den Betroffenen wie auch den behandelnden Arzt auf Grund der therapeutischen Refraktärität vielfach vor unlösbare Probleme stellen.

Dabei ist dieses Behandlungsverfahren durchaus nicht neu. Bereits vor 20 Jahren injizierte Lyman Smith (1964) erstmals das proteolytisch wirkende Chymopapain, ein Extrakt der Papaya-latex-Pflanze. Wenn auch verschiedene Ergebnisstudien die verläßliche nukleolytische Wirkung nachgewiesen haben, so wurde andererseits immer wieder über teilweise schwerwiegende allergische bzw. anaphylaktische Nebenwirkungen berichtet (Ford 1969, Watts 1977, Brown 1983).

Seit 1979 findet nunmehr ein zweites Enzym bei lumbalen Bandscheibenvorfällen Anwendung. Es handelt sich um Nukleolysin, eine hochgereinigte Kollagenase, chromatographisch extrahiert aus Kulturen des Clostridium histolyticum. Das Medikament befindet sich gegenwärtig noch in der Phase der offenen klinischen Prüfung, kann also noch nicht kommerziell eingesetzt werden.

Erste experimentelle Studien stammen von Sussman (1968, 1969, 1971) wie auch von Stern und Coulson (1976). Bromley u. Mitarb. (1980) haben in umfangreichen tierexperimentellen Untersuchungen an Hunden, Monkeys und menschlichem Diskusmaterial die verläßliche nukleolytische Wirkung von Nukleolysin belegt und die Frage der Toxizität aufgeworfen. Während sich bei der periduralen, intradiskalen, paraspinalen, intraperitonealen und intravenösen Applikation ein relativ großer Sicherheitsspielraum im Vergleich zur effektiven Nukleolysedosis ergab, führte Nukleolysin bei intrathekaler Applikation der zwei- bis sechsfachen effektiven Wirkdosis bei Hunden und Monkeys zu toxischen Erscheinungen. Ähnliche Reaktionen treten bei Chymopapain bereits bei intrathekaler Applikation der ein- bis dreifachen effektiven Nukleolysedosis auf (Branemark u. Mitarb. 1969, Ford 1969, Gesler 1969).

Die ersten klinischen Mitteilungsberichte stammen von Sussman u. Mitarb. (1981), Bromley (1982) und Brown (1983) mit durchschnittlich 80% guten und sehr

---

* Herrn Prof. Dr. K.-P. Schultz zum 50. Geburtstag gewidmet.

guten Ergebnissen. Inzwischen sind über 600 Patienten mit Nukleolysin behandelt worden. Bleibende Nebenwirkungen, insbesondere allergische oder anaphylaktische Reaktionen, wurden bisher nicht berichtet.

Anwendung

Die Indikation ist gegenwärtig noch ausschließlich auf lumbale Bandscheibenvorfälle eingegrenzt. Im Rahmen der jetzt in Europa an 15 Zentren durchgeführten offenen klinischen Studie sind strenge Indikations- und Ausschlußkriterien vorgegeben (Tabelle 1).

Injektionstechnik

Die Nukleolysin-Instillation wird posterolateral unter Umgehung des Spinalkanals in Seitenlage des Patienten vorgenommen. Die Injektion erfolgt unter aseptischen Kautelen in Lokalanästhesie bei gleichzeitiger Bildwandlerkontrolle. Wir bevorzugen in diesem Falle eine Zweinadel-Technik, indem nach Anlegen der Lokalanäs-

Tabelle 1. Indikation und Ausschluß der Nukleolysintherapie

Indikationskriterien:
- Ischialgien mit/ohne Kreuzschmerz
- ununterbrochene Symptomatik seit mindestens 60 Tagen
- konservative Therapie innerhalb dieser Phase einschließlich einer 2wöchigen Bettruhe
- klinische und neurologische Zeichen der radikulären Ischialgie:
  - positives Lasèguesches Zeichen unter 60 Grad (und/oder positiver kontralateraler Lasègue)
  - Druckschmerz über dem betreffenden Zwischenwirbelabschnitt
  - Lumbalspasmus
  - abgeschwächte oder fehlende Reflexe (PSR, TPR, ASR)
  - Sensibilitätsstörungen in dem betreffenden Dermatom
  - myelographisch oder computertomographisch nachgewiesener Bandscheibenvorfall
  - leichte motorische Ausfälle
- Alter 18–65 Jahre
- Abschnitte $L_3/L_4-L_5/S_1$

Ausschlußkriterien:
- Vorausgegangene lumbale Bandscheibenoperation
- ausschließlicher Kreuzschmerz
- Bandscheibenvorfälle kranial von L_3
- hochgradige neurologische Ausfälle:
  - vollständiger Fallfuß
  - Paraparese
  - Blasen/Mastdarmstörungen
- myelographisch oder computertomographisch fehlender Nachweis eines Bandscheibenvorfalles
- fortgeschrittene osteochondrotische und spondylotische Veränderungen
- Spondylolyse und/oder Spondylolisthese
- knöcherne Engen
- Schwangerschaft

thesie eine starre 18-gauge-Spinalnadel 10 cm paraspinal, unmittelbar oberhalb des Beckenkammes beginnend, unter Bildwandlerkontrolle bis an den entsprechenden Anulus fibrosus herangeführt wird. Durch diese Nadel wird schließlich der Nucleus pulposus mit einer dünnen flexiblen Nadel (22 gauge) anpunktiert. Gerade bei L_5/S_1 muß häufig mit der Nadel „um die Kurve" gearbeitet werden, die sich je nach Ausrichtung des Schliffes der Nadelspitze bei der vorhandenen Flexibilität unproblematisch erzielen läßt. Schließlich ist mit der Zweinadel-Technik die Gefahr der Keimkontamination geringer und die Punktionsöffnung des Anulus fibrosus ist wegen der Möglichkeit des Refluxes möglichst kleingehalten.

Injiziert wird 1 ml Nukleolysin entsprechend 600 Einh. über eine Zeitdauer von 5 Minuten. Anschließend verbleibt der Patient für kurze Zeit in einer Überwachungseinheit und wird nach einer halben Stunde auf die Station zurückgebracht. Der Patient darf noch am Injektionstag wieder aufstehen.

Ergebnisse

Von 1979 bis März 1983 wurden bisher über 400 Patienten mit Nukleolysin behandelt. Die hier mitgeteilten Ergebnisse beziehen sich auf 134 Patienten, die im St. Joseph's Medical Center, Paterson, New York, am Neurologic Institute of Colombia, Bogota, oder an der Orthopädischen Klinik der Universität Düsseldorf behandelt wurden. Die 46 Frauen und 88 Männer waren durchschnittlich 39 Jahre alt und wiesen eine Anamnesedauer von über 5 Monaten auf. Das häufigst betroffene Segment war in 61% der Abschnitt L_4/L_5. Der durchschnittliche Beobachtungszeitraum nach der Injektion beträgt bei dem vorliegenden Patientenkollektiv 13 Monate. Bei allen Patienten wurde eine computertomographische Untersuchung vor und 3 Monate nach der Injektion durchgeführt.

Der klinische Verlauf innerhalb der ersten 3 Monate nach der Injektion ist durchaus wechselhaft, so daß die Frühergebnisse letztlich erst nach Ablauf dieser Zeit definitiv festgelegt werden können.

Charakteristischerweise kommt es bereits in den ersten Tagen nach der Injektion zu einer deutlichen Linderung der Beinschmerzen, die schließlich im weiteren Verlauf vollständig nachlassen. Länger halten hingegen die Kreuzschmerzen an, insbesondere dann, wenn vor der Injektion erhebliche schmerzbedingte Rumpffehlhaltungen vorhanden sind.

39% der Patienten klagten innerhalb der ersten 3 Tage über eine deutliche Zunahme der lokalen Kreuzschmerzen, deren Ursache letztlich noch nicht genau geklärt ist. Ähnliche Beobachtungen wurden auch nach Chymopapain berichtet (Brown 1983). Letztgenannter Autor führt die Zunahme der Beschwerden auf eine Erhöhung des intradiskalen Druckes zurück, obwohl definitive Beweise bisher nicht vorliegen. Da verschiedentlich auch die Ansicht geäußert wurde, daß es sich bei der Zunahme der lokalen Kreuzschmerzen um ein akutes lumbales Facettensyndrom handele, haben wir bei einigen unserer Patienten eine sofortige Facetteninfiltration unter Bildwandlerkontrolle durchgeführt, die ohne entscheidende Verbesserung der Symptomatik verlief, so daß unseres Erachtens in erster Linie ein medikamentös bedingter Reizzustand des Anulus fibrosus und der harten Hirnhaut als Ursache heranzuziehen ist, der mit der peroralen Gabe von 15–20 mg Prednisolon über 2–3 Tage verläßlich kupiert werden kann.

Die Einstufung der Ergebnisse erfolgte nach klinisch-neurologischen, funktionellen und subjektiven Kriterien als
1. *ausgezeichnet oder gut* für Patienten ohne Kreuz- und Beinschmerzen mit freier oder nur geringfügig eingeschränkter Lendenwirbelsäulenfunktion und entscheidender Remission der neurologischen Symptomatik;
2. *gebessert* für Patienten, die bezüglich der Schmerzsymptomatik deutlich verbessert waren, zeitweise noch unter mäßigen Kreuz- oder Beinschmerzen litten und noch mittelgradige Funktionsstörungen der LWS aufwiesen bei unvollständiger Remission des Lasègueschen Zeichens.
3. *Unverändert* waren diejenigen Patienten, die keine entscheidende Verbesserung von Schmerz und Funktion aufwiesen.

Nach der Beurteilung durch den jeweiligen Prüfer und den Patienten selbst konnten 108 Patienten entsprechend 80,5% als sehr gut und gut eingestuft werden. 4,6% der Patienten waren lediglich verbessert und 20 entsprechend 14,9% mußten als unverändert eingestuft werden. Von diesen wurden 12 Patienten operiert; in 8 Fällen war ein freier Sequester vorhanden. Bei keinem derjenigen Patienten, die einer Operation unterzogen werden mußten, fanden sich irgendwelche unerwünschten Nebenwirkungen, die auf das Medikament hätten zurückgeführt werden können (Tabelle 2).

Die stationäre Verweildauer betrug nach der Injektion durchschnittlich 5 Tage.

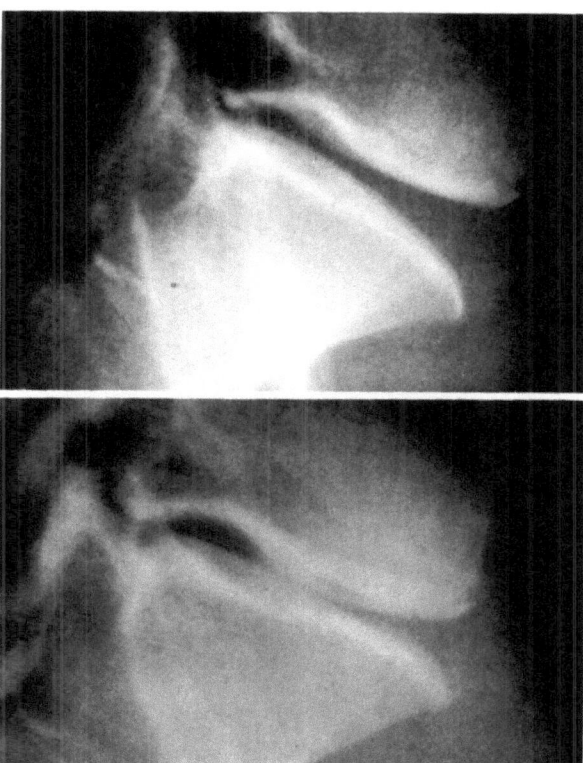

Abb. 1. Zwischenwirbelabschnitt L_5/S_1 vor und 3 Monate nach Nukleolysin-Injektion

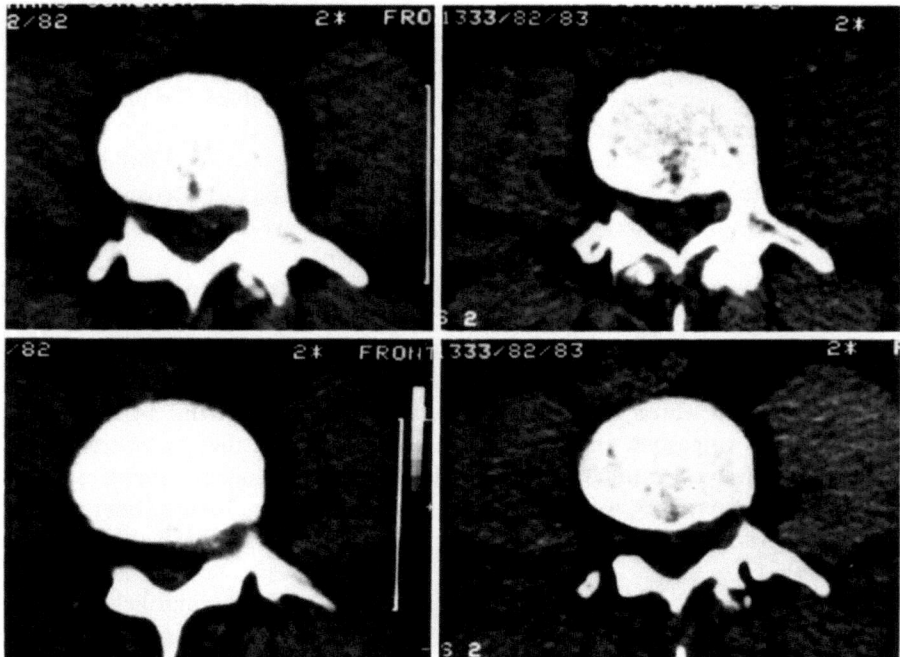

Abb. 2. Breit ausgewalzter Prolaps L$_4$/L$_5$ links mit Verlegung des Rezessus in verschiedenen CT-Schichten. Links jeweils vor, rechts 3 Monate nach Injektion

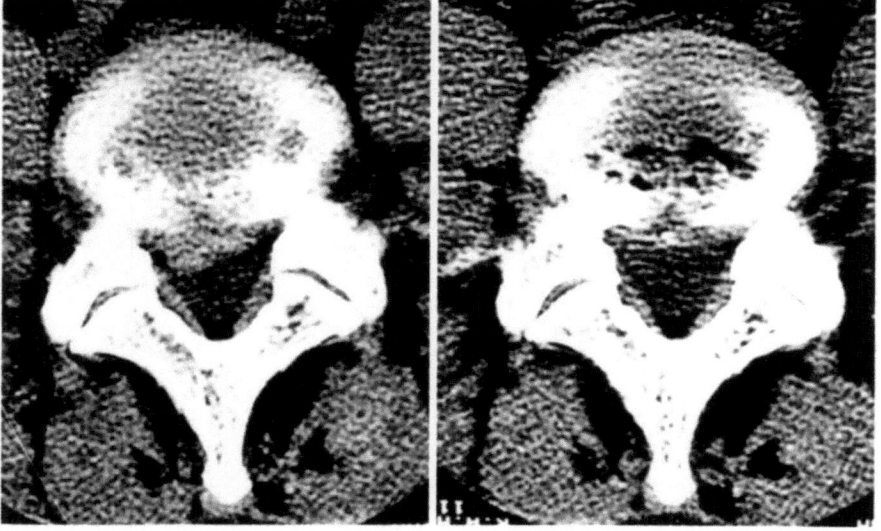

Abb. 3. Prolaps L$_4$/L$_5$ rechts vor und 12 Monate nach Nukleolysin-Injektion

Tabelle 2. Ergebnisse nach Nukleolysinbehandlung durchschnittlich 13 Monate nach der Injektion (n = 134)

Gut	108 (80,5%)
Gebessert	6 (4,6%)
Unverändert	20 (14,9%)
	n = 134

Röntgenologisch wiesen alle Patienten gleichermaßen eine Höhenminderung der betroffenen Bandscheibe von 40 bis 60% des Ausgangsbefundes 3 Monate nach der Nukleolysin-Injektion auf (Abb. 1).

Umfangreiche Laboruntersuchungen vor und nach der Injektion ergaben keinerlei Anzeichen für toxische Reaktionen. Komplikationen wurden bei 6 Patienten beobachtet in Form einer Zunahme der bereits vorbestehenden Paresen, die sich ausnahmslos spontan bis zur vollständigen Kraftentfaltung mit guten Endresultaten erholten (Abb. 2 u. 3).

Diskussion

Die enorme spontane Remissionstendenz der klinischen Symptomatik bei lumbalen Bandscheibenvorfällen erfordert größte Zurückhaltung in der Beurteilung jeglicher Therapieform. Nicht zuletzt deshalb wurden für das vorliegende Patientenkollektiv strengste Indikationskriterien zugrundegelegt.

Eine Erfolgsquote von 80,2% dokumentiert die Tatsache, daß Kollagenase diejenigen Bandscheibenvorfälle auflöst, die nicht frei sequestriert sind. Auch die Röntgenverlaufskontrollen belegen die Lyse des Nucleus pulposus in Form der auffälligen Höhenminderung des betroffenen Zwischenwirbelabschnittes.

Auf Grund der protrahierten dekomprimierenden Wirkung nach Nukleolysin-Behandlung erfordern akut aufgetretene hochgradige Paresen und Blasen/Mastdarmstörungen die sofortige operative Dekompression. Das gilt gleichermaßen für freie Sequester, deren präoperativer Nachweis gegenwärtig trotz Einsatzes modernster Diagnostik nicht immer gelingt.

Die wenig aufwendige und kostensparende Behandlungsmethode, bisher fehlende, bleibende Nebenwirkungen und nicht zuletzt die hohe Erfolgsrate stellen sicherlich eine erwünschte Ausweitung der konservativen Behandlungspalette dar. Das mag auf Dauer gesehen gerade der Vielzahl derjenigen Patienten zugute kommen, die trotz intensiver Therapie nicht ausreichend gebessert werden können, die aber auch andererseits auf Grund der meist uncharakteristischen Lumboischialgien nicht immer den strengen Indikationskriterien für ein operatives Vorgehen entsprechen. Es bleibt zu hoffen, daß auf diesem Wege mit der Chemonukleolyse dazu beigetragen werden kann, die Rate der weniger zufriedenstellenden Ergebnisse nach lumbaler Diskotomie zu senken.

Literatur

Branemark PI, Ekholm R, Lundskog J et al. (1969) Tissue response to chymopapain in different concentrations. Animal investigations on microvascular effects. Clin Orthop 67:52
Bromley J (1982) Intervertrebral discolysis with collagenase. Paper presented to Deidesheimer Gespräch, Deidesheim, Germany, May 8
Bromley J, Hirst J, Osman M et al. (1980) Collagenase: An experimental study of intervertebral disc dissolution. Spine 5:126
Bromley J, Santaro A, Cohen P et al. (1982) Double-blind evaluation of collagenase injected for herniated lumbar discs. Paper presented to Deidesheimer Gespräch, Deidesheim, Germany, May 8
Brown MD (1983) Intradiscal therapy. Chymopapain or Collagenase. Year Book Medical Publishers, Inc., Chicago, London
Ford LT (1969) Experimental study of chymopapain in cats. Clin Orthop 67:68
Gesler RM (1969) Pharmacologic properties of chymopapain. Clin Orthop 67:47
Smith L (1964) Enzyme dissolution of nucleus pulposus in humans. JAMA 18:137
Stern EW, Coulson WF (1976) Effects of collagenase upon the intervertebral disc in monkeys. J Neurosurg 44:32–44
Sussman BJ (1968) Intervertebral discolysis with collagenase. N Natl Med Assoc 60 184
Sussman BJ (1971) Experimental intervertebral discolysis. A critique of collagenase and chymopapain applications. Clin Orthop 80:181
Sussman BJ, Mann M (1969) Experimental intervertebral discolysis with collagenase. J Neurosurg 31:628
Sussman BJ, Bromley J, Gomez J (1981) Injection of collagenase in the treatment of herniated lumbar disc. JAMA 245:730
Watts C (1977) Complications of chemonucleolysis for lumbar disc disease. Neurosurgery 1:2

Die operative Behandlung lumbaler Bandscheibenvorfälle beim Jugendlichen

H. Reinhardt, R. Graf und O. Gratzl

Einleitung

Sowohl nach den Mitteilungen klinischer Untersuchungen an einer großen Zahl jugendlicher Diskusoperierter (DeOrio, J.K. and Bianco, A.J. 1982 [2], Taylor, T.K. 1971 [3]), als auch nach unseren eigenen Erfahrungen sind die postoperativen Verläufe und späteren Ergebnisse bei Kindern und Adoleszenten insgesamt ungünstiger als bei älteren Altersgruppen. Dies war uns Anlaß, unser Krankengut jugendlicher Patienten einer 3jährigen Operationsperiode genauer zu sichten, den komplizierten Verläufen nachzugehen und zu versuchen, Ursachen des ungewöhnlich frühen Auftretens einer Diskopathie aufzuzeigen. Es wurden hierzu auch ganganalytische Untersuchungen vorgenommen, über welche im Anschluß von Baumann und Mitarbeitern berichtet wird.

Material und Methoden

Die Untersuchung umfaßt 25 Patienten mit einem Höchstalter von 25 Jahren (jüngste Patientin 14jährig), welche zwischen Juli 1978 und Juni 1981 an der Neurochirurgischen Universitätsklinik des Kantonsspitals Basel wegen einer lumbalen Diskushernie operiert werden mußten. 14 waren männlichen, 11 weiblichen Geschlechts. In 22 Fällen wurde eine Fenestration konventionell ohne Mikroskop, allerdings mit Miniaturzugang vorgenommen. 2 Patienten wurden mit dem Mikroskop ähnlich der Methode nach Caspar operiert [1]. Im Gegensatz zur Originalbeschreibung wurde jedoch zusätzlich eine ossäre Dekompression mit medianer Arthrotomie und Foraminotomie (Abb. 1) vorgenommen. Bei einem Patienten erfolgte eine Chemonukleolyse mit Chymopapain; diese Methode wurde jedoch inzwischen wegen teilweise ungünstiger Resultate trotz kritischer Anwendung wieder verlassen. Nach mindestens 8 Monaten erfolgte eine Kontrolluntersuchung mit vorläufiger Beurteilung des Resultates.

Resultate

Bei über 2/3 der Patienten kam es spontan, ohne eruierbare Ursache zur Lumboischialgie, bei 1/3 wurden Distorsions- oder Bagatelltraumen angegeben. Schwere, „adäquate" Rückentraumen als Ursache einer Diskushernie bestanden nicht. Das Intervall zwischen den Erstsymptomen und der Operation war mit durchschnittlich mehreren Monaten außergewöhnlich lang und entspricht vor allem einer sehr zurückhaltenden Operationsindikation erst nach Ausschöpfung sämtlicher konservati-

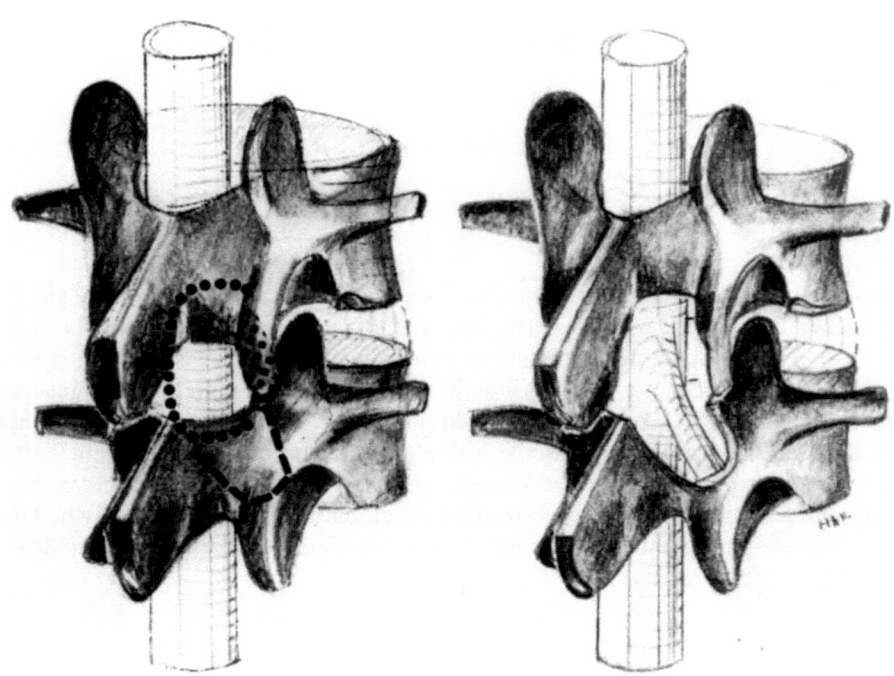

Abb. 1. Technik der Diskushernienoperation. ●●●● intrarkuäre Fenestration, ∵∴∵ mediale Arthrotomie, − − − Foraminotomie

ver Behandlungsmaßnahmen. Relevante neurologische Ausfälle waren seltener als in unserem älteren Patientenkollektiv, Paresen fanden sich nur bei 1/3 der Fälle, durchwegs war das vertebrale Syndrom ausgeprägt. Trotz überdurchschnittlich großer Befunde im Myelogramm und im CT kam es bei keinem der jungen Patienten zu Ausfällen im Kaudabereich mit Miktions/Defäkationsstörungen.

Bei 22 Patienten wurde ein Myelogramm vorgenommen, bei nur 2 Patienten wurde aufgrund eines CT-Befundes operiert. Bei einer Patientin wurde wegen eines negativen Myelogramms noch ein CT und eine Phlebographie vorgenommen, welche fraglich positiv ausfielen. Auch der operative Befund war hier spärlich, es fand sich eine relative Enge des Rezessus lateralis und eine leichte Diskusprotrusion beidseits. Das klinische Resultat war denn auch unbefriedigend, im Nachhinein war die Operationsindikation nicht streng genug gestellt worden.

Bei sämtlichen Patienten fand sich die Pathologie auf den Höhen L_4/L_5 und L_5/S_1; nur in einem Fall wurden 2 Höhen exploriert. Bei über 60% fand sich ein sehr großer Bandscheibenvorfall, allerdings war nur bei 3 Patienten eine freie Sequestration vorhanden. Die Histologie war durchwegs unergiebig mit Nachweis degenerativer Veränderungen des Faserknorpels in sämtlichen Fällen.

8 der 25 Patienten zeigten postoperativ einen schwierigen Verlauf, bei 5 mußte reoperiert werden. Eigentliche Diskushernien-(Früh)-Rezidive fanden sich nicht. Bei einem Patienten kam es 2 Monate nach der Operation einer großen Diskushernie L_4/L_5 links zu Ischialgien L_4 wegen einer sequestrierten, zweiten Diskushernie

bei L_3/L_4 links. Bei einem Patienten entwickelte sich nach einem Wundinfekt eine Spondylodiszitis, welche unter konservativen Maßnahmen (Immobilisation, Antibiotika) ausheilte. Je einmal fanden sich eine kleine epidurale Nachblutung und eine Wurzelkompression wegen narbiger Adhäsionen. Eine 22jährige Patientin mit Spondylolisthesis lumbo-sakral und sequestrierter Diskushernie wurde wegen persistierender Schmerzen reoperiert mit ventraler Spondylodese (Beckenspan); sie war allerdings auch danach nicht beschwerdefrei.

Bei der Nachuntersuchung durchschnittlich ein Jahr postoperativ bestand erfreulicherweise nur noch bei 3 der 25 Patienten (12%) eine unbefriedigende Situation wegen Schmerzen und einer teilweisen Arbeitsunfähigkeit. Allerdings klagte die Hälfte (!) noch über mehr oder weniger ausgeprägte Lumbalgien.

Die Suche nach auslösenden Faktoren des frühen Bandscheibenleidens ergab ein inhomogenes Bild: 7 Patienten (28%) waren deutlich adipös, es dominierte eine Körperlänge an der oberen Normgrenze, kein Patient war ausgesprochen kleinwüchsig. Bei 2 fand sich eine Knieläsion seit Jahren, 4 Patienten zeigten eine Anomalie des lumbo-sakralen Überganges (Lumbalisation/Sakralisation 2, Spondylolisthesis 1, Sakralsinus und Anomalie der kleinen Gelenke 1). Ein 19jähriger Student erkrankte nach Entfernung einer großen Diskushernie fast gleichzeitig an einer multiplen Sklerose mit spinaler Beteiligung. Einmal war eine nicht funktionelle, radiologisch verifizierte Beinlängendifferenz über 2 cm vorhanden. Schwere kongenitale Spinalstenosen fanden sich nicht.

Diskussion

Es kam somit bei 30% der 25 Patienten unter 25 Jahren zu Komplikationen in der unmittelbaren postoperativen Phase. Nach durchschnittlich einem Jahr hatten bis auf 3 sämtliche Patienten trotz noch häufiger Kreuzschmerzen ihre bisherige Tätigkeit wieder aufgenommen. Es zeichneten sich schließlich 3 Gruppen jugendlicher Diskuspatienten ab. 1. „normale" Patienten, bei welchen keine besondere Ursache ihrer frühen Diskopathie gefunden werden konnte, welche im Bereich der Gaußschen Normalverteilungskurve mehr oder weniger zufallsbedingt am unteren Ende der Altersskala figurierten. 2. übergewichtige, eher großgewachsene, muskel- und bindegewebsschwache Patienten. 3. Patienten, bei welchen Anomalien und Funktionsstörungen der Wirbelsäule oder den unteren Extremitäten ein frühes Auftreten des Bandscheibenleidens wahrscheinlich erscheinen ließen. Auf der Suche dieser Faktoren wurden bei einem Teil der jungen Patienten ganganalytische Untersuchungen vorgenommen, über die im Anschluß berichtet wird.

Literatur

1. Caspar W (1979) Die mikrochirurgische Technik des lumbalen Bandscheibenvorfalles. Aeskulap-Werke (Selbstverlag)
2. DeOrio JK, Bianco AJ (1982) Lumber Disc Excision in Children and Adolescents. J Bone Joint Surg 64 A (7):991–996
3. Taylor TK (1971) Intervertebral Disc-prolaps in Children and Adolescens. J Bone Joint Surg 53 B(2):357–364

Lumbale Bandscheibenvorfälle bei Jugendlichen

Ganguntersuchung mit Kraftmeßplatten, Akzelerometrie und Cinephotographie*

J. U. Baumann, T. Klossner, H. Triendl und R. Graf

Einleitung

Mit dem Ziel, einerseits prädisponierenden Faktoren für das Entstehen lumbaler Bandscheiben-Vorfälle nachzugehen, andererseits typische Folgen bezüglich des Gehens bei Patienten mit operierten Bandscheiben-Leiden festzuhalten, wurden Bewegungsablauf, Bodenreaktionskräfte und Beschleunigungen am Kopf gemessen.

Die Untersuchungen von Radin et al. (1972, 1973, 1978), von Light und MacLellan (1977), sowie von Light et al. (1979), ferner jene von Wosk und Voloshin (1981) haben auf die pathogene Bedeutung der schlagartigen Belastung des Fußes beim Gehen und Laufen hingewiesen. Durch Akzelerometrie an Tibia und Kopf ermittelten Light et al. (1979) die Erscheinung einer passiv fortgeleiteten Vibrationswelle beim Auffußen, welche für ihren Weg zum Kopf einige Millisekunden benötigt und nach Voloshin und Wosk (1980) mit Schwingungsfrequenzen des Skelettes von 25–100 Hz verbunden ist.

Zur Untersuchung der Patienten mit operierten Bandscheiben-Vorfällen haben wir die Bodenreaktionskräfte auf die Fußbelastung beim Gehen über Kraftmeßplatten mit den Ergebnissen gleichzeitiger triaxialer Akzelerometrie am Kopf und kurzzeitbelichteter Cinephotographie verglichen.

Material und Methoden

11 Patienten der von Reinhardt et al. auf Seite 518 ff. besprochenen Gruppe mit operierten Bandscheiben-Vorfällen sind 1–4 Jahre, durchschnittlich 2,5 Jahre nach der Operation im Ganglabor nachkontrolliert und orthopädisch untersucht worden. Die Befunde von 5 weiblichen und 6 männlichen Patienten wurden mit jenen von 5 gesunden Versuchspersonen verglichen. Die Gruppe operierter Männer fiel durch eine Körperlänge von durchschnittlich 180,5 cm (174–188 cm) sowie ein Körpergewicht von 76,6 kg (65–90 kg) auf. Die operierten Frauen waren durchschnittlich 167,8 cm groß (163–173 cm) und wogen im Mittel 60,4 kg (52,5–75 kg).

Zur Messung der Bodenreaktionskräfte auf die Fußbelastung beim Gehen dienten zwei Kraftmeßplatten „Kistler Z 4305" mit gemessener Frequenzauflösung von 250 Hz.

---

* Arbeit mit Unterstützung des Schweiz. Nationalfonds für wissenschaftliche Forschung, Kredit No. 3.994-0.80. Die Untersuchung wurde durch die freundlicherweise vom Labor für Biomechanik der Eidg. Technischen Hochschule, Zürich (Dr. Stüssi), zur Verfügung gestellte Akzelerometrieanalge ermöglicht.

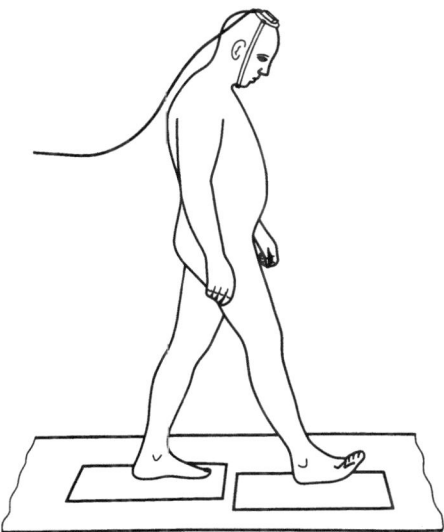

Abb. 1. Ganguntersuchung mit 2 Kraftmeßplatten, triaxialer Akzelerometrie am Kopf und Cinéphotographie

Die Beschleunigungsmessung über der Schädelkuppe benützte als Meßgeber drei rechtwinklig zueinander angeordnete Akzelerometer Typ „Endeveco 2264-200" mit einer Frequenzauflösung von 0 bis 1200 Hz.

Die cinephotographischen Aufnahmen erfolgten durch je eine vertikal, sagittal und frontal gerichtete 16 mm-Kamera „Locam", bei einer Bildfolge von 100 Bildern pro Sekunde und einer Belichtungszeit von 1/500 Sekunde (Abb. 1).

Alle Datenträger waren mit Echtzeitmarkierung versehen.

Resultate

Die Messung der Bodenreaktionskräfte, der Kopfbeschleunigungen und die Cinephotographie der ganzen Person beim Gehen ergaben je einzeln wesentliche Ergebnisse zur Ergänzung konventioneller neuro-orthopädischer Untersuchung. Ihre vergleichende Auswertung vermittelte zusätzliche Informationen:

1. Bodenreaktionskräfte

1.1. Die vertikale Komponente der Bodenreaktionskraft wich in unserer Patientengruppe in Einzelheiten vom normalen Verlauf ab. Die Amplitude der Fersenprellzacke erreichte bei den 5 Normalpersonen zwischen 50 und 90% des Körpergewichtes. Bei 3 Patienten mit erheblichen Restsymptomen fehlte die Fersenprellzacke auf der erkrankten Körperseite vollständig. Bei 5 Patienten war die Prellzacken-Amplitude mit 35–50% des Körpergewichtes stark erniedrigt. Bei 3 Patienten fanden sich Fersenprellzacken symmetrischer Amplitude im Normbereich (Abb. 2).

Die Messung der Prellzacken-Amplitude nach krankengymnastischem Einüben eines „rollenden Ganges" bei einer Patientin ergab eine Abnahme um 16–25%. Durch das Tragen von Laufschuhen mit Pufferabsätzen ließen sich die hochfrequenten Anteile der Prellzacke aufheben, die Amplitude einer entsprechenden niederfrequenten Reaktion lag aber um 22–55% über der Prellzacken-Amplitude bei Barfußgang.

Der *Kraftanstieg beim Auffußen* im Anschluß an die Prellzacke gibt Auskunft über die Kraftübertragung beim langsamen Bremsen. Der Fersenprellzacke folgt ein weiterer, vorerst weitgehend gleichförmiger Anstieg der Reaktionskraft. Normalpersonen und beschwerdefreie Patienten zeigten einen Kraftanstieg von 4–9 N/msec. Eine Abflachung dieses Belastungsanstieges auf Werte unter 4 N/msec war bei 2 Patienten auf der erkrankten Seite festzustellen.

Die *Entlastung in der Standphasenmitte* steht in Zusammenhang mit den Vertikalbewegungen der Körpermasse. Gegenüber den Spitzenwerten beim Auffußen und Anstemmen, sowie während dem Antrieb, ist die vertikale Bodenreaktionskraft in der Standphasenmitte normalerweise um 30–50% geringer. Bei Patienten mit Restsymptomen nach Bandscheiben-Operation erfolgte die Bodenbelastung mit verminderter Schwankungsbreite. Die Entlastung in der Standphasenmitte lag unter $30\% \pm 5$ des Körpergewichtes. Solche pathologisch ausgeglichenen Belastungsverhältnisse fanden sich bei 3 der 11 Patienten (Abb. 3).

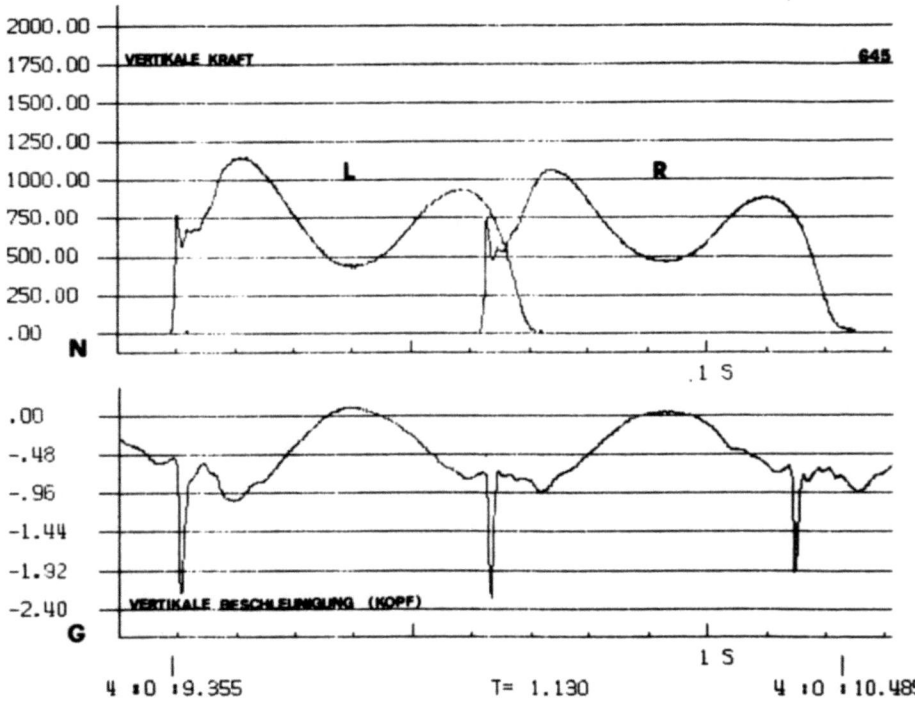

Abb. 2. *Oben:* Registrierung der vertikalen Reaktionskraft beider Füße (Normalwerte). Beachte Prellzacke entsprechend dem Aufsetzen der Fersen. *Unten:* Synchron aufgezeichnete vertikale Kopfbeschleunigung. Beachte Kopf-Prellzacke

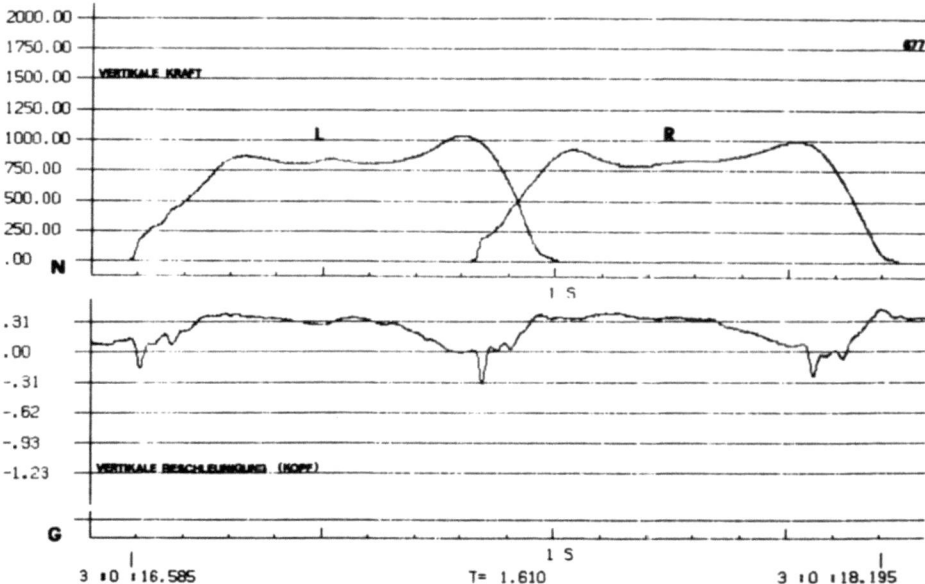

Abb. 3. Pathologischer vertikaler Reaktionskraftverlauf mit fehlender Fersenprellzacke, verlangsamtem Kraftanstieg, gleichförmiger Belastung, geringer vertikaler Kopfbeschleunigung

1.2. Sagittale Scherkräfte. Die sagittale Komponente der Reaktionskraft auf das Auffußen wies bei Patienten mit Restbeschwerden einen verlangsamten Anstieg des Bremsschubes auf der erkrankten Seite auf. Der normale initiale Schub der Ferse nach hinten wurde nicht beobachtet, wo die vertikale Fersenprellzacke fehlte.

1.3. Frontale Scherkräfte. Die frontale Reaktionskraft ist normalerweise während der ersten 50 msec nach medial, anschließend nach lateral gerichtet. Bei Patienten mit Restbeschwerden wurde zwei Mal statt des medialen Fersenschubes ein initialer Schub nach lateral gemessen.

2. Akzelerometrie

Die Kopf-Akzelerometrie erlaubt sowohl langsame wie hochfrequente Bewegungen zu erfassen. Triaxiale Akzelerometrie an der Schädelkuppe zeigte im Anschluß an das Auffußen, gegenüber der Fersenprellzacke um 5 msec verzögert, eine rasche Beschleunigung des Kopfes nach unten, vorne und zur Seite des aufsetzenden Beines (Abb. 4).

Die vertikale Beschleunigungszacke dauerte 15–20 msec und erreichte bei Normalpersonen 0,6–1,7 G. Bei einer Patientin mit starkem einseitigem Schmerzsyndrom entstand keine hochfrequente Kopfbeschleunigung beim Belasten der kranken Seite. Bei 2 Patienten mit Restbeschwerden lag die Amplitude unter 0,6 G, bei einem Patient jedoch höher.

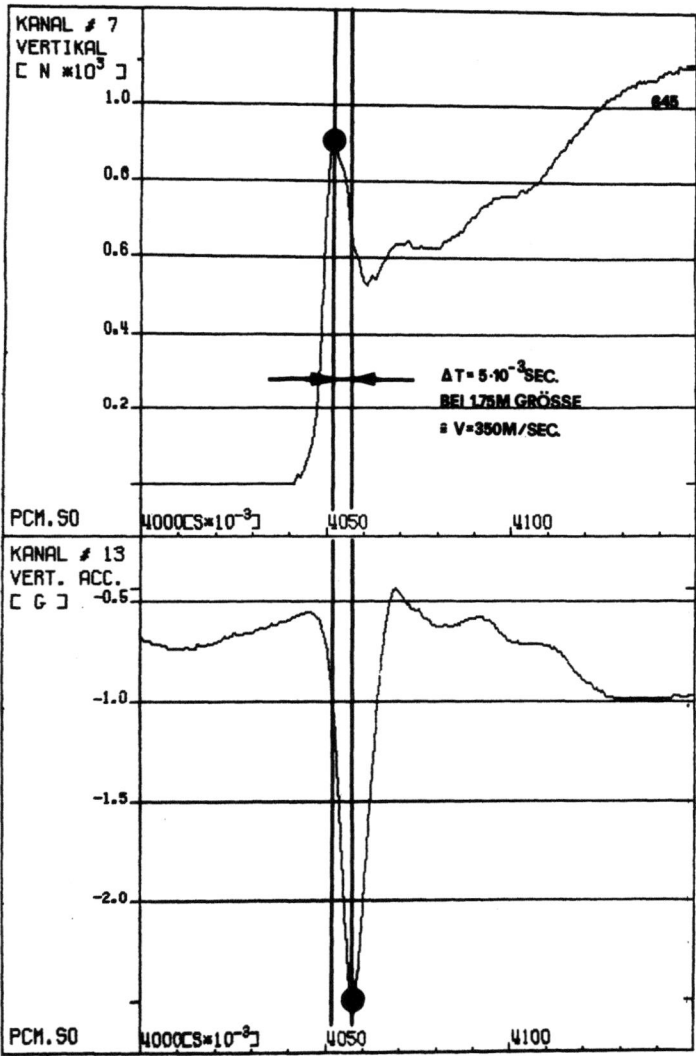

Abb. 4. Der Fersenprellzacke folgt nach 5 msec eine rasche Kopfbewegung von 15–20 msec Dauer

Neben der „Kopfprellzacke" gibt die Akzelerometrie die langsame, sinuskurvenähnliche Vertikalbewegung des Kopfes beim Gehen wieder. Außerdem sind leichte seitliche Verschiebungen zur Seite des jeweiligen Standbeines, sowie periodische Beschleunigungen und Verzögerungen geringen Grades erkennbar. Bei den gleichen 3 Patienten, die pathologisch ausgeglichene Belastungsverhältnisse aufwiesen, war die Amplitude der vertikalen Kopfakzeleration um mehr als 50% gegenüber Normalpersonen abgeflacht.

3. Cinephotographie

Kurzzeitbelichtete Aufnahmen mit 100 Bildern pro Sekunde lassen die akzelerometrisch nachgewiesenen raschen aber kleinen Kopfbewegungen eben erkennen und angenähert vermessen. Der vertikale Bewegungsausschlag beträgt um 5 mm. Aufnahmen mit 400 Bildern pro Sekunde zeigen das normale Wippen des Kopfes nach unten/vorne dagegen deutlich (Abb. 5).

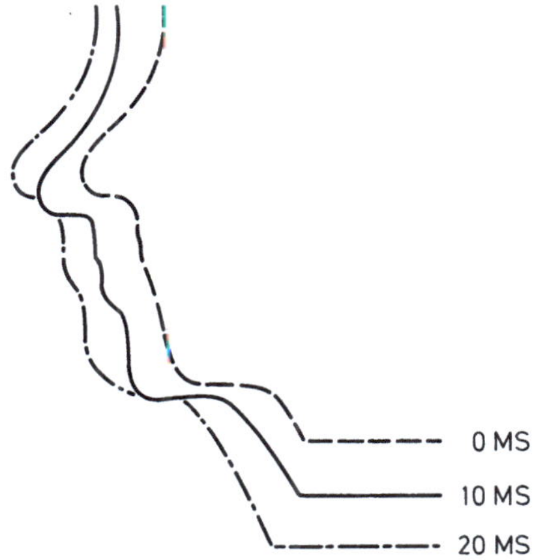

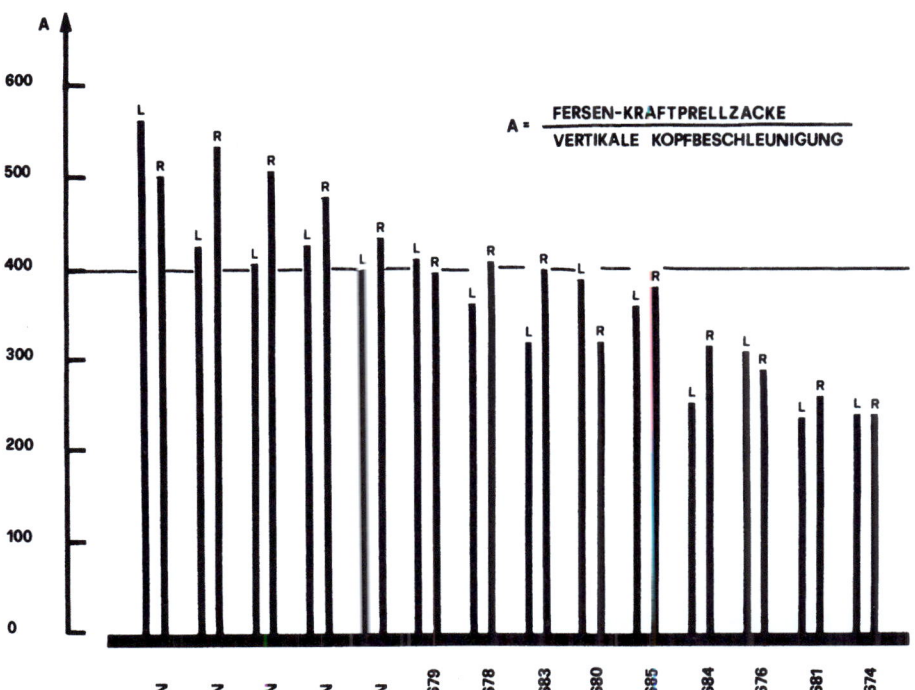

Abb. 5. Cinephotographie mit 400 Bildern pro Sekunde zeigt die Prellbewegung des Kopfes nach vorne, unten und zur Seite der Beinbelastung im Gefolge des Aufsetzens der Füße

Abb. 6. Bei gleicher vertikaler Reaktionskraft auf die Belastung des Fußes zeigen Patienten mit Bandscheibenleiden und Restsymptomen eine geringere Wippbewegung des Kopfes als Gesunde

4. Vergleich von Bodenreaktionskräften beim Auffußen mit der Amplitude der prellenden Kopfbeschleunigung

Die Verhältniszahl:
„Fuß-Kraftprellzacke vertikal : Kopfbeschleunigung vertikal" wird durch die Wirbelsäulenelastizität beeinflußt. Abbildung 6 zeigt graphisch die Werte dieses Quotienten bei Patienten mit und ohne Restsymptome, sowie bei Normalpersonen verschiedenen Alters. Bei gleicher vertikaler Reaktionskraft auf das Belasten des Fußes zeigten Patienten mit Bandscheibenleiden und Restsymptomen eine geringere passive Wippbewegung des Kopfes als Gesunde. Dies deutet auf eine höhere Steifigkeit des Skelett-, Muskel-, Sehnensystemes bei den Patienten mit Beschwerden hin. Sie kann sowohl vom Skelett, als auch von der Muskulatur ausgehen.

Diskussion

Zur Abklärung auf prädisponierende Faktoren für Bandscheibenschädigungen in der Biomechanik der Gehbewegungen und zur Beurteilung der Bedeutung von Restsymptomen bei Jugendlichen mit operierten lumbalen Bandscheiben-Vorfällen wurden Bodenreaktionskräfte, Kopfbewegungen und die Kinematik der Gehbewegungen untersucht. Das besondere Interesse galt der Fersenprellzacke und der im Abstand von 5 msec folgenden raschen Nickbewegungen des Kopfes. Die Analyse der biomechanischen Vermessung der Gehbewegungen läßt die untersuchten Patienten in 4 Gruppen einteilen:
1. Normale Befunde: 3 Patienten.
2. Patienten mit leichten Schonmechanismen, die geeignet sind, die Wirbelsäulenbelastung durch hoch- und niederfrequente Krafteinwirkungen zu vermindern (niedrige Amplitude der Fersenprellzacke, geringe Kopfbeschleunigung in vertikaler Richtung): 4 Patienten.
3. Hochgradige Schonmechanismen: fehlende Fersenprellzacke, fehlende Kopfbeschleunigungszacke, stark verlangsamter Kraftanstieg, verbunden mit deutlich sichtbarem Schongang oder Hinken im Filmbild: 3 Patienten.
4. Patienten mit ein- oder doppelseitig erhöhter Amplitude der Fersenprellzacke und verstärkter vertikaler Kopfbeschleunigungszacke beim Auffußen. Es ist anzunehmen, daß die Wirbelsäule dieser Patienten erhöhter Belastung ausgesetzt ist: 1 Patient.

Maßnahmen zur Dämpfung hochfrequenter Krafteinwirkungen wie Pufferabsätze, physiotherapeutische Gangschulung, sind hier angezeigt. Sowohl „rollendes Gehen" wie aufpralldämpfende Maßnahmen am Schuh sind in der Lage, die hochfrequenten Belastungen in der Tragachse der Beine und der Wirbelsäule zu vermindern oder voll aufzufangen.

Die untersuchte Personengruppe lag bezüglich Körperlänge und Gewicht wesentlich über der Norm. Dies entspricht auch den Beobachtungen von DeOrio et al. (1982).

Literatur

DeOrio JK, Bianco AJ (1982) Lumbar Disc Excision in Children and Adolescents. J Bone Joint Surg 64 A (7):991–996

Light LH, MacLellan GE (1977) Skeletal transients associated with heel strike. J Physiol (Lond) 272:9–10

Light LH, MacLellan GE, Klenerman L (1979) Skeletal transients on heel strike in normal walking with different footwear. J Biomech 13:477–480

Radin EL, Paul IL, Rose RM (1972) Role of mechanical factors in pathogenesis of primary osteoarthritis. Lancet 1:519

Voloshin A, Wosk J (1980) Shock absorbing capacity of the human knee (in vivo properties). Proceedings of the Special Conference of the Canadian Society of Biomechanics on "Human Locomotion I", Oct. 17–29. London, Ontario, Canada, p 104

Wosk J, Voloshin RA (1981) Wave attenuation in skeletons of young healthy persons. J Biomech 14:261

Diagnostische und differentialdiagnostische Probleme kindlicher Bandscheibenvorfälle

G. Sandvoss und H. Voss

Bei der Diagnostik lumbaler Bandscheibenvorfälle im Kindesalter ergeben sich nicht selten diagnostische und differentialdiagnostische Probleme, wie aus den nachfolgend geschilderten Fällen zu ersehen ist. Wir wissen, daß in etwa 15% das Myelogramm bei der Aufdeckung lumbaler Bandscheibenvorfälle versagt (Drasin 1976, Gershater et al. 1979), wenngleich die neuen, wasserlöslichen Kontrastmittel die falsch negativen Resultate verringert haben (Schmidt 1978). Alternative, schmerzlose Untersuchungsmethoden wie die lumbale epidurale Venographie und das spinale Computertomogramm gewinnen deshalb an Bedeutung.

Eigene Beobachtungen

Unter 626 in den letzten 4 Jahren operierten lumbalen Bandscheibenvorfällen fanden sich 4 Kinder unter 16 Jahren (0,64%). Nur bei 2 Pat. konnte die klinische Diagnose durch das Myelogramm gesichert werden. In den beiden anderen Fällen jedoch ließ sich die Diagnose mit dem spinalen Computertomogramm (Abb. 1) bzw. mit der lumbalen epiduralen Venographie (Abb. 2) stellen. Im gleichen Zeitraum wurden 6 weitere Kinder mit ähnlicher klinischer Symptomatik untersucht: Es fanden sich eine Ovarialzyste (Abb. 3), eine seröse Meningitis, ein intramedulläres Ependymom $Th_{11}-L_1$ (Abb. 4), traumatische Wurzelausrisse L_2-L_5 li. (Abb. 5), eine sakrale Meningozele (Abb. 6) sowie ein sakrales Fibrolipom (Abb. 7).

Die klinische Symptomatik ist in Tabelle 1 zusammengestellt.

Die 4 Kinder mit lumbalen Bandscheibenvorfällen wurden operiert, ebenso die Patienten Nr. 5, 7 und 9.

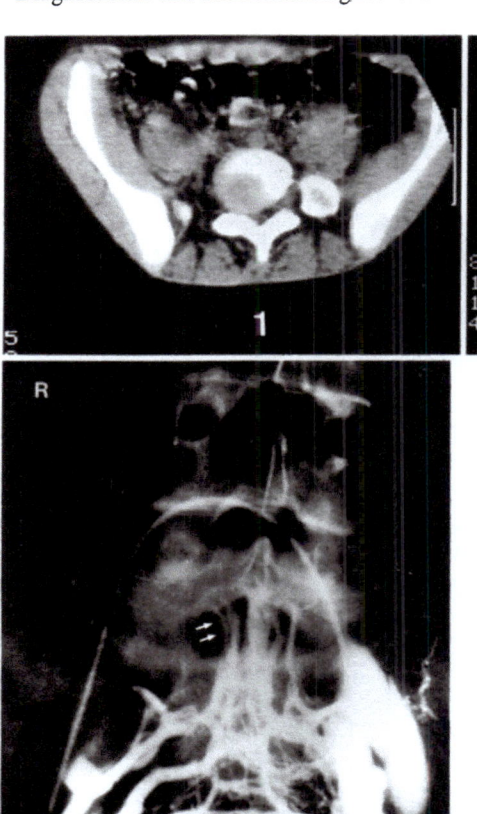
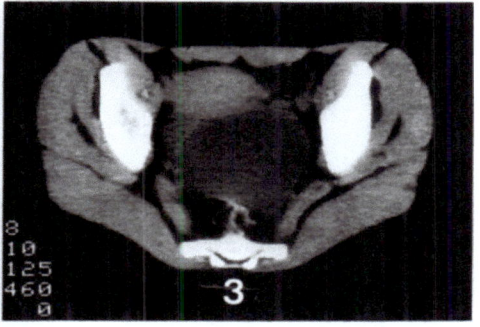

Abb. 1. *Fall Nr. 1.* Lateraler Diskusprolaps L_5/S_1 re. im lumbalen Computertomogramm. (Aufnahme Dr. Kremp, Leiter der Röntgenabteilung Ludmillenstift Meppen)

Abb. 2. *Fall Nr. 4.* Lumbale epidurale Venographie mit bogiger Verdrängung der medialen und lateralen Vv. vertebrales anteriores internae (⇉) nach medial bei lateralem Diskusprolaps L_5/S_1 re. (Aufnahme Dr. S. Gsell, Leiter der Neurologischen Abteilung, Christliches Krankenhaus, Quakenbrück)

Abb. 3. *Fall Nr. 5.* Große Ovarialzyste im abdominalen Computertomogramm bei einem 15jährigen Mädchen. (Aufnahme Dr. Kremp, Leiter der Röntgenabteilung, Ludmillenstift Meppen)

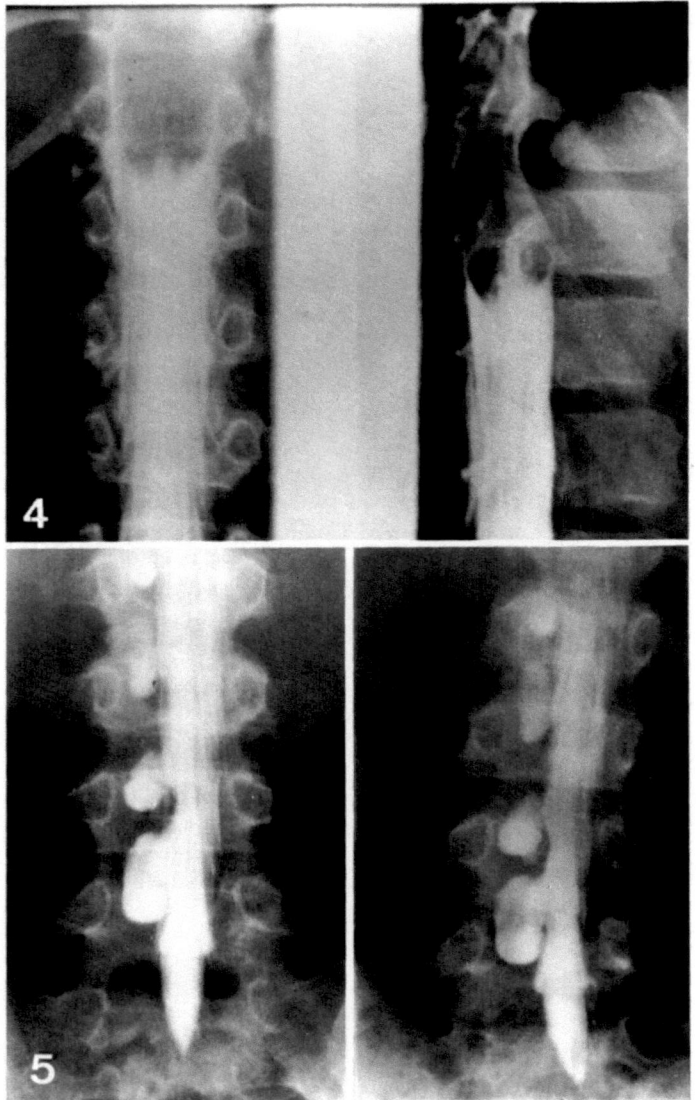

Abb. 4. *Fall Nr. 7.* Intramedulläres Ependymom BWK 11–LWK 1 im spinalen Myelogramm bei einem 6jährigen Knaben

Abb. 5. *Fall Nr. 8.* Wurzelausrisse L_2–L_5 li. im lumbalen Myelogramm bei einem 9jährigen Knaben

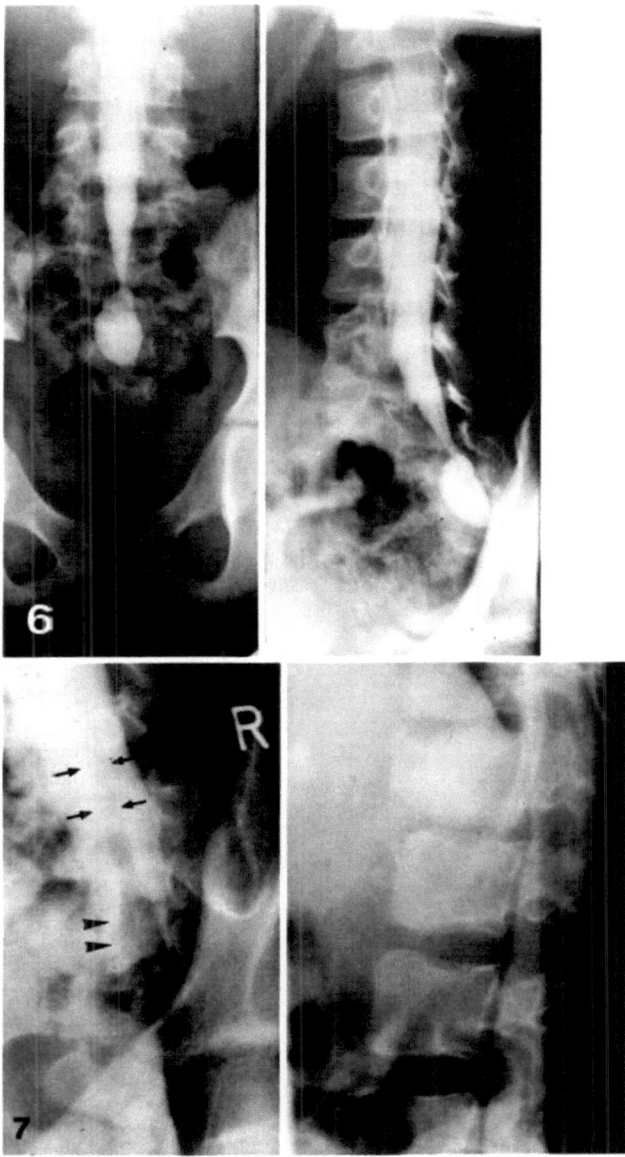

Abb. 6. *Fall Nr. 9.* Sakrale Meningozele mit Malascensus bei einem 10jährigen Mädchen

Abb. 7. *Fall Nr. 10.* Sakrales Fibrolipom (▶) mit Malascensus (⇉) bei einem 15jährigen Knaben

Tabelle 1

	Leitsymptome	Neurologischer Befund	Liquor	Dauer der Vorgeschichte	Neuroradiologischer Befund
Fall Nr. 1 M. B., * 5.6.71 Op. 14.12.81 (♀ 10 J.)	Ischiasschmerz re. bis zur Ferse.	Lasègue Z. re. 15 Grad pos. ASR und FSR re. ↓↓ Sensibilität S_1 re. ↓ Ischiaskoliose, FBA 60 cm. Lendensteifsteife	normal	7 Wochen	Myelogramm neg. Lumbales CT: lateraler Diskusprolaps L_5/S_1 re.
Fall Nr. 2 A. K., * 1.9.65 Op. 3.7.80 (♀ 15 J.)	Ischiasschmerz li. bis zur Kniekehle Leistenschmerz li.	Lasègue Z. li. 20 Grad pos., diskrete motorische u. sensible L_5-Parese li., FBA 50 cm, Ischiaskoliose. Lendensteifsteife.	normal	10 Monate	Myelogramm pos.: Medio-lateraler Diskusprolaps L_4/L_5 li.
Fall Nr. 3 J. W., * 2.1.65 Op. 13.11.78 (♂ 13 J.)	Ischiasschmerz re. lateral.	Lasègue Z. re. 30 Grad, li. 50 Grad, keine neurologischen Ausfälle, Ischiaskoliose, FBA 40 cm Lendensteifsteife.	normal	2 Wochen	Myelogramm pos.: bds. medialer Diskusprolaps L_4/L_5.
Fall Nr. 4 R. V., * 16.12.65 Op. 30.11.81 (♀ 15 J.)	Ischiasschmerz re. bis zur Ferse.	Lasègue Z. re. 20 Grad, Sensibilität L_5 re. ↓ FBA 60 cm, Ischiaskoliose, Lendensteifsteife.	normal	6 Monate	Myelogramm neg. Lumbale Venographie: Diskusprolaps L_5/S_1 re.
Fall Nr. 5 C. V., * 15.11.66 Op. 23.2.82 (♀ 15 J.)	Ischiasschmerz li. Humpelnder Gang li.	Lasègue Z. li. 30 Grad, ASR li. spurhaft ↓ Sensibilität L_5 und S_1 ↓ li., Zehenheberschwäche li., LWS frei, FBA 5 cm.	normal	3 Monate	Myelogramm neg. Abdominales CT: große Ovarialzyste.
Fall Nr. 6 H. W., * 24.9.66 — (♂ 14 J.)	Ischiasschmerz re. bis zur Ferse. Kreuzschmerzen.	Lasègue Z. re. 30 Grad, li. 40 Grad, Sensibilität L_5 re. ↓, Fehlhaltung der LWS, FBA 40 cm, Lendensteifsteife.	Lymphozyten 240/3, Ery ∅ Pandy +, GE 50 mg/%	2 Wochen	Myelogramm neg.

Diagnostische und differentialdiagnostische Probleme kindlicher Bandscheibenvorfälle 533

Fall Nr. 7 F. S., * 22.3.73 Op. 25.5.79 (♂ 6 J.)	Schmerz im li. Bein lateral. Gangstörung li. Miktionsstörungen, Bauchschmerzen.	Lasègue Z. li. 40 Grad, PSR, ASR, FSR li. ∅, Fuß- und Zehenheberparese li., Iliopsoas li. ↓ FBA 20 cm, Trendelenburg li. path., Lendenstrecksteife.	Pandy + + + +, Sperrliquor GE 218 mg/% Stop im Quecken- stedtversuch.	3 Monate	Myelogramm pos.: intra- medullärer Tumor BWK 11 – LWK 1.
Fall Nr. 8 Ch. B., * 8.8.69 – (♂ 9 J.)	Skoliose der LWS Schmerzlose Lähmung li. Bein (Trauma 19/5 Milzruptur, Beckenbruch li.)	Lasègue Z. ∅, PSR li. ∅, Cremaster-Reflex li. ∅, motorische und sensible Wurzelparese L_2–L_5 li. FBA 0 cm.	normal	2½ Jahre	Myelogramm pos.: Wurzel- ausrisse L_2–L_5 li.
Fall Nr. 9 E. Z., * 8.1.70 Op. 5.2.80 (♀ 10 J.)	Rez. Ischias- schmerzen bds. Kreuzschmerzen, Enuresis diurna et nocturna.	Lasègue Z. ∅, FBA 0 cm. Sensibilität S_2–S_5 bds. ↓. Sphinktertonus bds. ↓. Inkompl. spastische Blasenlähmung.	normal	Seit Geburt Enuresis. Kreuzschmerz seit 4 Mon.	Myelogramm pos.: Sakrale Meningozele, Malascensus, persist. Filum terminale.
Fall Nr. 10 P. K., * 11.12.63 – (♂ 15 J.)	Starke Rücken- schmerzen, Inkontinentia urinae et alvi, Urämie.	Lasègue Z. ∅, FBA 5 cm, sakraler Dermalsinus. ASR und FSR bds. +, Sensibilität S_3–S_5 bds. ↓↓ Analreflex bds. ↓↓. Blasen-Mastdarmlähmung, Harnstauungsnieren.	normal	Seit Geburt, mit 11 Jahren nur noch nachts in- kontinent.	Myelogramm pos.: Sakrales Fibrolipom. Malascensus.

Diskussion

Bei allen 4 Kindern mit lumbalen Bandscheibenvorfällen waren die Wirbelsäulensymptomatik mit Lendenstrecksteife (Brunngraber 1970) und Ischiasskoliose, die radikulären neurologischen Ausfälle und das Leitsymptom Schmerz richtungweisend. Nach Versagen des Myelogramms bei 2 Kindern mußte die Diagnostik durch ein lumbales Computertomogramm und die lumbale epidurale Venographie ergänzt werden. Schröter et al. (1977) berichteten über 5 falsch negative Myelogramme von 33 operierten Kindern mit lumbalen Bandscheibenvorfällen, da Silva et al. (1977) über 2 falsch negative Untersuchungen bei 11 Kindern.

Besondere Probleme bereitete uns Fall Nr. 5: Die 15jährige Cornelia bot eine klassische „radikuläre" Ischiassymptomatik mit elektromyographisch gesicherten neurologischen Ausfällen, vornehmlich der Wurzel L_5 li. bei nur geringer Bewegungseinschränkung der Wirbelsäule. Erst das abdominale Computertomogramm (Abb. 3) deckte eine große Ovarialzyste mit Kompression des Plexus lumbo-sacralis li. auf. Postoperativ ist sie völlig beschwerdefrei.

Nur bei dem kleinen Frank (Nr. 7, – 6 Jahre alt) und bei Heiner (Nr. 6, – 14 Jahre alt) wiesen die eindeutigen pathologischen Liquorbefunde auf einen Tumor des Conus medullaris bzw. auf eine seröse Meningitis mit radikulären Reizerscheinungen hin. Beide Kinder ließen eine deutliche Fehlhaltung der LWS mit Lendenstrecksteife erkennen. Frank war aber wohl für einen lumbalen Diskusprolaps primär zu jung. Auf die begleitende unverzichtbare Liquordiagnostik im Rahmen der Myelographie sei hier hingewiesen, um entzündliche und tumoröse Erkrankungen mit radikulärer oder pseudoradikulärer Symptomatik zu erkennen (Goldner 1956, O'Connell 1960).

Inkontinenzerscheinungen mit oder ohne Reithosensensibilitätsstörungen (Fälle Nr. 7, 9, 10) lassen schon vor der myelographischen Untersuchung an eine dysraphische Störung oder an einen Tumor denken (Koos et al. 1973). Die Kreuzschmerzen im Fall Nr. 10 waren durch die Harnstauungsnieren bei neurogener Blasenentleerungsstörung hervorgerufen. Inkontinenzerscheinungen werden aber auch bei kindlichen Bandscheibenvorfällen beschrieben (Milhorat 1978, O'Connel 1960).

Fehlt das Leitsymptom Schmerz und finden sich mono- oder polyradikuläre neurologische Ausfälle im Sinne von Wurzelparesen nach einem Trauma, so ist weniger an einen traumatisch ausgelösten juvenilen Diskusprolaps (Brunngraber 1970, da Silva et al. 1977, Milhorat 1978) zu denken als an traumatische Wurzelausrisse (Fall Nr. 8). Daneben kommen Druck- oder Zerrungsschäden des Plexus lumbo-sacralis oder des Ischiasnerven in Frage (Goldner 1956).

Eindeutig radikuläre neurologische Reiz- oder Ausfallserscheinungen einhergehend mit einem positiven Lasègueschen Zeichen waren bei 7 von 10 Kindern nachweisbar und zwar bei den 4 lumbalen Bandscheibenvorfällen, der Ovarialzyste, dem intramedullären Ependymom und im Rahmen der serösen Meningitis.

Eine offensichtliche Ischiasskoliose mit Lendenstrecksteife ließ sich aber nur bei 6 von 10 Kindern feststellen, d.h. bei den 4 lumbalen Bandscheibenvorfällen sowie bei der serösen Meningitis und dem Ependymom Th_{11}–L_1.

Wegen der Seltenheit kindlicher lumbaler Diskushernien, die in der Literatur zwischen 0,077% (Webb et al. 1954), 1% (Koos et al. 1973), 1,2% (Schröter et al. 1977) und 3,2% (O'Connell 1960), bei uns in 0,64% aller Fälle auftraten, sollte man sich bei der Indikationsstellung zur Operation nicht allein auf den klinischen Befund und die neurologische Untersuchung verlassen. Vielmehr muß der Operateur die Diagnose durch eine sorgfältige neuroradiologische Diagnostik einschließlich Liquoruntersuchung sichern (Milhorat 1978). Die hier vorgestellten Fälle verdeutlichen die Notwendigkeit der differentialdiagnostischen Abklärung.

Literatur

Brunngraber CV (1970) Über Klinik und operative Therapie der lumbalen Discusprolapse. In: Trostdorf E, Stneder HSt (Hrsg) Wirbelsäule und Nervensystem. Thieme, Stuttgart, p 150–158

da Silva V, Beyeler F, Mumenthaler M, Robert F, Vassella F (1977) Die lumbale Discushernie im Kindesalter anhand von 16 eigenen Beobachtungen. Rev Therapeutique 34:405–408

Drasin GF, Daffner RH, Sexton RF, Cheatham W (1976) Diagnosis of Herniated Lumbar Intervertebral Disc and other Diseases of the Epidural Space. Am J Roentgenol 126:1010–1016

Gershater R, Luis ELSt (1979) Lumbar Epidural Venography. Radiology 131:409–421

Goldner JL (1956) Lesions in the Back and Lower Extremities Which May Simulate a Ruptured Intervertebral Disk. NC Med J 17:260–267

Koos W, Laubischer W, Sorgo G (1973) Statische Untersuchungen bei spinalen Tumoren im Kindes- und Jugendalter. Neuropaediatrie 4:273–303

Milhorat ThH (1978) Pediatric Neurosurgery. Davis Comp., Philadelphia, p 81

O'Connell JFA (1960) Intervertebral Disc Protrusion in Childhood and Adolescence. B J Surg 47:611–616

Schmidt RC (1978) Neuroradiologische Diagnostik der Bandscheibenerkrankungen. Deutsches Ärzteblatt 3:117–122

Schröter I, Enzian W (1977) Lumbar Disc Protrusion in Childhood and Adolescence. Advances in Neurosurgery, Vol. 4. Springer, Berlin Heidelberg New York, p 12–17

Webb JH, Svien HJ, Kennedy RLJ (1954) Protruded Lumbar Intervertebral Discs in Children. JAMA 154:1153–1154

Ergebnisse der operativen Behandlung von lumbalen Bandscheibenvorfällen im Kindes- und Jugendalter

E. Puhlvers, A. Pon und F. Chicote-Campos

Lumbale Bandscheibenvorfälle im Kindes- und Jugendalter sind selten. Vergleicht man die Literaturangaben über den Anteil von Jugendlichen unter 19 Jahren an allen durchgeführten Nukleotomien, so liegen die Zahlen je nach Autor zwischen 1 und 4%. Die jüngsten Patienten, bei denen eine lumbale Nukleotomie durchgeführt wurde, sind bei Zamani und MacEwen (1982) acht und bei Ford (1960) neun Jahre alt.

In den Jahren zwischen 1969 und 1979 wurden an der Orthopädischen Universitätsklinik in Essen 1134 lumbale Nukleotomien durchgeführt; darunter befanden sich 28 Patienten, die zum Zeitpunkt der Operation nicht älter als 18 Jahre waren; das entspricht einem Anteil von 2,46%. Das Durchschnittsalter betrug zum Zeitpunkt der Operation 16,4 Jahre; die jüngste Patientin war 12 Jahre alt. 16 Patienten waren männlich und 12 weiblich.

Präoperativ klagten fast alle Patienten über unilaterale Ischialgien; viermal wurden ausstrahlende Beschwerden in beide Beine angegeben. Ca. 50% äußerten Kreuzschmerzen. Sechsmal bestand eine Schmerzverstärkung bei Husten, Niesen und/oder Pressen. Bei zwei Patienten waren die Beschwerden im Rahmen einer sportlichen Betätigung aufgetreten. In keinem Falle waren die Symptome jedoch durch ein Unfallereignis hervorgerufen worden. Zwischen dem ersten Auftreten der Beschwerden und der Vorstellung in unserer Klinik bzw. der Operation lagen im Mittel immerhin 17,4 Monate. Wurde ein einziger Patient mit entsprechender Abklärung und Diagnosestellung bereits nach zwei Monaten operativ behandelt, so gelangte eine 16jährige Schülerin erst drei Jahre nach dem Beginn der ersten Beschwerden zur Operation. Ursache für die lange präoperative Leidenszeit einiger Patienten waren Begleiterkrankungen und Fehldiagnosen. In einem Falle verhinderte eine bestehende Herpes-zoster-Erkrankung im Bereich der Glutealregion zunächst die weitere orthopädische Abklärung. Dreimal wurden die Beschwerden fehlgedeutet: Einmal wurde ein Patient mit einer angeblich progredienten therapieresistenten idiopathischen Skoliose in unserer Wirbelsäulensprechstunde vorgestellt; in einem anderen Falle wurde uns eine 14jährige Patientin wegen eines angeblichen M. Scheuermann mit angepaßtem Milwaukee-Korsett überwiesen; bei einem 16jährigen Lehrling wurden die Beschwerden auswärts als beginnender Bechterew fehlgedeutet.

Die klinische Untersuchung ergab in 19 Fällen eine Abflachung der physiologischen Lordose; bei den übrigen Patienten war die Lordose vollständig aufgehoben. Ein nicht ausgeglichener Beckenschiefstand von maximal 1,5 cm konnte viermal nachgewiesen werden. Die Beweglichkeit der LWS war bei 20 Patienten eingeschränkt; in sechs Fällen war die LWS vollständig fixiert. Bei den meisten Patienten bestand ein Lumbalspasmus sowie ein paraspinaler Druckschmerz; achtmal fanden wir eine sogenannte Ischiasskoliose. 20 Kinder bzw. Jugendliche wiesen ein positives Laseguesches Zeichen auf; in dieser Gruppe ließ sich zudem 13mal ein positiver Lasègue auf der kontralateralen Seite auslösen. Das Bild einer Hüftlendenstrecksteife mit der Symptomentrias fixierte LWS, Brettsymptom und Schiebegang wiesen sieben Patienten auf. Bei acht Kindern ergab die Untersuchung leichte motorische Störungen, die nur in einigen Fällen mit einer Hypästhesie einhergingen. Eine Kaudasymptomatik bzw. komplette Lähmungen konnten bei keinem Patienten nachgewiesen werden. Reflexdifferenzen fanden sich nur viermal.

Bei der präoperativen Röntgenuntersuchung bestätigte sich die klinisch festgestellte pathologische Form der Lendenlordose. Darüber hinaus ließ sich bei vier Patienten eine strukturelle Skoliose nachweisen; zweimal wurde eine Verschmälerung des Intervertebralraumes beobachtet; ein Patient wies eine beginnende Osteochondrose auf. Funktionsaufnahmen zeigten bei zwei Jugendlichen eine Segmentinstabilität. Eine Spina bifida occulta war einmal und eine Lumbalisation bzw. Sakralisation waren dreimal vorhanden. Bei allen Patienten wurde präoperativ eine Myelographie durchgeführt.

Bei der Operation, die jeweils nach dem Scheitern aller medikophysikalischen Maßnahmen erfolgte, wurde bei 20 Patienten eine Flavektomie, in den übrigen Fällen eine erweiterte Fenestrotomie durchgeführt. 22mal wurde in Höhe L_4/L_5 und dreimal bei L_5/S_1 nukleotomiert. Bei drei Patienten war in beiden Etagen eine Nukleotomie erforderlich. Intraoperativ bestätigte sich in über 3/4 der Fälle (n=23) der myelographische Befund eines Bandscheibenvorfalles (Abb. 1 und 2); zweimal hatte die Kontrastmitteluntersuchung falsch positive und dreimal falsch negative Befunde ergeben. Die falsch positiven Myelographien bezogen sich ausschließlich auf Patienten, bei denen röntgenologisch neben einem Bandscheibenvorfall in Höhe L_5/S_1 zusätzlich eine Protrusion in der Etage L_4/L_5 vermutet wurde; hier fand sich intraoperativ eine deutliche spinale Varikosis. Bei drei Patienten wurde bei entsprechender klinischer Symptomatik und positivem Kennmuskel-EMG trotz unauffälliger Myelographie eine Nukleotomie durchgeführt.

Intraoperativ wurde zweimal eine Duranaht erforderlich, die jeweils folgenlos ausheilte. Die in drei Fällen durchgeführte histologische Untersuchung des entnommenen Bandscheibenmaterials ergab deutlich degenerative Veränderungen. In der postoperativen Phase wurden alle Patienten nach 10 Tagen Bettruhe mobilisiert. Die isometrische, stabilisierende Krankengymnastik wurde am 1. postoperativen Tag eingeleitet. Lediglich Patienten mit deutlicher Hüftlendenstreckstreife wurden nach dem Aufstehen mit mobilisierender Übungstherapie betreut. Unter diesen Behandlungsmaßnahmen konnte ein deutlicher Rückgang der geklagten Beschwerden und der klinischen Symptomatik beobachtet werden. Die Patienten wurden durchschnittlich 3½ Wochen nach der Operation aus der stationären Behandlung entlassen. Die Hälfte der Patienten war zu diesem Zeitpunkt schmerzfrei. Bei den übrigen Kindern und Jugendlichen bestanden noch Restbeschwerden im Sinne einer Fehlhaltung sowie abklingende Lumboischialgien. Störungen der Motorik und Sensibilität waren zu diesem Zeitpunkt nicht mehr nachweisbar. Bei den Patienten mit präoperativer Hüftlendenstreckstreife war bei Entlassung außerdem eine deutliche Verbesserung der Wirbelsäulenbeweglichkeit und lediglich ein endgradig positives Lasèguesches Zeichen feststellbar.

Im Jahre 1982 konnten alle Patienten nachuntersucht werden. Das kürzeste postoperative Intervall betrug drei, das längste 13 Jahre. Durchschnittlich waren 6,4

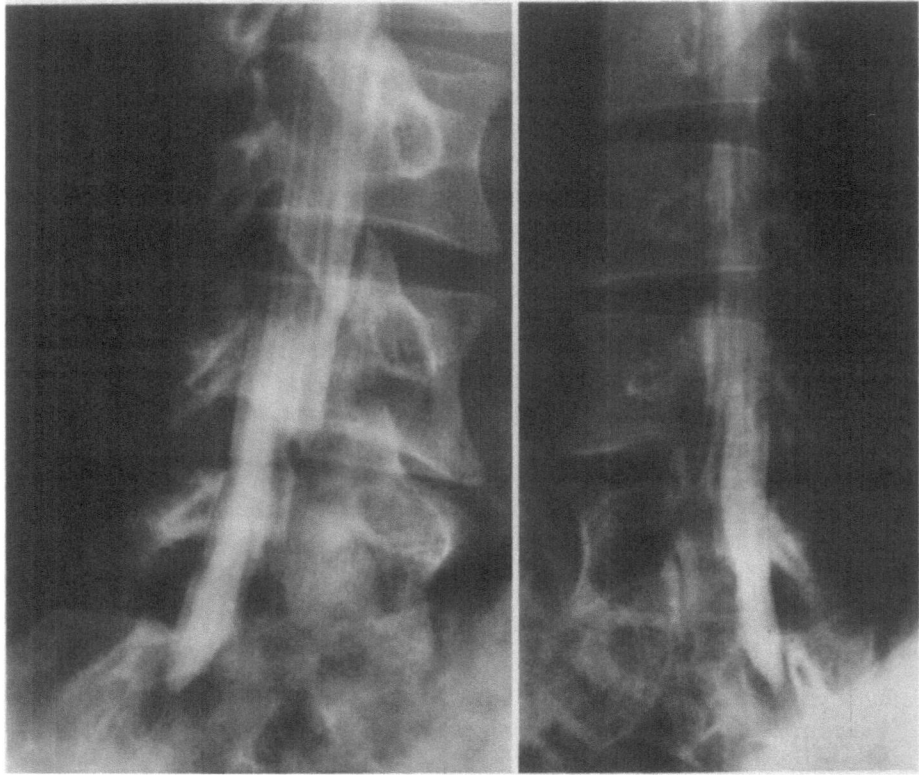

Abb. 1. Myelographischer Nachweis eines linkslateralen L_4/L_5-Prolaps mit Wurzelabbruch bei einem 17jährigen Mädchen

Abb. 2. Myelographischer Nachweis einer mediolateralen Protrusion in Höhe L_4/L_5 mit Wurzelirritation rechts bei einem 17jährigen Mädchen

Jahre seit der Nukleotomie vergangen. 22 der 28 Patienten waren beschwerdefrei. Fünf klagten über belastungsabhängige Kreuzschmerzen. In einem Falle wurde wegen seit sechs Wochen bestehender ischialgieformer Beschwerden ein erfolgreicher Therapieversuch mit Tomanol-Infusion und Stufenbettlagerung veranlaßt. Klinisch fand sich bei den nachuntersuchten Patienten in neun Fällen eine eingeschränkte Beweglichkeit der LWS bei abgeflachter Lendenlordose ohne Hinweis auf neurologische Störungen. Die Röntgenuntersuchung zeigte bei fünf Patienten eine beginnende Osteochondrose.

Schlußfolgerung

Trotz ihrer relativen Seltenheit kommt den Bandscheibenvorfällen bei Kindern und Jugendlichen als Ursache für den Kreuzschmerz im Rahmen der Differentialdiagnose gegenüber den Haltungsstörungen den Skoliosen, dem M. Scheuermann, der

Spondylolisthese, lumbo-sakralen Anomalien, Tumoren und Entzündungen ein bedeutsamer Stellenwert zu. Die Studie zeigt, daß im Gegensatz zu den Erwachsenen bei Kindern und Jugendlichen zwischen dem Beschwerdebeginn und der Diagnosestellung bzw. der Operation wertvolle Zeit, durchschnittlich 1½ Jahre, verstreicht. Nach Keyes und Compere (1932) verringert sich der Wassergehalt des Diskus von 88% beim Feten, über 80% beim 12Jährigen bis auf 70% beim 70Jährigen. In Verbindung mit den histologisch nachgewiesenen degenerativen Veränderungen der jugendlichen Bandscheibe unterstreichen diese Untersuchungen die Tatsache, daß dieses Krankheitsbild bei Kindern unbedingt in die differentialdiagnostischen Überlegungen einbezogen werden muß.

In Übereinstimmung mit Kurihara und Kataoka (1980) konnten wir in unserem Patientengut keinen direkten Zusammenhang zwischen Bandscheibenvorfällen und stattgehabten Traumen herstellen. Im Hinblick auf die Symptomatik stehen bei Bandscheibenvorfällen im Kindes- und Jugendalter Schmerz, Fehlhaltung, Einschränkung der Beweglichkeit bis hin zur Hüftlendenstrecksteife im Vordergrund. Vergleichsweise rasche Rückbildung der Beschwerden in der postoperativen Phase sowie die mittelfristig festgestellte, fast vollständige Rezidivfreiheit bestätigen die Richtigkeit der eingeschlagenen operativen Behandlung sowie der nachfolgenden krankengymnastischen Übungstherapie. Für die Zukunft sollte bei entsprechendem Verdacht durch gezielte Abklärung (neurologische Untersuchung, insbesondere Kennmuskel-EMG, und Myelographie) eine schnellere Diagnosesicherung möglich sein.

Literatur

Børgesen, SE, Vang PS (1954) Herniation of the lumbar intervertebral disc in children and adolescents. Acta Orthop Scand 45:540–549

DeOrio JK, Bianco AJ (1982) Lumbar disc excision in children and adolescents. J Bone Joint Surg [Am] 64:991–996

Ford FR (1960) Diseases of the nervous system in infancy, childhood and adolescence. 4. Auflage, Springfield

Giroux JC, Leclercq TA (1982) Lumbar disc excision in the second decade. Spine 7:168–170

Keyes DC, Compere EL (1932) The normal and pathological physiology of the nucleus pulposus of the intervertebral disc. J Bone Joint Surg 14:897–938

Kurihara A, Kataoka O (1980) Lumbar disc herniation in childhood and adolescence. Spine 5:443–451

O'Connell JEA (1960) Intervertebral disc protrusions in childhood and adolescence. J Bone Joint Surg [Br] 47:611–616

Webb JH, Svien HJ, Kennedy RLJ (1954) Protruded lumbar intervertebral discs in children. JAMA 154:1153–1154

Zamani MH, MacEwen GD (1982) Herniation of the lumbar disc in children and adolescents. J Pediatr Orthop 2:528–533

Das klinische Bild des pseudoradikulären Lumbalsyndroms

F. Becker

Zur Auswertung kamen Krankengeschichten von 170 Patienten aus dem Jahre 1982, die zu einer Gruppe A zusammengefaßt wurden. Sämtliche Patienten wurden vom Referenten selbst anläßlich der Visiten mehrmals gesehen. Nicht berücksichtigt wurden Rentenbewerber sowie Patienten mit Skoliosen, Paresen und postoperativen, bzw. posttraumatischen Zuständen. Mit den hierbei gesammelten Erfahrungen wurden 25 Patienten Anfang 1983 untersucht und zu einer Gruppe B zusammengefaßt. Aus diesem Patientengut wurden lediglich die nukleotomierten Patienten ausgeschlossen.

Im allgemeinen lag das Alter der Patienten zwischen 40 und 60 Jahren, wobei in der Gruppe A ungefähr gleich viel Frauen wie Männer behandelt wurden, während in der Gruppe B 3mal so viel Frauen als Männer sich befanden.

Das typische Ausstrahlen des lumbalen Schmerzes in das Bein war in beiden Gruppen bei ca. 45% rechts, in ca. 30% links. Jeder 4. Patient gab hier jedoch nur eine Seitenbetonung an. Der Rest gab ein Ausstrahlen beidseits an.

Von ca. 50% der Patienten wurde das Ausstrahlen seitlich, bei 35% hinten und 15% vorn am Bein angegeben.

Ein mediales Schmerzausstrahlen in das Bein wurde in keinem Fall angegeben.

Das Ausstrahlen in das Bein vorn reichte nie vollständig bis zum Kniegelenk, während das Ausstrahlen seitlich und hinten teilweise bis zu den Zehen reichte.

Ein Dauerschmerz wurde in 56%, ein rezidivierender Schmerz in 44% der Fälle beschrieben. Das Schmerzmaximum wurde bevorzugt nach dem Aufstehen, relativ häufig auch abends angegeben. Ebenfalls eine typische Schilderung ist das Auftreten nach längerer gleichförmiger Belastung; sei es Gehen, Stehen, Sitzen oder Liegen, wobei meist eine Dauer von ca. 1/2 Stunde angegeben wurde. Arbeiten in leichter Vorneige, wie Schweißen, Staubsaugen oder ähnliches wurde ebenfalls als typischer Anlaß der Beschwerdeverstärkung, bzw. Auslösung beschrieben. In ca. 40% der Fälle wurde eine Abhängigkeit vom Pressen, wie Husten oder Niesen und eine Abhängigkeit von Kälteeinflüssen, Feuchtigkeit und Wetterwechsel angegeben.

Ein typisches Erkrankungsalter konnte nicht festgestellt werden. In der Regel begannen die Beschwerden mit einem lokalen Lumbalsyndrom, manchmal auch mit einer Lumbago. Unter Zunahme der Beschwerden tritt dann ein Ausstrahlen in das Bein auf. Das Ausstrahlen ist dann in der Folgezeit nicht immer obligatorisch, sondern kann auch sporadisch erscheinen. Gelegentlich wird beschrieben, daß der Kreuzschmerz schwindet und nur die Schmerzen im Bein angegeben werden, wobei diese aus der Glutealregion distal ausstrahlen. Die Distanz des Ausstrahlens wechselt häufig. Gleichbleibend ist jedoch das Ausstrahlen hinten oder seitlich, bzw. vorn.

Untersuchungstechnisch wurde am Becken ein Tiefstand bei etwa 1/4 der Patienten gefunden, eine Beckenverwringung bei 1/3 der Fälle. Hierbei sind auch einige kombinierte Fälle mit eingeschlossen. Ein Beckenbefund zeigte sich also bei ca. der Hälfte der Patienten.

Druckschmerzhaftigkeit zeigte sich bei den Nachuntersuchten der Gruppe B, bevorzugt am kranialen Anteil des Ileosakralgelenkes auf der Seite des Ausstrahlens, bzw. über dem Dornfortsatz L_5, häufiger jedoch auch eine Druckschmerzhaftigkeit über dem unteren SIG sowie über den Dornfortsätzen L_4 und L_3. Gelegentlich wurde auch eine Druckschmerzhaftigkeit über dem Os coccygeum gefunden. In 3 Fällen zeigte sich eine angebliche Druckschmerzhaftigkeit über dem gesamten Os sacrum, über dem Os coccygeum und über den Dornfortsätzen L_5 bis L_3 von abnehmender Intensität. Ein Punctum maximum konnte von den Patienten nicht angegeben werden. Die Druckschmerzhaftigkeit zeigte keine Korrelation zur Art der Ausstrahlung. Bei 16 der nachuntersuchten Patienten zeigte sich in der Seitneigung eine Knickbildung der LWS, wobei in 9 Fällen dies einseitig, in 7 Fällen beidseitig, jedoch in verschiedenen Etagen auffiel. Bei 10 Patienten war die Seitneigung harmonisch bei einem Spielraum von fast vollständiger Aufhebung der Seitneigung bis Einschränkung zu 1/3. In einem Fall zeigte sich eine Differenz in der Seitneigung mit einer Einschränkung zu 1/3 zur einen und zu 2/3 zur anderen Seite. Die Funktion der LWS zeigte keinen Bezug zu dem angegebenen Schmerzbild.

Bei den Patienten der Gruppe B wurde eine Blockierung bei S_1 in 16 Fällen festgestellt, auffallend häufig war auch eine Blockierung bei L_4 nachzuweisen. An den übrigen Segmenten der LWS sowie bei C_1 zeigte sich in ca. 20% eine Blockierung.

Ein Pseudolaséguesches Zeichen wurde bei 36% der Patienten nachgewiesen, ein echtes Laséguesches Zeichen in keinem Fall. Eine Minderung des ASR zeigte sich bei 20% der Patienten. Ebenfalls bei 20% der Patienten zeigte sich eine Fußheber-, bzw. Großzehenheberschwäche.

Sensible Störungen oft nur diskreter Natur zeigten sich bei den nachuntersuchten Patienten der Gruppe B in 8 Fällen, also bei ca. 1/3 der Patienten. Die sensiblen Störungen betrafen das gesamte Bein, wobei bei der medialen Hälfte die sensiblen Einschränkungen geringer waren. Weiter zeigten sich bandförmige Zonen, in denen jeweils die Sensibilitätseinschränkung abnahm, bzw. zunahm, wobei die Umschlaglinien reproduzierbar waren. Eine Druckschmerzhaftigkeit des Musculus iliacus zeigte sich in 12 Fällen, also ca. der Hälfte der Patienten, wobei in 6 Fällen kontralateral, in 4 Fällen homolateral und in 2 Fällen beidseits die Druckschmerzhaftigkeit vorlag. Eine Druckschmerzhaftigkeit des Musculus psoas, bzw. des Ansatzes des Musculus rectus femoris oder die Klopfschmerzhaftigkeit über dem Trochanter major zeigten keine verwertbaren Ergebnisse. Auch die Tests der Bänder im Beckenbereich waren klinisch nicht verwertbar.

Zusammenfassend ist zu sagen, daß es eine typische Anamnese nicht gibt. Lediglich der Beginn mit lokalen Lumbalbeschwerden, mit späterem Ausstrahlen in ein Bein, unter Verstärkung lumbaler Schmerzen, kann als typisch angesehen werden. Gehäuft werden angegeben das Schmerzmaximum nach dem Aufstehen, bzw. die Preßabhängigkeit und die Wetterabhängigkeit. Auch die Art der Störung im Bewegungssegment scheint für das klinische Bild nicht relevant zu sein. Die Schmerzangaben für ein Lockerungs- bzw. Belastungssyndrom unterscheidet sich lediglich für den Zeitpunkt des Auftretens der Beschwerden, wobei jedoch auch hier meist das Maximum jeweils nach dem Aufstehen auftritt. Auch ein pathologisches Substrat, wie Osteoporose, Spondylolisthesis, Skoliose oder Paresen, zeigen keine Auswirkungen auf das klinische Bild. Auffallend häufig wurde ein Beckenbefund erhoben. Bei subtiler Untersuchungstechnik konnte ebenfalls häufig eine Minderung der Sensibilität des betroffenen Beines nachgewiesen werden, wobei regelmäßig das gesamte Bein betroffen war nach dem bereits beschriebenen Muster.

Blockierungen im Ileosakralgelenk bzw. an der Lendenwirbelsäule konnten ebenfalls fast regelmäßig gefunden werden.

Die erhobenen Befunde mit Druckschmerzhaftigkeit, Bewegungseinschränkung sowie segmentale Funktionsstörungen konnten zur Schmerzausbreitung nicht in eine charakteristische Relation gesetzt werden. Das Schmerzbild kann bei gleichem oder ähnlichem Befund deutlich unterschiedlich sein. Andererseits wurde auch eine ähnliche Symptomatik bei unterschiedlichen Befunden festgestellt.

Das Facettensyndrom – Klinik und Therapie

K.-P. Schulitz und G. Lenz

Es ist oft schwierig, wenn nicht sogar unmöglich, die Ursache von ischialgiformen Beschwerden herauszufinden. Während Vorgeschichte, Untersuchungsbefund, Myelographie und Elektromyelographie eine echte radikuläre Symptomatik erkennen lassen, bleibt eine Reihe von Patienten ohne neurologischen Befund. Der Arzt kann wegen wenig greifbarer physikalischer Symptome auf den Gedanken kommen, sozioökonomische und psychophysiologische Faktoren in den Vordergrund zu stellen oder Patienten in Verkennung der Ursache sogar einer Bandscheibenoperation zuzuführen. Gemeint sind hier Patienten mit pseudoradikulären oder sogenannten übertragenen Schmerzen.

Die Differenzierung des Krankengutes unserer Ambulanz mit Lumboischialgien zeigt, daß 38% der Patienten mit solchen übertragenen Beschwerden zu uns kamen, sei es beim ‚Virginback' – also der nicht voroperierten Lendenwirbelsäule – als primäres Überforderungssyndrom, wie wir es bei Anlagefehlern, statischer Fehlbelastung oder Bandscheibenlockerung kennen, oder im Rahmen eines sogenannten Failed-back-Syndroms, d. h. nach Bandscheiben- oder Fusionsoperationen. Nach einer Statistik von Frymoyer (1981) sind nach 14 Jahren 38% mit den Ergebnissen einer Bandscheibenoperation unzufrieden. Die Auswertung unserer Fälle zeigt, daß nach 9jähriger Nachuntersuchungszeit 66% der unzufriedenen Patienten an Beschwerden leiden, die pseudoradikulären Ursprungs sind.

Pseudoradikuläre oder übertragene Beschwerden gehen unter anderem von den kleinen Wirbelgelenken aus, die auch als Facetten bezeichnet werden. Die Facettengelenke haben vor allen Dingen Führungsqualitäten. Da mit zunehmendem Alter die Ligamente und die Bandscheibe ihre Elastizität verlieren, und die Bandscheibe an Höhe abnimmt, übernehmen dann auch die Facetten Druckbelastungen, d. h. es kommt zu einer Überbeanspruchung der Gelenke und damit zu Reizerscheinungen und schließlich zu Arthrosen.

Mit Hilfe von Druckmeßfolien kann man zeigen, daß bei einer statischen Belastung der Wirbelsäule erhebliche Belastungsspitzen vor allen Dingen an den untersten Wirbelgelenken vorkommen. Besonders auffällig wird dies bei Rückneigung der Wirbelsäule. Die Auswertung zeigt, daß bei einer Belastung von 1000 N Belastungsspitzen bis 500 N in Höhe L_5/S_1 auftreten, wobei die Druckspitzen in diesem Gelenk besonders hoch sind.

Es ist daher nicht verwunderlich, daß die reichlich innervierte Gelenkkapsel damit Schmerzsignale und Muskelspasmen auslöst, Beschwerden, die als Facettensyndrom bezeichnet werden.

Die Nerven, die die Gelenkkapsel versorgen, stammen aus den Fasern des medialen Astes des Ramus dorsalis (Abb. 1). Der Ramus dorsalis (B) teilt sich kurz hinter dem Ganglion in einen medialen und in einen lateralen Ast. Der laterale Ast versorgt die paraspinale Muskulatur und entsprechende Hautareale. Der mediale Ast

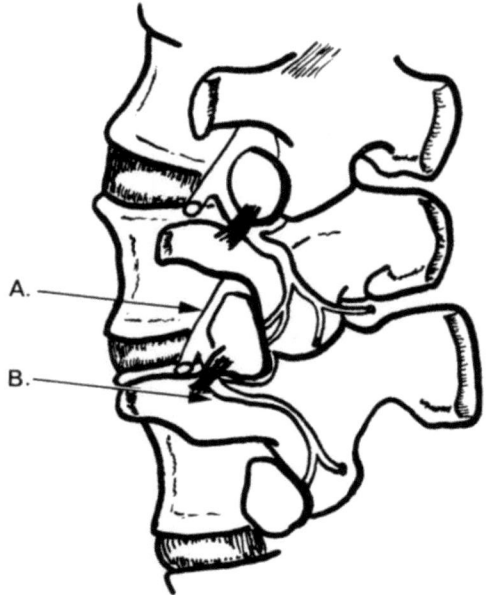

Abb. 1. Schematische Darstellung des Verlaufes des Ramus dorsalis *B* unmittelbar nach Abzweigung von der ventralen Spinalwurzel *A* (s. Text)

überkreuzt den Gelenkfortsatz am unteren Rand des Facettengelenkes, läuft dann unterhalb eines kleinen querverlaufenden Bandes. Jenseits dieses Ligamentes teilt sich der mediale Ast: Die proximalen Gelenkäste dringen in die Gelenkkapsel ein, die distalen verlaufen an der lateralen Kante der Lamina und teilen sich dann in Muskeläste und Äste für das nächstuntere Facettengelenk auf. Das bedeutet, daß die Gelenkkapseln bisegmental versorgt werden. Das Gelenk L_5/S_1 wird nur zur Hälfte von der Wurzel L_5 versorgt, meistens scheint die Innervation aber über die hintere Aufteilung der Wurzel S_1 zu erfolgen. Und zwar treten die Nerven aus dem Nervenforamen nach oben aus (Abb. 2). Das Kreuzdarmbeingelenk erhält seine Innervation aus kleinen absteigenden Ästen von L_4, den lateralen Ästen des Ramus dorsalis L_5, S_1 und manchmal noch aus S_2.

Untersuchungen von Bogduk (1979) und Paris (1980) haben gezeigt, daß die Gelenkkapseln zusätzlich von vielen anderen Ästen versorgt werden und daß auch Querverbindungen zur Gegenseite bestehen. Der intermediäre Ast (s. Abb. 2) anastomosiert nach oben und nach unten. Eine Koagulationsnadel kann daher natürlich nie alle Fasern erreichen, worin damit auch die Grenzen bestimmter Behandlungsverfahren zum Ausdruck kommen. Aus den anatomischen Untersuchungen aber wird klar, daß es gut definierte Punkte gibt, an denen man den medialen Ast sehr gut erreichen kann.

Alle genannten sensorischen Fasern übertragen nozizeptive Impulse, die von den Patienten als Schmerzen im Bein und Kreuz empfunden werden. Shealy (1976), Mooney und Robertson (1976) und McCall (1979) unter anderen haben gezeigt, daß die Injektion von hypertoner Kochsalzlösung in die Gelenke ein ganz typisches Schmerzmuster auslösen kann. Das Ergebnis von McCall (1979) an kreuzschmerzfreien Patienten war, daß von dem L_4/L_5-Segment Schmerzen auf die Beckenkämme, das Gesäß, den Oberschenkel und die Leiste übertragen werden. Demgegen-

Das Facettensyndrom – Klinik und Therapie

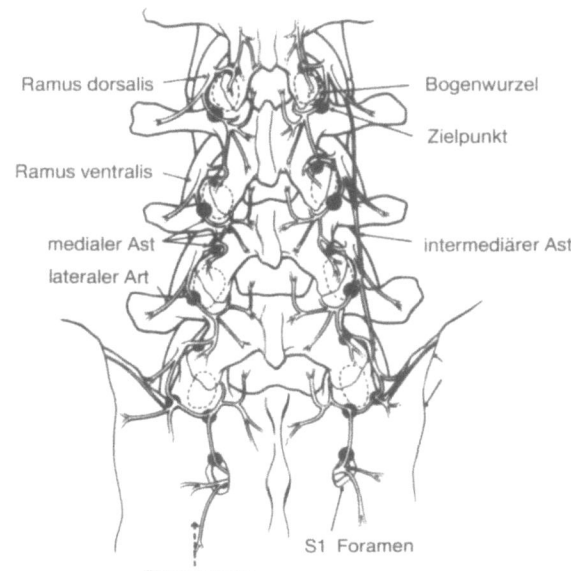

Abb. 2. Neuroanatomie der lumbalen spinalen Strukturen und der Wirbelgelenke von dorsal gesehen. Der Umfang der Anastomosen zwischen den einzelnen Ästen ist unterschiedlich. Der intermediäre Ast kommuniziert mit verschiedenen Segmenten primär für die muskuläre Innervation. Die gestrichelt gezeichneten Kreise stellen die Projektion der Bogenwurzeln dar. Die primären Koagulationspunkte sind als schwarze Punkte dargestellt (nach Ray C. D. 1982)

über zeigen Patienten mit Kreuzschmerzen offensichtlich ein ausgedehnteres Ausstrahlungsmuster. Die Schmerzausbreitung wird unterschiedlich angegeben, wie anhand von Gelenkinfiltrationen nachgewiesen werden konnte (Lenz u. Schulitz 1980) (s. Abb. 3a, b). Sie hängt wohl weniger von der Segmenthöhe ab als davon, ob es sich um eine mehr chronische oder akute Symptomatik handelt oder ob der Patient voroperiert ist oder nicht. An den unteren Facetten finden wir Schmerzen, die an das Iliosakralgelenk, die Gegend des Rollhügels und in Richtung auf das Sitzbein übertragen werden und an der Rückseite des Oberschenkels, manchmal auch am Unterschenkel auftreten. Die oberen Facetten verursachen Schmerzen an den Beckenkämmen, den Kreuzbeinkanten und in der Leiste. Meistens überschneiden sich die Symptome.

Die Schmerzausstrahlung kann als Leitsymptom des Facettensyndroms gelten. Die Unsicherheit besteht allerdings darin, daß diese oder ähnliche Schmerzen auch von anderen Bandstrukturen der Wirbelsäule, d.h. von dem Ligamentum interspinosum, dem Ligamentum flavum oder von der lumbodorsalen Faszie ausgehen können, was man sehr gut zeigen kann, wenn man unter dem Bildwandler – auf dem Wege, das kleine Wirbelgelenk mit der Nadel zu erreichen – nebenliegende Strukturen irritiert. Das bedeutet, daß man für die Diagnose des Facettensyndroms viel Fingerspitzengefühl braucht.

Die Schmerzen sind gegenüber der Nervenwurzelkompression weniger gut lokalisierbar. Sie gehen anscheinend nicht entlang eines Dermatoms, sondern wohl mehr über ein Sklerotom (Abb. 3a, b). Die Patienten geben an, daß der Schmerz stechend, brennend, bohrend ist und in der Tiefe liegt. Diese Beschwerden können durch Überstreckung, verbunden mit einer Seitwärtsbewegung oder Rotation ausgelöst bzw. verstärkt werden. Sie nehmen im Laufe des Tages gewöhnlich zu und lassen in der Regel im Liegen vollständig nach. Demgegenüber verstärkt sich der

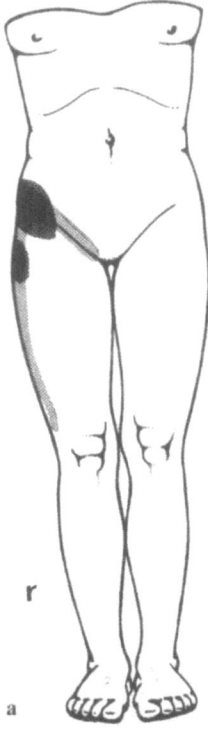 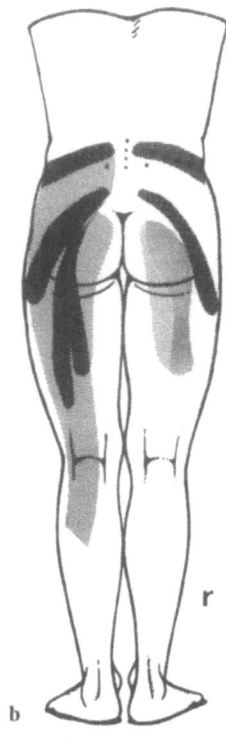

Abb. 3a, b. Darstellung der meistgeklagten Schmerzausstrahlungen bei vorliegendem lumbalen Facettensyndrom. Die dunkel schraffierten Areale sind die häufigst geklagten Schmerzzonen

diskogene Schmerz beim Vornüberneigen und tritt bevorzugt morgens nach dem Aufstehen auf. Bei der Nervenwurzelkompression oder auch bei der Bandscheibenlockerung führen Husten und Niesen zu heftigen Schmerzen, etwas, was man bei dem Facettensyndrom kaum findet (Abb. 4).

Der Untersucher sollte nicht nur das Schmerzmuster herauskristallisieren, sondern auch den sogenannten Motor-points nachgehen. Das sind Schmerzpunkte der Muskulatur – die manchmal schon spontan angegeben werden –, die wir entlang den Sakrumkanten, im Bereich des Glutaeus medius, des Glutaeus maximus, des medialen Gastrocnemius, seltener auch einmal am Adductor longus finden. Diese Beschwerden sollten nicht mit einer Trochanterbursitis oder einem Gracilis-Syndrom usw. verwechselt werden. Manchmal klagen die Patienten über Unterleibsbeschwerden; in 29% der Fälle haben wir eine außerordentlich druckempfindliche Psoasmuskulatur nachweisen können. Häufig gehen diese Patienten deswegen von einem Arzt zum anderen, ohne eine Erklärung für ihre Unterleibsbeschwerden zu finden.

Nicht nur die Beweglichkeit der Wirbelsäule ist herabgesetzt, auch das Hüftgelenk weist eine erstaunliche Funktionseinbuße auf, die man an dem limitierten Patrickschen Zeichen erkennen kann, das durch die Kontraktur von Hüft- und Iliopsoasmuskulatur zustande kommt.

Es versteht sich von selbst, daß die Schmerzausstrahlung beim Anheben des Beines, die durch die verkürzte ischiokrurale Muskulatur ausgelöst wird, nicht mit einem positiven Lasègueschen Zeichen verwechselt werden darf.

Reflexdifferenzen haben wir nie gefunden, desgleichen keine Sensibilitätsstörungen, was hin und wieder in der Literatur beschrieben wird.

Röntgenologisch läßt sich häufig der Ort der Beschwerden erkennen bzw. vermuten, wenn eine Facettenasymmetrie oder eine Arthrose der Facetten vorhanden ist. Sie lassen sich auch im Computertomogramm nachweisen, wenn dieses aus differentialdiagnostischen Erwägungen heraus erstellt wurde (Abb. 4).

Normalerweise wird man anhand der Symptomatik und der Vorgeschichte das Syndrom der übertragenen Beschwerden gut von anderen ischialgiformen Beschwerden abgrenzen können. Die Patienten kommen, nachdem bereits ausgiebig physikalisch therapiert wurde, nachdem sie häufig ungezielte Injektionen in die kleinen Wirbelgelenke erhalten hatten oder nachdem manualtherapeutische Verfahren versagten. In 95% der Fälle handelte es sich um Arthrosen der kleinen Wirbelgelenke, die praktisch bis dahin therapieresistent waren.

Am besten wird in der unteren Facettennische eingegangen, da man hier leichter in das Gelenk kommt (Abb. 5). Ein solches Gelenk kann 0,5–1 ml Flüssigkeit aufnehmen, wie man anhand von Kontrastmittelinjektionen zeigen konnte. Die Gelenktaschen lassen sich mit Kontrastmittel anfüllen. Bis zu einem gewissen Grad wird es ausreichend sein, wenn eine periartikuläre Infiltration durchgeführt wird. Man sollte nicht mehr als 1 ml eines 1%igen Novocain-Kortison-Gemisches geben, wenn es um die Lokalisation und Verifizierung der Beschwerden geht.

Wir haben die Erfahrung machen können, daß, wenn die Beschwerden nicht exakt reproduziert werden oder wenn die Schmerzen unter der Injektion bis in den Unterschenkel oder sogar bis zum Fuß ausstrahlen, der Erfolg der Injektion und einer eventuell später anzuschließenden Denervierung des Nerven relativ geringer ist, worauf Fairbank u. Mitarb. (1981) schon hingewiesen haben.

Unsere Ergebnisse der Facetteninfiltration sind in den meisten Fällen nicht sehr ermutigend, da die Wirkung nur kurz anhält. Wir haben auf Grund einer Nachuntersuchung von 186 Patienten gesehen, daß nur 24% der Patienten über 2 Jahre wesentlich gebessert waren, mindestens 1/2 Jahr lang waren es 57%. Ursprünglich gebessert waren 74% der Patienten. Die Infiltration hat jedoch einen diagnostischen Wert. Wir schließen daher gleich – wenn nach der Injektion Beschwerdefreiheit eingetreten ist – eine perkutane Thermokoagulation oder – wie es auch heißt – einen

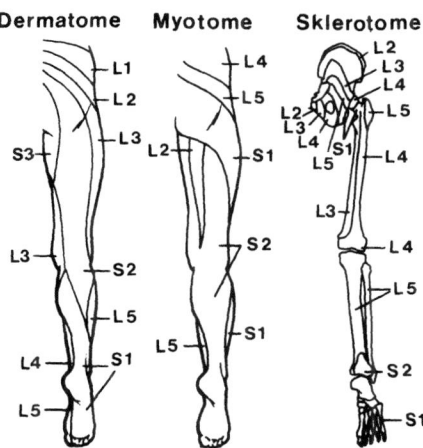

Abb. 4. Der übertragene Facettenschmerz folgt im allgemeinen enger den Sklerotomen und Myotomen (L_3–L_5 u. S_1) (nach Ray 1982)

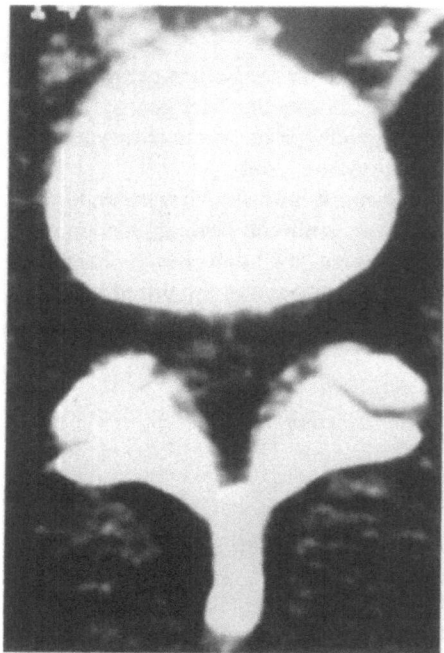

Abb. 5. Segmental asymmetrische Stellung der Wirbelgelenke, die eine besondere Disposition für den mechanischen Kreuzschmerz darstellt

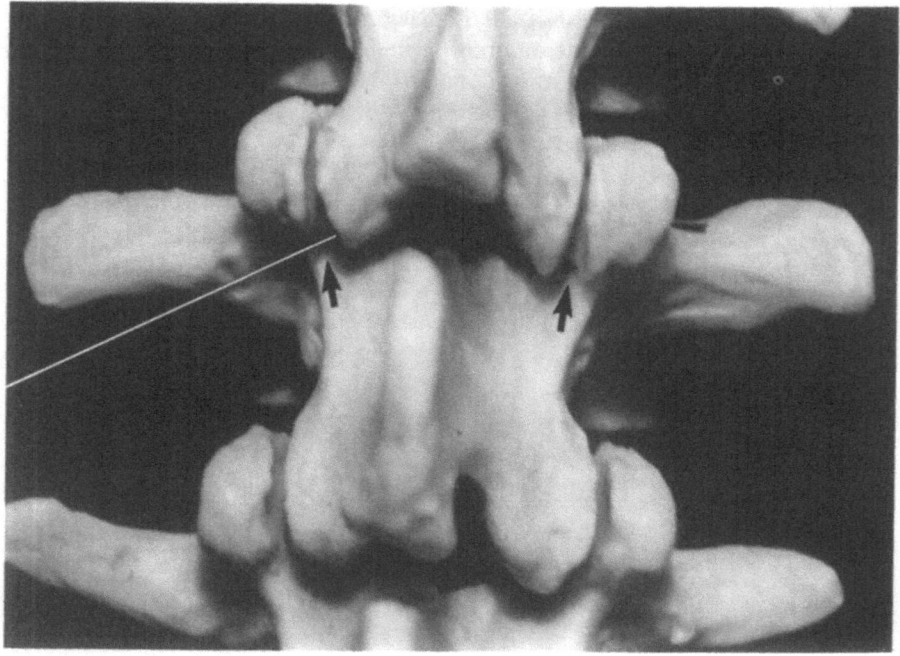

Abb. 6. Schematische Darstellung der Facetteninfiltration (s. *Nadel* auf der linken Seite). Der sicherste Injektionsort ist der kaudale Gelenkabschnitt (*Pfeile*)

Nervenblock an, die durch eine Koagulation des Ramus dorsalis erreicht wird. Die Sonde erzeugt eine Hitze von 80 bis 85 Grad und zerstört die Nervenfasern und das umliegende Gewebe in einem Umkreis von etwa 5 mm.

Dieses Verfahren ist ein einfacher Weg, den mechanischen Low-back-Schmerz bzw. das Facettensyndrom anzugehen. Dennoch sollte die einfache Handhabung dieses Verfahrens nicht dazu verleiten, den Eingriff unkritisch anzuwenden. Wir führen die Koagulation durch, wenn folgende Kriterien erfüllt sind:
- Es muß ein typisches Schmerzmuster bis zum Knie vorliegen,
- es sollten keine radikulären Zeichen vorhanden sein,
- eine Nervenwurzelkompression oder Verwachsungen nach Bandscheibenoperationen müssen ausgeschlossen sein,
- die Beschwerden müssen besonders mit der Aktivität auftreten und sollten bei Bettruhe verschwinden,
- die Gelenkinfiltrationen müssen zumindest für kurze Zeit wirksam sein,
- erleichtert wird die Indikation, wenn im Röntgenbild eine Asymmetrie der Facetten oder eine Arthrose vorhanden sind.

Heute führen wir die Facettendenervation in Anästhesie durch. Da eine neuromuskuläre Stimulation während der Prozedur wichtig ist, um die Nähe der vorderen Wurzel auszuschließen, kann und sollte Succinyl nur für die Intubation gegeben werden, damit die Reizantwort beobachtet werden kann.

Mit Hilfe eines Filzstiftes werden die Zielpunkte unter Bildwandler markiert (Abb. 7). Es werden die Äste jeweils von drei Gelenken links und von drei Gelenken rechts koaguliert und zusätzlich Koagulationsmarken für das Iliosakralgelenk gesetzt. Wenn es darum geht, auch einen Nervenblock für das Sakroiliakelgelenk zu setzen, müssen die Punkte an der oberen Verbindung von Sakrum und Ilium und an der lateralen Begrenzung der S_1- und S_2-Foramen erreicht werden. Die Nadel wird etwa 5 cm von der Mittellinie in einem Winkel von 45 Grad eingeführt und die Lage der Nadelspitze mit dem Bildwandler kontrolliert.

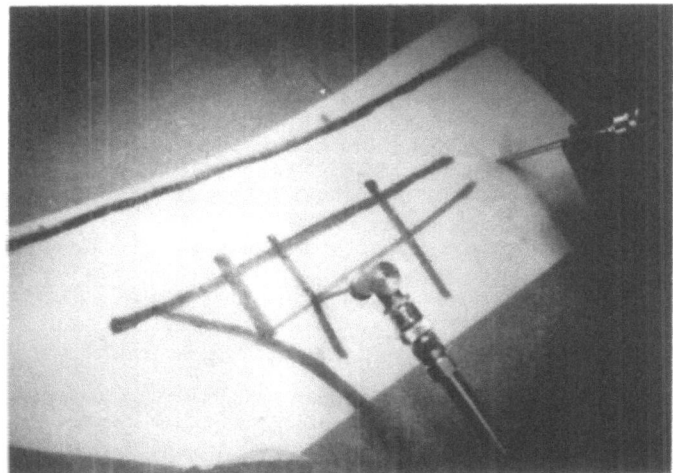

Abb. 7. Markierung der Einstichstellen und der Gelenklinie bei der Thermokoagulation des Ramus dorsalis. Die Koagulationssonde ist bei L_4/L_5 rechts eingeführt

Nicht alle Autoren sind mit dem Konzept des Facettensyndroms und seiner Therapie einverstanden. Während Mooney, der sich noch 1976 im Clinical Orthopaedics optimistisch äußerte, der Facettentherapie gegenüber sehr zurückhaltend eingestellt ist (1982), haben Burton und Ray demgegenüber die Technik der Facettendenervierung weiter ausgebaut. Sie, wie auch andere Autoren, berichten in der Literatur über sehr ermutigende Ergebnisse. Shealy (1976), Oudenhoven (1977, 1979) sprechen von 80% sehr guten und guten Ergebnissen, Lora und Long (1976) konnten bei 60% der Patienten eine Schmerzerleichterung von über 50% erreichen. Es handelt sich hierbei allerdings immer nur um kurze Zeitergebnisse von 2–3 Jahren.

Die Nachuntersuchung an 56 Patienten, bei denen in unserer Klinik eine Facettendenervation vorgenommen wurde, erbrachten im Durchschnitt praktikable Resultate. 76% wurden anfänglich gebessert, über 1½ Monate waren es 62%, wobei das Schmerzmuster in der Ausdehnung in 57% dasselbe war und in 43% reduziert wurde. 38% der Patienten waren über 2 Jahre zu 50–80% beschwerdefrei. Wir haben die Erfahrung gemacht, daß die Ergebnisse bei den Nichtvoroperierten deutlich besser sind, als wenn bereits Bandscheibenoperationen oder Fusionsoperationen vorgenommen wurden. Nimmt man diese Gruppe der Patienten aus dem Kollektiv heraus, so erhöht sich die Beschwerdefreiheit dieser Patienten nach 2 Jahren auf 52%.

Zusammenfassend kann man sagen, daß die übertragenen Schmerzen, die von den Facetten ausgehen, eine große Rolle im Rahmen der Ischialgie spielen und daß es sich unter gewissen Umständen lohnt, eine Denervierung des medialen Astes des Ramus dorsalis durchzuführen.

Literatur

Bogduk N, Long DM (1979) The anatomy of the so called articular nerves and their relationship to facet deviation in the treatment of low-back pain. J Neurosurg 51:172–177

Burton CV, Ray CD (1982) Pers. Mitteilung

Fairbank JCT, Park WM, McCall IW, O'Brien JP (1981) Apophyseal injection of local anesthetic as a diagnostic aid in primary low-back pain syndromes. Spine 6:598

Frymoyer JW (1981) The role of spine fusion. Spine 6:284

Lenz G, Schulitz KP (1980) Das Facettensyndrom als mögliche Ursache persistierender Schmerzen nach lumbaler Discotomie – Aufzeigung therapeutischer Möglichkeiten. Orthop Praxis 1:14

Lora J, Long DM (1976) So-called facet denervation in the management of in tractable back pain. Spine 1:121–126

McCall IW, Park WM, O'Brien JP (1979) Induced pain reffered from posterior lumbar elements in normal subjects. Spine 4:441

Mooney V, Robertson JA (1976) The facet syndrome. Clin Orthop 115:149–155

Mooney V (1982) Pers. Mitteilung

Oudenhoven RC (1977) Paraspinal electromyography following facet rhizotomy. Spine 2:299–304

Oudenhoven RC (1979) The role of laminectomy, facet rhizotomy, and epidural steroids. Spine 4:245–147

Paris SV, Nyberg R, Mooney VT, Gonyea W (1980) Three level innervation of the lumbar facet joints. Presented at the Internat. Soc. Study Lumbar Spine, New Orleans 1980

Ray CD (1982) Percutaneus radio-frequency facet nerve glocks: Treatment of the mechanical low-back syndrome. Radionics

Shealy CN (1976) Facet denervation in the management of back and sciatic pain. Clin Orthop 115:157–164

Klinische Ergebnisse mit der Facetten-Koagulation des Ramus articularis der unteren Lendenwirbelsäule

H. W. STAUDTE, A. HILD und P. NIEHAUS

Die Ursache der häufig sehr vieldeutigen pseudoradikulären Ausstrahlung beim Facettensyndrom ist nicht bekannt, vermutet wird, daß jedes Wirbelgelenk ein gewisses Repräsentationsgebiet hat, welches von Gelenkrezeptoren vermittelt wird. Speziell für das Facetten-Syndrom, aber auch für andere Wirbelsäulenstrukturen trifft es zu, daß die Schmerzempfindung nicht immer am Ort der Läsion eintritt, sondern daß auch in entlegenen Projektionszonen Schmerzen hervorgerufen werden (Abb. 1). Dies wurde 1930 von Kellgren durch Injektion einer irritierenden Substanz in Bänder festgestellt, wobei die Schmerzen nicht nur in der Gegend des Einstiches, sondern auch in weit entlegenen Projektionsgebieten empfunden wurden.

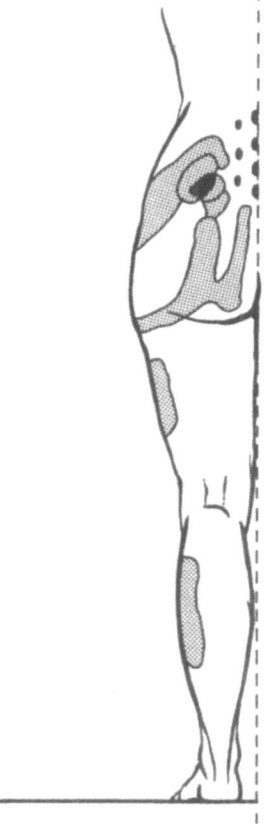

Abb. 1. Schmerzausstrahlung beim Facettensyndrom [4]

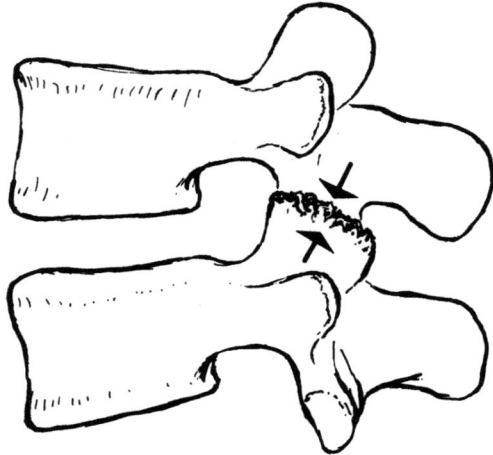

Abb. 2. Fortgeschrittene Spondylarthrose

Bei Punktion der Wirbelbogengelenke zeigt sich eine häufige Ausstrahlung der Schmerzen zum Beckenkamm, in die Leiste und in die Oberschenkelstreckseite bis zum Knie, häufig auch bis in den Bereich des Trochanter major.

Als Ursachen der Facettenbeschwerden kommen infrage:
- eine chronische Synovitis,
- eine Kapselreizung des Gelenkes,
- eine fortgeschrittene Spondylarthrose mit großen Randosteophyten, häufig in Verbindung mit einer segmentalen Instabilität (Abb. 2).

Die Abbildung zeigt eine fortgeschrittene Spondylarthrose, deren Randwülste zur Reizung von benachbarten Strukturen führen können.

Als mögliche Symptome des Facettensyndroms sind zu nennen:
- ein endgradig positiver Lasègue,
- ausstrahlende Beinschmerzen vorwiegend bis zum Knie,
- eine erhöhte Aktivität der paravertebralen und ischiokruralen Muskulatur.

Im Gegensatz dazu schließen neurologische Zeichen, wie eine Hypästhesie in einem bestimmten Dermatom, periphere Paresen oder Paralysen und das kontralaterale Lasègue-Zeichen, ein typisches Facettensyndrom aus [5, 7].

Folgende Kriterien führten zur Diagnose „Facettensyndrom":
1. Klinisch kein Hinweis auf intraspinale Raumforderung oder radikuläre Kompression.
2. Röntgenologische Hinweise von spondylarthrotischen Veränderungen der unteren drei LWS-Segmente.
3. Bei myelographisch oder computertomographisch nachgewiesenem Prolaps waren radikuläre Symptome nicht vordergründig.

Zur orthopädisch-neurologischen körperlichen Untersuchung gehörten die Röntgenaufnahmen der LWS in 4 Ebenen, sowie die Infiltration der kleinen Wirbelgelenke mit Lokalanästhetikum unter Bildwandlerkontrolle.

Um die subjektive Beeinflussung des Patienten durch den Arzt weitgehend zu vermeiden, wurde die Infiltration zwei- bis dreimal durch verschiedene Ärzte unter Röntgenbildwandlerkontrolle ausgeführt. Die Besserung der Beschwerden über

50%, oder sogar Schmerzfreiheit über Stunden, galt als Vorbedingung für die Durchführung der Facettenkoagulation.

Zur Koagulation wird mit einem 0,5%igem Lokalanästhetikum nur die Haut infiltriert und unter Bildwandlerkontrolle die Lage der Facetten mit der Kanüle lokalisiert. Es erfolgt keine Tiefenanästhesie, um die Schmerzlokalisation mit der Sonde zu gewährleisten, anschließend Stichinzision mit dem Skalpell, dann Einstich der ersten Führungskanüle im Bereich des Wirbelbogengelenkes L_3/L_4, der betroffenen Seite.

Unter Bildwandlerkontrolle erfolgt der Knochenkontakt am Gelenk. In gleicher Weise wird bei L_4/L_5 und L_5/S_1 vorgegangen. Die Kanüle sollte möglichst am lateralen Rand des Facettengelenkes zu liegen kommen, da hier der Nervenverlauf ist. Meist findet sich ein Widerstand, der dem Ligamentum intertransversarium entspricht. Nach nochmaliger Röntgenkontrolle der Kanülenlage wird dann die neutrale Elektrode an einer Kanüle befestigt, anschließend die Temperatursonde bis zum Knochenkontakt eingeführt. Dann wird die Kanüle leicht zurückgezogen, daß nur die Temperatursonde Knochenkontakt hat. Zunächst wird nur mit einer geringen Frequenz von 5 und einer Spannung von 0,5–0,7 Volt ein Reiz gesetzt, um auszuschließen, daß die Temperatursonde neben dem Spinalnerven liegt. Der Patient wird nun befragt, ob eine Ausstrahlung bis in das Bein erfolgt, oder nicht. Es dürfen im Bein keine Muskelkontraktionen auftreten, da sonst die Nadel zu nah am Spinalnerven liegt. Paraspinal können Muskelkontraktionen beobachtet werden. Danach folgt die Provokation des typischen Rückenschmerzes. Hierzu wird das Gerät auf eine Frequenz von 75 Hertz geschaltet und eine steigende Spannung eingestellt. Bei dieser Stimulation geben dann die meisten Patienten eine typische Schmerzsensation im Lendenwirbelsäulenbereich an. Es ist zum jetzigen Zeitpunkt auch eine leichte Korrektur mit der Temperatursonde möglich, um eine möglichst schmerzempfindliche Stelle am Wirbelbogengelenk zu finden. Diese Änderung der Nadel darf allerdings nur wenige Millimeter betragen, um nicht den Knochenkontakt zu verlieren und in die Nähe des Spinalnerven zu gelangen. Ist nun durch die Stimulation eine Schmerzsensation hervorgerufen worden, und gibt der Patient einen, für ihn typischen Rückenschmerz an, dann kann eine Läsion des ramus articularis durchgeführt werden (Abb. 3) [6, 10, 11].

Die Temperatur wird so schnell wie möglich auf 80–85° gebracht. Die Stromstärke kann dann auf ca. 25 mA zurückgestellt werden. Zum jetzigen Zeitpunkt werden meist stärkere Schmerzen im LWS-Bereich angegeben, die nach etwa 50 Sekunden langsam nachlassen. Jede Etage wurde etwa 100–120 Sekunden koaguliert. Während der Läsion wurde die Temperatursonde wiederum um einige Millimeter bewegt, so daß ein größeres Areal koaguliert werden konnte.

Sofort im Anschluß an die durchgeführte Elektrokoagulation erfolgt eine kurze neurologische Kontrolluntersuchung, zum Ausschluß einer Nervenläsion.

Der Patient bleibt für 1–2 Tage vorwiegend im Bett liegen und erhält an 2 Tagen abends ein Antiphlogistikum. Am 2. postoperativen Tage erfolgt dann die abschließende Kontrolluntersuchung vor der Entlassung.

Die Facettenkoagulation wurde bei 45 Patienten 48mal durchgeführt, 6mal doppelseitig. Das Durchschnittsalter betrug 39,8 Jahre. Folgende Ergebnisse der Facettenkoagulation konnten 3–5 Tage nach durchgeführter Koagulation und 4–6 Monate später festgestellt werden:

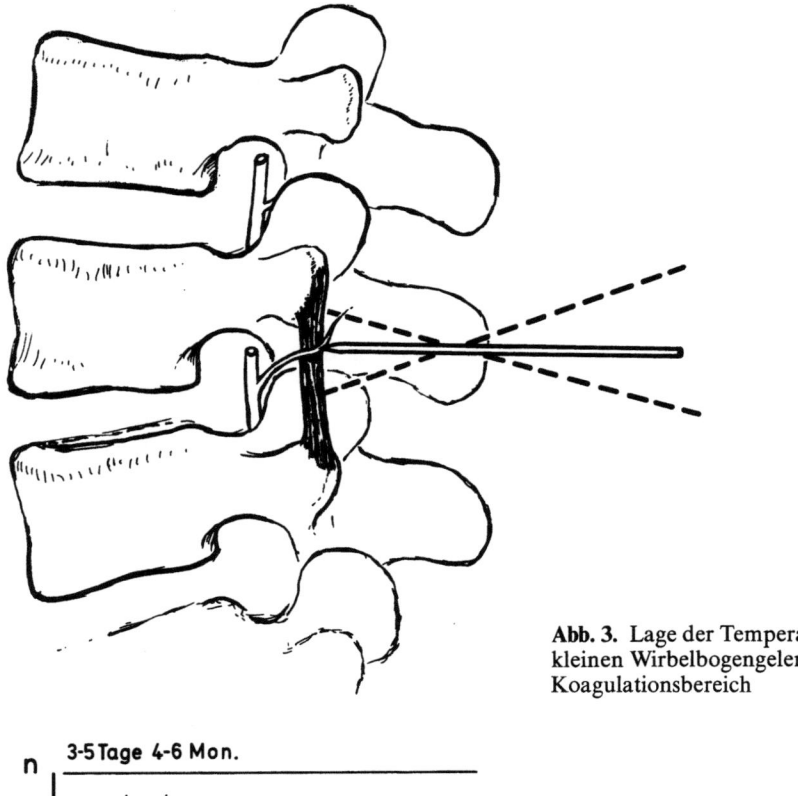

Abb. 3. Lage der Temperatursonde am kleinen Wirbelbogengelenk und Koagulationsbereich

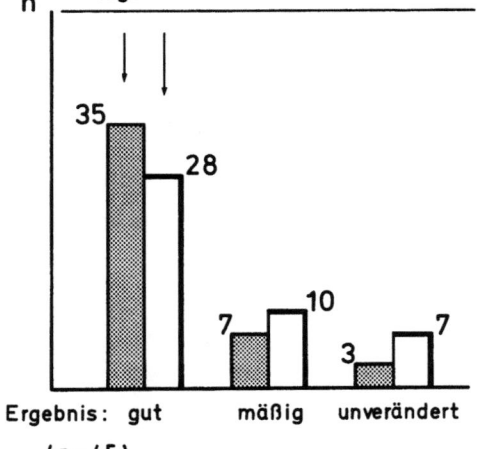

Abb. 4. Frühe und mittelfristige Ergebnisse nach Facettenkoagulation

3–5 Tage nach durchgeführter Koagulation waren die Beschwerden bei
35 Patienten – 50%, oder mehr gebessert,
 7 Patienten – waren die Beschwerden leicht gebessert
 3 Patienten – waren ungebessert.

Bei der nach 4–6 Monaten durchgeführten Nachuntersuchung waren dann
28 Patienten – 50%, oder mehr gebessert,

10 Patienten – leicht gebessert und
7 Patienten – gaben keine Besserung des Beschwerdebildes an (Abb. 4).

Die Versager der Facettenkoagulation wurden anschließend näher analysiert. Dabei zeigte sich, daß bei den 3 Patienten, bei denen es sich um ein Postnukleotomie-Syndrom handelt, die Beschwerden wahrscheinlich durch peridurale Narbenbildungen und nicht durch Irritation der Facetten verursacht wurden. Bei 2 Spondylolisthesisfällen wurde die Nervenirritation womöglich nicht durch das Gelenk, sondern weiter ventral durch den Kallus hervorgerufen. Bei 2 Patienten mit computertomographisch diagnostiziertem zu engem Spinalkanal erfolgt die Irritation möglicherweise ebenfalls nicht im Gelenk selbst, sondern durch die Gelenk-Osteophyten am Spinalnerven direkt. An Komplikationen hatten wir eine vorübergehende Quadrizepsschwäche für 6 Wochen.

Zusammenfassend läßt sich sagen, daß bei genauer Beachtung der diagnostischen Kriterien für das Facettensyndrom, vor allen Dingen mit der Lokalinfiltration der kleinen Wirbelgelenke unter Bildwandlerkontrolle, eine relativ einfache Methode zur Besserung dieses Krankheitsbildes zur Verfügung steht, zumal heute auch noch einfacher anzuwendende Elektroden zur Verfügung stehen.

In unserem Krankengut von über 1000 Lumbago- und Lumboischialgiefällen sind etwa 5% damit der Behandlung mit einer etwa 70%igen Erfolgschance zugänglich.

Literatur

1. Brügger A (1960) Vertebrale radiculäre und pseudoradiculäre Syndrome. Documenta Geigy, Acta rheumatologica 18
2. Ghormley RK (1933) Low back pain. JAMA 101:1773–1777
3. Hadley LA (1961) Anatomic-roentgenographic studies of the posterior spinal articulations. Am J Roentgenol 86:270
4. Kellgren JH (1939) On the distribution of pain arising from deep somatic structures with charts of segmental pain areas. Clin Sci 4:35
5. Lenz G (1981) Neurologische Diagnostik bei pseudoradiculärer Symptomatik an der unteren Extremität. Orthop Praxis 7:576
6. McCulloch MD (1976) Percutaneous lumbal facet joint denervation. Department of orth. Surgery, Toronto
7. Mixter WJ, Baar JS (1934) Rupture of the intervertebral disc with involvement of the spinal canal. N Engl J Med 211:210
8. Mooney V, Robertson J (1976) The facet syndrom. Clin Orthop 115:149–156
9. Niethard FU (1980) Der Kreuzschmerz, Ursachen, Erkennung und Behandlung. Documenta Geigy
10. Shealey CN (1976) Facet denervation in the management of back and sciatic pain. Clin Orthop 115:157–164
11. Sluiter E (1979) Treatment of chronic pain in the back and neck by percutaneous thermal lesions. Lutherse Diakonessen Ziekenhuis, Amsterdam
12. Wyke B (1976) The lumbar spine and back pain. Neurological aspects of low back pain; in: The lumbar spine and back pain, Jayson M (ed) Sector Publishing, London

Eine biomechanisch orientierte Untersuchungstaktik zur Differentialdiagnose des arthrogen-facettär bedingten pseudoradikulären Lumbalsyndroms

T. Schewior

Vergegenwärtigt man sich die Tatsache, daß sowohl Bewegung als auch Verriegelung der Bewegungssegmente von der Brustwirbelsäule bis zum Becken Hebel- und Drehmomentsgesetzen unterworfen sind, läßt sich daraus ein biomechanisch ausgerichteter Untersuchungsgang ableiten: Es gelingt nämlich durch Einsatz von nur wenigen, taktisch sinnvoll aneinandergereihten Untersuchungskriterien, ein einzelnes, irritiertes lumbales Wirbelgelenk als auslösenden Faktor eines pseudoradikulären Syndromes exakt zu identifizieren (Ablauf und Charakteristik dieses Untersuchungskonzeptes s. u.!).

Aus der punktuellen Lokalisation des irritierten Wirbelgelenkes leitet man eine streng lokalisierte intraartikulär-perikapsuläre Injektion mit einem Langzeitanästhetikum ab – möglicherweise unter Beimengung einer ganz geringen Menge kristallinen Kortikoids bzw. chondronutritiver Substanz, sofern eine Injektionsserie geplant ist.

Die dabei anzuwendende Injektionstechnik hat ihr spezifisches Detail: Die Einstichstelle für genau sagittale Nadelführung liegt zwei Querfinger paramedian in Höhe des nächst höheren Spatium interspinosum. Der Zielort – Gelenkkapsel – gibt sich durch das Phänomen zu erkennen, daß der Kapselanstich wie ein Nadelstich in Pappkarton zu tasten ist.

Mit dieser, den Irritationspunkt gezielt angehenden Injektionsmethode verfügt man über eine quasi kausale Therapieform mit hoher Effizienz hinsichtlich des prompten Wirkungsbeginns und der langen bzw. dauerhaften Persistenz der Wirkung. Gleichermaßen kann diese völlig unproblematische Injektionsmethode auch – besonders in differentialdiagnostisch schwierigen Fällen – als probatorisches Diagnostikum eingesetzt werden.

Die eigene Erfahrung lehrte, daß man etwa 50% der Lumbalsyndrome auf diese, im folgenden zu explizierende Weise als arthrogen bedingt diagnostizieren kann.

Die vorab erfragte *Vorgeschichte* fördert meistenteils wirbelgelenktypische Beschwerdeelemente zutage: 1. unverhofft plötzlich einschießender Lumbalschmerz mit evtl. auch typisch pseudoradikulärer Ausstrahlung bis zum Knie; 2. die subjektive Abschätzbarkeit der Schmerzauslösung in Abhängigkeit von der Größe einer momentanen mechanischen Rumpfbelastung; 3. der initiale Bewegungsschmerz mit bei allen Rezidiven meist identisch reproduzierbaren Mustern schmerzhafter Bewegungseinschränkung der Lendenwirbelsäule.

Der *Untersuchungsgang* selbst beginnt nach vorausgehender Inspektion, Palpation und Funktionsprüfung der Wirbelsäule im Stehen mit neurologisch orientierender Untersuchung in Rückenlage. Finden sich dabei irgendwelche sensomotori-

Untersuchungstaktik zur Differentialdiagnose des pseudoradikulären Lumbalsyndroms 557

schen Ausfallserscheinungen, braucht die hier speziell vorzutragende Untersuchungsmethode nicht bzw. nicht am gleichen Tag weiter verfolgt zu werden.

I. Das Zeichen nach Lasègue ist pseudopositiv und somit pseudoradikulär, wenn es unter Längszug des angehobenen Beines wieder negativ wird: Eine lumbale Wirbelgelenkirritation *kann* die Ursache sein (Abb. 1a–c).

II. Ein (durch Druck von oben dosiert erschwerbares) aktives Anheben eines im Knie gestreckten Beines löst gleich- oder gegenseitigen lumbalen Schmerz aus: Wiederum *kann* eine lumbale Wirbelgelenkaffektion das auslösende Moment sein, und zwar kann es sich um einen von Anpreßdruck, Scherung und Kippung der Gelenk-

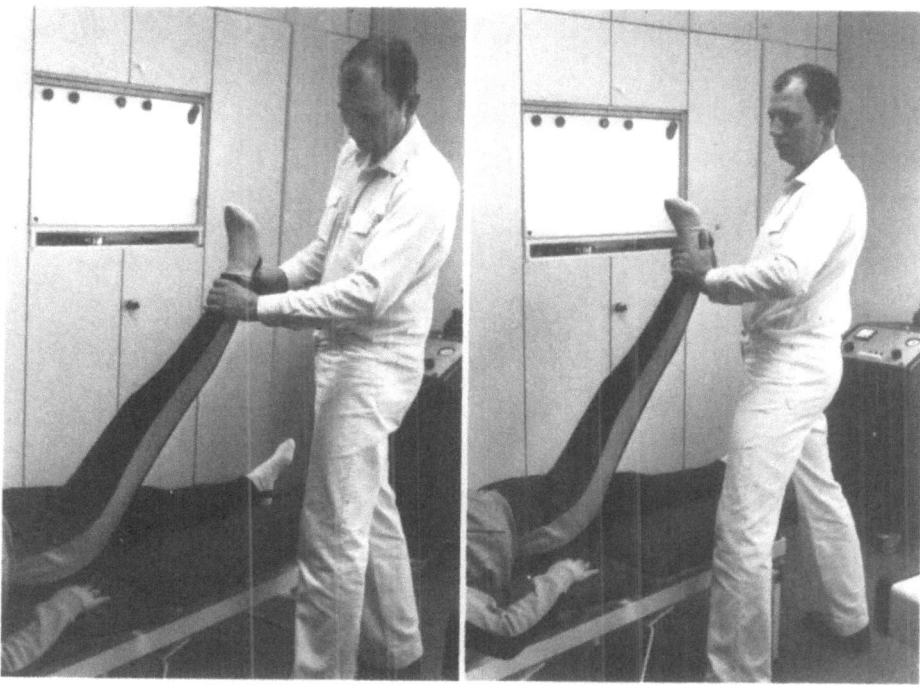

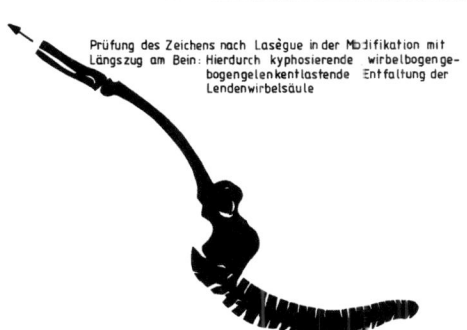

Prüfung des Zeichens nach Lasègue in der Modifikation mit Längszug am Bein: Hierdurch kyphosierende wirbelbogengelenkentlastende Entfaltung der Lendenwirbelsäule

Abb. 1a–c. Führt Längszug am erhobenen Bein zur Abschwächung eines in dieser Beinstellung quasi positiven Lasègueschen Zeichens, ist damit Dehnungsempfindlichkeit von radikulär-peripheren Nervenstrukturen ausgeschlossen und stattdessen eine Gelenkirritation im LWS-Bereich, die durch axialen Längszug entlastbar ist, wahrscheinlich

Die Abbildungen 1c, 2a, 3b sind entnommen aus: Schewior, H., Th. Schewior (1982) Das Wirbelbogengelenk als Ursache des pseudoradikulären Lumbalsyndroms. Abt Rheumatol 7, 97–100. Thieme-Verlag, Stuttgart

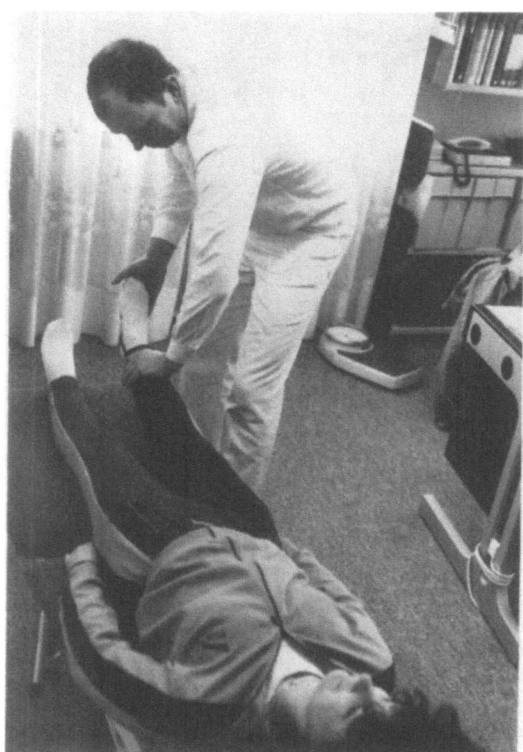

Abb. 2a, b. Nach Aufforderung an den Patienten, das im Knie gestreckte Bein anzuheben, wird von oben her ein dosierter Widerstand gegen die Schienbeinkante geleistet. Dies provoziert Schmerz im Bereich irritierter lumbaler Wirbelgelenkfacetten (siehe Text!)

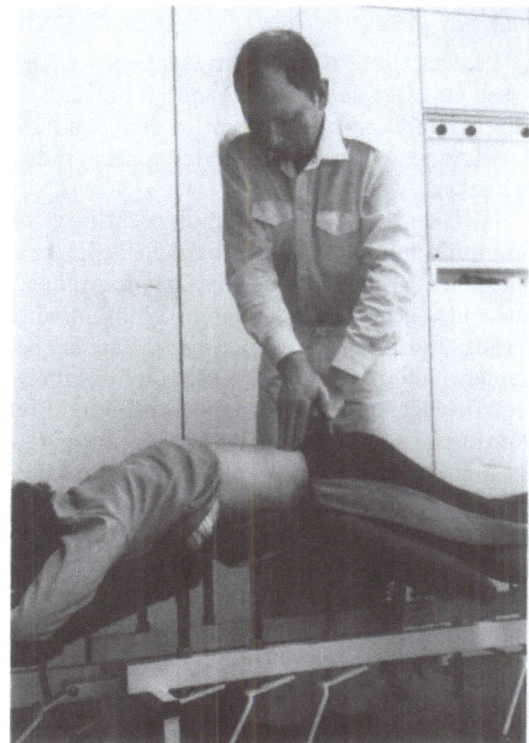

Abb. 3 a, b. Kyphose-Lagerung gestattet differenzierte Palpation an LWS und Beckenkämmen:
1 Dorsal der Wirbelgelenke gelegene Myotendinosen und Insertionstendopathien bleiben lagerungsunabhängig druckschmerzhaft.
2 Nervenwurzeln sind ungeachtet der LWS-Lagerung durch lordosierenden Palpationsdruck nicht reizbar.
3 Sorgfältig dosierte LWS-Lagerung liefert eine ganz bestimmte Kyphose-Stellung, die für ein irritiertes Wirbelgelenk eine neutrale Entlastungsposition darstellt, so daß *dann und nur dann* Palpationsdruck von oben keinen Schmerz mehr auslöst: Die Arthrogenität des pseudoradikulären Syndroms ist damit erwiesen (siehe Text!)

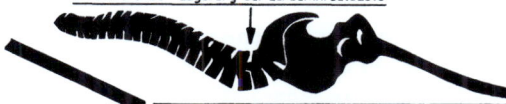
Lordosierende Lagerung der Lendenwirbelsäule

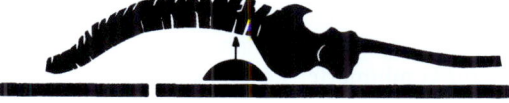
Kyphosierende Lagerung der Lendenwirbelsäule

facetten ausgehenden „Verriegelungs-Schmerz" der Lendenwirbelsäule handeln (Abb. 2a, b).

III. Der Untersuchungsgang schließt – noch in Bauchlage – eine forcierte Bauchpresse ein. Der dabei entstehende intratekale Druck löst keinen Schmerz der Wirbelgelenkfacetten aus. Kommt es dennoch zu einer Schmerzprovokation, so ist an eine diskogene, arachnoidale, desmogene, radikuläre oder plexusbedingte Irritation zu denken.

IV. Die nächsten Untersuchungsschritte erfolgen in Bauchlage: Löst lordosierender Druck auf die Lendenwirbelsäule Schmerz aus, *kann* er sowohl von den Wirbelgelenken ausgehen als auch in allen dorsal der Wirbelgelenke gelegenen Strukturen entstanden sein. Bei radikulärem Syndrom wird ein von dorsal kommender Lordosierungsdruck auf die Lendenwirbelsäule *nie* Schmerz auslösen. Ob Lordosierungsschmerz, sofern er auslösbar ist, von Strukturen seinen Ausgang nimmt, die dorsal der Wirbelgelenke gelegen sind, wird durch Betastung der Beckenkämme und der Dornfortsatzreihe eruiert, da alle dortigen, relativ oberflächlich gelegenen Irritationspunkte, nämlich Muskel-, Sehnen- und Bandinsertionen gezielter Palpation direkt zugänglich sind.

V. Auch in kyphosierter Lagerung der Lendenwirbelsäule (Kissen unter den Bauch oder entsprechende Einstellung einer Chirotherapeuten-Liege) persistieren periostale Druckdolenzen der diversen Insertionen an Dornfortsätzen und Beckenkämmen (Abb. 3a, b).

VI. Andererseits erreicht man durch gut dosierendes Vorgehen bei der kyphosierenden Lagerung der LWS eine derartige Neutralstellung der Gelenkfacetten des betroffenen Wirbelgelenkes, daß trotz eines dorsoventral gerichteten Palpationsdruckes nicht oder nur wesentlich verringert Schmerzen provoziert werden. Zu diesem Zeitpunkt ist die „Arthrogenität" des pseudoradikulären Syndroms bereits erwiesen. Die Höhen- und Seitenlokalisation des irritierten Wirbelgelenks ist nunmehr leicht dadurch zu verifizieren, daß kypho-lordotische Veränderungen der LWS-Lagerung zu einer präzisen Etagenlokalisation des Druckschmerzes unter tiefer Palpation führen.

Die Logik dieses deduktiven Untersuchungsprinzips wird durch den prompten und lang anhaltenden Therapieerfolg bestätigt.

Da kein Risiko durch die einleitend beschriebene, aus dem Untersuchungsgang abgeleitete Injektionsmethode weder nach der Art der Injektionstechnik noch aufgrund der Injektionssubstanzen besteht, darf man zuversichtlich vor dem Einsatz anderer kombinierter Diagnostik-Therapieverfahren, wie etwa der topographischen Gelenkfacettenortung unter Einsatz des Röntgenbildwandlers zur gezielten Facettenverödungstherapie, zunächst den hier beschriebenen Weg zur Differenzierung und Behandlung des artikulär bedingten pseudoradikulären Lumbalsyndroms beschreiten. In aller Regel kann man erwarten, daß Risiko und Aufwand einer Facettenverödung überflüssig wird.

Ligamentopathien im Lumbosakralbereich

Diagnostische und therapeutische Konsequenzen

H. D. Wolff

A. Einleitung

Im differentialdiagnostischen Spektrum von LWS- und Beckenschmerzen müssen auch die ligamentären Formationen beachtet werden. Dieser Aspekt steht im klinischen Alltag durchweg im Schatten der klassischen Diagnosen. Er ist zudem in seiner Symptomatik so uncharakteristisch, daß er dem Untersucher entgeht, wenn nicht gezielt nach ihm gefahndet wird. Findet man ihn aber, dann kann er helfen mit manchem chronischen und „therapie-resistenten" Kreuzschmerz fertig zu werden.

Nach Gutmann (1981) hat schon Magnuson 1918 die Meinung vertreten, daß ein Großteil der Kreuzschmerzen vorwiegend ligamentärer Genese seien. Der Amerikaner Hackett – ein Schüler von Head – machte durch zwei Monographien auf die Bänderschmerzen aufmerksam und steuerte mit seiner „Sklerosierungstherapie" einen Therapievorschlag bei (1956).

Besonders Barbor, London, nahm sich der Anregungen von Hackett an (1966, 1979). Durch ihn wurden die deutschen Manualmediziner auf diese Problematik aufmerksam gemacht, nachdem schon vorher Gutmann unabhängig davon zu verwandten Vorstellungen gekommen war und diese unter dem Terminus des „schmerzhaft enthemmten Kreuzes" publiziert hatte (1964, 80, 81).

Weiterhin äußerten sich in der mir zugängigen Literatur zu diesem Thema: Doppler (1974), Lewit (1977 und 1981), Springer (1977) und Zicha (1978, 79).

Die Thematik erfordert eine Zweiteilung:
1. Die *Bandsysteme der Wirbelsäule:*
   das vordere und hintere Längsband,
   das Ligamentum flavum sowie die
   Ligamenta intra- und supraspinale müssen abgegrenzt werden von
2. den *Beckenbändern:*
   a) dem Ligamentum iliolumbale,
   b) den Iliosakralbändern,
   c) dem Ligamentum sakrotuberale und
   d) dem Ligamentum sakrospinale.

Die Wirbelsäulenbänder seien nur kurz gestreift, dagegen das Hauptaugenmerk auf die Bänder des Beckens gerichtet, denn hier vor allem liegt noch ungenutztes diagnostisches und therapeutisches Neuland.

B. Allgemeine Vorbemerkungen

Die grundsätzliche Frage, ob von Bandstrukturen Schmerzen ausgehen können, dürfte nicht strittig sein. In den Ligamenten finden wir den gleichen neuralen Rezeptorenapparat, den wir von der Gelenkkapsel und von den Sehnen kennen (Abb. 1).

Nach neuerer Übereinkuft (Brodal 1981) werden die Rezeptorenformationen in 4 Typen unterteilt, wobei die Typen I bis III als Propriozeptoren (Mechano-Rezeptoren) und die freiendenden Rezeptoren mit ihren nicht-myelinisierten Axonen als Nozizeptoren fungieren. Unsere Kenntnisse beruhen vor allem auf den Forschungen von Wyke (1976), Polacek (1966) und Hirsch (1964).

Die theoretische Unsicherheit beginnt dort, wo nach der anatomischen Darstellbarkeit der Bänder gefragt wird. Lehrbücher und Atlanten suggerieren durchweg eine formale Determiniertheit, die sich nicht immer mit der Realität deckt. Oft hängt es nicht nur von der Präparierkunst, sondern auch von der Intention und der Aufgabenstellung ab, welches Präparat der Morphologe erstellt (Uhlmann, 1983). Zudem ist die Variationsbreite der Bänder groß, so daß es schwer sein kann, sich im klinischen Einzelfall zutreffende topographische Vorstellungen zu machen. Bei der palpatorischen Untersuchung macht es zudem Schwierigkeiten zwischen Muskelschmerz, Gelenkkapsel- und Bänderschmerz eindeutig zu unterscheiden. Es scheint weiter ratsam zu sein, die Bänder sowohl nach ihren Aufgaben als auch nach ihrer Lädierbarkeit und Klinik zu unterscheiden.

Die Anatomie unterscheidet generell in:
1. Verstärkungsbändern, die z.B. Gelenkkapseln zugeordnet sind (z.B. Teile des Ligamentum sacroiliacale)
2. Führungsbänder, die Bewegungen richten und eingrenzen (z.B. die WS-Bänder) und
3. Hemmungsbänder, die Bewegungen am Ende eines physiologischen Ausschlages bremsen: z.B. Ligamentum iliolumbale, sacrospinale und sacrotuberale (Platzer 1975).

Betrachten wir die Beckenbänder einzeln:

1. Ligamentum iliolumbale (Abb. 2)

Es erstreckt sich normalerweise zwischen dem Querfortsatz von L_5 und dem inneren Band der Crista ilica dorsale. Es sind auch Faserverbindungen zum Querfortsatz von L_4 möglich. Nach Dvorak verläuft der L_4 - Teil oft steil nach kaudal und lateral-ventral auf das Ilium seitlich vom Iliosakralgelenk hinab. Die L_5-Anteile verlaufen dagegen horizontal.

Segmentaler Bezug L_2. Während man früher die Funktion des Iliolumbalbandes vornehmlich unter statischen Aspekten gesehen hat, hat Erdmann (1956) erstmals die dynamische Beanspruchung dieses Bandapparates in den Vordergrund gerückt (Niethard 1982).

Nach Niethard besteht die Aufgabe dieses Bandes darin, vorübergehende Extrembewegungen zu bremsen und für maximale Bewegungsausschläge einen festen

Ligamentopathien im Lumbosakralbereich

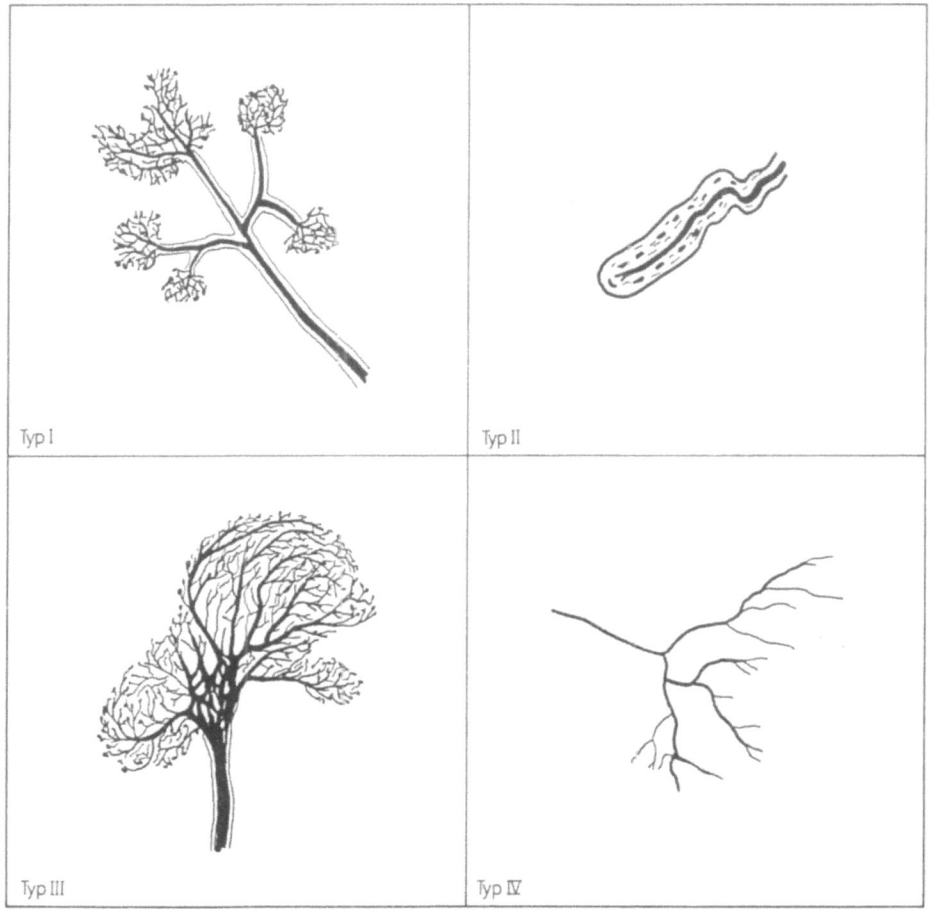

Abb. 1. Die 4 Grundtypen der Gelenkrezeptoren (nach Brodal 1931)
Typ I Dünn eingekapselte Endkörperchen
　　　Axondicke 6–9 μm
　　　Leitgeschwindigkeit 30–70 m/s
Typ II Dick eingekapselte, längliche Endkörperchen
　　　Axondicke 8–12 μm
　　　Leitgeschwindigkeit 60–100 m/s
Typ III Große, spindelförmige Körperchen
　　　Axondicke 13–17 μm
　　　Leitgeschwindigkeit 100–120 m/s
Typ IV Frei endende, dünn oder garnicht myelinisierte Fasern
　　　Axondicke 0,8–3 μm
　　　Leitgeschwindigkeit 1 m/s
I–III sind Mechanorezeptoren, *IV* sind Nozizeptoren

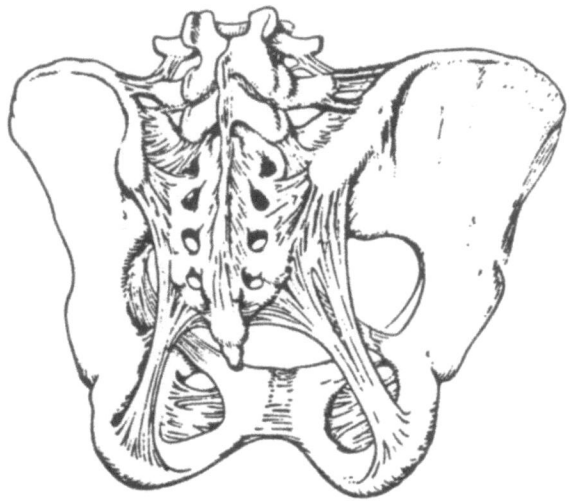

Abb. 2. Iliolumbalbänder und Beckenbänder. Ansicht von dorsal (aus Platzer 1975)

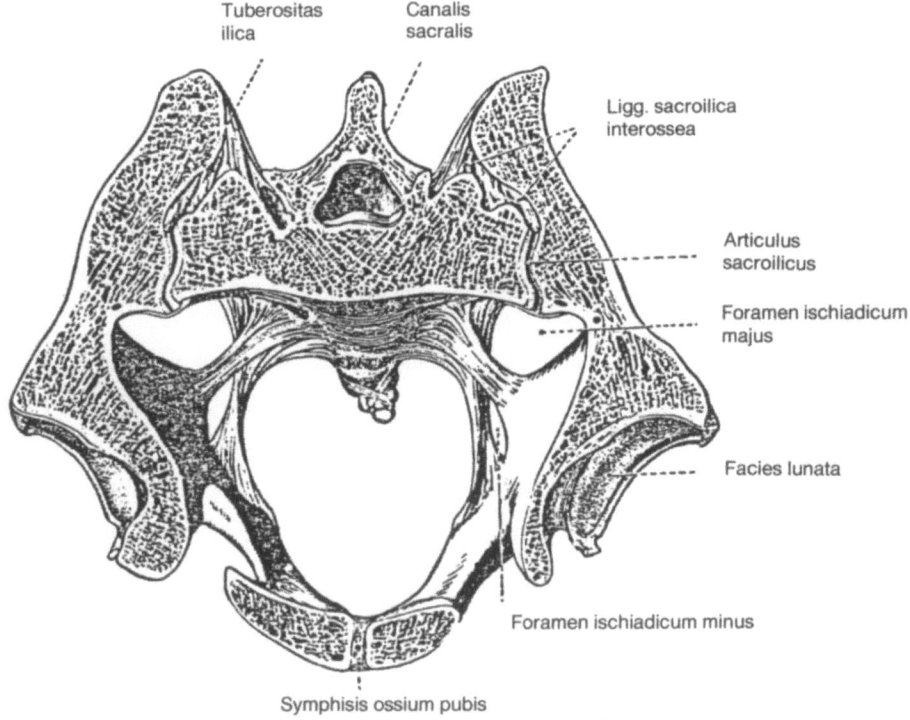

Abb. 3. Beckenbänder. Ansicht von ventral (aus Benninghof 1942)

Anschlag zu bieten. Es handelt sich also um einen ligamentären „Reserve-Apparat", der übermäßige Vorbeugung und in Vorbeugung schädigende Torsionen des lumbosakralen Bewegungssegmentes verhindert.

Das Ligamentum iliolumbale dürfte vor allem dann von Bedeutung sein, wenn bei der Anteflektion der dichte Facettenverschluß (Verriegelung zwischen L_5 und S_1) gelöst wird und mit zunehmender Entriegelung des Gelenkkontaktes die Stabilität dieses Segmentes vermindert und damit die Rotationsmöglichkeit vergrößert wird. Das Band übernimmt dann den Anteil der Stabilisierung, der von der Gelenkmechanik nicht mehr geleistet werden kann. Bei der Retroflektion entfällt solch eine stabilisierende Aufgabe.

2. Sakroiliakale Bänder (Abb. 3)

Bei den sakroiliakalen Bändern haben wir zu unterscheiden zwischen der breiten Bandmasse der Ligamenta sacro-iliacalia interossea, die die dorsale Aufhängung des kranialen Sakrumteils am medialen Iliumrand bewerkstelligen, den dünnen Ligamenta sacroiliacalia anteriora und dem Ligamentum sacroiliacum posterior longum. Dieses entspringt auf der seitlichen Rückfläche des Sakrums etwa bei S_3–S_4 und setzt an der Spina iliaca posterior superior unterhalb der Ansatzstelle des Ligamentum sacrotuberale an. Sein vornehmlich vertikaler Verlauf ähnelt dem Ligamentum sacrotuberale. Segmentaler Bezug L_5/S_1.

3. Ligamentum sacrotuberale (Abb. 3)

Dieses Band, das von Fick (1911) richtiger als Ligamentum iliosacro-tuberale bezeichnet wurde, entspringt mit seinen medialen Anteilen am freien Sakrumrand bis hinunter zum Steißbein. Die lateralen Anteile entspringen an der Spina iliaca posterior mit Anschlüssen an die Fascia lata. Es setzt an der Innenfläche des Tuber ischiaticum an und ist dort breitflächig bis in die Nähe der Symphyse verankert. Die Faserverläufe winden sich propellerartig, so daß die Fasern, die von lateral kommen, am weitesten medial inserieren und umgekehrt (Dvorak 1983). Vor allem die kranialen Bandanteile, die topographisch eine Weiterführung des Beckenkammes nach dorsokaudal darstellen, dienen als Insertion des M. Glutaeus maximus. Segmentaler Bezug S_2.

4. Ligamentum sacrospinale (Abb. 3)

Es entspringt am lateralen Rand des freien Sakrums bis hinunter zum Steißbein und setzt an der Spina ossis ischii an. Der Verlauf ist vornehmlich horizontal. Nach lateral verliert es an Breite. Sein Ansatz ist platt und heftet sich auf einer Linie von 5–10 mm Länge an.

Über den segmentalen Bezug finden sich keine Angaben. Es können Verbindungen zu den unteren sakralen und den kokzygealen Segmenten vermutet werden. Die aufrechte Haltung des Menschen hat dem ehemaligen kokzygealen Muskel eine Begrenzungsfunktion im Zusammenhang des ISG-Mechanik zukommen lassen.

Will man die Aufgabe der Ligg. iliosacralia, sacrotuberalia und sacrospinalia verstehen, dann muß man die passive „Nutations"-Bewegung des Sakrums vor Augen haben. Das Sakrum kann unter Belastung eine sagittale Kippbewegung um eine Querachse in S_2 ausführen. Dabei bewegt sich die S_1-Portion nach vorwärts-abwärts in Richtung des kleinen Beckens während die Sakrumspitze nach dorsal-kranialwärts federt. Die an S_1 ansetzenden Ligamenta iliosacralia interossea verhindern von dorsal, daß S_1 zu weit ins Becken federt während die Ligamenta sacrotuberale und sacrospinale, die hinter der Nutationsachse sitzen und von kaudal angreifen, die gegenläufige Bewegung der Sakrumspitze nach dorsal-kranial bremsen.

Aufgaben und segmentaler Bezug legen es also nahe auch bei den Beckenbändern eine weitere Unterteilung vorzunehmen:
1. Das Ligamentum iliolumbale ist dem lumbosakralen Übergang und
2. die übrigen Bänder sind der Beckenmechanik, genauer: den Iliosakralgelenken, zugeordnet.

C. Klinik

I. Ergebnis einer Umfrage

Die bisherige Literatur über die Rolle der Bänder bei Kreuzschmerzen besteht vornehmlich aus klinisch-empirischen Mitteilungen. Die Berichte vermitteln Erfahrungen, die in vertiefende Untersuchungen eingebracht werden sollten. Um beim derzeitigen Wissensstand die Spielbreite des Subjektiven einzuengen, habe ich eine Reihe von deutschsprachigen Manualmedizinern, die praktische Erfahrungen in Diagnose und Therapie der Ligamentosen haben, angeschrieben und ihnen u. a. 4 Fragen vorgelegt. 20 Kollegen antworteten.

1. Frage: Sind Sie überzeugt, daß die Läsion der Bänder (Ligamentum iliolumbale, iliosakrale, sakrotuberale und sakrospinale) allein ein klinisches Bild in der LWS-Beckenregion unterhalten kann: JA, ZWEIFELHAFT, NEIN.
Ergebnis: 60% JA, 40% ZWEIFELHAFT, 0% NEIN.
5 Kollegen lehnten den Begriff „allein" z. T. nachdrücklich ab (Abb. 4).

2. Frage: Finden Sie Bänderschmerzen im Rahmen von Kreuzschmerzen: OFT, GELEGENTLICH, SELTEN, NIE?
Antworten: 60% OFT, 40% GELEGENTLICH, 0% SELTEN oder NIE (Abb. 5).
(Die Übereinstimmung der %-Zahlen zu Frage 1 beruht nicht darauf, daß die Antworter identisch waren.)

3. Frage: In welcher Häufigkeit sehen Sie die Läsion der aufgeführten Bänder?
Ohne auf Einzelheiten einzugehen, kann festgestellt werden, daß das Gros der Befunde sich auf die Ligamenta iliolumbale und iliosacrale konzentriert, mit einem leichten Überwiegen des Iliolumbalbandes. Dagegen wird den Ligamenta sacrotuberale und sacrospinale nur geringe oder gar keine Bedeutung zugemessen. Manche Kollegen haben diese Bänder überhaupt nicht erwähnt (Abb. 6).

Ligamentopathien im Lumbosakralbereich

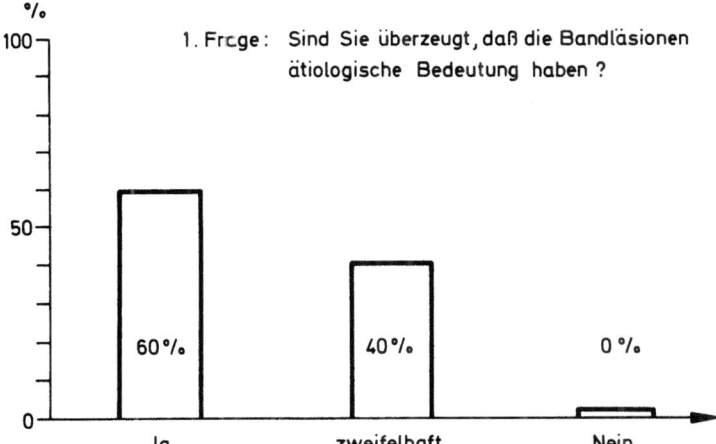

Abb. 4

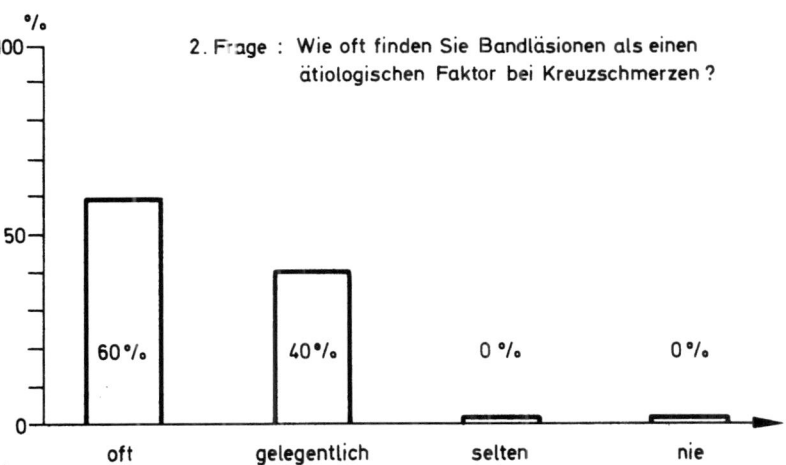

Abb. 5

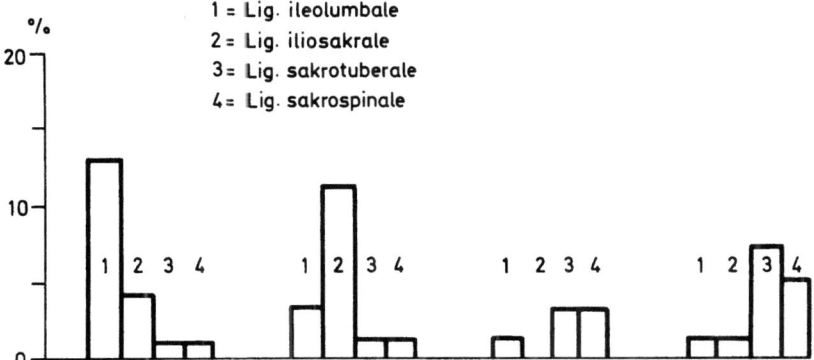

Abb. 6

II. Klinisches Bild

Die erwähnten anatomischen und funktionellen Unterschiede legen es nahe, auch beim klinischen Bild zu differenzieren.

1. Bei der *lumbosakralen* Instabilität mit Überlastung des *Ligamentum iliolumbale* ist der Bandschmerz praktisch immer Teil eines allgemeinen Kreuzschmerzes. Der meist chronische Schmerz ist dumpf und lokal neben L_5. Er tritt besonders nach längerer, gebückter Haltung und bei Arbeit mit vornübergebeugtem Körper auf, besonders wenn Drehungen und schweres Heben hinzukommen. Beim Aufrichten und durch Bewegung klingt der Schmerz nur langsam ab. Einen eindeutigen oder charakteristischen Hinweis gibt es aber nicht. Man sollte das Band gezielt untersuchen, wenn allgemeine Zeichen einer Hypermobilität und Anomalien im lumbosakralen Übergang (hohes Assimilationsbecken, halbseitige Veränderungen) vorliegen.

2. Die Schmerzen, die aus den *Iliosakralbändern* stammen, faßt Barbor (1979) recht anschaulich als das „Cocktail-Party-Syndrom" zusammen: langes Stehen löst den sich langsam steigernden und „lahmen" Schmerz im Kreuz aus: Bewegung bringt Erleichterung. Besonders betroffen sind jüngere, hypermobile Frauen mit Beckeninstabilität bzw. Beckenringlockerung. Die Bänderschmerzen finden sich aber auch bei älteren Patienten, auch bei Männern, wenn eine längere ISG-Anamnese vorliegt, besonders wenn ISG-Blockierungen nicht behandelt wurden oder häufig rezidivierten.

III. Ätiologische und pathogenetische Fragen

Da die ligamentären Kreuzschmerzen bis jetzt völlig im Schatten der Bandscheibenproblematik, der muskulären und gelenkmechanischen Störungen und der klassischen klinischen Bilder gestanden haben, ist die Literatur zu pathologisch-anatomischen und patho-physiologischen Fragen nur spärlich. Hier nur bruchstückartige Hinweise: Gutmann (1981) verweist darauf, daß schon Keegan bei 306 Leichen aller Altersklassen in ca. 20% Bandrupturen, meist an den knöchernen Insertionen, fand und daß Schmorl zu ähnlichen Befunden bei ca. 15% seiner WS-Präparate kam. Da auch nach der klinischen Empirie die Insertionen der Bänder der Hauptort der Schmerzentstehung sind, scheint es gerechtfertigt, die Befunde, die an Sehnen und ihren Insertionen erhoben wurden (H. Schneider (1958), Niepel (1966), Decker und Krahl (1967) u.v.a.) auch auf die Bänder zu übertragen. Aus den Erfahrungen mit den Entesopathien (Insertionstendopathien) kann man zudem ableiten, daß auch eine Bandinsertion um so gefährdeter ist, je punktueller die Verankerung der Fibrillen im Knochen erfolgt (z.B. Ligamentum iliolumbale), während eine breitflächige Anheftung wesentlich weniger gefährdet erscheint (z.B. Ligamentum sacrotuberale und Ligamentum sacrospinale).

Auch das Thema: Ligamentäre Instabilität, Bänderüberdehnung, Hypermobilität, seien sie nun konstitutionell oder erworben, wird seit längerem diskutiert. Lediglich als Beispiel sei eine Bemerkung von Farfan (1979) angeführt, der bemerkt, daß bindegewebige Strukturen wie Sehnen, Fascien und Bänder nach einer „erheblichen Dehnung" nicht wieder völlig in die vorherige innere Ordnung zurückfinden.

Ligamentopathien im Lumbosakralbereich

Sie verkürzen sich dann nicht auf den alten Wert. Es bleibe eine „Fließverformung" bzw. eine neue „bleibende Dehnung" zurück. Es scheint ein lohnendes Objekt für weitere Untersuchungen zu sein, die entsprechenden physikalischen Werte u.a. für die Beckenbänder festzustellen.

Zur Schmerzentstehung ist noch anzumerken, daß bei den ligamentären Nozizeptoren damit gerechnet werden muß, daß nicht nur strukturelle Änderungen, sondern auch länger dauernder unphysiologischer Zug als adäquater Reiz wirkt.

Eine diagnostische Täuschungsmöglichkeit liegt darin, daß die Schmerzschwelle dieser Rezeptoren im Rahmen eines „referred pain" – der aus anderen Strukturen der gleichen segmentalen Versorgung stammt – herabgesetzt sein kann. Dann nützt eine lokale Bänderbehandlung allein wenig. Bei den dorsalen ISG-Bändern ist zudem zu diskutieren, wie weit sie in ihrer Eigenschaft als Verstärkungsbänder der Gelenkkapsel in deren Irritation (bei Blockierung oder Entzündung) einbezogen werden.

IV. Diagnostik

1. Anamnese

Die Anamnese gibt keinerlei charakteristische Hinweise. Man sollte allerdings an die Beteiligung der Bänder dann denken, wenn langdauernde und ständig rezidivierende dumpfe Kreuzschmerzen jeder Behandlung getrotzt haben. Ausstrahlung der iliolumbalen Irritation über den Beckenkamm in die Leistengegend, der iliosakralen Bänder nach dorsal in den rückwärtigen Oberschenkel.

Besondere Aufmerksamkeit ist bei jungen, hypermobilen, asthenischen Frauen geboten.

2. Körperliche Untersuchung

Die exakte Druckpalpation der Bandinsertionen stellt das Kernstück der Diagnostik dar. Der ligamentäre Schmerz wird von muskulären, tendinotischen Schmerzen dadurch abgegrenzt, daß er bei isometrischer Anspannung der in Frage kommenden Muskeln eher nachläßt, auf keinen Fall aber verstärkt wird.

Von Hackett wurden folgende drei Tests angegeben:

I. Ligamentum iliolumbale: Der Patient liegt auf dem Rücken. Das Bein ist in Knie und Hüfte rechtwinklig gebeugt und wird maximal adduziert. Eine endständige Federungsbelastung wird auf eine Zugspannung des Ligamentum iliolumbale bezogen.

II. Ligamenta iliosacralia und sacrospinale: Gleiche Ausgangshaltung wie bei I. Jetzt wird das Knie zur gegenseitigen Schulter geführt. Schmerz bei endständiger Federung wird auf die Ligamenta iliosacralia und sacrospinale bezogen.

III. Ligamentum sacrotuberale: Ausgangsstellung wie bei I. Jetzt wird das Knie vor die gleichseitige Schulter geführt. Schmerz bei der endständigen Federung wird auf das Ligamentum sacrotuberale bezogen. Da diese Tests auch andere Strukturen belasten, fehlt ihnen die beweisende Spezifität.

3. Probeausschaltung

Einen hohen Grad an diagnostischer Sicherheit hat dagegen die exakt gezielte Lokalanästhesie der ligamentären Insertionspunkte. Ist der Schmerz dann spontan und unter dem Belastungstest verschwunden, dann ist eine solide diagnostische Basis gegeben. Weiterbestehende Schmerzen müssen dann auf andere Strukturen bezogen werden.

V. Therapie

Die erwähnte Umfrage richtete sich auch auf die befürwortete Therapie. Im folgenden werden die Maßnahmen in der Reihenfolge aufgeführt, in der sie die meisten Befürworter gefunden haben (Abb. 7).

1. Infiltration mit Lokalanästhetika. Mit Abstand am häufigsten wird von der Lokalanästhesie der Bandansätze Gebrauch gemacht (16 Kollegen = 80%). Dieses geschieht anfangs als Test, später unter Beigabe von Langzeitanästhetika als Basistherapie. Diese „Neuraltherapie" kann ergänzt werden durch dermatomgerichtete, intrakutane Segmenttherapie.

2. Viele Befürworter findet eine krankengymnastische Übungsbehandlung mit dem Ziel einer Stabilisierung des lumbosakralen Übergangs bzw. des Beckenringes durch Kräftigung der dort angreifenden Muskulatur (12 Kollegen = 60%). Lewit befürwortet besonders die Verfahren der postisometrischen Relaxation bei den „sogenannten Ligamentären Schmerzen im Beckenbereich". Er verweist damit indirekt auf die theoretischen Bedenken, die sich dann ergeben, wenn man mit Muskel-Techniken im Umfeld des ISG therapiert: das Iliosakralgelenk als rein passives joint-play-Gelenk hat keinen muskulären Apparat, der aktiv auf seine Gelenkmechanik und damit auf seine Bänder einwirken kann. Es bleibt also noch eine offene Frage, wie die Behandlungserfolge durch krankengymnastische Maßnahmen gedeutet werden müssen. Für das Iliolumbal-Band entfallen diese Bedenken. Hier stehen trainierbar muskuläre Reserven zur Verfügung.

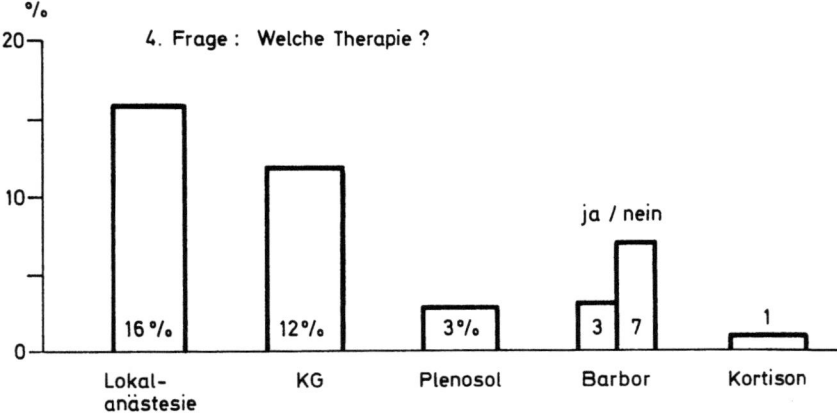

Abb. 7

Mit der Krankengymnastik kombiniert wird durchweg physikalische Medizin in Form von Elektrotherapie und Wärme eingesetzt. Ergänzt wird diese Therapie durch Maßnahmen der Haltungs-, Bewegungs- und Arbeits-Hygiene:

Beim Ligamentum iliolumbale keine längerdauernde oder schwere Arbeit in Anteflektion, noch weniger in Anteflektion mit Rotation, kein langes Sitzen in starker Kyphose. Bei den iliosakralen Bändern: kein langes Stehen, kein schweres Heben, häufiger Bewegungswechsel.

Aus manualmedizinischer Sicht ist die Beseitigung einer eventuell bestehenden Iliosakralgelenk-Blockierung Voraussetzung für jede dort ansetzende Therapie. Bei Beckenringlockerung muß oft anfangs ein Beckengurt getragen werden.

3. Eine Sonderstellung nimmt die sogenannte „Sklerosierungstherapie" ein. Sie wurde von Hackett initiiert und besonders von Barbor propagiert. Hackett wußte, daß einige Substanzen, wie z. B. Glukose, zu einer Bindegewebsproliferation führen. Er fand in Tierversuchen eine Vermehrung von Sehnendurchmessern bis zu 40% sowie eine deutliche Verstärkung der Sehnenverankerung im Knochen. Aufbauend auf diesen Befunden entwickelte Barbor folgende Lösung:

Phenol 2,5
Dextrose 25,0
Glycerin 25,0
Aqua dest
ad 100,0

4 ml dieser Lösung werden mit 6 ml eines Lokalanästhetikum gemischt und dann an die Ligamente einer Beckenhälfte injiziert. Gutmann (1981) berichtet über 52% völlige und sehr gute Besserungsergebnisse bei 170 Fällen nach 8–10 Wochen. In der Umfrage befürworteten 3 Kollegen diese Behandlung. Viele Kollegen haben sie wegen der gelegentlichen heftigen Reaktionen wieder verlassen. 7 Kollegen sprachen sich expressis verbis gegen diese Therapie aus, wobei besonders die Phenol-Beimischung Bedenken ausgelöst hat. In der Folge wurde Glukose oder Dextrose allein verwendet. Auch mit der „dry needle" (für ca. 10 Minuten), d. h. mit einem einfachen Fremdkörperreiz versuchte man durch einen kräftigen mechanischen Reiz bindegewebige Proliferation in Gang zu setzen. Zicha (1980, 1981) steuert Tierversuche bei, die die markante Entzündungsreaktion mit der Bildung von Granulationsgewebe und anschließender Narbenbildung nachweisen. Der Endeffekt ist die Ausbildung von kollagenem Bindegewebe.

Auch der Einsatz von Plenosol als intrakutane Quaddeltherapie oder direkt an die Bänder (3 Kollegen), gehört in den Zusammenhang der Reiztherapie. Nur 1 Kollege setzte gelegentlich lokal Kortikosteroide ein. Zustimmung fand diese Therapie kaum, eher Skepsis bis deutliche Ablehnung.

Literatur

Barbor R (1966) Sklerosierende Behandlung von Ileosakralschmerzen. FAC-Informationen I/66, S 14–15
Barbor R (1979) Instabilität der Wirbelsäule. In: Neumann HD, Wolff HD Theoretische Fortschritte und praktische Erfahrungen der Man. Med. Konkordia GmbH, Bühl/Baden
Becker W, Krahl H (1977) Die Tendopathien. Thieme, Stuttgart

Benninghof A (1942) Lehrbuch d. Anatomie, Band I, 2. Aufl. F.J. Lehmann, München Berlin
Brodal A (1981) Neurological Anatomy in relation to clinical Medicine, 3rd Edition. Oxford University Press, Oxford
Doppler F (1974) Über die sklerosierende Therapie der Beckenbänder nach Barbor. Man Med 12:29–32
Dvorak J, Dvorak V (1983) Manuelle Medizin. Thieme, Stuttgart
Erdmann H (1956) Die Verspannung des Wirbelsäulensockels im Beckenring. In: Die WS in Forschung u. Praxis, Bd 1. Hippokrates, Stuttgart, S 51
Erdmann H (1960) Zur Statik des symmetrischen Assimilationsbeckens. Die WS in Forschung und Praxis Bd 15. Hippokrates, Stuttgart
Farfan HF (1979) Biomechanik der Lendenwirbelsäule. Hippokrates, Stuttgart
Fick R (1911) Handbuch der Anatomie und Mechanik der Gelenke, III. Teil. G. Fischer, Jena
Gutmann G (1964) Das lumbo-sacrale Insuffizienz und Schmerzsyndrom, oder das schmerzhaft enthemmte Kreuz. FAC-Information 2/64:18–26
Gutmann G (1980) Das ligamentäre Schmerzsyndrom – Grenzen seiner krankengymnastischen Behandlung. Krankengymnastik 31:261–264
Gutmann G (1981) Sklerosierungstherapie im Bereich der Wirbelsäule. In: Junghanns H (Hrsg) Die WS in Forschung und Praxis Bd 87. Hippokrates, Stuttgart, S 167
Hackett GS (1956) Ligament and Tendon Relaxation (Skeletal Disability) treated by Prolotherapy (fibro-osseous Proliferation) C Thomas, Springfield, Illinois
Hirsch C, Ingelmark BE, Miller M (1964) The anatomical Basis for low back pain. Acta Orthop Scand 23/1:1–17
Lewit K (1977) Manuelle Medizin. Joh. Amb. Barth. Leipzig, dort S 188–190
Lewit K (1981) Muskelfaszilitations- und Inhibitionstechniken in der manuellen Medizin Teil II. Man Med 19:12–22
Lowman CL (1926) Role of the iliolumbar ligaments in low back strains. JAMA 87:1002
Niepel GA, Kostka D, Kopecky St, Manca St (1966) Enthesopathy. Acta Rheumatologica et Balneologica Pistiniana Band 1. Ceskoslovenske stathe kupele Piestany, CSSR
Niethard FU (1980) Die Form-Funktionsproblematik des lumbosakralen Überganges. Hippokrates, Stuttgart
Platzer W (1975) dtv.-Atlas der Anatomie-Band 1 Bewegungsapparat. Thieme, Stuttgart
Polacek P (1966) Receptors of the joints (their Structure, Variability and Classification). Lekarska Fakulta University J.E. Purkyne V Brno
Prestar FJ, Putz R (1982) Das Ligamentum longitudinale posterieur Morphologie und Funktion. Morphol Med 2:181–189
Schneider H (1959) Die Abnützungserkrankungen der Sehnen und ihre Therapie. Thieme, Stuttgart
Slatter P (1979) Sacroiliakaler Schmerz bei Instabilität. In: Neumann HD, Wolff HD (Hrsg) Theoretische Fortschritte und praktische Erfahrungen der manuellen Medizin. Konkordia Bühl/Baden
Springer F (1977) Die Bänderinsuffizienz als Ursache von Kreuzschmerzen. In: Schlegel (Hrsg) Lumbalgie und Ischialgie. Hippokrates, Stuttgart
Tilscher H (1979) Ursachen für Lumbalsyndrome. Steinkopff, Darmstadt
Uhlmann (1983) Anatom. Inst. d. Uni. d. Saarlandes. Pers. Mitteilung
Wyke B (1976) Neurological Aspectes of low back pain. In: Jayson, MIV (Hrsg) The lumbar Spine und low back pain. Sector publishing Co. London
Zicha K, Zabel M (1979) Prolipherationstherapie bei Enthesopathien. Man Med 17:101
Zicha K, Hambach R, Zabel M (1978) Sklerosierende Behandlung im Tierexperiment – Prolotherapie. Man Med 16:9–12

Indikation und Erfolgsaussicht der Manualtherapie bei Funktionsstörung des Iliosakralgelenkes

H. Tilscher

Einleitung

Klinisch relevante Störungen des Kreuzdarmbeingelenkes entstehen durch die morphologischen Veränderungen des Gelenkes besonders durch arthritische und arthrotische Veränderungen. Wesentlich häufiger sind Funktionsstörungen der Kreuzdarmbeingelenke ohne pathomorphologischen Substrat Ursache für lokale und ausstrahlende Schmerzen.

Die Pathophysiologie der Funktionsstörungen des Kreuzdarmbeingelenkes ist Thema vieler Diskussionen besonders unter Manualmedizinern. Entsprechend im Fluß ist auch die Therapie dieser Störungen. Während Schulen verschiedene manualmedizinische Stellungsanomalien zwischen Sakrum und Ilium durch die klinische Untersuchungen aufzudecken suchen, um daraus entsprechende reflextherapeutische Maßnahmen abzuleiten, unterscheidet Lewit klar zwischen der Kreuzdarmbeingelenksblockierung und der Kreuzdarmbeingelenksverschiebung auch Beckenverwringung genannt. Selten wird dabei die Hypermobilität des Kreuzdarmbeingelenkes ins Kalkül gezogen, die ebenfalls bei asymmetrischen Schmerzen im Lumbalbereich oder Sakralbereich mit und ohne Ausstrahlung ins diagnostische Kalkül gezogen werden sollten.

Anhand eigener Untersuchungsergebnissen kann die Schmerzsymptomatik aus dem funktionsgestörten Gelenk folgendermaßen beschrieben werden: Außer dem Lokalschmerz im Kreuzdarmbeingelenksbereich strahlen die Schmerzen in das Gesäß, den dorsolateralen Oberschenkel, evtl. auch in den dorsolateralen Unterschenkel, wobei auch lumbale Beschwerden angegeben werden können. Nach diesen eigenen Untersuchungen bei 151 Vertebragengestörten stehen die Funktionsstörungen des Kreuzdarmbeingelenkes unter allen segmentalen Funktionsstörungen der Wirbelsäule, hinter den Störungen L_5-S_1 und Occiput-C_1 an dritter Stelle. Interessant scheint auch die Tatsache, daß die genannten Störungen sehr häufig mit Blockierungen im Bereiche des thorakolumbalen Überganges vergesellschaftet sind. Die Unterscheidung zwischen Kreuzdarmbeingelenksblockierung und Kreuzdarmbeingelenksverschiebung wird nun aus differenten klinischen Befunderhebungen gewonnen.

Die Kreuzdarmbeingelenksblockierung ist eine Beweglichkeitseinschränkung des Gelenkes mit dem Verlust des Gelenksspiels. Die Synchondrosis iliosacralis kann durch keinen Muskel willkürlich bewegt werden, so daß die Untersuchung dieser fälschlicherweise als Gelenk bezeichneten Struktur lediglich auf den Nachweis des sogenannten Federungstestes beruht. Ob in Bauchlage oder in Rückenlage, möglicherweise auch in Seitenlage, immer erfolgen Impulse, entweder auf das Ilium oder auf das Sakrum, wobei der nun passiv erfolgende Bewegungsausschlag getastet und getestet wird. Der bei dieser Störung auftretende reflektorische Verspannungszustand der Hüftadduktoren kann mittels des sogenannten „Patrickzeichens" oder „Hyperabduktionsphänomens" nachgewiesen werden. Die Kreuzdarmbeingelenksblockierung entspricht also einer Blockierung von Wirbelbogengelenken mit Verlust des joint plays und einer pseudoradikulären Symptomatik sowie eines entsprechenden referred pain.

Die Kreuzdarmbeingelenksverschiebung beruht auf folgenden pathomechanischen Vorgängen:

Durch die Verspannung des leicht zur Verkürzung neigenden M. iliopsoas erfolgt eine Annäherung seines Ursprunges in der oberen Lendenwirbelsäule mit seinem Ansatz am Trochanter minor. Diese Verkürzung erbringt einerseits eine leichte Vornickstellung des Sakrums gegenüber dem Ilium, andererseits eine leichte Hüftbeugung mit sich. Da eine Vornickstellung des Sakrums eine Störung der Äquibrität des Achsenorgans bedeutet, wird das Sakrum aufgerichtet wodurch sich das Ilium relativ nach dorsal bewegt. Es entsteht ein Tiefertreten der Spine iliaca dorsalis cranialis und ein Höhertreten der Spina iliaca ventralis cranialis, somit eine Verwringung der betroffenen Beckenseite gegenüber der anderen Beckenhälfte. Das Acetabulum erfährt dabei eine Bewegung nach ventral und kranial. Durch diese Änderung der Einstellung der einen Beckenhälfte resultiert ein virtueller Beckenschiefstand, ein früheres Mitgehen des Os ilium der befallenen Seite bei der Anteflexion durch die Anteflexionsendstellung des Sakrums gegenüber dem Ilium dem sogenannten „Vorlaufphänomen". Die Verspannung des M. psoas sowie des M. ilicus kann getastet werden. Als Ausdruck der pseudoradikulären Symptomatik verspannt auch die ischiokrurale Muskulatur der befallenen Seite, mit dem klinischen Zeichen eines Pseudolasèguesches Phänomens. Reflektorisch wird auf der Seite der Läsion der M. glutaeus maximus (Sherrington II) abgeschwächt. Die Ursache für die Verspannung des M. iliopsoas ist vielfältig. Einerseits kann sie Ausdruck einer Blockierung im Bereiche ihres Ursprungs (thorakolumbaler Übergang) sein, andererseits vermögen viszerale Erkrankungen des kleinen Beckens über sensible Afferenzen in die Segmente um den thorakolumbalen Übergang, diesen Spasmus zu verursachen. Es ist verständlich, daß auch im Rahmen von Koxarthrosebeschwerden, aber auch von radikulären Läsionen diese Kreuzdarmbeingelenksverwringung gestartet wird. Denkbar ist auch der Zusammenhang mit Verspannungen im M. piriformis besonders bei Blockierungen L_4/L_5.

Therapeutische Konsequenzen

Aus den bisher Gesagten ergeben sich für die Therapie von Kreuzdarmbeingelenksstörungen verschiedene Gesichtspunkte. Die Kreuzdarmbeingelenksblockierung ist Ziel von lokalen Mobilisationen im wesentlichen durch Fixation des Sakrums und Mobilisation des Iliums oder umgekehrt, während die Kreuzdarmbeingelenksverschiebung in den verschiedenen Schulen der manuellen Medizin entsprechende verschiedene therapeutische Konsequenzen erfährt. So werden „Korrekturgriffe" angewandt um das sogenannte einseitige Sacrum ventralisatum et caudalisatum an seinen ursprünglich gedachten Platz in der Mittelstellung des Gelenkes zurückzubefördern. Ob nun durch Zug am Bein bei Gegenhalt am Sakrum und Schub nach kranial oder ob dem fixierten Sakrum das Ilium nach ventral nachgeschoben wird, je nach Aktualitätsdiagnose erfolgt dabei die Therapie. Wir sind keine Anhänger dieser Repositionsgriffe, sondern versuchen die für den Psoashypertonus schuldigen Störungen zu eruieren und zu beeinflussen. Im Vordergrund steht dabei die manualmedizinische Beeinflussung von Funktionsstörungen im thorakolumbalen Übergang bzw. von Blockierungen L_4/L_5. Lewit behandelt in vielen Fällen auch Grifftechniken an den Kopfgelenken um Psoasverspannungen zu beeinflussen. Der M. psoas selbst kann durch entsprechende Behandlungen bei Fixation des Beckens und Vermeidung von Hyperlordosierung mit Muskelenergietechniken gedehnt werden. Andere reflextherapeutische Maßnahmen beim Bestehen von Lumboischialgien oder anderen Erkrankungen zeigen ebenfalls oft einen nicht immer erklärbaren Effekt. So kann auch die Behandlung des verkürzten M. piriformis oder einer Kokzygodynie therapeutisch weiterführen.

Die Häufigkeit und die Bedeutung von Kreuzdarmbeingelenksfunktionsstörungen bei Lumbalsyndromen

Der Nachweis der Bewegungseinschränkung im Gelenk scheint wichtigstes Symptom bei der klinischen Untersuchung zu sein. Es wurden deshalb wie bereits an anderer Stelle berichtet 169 Patienten mit Lumbalsyndromen untersucht nämlich 67 Patienten mit Lumbalgien, 49 Patienten mit Lumboischialgien ohne neurologischen Ausfälle und 53 Lumboischialgien mit neurologischen Ausfällen. In allen 3 Gruppen gleichmäßig verteilt hatte ein Drittel der Patienten keine Funktionsstörungen im Bereiche der Kreuzdarmbeingelenke. Zwei Drittel der Patienten hatten in allen Gruppen mit der Beweglichkeitsprüfung nachweisbare Funktionseinschränkungen. Beim Auffinden einer Funktionsstörung kann von vornherein nie gesagt werden, ob sie die Ursache für das bestehende Beschwerdebild darstellt. Erst nach deren reflextherapeutischen Beeinflussung und Beseitigung der Funktionsstörung kann in Abhängigkeit vom weiteren klinischen Verlauf im Sinne der Probebehandlung auf die Schuld dieser Störung geschlossen werden. Es wurden deshalb die gestörten Kreuzdarmbeingelenke aller Patienten mit reflextherapeutischen Maßnahmen vornämlich mit manualtherapeutischen Behandlungen angegangen. Bei einem Viertel aller Lumbalgien, bei einem Drittel der Lumboischialgien ohne neurologischen Ausfälle und bei Rund einem Fünftel der Lumboischialgien mit neurologischen Ausfällen konnte durch die deutliche Änderung des klinischen Bildes auf einen für die Symptomatik dominierenden Störfaktor Kreuzdarmbeingelenksfunktionsstörung geschlossen werden. Es muß daraus geschlossen werden, daß der Rest der Kreuzdarmbeingelenksfunktionsstörungen für die bestehende Beschwerdesymptomatik nicht dominant war und ist, sondern daß es sich hierbei um eine sekundäre reflektorische Veränderung handelt, die in dem Akkord der Symptome eine untergeordnete Rolle spielt. Es muß somit geschlossen werden, daß die lokale reflextherapeutische bzw. manualmedizinische Behandlung eines Kreuzdarmbeingelenkes nicht mit Sicherheit einen Erfolg erwarten lassen kann.

Diskussion

Für die Entstehung von Lumbalsyndromen mit und ohne Ausstrahlung kommt der Störung des Kreuzdarmbeingelenkes eine gewisse Bedeutung zu. Bei zwei Drittel aller Patienten muß mit einer solchen Störung gerechnet werden, wobei die Behandlung dieses Gelenkes bei Lumboischialgien ohne neurologischen Ausfällen, aber auch bei Lumbalgien, weniger bei Lumboischialgien mit neurologischen Ausfällen eine Hoffnung auf Besserung der Beschwerden berechtigt. Die weitere Differenzierung zwischen Kreuzdarmbeingelenksblockierung und Kreuzdarmbeingelenksverschiebung bringt Aufgabe für den Neuroorthopäden hinsichtlich therapeutischer Konsequenzen.

Literatur

Friedrich M, Tilscher H, Liertzer M. Segmentale Wirbelfunktionsstörungen bei vertebragenen Schmerzsyndromen. Im Erscheinen

Maigne R (1968) Wirbelsäulenbedingte Schmerzen und ihre Behandlung durch Manipulation. Hippokrates

Menell JMM (1970) Joint play. In: Wolff HD (Hrsg) Manuelle Med. und ihre wissenschaftl. Grundlagen

Lewit K (1977) Manuelle Medizin im Rahmen der medizinischen Rehabilitation. 2. Aufl., München-Wien, Baltimore

Stoddard A (1959) Lehrbuch der osteopathischen Technik an Wirbelsäule und Becken. Hippokrates

Tilscher H, Steinbrück K (1977) Funktionsstörungen des Iliosacralgelenkes – Symptomatik und manualmedizinische Befunde. Orthop Praxis 9/XII, 660–665

Neurogene motorische Ausfälle und Sehnenansatzschmerzen

Ein pathogenetisches Prinzip

L. WEH und W. EICKHOFF

Einleitung

Insertionstendopathien an Wirbelsäule und Extremitäten stellen ein außerordentlich häufiges Krankheitsbild in der täglichen orthopädischen, neurologischen und allgemeinärztlichen Praxis dar. Als Ursachen gelten in der Regel äußere mechanische und posturale Faktoren.

Trotz zahlreicher Hinweise auf die Bedeutung von Innervationsschäden für die Entstehung von Insertionstendopathien und deren erhebliche praktische Bedeutung sind kaum systematische Arbeiten auf diesem Gebiet bekannt.

Wir verweisen auf das gemeinsame Auftreten von Fersenschmerz und neurogenem Hohlfuß, auf die periartikulären Sehnenansatzerkrankungen bei Arthrose und die von Tönnis (1965) nachgewiesenen Innervationsstörungen bei der Epicondylopathia humeri.

Die Beobachtungen von Tönnis (1965) zur Entstehung der Epikondylopathie und die Überlegungen Brüggers (1977) haben uns zu nachfolgenden Untersuchungen veranlaßt, welche die bestehenden Theorien zum Teil ergänzen, in wesentlichen Punkten jedoch auch im Widerspruch zu den Befunden und Meinungen der genannten Autoren zur Pathogenese von nichttraumatischen Insertionstendopathien stehen. Ziel dieser Untersuchung ist anhand zweier Patientenkollektive Gesetzmäßigkeiten der Entstehung von Sehnenansatzerkrankungen darzulegen, die ausschließlich reflektorischen Entstehungstheorien muskulärer Ansatzschmerzen zu revidieren und den vermeintlichen Gegensatz zwischen der mechanischen und der neurologischen Entstehungstheorie der Sehnenansatzerkrankungen zu überprüfen.

Eigene Untersuchungen

Zur Klärung der Fragestellung wurden zwei klar definierbare Patientenkollektive ausgewählt. Anhand dieser Gruppen soll die Regelhaftigkeit des Zusammentreffens von neurogenen motorischen Ausfällen, der dadurch bedingten mechanischen Veränderung und der resultierenden Sehnenansatzerkrankung dargestellt werden.

1. Gruppe: Patienten mit peripatellärem Schmerzsyndrom

Unter dem Eindruck des Insertionstendopathiecharakters des peripatellären Schmerzsyndroms und angeregt durch die Elektromyographie – Befunde von Tönnis (1965) bei der Epicondylopathia humeri haben wir folgende Untersuchungen durchgeführt (Weh und Eickhoff, 1983):

26 Kniegelenke bei 16 Patienten mit spontan aufgetretenen belastungsabhängigen Gonalgien wurden untersucht. Die Diagnose einer Chondropathia patellae wurde klinisch gestellt, weitere Knieerkrankungen oder Verletzungsfolgen wurden ausgeschlossen.

Das Alter der Patienten lag zwischen 16 und 50 Jahren. Die Beschwerdedauer betrug im Mittel am Untersuchungstag 33 Monate.

Das Punktum maximum des peripatellären Druckschmerzes wurde fünfmal am Ansatz des V. lateralis, elfmal etwa gleichstark am V. lateralis – Ansatz und an der Patellaspitze, siebenmal nur an der Patellaspitze und einmal am V. medialis – Ansatz und an der Patellaspitze gefunden.

In sieben Fällen war der V. medialis isoliert atrophisch. Bei neun Patienten war klinisch eine Lumbalskoliose faßbar. Bei einem Patienten fiel klinisch ein tiefer Kyphosen-Lordosen-Übergang auf. Siebenmal war die Lendenlordose deutlich verstärkt. Abgesehen von vier Patienten wiesen alle eine auffällige monosegmentale Hypermobilität auf (drei bei LWK 2/3, acht bei LWK 3/4 und einer bei Th_{12}/L_1), häufig kombiniert mit einer benachbarten Hypomobilität. Die mono- oder oligosegmentale Hypermobilität wurde durch Funktionsaufnahmen in einem Teil der Fälle dokumentiert. Eine neurologische Vorerkrankung war in einem Fall anamnestisch anzunehmen. Bei diesem Patienten war im Alter von neun Jahren im Anschluß an eine fieberhafte Erkrankung eine längerdauernde Beinschwäche aufgetreten. Bei drei weiteren Patienten fand sich eine Verkürzung eines Beines. In Verbindung mit dem EMG-Befund konnte ein Zustand nach einer Vorderhornzellschädigung angenommen werden.

In einem Falle ließen sich beide Quadrizepsreflexe nicht, in einem anderen Falle nur schwach auslösen. Bei einem Patienten war der Quadrizepsreflex einseitig abgeschwächt.

Das Elektromyogramm des M. quadriceps zeigte in allen Fällen Veränderungen im Sinne einer alten neurogenen Schädigung, nämlich Verlängerung der mittleren Potentialdauer, Vergrößerung der Amplituden und Ausfälle motorischer Einheiten. Nur bei 2 Patienten fanden sich polyphasische Aktionspotentiale reduzierter Amplitude und verlängerter Dauer welche als Zeichen einer frischen neurogenen Schädigung zu werten waren.

Die Ausfälle motorischer Einheiten wurden quantitativ erfaßt und in 5 Schweregrade eingeteilt, auf eine detaillierte Wiedergabe an dieser Stelle wird verzichtet. Insgesamt fanden sich neurogene Schädigungen im V. medialis links in 12, rechts in 13 Fällen und im V. medialis links in 12 und rechts in 11 Fällen. Bemerkenswert war die regelmäßig vorhandene Differenz der Schädigung zwischen V. lateralis und V. medialis, welche sich am linken Bein in 12 Fällen, auf der rechten Seite bei 15 Erkrankungen zeigte. Während am rechten Bein Knieschmerzen und asymmetrischer Befall des M. quadriceps stets zusammen vorkamen, klagten 2 Patienten über Knieschmerzen links, obwohl der EMG-Befund keine Differenz zwischen Vastus lateralis und medialis zeigte.

Auch kamen in 3 Fällen EMG-Differenzen zwischen lateral und medial vor, ohne daß in diesem Bein Schmerzen angegeben wurden.

Von 14 Patienten, bei welchen die paravertebrale Muskulatur im Versorgungsbereich der 3. und 4. Lumbalnervenwurzel elektromyographisch untersucht wurde, hatten nur zwei Patienten keine Rückenschmerzen und keine neurogenen Veränderungen im M. multifidus. Bezeichnenderweise konnte man bei dem einen dieser beiden Patienten anamnestisch einen Zustand nach Poliomyelitis annehmen, der andere hatte elektromyographisch ebenfalls so große Aktionspotentiale, daß ein Zustand nach einer Vorderhornschädigung angenommen werden konnte.

Das klinische Bild des spontanen peripatellären Schmerzes und die regelmäßige Beobachtung von Innervationsstörungen im M. quadriceps gab uns Anlaß, diese Erkrankung als fehlinnervationsbedingte Sehnenansatzerkrankung des M. quadriceps zu definieren.

2. Gruppe: Patienten mit N. accessorius-Lähmung

Diese Patientengruppe wurde zur Klärung der hier zur Diskussion stehenden Fragestellung ausgewählt, da wir ein stereotypes Auftreten von Schmerzen im Angulus superior scapulae beobachteten.

Untersucht wurden 29 Patienten im Alter von 11 bis 71 Jahren, bei welchen wegen eines Malignoms der Zunge, der Unterlippe oder der Parotis eine Neck-Dissection durchgeführt worden war. Im Zuge dieses Eingriffs wurde der M. sternocleidomastoideus mit den darunterliegenden Lymphknoten, sowie der N. accessorius reseziert. Der Nervdefekt wurde durch ein autologes Transplantat aus dem N. suralis überbrückt. Ergänzt wurde dieses Kollektiv durch 3 Patienten, bei welchen der N. accessorius durch eine Lymphknotenexstirpation zu diagnostischen Zwecken geschädigt wurde.

Von den 29 Patienten mit Zustand nach Neck-Dissection gaben 10 Patienten postoperativ belastungsabhängige Schmerzen an der Halsseite im Operationsgebiet und in der Schultergegend an.

Der M. trapezius war deutlich atrophisch und an seinen Ansätzen nicht druckempfindlich. Der M. levator scapulae zeigte nach kurzem Verlauf eine Hypertrophie. Der Sehnenansatz am Angulus superior wurde regelmäßig als das Punctum maximum des Druckschmerzes angegeben.

Von den 3 Patienten mit Akzessoriusparese nach Lymphknotenexstirpation klagten 2 über erhebliche Schmerzen im Schulterbereich. Auch hier wurde eine umschriebene Schmerzhaftigkeit am Ansatz des M. levator scapulae angegeben. Elektromyographisch fanden sich in den ersten Monaten nach Neck-Dissection nur Denervationsaktivitäten (positiv-monophasische Wellen) und keine Willkürinnervationen. In den 3 Fällen nach Lymphknotenexstirpation war der M. trapezius nur in einem Fall vollständig denerviert und wies auch bis zum Ablauf von 3 Jahren nach der Operation keine Reinnervationsaktivität auf. In den beiden anderen Fällen war der M. trapezius nur partiell denerviert.

Der M. levator scapulae wurde nur in Fällen mit schmerzhafter Symptomatik des Sehnenansatzes am Angulus superior scapulae elektromyographisch untersucht. Er zeigte weder neurogene Schädigungen noch eine überdauernde „Ruheaktivität", wenn der Patient zur Entspannung dieses Muskels aufgefordert wurde. Der innervationsgeschädigte Muskel (M. trapezius) war also an seinem Ansatz nicht schmerzhaft. Im kompensatorisch hypertrophen und an seinem Ansatz schmerzhaften Muskel (M. levator scapulae) konnte weder eine unmittelbar schädigungsbedingte noch eine reflektorisch abnorme Aktivität nachgewiesen werden.

Diskussion

Kniescheibenschmerz als Insertionstendopathie

Seit der Erstbeschreibung retropatellärer Gelenkschäden durch Büdinger (1906) ist die Ätiologie und Pathogenese der Kniescheibenerkrankungen Gegenstand zahlreicher Arbeiten. Dennoch ist die Nomenklatur der Patellasyndrome weiterhin unscharf.

Im gegenwärtigen Sprachgebrauch beinhaltet der Begriff „Chondropathie" sowohl klinische als auch morphologische Phänomene.

Allgemeingut ist die Kenntnis der mangelnden Koinzidenz von Kniescheibenschmerz und morphologischem Substrat. Für die Eigenschaft einer Insertionstendopathie des spontanen Kniescheibenschmerzes sprechen folgende Beobachtungen: Anamnestisch wird ein Muskelspannungsschmerz an den Patellapolen angegeben, welcher sich bei Beugung – also bei Auftreten von Scherkräften an der Insertion verstärkt. Bekannt ist dieses Phänomen unter dem Namen „Aufstehphänomen nach Bandi" und „Signe de cinema". Bemerkenswert ist, daß dieser Schmerz auch bei Quadrizepsanspannung in Streckung des Kniegelenkes auftritt. Dabei kann der geringe retropatelläre Anpreßdruck für die Entstehung der Symptomatik nicht verantwortlich gemacht werden.

Bei Analyse des peripatellären Druckschmerzmusters bei Chondropathia patellae fällt die Stereotypie der Schmerzangabe an einem oder mehreren Patellapolen auf. Die gelegentlich am medialen Patellarand auftretende Empfindlichkeit ist meist von geringer Intensität. Sie ist durch die dort einstrahlenden Fasern der Pars horizontalis des V. medialis erklärt.

Die Druckdolenz korrespondiert somit mit den Stellen der stärksten biomechanischen Beanspruchung.

Bezüglich des Zusammenhangs zwischen Kniescheibenschmerz und Knorpelauffaserung wird auf die Vorarbeit der Autoren verwiesen (Weh u. Eickhoff, 1983). Um Mißverständnisse zu vermeiden und das Syndrom gegen Knorpelerkrankungen abzugrenzen, wird in dieser Arbeit der Ausdruck „peripatelläres Schmerzsyndrom" verwendet.

Sehnenansatzschmerz nach Neck-Dissection

Die Untersuchung eines Patientengutes nach Neck-Dissection mit N. accessorius-Plastik erlaubt es, die Auswirkung der neurogenen Schwächung eines Muskelfächersegmentes auf die benachbarten Muskelansätze zu verfolgen.

Die Skapula wird, abgesehen von der Klavikula, vorwiegend muskulär stabilisiert. Der M. trapezius läßt sich entsprechend seines Verlaufes in drei Anteile gliedern: Die Pars superior, horizontalis und inferior. Die Pars superior hebt die Schulter und dreht zusammen mit der Pars inferior den Angulus inferior der Skapula nach lateral. Der Muskel wird nicht nur durch den N. accessorius, sondern auch durch direkt zu ihm gelangende Fasern aus zervikalen Wurzeln innerviert. Der Anteil dieser beiden Quellen wird von verschiedenen Autoren unterschiedlich angegeben (Förster 1937). Entsprechend den Versuchen von Mumenthaler und Schliack

(1977) erzeugte die Reizung des R. externus des N. accessorius in allen Anteilen des M. trapezius Faserkontraktionen. Klinisch war jedoch nach Akzessoriusdurchtrennung die kraniale Portion des M. trapezius am deutlichsten betroffen.

Die Schädigung des N. accessorius resultiert in einem Absinken des lateralen Skapularandes sowie in einer Rotation des kaudalen Angulus nach medial. Der M. levator scapulae wirkt dieser Bewegung in Zusammenarbeit mit dem M. serratus anterior sowie den Mm. teres entgegen.

Die Schmerzsymptomatik an den Sehnenansätzen bei diesem Patientenkollektiv bestand nicht im Bereich der erkrankten, sondern der kompensierenden Muskulatur. Bemerkenswert ist das Charakteristikum eines rotationsinstabilen, muskulär geführten Systems, deren Aufhängepunkte lähmungsbedingt vermehrten Zug- und Scherbelastungen unterliegen.

Schlußfolgerung

Mechanische und neurologische Konzepte zur Ätiologie der Insertionstendopathien

Becker und Krahl (1978) gliedern Insertionstendopathien nach Ätiologie und Pathogenese in primäre und sekundäre Formen. Sie sprechen von primärer Insertionstendopathie, wenn Überlastung oder rezidivierende Mikrotraumatisierungen die alleinige Ursache für die Entstehung der Tendopathie darstellen, von sekundärer Insertionstendopathie, wenn zusätzliche Faktoren diese mechanischen Noxen verstärken. Sie gehen damit von einer mechanischen Entstehung der Sehnenansatzerkrankung (Mikrotraumatisierung) aus und lassen andere Ursachen nur als Verstärkungsfaktoren gelten. In ihrer ausführlichen tabellarischen Darstellung der Ätiologie und Pathogenese von Insertionstendopathien werden neurogene Einflüsse nicht genannt.

Dieser einseitigen Betrachtungsweise stehen die Argumente der neurogenen Ätiologie der Insertionstendopathie gegenüber. Die meisten Konzepte legen reflektorische Mechanismen zugrunde:

Tönnis (1965) fand bei seinen Untersuchungen an Schreibkräften mit Epikondylopathien reflektorische Tonisierungen der Streckmuskeln. Sie zeigten sich in einer im EMG nachweisbaren anhaltenden Ruheaktivität nach Innervation und ließen sich um so anhaltender und ausgeprägter darstellen, je schwerer das Krankheitsbild war. Als Erklärung nahm er Irritationen der tiefensensiblen und viszerosensiblen Fasern über den Nervus sinuvertebralis im Rahmen degenerativer Veränderungen und Fehlhaltungen an.

Das von Brügger (1977) beschriebene „nozizeptive somatomotorische Schmerzsyndrom" erklärt muskuläre Verspannungen und Sehnenansatzschmerzen als Teil eines komplexen Reflexmechanismus.

Ähnliches gilt für den vertebragenen, vom kleinen Wirbelgelenk ausgehenden Reflexbogen, welcher im manualtherapeutischen Gedankengut dominiert. Iselin (1979) erklärt schmerzhafte Tendinosen an der Kniescheibe als Ausdruck eines erhöhten Tonus bei Irritation der Legmente L_1-L_4. Baumgartner (1980) nimmt an, daß Myosen des Quadrizeps und der posturalen Adduktoren als Chondropathia patellae beeindrucken würden.

Die von uns beobachteten Nervenwurzelschädigungen beim peripatellären Schmerzsyndrom sind durchweg geringgradig bis mäßiggradig einzustufen, was als Ursache der bisherigen Nichtbeachtung angesehen werden dürfte.

Nachdrücklich wird auf die Diskrepanz unserer EMG-Befunde zu den Theorien der Ätiologie des Sehnenansatzschmerzes auf reflektorischer Basis durch reaktive hypo- und hypertensive Tendomyosen hingewiesen.

Die bei unserem Kollektiv mit peripatellärem Schmerzsyndrom elektromyographisch gefundenen Verlängerungen der mittleren Potentialdauer, Vergrößerungen der Amplituden und Ausfälle motorischer Einheiten sind nicht mit einem reflektorischen Geschehen erklärbar, sondern nur auf dem Boden einer organischen Nervenwurzelschädigung zu verstehen.

Diese Befunde lassen komplexe Sehnenansatzschmerzmuster unter einem neuen Blickwinkel erscheinen.

Die sog. „Kettentendomyosen" lassen sich als Ausdruck einer Innervationsstörung durch Schädigung einer einzelnen Nervenwurzel verstehen.

Diese Befunde stehen nicht völlig im Widerspruch zu den Theorien der reflektorischen Genese von Sehnenansatzschmerzen. Umschriebene Nervenwurzelschädigungen sind als auslösendes Glied in einer dann sekundären reflektorischen Kette theoretisch integrierbar. Die geringe Koinzidenz zwischen der außerordentlich häufigen posturalen Fehlstatik und der Insertionstendopathiesymptomatik lassen die genannten Ursachen als unzureichend erscheinen und an zusätzliche Faktoren denken. Da der Nervenwurzelschaden ursächlich mit Fehlhaltung und -funktion verbunden ist, ist eine auslösende Rolle im Verbund von „Kettentendomyosen" plausibel.

In unserem Kollektiv von Patienten mit peripatellärem Schmerzsyndrom fanden sich regelmäßig statische oder funktionelle Auffälligkeiten der zugehörigen lumbalen Segmente, insbesondere im Sinne von monosegmentalen Hypermobilitäten. Es stellt sich dabei die Frage, ob eine primäre neurologische Schädigung zu einer lokalen Wirbelsegmenthypermobilität, oder ob eine Hypermobilität zu einer Nervenwurzelschädigung geführt hat. Das im Mittel jugendliche Alter der untersuchten Gruppe und die überwiegende Anzahl älterer neurogener Schädigungen macht funktionelle hyperlordosierungsbedingte Traumen der Nervenwurzel wahrscheinlich. Das Alter der Schädigungen spricht dafür, daß das traumatisierende Moment passager war. Wir haben an einer Reihe von hier nicht erwähnten Patienten die Trias:
- „vertebrale monosegmentale Hypermobilität,
- Nervenwurzelschädigung (elektromyographisch gesichert) und
- Insertionstendopathie"
unterschiedlicher Lokalisation mit hoher Regelmäßigkeit nachweisen können.

Diese Ergebnisse bestätigen uns in der Meinung, daß auch bei anderen Sehnenansatzerkrankungen Nervenwurzelschädigungen eine weitaus größere Rolle spielen als bisher angenommen. Die Schwierigkeit beim Nachweis von Schmerzsyndromen der Weichteile liegt in der Problematik der Dokumentation, der mangelnden Quantifizierbarkeit und experimentellen Belegbarkeit.

Die operativ routinemäßig vorgenommene Resektion des motorischen N. accessorius bei der Neck-Dissection bot die Möglichkeit die stereotype Entwicklung von Sehnenansatzerkrankungen bei neurogener Störung der intermuskulären Balance zu beobachten.

Scherkräfte an den Sehnenansätzen, das pathogene Moment bei der Entstehung von Sehnenansatzerkrankungen

Die funktionelle Gemeinsamkeit von Patella und Skapula ist sinnfällig. Beide werden durch Muskeln aus unterschiedlichen Innervationssegmenten stabilisiert. Bei beiden tritt nach Ausfall einer Muskelgruppe eine Rotationsstabilität auf. Die Bedeutung dieser Rotationsinstabilität wird daraus deutlich, daß bei Patellae mit gleichmäßiger neurogener Schädigungen von V. medialis und V. lateralis, das heißt einer zwar verminderten, aber symmetrischen Muskelinnervation Symptomfreiheit beobachtet wird.

Es stellt eine Besonderheit der Quadrizepsmuskulatur dar, daß Muskelgruppen fächerförmig zu einem labil gelagerten Hypomochlion konvergieren, wobei die beiden Fächerhälften aus unterschiedlichen spinalen Segmenten innerviert werden.

Utheza und Puget (1976) beschrieben das labile Gleichgewicht der stabilisierenden muskulären Kräfte auf die Patella. Danach entstünden Inkongruenzen im femoropatellaren Gleitlager durch Insuffizienz des Musculus vastus medialis als rotationsstabilisierenden Systems.

Schulitz und Klein (1980) wiesen auf die Bedeutung der Höhe des Muskelansatzes des V. medialis und einer Rotationsinstabilität als mögliche Ursache für die Chondropathia patellae hin. Er fand an Leichen-Kniegelenken einen direkten Zusammenhang zwischen der Muskelansatzhöhe und dem Schweregrad der Chondromalazie. Die Bedeutung der Rotationsstabilität für die Entstehung von Sehnenansatzerkrankung und Chondromalazie läßt sich aus diesen Befunden ableiten.

Vergleicht man diese Beobachtungen an der Patella mit den iatrogen induzierten und exakt definierbaren Schädigungen bei der Akzessoriuslähmung so wird die Analogie der Druckdolenz an den Polen bei neurogen induzierter Rotationsinstabilität deutlich. Bemerkenswert ist die häufige Schmerzhaftigkeit der muskelfernen Patellaspitze.

Das gemeinsame mechanische Moment an den Patella- und Skapulapolen liegt im Auftreten von Belastungen quer zur physiologischen Faserrichtung an den Sehnenansätzen. Besonders anfällig ist dabei offensichtlich der Synergist des innervationsgestörten Muskels.

Der Einfluß von Kräften quer zur physiologischen Faserrichtung erscheint uns auch bei anderen Insertionstendopathien erkennbar. Das Moment der Scherbelastung ist auch bei der Epicondylopathia humeri, der „klassischen" Insertionstendopathie, bereits physiologischerweise gegeben und erklärt damit die Anfälligkeit dieses Sehnenansatzes gegenüber geringen reflektorischen Innervationsstörungen (Tönnis 1965).

Die beschriebene Scherbelastung deutet auf den wesentlichen mechanischen Einfluß bei der Entstehung der Sehnenansatzerkrankungen hin. Unbestritten können Verletzungen und Mikrotraumen Sehnenansatzschmerzen auslösen (Becker und Krahl 1978).

Der Achillessehnenansatzschmerz des Leistungssportlers dürfte mechanischüberbelastungsbedingt sein, wobei auch hier übermäßige Scherkräfte am Tuber calcanei, weniger der vermehrte Zug bei plantigrader Stellung eine Rolle spielen dürften.

Die Erfordernisse im Leistungssport lassen auf eine große Anpassungsbreite der Sehnenansätze in physiologischen Zugrichtungen schließen. Die vermehrte Belastung der dem geschädigten Muskel benachbarten Sehnenansätze ist mit der Belastung eines Leistungssporttreibenden nicht vergleichbar. Eine Adaptation an die vermehrte Zugbelastung wäre nach kurzem Verlauf zu erwarten. Die Annahme, daß ein anhaltender verstärkter Ruhetonus Sehnenansatzerkrankungen hervorruft, stützen zwar die EMG-Befunde von Tönnis, wird von unseren Untersuchungsergebnissen, welche keine vermehrte Ruheaktivität nachweisen ließen, nicht bestätigt. Es müssen infolgedessen für die Entstehung der Schmerzhaftigkeit weitere Faktoren gesucht werden.

Wir glauben, daß Störungen des vorgegebenen Faserverlaufes durch Scherkräfte, in unserem Patientengut durch neurologische Schädigungen bedingt, die irritierende und symptomerzeugende Komponente darstellen. Diese unphysiologischen Kräfte erzeugen das histologisch nachweisbare Krankheitssubstrat (Lindner 1982) mit Entzündungsvorgängen und Funktions-inadäquaten Fibrosierungen und resultierendem Schmerzphänomen.

In unserem Untersuchungsgut mit peripatellärem Knieschmerz fanden sich mehrere Leistungssporttreibende. Es zeichnete sich hier ein reziproker Stellenwert von Innervationsschädigung und zusätzlicher mechanischer Belastung ab.

Geringe Innervationsdifferenzen der Quadrizepsmuskulatur sind bei starker sportlicher oder haltungsbedingter Belastung in der Lage, Sehnenansatzschmerzen zu erzeugen und zu erhalten, wogegen starke Innervationsdysbalancen keine oder geringe äußere Faktoren erfordern um einen Krankheitswert im Sinne einer Insertionstendopathie zu erreichen.

Es ist also bei der nichttraumatischen Sehnenansatzerkrankung von einem endogenen neurogen-mechanischen Moment und, wenn überhaupt, nur in verstärkender Funktion, von einem exogenen Moment auszugehen.

Zusammenfassend läßt sich aus unseren Untersuchungen schließen, daß bei nichttraumatischen Insertionstendopathien
1. Scherkräfte an den Sehnenansätzen einen entscheidenden pathogenetischen Faktor darstellen.
2. Innervationsstörungen, insbesondere Nervenwurzelschädigungen ätiologisch eine zentrale Funktion zukommt.
3. Im endogenen Entstehungsmechanismus die neurologische Komponente das mechanische Moment induziert.

Literatur

Becker W, Krahl H (1978) Die Tendopathien. Thieme, Stuttgart
Baumgartner H (1980) Die manuelle Medizin in der Rheumatologie. Acta Rheumatol 5:231–245
Brügger A (1977) Erkrankungen des Bewegungsapparates und seines Nervensystems. Fischer, Stuttgart
Förster O (1937) Spezielle Physiologie und spezielle funktionelle Pathologie der quergestreiften Muskeln. In: Bumke O, Förster O (Hrsg) Handbuch der Neurologie, Bd III. Springer, Berlin
Iselin M (1939) Kniebeschwerden als Ausdruck eines spondylogenen peripheren Reflexsyndroms. Orthop Praxis 6:347–381
Lindner J (1982) Die Pathologie der Sehnenansätze und -ursprünge sowie der Sehnentunnel. Orthop Praxis 12:918–935

Mumenthaler M, Schliack H (1977) Läsionen peripherer Nerven. Diagnostik und Therapie. Thieme, Stuttgart

Schulitz KP, Klein W (1980) Die Bedeutung der Rotationsinstabilität für die Entstehung der Chondropathia patellae. Orthop Praxis 6:481–483

Tönnis D (1965) Elektromyographische Untersuchungen zur Frage berufsabhängiger Erkrankungen von Maschinenschreibkräften. Arch Orthop Unfallchir 58:56

Utheza G, Puget J (1976) Congruence Femoropatellaire. Rev Med (Toulouse) 12:365–381

Weh L, Eickhoff W (1983) Innervationsstörungen des Musculus quadriceps bei Chondropathia patellae – eine kritische Revision des gültigen Chondropathie-Konzeptes. Z Orthop 121:115–222

Sachverzeichnis

Achondroplasie 59, 271 ff.
Adamkiewiczsche Arterie 155
Akromegalie 245
Akzelerometrie 520 ff.
Analgetica 477 ff.
Angulus subarachnoidealis 27 ff., 49
Anomalien 56 ff.
Arachnoiditis 134, 267
A. spinalis anterior 35
A. spinalis posterior 35 ff.
Aa. lumbales 35 ff., 49
Aa. radiculares 34 ff.
Articulatio zygoapophysialis 45
Assoziationszellen 2

Bandscheibenprotrusion 243 f., 267, 297
Bandscheibenvorfall, s. a. Bandscheibenprolaps, Diskushernie, Diskusprolaps 50, 70, 105, 114 ff., 117, 279, 319 ff., 364 ff.
– Chemonukleolyse 500 ff.
– Computertomographie 126 ff., 131 ff., 138 ff., 143 ff., 356 ff., 360 ff.
– Differentialdiagnose 326 f.
Diskolyse 510 ff.
– EMG 101 ff., 105 ff., 435
– Höhenlokalisation 373 ff.
– Indikationsstellung 406, 436
– bei Jugendlichen 517 ff., 520 ff., 536 ff.
– Kernspintomographie 143 ff.
– kindliche 528 ff., 536 ff.
– konservative Behandlung 448 ff.
– lateraler 379 ff.
– Mikrochirurgie 395 ff., 399 ff., 404 ff.
– Myelographie 138 ff.
– Nachoperation 436 f.
– Nukleolyse 124, 500 ff., 510 ff.
– Operation 323 ff., 373 ff.
– Operationsergebnisse 404 ff., 410 ff., 417 ff., 422 ff.
– Rezidiv 123, 423 ff.
– somatosensorisch evozierte Potentiale 85, 92 f.
– Trauma 534, 539
– Tumor und B. 294, 310 ff., 326 ff.
Bandscheibentyp 348
Beckenverwringung 65
Berstungsfraktur 163 f.

Binnenzellen 2
Blasenfunktion 11, 188 ff.
Blasenstörungen 188 ff.
Bogenbruch, rettender 153
Bogenwurzel 110 ff.
Brettsymptom 67

Canales intervertebrales 22 f.
Cauda-Syndrom 440
Cavitas epiduralis 16
Chemonukleolyse 500 ff.
Chondrodystrophie 203, 221 s. a.
  Achondroplasie 59, 271
Chordom 287 f.
Chymopapain 500 ff.
Cinephotographie 520 ff.
Claudicatio intermittens spinalis 205, 211, 216, 217 ff., 251, 263 ff., 274
CLD s. Zervikolordodesis 180 ff.
Computer-Tomographie 82 ff., 114 ff.
– Aufwand 115
– Aussagefähigkeit 117
– Bandscheibenvorfall 117, 126 ff., 131 ff., 138 ff., 143 ff., 356 ff., 360 ff., 380, 435
– Differentialdiagnose 130 ff.
– Fehlbildungen 124
– Frakturen 119 ff.
– Indikation 114
– lumbale Stenose 221 ff., 239
– Nukleolyse 124
– Spondylitis 124
– Stenose 252 ff.
– Tumoren 119, 290
– Wirbelbruch 153
– Wirbelkanal 226 ff., 239
Contusio spinalis 91
Coccygodynie 70, 455
Conus-Cauda-Schädigung 188 ff.
Coxalgie 64

Dekompression, anterolaterale 155 ff., 164
Depression 338 f.
Dexamethason 496 ff.
Diagnostik 72 ff.
Differentialdiagnose 130, 340
Diskographie 503
Diskolyse 510 ff.

Sachverzeichnis

Diskoskopie 364 ff.
Diszitis 435, 508
Dura mater 13 ff., 436
Dysostose
- spondylokostale 56 f.
- lumbosakrale 57 f.
- zervikokraniale 57
Dysplasien 59, 131 ff.
Dysraphie 59

Efferenzkopie 1
Elektro-Myographie 101 ff., 105 ff., 208 f., 435
Elektrotherapie 470 ff.
Elementarapparat 1

Facettenkoagulation 551 ff.
Facettensyndrom 543 ff.
Federungstest 67, 69, 70
Fensterung, interlaminäre 381
Fetttransplantate 384 ff.
Fila radicularia 9 ff.
Filum terminale 13
Finger-Boden-Abstand 65

Ganglion spinale 30 ff.
Gelenkinnervation 45, 543 f.
Granulom, eosinophiles 288

Haematom, epidurales 91 f.
Harnblase 10
Harrington-Stäbe 155 ff., 170, 205
Höhenlokalisation 373
Hüftgelenk 70
Hüftinnenrotation 67
Hyperabduktionsphänomen 67
Hypermobilität 70
Hypochondroplasie 59

Insertionstendopathien 581 ff.
Instabilität 163 ff., 266 f.
Ischialgie 285
Ischias 319 ff.

Kaudographie 256 ff.
Kernspintomographie 143 ff.
Kollagenase 510 ff.
Kommissurenzellen 2
Kommissurotomie 2
Kompression des Rückenmarks 176 ff.
Kompressionsfraktur 163
Kontrastmittelstop 438
Konustiefstand 135
Körpergewicht 423
Koxarthrose 67
Krankengymnastik 461 ff.
Kreuzschmerz 63, 70
Kyphose 163

Laminahypertrophie 277
Laminektomie 153, 163, 204 f., 283, 384 ff., 435
Lasègue-Zeichen 66, 70, 99, 107 ff., 205, 433
Leitungsbogen 1
Lenden-Becken-Hüftregion 65
Ligamentopathien 561 ff.
Ligamentum
- denticulatum 11 ff.
- flavum 19, 49, 119, 244, 545
- longitudinale posterius 16 ff.
Liquor cerebrospinalis 75 ff., 201 f.
Lumbago 283, 343
Lumbalkanal, enger 208
Lumbalsyndrom, pseudoradikuläres 540 ff., 556 ff.

Manualtherapie 454 ff., 573 ff.
Massenprolaps 438 ff.
Meningozele 58
Metastasen 289, 310 ff.
Mikrochirurgie 395 ff.
Miktion 189 f.
Multiple Sklerose 80, 87, 185
Myelographie 75, 79 f., 82 ff., 115, 129, 136, 139 ff., 153, 172, 200, 224, 294, 299, 380, 435, 440

Narbenbildung 384 ff.
Nebenwirkungen 477 ff.
N. sinuvertebralis 42 f.
N. vagus 49
Neuritis 319
NMR 143 ff.
Nukleotomie, perkutane 364 ff.

Osteoblastom 288
Osteochondrodysplasie 59 f.
Osteochondrom 289
Osteoid-Osteom 289
Osteomyelitis 133

Paragangliome 300 ff.
Paraplegie 164, 175 ff.
Plasmozytom 288
Polyneuropathien 96 ff.
Postdiskektomiesyndrom 427 ff.
Prostaglandine 477 ff.
Pseudospondylolisthesis 204
Psyche 331 ff., 352 ff.
Psychosomatik 343 ff.

Querschnittslähmung 153

Raumforderung 131 ff., 287 ff.
Reafferenz 1
Recessus lateralis 19, 213 ff., 244, 277, 379

Reflexblase 191 f.
Rehabilitation 196 ff.
Reizpleozytose 79
Reposition 153, 163
Retroflexion 66
Rezidivproblem 432 ff.
Rezidivvorfall 123, 432
Röntgenleitsymptom 291
Rückenmark 3 ff.
Rückenschmerzen 63
Rumpfrotation 66

Sakralmark 8
Scalloping 111 f., 240
Schleudertrauma der Halswirbelsäule 334
Schlingentisch 462
Schmerzanalyse 353
Schmerzpalpation 68
Schock, spinaler 189
Segmente des Rückenmarks 6 ff.
Sehnenansatzschmerzen 577 ff.
Seitneigung 66
SEP 209 f. s. a. somatosensorisch evozierte Potentiale 82 ff., 89 ff.
Spätoperationen 174 ff.
Spätzustände, posttraumatische 163 ff.
Spina bifida 58 f., 251
Spinalkanal, enger 200 ff., 207 ff., 270 ff.
Spondylitis 124, 435
Spondylodese 157
Spondylolisthesis 58, 73, 158, 247, 539
Spondylolyse 58

Spondylosis 246 f., 279
Stauchungsschmerz 66
Stenose, lumbale 221 ff., 231 ff.
Strangzellen 2
Stufenbettlagerung 451 ff.

Tastpalpation 68
Tetraplegie 175 ff.
Tumoren 93 f., 119, 287 ff., 298, 327 f.

Ultraschall 226 ff.
Untersuchung 63 ff., 72 ff.
Untersuchungsbogen bei Lumboischialgie 434
Urge incontinence 194

Vaginae radices spinales 23
Vorlaufphänomen 65
Vorneigefähigkeit 66

Wachstumsstenose 237 ff.
Wirbelbruch 153 ff.
Wirbelfraktur 91
Wirbelgleiten 204
Wirbelosteosynthese 157 f.
Wirbelverblockung 157
Wirbeltumoren 287 ff.
Wurzelkompression 277 ff.
Wurzeltaschen 23 ff.
Wurzelzellen 1

Zervikolordodesis 180 ff.

Neuroorthopädie 1

Halswirbelsäulenerkrankungen mit Beteiligung des Nervensystems

Herausgeber: **D. Hohmann, B. Kügelgen, K. Liebig, M. Schirmer**

1983. 133 Abbildungen.
XII, 329 Seiten
Gebunden DM 120,–
Subskriptionspreis (gilt bei Abnahme beider Bände): DM 96,–
ISBN 3-540-12145-5

In Neuroorthopädie I werden die Erkrankungen der Halswirbelsäule mit Beteiligung des Nervensystems erstmals aus der Sicht aller Beteiligten Fachgebiete dargestellt. Anatomische und radioligische Besonderheiten der Region werden ebenso erklärt wie die klinische Diagnostik, die unter fachlich verschiedenen Gesichtspunkten erörtert wird. Einen großen Raum nimmt die Beschreibung therapeutischer Verfahren ein, die von der Manualtherapie über die konservative und operative Orthopädie und die Neurochirurgie bis zur Traumatologie und Rehabilitation von Tetraplegikern reichen.

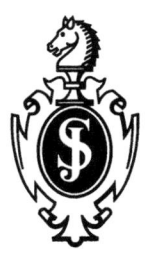

Springer-Verlag
Berlin
Heidelberg
New York
Tokyo

Lanz/Wachsmuth
Praktische Anatomie

Ein Lehr- und Hilfsbuch der anatomischen Grundlagen ärztlichen Handelns

Begründet von
T. von Lanz, W. Wachsmuth

Fortgeführt
und herausgegeben von
J. Lang, W. Wachsmuth

Band 2/Teil 7
J. Rickenbacher, A. M. Landolt, K. Theiler

Rücken

In Zusammenarbeit mit H. Scheier, J. Siegfried, F. J. Wagenhäuser

1982. 373 zum größten Teil farbige Abbildungen.
XV, 406 Seiten
Gebunden DM 890,–
Subskriptionspreis Gebunden DM 712,–
Der Subskriptionspreis gilt bei Verpflichtung zur Abnahme aller Teilbände bis zum Erscheinen des letzten Teilbandes von Band 2)
ISBN 3-540-11244-8
Vertriebsrechte für Japan: Igaku Shoin Ltd., Tokyo

Eine klinische Anatomie, die sich speziell und umfassend mit dem Rücken befaßt, fehlt bisher in der Literatur. Veränderungen am Rücken verursachen häufig Symptome in anderen Regionen. Die Verbindungen vom Rücken zu den übrigen Körperregionen sind deshalb von großer praktischer Bedeutung und in diesem Band besonders berücksichtigt.

Ausgehend von der Entwicklung schildert der Rückenband die normale Anatomie einschließlich Varianten und Mißbildungen. Die Wirbelsäule und die mit ihr verbundenen Teile des Nervensystems bilden dabei den Schwerpunkt. Neben den morphologischen Grundlagen für die Untersuchung werden die verschiedenen klinischen Syndrome abgehandelt, deren Diagnostik und Therapie sich aus den anatomischen Gegebenheiten ableiten lassen.

Für Orthopäden, Chirurgen, Unfallchirurgen und Neurochirurgen werden die Zugangswege zur Wirbelsäule, die Gefäßversorgung und ihre Varianten in den verschiedenen Körperabschnitten, die Komplikationsmöglichkeiten sowie die Verletzungen der Wirbelsäule umfassend dargestellt.

Ebenso werden Neurologen, Rheumatologen und alle Ärzte, die Patienten mit Rückenerkrankungen behandeln, aus diesem Werk großen Nutzen für ihre tägliche Arbeit ziehen, denn dem Untersuchungsgang bei Rückenleiden, den vieldiskutierten Problemen der Körperhaltung, den Beziehungen Wirbelsäule-Nervensystem, den Wurzelsyndromen sowie der pseudoradikulären Schmerzausbreitung ist ein breiter Raum gewidmet.

Die großzügig gestalteten, einprägsamen Abbildungen vermitteln zusammen mit dem straffen und präzisen Text eine anschauliche Vorstellung vom anatomischen Bau und von der Funktion des Rückens und seiner ärztlichen Bedeutung.

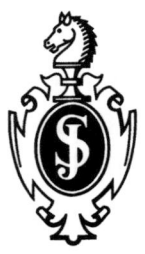

Springer-Verlag
Berlin
Heidelberg
New York
Tokyo

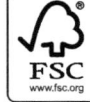

MIX
Papier aus verantwortungsvollen Quellen
Paper from responsible sources
FSC® C105338

If you have any concerns about our products,
you can contact us on
ProductSafety@springernature.com

In case Publisher is established outside the EU,
the EU authorized representative is:
**Springer Nature Customer Service Center GmbH
Europaplatz 3, 69115 Heidelberg, Germany**

Printed by Libri Plureos GmbH
in Hamburg, Germany